Pschyrembel

Wörterbuch Naturheilkunde

und alternative Heilverfahren

bearbeitet von der Wörterbuch-Redaktion des Verlages
unter der Leitung von Helmut Hildebrandt

W DE G

Walter de Gruyter · Berlin · New York 1996

Verlag Walter de Gruyter & Co.
Wörterbuch-Redaktion
Genthiner Str. 13
10785 Berlin

Dieses Buch enthält 226 Abbildungen und 26 Tabellen.

Die Deutsche Bibliothek – CIP-Einheitsaufnahme

Pschyrembel Wörterbuch Naturheilkunde und alternative Heilverfahren / bearb. von der Wörterbuch-Red. des Verl. unter der Leitung von Helmut Hildebrandt. – Berlin ; New York : de Gruyter, 1996
Nebent.: Wörterbuch Naturheilkunde und alternative Heilverfahren
ISBN 3-11-014276-7
NE: Hildebrandt, Helmut [Bearb.]; Pschyrembel, Willibald: Wörterbuch Naturheilkunde und alternative Heilverfahren, Wörterbuch Naturheilkunde und alternative Heilverfahren

Wichtiger Hinweis:
Der Verlag hat für die Wiedergabe aller in diesem Buch enthaltenen Informationen (Verfahren, Mengen, Dosierungen, Applikationen usw.) mit den Fachbearbeitern große Mühe darauf verwandt, diese Angaben genau entsprechend dem Wissensstand bei Fertigstellung des Werkes abzudrucken. Trotz sorgfältiger Manuskripterstellung und Korrektur des Satzes können Fehler nicht ganz ausgeschlossen werden. Redaktion und Verlag übernehmen infolgedessen keine Verantwortung und keine daraus folgende oder sonstige Haftung, die auf irgendeine Art aus der Benutzung der in dem Werk enthaltenen Informationen oder Teilen davon entsteht.

Die Wiedergabe von Gebrauchsnamen, Handelsnamen, Warenbezeichnungen und dergleichen in diesem Buch berechtigt nicht zu der Annahme, daß solche Namen ohne weiteres von jedermann benutzt werden dürfen. Vielmehr handelt es sich häufig um gesetzlich geschützte, eingetragene Warenzeichen, auch wenn sie nicht eigens als solche gekennzeichnet sind. Die Kennzeichnung der Betonung erfolgt analog den Gepflogenheiten des Bibliographischen Instituts in Mannheim.

Entwicklung des Redaktionssystems: H/S/D systemconnect und Native Mode Software GmbH Berlin, Ronald Steinhau, Basem Zabaneh
Redaktionelle Dokumentation: Dieter Braun, Silke Eibach, Claus Otterpohl, Jörg Winzer
Satz, chemische Strukturformeln und Reproduktionen: Knipp Medien und Kommunikation oHG, Dortmund
Grafiken: Helmut Holtermann, Dannenberg
Papier: Nopa Coat mattgestrichen CFA (chlorfrei nach schwedischer Norm), alterungsbeständig nach DIN 9706
Druck und Bindung: Parzeller, Fulda
Einbandgestaltung: Rudolf Hübler, Berlin
Printed in Germany

Vorwort

Mit diesem „Pschyrembel“ liegt ein Wörterbuch vor, das die gesamte Naturheilkunde und alternativen Heilverfahren (Komplementärmedizin) gleichermaßen für Mediziner, Angehörige der Heilberufe und breite Kreise der interessierten Bevölkerung wissenschaftlich darstellt. Dabei folgt der Naturheilkunde-Pschyrembel der Idee und dem Aufbau des Klinischen Wörterbuches.

Naturheilkunde und Erfahrungsmedizin werden seit Beginn der Menschheitsgeschichte betrieben. Der Papyrus Ebers preist als Heilmittel u. a. Rettich und Knoblauch an. Mit Heilpflanzen entlohnen die Ägypter die Erbauer der Pyramiden, und die Griechen entwikkeln die Heilpflanzenlehre (Galen): Die Wunden des Achilles heilt die (antiphlogistisch wirkende) Schafgarbe.

Die Grundlagen naturärztlichen Denkens gehen auf Hippokrates (Corpus hippocraticum) vor mehr als 2 000 Jahren zurück („Die Naturen sind die Ärzte für die Krankheiten...“), das im römischen Badewesen und in Byzanz den Höhepunkt seiner praktischen Umsetzung erfährt: Kaiser Augustus läßt sich durch Obergüsse behandeln; Massagen, den Chinesen und alten Kulturvölkern längst vertraut, entspannen und kräftigen die Muskulatur; byzantinische Ärzte propagieren die Kaltwasseranwendungen bei katarrhalischen und fieberhaften Infektionen, und auch die Klostermedizin des Abendlandes bedient sich des Bades als Heilmittel. Die Benediktiner kennen eigene Gesundheitsregeln, wobei deren Heilpflanzenkompilation von Anis bis Zwiebel reicht. Dem hippokratischen Postulat von der Heilkraft der Natur verleiht Paracelsus zu Beginn der Neuzeit (16. und 17. Jahrhundert) bedeutende Impulse.

Geradezu zum Wallfahrtsort entwickelt sich in der Renaissance der Badeort Spa mit seinem kohlensäure- und eisenhaltigen Wasser: Hier weilen Descartes, Peter der Große, Wellington, Victor Hugo und andere historisch bedeutende Persönlichkeiten und lassen ihre Anämie, Hypertonie, Herzbeschwerden oder ihren Rheumatismus behandeln. Die Entwicklung der Naturheilkunde im 18. Jahrhundert prägen J. S. Hahn (propagiert Wasseranwendungen, Diät und Bewegung) und der Charité-Professor Ch. W. Hufeland (Bade- und Trinkkuren, Diät für Körper und Seele), der die Brücke zwischen Rousseau (retour à la nature) und der späteren Naturheilbewegung des 19. Jahrhunderts schlägt. Gleichzeitig begründet S. Hahnemann ein separates Medizinsystem, die Homöopathie: „Organon der Heilkunst“.

Nach der massiven Ausbreitung der Hydrotherapie durch Prießnitz, Oertel, Rausse und T. Hahn gibt es ab Mitte des 19. Jahrhunderts drei medizinische Richtungen, die sich heftig befehden: Allopathie (Schulmedizin), Homöopathie und Hydrotherapie.

L. Gleich schlägt um 1850 eine begriffliche und inhaltliche Erweiterung der Wasserheilkunde (Hydrotherapie) vor und spricht von Naturheilkunst und Naturheilmethode. S. Kneipp beschreibt nicht nur über 100 Wasseranwendungen, die bis heute Teil des medizinischen Therapieschatzes sind, sondern führt auch umfassend Heilpflanzen und -kräuter zur inneren und äußeren Anwendung ein (z. B. warme Kräuterbäder und Gesundheitstees) und bricht damit das Dogma, Arzneimittel überhaupt zu gebrauchen. Die wissenschaftliche Begründung der Hydrotherapie wird W. Winternitz, Hochschullehrer an der Wiener Universität, zugeschrieben, wodurch hydrotherapeutische Methoden in die Schulmedizin integriert werden. Die Licht- und Luftbehandlung preisen der Schweizer „Sonnendoktor“ A. Rikli und der Deutsche A. Just an, die Semmeldiät Felke, Mayr u. a., und viel später kommen traditionelle außereuropäische Heilverfahren hinzu.

Heute erscheinen die Übergänge zwischen der Schulmedizin, der allgemein anerkannten Naturheilkunde, den alternativen Heilverfahren und der Paramedizin fließend; immer wieder werden einzelne Grenzen neu gezogen. Manuelle Medizin (als Chiropraktik) und therapeutische Lokalanästhesie (als Neuraltherapie), vor wenigen Jahrzehnten noch suspekte Außenseiter, sind heute anerkannt. Umgekehrt werden das Schröpfen, die Blutegel- und Eigenblutbehandlungen heute unter „alternativen Verfahren“ subsumiert, während sie früher in der offiziellen Medizin praktiziert und wissenschaftlich abgehandelt wurden.

Der Wirksamkeitsnachweis, also der zeitliche und kausale Zusammenhang zwischen der Therapie (Ursache) und dem Heilerfolg (Wirkung), in der Alternativmedizin ist häufig mit anerkannten wissenschaftlichen Methoden nicht zu erbringen oder Gegenstand von Kontroversen. Stellt der Patient eine Wirkung fest oder wird eine solche allgemein unterstellt, so liegt noch keine Kausalität vor. Andererseits sind Wirkungen nicht nur deshalb inexistent, weil sie die Schulmedizin mit ihren Methoden nicht nachzuweisen vermag.

Das Wörterbuch enthält rund 3000 Begriffe aus der Naturheilkunde und den alternativen Heilverfahren, z. B. Ernährungsmedizin, Phytotherapie, Homöopathie, anthroposophische Medizin und Psychotherapie. Berücksichtigt sind ferner ethnomedizinische Systeme wie traditionelle chinesische, indische und tibetische Medizin. Der Schwerpunkt liegt bei diagnostischen und therapeutischen Verfahren, aber auch die jeweiligen theoretischen Grundlagen werden ausführlich dargestellt.

Eine wichtige Fundstelle für den Mediziner und Laien gleichermaßen sind die etwa 200 eingearbeiteten Befindlichkeitsstörungen, Symptome und Erkrankungen, bei denen neben den „schulmedizinischen“ naturheilkundlich-alternative Heilverfahren angewandt werden, z. B. Akne, Hypertonie, rheumatische Erkrankungen, Migräne.

Mit der Entscheidung über die Aufnahme von Begriffen in dieses Wörterbuch wird keine Wertung über Wirksamkeit und Wissenschaftlichkeit der Verfahren getroffen. Ausgegangen wird vielmehr von einem allgemeinen und umfassenden Informationsbedürfnis und dem Wunsch nach Orientierung, der sich aus manchem Zweifel an der Schulmedizin ebenso speist wie aus dem oft undurchschaubaren Angebot an konkurrierenden Verfahren der Komplementärmedizin, deren Bewertung nicht immer leicht fällt.

Der Dank des Verlages gilt allen Autoren, denen es gelungen ist, einen gänzlich neuen und anderen „Pschyrembel“ zu verfassen, der das Klinische Wörterbuch ergänzt.

Berlin, im November 1995 Der Verlag

Verzeichnis der Mitarbeiter

Die im folgenden aufgeführten Wissenschaftlerinnen und Wissenschaftler waren – in Zusammenarbeit mit der Wörterbuch-Redaktion des Verlages – an der Bearbeitung beteiligt.

Dipl. oec. troph. Johanne Aalderink
Institut für Ernährungswissenschaft
Justus-Liebig-Universität Gießen
Wilhelmstraße 20
35392 Gießen

Dr. Henning Albrecht
Karl und Veronica Carstens-Stiftung
Barkhovenallee 1
45239 Essen (Heidhausen)

Professor Dr. med. Malte Bühring
Abteilung für Naturheilkunde im
Universitätsklinikum Benjamin Franklin
Turmstr. 21
10559 Berlin

Professor Dr. jur. Dr. phil. Lutz Dietze
Bergstr. 23
27726 Worpswede

Professor Dr. Dr. Klaus Dörner
Westfälische Klinik für Psychiatrie,
Psychosomatik und Neurologie Gütersloh
Hermann-Simon-Str. 7
33334 Gütersloh

Friedhelm Eickmann
Westfälische Klinik für Psychiatrie,
Psychosomatik und Neurologie Gütersloh
Hermann-Simon-Str. 7
33334 Gütersloh

Professor Dr. Dr. Edzard Ernst
University of Exeter
Centre for Complementary Health Studies
25 Victoria Park Road
Exeter EX2 4NT

Dr. med. Volker Fintelmann
Leitender Arzt der Medizinischen Abteilung B
Krankenhaus Rissen
Suurheid 20
22559 Hamburg

Dr. Otto Isaac
Liesingstraße 8
63457 Hanau

Dr. med. Iris Jiko
Westfälische Klinik für Psychiatrie,
Psychosomatik und Neurologie Gütersloh
Hermann-Simon-Str. 7
33334 Gütersloh

Professor Dr. med. Klaus Jork
Institut für Allgemeinmedizin
Johann Wolfgang Goethe-Universität
Theodor-Stern-Kai 7
60590 Frankfurt am Main

Daniel Kaiser
Groner Landstr. 55 c/197
37081 Göttingen

Eckard Krüger
Düsseldorfer Str. 23
45145 Essen

Professor Dr. Claus Leitzmann
Institut für Ernährungswissenschaft
Justus-Liebig-Universität Gießen
Wilhelmstraße 20
35392 Gießen

Dr. med. Thomas Lux
Senckenbergisches Institut für Geschichte
der Medizin
Johann Wolfgang Goethe-Universität
Theodor-Stern-Kai 7
60590 Frankfurt

Dr. med. Dieter Melchart
Projekt „Münchener Modell“
Ludwig-Maximilians-Universität
Kaiserstr. 9
80801 München

Peter Petereit
Eichsfelderstr. 2
48153 Münster

Richard Redl
Diplom-Psychologe in Bioenergetischer
Analyse
Horst 14
48301 Nottuln

Assessor Emil Reiling
Institut für geschichtliche Rechtswissenschaft
Universität Heidelberg
Friedrich-Ebert-Platz 2
69117 Heidelberg

Dr. med. Hans-Joachim Rudolph
Facharzt für Innere Medizin und
Rheumatologie – Physikalische Therapie,
Naturheilverfahren;
Beauftragter der Ärztekammer Berlin für
Indische Medizin
Oberarzt am Wichern-Krankenhaus
Evang. Johannesstift
Schönwalder Allee 26
13587 Berlin

Dr. Barbara Schilcher
Gierkezeile 36/IV
10585 Berlin

Professor Dr. Heinz Schilcher
Institut für Pharmazeutische Biologie
Freie Universität Berlin
Königin-Luise-Str. 2 u. 4
14195 Berlin

Professor h. c. (China Medical College,
Taichung, Taiwan, Rep. China)
Dr. med. Claus C. Schnorrenberger
Silberbachstraße 10
79100 Freiburg

Dr. med. Wolfgang Schulz
Westfälische Klinik für Psychiatrie,
Psychosomatik und Neurologie Gütersloh
Hermann-Simon-Str. 7
33334 Gütersloh

Dr. med. Dr. rer. nat. Bernhard Uehleke
Abtsleitenweg 11
97074 Würzburg

Theiß Urbahn
Arzt für Psychiatrie und Psychotherapie
Westfälische Klinik für Psychiatrie,
Psychosomatik und Neurologie Gütersloh
Hermann-Simon-Str. 7
33334 Gütersloh

Thorolf Weißhuhn
Landstr. 16 d
42781 Haan/Rhld.

Martin Wollschläger
Diplompsychologe für Klinische Psychologie
und Sozialpsychiatrie
Westfälische Klinik für Psychiatrie,
Psychosomatik und Neurologie Gütersloh
Hermann-Simon-Str. 7
33334 Gütersloh

Redaktion

Dipl.-Bibl. Regina Engst
Dr. phil. Helmut Hildebrandt
Dr. med. Clemens Pätzold

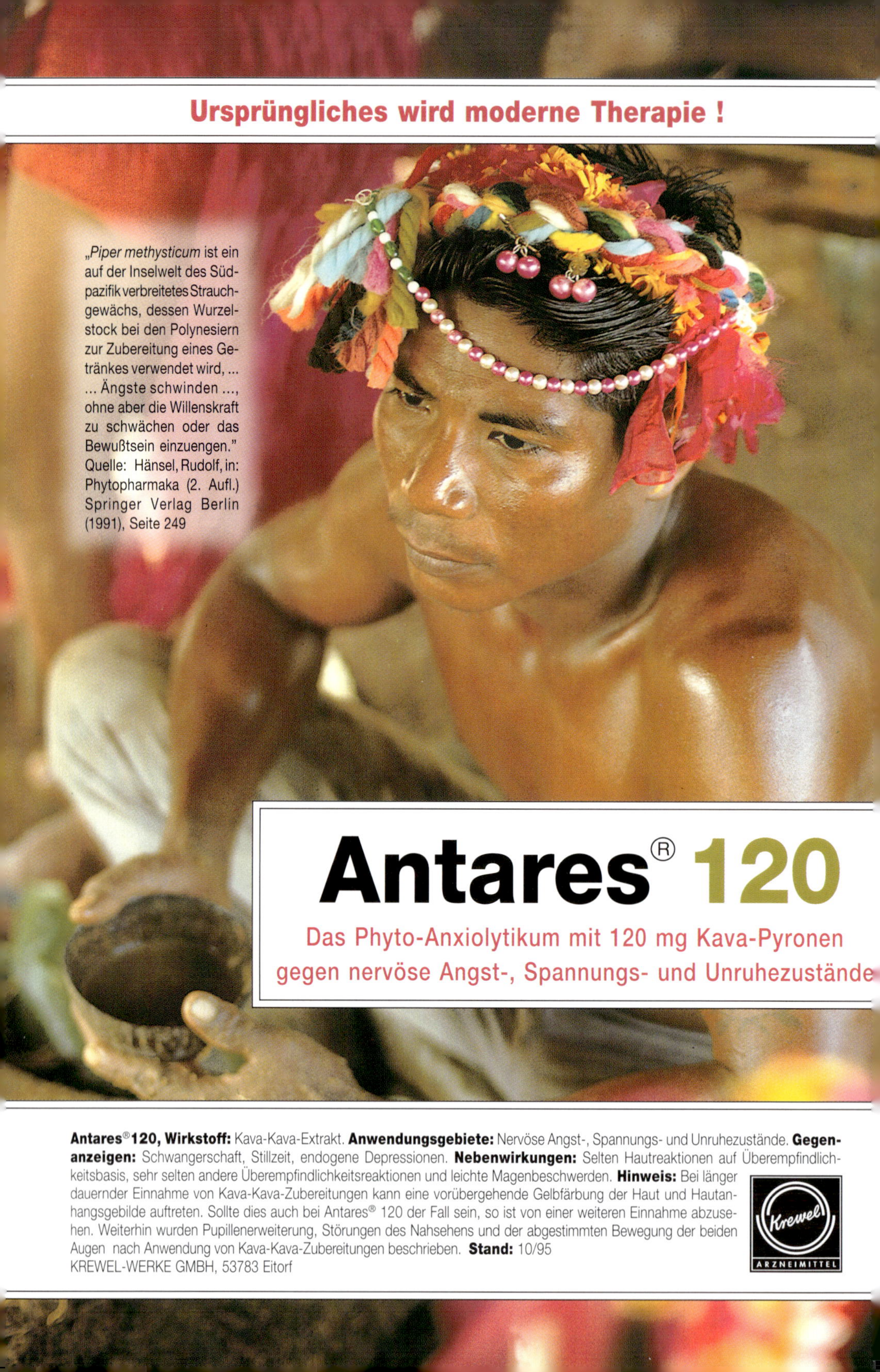
Ursprüngliches wird moderne Therapie !
„Piper methysticum ist ein auf der Inselwelt des Südpazifik verbreitetes Strauchgewächs, dessen Wurzelstock bei den Polynesiern zur Zubereitung eines Getränkes verwendet wird, ...
... Ängste schwinden ..., ohne aber die Willenskraft zu schwächen oder das Bewußtsein einzuengen."
Quelle: Hänsel, Rudolf, in: Phytopharmaka (2. Aufl.) Springer Verlag Berlin (1991), Seite 249
Antares® 120
Das Phyto-Anxiolytikum mit 120 mg Kava-Pyronen gegen nervöse Angst-, Spannungs- und Unruhezustände
Antares® 120, Wirkstoff: Kava-Kava-Extrakt. Anwendungsgebiete: Nervöse Angst-, Spannungs- und Unruhezustände. Gegenanzeigen: Schwangerschaft, Stillzeit, endogene Depressionen. Nebenwirkungen: Selten Hautreaktionen auf Überempfindlichkeitsbasis, sehr selten andere Überempfindlichkeitsreaktionen und leichte Magenbeschwerden. Hinweis: Bei länger dauernder Einnahme von Kava-Kava-Zubereitungen kann eine vorübergehende Gelbfärbung der Haut und Hautanhangsgebilde auftreten. Sollte dies auch bei Antares® 120 der Fall sein, so ist von einer weiteren Einnahme abzusehen. Weiterhin wurden Pupillenerweiterung, Störungen des Nahsehens und der abgestimmten Bewegung der beiden Augen nach Anwendung von Kava-Kava-Zubereitungen beschrieben. Stand: 10/95
KREWEL-WERKE GMBH, 53783 Eitorf
Krewel
ARZNEIMITTEL

Hinweise zur Benutzung

1. Alphabetische Ordnung

Die Stichwörter sind alphabetisch geordnet. Dabei werden die Umlaute ä, ö und ü so behandelt, wie es der Schreibweise ae, oe und ue entspricht; ß wird wie ss behandelt. Leerzeichen, Kommata und Bindestriche innerhalb des Stichworts werden bei der alphabetischen Einordnung nicht berücksichtigt; dies gilt auch für Zahlen, Indizes und Exponenten. Bei Stichwörtern, die aus einem Adjektiv und einem Substantiv bestehen, ist stets das Substantiv maßgeblich für die alphabetische Position (z. B. Ableitungsdiät, milde); von dieser Regel ausgenommen sind wenige feststehende Begriffe wie Autogenes Training.
Man findet daher:

> milde Ableitungsdiät unter A

Grundsätzlich stehen Stichwörter im Singular; nur für Sammelbezeichnungen wird die Pluralform verwendet.

> Spurenelemente statt Spurenelement

2. Schreibweise

Stichwörter sind groß geschrieben, lediglich Adjektive sind als Stichwörter klein geschrieben. Werden Adjektive mit Substantiven als untrennbare Einheit verstanden, ist auch das Adjektiv groß geschrieben (z. B. Autogenes Training). In fremdsprachlichen Wortfügungen wird das erste Wort groß, die weiteren klein geschrieben, es sei denn, bestimmte Nomenklaturen schreiben anderes vor.

> Asthma bronchiale
> Body mass index
> Gelée royale

Chemische Fachbegriffe richten sich in der Schreibweise weitgehend nach internationalen Nomenklaturregeln; bei Komposita wird in der Regel der klinische Sprachgebrauch bevorzugt. Bei internationalen Freinamen wird die jeweilige Nomenklatur mit angegeben; Komposita mit -oxid werden konsequent mit i statt y geschrieben.

> Calcium statt Kalzium
> Oxidation statt Oxydation

3. Betonungszeichen

Bei Stichwörtern, die aus dem Griechischen oder Lateinischen stammen, ist zur Erleichterung der Aussprache die Betonung angegeben. Lange Betonungen werden durch untergesetzten Strich, kurze Betonungen durch untergesetzten Punkt unter dem betonten Vokal oder Diphthong kenntlich gemacht.

> Ạcne vulga̲ris

4. Wortteiltrenner

Zur Erleichterung der Lesbarkeit und Aussprache und zum besseren Verständnis der medizinischen Terminologie sind zwischen Wortteilen von Stichwörtern Wortteiltrenner (|) eingefügt.
Bei fremdsprachlichen oder abgeleiteten Begriffen sind jeweils Vorsilben und Wortstämme einschließlich evtl. folgender Bindelaute durch Wortteiltrenner abgetrennt (Ad|aptations|physio|logie). Endsilben (-id, -itis, -om) sind nicht abgetrennt.

> Chol|agogum
> Chole|calciferol
> Chole|kinetikum
> Chol|eretikum

Darüber hinaus sind Wortteiltrenner auch als Hinweise für die Silbentrennung zu verstehen, ohne daß durch sie sämtliche zulässigen Trennfugen gekennzeichnet sind.

5. Etymologische Angaben

Stichwörtern fremdsprachiger (v. a. griechischer oder lateinischer) Herkunft ist in Klammern eine Erklärung der ursprünglichen Bedeutung beigefügt, oder es wird auf andere Stichwörter verwiesen, bei denen diese Angaben gefunden werden.
Diese Verweise erfolgen entweder durch Asterisk (*) hinter einem Wort oder Wortteil, bei dem sich die etymologische Erklärung finden läßt, oder durch einen nach oben weisenden Pfeil, der anzeigt, daß sich an alphabetisch vorangehender Position eine entsprechende etymologische Angabe findet.

> **Auto-:** Wortteil mit der Bedeutung selbst, unmittelbar; von gr. αὐτός.
> **Auto|genes Training** (↑; gr. -γενής durch etwas hervorgebracht) **n:** ...
> **Auto|hämato|therapie** (↑; gr. αἷμα, αἵματος Blut; Therapie*) **f:** ...

Ohne etymologische Erklärung bleiben in der Regel Fremdwörter, die nicht spezifisch zur medizinischen Terminologie gehören (z. B. System), lateinische Pflanzennamen und chemische Bezeichnungen.
Die etymologische Erklärung besteht in der Regel aus drei Elementen: Ursprungssprache, Ursprungswort und deutsche Bedeutung. Dabei werden alle durch Wortteiltrenner begrenzten Elemente des Stichworts einzeln erläutert und die Angaben durch Semikolon abgetrennt.
Das Ursprungswort wird nicht aufgeführt, wenn es mit dem Stichwort identisch ist.
Die deutsche Bedeutung wird nicht genannt, wenn sie mit dem erklärenden Text des Stichworts identisch ist.
Bei griechischen Begriffen wird das Ursprungswort in griechischer Schrift wiedergegeben.

6. Biographische Angaben

Sind Eigennamen fester Bestandteil eines Stichworts, werden in Klammern biographische Angaben nach folgendem Muster beigefügt: Vorname, Anfangsbuchstabe des Familiennamens, Fachrichtung, wichtige Orte der Tätigkeit, Geburts- und ggf. Todesjahr. In einer Folge von mehreren Zusammensetzungen mit demselben Eigennamen erfolgen diese Angaben bei dem alphabetisch ersten Stichwort, nachfolgende Stichwörter verweisen auf dieses durch einen Pfeil.

> **Kneipp-Arzt** (Sebastian K., Pfarrer, Wörishofen, 1821-1897)**:** ...
> **Kneipp-Bade|meister** (↑)**:** ...

7. Angabe von Genus und Numerus

Aus dem Griechischen oder Lateinischen abgeleitete Stichwörter tragen eine Genusangabe (m für masculinum, f für femininum, n für neutrum). Stichwörter im Plural sind durch den Zusatz pl gekennzeichnet; ist die Singularform nicht einfach abzuleiten, wird sie in Klammern angegeben.

8. Abkürzungen

Abkürzungen sind im Abkürzungsverzeichnis (s. S. XIII) aufgeführt. Stichwörter werden im erläuternden Text mit Anfangsbuchstaben abgekürzt. Bildet der erste Buchstabe mit den folgenden eine lautliche Einheit, wird mit diesen Buchstaben abgekürzt: Ch., Ph., Qu., Rh., Sch., Sp., Sph., St., Th.

9. Verweise

Eine Vielzahl von Verweisen erleichtert die Orientierung im Wörterbuch. Verweise mit s. (siehe) und vgl. (vergleiche) finden sich an der inhaltlich passenden Textstelle, bei allgemeineren Bezügen am Ende des Eintrags. Im fortlaufenden Text erfolgen Verweise durch Asterisk (*) hinter dem betreffenden Wort, wobei dieses Wort in syntaxbedingten Flexionsformen vorkommen kann. Wird auf ein Stichwort verwiesen, das aus mehreren Wörtern besteht, erscheint der Asterisk hinter dem ersten für die alphabetische Reihenfolge relevanten Wort.

> Herz*-Kreislauf-Erkrankungen

10. Quellen der Tabellen und Abbildungen

Quellenangaben zu Abbildungen und Tabellen finden sich in einem eigenen Verzeichnis am Ende des Bandes (ab S. 323).

Griechisches Alphabet

groß	klein	Name	Aus-sprache	groß	klein	Name	Aus-sprache
Α	α	Alpha	a	Ν	ν	Ny	n
Β	β	Beta	b	Ξ	ξ	Xi	x
Γ	γ	Gamma	g	Ο	ο	Omikron	o
Δ	δ	Delta	d	Π	π	Pi	p
Ε	ε	Epsilon	e	Ρ	ρ	Rho	r
Ζ	ζ	Zeta	z	Σ	σ, ς	Sigma	s
Η	η	Eta	e	Τ	τ	Tau	t
Θ	θ	Theta	th	Υ	υ	Ypsilon	y
Ι	ι	Jota	i	Φ	φ, φ	Phi	ph
Κ	κ	Kappa	k	Χ	χ	Chi	ch
Λ	λ	Lambda	l	Ψ	ψ	Psi	ps
Μ	μ	My	m	Ω	ω	Omega	o

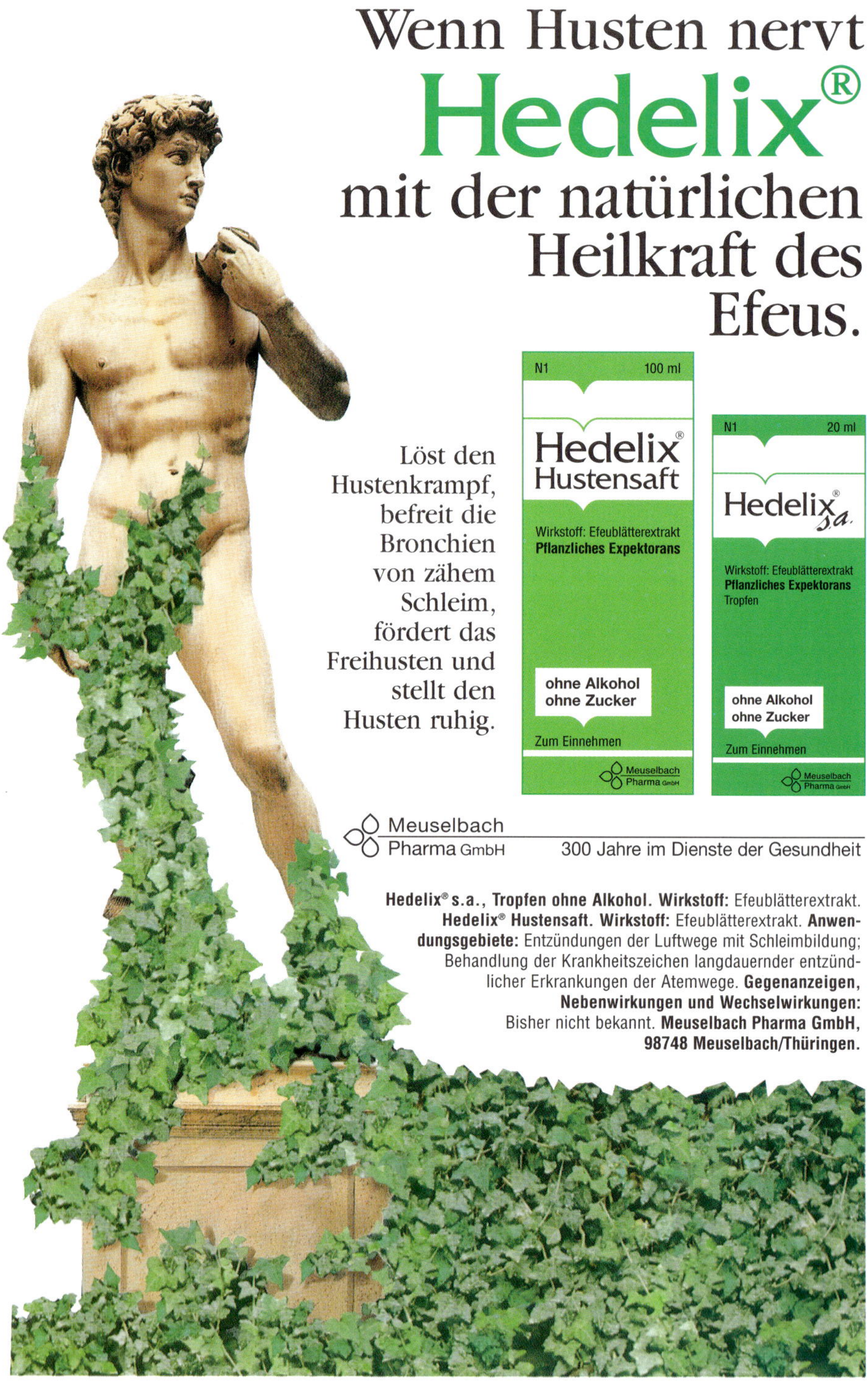
Wenn Husten nervt
Hedelix®
mit der natürlichen Heilkraft des Efeus.
Löst den Hustenkrampf, befreit die Bronchien von zähem Schleim, fördert das Freihusten und stellt den Husten ruhig.
N1 100 ml
Hedelix® Hustensaft
Wirkstoff: Efeublätterextrakt
Pflanzliches Expektorans
ohne Alkohol
ohne Zucker
Zum Einnehmen
Meuselbach Pharma GmbH
N1 20 ml
Hedelix® s.a.
Wirkstoff: Efeublätterextrakt
Pflanzliches Expektorans
Tropfen
ohne Alkohol
ohne Zucker
Zum Einnehmen
Meuselbach Pharma GmbH
Meuselbach Pharma GmbH
300 Jahre im Dienste der Gesundheit
Hedelix® s.a., Tropfen ohne Alkohol. Wirkstoff: Efeublätterextrakt. Hedelix® Hustensaft. Wirkstoff: Efeublätterextrakt. Anwendungsgebiete: Entzündungen der Luftwege mit Schleimbildung; Behandlung der Krankheitszeichen langdauernder entzündlicher Erkrankungen der Atemwege. Gegenanzeigen, Nebenwirkungen und Wechselwirkungen: Bisher nicht bekannt. Meuselbach Pharma GmbH, 98748 Meuselbach/Thüringen.

Abkürzungen

Medizinisch gebräuchliche Abkürzungen, die im folgenden Verzeichnis nicht aufgeführt sind, finden sich als Stichworteinträge. Vgl. auch Hinweise zur Benutzung (S. IX)

A., Aa.	Arteria, Arteriae
Abb.	Abbildung
Abk.	Abkürzung
Abs.	Absatz
allg.	allgemein
anat.	anatomisch
Anat.	Anatomie, Anatom
Anthrop.	Anthropologie, Anthropologe
Anw.	Anwendung
Art.	Artikel
Bez.	Bezeichnung
BGBl.	Bundesgesetzblatt
botan.	botanisch
bzw.	beziehungsweise
C	Celsius
ca.	circa
Chem.	Chemie, Chemiker
chin.	chinesisch
Chir.	Chirurgie, Chirurg
cm	Zentimeter
DAB	Deutsches Arzneibuch
d. h.	das heißt
dl	Deziliter
engl.	englisch
ethnomed.	ethnomedizinisch
evtl.	eventuell
f	femininum
FAO	Food and Agriculture Organization
frz.	französisch
g	Gramm
geb.	geboren
GG	Grundgesetz
ggf.	gegebenenfalls
gr.	griechisch
homöopath.	homöopathisch
Hz	Hertz
i. a.	im allgemeinen
i. d. R.	in der Regel
i. e. S.	im engeren Sinne
i. R.	im Rahmen
i. S.	im Sinne
ital.	italienisch
i. w. S.	im weiteren Sinne
jap.	japanisch
kcal	Kilokalorie
kg	Kilogramm
kJ	Kilojoule
l	Liter
lat.	lateinisch
li.	links
m	masculinum
M., Mm.	Musculus, Musculi
mg	Milligramm
MG	Molekulargewicht
MHz	Megahertz
Mill.	Million
Min.	Minute
mlat.	mittellateinisch
mmHg	Millimeter-Quecksilbersäule
mMol	Millimol
ms	Millisekunde
n	neutrum
N., Nn.	Nervus, Nervi
nlat.	neulateinisch
NW	Nebenwirkung
o. a.	oder anderes
o. ä.	oder ähnliches
od.	oder
OZ	Ordnungszahl
päd.	pädiatrisch
Päd.	Pädiatrie, Pädiater
Phys.	Physik, Physiker
Physiol.	Physiologie, Physiologe
pl	Plural
ppm	parts per million
Psychol.	Psychologie, Psychologe
re.	rechts
RVO	Reichsversicherungsordnung
s.	siehe
S.	Seite

Sek.	Sekunde
SGB	Sozialgesetzbuch
sing	Singular
sog.	sogenannt
ssp.	Subspecies
Std.	Stunde
syn.	synonym
Tab.	Tabelle
u.	und
u. a.	unter anderem
u. ä.	und ähnliches
usw.	und so weiter
u. U.	unter Umständen
u. v. a.	und viele andere
v. a.	vor allem
var.	Varietas
Verw.	Verwendung
vgl.	vergleiche
Vork.	Vorkommen
WHO	World Health Organization
z. B.	zum Beispiel
zeitgen.	zeitgenössisch
z. T.	zum Teil
z. Z.	zur Zeit

A

Abdominal|krämpfe (lat. abdominalis zum Bauch gehörig): Sammelbezeichnung für krampfartige Beschwerden im Magen-Darm-Trakt; zur Behandlung werden aus dem Bereich der Hydrotherapie Kurzwickel* u. Lendenwickel*, Leibauflage* u. Leibwaschung* sowie phytotherapeutisch Zubereitungen aus Angelika*, Belladonnaextrakt*, Ceylon*-Zimt, Erdrauch*, Hyoscyamus* niger, Kamille*, Koriander*, Pfefferminze*, Schöllkraut* u. Scopolia* carniolica, traditionell z. B. auch aus Baldrian, römischer Kamille, Lemongras, Muskat, Pestwurz, Spitzwegerich u. Thymian, homöopathisch aus Gänsefingerkraut, Koloquinthe u. Meerrettich angegeben.

Aberglaube: ursprünglich Bez. der frühmittelalterlichen Kirche für den verkehrten Glauben, den Irrglauben (mit einer stark abwertenden Bedeutung); in der etymologischen Bedeutung von A. als Falsch-Glaube, als Gegenbegriff zu einem als richtig anerkannten Glauben, wurde diese Bez. in Ethnologie u. Ethnomedizin* auf die Abgrenzung zwischen Hochreligionen gegenüber den Religionen sog. primitiver Völker übertragen. A. findet sich aber auch in der Volksmedizin u. als sog. Überbleibsel aus kulturell überwundenen Epochen (i. S. eines linear-evolutionistischen Modells). Heute ist die Verwendung des Begriffs A. in der Ethnomedizin eher obsolet, da man sich bemüht, Religionen gleichwertig nach ihrer Funktion u. ihrem Zweck zu betrachten. In der Diskussion um das Verhältnis von Glauben, Wissenschaft u. Magie* setzt sich jedoch bis heute die Auseinandersetzung um die richtige Erkenntnis(-weise) fort.

Abhängigkeit: Bez. für verschiedene Formen des Angewiesenseins z. B. auf Arznei- od. Suchtmittel mit unbezwingbarem Verlangen nach fortgesetzter Einnahme, Tendenz zur Steigerung der Dosis, Entzugserscheinungen nach Abstinenz u. psychosozialen Folgeschäden; nach der WHO (1964) werden in bezug auf den konsumierten Stoff folgende Typen der A. unterschieden: Amphetamin-, Cannabis-, Halluzinogen- u. Cocaintyp mit überwiegend psychischer A.; Alkohol- u. Barbiturattyp (Gruppe Alkohol/Barbiturate/Tranquilizer, neuerdings auch Nicotin), Morphintyp (Gruppe der morphinartigen Analgetika) mit physischer u. psychischer A. u. körperlichen Entzugserscheinungen. Bei der sog. low dose dependency sind die Betroffenen bei relativ niedriger Dosis u. oft ohne Dosissteigerung nicht in der Lage, ohne das Medikament auszukommen (psychosoziale Folgeschäden). Im Unterschied zur A. wird als Gewohnheitsbildung der Wunsch (nicht Zwang) zur fortgesetzten Einnahme eines Mittels bei keiner od. nur geringer Tendenz zur Dosissteigerung u. weitgehendem Fehlen von Entzugserscheinungen bezeichnet. **Therapie:** Hypnotherapie*, Suchttherapie*, Aurikulotherapie*, Zilgrei*-Methode; s. Entziehung, Entwöhnung.

Abhärtung: i. e. S. ein Prozeß, der zu einer verbesserten Abwehr gegen banale Infektionserkrankungen führt u. mit einer geringen Infektionsrate sowie einem leichteren Krankheitsverlauf einhergeht; i. w. S. eine Optimierung von Abwehr- u. Bewältigungsleistungen gegen physische u. psychische Stressoren mit verbesserten psycho-vegetativen u. endokrinologischen Reaktionsmustern sowie günstiger Beeinflussung spezifischer u. unspezifischer immunologischer Abwehrvorgänge. Wichtigste Verfahren: Bewegungstherapie*, Ernährungstherapie*, hydrotherapeutische Maßnahmen (v. a. Kaltanwendung*), Lichttherapie*, Ordnungstherapie*, Sauna*, Sporttherapie*, Umstimmungstherapie*. Vgl. Adaptation, Kreuzadaptation.

Abies f: s. Fichte.

Abklatschung: kurze, kräftige Schläge auf die Haut mit einem nassen Laken u. nachfolgender sanfter Abtrocknung; Anwendung v. a. bei Bronchitis od. Pneumonie.

Ableitung: s. Therapie, ableitende.

Ableitungs|diät, milde (Diät*) f: von F.-X. Mayr u. E. Rauch entwickelte Heilkost zur Prophylaxe u. Förderung der Heilung verschiedener Erkrankungen durch Entlastung des Verdauungssystems; Übergangsernährung von Fasten-, Diät- u. Darmreinigungskuren zu einer gesunden Dauerernährungsweise; Bevorzugung verdauungsschonender Kost, möglichst gering verarbeiteter, basensparender Lebensmittel; Vermeidung von ballaststoff- u. fettreichen Lebensmitteln, Rohkost, Haushaltszucker, Bohnenkaffee, Nicotin u. Medikamenten. Vgl. Mayr-Kur.

Abmagerungs|kur (Kur*) f: s. Reduktionskost, Schlankheitsdiät.

Abreibung, nasse: Verfahren der Hydrotherapie*, wobei der ganze Körper od. Körperteile kurz in ein nasses Leinentuch gehüllt u.

gleich darauf mit einem trockenen Tuch abgerieben werden; kann kalt, warm od. wechselnd angewendet werden; **Anw.:** zur Abhärtung, bei Infektionskrankheiten od. Kollapsneigung. Vgl. Packung, Abklatschung.

Ab|sorption (lat. absorbere aufsaugen) f: in der Verdauungsphysiologie international gebrauchte Bez. für den im deutschen Sprachraum üblichen Begriff Resorption*.

Acantho|panax senticosus m: syn. Eleutherococcus* senticosus.

Acceptable daily intake (engl. annehmbare tägliche Aufnahme) n: Abk. ADI; diejenige Dosis einer Substanz (z. B. eines Pestizids) in

$$ADI = \frac{NOEL}{Sicherheitsfaktor}$$

Acceptable daily intake

mg/kg Körpergewicht, die bei lebenslanger täglicher Aufnahme als für die Gesundheit unbedenklich angesehen wird; Ableitung aus dem experimentell (z. B. Tierversuch) ermittelten No* observed effect level, dividiert durch einen Sicherheitsfaktor (i. d. R. 100).

Acetum sabadillae n: Sabadillessig, sog. Läuseessig; Darstellung durch Kochen von Sabadillsamen (Inhaltsstoffe: Steroidalkaloide mit stark insektizider Wirkung) mit Wasser u. Hinzufügen von Äthanol u. verdünnter Essigsäure; **Verw.:** früher gegen Kopfläuse.

Achillea mille|folium f: Schafgarbe*.

Acidum ascorbicum n: Ascorbinsäure; s. Vitamin C.

Acne vulgaris (gr. ἀκμή Spitze, Blüte) f: in der Pubertät bzw. im Erwachsenenalter auftretende Hautkrankheit, bei der es an den talgdrüsenreichen Hautbezirken (Gesicht, Nacken, Brust, Rücken) zu Verstopfung der Follikel mit Bildung von Komedonen, den für die A. v. typischen Effloreszenzen, kommt; **Ätiologie:** Zusammenwirken von genetischer Disposition (vermutlich autosomal-dominant mit unterschiedlicher Expressivität), Seborrhoe, bestimmten Bakterien (Propionibacterium acnes, Propionibacterium granulosum u. Propionibacterium avidum), hormonellen Einflüssen, Verhornungsstörungen u. Immunreaktion auf Entzündungsreize; **Formen: 1.** Acne comedonica: Auftreten von offenen u. geschlossenen Komedonen; **2.** Acne papulopustulosa: Übergang zu entzündlichen Pusteln u. Papeln (Ruptur der Haarfollikel); **3.** Acne conglobata: schwerste Form der A. v. mit großen entzündlichen Knoten, Abszessen, Fisteln, tiefen Narben u. Keloiden, auch an Extremitäten u. Gesäß; Männer sind häufiger betroffen als Frauen. **Therapie:** lokal: Hautreinigung, keratolytisch mit Benzoylperoxid od. Tretinoin, antimikrobiell mit Erythromycin, Tetracyclin, Clindamycin od. Azelainsäure; systemisch: Tetrazykline, antiseborrhoisch mit Antiandrogenen, Östrogenen od. Retinoiden; aus dem Bereich der Naturheilkunde u. alternativen Heilverfahren werden Heliotherapie*, äußerliche Anwendung von Zubereitungen aus Faex* medicinalis, traditionell aus Breitwegerich u. Stiefmütterchen sowie alternativ die Roeder*-Methode angegeben.

Aco|kanthera f: Gattung der Familie Apocynaceae (Hundsgiftgewächse) aus dem südlichen u. östlichen Afrika, deren Holz u. Samen herzwirksame Glykoside (z. B. g-Strophanthin) enthalten.

Aconitin n: Hauptalkaloid in Aconitum* napellus (blauer Eisenhut); eines der giftigsten Alkaloide; Symptom der **Aconitinvergiftung:** anfänglich Parästhesien, dann starke Schmerzen, Erbrechen, Koliken, Diarrhoen, Lähmungen, Absinken der Körpertemperatur; Tod durch Herzversagen u. Atemlähmung.

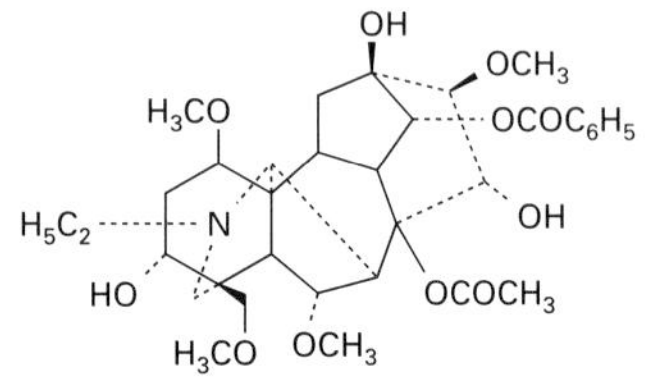

Aconitin

Aconitum napellus n: blauer Eisenhut; Pflanze aus der Familie der Hahnenfußgewächse, Ranunculaceae; **Arzneidroge:** Wurzelknollen u. Wurzeln (Aconiti tuber) sowie Kraut (Aconiti herba); **Inhaltsstoffe:** 0,1–3 % Diterpenalkaloide mit dem Hauptwirkstoff Aconitin*; **Verw.:** Zubereitungen **traditionell** bei Rheumatismus, Neuralgien, verschiedenen Schmerzzuständen; heute obsolet; **homöopathische** Verwendung der frischen Pflanze od. der Wurzelknollen (Aconitum e radice) bei Neuralgien, Myalgien u. akuten Fieberzuständen.

Acorus calamus m: Kalmus*.

Ad|aptat (lat. adaptare anpassen) n: morphologisches bzw. funktionelles Produkt der Adaptation*; durch kontinuierlichen Reizeinfluß auf autonome Funktionen ausgelöst; **Formen: 1.** toleranzsteigernd (kurzfristige Anpassungsprozesse, z. B. neuronale Hemmung, unspezifische Abwehrprodukte); **2.** kapazitätssteigernd (langfristige Anpassungsprozesse, z. B. stofflich-organische Leistungen wie Muskelmasse, spezifische Antikörper).

Ad|aptation (↑) f: auch Adaption; Gewöhnung u. Anpassung an veränderte Bedingungen der Umwelt durch wiederholte Reize

(z. B. A. des Auges an Lichtverhältnisse, A. von Verdauung u. Stoffwechsel an bestimmte Eßgewohnheiten); Reaktionen des adaptierten Organismus auf einzelne Reize fallen schwächer bzw. effektiver aus. Wegen der A. werden z. B. während einer Kneipp*-Kur die hydrotherapeutischen Maßnahmen allmählich in der Ausdehnung u. Intensität gesteigert. Vgl. Kreuzadaptation; Phase, ergotrope; Phase, trophotrope.

Ad|aptations|physio|logie (↑; gr. φύσις Natur; -logie*) f: Wissenschaft u. Lehre von den Vorgängen der Anpassung, Normalisierung u. Regularisierung im lebenden Organismus.

Ad|aption (↑) f: s. Adaptation.

Ader|laß: künstliche Eröffnung einer Vene zur Blutentnahme; in der klassischen Weise (Entzug von 500–800 ml Blut) heute nur noch wenig angewendet, in der humoralpathologisch orientierten Naturheilkunde Element der ausleitenden Therapie*; **Anw.:** bei beginnendem Lungenödem, Hämochromatose, Polycythaemia rubra vera, drohender Urämie, Eklampsie.

A|dermin n: veraltete Bez. für Vitamin* B_6.

ADI: Abk. für (engl.) **A**cceptable* **d**aily **i**ntake.

Adipositas (lat. adeps Fett) f: s. Übergewicht.

Adonis|röschen: Adonis vernalis, Frühlingsadonisröschen; Pflanze aus der Familie der Hahnenfußgewächse, Ranunculaceae;

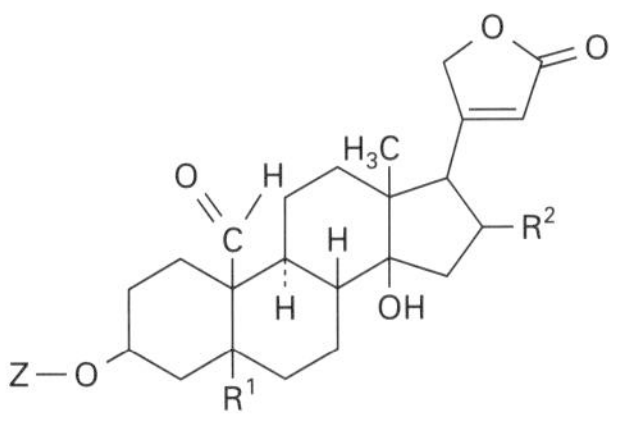

	R¹	R²	Z (Zucker)
Cymarin	OH	H	β-D-Cymarose
Adonitoxin	H	OH	α-L-Rhamnose

Adonisröschen: Glykoside

Arzneidroge: oberirdische blühende Teile (Adonidis herba); **Inhaltsstoffe:** 0,2–0,5 % herzwirksame Glykoside, insbesondere Adonitoxin u. Cymarin; **Wirkung:** positiv inotrop; **Verw.** zur Herstellung von Extrakten (biologisch standardisiert); Anwendung von Kombinationspräparaten bei leichter Herzinsuffizienz, besonders mit nervöser Begleitsymptomatik; **traditionell** auch bei Ödemen; **Kontraindikationen:** Therapie mit Digitalisglykosiden, Kaliummangelzustände; Wirkungsverstärkung bei gleichzeitiger Gabe von Chinidin, Calcium, Saluretika, Laxanzien u. bei Langzeittherapie mit Glukokortikoiden; bei Überdosierung Übelkeit, Erbrechen, Herzrhythmusstörungen; **homöopathische** Verwendung der frischen, ganzen, blühenden Pflanze z. B. bei nervösen Herz-Kreislauf-Störungen.

Ähnlichkeits|prinzip n: auch Ähnlichkeitsregel, Ähnlichkeitsgesetz; therapeutische Grundregel der Homöopathie*, die vorschreibt, daß am Kranken ein Arzneimittel anzuwenden ist, das am Gesunden Symptome hervorbringen kann, die den zu heilenden Symptomen möglichst ähnlich sind (vgl. Similia similibus curentur). Dem Ä. liegt die Annahme Samuel Hahnemanns (1755–1843) zugrunde, daß die Arznei eine sog. Kunstkrankheit* erzeuge, die durch eine große Ähnlichkeit mit einer bestehenden natürlichen Krankheit* diese heilen könne. Für einen Patienten können unterschiedliche Arzneimittel als ähnlich angesehen werden; die Spanne möglicher Entsprechungen reicht je nach Therapieziel von einzelnen Symptomen bis zur Gesamtheit aller Lebensäußerungen des Patienten (s. Gesamtheit der Symptome). Die Therapie kann für eine vorliegende akute od. chronische Erkrankung od. im Rahmen einer konstitutionellen Therapie* erfolgen. Aus dem Verlauf der Behandlung kann rückblickend auf den Grad der Übereinstimmung von Symptomatik u. Arzneimittelbild* geschlossen werden. Vgl. Simile, Simillimum, Teilsimile.

Aero|sol (gr. ἀήρ Luft; lat. solvere lösen) n: in Gas fein verteilter kolloidaler, fester (Staub) od. flüssiger (Nebel) Schwebstoff mit einer Teilchengröße von ca. 10 µm bis 1 nm.

Aero|sol|therapie (↑; ↑; Therapie*) f: Inhalationstherapie durch Einatmung gelöster u. zerstäubter Medikamente mit sekretolytischer, antiphlogistischer, antibakterieller u. allergischer sowie bronchospasmolytischer Wirkung; mit Dosieraerosolen (Medikament in Treibgas gelöst), Trockenaerosolen (Medikament in Pulverform), Düsen- u. Ultraschallverneblern od. Respiratoren werden die Wirkstoffe direkt an die Schleimhäute der Atemwege gebracht; Anwendung bei entzündlichen od. obstruktiven Atemwegerkrankungen, Bronchiektasen, zystischer Fibrose u. a.

Aescin n: Escin; aus ca. 30 Einzelsubstanzen zusammengesetztes Saponingemisch (Triterpenglykoside) aus den Samen der Roßkastanie*; **Verw.:** Funktionsstörungen (Schmerzen, Schweregefühl, Pruritus, Ödeme) u. trophische Veränderungen (Ulcus cruris) bei od. infolge von Erkrankungen der Beinvenen; **NW:** Schleimhautreizung des Magen-Darm-Trakts.

Aesculin n: $C_{15}H_{16}O_9$; Cumarinderivat aus Rinde u. Samen der Roßkastanie*; weiße, bitter schmeckende Nadeln; **Verw.:** in Salben als Lichtschutz u. als Zusatz zu Nährböden in der Bakteriologie zur Differenzierung von Kokken.

Aesculus hippo|castanum f: Roßkastanie*.

Äther|leib: auch Lebensleib; s. Medizin, anthroposophische.

Aether|olea (lat.) n pl: ätherische Öle*.

Ätio|logie, ayur|vedische (gr. αἰτία Ursache; -logie*) f: Auffassung von den Krankheitsursachen im Ayurveda*; sie werden, dem psychosomatischen Ansatz der ayurvedischen Medizin entsprechend, in vier Kategorien eingeteilt: **1.** grobstoffliche Ursachen, die endogen (genetisch, kongenital od. konstitutionell) od. exogen (traumatisch, infektiös od. alimentär-toxisch) sein können; **2.** krankmachende Einflüsse durch die Zeit, wobei unterschieden wird zwischen den zyklischen (z. B. jahreszeitlichen) u. den linearen (altersbedingten) Aspekten der Zeit; **3.** krankmachende Sinneswahrnehmungen, die durch äußere Reize od. durch die Organe der sinnlichen Wahrnehmung selbst bedingt sein können; **4.** mentale u. willkürliche Aktivitäten, die auf das äußere Verhalten sowie den Gebrauch der Sprache u. die geistigen Funktionen wie Auffassungsgabe, Gedächtnis u. Willenskraft bezogen werden. Entsprechend sind die meisten Krankheiten nicht auf eine einzige, sondern auf eine Kombination mehrerer Ursachen zurückzuführen. Vgl. Pathogenese, ayurvedische.

Agni casti fructus m: s. Mönchspfeffer.

Agnis (Sanskrit Feuer) f pl: i. R. des Ayurveda* Bez. für einen der fünf elementaren Zustände im grobstofflichen Körper des Makrokosmos; darüber hinaus werden 13 biologische Feuer unterschieden, das wichtigste ist das sog. große Verdauungsfeuer (Jatharagni) im Magen-Darm-Trakt. Vgl. Physiologie, ayurvedische.

-agoga: Wortteil mit der Bedeutung leitend, veranlassend; von gr. ἀγωγός.

Agrimonia eupatoria f: Odermennig*.

Agropyron repens n: Quecke*.

AHIT: Abk. für **autoho**mologe **I**mmun**t**herapie*.

Ajmalin n: (17R)-Ajmalan-17,21α-diol (IUPAC); Alkaloid aus den Wurzeln von Rauwolfia* serpentina; **Verw.:** Antiarrhythmikum.

Ajoen n: s. Knoblauch.

AK: Abk. für **a**ngewandte **K**inesiologie*.

Akabane-Test m: nach dem japanischen Arzt Akabane benannter Funktionstest der Meridiane*, bei dem die Thermosensibilität der Terminalpunkte an Fingern u. Zehen geprüft wird. Eine unterschiedliche Schmerzschwelle auf den Wärmereiz hin läßt dann auf eine evtl. Funktionsschwäche der Meridiane schließen.

Akne (gr. ἀκμή Spitze, Blüte) f: s. Acne vulgaris.

Akonitin n: s. Aconitin.

Akrato|pege (gr. ἄκρατος rein, unvermischt; πηγή Quelle) f: s. Wildwasser.

Akrato|therme (↑; gr. θερμός Wärme, Hitze) f: s. Wildwasser.

Aku|pressur (lat. acus Nadel; pressus Druck) f: Form der chinesischen Massage*, bei der durch eine stumpfe Nadel Druck ausgeübt wird; oft (nicht korrekt) Bez. für die gesamte chinesische Massage. Vgl. Akupunktur, Shiatsu.

Aku|punkt|massage (↑; lat. pungere stechen) f: Form der Meridianmassage nach W. Penzel, basierend auf der Annahme, daß Krankheit eine Störung des Energieflusses darstellt u. mit einer „Spannungs-Ausgleichs-Massage" der Energieausgleich wieder hergestellt werden kann. Zunächst wird eine Meridianmassage mit einem aus Metall bestehenden Massagestäbchen durchgeführt (tonisierende Wirkung); in einer zweiten Phase der Behandlung werden die Akupunkturpunkte mittels eines Vibrationsgeräts stimuliert. **Anw.:** bei funktionellen Störungen, chronischen Schmerzen, präventiv. Wissenschaftlich nicht anerkanntes Verfahren.

Aku|punktur (lat. acus Nadel; pungere stechen) f: chinesische Originalbezeichnung Zhen-Jiu, d. h. Nadelstechen u. Räuchern (Moxibustion*); aus der traditionellen chinesischen Medizin* stammende Therapiemethode (ca. 20 verschiedene Techniken), bei der an anatomisch lokalisierten Strukturen (Foramina) von Körperoberfläche, Knochen, Gelenken u. Muskeln Akupunkturnadeln* unterschiedlich tief eingestochen werden, wodurch Yin*-Yang reguliert u. Blockierungen innerhalb des Organismus ausgeglichen bzw. einzelne Organsysteme angeregt od. beruhigt werden sollen. Die traditionelle chinesische Medizin unterscheidet 14 Hauptmeridiane mit 361 Hauptakupunkturpunkten, die histologisch eine Anhäufung rezeptiver Neuroelemente (wie Merkel-Tastscheiben, Krause- u. Meissner-Tastkörperchen u. a.) aufweisen. Klassische A. setzt eine an traditioneller chinesischer Medizin orientierte Diagnostik u. Vorstellung von Krankheit voraus, aber auch hervorragende anatomische Kenntnisse; neuere Interpretationen verstehen A. nur als lokalen Reiz mit reflexiver Wirkung entsprechend modernen neurophysiologischen Grundlagen. In der heutigen Praxis der A. wird in Ost u. West eine Synthese aus beiden Methoden angestrebt.

Geschichte: Aus einfachsten Anfängen der Behandlung druckschmerzhafter Strukturen der Körperoberfläche (ca. 4000–3000 v. Chr.) entstand unter Beteiligung bedeutender chinesischer Ärzte ein ausgeklügeltes System der Diagnostik u. Therapie. Anatomische Studien des menschlichen Organismus spielten dabei ebenso eine Rolle wie Erkenntnisse über physiologische Abläufe (z. B. Zirkulation von

Blut u. Qi im Körper) u. chronobiologische Zusammenhänge (ausgedrückt z. B. in der chinesischen Organuhr mit Maximal- u. Minimalzeiten der verschiedenen Organe). Bis in die heutige Zeit hinein sind maßgebende Werke der A. das zweibändige Lehrbuch des Gelben Kaisers (Huang-Di Nei-Jing, klassisches Werk aus der frühen Han-Dynastie, 200 v. Chr.-9 n. Chr.), der angeordnete Klassiker der Akupunkturforamina von Huang Fu-Mi (259 n. Chr.) u. der anatomisch-topographisch völlig korrekte Kupfer*-Mensch.

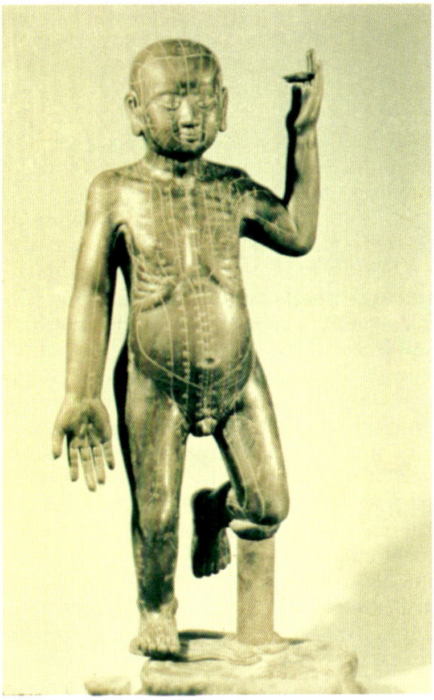

Akupunktur:
historische kupferne Darstellung (etwa Ming-Dynastie) eines Knaben mit Meridianverläufen u. Akupunkturforamina

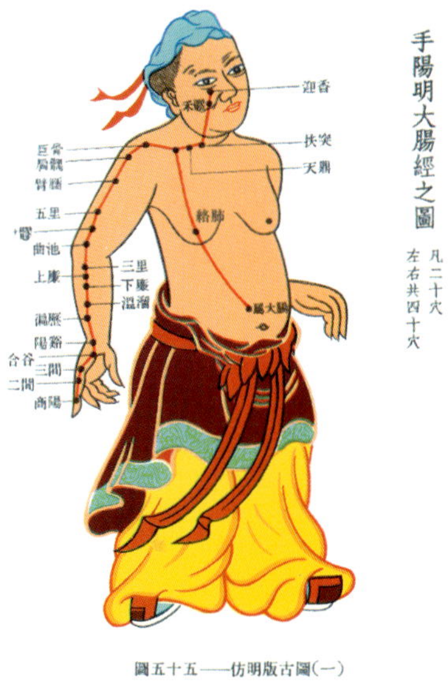

Akupunktur:
historische chinesische Darstellung des Dickdarmmeridians

Formen: Körperakupunktur, Ohrakupunktur, Gesichts-, Nasen- u. Kopfakupunktur, Hand- u. Fußakupunktur sowie Barfußarzt*-Akupunktur. Unterschieden werden 659 Körperpunkte (Meridianpunkte, Zusatz- u. Neupunkte), 192 Ohrpunkte, 24 Gesichtspunkte, 23 Nasenpunkte, 30 Kopfpunkte bzw. -strukturen, 18 Hand- u. 32 Fußpunkte, 18 Sexualpunkte sowie 15 Barfußarztpunkte. Alle 1011 Akupunkturforamina u. -punkte sind anatomisch exakt lokalisierbar. Die Foramina bzw. Strukturen der neuentwickelten Kopfakupunktur u. der Ohrakupunktur sind nach der Methodik u. den Vorstellungen der modernen westlichen Medizin (Neurologie) abgeleitet. Andere Akupunkturtechniken mit Beziehungen zur modernen medizinisch-physiologischen Methodik sind die Laserakupunktur*, die Injektionsakupunktur* u. die Elektroakupunktur*. Bei diesen Verfahren werden moderne westliche Technologien u. traditionelle chinesische Medizintheorie verbunden. Weniger bedeutend sind daneben die Akupunkt-Impulstherapie, Akupunktmassage*, Farbakupunktur, Mundakupunktur u. Yamamoto-Schädelakupunktur.

Anw.: klassische A. bei mehr als 100 Erkrankungen; neurophysiologisch orientierte A. nur bei Schmerzsyndromen u. funktionellen Erkrankungen mit Störungen vegetativer Regelvorgänge.

Verbreitung: A. ist eine der weltweit am meisten verbreiteten medizinischen Behandlungsmethoden. Während hochqualifizierte Spezialisten der A. im Westen wie auch in Fernost selten sind, wenden derzeit in der Bundesrepublik Deutschland über 5000 Ärzte u. Heilpraktiker die A. gelegentlich an. In Westeuropa sind mehr als 12 000 Personen (Mediziner u. Nichtmediziner) in A. ausgebildet, deren Beliebtheit bei europäischen Patienten in den letzten Jahrzehnten stark zugenommen hat. Vgl. Cun, Chronobiologie, chinesische.

Aku|punktur|nadeln (↑; ↑): bei der Akupunktur eingesetzte Nadeln, meist rostfreie flexible Stahlnadeln mit einem Durchmesser von 0,5–1,5 mm; s. umseitige Abb.

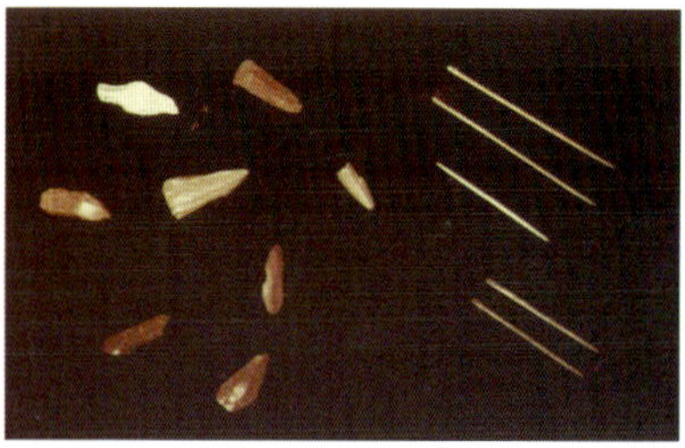

Akupunkturnadeln:
Flintstein-Nadeln u. frühe Metallnadeln

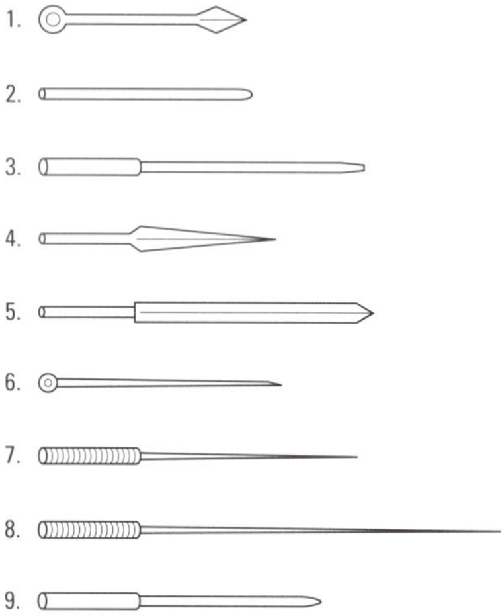

Akupunkturnadeln:
in klassischer Zeit in China verwendete Akupunkturnadeln: 1: Pfeilnadel (Lanzette); 2: Rundnadel (stumpfe Nadel, nur zur Massage); 3: Hebenadel; 4: dreikantige Stichnadel zum Aderlaß aus Gefäßen; 5: Degennadel (Skalpell); 6: Scharfrundnadel zum tiefen Einstechen; 7: Hao-Nadel (feine Nadel); 8: feine lange Nadel; 9: Gelenknadel

Akut|mittel (lat. acutus scharf, bedrohlich): homöopathisches Arzneimittel, das gegen die Symptomatik einer akuten od. interkurrenten Erkrankung* gegeben wird; oft ein kleines Arzneimittel*, dessen bekanntes Arzneimittelbild* nicht weit über diese Symptomatik hinausreicht bzw. dieser entspricht.

Ak|zeleration (lat. accelerare beschleunigen) f: Beschleunigung der Entwicklungsgeschwindigkeit; **Wachstumsakzeleration:** durchschnittliche Zunahme der Körperlänge um 5–10 cm seit Ende des vorigen Jahrhunderts, meist in Verbindung mit dem früheren Eintritt der Pubertät um 1–2 Jahre (**Entwicklungsakzeleration**) in Industrie- u. Entwicklungsländern; **Urs.:** u. U. ein sog. Urbanisierungstrauma (erhöhte vegetative, endokrine u. zerebrale Reaktionsfähigkeit aufgrund von Einflüssen des städtischen Lebens auf die Kinder), Veränderung der Ernährungs- u. Lebensgewohnheiten.

Alant m: Inula helenium (echter Alant); Pflanze aus der Familie der Korbblütler, Asteraceae; **Arzneidroge:** getrockneter, zerkleinerter Wurzelstock mit Wurzeln (Helenii rhizoma); **Inhaltsstoffe:** 1–3 % ätherisches Öl mit Sesquiterpenlactonen (Alantolacton, Isoalantolacton), Pektine u. bis zu 44 % Inulin; **Verw.:** Teeaufgüsse u. a. galenische Zubereitungen **traditionell** bei Erkrankungen der Atemwege, des Magen-Darm-Trakts, der Nieren u. ableitenden Harnwege; laut Kommission E beim ehemaligen Bundesgesundheitsamt kann wegen des Risikos einer Allergie u. nicht ausreichend belegter Wirksamkeit eine therapeutische Anwendung nicht empfohlen werden; **NW:** Sesquiterpenlactone reizen die Schleimhäute, wirken sensibilisierend u. rufen allergische Kontaktdermatitiden hervor; bei Überdosierung Erbrechen, Durchfall, Krämpfe, Lähmungserscheinungen; **homöopathische** Verwendung der frischen Wurzel bei chronischem Husten, Ulcus ventriculi u. Ausfluß.

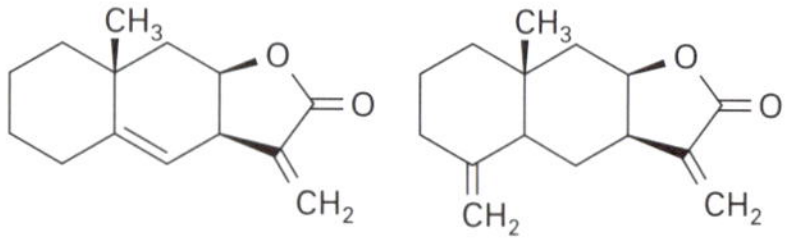

Alantolacton Isoalantolacton

Alant:
Inhaltsstoffe

Alarm|re|aktion (Reaktion*) f: in der Streßtheorie von Hans Selye postulierter Zustand des Organismus, bei dem nach verstärkter Reizbelastung (Streß) eine für längere Zeit andauernde erhöhte Alarmbereitschaft (zu Kampf od. Flucht) besteht. Die A. geht mit erhöhter Ausschüttung von Streßhormonen (Adrenalin, Noradrenalin, Cortisol) einher.

Alcea rosea f: Stockmalve*.

Alchemie f: syn. Alchimie; wahrscheinlich aus dem altägyptischen Wort al kimiya abgeleitete Bez. für die Chemie des Altertums u. Mittelalters, die versuchte, unedle Metalle in Gold od. Silber zu verwandeln, das Leben unbegrenzt zu verlängern od. ein künstliches Leben zu schaffen. Diese Ziele sollten mit Hilfe des Steins der Weisen erreicht werden. Die Hochblüte der A. lag in der Zeit des Paracelsus; er verstand darunter eine der drei Säulen der Medizin (neben Philosophie u.

Astronomie) u. sah insbesondere die Scheidekunst* als wesentlichen Teil der A. an.

Alchemilla alpina f: s. Alpenfrauenmantel.

Alchemilla vulgaris f: Frauenmantel*.

Alexander-Technik (Gerda A., Physiotherapeutin) f: syn. Eutonie*.

Algen (lat. alga Tang, Seegras) f pl: s. Laminaria, Tang.

-algie: auch -algesie; Wortteil mit der Bedeutung Schmerz, Leid; von gr. ἄλγος.

Alginsäure (lat. alga Tang, Seegras): syn. Algensäure; aus Algen (s. Laminaria) gewonnene kolloidale Masse (hochmolekulares Polyuronid); **Verw.**: in der Lebensmittelindustrie u. Pharmazie als Binde-, Emulgier- u. Verdikkungsmittel; medizinisch zur Blutstillung u. als chirurgischer Wundverschluß, auch als Gelbildner für die Behandlung der Refluxösophagitis.

alimentär (lat. alimentum Nahrung): durch Nahrung hervorgerufen, mit Ernährung zusammenhängend.

Alimentation (↑) f: Ernährung*.

Alkaloide (arab. al-kalij kalzinierte Asche; -id*) n pl: überwiegend alkalisch reagierende, stickstoffhaltige, relativ kompliziert aufgebaute, niedermolekulare Naturstoffe, die v. a. von vielen Blütenpflanzen, aber auch von manchen Tieren u. Mikroorganismen insbesondere aus den Aminosäuren Ornithin, Lysin, Tyrosin u. Tryptophan gebildet werden u. ausgeprägte pharmakologische Wirkungen besitzen; bisher sind ca. 10 000 A. bekannt (z. B. Aconitin, Atropin, Chinin, Cocain, Colchicin, Curare, Emetin, Ergotalkaloide, Hyoscyamin, Koniin, Nicotin, Opiate, Reserpin, Scopolamin, Solanin, Strychnin, Vinca-Alkaloide, Yohimbin). Die Alkaloidbasen sind meist lipophil u. optisch aktiv, ihre mit Säuren gebildeten Salze eher hydrophil. Pharmakologisch werden A. unterteilt in direkt od. indirekt parasympathomimetisch bzw. -lytisch sowie sympathomimetisch bzw. -lytisch wirkende Substanzen. Außerdem kann eine Zuordnung zu Stoffen mit ganglionär blockierenden od. erregenden sowie analgetischen od. stimulierenden Effekten getroffen werden.

Alkanna f: A. tinctoria; Staude aus der Familie der Rauhblattgewächse, Boraginaceae; **Arzneidroge:** getrocknete unterirdische Teile (Alkannae radix); **Inhaltsstoffe:**

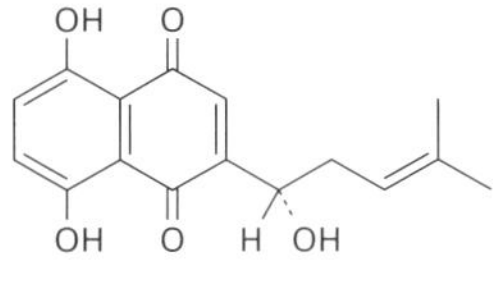

Alkanna: Alkannin

besonders in der Rinde Naphthochinone u. Pyrrolizidinalkaloide; **Verw.: traditionell** innerlich bei Diarrhoe, äußerlich bei Hauterkrankungen u. Wunden; zur Färbung von Kosmetika (Alkannarot), in der Mikroskopie zum Nachweis von fetten Ölen, ätherischen Ölen u. Harzen; **NW:** durch den Gehalt an Pyrrolizidinalkaloiden sind hepatotoxische, mutagene, teratogene u. kanzerogene Wirkungen möglich; auch Alkanninester sind potentiell zytotoxisch; **Kontraindikationen:** Schwangerschaft, Stillzeit.

Allantoin n: 5-Ureidohydantoin; Endprodukt des Purinabbaus bei vielen Säugetieren, die (im Gegensatz zum Menschen) Harnsäure

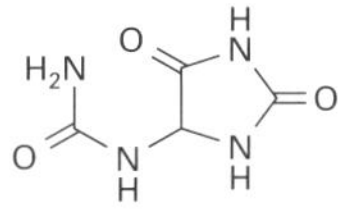

Allantoin

durch Urikase weiter abbauen können; Vorkommen auch in Pflanzen (Beinwell, Roßkastanie, Weizenkeime); therapeutische Anwendung als Dermatikum u. a. in Wundsalben, Hautcremes u. Sonnenschutzmitteln.

Allergen (gr. ἄλλος anders; ἔργον Tat, Arbeit) n: Bez. für ein Antigen, das eine allergische Immunantwort, i. e. S. (durch Induktion der Synthese von Immunglobulin-E-Antikörpern) eine allergische Reaktion vom Soforttyp (Typ I) an Haut u. Schleimhaut auslösen kann; meist Polypeptide od. Proteine (MG 5000–50 000), deren Sensibilisierungspotenz durch chemischen Aufbau u. Kombination der allergenen Determinanten bestimmt wird. **Einteilung** nach der Art der Allergenexposition des Organismus: **1.** Inhalationsallergene, die primär Atemweg-, sekundär auch Haut- u. Darmsymptome auslösen; z. B. Pollen, Pilzkonidien, tierische Epithelien, Federstaub, Speichel-, Schweiß-, Urin- u. Kotproteine, Milbenkot, Insektenschuppen, Holz- u. Mehlstaub, auch kleinmolekulare Substanzen wie Colophonium, Formaldehyd, Phthalsäureanhydrid, Isocyanate u. Platinsalze; **2.** Ingestionsallergene, die oft erst durch enzymatische Abspaltung im Verdauungstrakt entstehen u. primär Obstipation, Brechdurchfall bzw. abdominale Koliken, auf hämatogenem Weg auch Haut- u. Atemwegsymptome verursachen; **3.** Kontaktallergene, die die epidermale Barriere passieren u. eine Soforttypreaktion auslösen; **4.** Injektionsallergene; insbesondere tierische Gifte (von Bienen, Wespen, Feuerameisen, Quallen, Seeanemonen, Feuerkorallen) u. Medikamente (z. B. Penizilline). Das Allergenisierungsrisiko wird durch die genetisch fixierte Prädisposition des Individuums (Atopieneigung), die Häufigkeit u. Intensität der Allergenexposition, die Allergenpotenz der betreffenden Substanz u. die aktuelle Abwehrlage der Körpergrenzflächen bestimmt.

All|ergie (↑; ↑) f: angeborene od. erworbene spezifische Änderung der Reaktionsfähigkeit des Immunsystems gegenüber körperfremden, eigentlich unschädlichen Substanzen, die als Allergen* erkannt werden; Entwicklung einer A. nach klinisch stummem Erstkontakt in einer Sensibilisierungsphase (mindestens fünf Tage bis mehrere Jahre); Auftreten von Entzündungsreaktionen nach erneutem Kontakt an den allergisierten Organsystemen (Haut, Konjunktiven, Nasen-, Rachen-, Bronchialschleimhaut, Magen-Darm-Trakt); **Ursache:** genetische Faktoren: Disposition zur überschießenden Bildung von Gesamtimmunglobulin E u. allergenspezifischem Immunglobulin E sowie deren Fixierung besonders an Mastzellen u. basophilen Granulozyten der Haut u. Schleimhaut (Atopie*), verminderte Aktivität der Suppressorzellen, HLA-assoziierte allergische Reaktionsbereitschaft; nicht erbliche Faktoren: intensive Allergenexposition (sog. aufgezwungene A.), erhöhte Permeabilität der Haut- u. Schleimhautbarriere durch bakterielle bzw. virale Infekte od. chemische Irritation; veränderte Reaktionsbereitschaft von Mastzellen, Monozyten, basophilen u. eosinophilen Granulozyten; psychische Faktoren bei der allergenspezifischen Sensibilisierung u. aktuellen Reaktionsbereitschaft. Zur **Therapie** einer A. werden aus dem Bereich der Naturheilkunde u. alternativen Heilverfahren der Aufenthalt in einem Klimakurort* bzw. Seebad*, therapeutisches Fasten*, hämatogene Oxidationstherapie* sowie Autosanguis*-Stufentherapie, Eigenbluttherapie*, Behandlung mit aktiviertem Eigenblut* od. Gesamtthymusextrakt*, Eigenurintherapie*, Farbtherapie*, autohomologe Immuntherapie*, Mesotherapie*, Molekulartherapie*, Mora*-Therapie u. Oxyvenierungstherapie* angegeben.

Allgemein|sym|ptom (Symptom*) n: in der Homöopathie Bez. für ein Symptom, das im Gegensatz zum Lokalsymptom* den gesamten Organismus betrifft od. Hinweise auf den Gesamtzustand des Individuums gibt. Wichtige A. sind Temperaturhaushalt, Schlafbedarf, Schlafposition u. Schlafzeiten, Wundheilungsverhalten, Libido, Verlangen von bzw. Abneigung gegen bestimmte Nahrungs- u. Genußmittel sowie sog. Modalitäten allgemeinen Besser- od. Schlechterbefindens (z. B. abhängig von Tageszeiten, Witterungseinflüssen u. Nahrungsmitteln) u. a. Übereinstimmende Modalitäten u. Qualitäten mehrerer Lokalsymptome (z. B. Verschlimmerung aller Symptome durch Kälteexposition, alle Sekrete sind fadenziehend, Schmerzen an verschiedenen Körperstellen sind immer reißend) werden ebenfalls als A. bezeichnet. Zu unterscheiden sind einige sich nur lokal manifestierende A. von echten Lokalsymptomen (z. B. sind Aphthen i. S. der Hierarchisierung* Lokalsymptome, Zungenbeläge dagegen A.). Ausgeprägten A. wird bei der Arzneimittelwahl* eine besondere Bedeutung beigemessen, da ihre Aussagekraft über den Zustand des Organismus als ganzem System größer ist u. die zugrundeliegende Störung in charakteristischerer Weise ausgedrückt wird als durch lokale Symptome.

Allicin n: s. Knoblauch.

Allium n: Pflanzengattung der Familie der Liliengewächse, Alliaceae (Liliaceae) mit verschiedenen arzneilich verwendeten Arten, z. B. A. cepa (Zwiebel*), A. sativum (Knoblauch*), A. ursinum (Bärlauch*).

Allo|pathie (gr. ἄλλος anders; -pathie*) f: von Samuel Hahnemann in Abgrenzung zur Homöopathie* geprägte Bez. für die in der Schulmedizin* übliche Arzneibehandlung (teilweise auch synonym für die Schulmedizin selbst); inhaltlich umfaßt die A. eine Diagnosefindung, die auf einer anatomisch-klinischen Befunderhebung beruht, u. die Behandlung meist pathogenetisch begründbarer Ursachen u. Symptome mit chemischen Präparaten, die einer linearen Dosis/Wirkungsbeziehung unterliegen. Im Gegensatz hierzu stehen Homöopathie u. Homotoxikologie*.

allo|pathisch (↑; ↑): ursprünglich Bez. Samuel Hahnemanns (1755–1843) für die Eigenschaft eines Arzneimittels, mit seinen Prüfungssymptomen zu den Symptomen einer gegebenen Erkrankung in keinem Zusammenhang zu stehen, d. h. weder homöopathisch* noch antipathisch* od. palliativ zu diesen zu sein; heute meist zur Abgrenzung nicht-homöopathischer, schulmedizinischer Richtungen gebraucht; vgl. Prüfungssymptom.

Alm|rausch: s. Alpenrose.

Aloe f: Bez. für den eingedickten Saft der Blätter einiger Arten der Gattung A. (Curaçao-A., Kap-A.) mit stark bitterem Geschmack; **Inhaltsstoffe:** 1,8-Dihydroxyanthracenderivate (insbesondere Aloin) u. Aloeresine; **Verw.:** dickdarmwirksames Laxans durch Blockade der Na^+-K^+-ATPase des Darmepithels (Hemmung der Wasser- u. Elektrolytresorption) sowie durch Steigerung der Wassersekretion in das Darmlumen; Bittermittel; **NW:** selten krampfartige Magen-Darm-Beschwerden, die eine Dosisreduktion erforderlich machen; **Kontraindikationen:** Subileus, Ileus, Schwangerschaft u. Stillzeit; **homöopathische** Verwendung der Kap-A. z. B. bei Gastroenteritis, Diarrhoe, Sphinkterschwäche; in der Kosmetikindustrie Verwendung von stabilisiertem Saft aus A.-Blättern wegen antibakterieller u. entzündungshemmender Eigenschaften.

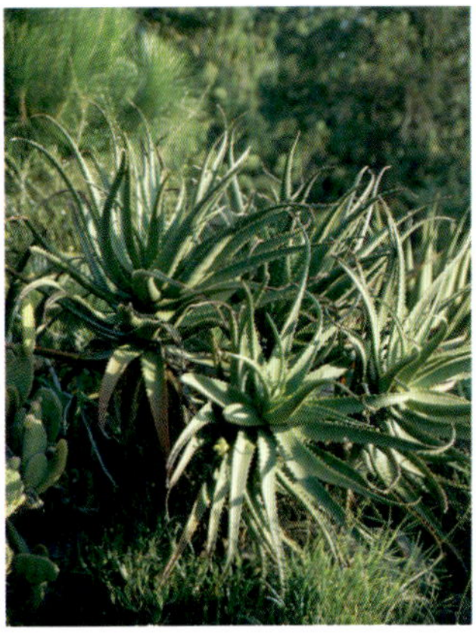

Aloe

Alpen|frauen|mantel: Alchemilla alpina u. Alchemilla conjuncta; Pflanzen aus der Familie der Rosengewächse, Rosaceae; **Arzneidroge:** zur Blütezeit gesammelte u. getrocknete oberirdische Teile (Alchemillae alpinae herba); **Inhaltsstoffe:** Phlobaphene (Gerbstoffe); **Verw.: traditionell** als harntreibendes, krampfstillendes u. herzstützendes Mittel sowie bei Frauenleiden; laut Kommission E beim ehemaligen Bundesgesundheitsamt ist die Wirksamkeit bei den beanspruchten Anwendungsgebieten nicht belegt.

Alpen|rose: Rhododendron ferrugineum, Almrausch; Strauch aus der Familie der Heidekrautgewächse, Ericaceae; **Arzneidroge:**

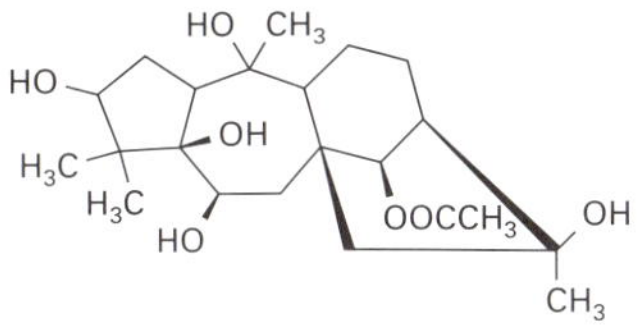

Alpenrose: Acetylandromedol

Laubblätter (Rhododendri ferruginei folium); **Inhaltsstoffe:** Diterpene (Acetylandromedol), Arbutin, Catechingerbstoffe, Flavonoide, Triterpenoide; **Verw.: traditionell** bei Hypertonie, rheumatischen Erkrankungen, Arthrose, Ischialgie, Trigeminusneuralgie, Migräne; **NW:** bei Überdosierung bzw. Vergiftung mit Acetylandromedol Blutdruckabfall, Bradykardie, Krämpfe; nach Verzehr von acetylandromedolhaltigem Honig Erbrechen, Durchfall, Schmerzen u. Krämpfe im Magen-Darm-Bereich. Laut Kommission E beim ehemaligen Bundesgesundheitsamt ist die Wirksamkeit bei den beanspruchten Anwendungsgebieten nicht belegt; aufgrund der möglichen Risiken ist eine therapeutische Anwendung nicht vertretbar. **Homöopathische** Zubereitungen aus den getrockneten, beblätterten Zweigen bei rheumatischen Erkrankungen, Neuralgien u. Hodenentzündung.

Alpinia officinarum f: Galgant*.

Als-ob-Sym|ptom (Symptom*) n: Bez. in der Homöopathie für eine besonders eigentümliche körperliche Sensation, die vom Patienten od. Arzneimittelprüfer nur in bildhaften Vergleichen geschildert werden kann (z. B. Gefühl, durch eine metallene Röhre zu atmen); die hohe Spezifität der Empfindung wird zur Differenzierung von Arzneimittelbildern herangezogen u. bietet psychosomatisch orientierten Behandlern Ansätze zur symbolischen Deutung u. Bearbeitung. Vgl. Hierarchisierung.

Alteration (lat. alterare anders machen) f: syn. Umstimmung*.

Alternativ|kost (lat. alternare abwechseln) n: s. Kostformen, alternative.

Alternativ|medizin (lat. ars medicina ärztliche Kunst) f: umstrittener u. unscharfer Sammelbegriff für eine medizinische Richtung, die alternative Heilverfahren* zur Diagnostik u. Therapie von Erkrankungen anwendet, die von der sog. Schulmedizin* teilweise nicht anerkannt werden u. anstatt dieser (oft kompromißlos) eingesetzt werden. Vgl. Komplementärmedizin.

Althaea officinalis f: Eibisch*.

Althaea rosea f: s. Stockmalve.

Aluminium (lat. alumen Alaun) n: chemisches Element, Symbol Al, OZ 13, relative Atommasse 26,98; zur Borgruppe gehörendes, dreiwertiges, weißes Edelmetall; **Vork. in Nahrungsmitteln:** besonders in Wurzelgemüsen wie Karotten u. Schwarzwurzeln sowie in den äußeren Schichten auch anderer Gemüse (z. B. Kohl); **Intoxikationen:** Beeinträchtigung des Zentralnervensystems durch Nierenfunktionsstörungen od. Dialyse; therapeutische **Verw.:** Aluminiumsalze u. deren Lösungen dienen vorwiegend als Adstringenzien (z. B. Aluminiumacetat, essigsaure Tonerde) u. Antiseptika. **Referenzbereich:** $<5\ \mu g/l$ Serum.

Amalgam n: Legierung von Quecksilber mit anderen Metallen; in der Zahnmedizin Anwendung als Füllungsmaterial unter Verwendung von Silber, Zinn u. Kupfer als Legierungspartner. Moderne A. haben gute mechanische Eigenschaften u. eine geringe Korrosionsanfälligkeit. Die Quecksilberfreisetzung aus A. erreicht auch bei zahlreichen großflächigen Füllungen nur einen Bruchteil der mittleren täglichen Quecksilberbelastung aus Nahrung u. Atemluft (20 µg). Von der WHO als vertretbar angesehener Wert: 45 µg/Tag (kritische Dosis 400 µg/Tag). Allergische Reaktionen auf A. sind bekannt, jedoch sehr selten.

Amarum (lat. amarus bitter) n: Bittermittel; bei oraler Aufnahme kommt es zur Erregung der Bitterrezeptoren in den Geschmacksknospen am Zungengrund u. dadurch zu vermehrter Speichelsekretion sowie reflektorisch zu Magensaft- u. Gallesekretion. Unterschieden werden einfache Bittermittel (Amara pura; z. B. Enzianwurzel, Bitterklee, Tausendgüldenkraut), Bittermittel mit ätherischen Ölen (Amara-Aromatica; z. B. Angelikawurzel, Kardobenediktenkraut, Pomeranzenschale, Wermutkraut), adstringierende Bittermittel (Amara-Adstringentia; z. B. Chinarinde, Condurangorinde) u. Bittermittel mit Scharfstoffen (Amara-Acria; z. B. Ingwer, Galant). **Verw.:** als Teeaufguß od. Tinktur bei Appetitlosigkeit, Dyspepsie u. zur Hebung des Allgemeinbefindens (s. Tonikum); Einnahme ca. 20–30 Minuten vor einer Mahlzeit.

Ammei n: Ammi visnaga, Zahnstocherammei; Pflanze aus der Familie der Doldengewächse, Apiaceae; **Arzneidroge:** Früchte (Doppelachänen, Ammeos visnagae fructus; Khellafrüchte); **Inhaltsstoffe:** Khellin, Visnagin (Furanochromone) u. Visnadin (Pyranocumarin); **Wirkung:** Steigerung der Myokarddurchblutung, leicht positiv inotrop, krampflösend auf die glatte Muskulatur; **Verw.** der auf Khellin eingestellten Tinktur (0,05 %) od. Fluidextrakte (0,5 %) zur unterstützenden Therapie leichter stenokardischer Beschwerden, leichter obstruktiv bedingter Atemwegbeschwerden u. Nephrolithiasis (postoperativ); Verwendung der Droge als Ausgangsmaterial zur Gewinnung von Khellin* u. Visnadin; **NW** (Übelkeit, Appetitlosigkeit, Diarrhoe) sind von der Verwendung des Reinstoffes Khellin bekannt, nicht aber von Drogenzubereitungen. **Homöopathische** Verwendung der reifen, getrockneten Früchte z. B. bei Koliken u. Krämpfen der glatten Muskulatur u. Durchblutungsstörungen des Herzmuskels.

Ammi visnaga n: Ammei*.

Amygdalae oleum n: Mandelöl*.

Amygdalin n: Glykosid, das in bitteren Mandeln, Kernen von Steinobst, unreifen Bambussprossen, Maniokwurzel, Mondbohnen u. a. enthalten ist; wird enzymatisch durch Emulsin, das zusammen mit A. vorkommt, u. auch durch Bakterien des menschlichen Darms in Zuckerrest, Benzaldehyd u. Blausäure (HCN) gespalten. Für Kleinkinder sind 5–10 bittere Mandeln eine tödliche Dosis! (Ersticken durch Blockade des Eisens der Zytochromoxidase der Zellen.)

Anal|erkrankungen: s. Symptomenkomplex, analer.

Ana|lyse, bio|energetische (gr. ἀναλύειν auflösen) f: die Arbeiten von S. Freud u. W. Reich weiterführende ganzheitliche Methode psychotherapeutischer Körperarbeit nach A. Lowen; i. S. einer funktionalen Identität von psychischen u. somatischen Prozessen wird der Körper als sichtlich versteh- u. überprüfbare Realität des Seelischen zum primären Arbeitsfeld in der Psychotherapie. Die Begründung des gesamten Therapieprozesses erfolgt über die Körpererdung* des menschlichen Bewußtseins, das sog. grounding. Die energetische bzw. funktionale Analyse formiert sich darin als eine sich stetig entwikkelnde Variable innerhalb des körperlich fundierten Prozesses psychischer Selbstreorganisation u. entwickelt ihre tiefenheilsame Verstehensfunktion in einer andauernden Spirale von Selbstwahrnehmung, Selbstausdruck u. Selbstaneignung. Unbewußte charakterliche Blockaden finden aus Sicht der b. A. ihren adäquaten Ausdruck in sichtbaren Blockaden des Energieflusses in Körperhaltung bzw. Körpersprache. Entsprechend wird im methodischen Vorgehen einem hörenden Verstehen bewußter Verbalisierungen des Klienten das sehende Verstehen des nonverbalen Körperausdrucks seiner Persönlichkeit (ggf. korrigierend) zugrunde gelegt. Danach nimmt in der b. A. die Befreiung des Atems eine Schlüsselstellung ein. In seiner Strömung wird der autonome Fluß der Lebensenergie für das menschliche Bewußtsein direkt erreichbar. In der Hingabe an die Welle der Atemströmung (sog. orgastischer Reflex) organisiert sich die Selbsterneuerungspotenz der Lebensenergie (sog. orgastische Potenz) zu pulsierendem Leben bis ins Selbstbewußtsein. Nach Lowen geht die b. A. in vier Arbeitsschritten vor: **1.** Verstehen von u. Arbeiten mit chronischen muskulären Spannungen als unbewußtem Körperausdruck frühkindlich chronifizierter Lebensanstrengung; **2.** energetische Analyse von Träumen, Assoziationen, Verhalten u. Übertragung; **3.** Verstehen der energetischen Dynamik des Heilungsprozesses u. seiner Erdung; **4.** Betonung der ganzheitlichen Funktion von Sexualität als Ausdruck erwachsenen Liebens. Ihre Zielwirkung sieht die b. A. in der Verminderung der Blockaden im Fluß des Fühlens u. Verstehens u. der Wiedergewinnung von Lebensfreude in der Hingabe an die Selbstorganisations- bzw. Selbstheilungspotenz des Körpers. Vgl. Vegetotherapie.

Ana|mnese, homöo|pathische (gr. ἀνάμνεσις Erinnerung) f: Erhebung der erinnerbaren Krankheitsvorgeschichte des Patienten i. S. der Homöopathie, ergänzt durch Angaben aus der Familie (Familienanamnese) u. durch Angehörige (Fremdanamnese); als biographische Anamnese werden Lebensgeschichte u. Erkrankungen im Zusammenhang gesehen. Die anamnestischen Angaben dienen der Diagnosestellung u. geben Hinweise auf die Arzneimittelwahl* sowie Verlauf u. Prognose der homöopathischen Behandlung. I. w. S. wird die h. A. synonym mit Fallaufnahme* gebraucht.

An|aphrodisiakum (gr. ἀν- -los, -leer; Aphrodisiakum*) n: Arzneimittel, das den Geschlechtstrieb herabsetzt; in der Volksheilkunde werden z. B. Hopfen u. Mönchspfeffer verwendet.

Andorn m: Marrubium vulgare; ausdauerndes Kraut aus der Familie der Lippenblütler, Lamiaceae; **Arzneidrogen:** zur Blütezeit gesammelte u. getrocknete Blätter u. obere Pflanzenteile (Marrubii herba); **Inhaltsstoffe:** Diterpen-Bitterstoffe der Labdanreihe (Marrubiin, Premarrubiin, Marrubenol u. a.), bis zu 7 % Gerbstoffe sowie Flavon- u. Flavonolglykoside; **Wirkung:** choleretisch, Anregung der Magensaftsekretion, auswurffördernd; **Verw.:** zerkleinerte Droge, Frischpflanzenpreßsaft u. a. galenische Zubereitungen zum Einnehmen bei Appetitlosigkeit, dyspeptischen Beschwerden u. Entzündungen der oberen Atemwege; **traditionell** auch bei Störungen der Gallesekretion, akuter u. chronischer Bronchitis, Keuchhusten u. Asthma bronchiale; zum Gurgeln bei Mund- u. Rachenentzündungen; äußerlich bei Hautverletzungen; zur Herstellung von Bitterlikören u. appetitanregenden Weinen; **homöopathische** Zubereitungen aus frischen oberirdischen Teilen blühender Pflanzen bei Entzündungen der Atemwege.

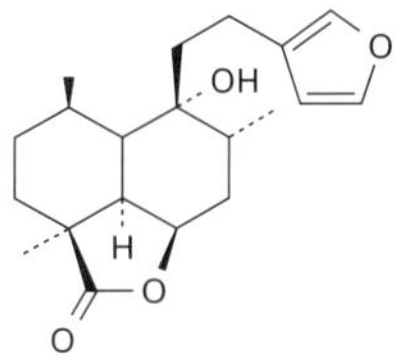

Andorn:
Marrubiin

Anemone pulsatilla f: s. Küchenschelle.

Anethol n: 1-Methoxy-4-propenylbenzol (IUPAC); Bestandteil des Öls aus den Spaltfrüchten von Anis* (80–90 %) u. Fenchel* (50–60 %) od. synthetisch hergestellt; **Verw.:** Sekretolytikum.

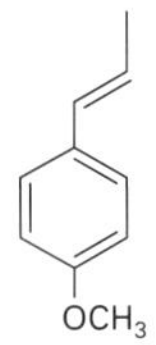

Anethol

Anethum graveolens n: Dill*.

A|neurin n: veraltete Bez. für Vitamin* B_1.

Angehörigen|gruppe: Abk. AG; erstmals Anfang der 70er Jahre von Sozialpsychiatern angebotene, auch heute noch überwiegend an psychiatrischen Einrichtungen bestehende Gruppe von Angehörigen psychisch Erkrankter od. psychiatrischer Patienten; den AG liegt i. R. des Paradigmenwechsels in der Psychiatrie (vom monokausal-nosologischen zum biographisch-systemischen Denken) die Einsicht zugrunde, daß von der Erkrankung nicht nur der Patient, sondern auch die Angehörigen bzw. weitere Bezugspersonen betroffen sind. In den AG wird der häufig von Schuld, Scham, Ratlosigkeit (aber auch wirtschaftlicher Not u. Einsamkeit) gekennzeichneten Situation der Angehörigen Rechnung getragen. Durch Teilnahme an den AG besteht für die Angehörigen die Möglichkeit zur Entlastung, Aussprache, Beendigung der Isolation, Erfahrungsaustausch, Information u. Solidarität; für die teilnehmenden Therapeuten stehen Relativierung ihres Expertenstatus, Information u. Selbstkontrolle im Vordergrund. Vgl. Selbsthilfegruppe.

Angelika f: Angelica archangelica, syn. Angelica officinalis; Pflanze aus der Familie der Doldengewächse, Apiaceae; **Arzneidrogen:** getrocknete Früchte (Angelicae fructus), Kraut (Angelicae herba) u. Wurzeln (Angeli-

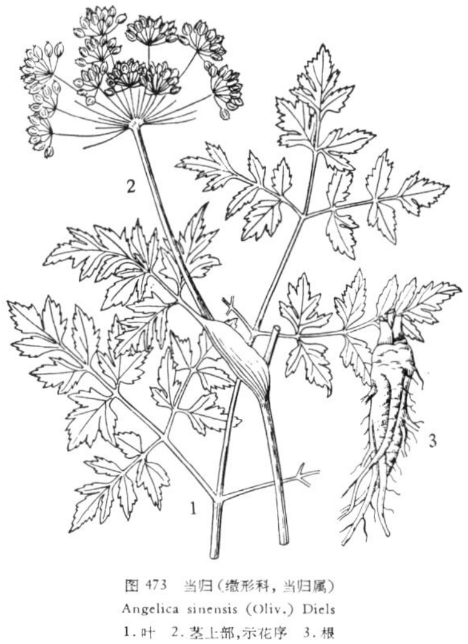

Angelika:
chinesische Darstellung der Heilpflanze Angelica sinensis

cae radix); **Inhaltsstoffe:** Furanocumarine (Bergapten, Angelicin, Archangelicin u. a.), Cumarine u. in den Wurzeln 0,35–1,3 % ätherisches Öl; **Wirkung:** spasmolytisch, cholagog, Anregung der Magensaftsekretion; **Verw.:** Aufguß zerkleinerter Wurzeln u. a. galenische Zubereitungen bei Appetitlosigkeit u. leichten Magen-Darm-Krämpfen; Zubereitungen aus Früchten u. Kraut als harn- u. schweißtreibendes Mittel; **traditionell** auch bei Gastritis, Enteritis, Ulcus ventriculi et duodeni; als Rohstoff für Bitterschnäpse u. Kräuterliköre sowie als antiseptisch wirkendes Expektorans, Diuretikum, Emmenagogum u. bei nervösen Schlafstörungen; äußerlich als Kräuterbad u. Einreibung bei Neuralgien u. rheumatischen Erkrankungen; laut Kommission E beim ehemaligen Bundesgesundheitsamt ist die Wirksamkeit von Früchten u. Kraut bei den beanspruchten Anwendungsgebieten nicht belegt. **NW:** Furanocumarine wirken photosensibilisierend u. können zusammen mit UV-Bestrahlung zu Entzündungen der Haut führen; **homöopathische** Verwendung als Tonikum.

Angina pectoris (lat. angere verengen, erdrosseln; pectus, pectoris Brust) f: syn. Herzenge, Stenokardie; akute Koronarinsuffizienz mit plötzlich einsetzenden, Sekunden bis Minuten anhaltenden Schmerzen im Brustkorb (meist retrosternal), die in die linke (rechte) Schulter-Arm-Hand-Region bzw. Hals-Unterkiefer-Region ausstrahlen, häufig gürtelförmiges Engegefühl um den Brustkorb mit Erstickungsanfall u. Atemnot bis zu Vernichtungsgefühl u. Todesangst; **Auslösung** durch körperliche Anstrengung, Aufregungen, Kälte, evtl. schwere Mahlzeiten; **Ursachen:** Mißverhältnis von Sauerstoffangebot u. Sauerstoffbedarf bei koronarer Herzkrankheit*, Koronarspasmen (Prinzmetal-Angina), seltener Störungen des Blutflusses (Aortenstenose, Herzrhythmusstörungen, Hypertonie*, Hypotonie*). **Klinisch** unterscheidet man die stabile (Schmerzen treten nur bei körperlicher Belastung auf u. sind über Monate konstant), die instabile A. p. (neu auftretende, sich ändernde, zunehmende bzw. bei leichten körperlichen Belastungen od. auch schon in Ruhe auftretende Schmerzen; ist als potentielle Vorstufe eines Herzinfarkts anzusehen u. entsprechend zu behandeln) u. die Prinzmetal-Angina. Die A. p. ist nicht der Ausdruck einer beginnenden Koronarerkrankung, sondern meist das Zeichen einer kritischen **Stenose**! **Diagnostik:** Belastungselektrokardiographie (besonders für die Frühdiagnose von grundlegender Bedeutung); **Therapie: 1.** (symptomatisch) Nitroglyzerin (häufig prompte Besserung), Betarezeptorenblocker, Calciumantagonisten; **2.** aortokoronarer Bypass, Dilatation mit perkutaner transluminaler koronarer Angioplastie (Abk. PTCA), Arterektomie; **3.** ergänzend dazu kommen aus dem Bereich der Naturheilkunde u. alternativen Heilverfahren die Behandlung mit Zubereitungen aus Ammei*, Königin* der Nacht, Oleander*, gemeinem Weißdorn*, Tabak (homöopathisch) od. Periostmassage* in Betracht.

Angio|pathie (gr. ἀγγεῖον Gefäß; -pathie*) f: Gefäßkrankheit; s. Verschlußkrankheiten.

Angst: als unangenehm empfundener, gleichwohl lebensnotwendiger (weil eine Gefahr signalisierender) emotionaler Zustand mit zentralem Motiv der Vermeidung bzw. Abwehr einer Gefahr und u. U. psychischen u. physischen Begleiterscheinungen: Unsicherheit, Unruhe, Erregung (evtl. Panik), Bewußtseins-, Denk- od. Wahrnehmungsstörungen, Anstieg von Puls- u. Atemfrequenz, verstärkte Darm- u. Blasentätigkeit, Übelkeit, Zittern, Schweißausbrüche; **Vorkommen:** als sog. frei flottierende A. (ohne realen Auslöser), bei Phobie od. Angstneurose, bei konkreter Bedrohung (s. Furcht); **Therapie:** bei subjektivem Leidensdruck Ruhe, Distanzierung, Autogenes* Training, Verhaltenstherapie* (z. B. Desensibilisierung*, Angstüberflutung*, Logotherapie*), alternativ auch Sophrologie*; evtl. Anxiolytika, aus dem Bereich der Phytotherapie Zubereitungen aus Baldrian*, Hopfen*, Johanniskraut*, Kava*-Kava, Lavendel*, Rauwolfia* serpentina u. Yohimbin*, traditionell auch Beifuß, Citronellgras, Kamille, Lemongras u. Sellerie.

Angst|überflutung: Methode der Verhaltenstherapie* bei Angst od. Phobie, bei der durch extensive Exposition (Überflutung, Implosion) die Angstvermeidung im Sinne einer operanten Konditionierung aufgehoben wird.

Anis m: Pimpinella anisum; Pflanze aus der Familie der Doldengewächse, Apiaceae; **Arzneidroge:** Spaltfrüchte (Anisi fructus); **In-**

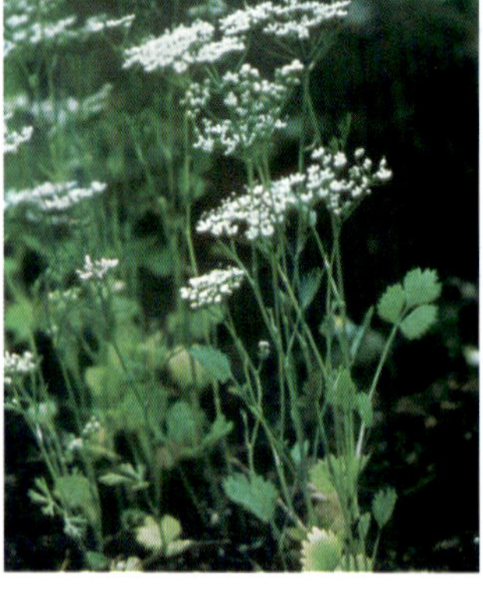

Anis

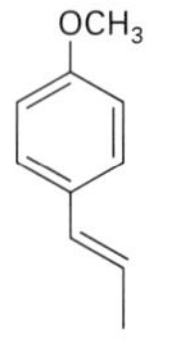

Anis:
trans-Anethol

haltsstoffe:** 2–6 % ätherisches Öl mit trans-Anethol als Hauptkomponente (80 bis >95 %); **Wirkung:** expektorierend, schwach spasmolytisch u. antibakteriell; **Verw.** als Tee od. in Fertigarzneimitteln bei dyspeptischen Beschwerden u. Bronchitis sowie zur Gewinnung von Anisöl*; **traditionell** auch als Aphrodisiakum, Emmenagogum u. Laktagogum; **NW:** gelegentlich allergische Reaktionen der Haut, der Atemwege u. des Magen-Darm-Trakts; **Kontraindikation:** Allergie gegen Anethol. Vgl. Sternanis.

Anis|öl: ätherisches Öl von Pimpinella anisum (Anis*), nach DAB 10 auch von Illicium verum (Sternanis*) mit dem Hauptbestandteil trans-Anethol (A. des Handels meist synthetisches Anethol); mögliche Verunreinigung mit dem 10–20mal giftigeren cis-Anethol (kann auch bei natürlichem A. durch unzulässige Lichteinwirkung gebildet werden); **Verw.** als Bestandteil von Hustensäften, -tropfen, -pastillen, zum Aromatisieren von Extrakten (z. B. bei Instanttee) u. als Bestandteil von Liquor Ammonii anisati.

An|ode (gr. ἄνοδος Aufweg) f: positiver Pol des elektrischen Stromkreises; Eintrittstelle von Elektronen u. Kationen; vgl. Kathode.

Anreicherung: s. Nährstoffanreicherung.

Antennaria dioica f: gemeines Katzenpfötchen*.

Anthemis nobilis f: römische Kamille*.

Anthra|chinon n: Oxidationsprodukt des Anthracens; in vielen dickdarmwirksamen Abführmitteln (s. Sennesblätter, Rhabarber) enthalten u. Grundsubstanz verschiedener Farbstoffe; vgl. Emodine.

Anthropo|logie, kultur|vergleichende medizinische (gr. ἄνθρωπος Mensch; -logie*) f: Abk. KMA; s. Ethnomedizin.

Anthropo|metrie (↑; gr. μέτρον Maß, -messung) f: Wissenschaftsgebiet der Anthropologie, das sich mit der Bestimmung u. Lehre der Maßverhältnisse des menschlichen Körpers befaßt; z. B. läßt das Verhältnis von Körpergewicht u. -länge zum Lebensalter Rückschlüsse auf den Ernährungs- u. Entwicklungszustand (v. a. bei Kindern) zu.

Anthropo|skopie (↑; gr. σκοπία Umschau, Spähen) f: von dem Physiker Ludwig Machts (1950) u. dem Mediziner G. H. Fischer (beide Marburg) begründetes Verfahren unter Verwendung eines Anthroskops (Gerät zur Hochfrequenz-Feldstärke-Messung); mittels eines elektronischen Generators soll der Aufbau eines elektromagnetischen Feldes am ganzen Körper (Ganzkörpermessung) möglich sein. Die Veränderungen bzw. die Abweichung von einer Normalverteilung von Werten der elektrischen Leitfähigkeit hochfrequenter Wellen eines sog. gesunden Gewebes stellen die Bewertungsgrundlage frühdiagnostischer Aussagen zu Störungen der Funktion von Zellen, Geweben usw. dar. Der Frequenzbereich liegt bei ca. 320 kHz. Gleichzeitig bietet die A. die Möglichkeit einer sog. elektromagnetischen Informationstherapie an, die in den USA auch als electromagnetic homeopathy bekannt ist. **Anw.:** z. B. zur Lokalisation von Entzündungen, Erkennung von Präkanzerosen, Früherkennung von hypo- bzw. hyperämischen Arealen. **Kontraindikation:** Herzschrittmacher; wissenschaftlich nicht belegtes, umstrittenes u. spekulatives Verfahren.

Anthropo|sophie (↑; gr. σοφία Kenntnisse, Wissenschaft) f: von Rudolf Steiner (1861–1925) begründeter „Erkenntnisweg, der das Geistige im Menschenwesen zum Geistigen im Weltall führen will". A. schafft die methodische Voraussetzung, durch das Denken die naturwissenschaftlich-anthropologischen Erkenntnisse mit den geisteswissenschaftlich-anthroposophischen zu verbinden. Sie verweist auf die unvergängliche Individualität Mensch, die sich in Übereinstimmung mit der Erden- u. Weltenevolution zu dem Ziel der Gottähnlichkeit in immer neu gestalteten Verkörperungen (Reinkarnation), geführt durch das sog. geistige Ursachengesetz (Karma, Schicksal), hinentwickelt. In jedem Menschen sind seelisch-geistige Organe veranlagt, die zur unmittelbar geistigen bzw. übersinnlichen Erkenntnis in den drei Stufen von Imagination, Inspiration u. Intuition ausgebildet werden können. S. Medizin, anthroposophische; Ernährung, anthroposophische.

Anti-: Wortteil mit der Bedeutung gegen, entgegen; von gr. ἀντί.

Anti|biose (↑; Bio-*) f: Wachstumshemmung od. Abtötung von Mikroorganismen durch Stoffwechselprodukte anderer Bakterien, Pilze u. z. T. auch höherer Pflanzen; Einsatz in der Behandlung infektiöser Erkrankungen z. B. durch Phyto- od. Antibiotikatherapie; vgl. Symbiose.

Anti|dot (gr. ἀντίδοτος dagegen gegeben) n: s. Antidotierung, Arzneimittelbeziehung.

Anti|dotierung (↑): Aufhebung od. Blokkierung der Wirkung eines homöopathischen Arzneimittels; **1.** beabsichtigte A. eines falsch gewählten od. dosierten Arzneimittels durch ein anderes homöopathisches od. allopathisches Arzneimittel; **2.** ungewollte, vom Patienten vorgenommene Blockierung der Arzneimittelwirkung durch Allopathika, Nahrungs-

od. Genußmittel od. arzneimittelspezifische Stressoren; vgl. Arzneimittelbeziehung, Heilungshindernis.

Anti|dys|kratikum (Anti-*; Dys-*; gr. κρᾶσις Mischung) n: Mittel, mit dem nach den Vorstellungen der Humoralpathologie* eine schlechte Säftezusammensetzung (Dyskrasie), z. B. durch Förderung der Ausscheidungsfunktionen, verbessert werden soll; **Anw.** z. B. von Birkenblättern u. Brennessel unterstützend bei rheumatischen Erkrankungen u. von pflanzlichen Abführmitteln traditionell als sog. Blutreinigungsmittel (insbesondere i. R. sog. Blutreinigungs- bzw. Frühjahrskuren).

Anti|homo|toxikum (↑; lat. homo Mensch; gr. τοξικόν φάρμακον Pfeilgift) n: i. R. der antihomotoxischen Therapie (s. Homotoxikologie) eingesetztes Arzneimittel, das als höher verdünntes bzw. potenziertes Homoion* bzw. Simileantigen (d. h. als ähnlicher toxischer Stoff wie der, den es zu behandeln gilt) verabreicht wird. Die potenzierten Arzneimittel werden i. S. der Isopathie* eingesetzt.

Anti|oxidanzien (↑) n pl: leicht oxidierbare Stoffe, die durch ihr niedriges Redoxpotential andere Stoffe vor unerwünschter Oxidation (s. Autooxidation) schützen; sind als Lebensmittelinhaltsstoffe u. Lebensmittelzusatzstoffe* zum Schutz gegen Verderb in Lebensmitteln zu finden. Natürliche A. (Vorkommen v. a. in Pflanzenölen, weniger in Schlachttierfetten) sind z. B. Tocopherole u. Flavonoide, synthetische A. sind z. B. Ascorbinsäure, Gallate, Butylhydroxyanisol u. Butylhydroxytoluol. Da A. infolge ihrer antioxidativen Wirkung u. U. die Entstehung der Freien Radikalen verhindern können, wird ihnen eine gewisse präventive Funktion hinsichtlich bestimmter Erkrankungen zugeschrieben. Art, Höchstmengenbegrenzung u. Kenntlichmachung beim Zusatz zu Lebensmitteln sind in der Zusatzstoff-Zulassungsverordnung geregelt.

anti|pathisch (↑; -pathie*): von Samuel Hahnemann (1755–1843) in die homöopathische Arzneimittellehre* eingeführter Begriff für die Eigenschaft eines Arzneimittels, mit Symptomen seines Arzneimittelbildes denjenigen einer gegebenen Erkrankung entgegengesetzt zu sein; die Gabe eines a. Arzneimittels (Contraria contrariis curentur) soll zu einer kurzfristigen Palliation* mit nachfolgender Verschlimmerung der Symptome führen, da es zu einer Unterdrückung der Symptome ohne Beseitigung der Ursachen kommt. Vgl. allopathisch, homöopathisch.

Anti|psorikum (↑; gr. ψώρα Krätze, Räude) n: s. Arzneimittel, antipsorisches.

Anti|sykotikum (↑; gr. σῦκον Feige) n: s. Arzneimittel, antisykotisches.

Anti|syphilitikum (↑) n: s. Arzneimittel, antisyphilitisches.

Antlitz|dia|gnostik (gr. διαγνωστικός fähig zu unterscheiden) f: Bez. für die diagnostische Verwertung jeder sichtbaren Veränderung u. Abweichung vom Normalbild des Gesichts als Hinweis auf innere Erkrankungen (z. B. Blässe bei Anämie). Vgl. Pathophysiognomik.

Aphrodisiakum (gr. ἀφροδίσιος die sinnliche Liebe betreffend) n: den Geschlechtstrieb u. die Potenz stärkendes Mittel; meist Hilfsmittel der Suggestionstherapie, da die Sexualfunktion des Menschen außer von somatischen insbesondere von psychischen Faktoren beeinflußt wird; gebräuchliche pflanzliche A. sind z. B. stimulierende u. enthemmende Stoffe (Haschisch, Alkohol, Atropa belladonna, Hyoscyamus niger, weißer Stechapfel) sowie Mittel, die das Urogenitalsystem reizen (Petersilie, Selleriekraut) od. die Blutfüllung der Abdominal- u. Sexualorgane verstärken (Basilikum, Ingwer, Capsicum, Chili) od. traditionell als Emmenagogum angewendet werden (Muskat, Nelken, Safran, Aloe), außerdem Cantharidin, Damiana, Potenzholz u. Yohimbe.

Aphthen (gr. ἄφθα Mundausschlag) f pl: von einem entzündlichen Randsaum umgebene Erosionen der Mundschleimhaut mit weißlichem Fibrinbelag; meist rezidivierende benigne A. mit unbekannter Ursache; evtl. trophoneurotische Störung, gefördert durch bestimmte Hormone, Nahrungsmittel, Trauma od. Infektion; meist narbenlose Abheilung nach Tagen bis Wochen; **Therapie:** im Frühstadium Versuch mit lokalen Kortikoiden od. Desinfektionsmitteln; s. Stomatitis.

Apisinum n: reines Bienengift der Honigbiene* (Apis mellifica); **Inhaltsstoffe:** Proteinkörper, Melittin, Histidin, Histamin, Phospholipase A, Hyaluronidase, Lezithase A u. Hämolysin; **Verw.:** homöopathisch wie die Honigbiene.

Apis mellifica f: Honigbiene*.

Api|therapie (lat. apis Biene; Therapie*) f: Bez. für die therapeutische Verwendung von Bienenprodukten; als Bienenwirkstoffe werden Bienenköniginnenfuttersaft*, Pollen, Propolis*, Wachs u. das Bienengift angewendet. Für die A. bzw. die verwendeten Einzelprodukte sind bisher wenige od. keine wissenschaftlich gesicherten Nachweise erbracht worden.

Apium graveolens n: Sellerie*.

Appetit (lat. appetere verlangen) m: im lateralen Hypothalamus ausgelöste Eßlust auf bestimmte Lebensmittel, die durch exogene (z. B. Geruch, Geschmack, Gehör, Optik) u. endogene Faktoren (z. B. Füllungszustand des Magens, Blutzuckerspiegel, individuelles Wohlbefinden) beeinflußt wird. A. setzt die Erfahrung in bezug auf bestimmte Lebensmittel od. Speisen voraus u. ist (als psychologisches Verlangen nach Nahrungsaufnahme) nicht mit Hunger* als elementarem Bedürfnis nach Nahrung gleichzusetzen. Vgl. Sättigung.

Appetit|losigkeit (↑): Eßunlust; aus dem Bereich der Naturheilkunde, insbesondere der

Phytotherapie, werden zur Steigerung des Appetits* Zubereitungen aus einer Vielzahl von Pflanzen angegeben, z. B. Andorn*, Bitterklee*, Condurangorinde*, gelber Enzian*, Koriander*, Löwenzahn*, Orangenschale*, Schafgarbe*, Wermut* u. Zwiebel* sowie als alternatives Heilverfahren der Heilmagnetismus*. Vgl. Dyspepsie.

a|psorisch (gr. ἀ (privativum) Un-; ψώρα Krätze, Räude): homöopathische Bez. für ein nicht antimiasmatisches Arzneimittel* od. für jede nicht an einer Miasmenlehre* orientierte Richtung der Homöopathie.

Aqua|retikum (lat. aqua Wasser; gr. ἐρέθειν reizen) n: Arzneimittel zur Vermehrung des Harnflusses; besonders geeignet als Teeaufguß, da die Flüssigkeitszufuhr entscheidend zur Wirkung beiträgt. Die gesteigerte Harnausscheidung erfolgt nicht tubulär, wie bei einem eigentlichen Diuretikum*, sondern kommt durch Verdünnungsdiurese aufgrund gesteigerter glomerulärer Filtration, pH-Erniedrigung in Blut u. Gewebe durch Aufnahme nicht abbaubarer Säuren sowie durch Zufuhr von Kaliumionen zustande. Gebräuchliche A. sind z. B. Birkenblätter, Brennesselkraut, Bohnenschalen, Goldrutenkraut, Hauhechelwurzel, Löwenzahnkraut mit -wurzeln, Orthosiphonblätter, Schachtelhalmkraut u. Wacholderbeeren.

Aqua|rome (↑; gr. ἄρωμα Gewürz) n pl: von Dietrich Gümbel, der sich als Begründer einer sog. Heilkräuter-Essenz-Therapie bezeichnet, eingeführter Begriff; die A. entstehen aus dem Wasserdampföl, das bei der Wasserdampfdestillation von Heilkräuteressenzen gebildet wird. Während der Destillation von Pflanzenteilen wird eine gasförmige Verbindung von Wasserdampf u. ätherischem Öldampf frei. Nach der Abkühlung wird das flüssige Öl abgeschöpft u. das zurückbleibende Wasser (das Aquarom) soll nun wasserlösliche Aromamoleküle enthalten. Diese verdünnten Essenzen können als Tropfen od. Tee eingenommen werden. Wissenschaftlich nicht gesichert.

Arbeits|therapie (Therapie*) f: Anwendung von Arbeit als therapeutisches Mittel z. B. bei psychisch Kranken i. S. eines Trainings von Fertigkeiten u. sozialer Kompetenz zur Vorbereitung des Erkrankten auf das Leben in der Gesellschaft; A. dient als Brücke zwischen Klinik u. Alltag, Belastungserprobung u. Mittel zur Rückerlangung von Selbstwertgefühl u. Identität. Ziel der A. ist eine berufliche Rehabilitation auf verschiedenen Stufen; es finden sich daher unterschiedliche Angebote im stationären, teilstationären u. ambulanten Bereich (z. B. Werkstätten für Behinderte, geschützte Einzelarbeitsplätze, Selbsthilfefirmen, Zuverdienstfirmen).

Arbeits|umsatz: syn. Leistungsumsatz*.

Arcana (lat. arcanum Geheimnis) n pl: auch Arkana; **1.** sog. Geheimmittel der Spagyrik*; **2.** in spagyrischen Arzneimitteln die immaterielle, verborgene Heilkraft, die sich zwischen den Polaritäten Gift u. Arznei bewegt u. sich nur dem Menschen als Arzneikraft mitteilt. Die innere Struktur der A. ist gemäß den alchemistischen Prinzipien dreigeteilt in Sal, Sulfur u. Mercurius; sie soll die stoffliche Ebene des Arzneimittels lediglich als Vehikel nutzen. Durch die Scheidekunst* wird die A. eines spagyrischen Arzneimittels zu harmonisch-heilender Wirkung gebracht.

Arctium lappa n: Klette*.

Arcto|staphylos uva ursi m: Bärentraube*.

Areca catechu f: Betelnußpalme; s. Betelnuß.

Arekolin n: Alkaloid aus der Betelnuß*.

Argon-Laser (gr. ἀργός träge) m: s. Laser.

Arm|bad: hydrotherapeutisches Verfahren mit Eintauchen eines od. beider Arme bis zur Mitte des Oberarms in mit Wasser gefüllte Wannen; **Anw.:** als Kaltanwendung*, Wechselbad* od. ansteigendes A. (Hauffe*-Schweninger-Armbad) bei Tachykardie, Epikondylopathie; versuchsweise bei Kopfschmerz u. Durchschlafstörungen; **Kontraindikationen:** Angina pectoris, beginnende Infektion.

Arm|guß: Guß* nach Sebastian Kneipp mit Beginn am rechten Handrücken außen bis zur Schulter u. an der Innenseite abwärts; entsprechend am linken Arm; **Anw.** des kalten bzw. wechselwarmen A. bei Abgeschlagenheit, Tachykardie u. Epikondylopathie, nicht bei Angina pectoris; warme u. heiße A. werden bei Arteriosklerose u. funktionellen Durchblutungsstörungen (Raynaud-Syndrom) angewendet. Durch die üblicherweise vornüber geneigte Haltung kann es bei der Anwendung zu zerebralen Durchblutungsstörungen, Stauungszuständen im Halsbereich u. Rückenbeschwerden kommen.

Armoracia rusticana f: Meerrettich*.

Arm|wickel: s. Wickel.

Arndt-Schulz-Gesetz (Rudolf A., Psychiater, Greifswald, 1835–1900; Hugo Sch., Pharmakologe, Greifswald, 1853–1932): sog. biologisches Grundgesetz für den Verlauf biologischer Prozesse u. die Abwehr von Krankheit, wonach schwache Reize die Lebenskraft anfachen, mittelstarke fördern, starke hemmen u. stärkste aufheben; die Antwort auf einen gegebenen Reiz ist dabei individuell verschieden. Das A.-Sch.-G. wurde bis 1945 zur Erklärung der Wirkungsweise homöopathischer Arzneimittel herangezogen.

Arnica montana f: s. Arnika.

Arnika f: Arnica montana, Bergwohlverleih; Pflanze aus der Familie der Korbblütler, Asteraceae; **Arzneidroge:** Blütenköpfe, auch von Arnica chamissonis (Arnicae flos); **Inhaltsstoffe:** ca. 0,2 % Sesquiterpenlactone vom Helenanolidtyp (Esterderivate von Helenalin u. 11,13-Dihydrohelenalin), Flavonoide, ätherisches Öl, phenylsubstituierte Carbonsäuren u. Cumarine; **Wirkung:** antiphlogistisch, anti-

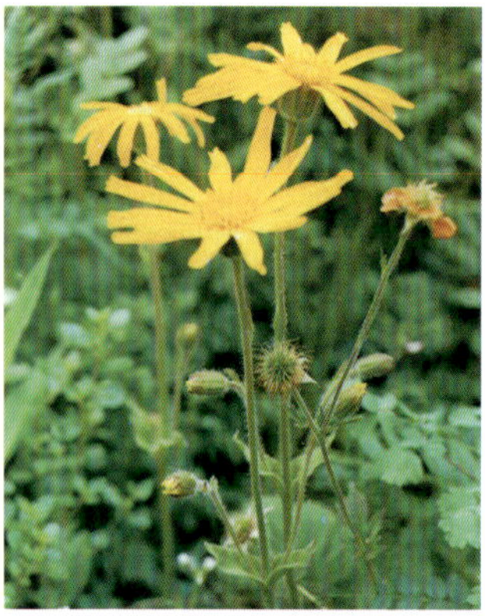

Arnika

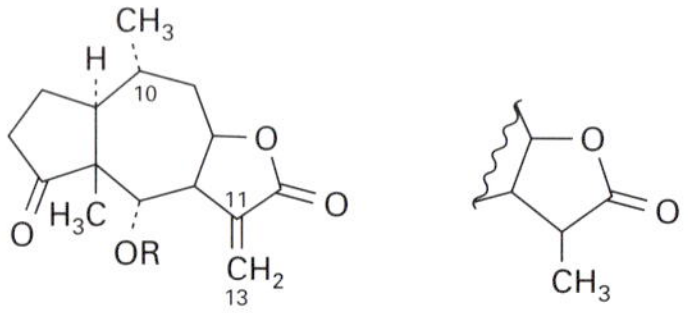

Helenalin : R = H

11,13-Dyhydrohelenalin

Arnika:
Inhaltsstoffe der Blüten

septisch; **Verw.** von Aufgüssen aus getrockneten Blüten, alkoholischen Auszügen u. Fertigarzneimitteln äußerlich bei Entzündungen der Haut sowie Mund- u. Rachenschleimhaut, Prellungen, Quetschungen, rheumatischen Muskel- u. Gelenkbeschwerden, oberflächlicher Phlebitis; **traditionell** auch innerlich bei Erschöpfungszuständen, Menstruationsbeschwerden, Herzinsuffizienz, Asthma bronchiale, Gicht. Bei innerlicher Anwendung ist größte Vorsicht geboten! **NW:** bei längerer topischer Anwendung od. hoher Dosierung ödematöse Dermatitis mit Bläschenbildung, evtl. Ekzem od. Nekrose; nach Einnahme größerer Mengen unverdünnter Tinktur Auftreten von Übelkeit, Erbrechen, Gastroenteritis, Atem- u. Herzstörungen; **Kontraindikationen:** Kontaktallergie gegen A. (nicht bei helenalinarmen Arnikasorten spanischer Herkunft), Anwendung bei Kindern; **homöopathische** Verwendung der ganzen frischen, blühenden Pflanze od. der getrockneten unterirdischen Teile als Konstitutionsmittel z. B. bei Erkrankungen des Herz-Kreislauf-Systems sowie bei Magen- u. Darmbeschwerden.

Arnika|tinktur (Tinctura*) f: Auszug von Arnikablüten mit verdünntem Alkohol (1:10); äußerliche Verwendung nur verdünnt bei Quetschungen, Verstauchungen u. Hämatomen; innerlich nicht anzuwenden; **NW:** s. Arnika.

Aroma|stoffe (gr. ἄρωμα Gewürz): flüchtige Verbindungen, die mit den Geruchsrezeptoren wahrgenommen werden können u. zusammen mit den Geschmacksstoffen* am Zustandekommen des Geschmackseindrucks beteiligt sind; bei der industriellen Herstellung von Lebensmitteln werden zur Aromatisierung verwendete Lebensmittelzusatzstoffe* unterschieden in: **1.** natürliche A., die durch physikalische Verfahren aus pflanzlichem od. tierischem Ausgangsmaterial gewonnen werden; **2.** naturidentische od. synthetische A., die natürlichen A. in ihrem chemischen Aufbau gleich sind, aber synthetisch hergestellt werden; **3.** künstliche A., die in der Natur nicht vorkommen. Seit 1992 muß bei der Deklaration von A. nicht mehr nach diesen drei Gruppen differenziert werden.

Aroma|therapie (↑; Therapie*) f: syn. Dufttherapie; therapeutische Anwendung unverfälschter ätherischer Öle* als Duftstoffe; die Verabreichung erfolgt in Form oraler Gaben, perkutan durch Bäder, Massagen, Wickel u. inhalativ durch gebrauchsfertige Aerosole. Ziel ist die Optimierung u. Harmonisierung der Selbstheilungskräfte zur Gesunderhaltung u. im Krankheitsfall. Düfte sollen auf alle Existenzebenen des Menschen einwirken können; insbesondere wird der bioinformative Charakter (s. Bioinformation) von Duftmolekülen betont. Als gesichert kann gelten, daß die komplexen chemischen Verbindungen von Duftmolekülen diverse zentralnervöse Wirkungen entfalten können. Hierbei sind stimmungsbeeinflussende u. endokrine Wirkungen nachweisbar. **Anw.:** breites Anwendungsspektrum; Schwerpunkte liegen in der Prävention, bei endokrinen, stoffwechselbezogenen sowie psychosomatischen Erkrankungen u. Infektionskrankheiten. **NW:** z. T. ergeben sich toxische Effekte bei zu hoher Dosierung; Vorsicht bei Schwangeren, Kleinkindern, Allergikern u. Epileptikern. **Kontraindikationen:** bekannte Allergien u. Unverträglichkeiten. Wissenschaftlich u. klinisch umstrittenes Verfahren.

Aromato|gramm (↑; gr. γράφειν schreiben) n: diagnostisches Verfahren bei der Aromatherapie*, mit dessen Hilfe eine spezifische Wirksamkeit ätherischer Öle auf bestimmte Keime nachgewiesen werden soll, um eine gezieltere Behandlung von Infektionskrankheiten mit der Aromatherapie zu ermöglichen. Aus dem üblichen Probenmaterial werden Keime gezüchtet u. schließlich der Hemmhofdurchmesser des aufgetragenen Duftöls in der Kulturschale bestimmt.

Arsen n: chemisches Element, Symbol As, OZ 33, relative Atommasse 74,92; zur Stickstoffgruppe gehörendes Halbmetall; toxisches

Spurenelement; **Vork. in Nahrungsmitteln:** als Umweltnoxe in tierischen u. pflanzlichen Lebensmitteln; besonders hoher Gehalt in Fischen u. a. Meeresfrüchten; außerdem in Herbiziden, Insektiziden u. Fungiziden sowie in Legierungen, Keramik, Glas u. Farbstoffen; biochemische Funktion, Bedarf u. Mangelerscheinungen sind bisher nicht bekannt. **Intoxikationen:** Übelkeit, Erbrechen, Durchfall, Bauchkrämpfe, Leberschäden, akutes Nierenversagen.

Arte|misia f: s. Beifuß, Wermut.

Arterio|sklerose (gr. ἀρτηρία Schlagader; σκληρός hart, trocken; -osis*) f: umgangssprachliche Bez. Arterienverkalkung; wichtigste u. häufigste krankhafte Veränderung der Arterien mit Verhärtung, Verdickung, Elastizitätsverlust u. Lichtungseinengung; **Ätiologie**: zahlreiche exogene u. endogene Noxen bzw. Krankheiten werden, z. T. durch tierexperimentelle, klinische u. epidemiologische Beobachtungen gestützt, für die Auslösung bzw. Förderung der A. verantwortlich gemacht, z. B. Hypertonie*, Hyperlipidämie, Diabetes* mellitus, Toxine, Nicotin, Antigen-Antikörper-Komplexe, Entzündungen, Hypoxie, Wirbelbildungen, psychischer Streß, Alter, familiäre Belastung. **Prävention** (evtl. auch Rückbildung der Frühstadien) durch Ausschaltung bzw. Reduktion atherogener Noxen. Als **Therapie** wird aus dem Bereich der Naturheilkunde u. alternativen Heilverfahren die Chelattherapie* u. hydrotherapeutisch der Armguß* angegeben; traditionell kommen als Phytotherapeutika z. B. Bärlauch, Mistel, Sonnentau od. Tang in Betracht.

Arthritis (gr. ἄρθρον Gelenk; -itis*) f: Gelenkentzündung; **Symptome:** Schmerzen, Schwellung, Überwärmung, Bewegungseinschränkung, Gelenkerguß (seröse Formen), Gelenkempyem (eitrige Formen), Rötung (v. a. akute Formen); bei chronischem Verlauf steht der Funktionsverlust mit Destruktionen, Fehlstellungen, Kontrakturen u. Ankylosen im Vordergrund. **Einteilung: I.** nach der Anzahl betroffener Gelenke: Monarthritis, Oligoarthritis, Polyarthritis; **II.** nach dem Verlauf: akute, subakute u. chronische A.; **III.** nach der Ursache: **1.** infektiös; **2.** para- od. postinfektiös ohne Nachweis lebender Erreger im Gelenk; **3.** A. bei seronegativer Spondylarthritis u. verwandten Erkrankungen; v. a. als Spondylitis ankylosans, A. psoriatica, A. bei entzündlichen Darmerkrankungen, auch nach intestinaler Bypass-Operation u. Magenresektion nach Billroth II; **4.** rheumatoide A. (s. Erkrankungen, rheumatische); **5.** juvenile chronische A.; **6.** A. bei entzündlichen Bindegewebeerkrankungen u. Vaskulitiden; **7.** allergische A.; relativ häufige Ursache: Medikamente (Beginn 1–2 Wochen nach Einnahmebeginn; Dauer einige Tage über das Absetzen des Medikaments hinaus); **8.** A. in Verbindung mit Stoffwechselerkrankungen u. ernährungsbedingten Störungen, z. B. A. urica (s. Gicht); **9.** A. bei endokrinen Störungen: z. B. Hyper- u. Hypothyreose, Hyper- u. Hypoparathyreoidismus, Diabetus mellitus, Cushing-Syndrom; **10.** A. bei granulomatösen Erkrankungen: Sarkoidose, Langerhans-Zellhistiozytose; **11.** A. bei Gelenkblutungen infolge Störungen der Blutgerinnung; **12.** A. bei Erkrankungen des hämatopoetischen Systems; **13.** neoplastische A.: primäre Gelenktumoren od. synoviale Infiltration bei bösartigen Systemerkrankungen; **14.** paraneoplastische A.: v. a. bei Plasmozytom, Bronchial-, Prostata-, Mammakarzinom; **15.** (post)traumatische A.; **16.** A. bei Erkrankungen des Gelenkknorpels; **17.** A. bei Neuropathien: z. B. Tabes dorsalis, diabetische Neuropathie, Spina bifida mit Meningomyelozele, Lepra; **18.** A. bei pustulösen, abszedierenden, nekrotisierenden od. mit Gewebeneutrophilie einhergehenden Dermatosen: v. a. Sweet-Syndrom, Akne-assoziierte A.; **19.** A. bei sonstigen extraartikulären Grunderkrankungen: z. B. familiäres Mittelmeerfieber. **Therapie** der Grunderkrankung u. Gelenkpflege*; traditionell phytotherapeutisch werden Zubereitungen aus Brunnenkresse, Erdrauch, Krapp u. Spargel, alternativ auch Gesamtthymusextrakt* u. Vesikation* angewendet. Vgl. Arthrose.

Arthrose (↑; -osis*) f: degenerative Gelenkerkrankung, die vorwiegend bei einem Mißverhältnis zwischen Beanspruchung u. Beschaffenheit bzw. Leistungsfähigkeit der einzelnen Gelenkanteile u. -gewebe entsteht; **pathogenetische Einteilung: I.** primäre Formen: direkte (Schwerarbeit, Sport, hohes Körpergewicht) od. indirekte (Verminderung der Leistungsfähigkeit der bradytrophen Gewebe durch endogene Veränderungen: Alterung, Stoffwechselstörungen) Überbeanspruchungsschäden; **II.** sekundäre Formen: **1.** bei kongenitalen dysplastischen Zuständen, z. B. flache Pfannenbildung, Subluxationen (Hüfte, Knie), Luxationen (verschiedene Gelenke, v. a. Hüfte) u. Folgezustände nach Wachstumsstörungen im Epiphysenbereich; **2.** bei erworbenen Gelenkdeformierungen, z. B. Folgezustände entzündlicher Gelenkkrankheiten, nach rheumatischen Gelenkleiden, Gelenktraumen, Verschiebungen der Gelenkachsen (Skoliosen, Beckenschrägstand, Coxa vara, X-Bein, Knickfuß, Plattfuß) od. chronischen, nichtentzündlichen Gelenkerkrankungen; **klinische Symptome:** anfangs Spannungsgefühl u. Steifigkeit in den betreffenden Gelenken, dann Anfangsschmerz, Belastungsschmerz, Dauerschmerz; klinische Befunde: Gelenkgeräusche, Gelenkinstabilität, Kontrakturen, Fehlstellungen, Muskelatrophien; Gelenkspaltverschmälerung, Inkongruenz der Gelenkflächen, Sklerosierungen, Zystenbildungen, Randwülste im Röntgenbild; **Therapie: 1.** konservativ: Vermeidung von Belastungsfaktoren

(Nässe, Kälte, Übergewicht); Bewegungsübungen, Krankengymnastik (Massage), Periostmassage*, ggf. Wärmeanwendung (z. B. Balneotherapie*, Elektrotherapie*), Kryotherapie* nur bei aktiver A.; medikamentös durch Analgetika bzw. (nichtsteroidale) Antiphlogistika; Kortikoide (intraartikulär) nur bei strenger Indikationsstellung; u. U. Myotonolytika, Superoxiddismutase, sog. Knorpelaufbaupräparate bzw. Chondroprotektiva, Gesamtthymusextrakt*, Gelosentherapie* od. Vesikation*; Segmenttherapie* z. B. mit Mistel* u. weißen Senfsamen*, traditionell auch Zubereitungen aus Alpenrose u. Kapuzinerkresse; orthopädische Hilfsmittel (Gehstock, Schuherhöhung, Orthese); **2.** operativ: Synovektomie (mit od. ohne Entfernung nekrotischen Gewebes), Pridie-Bohrung (Eröffnung des subchondralen Markraums), Korrekturosteotomie, Gelenkersatz (Endoprothese), -resektion od. -versteifung.

Artischocke: Cynara scolymus; krautige Pflanze aus der Familie der Korbblütler, Asteraceae; **Arzneidroge:** frische u. getrocknete

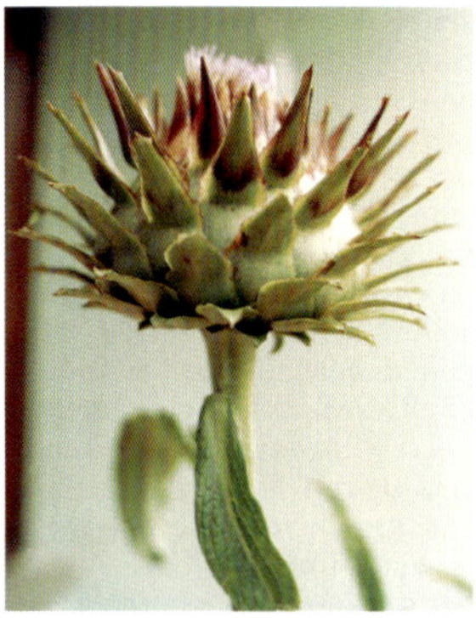

Artischocke

Blätter (Cynarae folium); **Inhaltsstoffe:** Hydroxyzimtsäuren (Chlorogensäure, Cynarin u. a.), Sesquiterpenlactone (Bitterstoffe), Flavonoide, Inulin; **Wirkung:** choleretisch, lipidsenkend, hepatostimulierend; **Verw.:** als Aufguß, Trockenextrakt u. Frischpflanzensaft bei dyspeptischen Beschwerden; **traditionell** als Medizinalwein bei Verdauungsbeschwerden u. als Roborans; **Kontraindikationen:** Allergie gegen A. u. a. Korbblütler, Gallensteine, Gallengangverschluß.

Arznei|bad: medizinisches Bad mit als Arzneimittel zugelassenem Badezusatz mit pflanzlichen (Kräuterbad*), mineralischen od. chemischen Wirkstoffen, die aus dem warmen Bad über die Haut bzw. durch Inhalation über die Lunge in den Organismus gelangen; auch Bez. für den Badezusatz selbst; s. Bad.

Arznei|buch: amtliche Vorschriftensammlung für die Zubereitung, Prüfung u. Aufbewahrung von Arzneimitteln, die in Apotheken hergestellt werden können (sog. offizinelle Mittel). In der Bundesrepublik Deutschland sind gültig: Deutsches* Arzneibuch (10. Ausgabe), Europäisches Arzneibuch (Pharmacopoea Europea), Homöopathisches Arzneibuch (Ausgabe 1978), Deutscher Arzneimittelcodex (Ausgabe 1979).

Arznei|findung: s. Arzneimittelwahl, Arzneimittelbild.

Arznei|formen: Zubereitungen von Arzneistoffen; meist in Kombination mit pharmazeutischen Grund- u. Hilfsstoffen als feste (z. B. Pulver, Granulat, Tabletten, Dragee, Kapsel), halbfeste (z. B. Salbe, Pflaster, Zäpfchen), flüssige (z. B. Saft, Öl, Tropfen), durch Extraktion gewonnene (z. B. Auszug, Tinktur) u. gasförmige (Aerosol, Inhalat) A. sowie therapeutische Systeme (z. B. Transdermalsysteme, Intrauterinpessar); homöopathische A.: s. Homöopathie, Potenzierung. Vgl. Arzneimittel.

Arznei|mittel: Medikamente, Pharmaka; zu diagnostischen, therapeutischen u. prophylaktischen Zwecken verwendete, aus natürli-

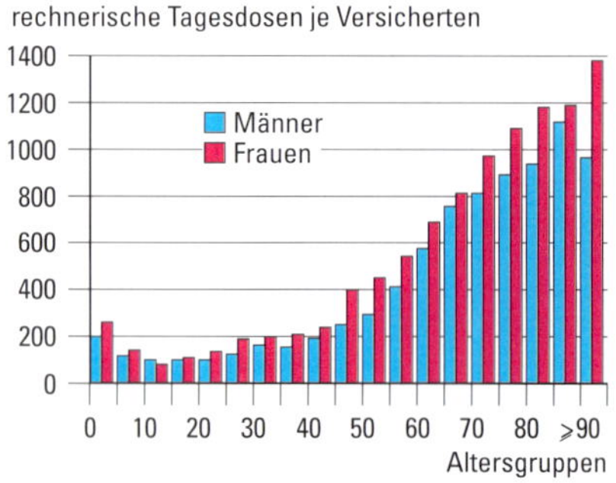

Arzneimittel:
Verbrauch der Versicherten der Gesetzlichen Krankenversicherung der Bundesrepublik Deutschland nach Alter u. Geschlecht im Jahr 1987 (nur über die Kassen abgerechnete Arzneimittel)

chen Grundstoffen od. synthetisch hergestellte u. ggf. (pharmazeutisch) speziell zubereitete Wirksubstanzen (sog. echte A.) sowie chirurgisches Nahtmaterial, Desinfektionsmittel, Diagnostika u. verschiedene Hilfsmittel, z. B. Herzschrittmacher u. Kontaktlinsen (sog. fiktive A.). Herstellung u. Umfang sind geregelt im Arzneimittelgesetz* u. in der Apothekenbetriebsordnung. A. sind insbesondere vor Kindern zu sichern, Arzneimittelreste als Sondermüll zu behandeln. Vgl. Wirkstoff, Heilmittel.

Arznei|mittel, anti|miasmatisches: homöopathisches Arzneimittel, dessen Arzneimittelbild* viele Symptome enthält, die einem od. mehreren Miasmen zugeordnet werden können, u. das nach dem Ähnlichkeitsprinzip* gegen diese eingesetzt werden kann.

Arznei|mittel, anti|psorisches: syn. Antipsorikum, Homöopsorikum; homöopathisches Arzneimittel mit vorwiegend psorischen Symptomen im Arzneimittelbild*, d. h. mit besonders gegen das Miasma* der Psora* gerichteter Wirkung.

Arznei|mittel, anti|sykotisches: syn. Antisykotikum; innerhalb der Miasmenlehre* in der Homöopathie gebrauchte Bez. für ein Arzneimittel mit vorwiegend sykotischen Symptomen im Arzneimittelbild*, das besonders gegen das Miasma der Sykose* eingesetzt werden kann.

Arznei|mittel, anti|syphilitisches: syn. Antisyphilitikum; innerhalb der Miasmenlehre* in der Homöopathie gebrauchte Bez. für ein Arzneimittel mit vorwiegend syphilitischen Symptomen im Arzneimittelbild*, das besonders gegen das Miasma der Syphilis* eingesetzt werden kann.

Arznei|mittel, aus|geprüftes: homöopathisches Mittel, dessen Arzneimittelbild* Symptome aus allen Körperregionen u. Organen sowie dem psychischen u. mentalen Bereich enthält u. das bei weiteren Arzneimittelprüfungen kaum noch neue Symptome hervorbringt, so daß sein Arzneimittelbild als fast vollständig bekannt anzunehmen ist.

Arznei|mittel|beziehung: Bez. aus der Homöopathie für die gegenseitige Beeinflussung der Wirkungen zweier Arzneimittel bei aufeinanderfolgender Verabreichung. Die Beziehung zum zuvor angewendeten Arzneimittel kann als schwacher zusätzlicher Hinweis beim Abwägen zwischen zwei möglichen Folgemitteln dienen; sie ist immer nachrangig gegenüber der Ähnlichkeit des Arzneimittelbildes zur Patientensymptomatik. Nach ihren A. werden unterschieden: **1.** Antidot (Gegenmittel): Arzneimittel, das die Wirkung des vorgehenden (od. einer toxischen Substanz) aufhebt, wenn es noch während dessen Wirkungsdauer appliziert wird. I. a. entspricht die Stärke der antidotierenden Beziehung dem Grad der Übereinstimmung beider Arzneimittelbilder (bzw. mit den Vergiftungssymptomen); vgl. Antidotierung, Tautopathie; **2.** Komplementärmittel (ergänzendes Mittel): Arzneimittel, das sich als besonders geeignet erwiesen hat, um die Heilung der (nach Auswirken des zuvor verschriebenen) noch verbliebenen Symptome fortzusetzen; **3.** gut folgendes Mittel (Freund): Arzneimittel, das nach dem Auswirken des vorigen verschrieben werden kann, ohne dessen Wirkung negativ zu beeinflussen; **4.** entgegengesetztes Mittel (Feind): ein mit dem zuvor angewendeten unverträgliches Arzneimittel; **5.** Kollateralmittel: Arzneimittel mit zu dem bereits angewendeten Mittel ähnlichen Symptomen, das als mögliche Alternative zur Verschreibung angesehen werden kann. Da sich A. auf dieselbe Grundgesamtheit an Patientensymptomen beziehen (zu der die betreffenden Arzneimittel ein ähnliches Arzneimittelbild aufweisen) kann ein Arzneimittel je nach Anwendungszeitpunkt Antidot od. Komplementärmittel sein.

Arznei|mittel|bild: gesamte Symptomenreihe der Arznei (Hahnemann); zentraler Begriff der Homöopathie, der die Arzneimittelwirkung bzw. einen dazugehörigen Patienten- od. Konstitutionstyp beschreibt, die aus den einzelnen Symptomen von Arzneimittelprüfung* u. klinischer Beobachtung bildhaft zusammengefaßt od. abstrahiert werden; oft auch nicht korrekte Bez. für die Symptomatik eines Patienten od. als Synonym für Arzneimittel* gebraucht. Nach der Anzahl der bekannten Symptome im A. u. der entsprechenden Verschreibungshäufigkeit werden (in abnehmender Reihenfolge) Polychrest*, großes Arzneimittel* u. kleines Arzneimittel* unterschieden.

Die Zuordnung eines bekannten A. zur Patientensymptomatik ist die Voraussetzung für eine Verschreibung nach dem Ähnlichkeitsprinzip*, wobei fast immer eine Auswahl unter mehreren in Frage kommenden A. getroffen werden muß (s. Arzneimittelwahl). Daher werden bei der Formulierung von A. vor allem die Symptome mit hoher Spezifität für das jeweilige Arzneimittel (s. Schlüsselsymptom) betont sowie ausgeprägte, sich gleichartig durch viele Symptome ziehende u. für das jeweilige Arzneimittel charakteristische Qualitäten u. Modalitäten hervorgehoben.

Für die Arzneimittelwahl haben sich phänomenologische Beschreibungen meist ohne Rücksicht auf pathogenetische Kausalzusammenhänge als am brauchbarsten erwiesen. Klinische Diagnosen machen nur einen untergeordneten Bestandteil des A. aus, da sie auf zu wenigen u. für den Zweck der Differenzierung von A. zu unpräzise beschriebenen Symptomen beruhen. Um die große Anzahl der A. überschaubar zu machen u. um schnell eine grobe Vorauswahl treffen zu können, wurden verschiedene Klassifikationen eingeführt (s. Miasmenlehre). Der zunehmenden Beachtung psychischer Zustände u. Lebenshaltungen als evtl. krankhaft entspricht die Beachtung charakterlicher Eigenheiten als Symptom.

Arznei|mittel|gesetz: Abk. AMG; am 1.1.1978 in Kraft getretenes „Gesetz über den Verkehr mit Arzneimitteln" vom 24.8.1976 (BGBl. I S. 2445), zuletzt geändert durch Gesetz vom 9.8.1994 (BGBl. I S. 2057) mit anschließender Neubekanntmachung vom 19.10.1994 (BGBl. I S. 3018). Das AMG enthält insbesondere Vorschriften für die Herstellung, Prüfung, Zulassung, Kontrolle, Verschreibung u. Abgabe von Arzneimitteln sowie für die Verbraucheraufklärung (Packungsbeilage gemäß § 11) u. die (verschuldensunabhängige) Gefährdungshaftung pharmazeutischer Unternehmer. Die §§ 40 ff. beinhalten Maßgaben zum Schutz von Personen, die an einer klinischen Arzneimittelprüfung* teilnehmen; die §§ 38 ff. statuieren eine Registrierungspflicht für homöopathische Arzneimittel.

Arznei|mittel, großes: homöopathisches Arzneimittel, das aufgrund der großen Zahl der bekannten Symptome in seinem Arzneimittelbild* häufig verschrieben wird; vgl. Arzneimittel, kleines; Polychrest.

Arznei|mittel, kleines: homöopathisches Arzneimittel, das aufgrund der geringen Zahl der bekannten Symptome in seinem Arzneimittelbild* selten verschrieben wird; vgl. Arzneimittel, großes; Polychrest.

Arznei|mittel|krankheit: in der Homöopathie gebräuchliche Bez. für eine durch langen bzw. intensiven Gebrauch von potenzierten od. unpotenzierten Arzneimitteln hervorgerufene u. nach ihrem Absetzen persistierende Symptomatik. Die A. kann als eine wegen Erschöpfung der Autoregulation nicht spontan endende Arzneimittelprüfung* verstanden werden. Nach Patientensymptomen aus der Zeit vor Beginn der Anwendung des auslösenden Arzneimittels kann evtl. ein passendes Konstitutionsmittel* zur Behandlung gefunden werden. Bei einer A. durch unpotenzierte Substanzen kann auch die Gabe derselben Substanz in hoch potenzierter Form versucht werden; s. Tautopathie.

Arznei|mittel|lehre, homöo|pathische: Sammelwerk der Homöopathie, in dem aus den ursprünglichen Prüfungssymptomen u. klinischen Beobachtungen ausgewählte bzw. abstrahierte Arzneimittelbilder enthalten sind; oft auch als Materia* medica bezeichnet.

Arznei|mittel|prüfung: Abk. AMP; insbesondere vor einer Erst- bzw. einer erweiterten Zulassung durch die zuständige Bundesoberbehörde (§ 77 AMG; i. d. R. das Bundesinstitut für Arzneimittel u. Medizinprodukte) entsprechend den Grundsätzen des Bundesministers für Jugend, Familie u. Gesundheit für die ordnungsgemäße Durchführung der klinischen Prüfung von Arzneimitteln (Good clinical practice vom 9.12.1987, BAnz. Nr. 243, S. 16617 vom 30.12.1987) stattfindende Prüfung von Arzneimitteln zu dem Zweck, über den einzelnen Anwendungsfall hinaus Erkenntnisse über deren therapeutischen Wert, insbesondere hinsichtlich ihrer Wirksamkeit u. Unbedenklichkeit zu gewinnen (unter Einhaltung der §§ 40 ff. AMG bezüglich des Versuchsteilnehmerschutzes bei klinischen A.). Der Ablauf kann vier Phasen umfassen: **Phase I:** vorklinische Verträglichkeitsprüfung an wenigen (10–50) gesunden Probanden; **Phase II:** klinische Wirksamkeitsprüfung an einer größeren Anzahl (100–500) ausgewählter Patienten; **Phase III:** Wirksamkeitsprüfung an einer großen Anzahl (bis zu mehreren 1000) von Patienten in der Klinik u. beim niedergelassenen Arzt. Phase III darf nur durchgeführt werden, wenn sich nach der Phase II eine Verbesserung gegenüber den Standardtherapien andeutet, die sich aber noch nicht so ausgeprägt haben darf, daß die neue Methode als die überlegene erscheint. **Phase IV:** nach erfolgter Zulassung in deren Grenzen nochmalige systematische Beobachtung der therapeutischen u. der unerwünschten Arzneimittelwirkungen.

In der **Homöopathie** Bez. für die Anwendung einer Arzneisubstanz (i. d. R. in potenzierter Form) am Gesunden zur Beobachtung ihrer Wirkung. Die festgestellten Prüfungssymptome aller Prüfer einer Substanz werden im Arzneimittelbild* zusammengefaßt u. in die homöopathische Arzneimittellehre* u. Materia* medica aufgenommen. Eine A. am Tier ist möglich, hier können jedoch gerade die arzneimittelspezifischen Geistes*- und Gemütssymptome sowie Empfindungsqualitäten nicht gewonnen werden, so daß die Ergebnisse für humanhomöopathische Zwecke wenig nützlich sind. Es existiert noch keine einheitliche Richtlinie zur homöopathischen A., so daß die vorliegenden Prüfungen sehr heterogen bezüglich geprüfter Potenz, Dosis, Einnahmefrequenz u. a. sind. Vgl. Arzneimittel, ausgeprüftes.

Arznei|mittel|wahl: Begriff aus der Homöopathie für die Auswahl u. Findung eines anzuwendenden Arzneimittels nach dem Kriterium der größtmöglichen Ähnlichkeit seines Arzneimittelbildes zur Symptomatik des Patienten (s. Ähnlichkeitsprinzip, Individualisierung). Nach der Auswahl u. Gewichtung (s. Hierarchisierung) der einzelnen Symptome aus der Fallaufnahme* wird ein Arzneimittel mit dem zur Patientensymptomatik ähnlichsten Arzneimittelbild ausgewählt (sog. Materia-medica-Vergleich). Evtl. vorkommende Schlüsselsymptome, bewährte Indikationen od. eine klinische Indikation können die A. erleichtern. Durch die Zuordnung von Arzneimittelbildern zu Konstitutionstypen od. Miasmen (s. Miasmenlehre) kann die Anzahl der in Frage kommenden Arzneimittel eingegrenzt werden.

Arznei|mittel|wirkung, unerwünschte: Abk. UAW; s. Nebenwirkung.

Asanas (Sanskrit Stellungen, in denen man sich wohl fühlt) m pl: Sammelbezeichnung für Stellungen im Yoga*; diese werden durch isometrische Muskelkontraktionen eine gewisse Zeit lang gehalten, u. zwar bei Beugung des Rumpfs in Exspiration u. bei Überstreckungen in Inspiration. Die meisten A. sind nach Tierarten benannt, deren Körperhaltungen sie nachahmen. Durch regelmäßiges Üben können Gesundheit u. Widerstandskraft gesteigert sowie der Verlauf vieler Erkrankungen günstig beeinflußt werden.

Aschner-Methode (Bernhard A., Arzt, Wien, 1883–1960) f: syn. Humoraltherapie; Bez. für insgesamt 13 konstitutions- bzw. humoralpathologisch orientierte Methoden (von Aschner ausführlich beschrieben in seinem „Lehrbuch der Konstitutionstherapie", Erstauflage 1928) der aus- u. ableitenden Verfahren; sie sind vorwiegend der Humoralmedizin der antiken hippokratischen Schule entnommen. Dieser Medizin liegt das Modell der Säftelehre zugrunde, die Krankheit als fehlerhafte Zusammensetzung (Dyskrasie*) der vier Kardinalsäfte Blut, Schleim, gelbe u. schwarze Galle interpretiert. Aus heutiger naturheilkundlicher Sicht soll mit den Verfahren der A.-M. eine Verstärkung der Ausscheidungs- u. Entgiftungsvorgänge, eine Stoffwechselentlastung, eine vegetative u. immunologische Umstimmung, die Reinigung von Blut, Lymphe u. Extrazellulärflüssigkeit sowie eine reflexiv bedingte Schmerzlinderung erreicht werden. Folgende Verfahren werden als A.-M. eingesetzt: **1.** Ausleitung über die Haut (z. B. blutige u. unblutige Schröpfbehandlung, Baunscheidt*-Verfahren, Cantharidinpflaster*, hautrötende Mittel); **2.** Ausleitung über den Darm (z. B. Einläufe, Colon-Hydrotherapie, Glauber-Salz, Rizinusöl); **3.** Diruresesteigerung durch vermehrtes Trinken, Phytotherapeutika u. Diätetik; **4.** diaphoretische Verfahren wie Sauna, schweißtreibende Tees, Schwitzpackungen usw.; **5.** blutentziehende Verfahren durch Aderlaß, Blutegel, Menstruationssteigerung usw.; **Anw.:** breites Anwendungsspektrum, z. B. in der Schmerztherapie, bei chronischen Entzündungen; **NW:** Hyperpigmentierung bei Cantharidinpflaster; **Kontraindikationen:** lebensbedrohliche Erkrankungen, gleichzeitige Kortikoid- u. Zytostatikatherapie; wissenschaftlich umstrittenes Verfahren.

Ascolphyllum nodosum n: Knotentang; s. Tang.

Ascorbinlsäure: syn. Vitamin* C.

Aslan-Kur (Ana A., rumänische Ärztin; Kur*) f: Verfahren, bei dem eine kurgemäße Injektion von Procain i. R. einer Regenerationstherapie* stattfindet; es werden dreimal wöchentlich 5 ml 2 %iges Procain intramuskulär in einer Behandlungsserie von 12 Injektionen u. einer jährlichen Gesamtzahl von 5–8 Serien (d. h. bis zu ca. 100 Einzelinjektionen pro Jahr) empfohlen. Aslan schrieb dem sog. Stoff H^3 (eine Verbindung ähnlich dem Vitamin H) die regenerativen Effekte der A.-K. zu. Eine wissenschaftliche Anerkennung konnte sie hierfür nicht erreichen. Fritz Wiedemann entwickelte das kurzwirksame parenteral applizierte Procain zu einem peroralen Präparat weiter, das seinerseits Bestandteil der Wiedemann*-Kur wurde. Auch bei der Verwendung von Procain innerhalb der Neuraltherapie* fiel W. Huneke eine „verjüngende Wirkung" bei der Behandlung von Patienten in der Geriatrie auf. Im Vergleich zu Aslan arbeitet jedoch die Neuraltherapie mit weit geringeren Dosen u. Injektionsfrequenzen u. betont dafür die Lokalisation u. Störfeldausschaltung. Vgl. Irritationszentrum, chronisches.

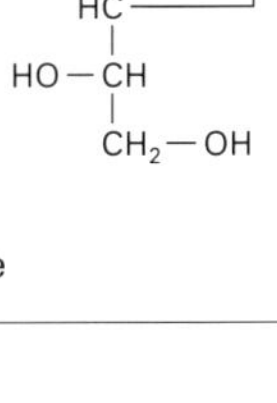

Ascorbinsäure

Asparagus officinalis m: Spargel*.

Aspidium filix-mas n: s. Wurmfarn.

Asthma bronchiale (gr. ἄσθμα schweres Atemholen, Atemnot) n: anfallsweises Auftreten von Atemnot infolge variabler u. reversibler Bronchialverengung durch Entzündung u. Hyperreaktivität der Atemwege; **Epidemiologie:** eine der häufigsten chronischen Erkrankungen; betrifft ca. 4–5 % der Bevölkerung bei insgesamt zunehmender Inzidenz; **Formen: 1.** allergisches A. b.: Immunglobulin-E-vermittelte Sofortreaktion durch Inhalation von Allergenen (meist Pollen sowie Hausstaubmilben, Tierhaare u. -schuppen, Bettfedern u. Schimmelpilzsporen), seltener durch Nahrungsmittel, Medikamente, Insektengifte u. Hautkontakt mit Allergenen; Diagnostik: ausführliche Anamnese, Hauttestung, Bestimmung von Gesamt-Immunglobulin E u. spezifischem Immunglobulin E (Radio-Allergo-Sorbent-Test); **2.** infektbedingtes A. b.: erstmals auftretend im Anschluß an einen bronchopulmonalen Infekt; direkte Stimulierung sensibler Nervenendigungen durch Viren u. Bakterien; **3.** gemischtförmiges A. b.: Bez. für das gleichzeitige Vorhandensein mehrerer Auslösemechanismen, z. B. infektbedingte Exazerbation eines allergischen A. b.; **4.** analgetikabedingtes A. b.: nach Einnahme von Acetylsalicylsäure od. anderen in den Prostaglandin-Stoffwechsel eingreifenden Antiphlogistika; **5.** anstrengungsbedingtes A. b.: ca. fünf Minuten nach Ende einer körperlichen Belastung auftretend; **6.** berufsbedingtes A. b.: durch Inhalation von allergisierenden, chemisch-irritativ od. toxisch wirkenden Substanzen am Arbeitsplatz (z. B. Mehlstaub, Isocyanate); **Klinik:** Dyspnoe, Husten, meist zäher Auswurf, verlängertes Exspirium, trokkene Rasselgeräusche, hypersonorer Klopfschall; Abnahme des Ausatemstoßes u. der Vitalkapazität sowie Zunahme des Residualvolumens; in schweren Fällen Ausbildung eines Status asthmaticus; **Therapie:** Beta-2-Sympathomimetika, Kortikosteroide, Parasympatholytika, Theophyllin, Antiallergika; Vermeidung der auslösenden Noxe, Allergenkarenz, evtl. Hyposensibilisierung; aus dem Bereich der Naturheilkunde u. alternativen Heilverfahren kommen die Behandlung in der Klimakammer*, mit hämatogener Oxidationstherapie*, autohomologer Immuntherapie*, Gegensensibilisierung*, Autogenem* Training, Qi*-Gong u. Tai*-Ji-Quan sowie mit einer Vielzahl von traditionell (z. B. Andorn, Arnika, Huflattich, Passionsblume, Primel, Schwertlilie, Sonnentau, Thymian) u. homöopathisch (z. B. Efeu, Grindelia, Senega) angewendeten Phytopharmaka in Betracht; **Prognose:** bei Kindern u. Jugendlichen häufig spontane Remissionen, bei Erwachsenen meist chronischer Verlauf, u. U. Übergang in ein obstruktives Lungenemphysem mit Cor pulmonale.

Astral|leib (lat. astrum Gestirn, Sternbild): **1.** auch Seelenleib; s. Medizin, anthroposophische; **2.** syn. Aura*.

Astro|logie (↑; -logie*) f: Sterndeutung; eine seit dem Altertum praktizierte Kunst von Gelehrten u. Priestern, aus der Stellung u. dem Lauf der Gestirne (insbesondere Sonne, Mond u. Planeten) Voraussagen über Menschen u. deren Charakter u. Lebensschicksale abzuleiten. Neben den Horoskopen werden auch immer wieder Anstrengungen unternommen, medizinische Prognosen u. biographische Ratschläge für günstige Zeitpunkte medizinischer Maßnahmen zu stellen, die vom Zeitpunkt der Geburt u. der dort bestehenden kosmischen Situation abhängig gemacht werden. Vgl. Medizin, astrologische.

Astro|medizin (↑; lat. ars medicina ärztliche Kunst) f: s. Medizin, astrologische.

Atem|therapie (Therapie*) f: **1.** physiotherapeutisches Behandlungsverfahren, besonders zur Ökonomisierung der Atemarbeit, Belüftung aller Lungenabschnitte u. Bronchialdrainage; kann neben Atemschulung u. -gymnastik (Dehnungsübungen, Hustentechniken, Atmen gegen Widerstand), physikalischer Therapie (Perkussion u. Vibration) auch pharmakologische u. apparative Hilfsmaßnahmen (z. B. Aerosoltherapie) umfassen; zusammen mit meditativen Techniken auch Form der Körpertherapie*; **Anw.:** v. a. bei bronchopulmonalen Erkrankungen, Thorax- u. Wirbelsäulendeformitäten, prophylaktisch auch prä- u. postoperativ, sowie i. R. der Schwangerengymnastik.

2. A. nach Middendorf: von Ilse Middendorf (Gymnastiklehrerin u. Professorin für Musik u. darstellende Kunst) entwickelte Form der A., die das Selbsterleben des Atmens, das Empfinden, den „erfahrbaren Atem" in den Mittelpunkt stellt. Der vegetative Atemrhythmus soll dabei angesprochen u. die Koppelung zur emotionalen Verarbeitung ökonomisiert werden. Zentrale Inhalte der Atemarbeit sind die Dehnung, die sog. Druckpunktübung, das sog. schweigende Tönen u. die Bewegung aus dem Atem heraus mit der bewußten Betonung von Atemwahrnehmung.

Atem|weg|entzündungen: Sammelbezeichnung für entzündliche bzw. infektiöse Erkrankungen der oberen u. unteren Atemwege; **Therapie:** aus dem Bereich der Hydrotherapie werden Abhärtung*, Dampfbad*, Aerosoltherapie* u. Oberkörperwaschung*, phytotherapeutisch Zubereitungen aus Andorn*, Bibernelle*, Brunnenkresse*, Echinacea* purpurea, Efeu*, Fichte*, Gipskraut*, Grindelia*, Hohlzahn*, Kampfer*, Kapuzinerkresse*, Lärche*, Meerrettich*, Pfefferminzöl*, Quendel*, Rettich*, Sanikel*, Senega*, Spitzwegerich*, Sternanis*, weißer Taubnessel*, Tolubalsam* u. Vogelknöterich* sowie Sal* Ems factitium angegeben; traditionell auch Boretsch, Cajeput, Hibiskus, Stiefmütterchen, Stockmalve u. Zaunrübe, homöopathisch Andorn, Lungenkraut, Meerrettich, Senega u. Veilchen, alternativ Roeder*-Methode. Vgl. Bronchitis, Pneumonie.

Atem|weg|erkrankungen: Sammelbezeichnung für Störungen der physiologischen Funktion der oberen u. unteren Atemwege sowie der Lunge; **Therapie:** aus dem Bereich der Naturheilkunde u. alternativen Heilverfahren kommen Atemtherapie*, Inhalation*, Aufenthalt in einem Klimakurort* (Seebad*), Symbioselenkung*, Aurikulotherapie*, Nowo*-Balancetherapie sowie phytotherapeutisch Zubereitungen aus Ammei*, Kamille*, Kiefer*, Königskerze*, Quillaja* saponaria u. weißen Senfsamen*, traditionell auch aus Alant, Berberitze, Bibernelle, Bockshornklee, Brechnuß, Breitwegerich, Bruchkraut, Dost, Edelkastanie, Ehrenpreis, Eisenkraut, Guajak, Klatschmohn, Lungenkraut, Meerrettich, Pestwurz, Pfingstrose, Vogelknöterich u. Waldmeister in Betracht. Vgl. Atemwegentzündungen, Bronchitis, Pneumonie.

Atkins-Diät (Robert A., amerikanischer Arzt, geb. 1944; Diät*) f: kohlenhydratreduzierte, fett- u. proteinreiche Diät, die zur Abnahme des Körpergewichts ohne Hunger führen u. zur Heilung von Erkrankungen (z. B. Diabetes mellitus, Krebs, Alkoholkrankheit) beitragen soll; Langzeiterfolge für die Gewichtsreduktion wie bei energiereduzierter Mischkost; bei Krankheiten nur eingeschränkt möglich; kohlenhydratarme Ernährung kann Leber- u. Nierenschäden, Arteriosklerose, Obstipation u. Hypovitaminosen begünstigen.

Atmospherics (engl. atmosphere Atmosphäre) n pl: Bez. für elektromagnetische Impulse (z. B. einer sog. Wetterstrahlung), die von Mikrogewittern ausgehen u. der Gewitterfront vorauseilen. Vgl. Sferics.

A|topie (gr. ἀτοπία Ungewöhnlichkeit, Seltsamkeit) f: zusammenfassende Bez. für die auf einer genetischen Prädisposition beruhenden klinischen Manifestationen der Überempfindlichkeitsreaktion vom Soforttyp (Typ I der Allergie*), v. a. atopisches Ekzem*, allergische Konjunktivitis, Rhinitis allergica, exogen-allergisches Asthma* bronchiale, allergische Enteritis* (Darmkatarrh), oft auch die akute Form der Urtikaria (Nesselsucht); Vorkommen bei 10–15 % der Bevölkerung.

Atropa bella|donna f: Tollkirsche; Staude aus der Familie der Nachtschattengewächse, Solanaceae; **Arzneidroge:** Blätter u. Wurzeln (Belladonnae folium u. Belladonnae radix); **Inhaltsstoffe:** Alkaloide (L-Hyoscyamin, Atropin, Scopolamin), in den Blättern mindestens 0,3 %, in den Wurzeln 0,5 %; **Wirkung:** parasympatholytisch u. anticholinerg über eine kompetitive Antagonisierung insbesondere der muscarinähnlichen Wirkungen von Acetylcholin; **Verw.** der Tinktur u. des standardisierten Extrakts (in Kombinationspräparaten) bei Spasmen u. kolikartigen Schmerzen im Bereich des Magen-Darm-Trakts u. der Gallenwege; **NW:** Mundtrockenheit, Abnahme der Schweißsekretion, Akkommodationsstörungen, Tachykardie, Miktionsbeschwerden; bei Überdosierung Halluzinationen u. Krämpfe; **Kontraindikationen:** tachykarde Arrhythmien, benigne Prostatahyperplasie mit Restharnbildung, Engwinkelglaukom, akutes Lungenödem, mechanische Stenosen im Bereich des Magen-Darm-Trakts, Megakolon; **homöopathische** Verwendung der ganzen frischen Pflanze als Konstitutionsmittel z. B. bei Fieber mit Hyperämie, trockenen, geröteten Mundschleimhäuten u. Tonsillen, trockenem Krampfhusten, Koliken, klopfenden Kopfschmerzen. S. Belladonnaextrakt.

Atropin n: Tropansäureester des basischen sekundären Alkohols Tropin; kommt neben Scopolamin u. a. Tropanalkaloiden in den Solanazeen (Nachtschattengewächse) vor, z. B. in der Tollkirsche (Atropa* belladonna), im weißen Stechapfel* (Datura stramonium) u. Bilsenkraut (Hyoscyamus* niger); Anwendung vorwiegend als Atropinsulfat; **Wirkung:** Antagonist der muscarinartigen Wirkung des Acetylcholins (Parasympatholytikum); Pupillenerweiterung u. Akkommodationslähmung am Auge, Steigerung des Augeninnendrucks möglich, Lähmung des Musculus sphincter pupillae u. des Musculus ciliaris; Hemmung der Speichel- u. Schweißsekretion, Erweiterung u. Spasmolyse der Bronchien; Steigerung der Sinusknotenfrequenz u. der Atrioventrikularüberleitung am Herzen, bei höherer Dosierung auch Frequenzsenkung, Auftreten von Vorhofarrhythmien u. Atrioventrikulardissoziation; Peristaltikhemmung im Magen-Darm-Trakt, Spasmolyse von Blase u. Mastdarm, vagale Erregung im Zentralnervensystem.

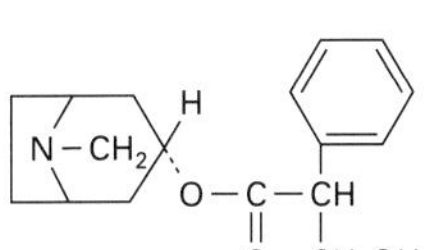

Atropin

Aufbau|kost: ausgewogene Kostform mit hoher Nährstoffdichte*, die leicht verdaulich ist u. eine schrittweise Steigerung der Nahrungsenergiezufuhr z. B. nach längerem Fasten od. bei Magersucht vorsieht.

Auflösung: Bez. in der Humoralpathologie* für den Abtransport krankheitsverursachender Stoffe (Materia peccans) von den Krankheitsherden z. B. durch Trinken von Flüssigkeit, Wickel od. Auflagen; die aufgelösten Stoffe sollen anschließend durch ausleitende Therapie* zur Ausscheidung gebracht werden.

Augen|dia|gnostik (gr. διαγνωστικός fähig zu unterscheiden) f: syn. Irisdiagnostik, ophthalmotrope Phänomenologie; ein auf Empirie begründetes Verfahren zur Hinweisdiagnostik, das auf der Grundlage von Irisphänomenen (z. B. Farbe, Dichtigkeit, Zeichen) Zusammenhänge zu bestimmten Funktionsstörungen u. Erbkrankheiten bzw. Erbschwächen (z. B. endokrine Erkrankungen) in bestimmten Organgruppen sowie zu konstitutionellen Faktoren (z. B. Bindegewebeanlage, Reaktionstyp) herstellt. Nach J. Angerer (1951/52) werden verschiedene **Irisphänomene** unterschieden: **1.** formale Zeichen (z. B. Substanzzeichen, Krypten); **2.** strukturelle Zeichen (z. B. Irisfasern, Auflockerungen); **3.** vasale Zeichen (z. B. Vaskularisation); **4.** nervale Zeichen (z. B. Reizfasern); **5.** humorale Zeichen (z. B. Kristallisation); **6.** chromatische Zeichen (z. B. Pigmentformen, Heterochromie). Eine weitere Einteilung nach J. Deck (1965) differenziert nach Organ-, reflektorischen u. physiologischen Zeichen. Als konstitutioneller Aspekt wird vorwiegend die Reaktionsbereitschaft des Individuums gedeutet. Hinweise auf eine individuelle Neigung zu Erkrankungen (Diathese) u. eine genetische Ansprechbarkeit auf bestimmte Krankheiten (Disposition) werden aus der Farbe u. der Struktur der Iris gewonnen u. mit verschiedenen Konstitutionsformen (lymphatisch, hydrogenoid, rheumatisch, neurogen, hämatogen usw.) bezeichnet. Es wird daraus auch die entsprechende konstitutionelle Therapie (meist mit homöopathischen od. phytotherapeutischen Arzneimitteln) abgeleitet. Die A. bezieht neben der Iris auch die Pupillenform, die Augenbindehäute u. die Lederhäute mit ein. Vgl. Iriszirkel, Konstitution.

Augen|trost: Euphrasia officinalis; Pflanze aus der Familie der Rachenblütler, Scophulariaceae; **Arzneidroge:** frische od. getrocknete oberirdische Teile (Euphrasiae herba); **Inhaltsstoffe:** Iridoidglykoside (Rhinantin), 3–8 % Gallusgerbstoffe; **Wirkung:** adstringierend; **Verw.:** Teeaufgüsse u. a. galenische Zubereitungen **traditionell** äußerlich als warme Augenbäder (hygienisch problematisch) bei entzündlichen Erkrankungen der Augen; bei Husten, Rhinitis, Hauterkrankungen u. als Magenmittel; laut Kommission E beim ehemaligen Bundesgesundheitsamt ist die Wirksamkeit bei den beanspruchten Anwendungsgebieten nicht belegt. **Homöopathische** Zubereitungen aus ganzen blühenden, frischen Pflanzen innerlich u. äußerlich bei Blepharokonjunktivitis, Skrofulose der Augen, Keratitis u. Dakryozystitis.

Aura (gr. αὖρα Hauch) f: **1.** Bez. für sensorische, vegetative od. psychische Wahrnehmungen vor einem epileptischen Anfall od. einer Migräne; **2.** syn. Seelenkörper, Astralleib, siderischer Leib, bioenergetisches Feld; sog. energetische Hülle, die den Organismus umgibt; soll sowohl als wellenförmige als auch korpuskuläre Erscheinung (Bioplasma, proximales elektrisches Medium) in ständiger Wechselwirkung mit den biologischen, elektromagnetischen Feldern des Organismus als auch des äußeren elektrischen Mediums stehen. Durch elektronographische Techniken z. B. der Kirlian*-Photographie soll die A. sichtbar gemacht u. ihre Veränderung in Form u. Leuchtkraft zu diagnostischen Zwecken genutzt werden. Vgl. Korona.

Aura|massage (↑) f: Form der Heilung, die den Praktiken der Geistheilung* bzw. des Heilmagnetismus* entspringt u. von der Vorstellung ausgeht, daß der Mensch von einer unsichtbaren Aura* umgeben wird, deren Berührung u. Massage korrigierende u. reparative Auswirkungen auf den Energiezustand hat.

Aurantii peri|carpium n: Pomeranzenschale*.

Aura|soma|therapie (Aura*; gr. σῶμα Körper; Therapie*) f: Kombination aus Elementen der Aromatherapie*, Edelsteintherapie* u. Farbtherapie*; Auftragung von farbigen Flüssigkeiten auf die Haut, in denen pflanzliche Extrakte u. Edelsteine eine Wirkung ausüben sollen. Spekulatives Verfahren.

Auras|skopie (Hannelore Auras-Blank, Deutschland; gr. σκοπία Umschau, Spähen) f: fragwürdiges diagnostisches Verfahren zur Feststellung körperlicher Belastungen mit Lokalisationsangabe; entsprechend der sog. holographischen Information soll das Medium Blut ein Spiegelbild einzelner Körperbereiche u. Funktionszustände sein; **Anw.:** als Gesundheitsvorsorgetest (Krebsfrüherkennung). Vgl. Auras-Test.

Auras-Test (↑) m: makroskopische Betrachtung von ungefärbten Blutausstrichen u. deren Beurteilung z. B. nach der Blutkonsistenz; **Anw.:** z. B. bei Krebserkrankungen, Nierenausscheidungsstörungen, Stoffwechselerkrankungen, Allergien; der A.-T. stellt eine Verfeinerung der Aurasskopie* dar u. ist ein spekulatives Verfahren.

Aureo|therapie (lat. aurum Gold; Therapie*) f: Behandlung mit Goldpräparaten bei akuten rheumatischen Erkrankungen; basiert auf der Hemmung mesenchymaler Reaktionen durch Gold. **NW:** Dermatitis, Stomatitis, Glomerulonephritis, Thrombozytopenie u. Agranulozytose. Aus der Sicht der Grundregulation (s. Grundregulationssystem) hat der mesenchymale Hauptangriffsort der A. zur Folge, daß jahrelange Hemmungen der zellulären u. humoralen Abwehrleistungen mit erhöhter Infekt- u. Allergieanfälligkeit eintreten sollen.

Aurikulo|therapie (lat. auricula Ohrmuschel; Therapie*) f: aus der Ohrakupunktur (s. Akupunktur) der traditionellen chinesischen Medizin* hervorgegangenes, von dem französischen Arzt Paul Nogier entwickeltes eigenständiges Diagnose- u. Therapiekonzept. Nogier beschrieb die somatotopischen (s. Somatotopie) Bezüge der Ohrmuschel u. ihre Ähnlichkeit mit einem Embryo. Die therapeutische Wirkung der A. wird teilweise durch die reiche Innervation mit vier Hirnnerven u. den peripheren Nerven C_2 u. C_3 sowie den embryonalen Entwicklungsbeziehungen zu erklären versucht. Wissenschaftlich umstritten ist die somatotopische Beziehung zum Gesamtorganismus. Die A. verwendet die durch Provokationsschmerz od. elektrodermale Widerstandmessung gefundenen Reaktionsstellen* des Ohrs, um verschiedene korrespondierende Körperareale zu diagnostizieren bzw. zu therapieren. Die A. wird entweder allein od. in Kombination mit der Körperakupunktur angewendet. **Anw.:** alle reversiblen u. funktionellen Erkrankungen (z. B. akute u. chronische Schmerzzustände, rheumatische Erkrankungen, Erkrankungen des Magen-Darm-Trakts u. der Atemwege, Abhängigkeiten); **Kontraindikationen:** bestimmte Phasen in der Schwangerschaft, bösartige Neubildungen u. psychische Erkrankungen, akute Infektionskrankheiten.

Aus|leitung: s. Therapie, ausleitende.

Auslösch|phänomen n: von J. Gleditsch geprägter Begriff, der das Phänomen beschreibt, daß durch eine erfolgreiche Therapie an Reaktionspunkten eines somatotopischen Feldes (s. Somatotopie) die korrelierenden Reaktionspunkte eines anderen Feldes (Mikrosystem) gelöscht werden können. Das A. soll somit der Diagnostik u. der Therapiekontrolle dienen.

Ausmahlungs|grad: prozentualer Mehlertrag aus gereinigtem Getreide nach dem Ausmahlen; je höher der A., desto mehr Anteile an Schalen u. Keim u. dementsprechend mehr Vitamine, Mineralstoffe, Ballaststoffe u. Fette sind im Mehl enthalten; vgl. Mehltyp.

Aus|schlag: s. Exanthem.

Außer|ordentliche Eingeweide: in der traditionellen chinesischen Medizin* Bez. für Gehirn, Blutgefäße, Knochen, Knochenmark, Rückenmark, Gallenblase u. Gebärmutter, deren gemeinsame Funktion das Speichern ist; anatomisch ähneln sie den Hohlorganen (vgl. Sechs Hohlorgane), funktionell den Speicherorganen (vgl. Fünf Speicherorgane).

Auto-: Wortteil mit der Bedeutung selbst, unmittelbar; von gr. αὐτός.

Auto|genes Training (↑; gr. -γενής durch etwas hervorgebracht) n: durch J. H. Schultz aus der Hypnose* entwickeltes Verfahren der Selbstentspannung durch Konzentration auf autosuggestive Formeln; erfordert regelmäßige Übung des Einsatzes mentaler Konzentration zur Beeinflussung physiologisch autonom ablaufender Prozesse. Eingeübt wird das Empfinden von Schwere, Wärme, Kühle, Atmung, Herztätigkeit u. a.; später kommen formelhafte Vorsatzbildungen hinzu (Unterteilung in Unter- u. Oberstufe, letztere ermöglicht aufdeckende therapeutische Arbeit); **Anw.:** zur Regulierung psychophysiologischer Dysfunktionen, z. B. bei Asthma bronchiale, rheumatischen Erkrankungen, Obstipation, Schlafstörungen, nach Herzinfarkt, zur allgemeinen Schmerzbehandlung, in der Geburtshilfe; auch zur Angstbehandlung, in der Sexualtherapie, bei Depressionen, als unterstützendes Verfahren bei psychotischen Störungen.

Auto|hämato|therapie (↑; gr. αἷμα, αἵματος Blut; Therapie*) f: syn. Eigenbluttherapie*.

Auto|im|mun|krankheiten (↑; lat. immunis frei, verschont, unberührt): syn. Autoaggressionskrankheiten; i. e. S. Erkrankungen, bei denen durch Autoimmunisierung gegen körpereigene Substanzen (Autoantigene) gerichtete Autoantikörper bzw. spezifisch sensibilisierte Lymphozyten auftreten, die in der Pathogenese eine wesentliche Rolle spielen. A. treten familiär gehäuft auf. **Einteilung: 1.** organspezifische A. mit Immunreaktion ausschließlich gegen spezifische Antigene eines Organs bzw. Organsystems, v. a. von Schilddrüse, Magen, Pankreas (z. B. juveniler Diabetes mellitus) u. Nebenniere; **2.** nichtorganspezifische A. mit Immunreaktion gegen Autoantigene verschiedener Körpergewebe u. systemischer Ablagerung der gebildeten Immunkomplexe v. a. in Gelenken (z. B. bei rheumatoider Arthritis), Niere, Haut u. Muskel; **3.** Misch- od. Übergangsformen; **Diagnostik:** immunologischer Nachweis von Autoantikörpern (z. B. mittels Immunfluoreszenztest); **Therapie:** bei organspezifischen A. häufig Substitutionsbehandlung, ggf. Implantation (z. B. Endoprothese) od. Transplantation (z. B. einer Niere); symptomatisch Antiphlogistika, evtl. Immunsuppressiva; aus dem Bereich der Naturheilkunde u. alternativen Heilverfahren werden Enzymtherapie*, Injektion von Gesamtthymusextrakt*, Molekulartherapie*, Mora*-Therapie, zytoplasmatische Therapie* u. Zelltherapie* angegeben.

Auto|iso|pathie (↑; gr. ἴσος gleich, ähnlich; -pathie*) f: s. Isopathie.

Auto|nosode (↑; Nosode*) f: Nosode*, die aus Material hergestellt wird, das vom Patienten selbst stammt; vgl. Isopathie.

Auto|oxidation (↑) f: Reaktion eines Stoffes (z. B. Lebensmittel) mit Luftsauerstoff bei Raumtemperatur od. leicht erhöhter Temperatur; durch Bildung von Rückständen od. sauren Reaktionsprodukten kommt es dabei mit der Zeit zu einer Qualitätsminderung. Durch Zusatz chemischer Antioxidanzien* werden die autooxidativen Prozesse ausgeschaltet (Verlängerung der Haltbarkeit). Autooxidationsreaktionen sind wichtige Entstehungsquellen Freier Radikale. Chinone, aromatische Nitroverbindungen, Redoxfarbstoffe, Melanin, bestimmte Schwefelverbindungen u. Flavine sowie reduzierte Eisenkomplexe können autooxidieren u. dabei eine unerwünschte Sauerstoffaktivierung auslösen.

Auto|regulation (↑; lat. regula Richtschnur, Norm) f: Selbstregulation; Fähigkeit des Organismus, mit Hilfe selbstregulativer Mechanismen auf äußere u. innere Einflüsse zu reagieren u. ein funktionelles Gleichgewicht aufrecht zu erhalten od. wiederherzustellen. Ziel ist es, die Adaptation*, Zielerreichung u. Integration sowie den Strukturerhalt innerhalb des hochkomplexen Systems „Mensch" im Zusammenspiel mit seiner Mitwelt zu garantieren. Vgl. Medizin, autoregulative.

Auto|sanguis-Stufen|therapie (↑; lat. sanguis Blut; Therapie*) f: auf der Homöopathie* u. der Homotoxinlehre von Reckeweg (s. Homotoxikologie) basierende Modifikation der Eigenbluttherapie*; gemäß der Vorstellung von Reckeweg, daß das Blut im Krankheitsfall Träger von Gift- u. Krankheitsstoffen (Homotoxine) ist, sollen diese Toxine durch Potenzierung einen sog. antihomotoxischen Umkehreffekt bewirken u. als spezifische Reizkörper zur Entgiftung* beitragen. Dem potenzierten Blut werden darüber hinaus geeignete Injektionspräparate der Homotoxikologie beigemischt. Die Durchführung der A.-St. erfolgt in 4–5 Stufen, wobei ein Tropfen Blut auf eine 2ml-Einmalspritze aufgezogen, die Spritzenwand durch Kolbenbewegung benetzt, der Rest bis auf den Konusinhalt verworfen u. mit den entsprechenden empfohlenen Homöopathika Stufe für Stufe durch zehnmaliges kräftiges „Schlagen der Spritze gegen einen Widerstand" potenziert wird. Dieser Vorgang wird bei jeder Stufe erneut durchgeführt u. die Mischung jeweils einzeln appliziert. I. d. R. wird die erste u. letzte Stufe intravenös, die zweite bis vorletzte Stufe aber streng intramuskulär bzw. subkutan od. intrakutan appliziert. **Anw.:** bei Allergien, rezidivierenden Virusinfekten, Migräne, Therapieschäden durch Arzneimittel u. a.; **NW:** evtl. Erstverschlimmerung, Herdreaktivierung; **Kontraindikationen:** konsumierende Erkrankungen, Gerinnungsstörungen; wissenschaftlich umstrittenes Verfahren.

Auto|sug|gestion (↑; lat. suggestio Eingebung, Einflüsterung) f: s. Suggestion.

Auto|uro|nosoden|therapie (↑; gr. οὖρον Harn; Nosode*; Therapie*) f: syn. Eigenurintherapie*.

Auto|uro|therapie (↑; ↑; Therapie*) f: syn. Eigenurintherapie*.

Auto|vakzine (↑; lat. vacca Kuh) f: „Eigenimpfstoff"; Arzneimittel (Impfstoff) aus inaktiven, patienteneigenen Mikroorganismen sowie deren Bestandteilen u. Stoffwechselprodukten, das aus Stuhl-, Rachen-, Nasen-, Urin-, Sputum-, Vaginalabstrichen od. Furunkelkeimen hergestellt u. dem menschlichen od. tierischen Organismus nach unterschiedlichen Modifikationen u. technischen Verarbeitungsprozessen (z. B. Potenzierung) zugeführt wird. Auch bei der Verwendung autologer Substanzen als Impfstoffe wird der Begriff Vakzine verwendet, da historisch jeder Impfstoff zunächst nur über eine „Tierpassage" gewonnen werden konnte. Der „Eigenimpfstoff" läßt sich auch aus autologem Tumorgewebe gewinnen. Die A. wird nur bei dem jeweiligen spezifischen Materialspender angewendet; im Gegensatz hierzu steht die Heterovakzine*. Ziel ist eine individualisierte Reiztherapie mit spezifischer Hyposensibilisierung, Desensibilisierung, Umstimmung* od. Entgiftung*. **Wirkung:** A. sollen die Antikörperbildung (Bildung erregerspezifischer Immunglobuline A u. M, Anti-Idiotyp-Antikörper-Prozeß) anstoßen u. zelluläre sowie humorale Abwehrvorgänge verstärken. **Herstellung u. Durchführung:** Für die Präparate werden meist Keime durch Expertenlabors angezüchtet; zur Injektion werden Tuberkulinspritzen mit einer ansteigenden Dosierung von 0,01–0,1 ml verwendet; andere Formen der Applikation sind Inhalations- u. Schluckvakzine. **Anw.:** bei chronischen Infektionen wie Sinusitis, Bronchitis, Harnweginfekten; zur biologischen Tumortherapie; (relative) **Kontraindikation:** systemische Erkrankungen.

Auxine (gr. αὔξη Wachstum) n pl: Pflanzenwuchsstoffe, die für die Zellteilung verantwortlich sind. Vgl. Auxone.

Auxone (↑) n pl: von Kollath geprägte Bez. für organische Wuchsstoffe, die hitzelabil (über 160 °C) u. für Tier u. Mensch gleichermaßen unentbehrlich sein sollen; in naturbelassener Kost besteht angeblich ein höherer Anteil an A. als in gewöhnlicher Zivilisationskost; ihr Mangel soll eine Voraussetzung zur Mesotrophie (sog. Halbernährung mit einem Minimum an essentiellen Nahrungsinhaltsstoffen) darstellen. Möglicherweise handelt es sich um Vitamin-B-Komplexe; wissenschaftlich nicht belegt. Vgl. Auxine.

Avena sativa f: Hafer*.

A|vitaminose (-osis*) f: schwere Form der Hypovitaminose*.

Avogadro-Zahl (Amadeo von A., Phys., Turin, 1776–1856): syn. Loschmidt-Zahl; Zahl der Moleküle in einem Mol (Menge eines Stoffs in Gramm, die seiner relativen Molekularmasse entspricht); beträgt $6{,}023 \times 10^{23}$; z. B. enthalten 18 g Wasser (1 mol) $6{,}023 \times 10^{23}$ Moleküle.

Ayur|veda (Sanskrit Ayur langes Leben; Veda Wissen) m: aus dem Nordwesten Indiens stammende Wissenschaft, durch die das Leben in seiner Gesamtheit verstanden werden kann. Dabei bedeutet Leben den Zusammenhalt u. die Koexistenz des Körpers, der Sinnes- u. Handlungsorgane, des Geistes u. der Seele. Als angewandte Wissenschaft dient A. nicht nur der Behandlung u. Überwindung von Krankheiten (s. Diagnostik, ayurvedische; Therapie, ayurvedische), sondern auch der Förderung u. Steigerung der Gesundheit (s. Gesundheitsförderung, ayurvedische). In Indien wird A. heute an 45 Universitäten, 110 staatlichen Colleges u. weiteren privaten Institutionen gelehrt; dadurch können jährlich ca. 3000 Studenten der ayurvedischen Medizin ihr Abschlußexamen absolvieren.

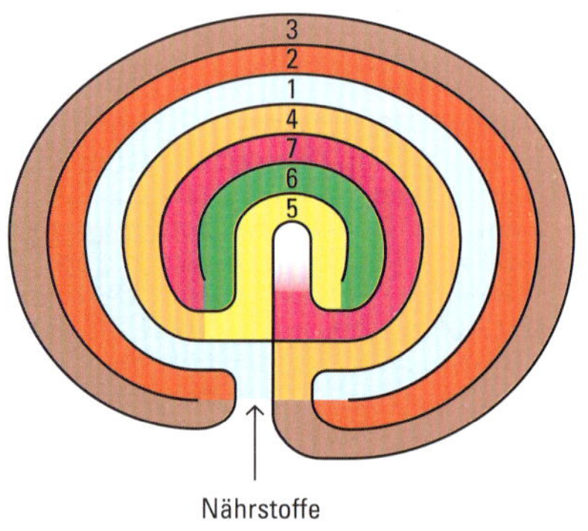

Ayurveda: die sieben Dhatus, dargestellt als Kanalsystem: 1: Rasa Dhatu; 2: Rakta Dhatu; 3: Mamsa Dhatu; 4: Meda Dhatu; 5: Asthi Dhatu; 6: Majja Dhatu; 7: Shukra Dhatu

Ursprünge: Die vedischen Überlieferungen

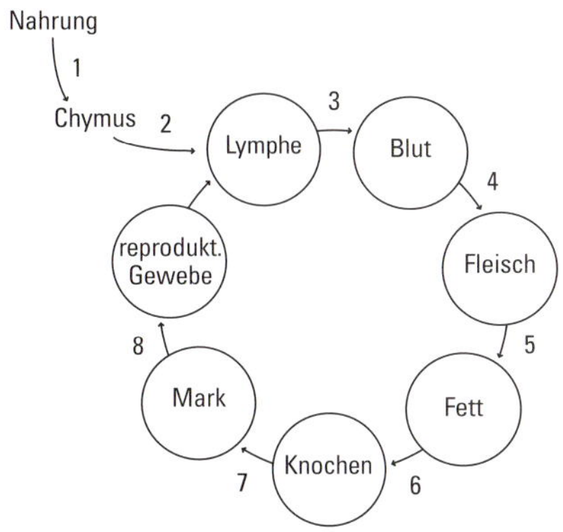

Ayurveda:
die sieben Gewebe (Dhatus), die sie aufbauenden Dhatuagnis (2–8) u. Jatharagni (1)

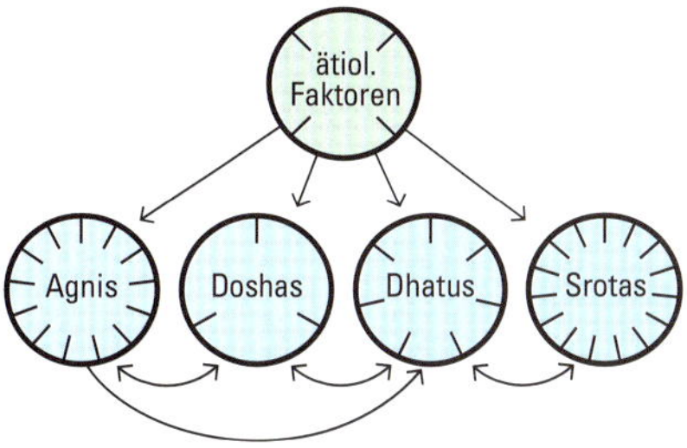

Ayurveda:
die Beziehungen der ätiologischen Faktoren u. der pathogenetischen Aspekte der Agnis, Doshas, Dhatus u. Srotas

beinhalten ein umfangreiches Wissen über Yoga, Musik, Sprache, Mathematik, Astrologie, Medizin, Architektur, Landwirtschaft u. weitere angewandte Wissenschaften. Sie sind gegliedert in das Rig, Yajur, Sama u. Atharva Veda. Im Atharva Veda finden sich die meisten Bezüge zum A., deshalb wird A. auch als eine Teillehre des Atharva aufgefaßt.

Literatur: Früher wurde das ayurvedische Wissen durch Gelehrte in sog. Samhitas zusammengefaßt. Viele dieser ältesten Kompendien gingen verloren, nur drei haben die Zeit überdauert u. stehen noch heute zur Verfügung. Diese sog. großen Drei sind die Caraka u. die Sushruta Samhita (entstanden jeweils etwa im 5. od. 6. Jahrhundert v. Chr.) sowie die Astanga Hridaya Samhita des Vagbhatta (entstanden etwa im 7. Jahrhundert n. Chr.). An den Texten wurden später einige Veränderungen vorgenommen, die heute vorliegenden Fassungen sind aber mindestens 1200 Jahre alt (zu alchemistischen Einfüssen vgl. Siddha-Medizin, Rasa Shastra). Im 12. Jahrhundert wurde das Madhava Nidana, im 14. Jahrhundert die Sarangadhara Samhita u. im 16. Jahrhundert das Bhava Prakasha verfaßt. Diese Schriften werden als die sog. kleinen Drei der ayurvedischen Literatur bezeichnet.

Auffassung vom Menschen: Im A. wird der Mensch grundsätzlich in Analogie zum Kosmos gesehen. Unter einer grobstofflichen Oberfläche (Annamaya Kosha) finden sich im Mikro- wie im Makrokosmos die gleichen Schichten (insgesamt fünf sog. Koshas) bis hin zum existentiellen Kern, der beim Menschen Jivan-Atman u. im Kosmos Param-Atman genannt wird. Das mittlere Kosha ist die Schicht des Geistes (Manomaya Kosha), in der sich der feinstoffliche Körper u. das Ich ausbilden. Zwischen dem Geist (Manah) u. dem grobstofflichen Körper (sthula Sharira) vermitteln die fünf Wahrnehmungs- (Jinanendriyas) u. die fünf Handlungsorgane (Karmendriyas). Zu den Jinanendriyas gehören der Geruchs- u. der Geschmackssinn sowie das Seh-, Tast- u. Hörvermögen. Bei den Karmendriyas finden sich in entsprechender Reihung das Ausscheidungs-, Fortpflanzungs-, Fortbewegungs-, Handlungs- u. Sprechvermögen. Der grobstoffliche Körper ist aus fünf elementaren Zuständen gebildet u. zwar aus dem festen, dem flüssigen, dem feurigen, dem gasförmigen u. dem ätherischen Zustand. Sie werden als die fünf großen Elemente (Panchamahabhutas) bezeichnet. Gemeinsam stellen sie die Medien des Annamaya Koshas; in der nächsten Schicht genügen dagegen der feurige, gasförmige u. ätherische Zustand u. im Manomaya Kosha der ätherische als einziges physisches Medium.

Die **Psychologie** wurde in Indien v. a. im Yoga* entwickelt u. dann teilweise in den A. übernommen. Danach wird der Geist primär durch drei Eigenschaften beeinflußt: Sattva, Rajas u. Tamas. Sattva bewirkt Leichtigkeit, Klarheit u. Freude, Rajas erregt die Begehrlichkeiten u. Sehnsüchte, Tamas dagegen führt zu geistiger Inaktivität, Dunkelheit u. Schwere. Nur Rajas u. Tamas können pathogenetisch wirksam sein; sie werden deshalb auch die mentalen Doshas* genannt. Vgl. Ätiologie, ayurvedische; Pathogenese, ayurvedische; Physiologie, ayurvedische.

B

Baccae Ribium (lat. bacca Beere) f pl: veraltete Bez. für Ribis rubri fructus, die Früchte der roten Johannisbeere*.

Bach-Blüten|therapie (Edward B., walisischer Arzt, 1886–1936; Therapie*) f: Behandlung von 38 postulierten Seelenzuständen mit entsprechenden Blütenmitteln; dem Verfahren liegt die Annahme Bachs zugrunde, daß bestimmte seelische Persönlichkeitstypen zu bestimmten Reaktionsweisen (auch im Krankheitsfall) neigen; Krankheit wird primär als Ergebnis von Konflikten zwischen dem sog. höheren Selbst u. der eigenen Persönlichkeit interpretiert, u. als die eigentlichen Grundkrankheiten werden Stolz, Grausamkeit, Haß, Habgier, Unwissenheit, Unsicherheit u. Egoismus angesehen. Zur Behandlung dieser seelisch-reaktiven u. vorwiegend negativen Gemütszustände fand Bach im Laufe seiner Forschungszeit 38 Blüten, die er in potenzierter Form als Blütenmittel bei Patienten mit Erfolg eingesetzt haben soll. In den „Essenzen" seiner Pflanzen sah er das „geistige Potential", die „Energie" u. höhere Ordnung („Tugenden") wieder, die er für die Heilung zu benötigen meinte. Die Blüten werden morgens gepflückt u. in frischem Quellwasser solange ausgezogen, bis sie verwelken. Die entstandene Flüssigkeit wird mit Cognac od. Brandy im Verhältnis 1:1 konserviert u. danach (ähnlich wie in der Homöopathie*) verdünnt. Die Blütenmittel sollen die energetische u. geistige Kraft der Pflanze konzentriert enthalten. **Anw.:** bei emotionalen Beschwerden, Verhaltensstörungen, Reaktionsbildern in bestimmten Lebenssituationen mit entsprechender körperlich-seelisch-geistiger Symptomenlage; wissenschaftlich nicht belegtes u. umstrittenes Verfahren; in der Bundesrepublik Deutschland sind die Bach-Blütenmittel bisher nicht als Arzneimittel zugelassen; weite Verbreitung insbesondere in der Selbstmedikation; Gefahr der Verzögerung bewährter medizinischer Maßnahmen in Diagnostik u. Therapie. Vgl. Rescue.

Bad: **1.** Verfahren der Balneotherapie* mit Eintauchen des Körpers (Vollbad*) bzw. von Körperteilen (Teilbad*) in ein Medium, meist in Wasser (Wasserbad), aber auch Dampf (Dampfbad), Peloid (Peloidbad) od. Gas (Luftbad); Wirkung durch mechanische (Auftrieb, hydrostatischer Druck, Viskosität), thermische (Temperatur) u. ggf. chemische (Badezusätze) Faktoren; in der Hydrotherapie* werden kalte, indifferente, warme u. heiße Bäder unterschieden, i. R. der Kneipp*-Therapie werden auch Wechsel(teil)bäder angewendet; vgl. Bewegungsbad, Wechselbad; **2.** Bez. für die beim Baden verwendeten Badezusätze (z. B. Arzneibad, Heublumenbad, Milch-Molke-Bad); **3.** natürliches Heilbad, Badeort od. Badeanstalt mit ortsgebundenen od. künstlich zubereiteten Heilmitteln zur Balneotherapie: Quellwässer ohne (Wildwässer) od. mit Mineralien, Iod, Schwefel, Kohlensäure, Radon sowie aus festen Rohstoffen wie Torf (Moorbad), mineralischem Schlamm (Fango) od. Schlick bereitete B. od. Packungen u. Thermalquellen; vgl. Kur. **4.** In der Homöopathie* können Sole- u. Thermalbäder als verdünnte Arzneimittellösungen aufgefaßt werden, die (falls ihr Arzneimittelbild zur Patientensymptomatik ähnlich ist) homöopathisch heilen können, obwohl ihre Wirkung wegen nur teilweiser Ähnlichkeit meist nicht von Dauer ist od. die Symptomatik verschiebt.

Bade|arzt: von den Landesärztekammern verliehene Zusatzbezeichnung für einen approbierten Arzt mit einer Spezialisierung auf dem Gebiet der Kuranwendungen. Vgl. Kneipp-Arzt.

Bade|dermatitis (gr. δέρμα Haut, Fell; -itis*) f: entzündliche Hautreaktion, die nach einer Serie von Heilbädern, insbesondere Sol- u. Schwefelbädern sehr langer Dauer, auftreten kann; in der traditionellen Medizin eine wünschenswerte Form der Badereaktion*, evtl. auch Zeichen einer Überdosierung.

Bade|meister, medizinischer: s. Kneipp-Bademeister, Masseur.

Bade|re|aktion (Reaktion*) f: Reaktion des Organismus auf die Anwendungen während einer Badekur, z. B. in Form einer Badedermatitis*; vorübergehende, krisenhafte Beeinträchtigung des Wohlbefindens; vgl. Kurkrise.

Bade|zusatz: Körperpflege- od. Arzneimittel, das einem Bad hinzugefügt wird; z. B. fette od. ätherische Öle, Emulgatoren, Pflanzenextrakte, mineralische (Salze) u. chemische Stoffe; s. Arzneibad.

Bad, in|differentes: Bad mit indifferenter Temperatur; die Temperatur des ruhenden Körpers wird nicht verändert, die Wärmeregulation nicht ausgelöst, Empfindungen (kalt – warm) fehlen weitgehend. Indifferenzpunkte: Wasserbad 36 °C, Luftbad 25 °C (bekleidet 20 °C).

Bad, medizinisches: Bad in Wannen od. Becken mit chemischen od. pflanzlichen Wirkstoffen, die einen medizinischen Nutzen zur Vorbeugung od. Heilung von Erkrankungen aufweisen; Herstellung eines m. B. aus natürlichen Quellen (Heilwasser*) od. durch Zumischen bzw. Auflösen von Badezusätzen (Arzneibad*, Kräuterbad*) in Wasser.

Bäken m: wörtliche Übersetzung Wasser (Flüssigkeit); in der Energielehre* der traditionellen tibetischen Medizin* Bez. für eines der drei Energieprinzipien, den „Schleim"; unter diesem Begriff ist der Einfluß der Erde mit allem, was sich in ihr od. auf ihr befindet, auf die Zelle u. den Organismus zu verstehen. Hauptaufgabe von B. ist die Leitung der Ernährungsphysiologie im Organismus, die die wichtigste materielle Lebensfunktion bildet. B. hat als Wasser bzw. Schleim im Gegensatz zu Tipa* die Tendenz zur Lockerung. Folge übermäßiger Wirksamkeit von B. sind Apathie u. Faulheit. Vgl. Lung.

Bären|traube: Arctostaphylos uva ursi; Pflanze aus der Familie der Heidekrautgewächse, Ericaceae; **Arzneidroge:** Laubblätter

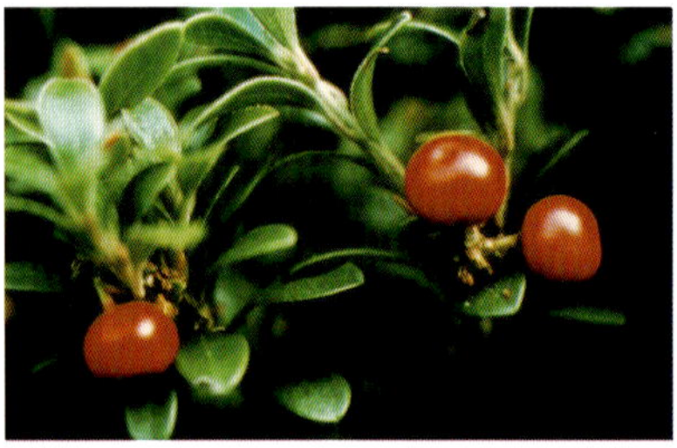

Bärentraube

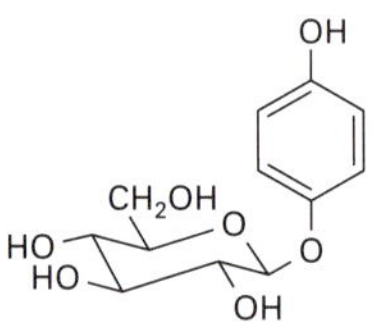

Bärentraube:
Arbutin

(Uvae ursi folium); **Inhaltsstoffe:** nach DAB 10 mindestens 6 % Hydrochinonderivate (z. B. Arbutin), aus denen nach Umwandlung zu Hydrochinon-Glukuroniden u. -Schwefelsäureestern im alkalischen Harn (pH 8) Hydrochinon freigesetzt wird; **Wirkung:** bakteriostatisch (nachgewiesen gegenüber 10 Keimarten); **Verw.:** als Aufguß, Kaltwasserauszug (gerbstoffarm, besser verträglich) od. andere galenische Zubereitung bei entzündlichen Erkrankungen der ableitenden Harnwege; **NW:** gelegentlich Übelkeit u. Erbrechen; **homöopathische** Verwendung bei Nieren- u. Blasenleiden.

Bär|lapp: Lycopodium clavatum; ausdauernde Pflanze aus der Familie der Bärlappgewächse, Lycopodiaceae; **Arzneidroge:** im Mai u. Juni gesammeltes, getrocknetes Kraut (Lycopodii herba); **Inhaltsstoffe:** ca. 0,2 % Chinolinalkaloide (Lycopodin, Dihydrolycopodin, Lycodolin, Lycodin u. a.); **Wirkung:** diuretisch; **Verw.: traditionell** als Aufguß bei Nieren- u. Blasenleiden, als Emmenagogum u. Spasmolytikum; **NW:** die Alkaloide sind toxisch u. verursachen bei längerer Einnahme Durchfall u. Erbrechen.

Bär|lauch: Allium ursinum; Zwiebelpflanze aus der Familie der Liliengewächse, Alliaceae; **Arzneidrogen:** während der Blütezeit gesammelte, frische od. getrocknete oberirdische Teile (Allii ursini herba) u. die Zwiebel (Allii ursini bulbus); **Inhaltsstoffe:** im Kraut 0,007 % ätherisches Öl mit Vinyldisulfid u. Vinylpolysulfiden; in der Zwiebel Cysteinsulfoxide (z. B. Alliin), Thiosulfinate (z. B. Allicin), Dithiine, Ajoen u. Homologe, wasserdampfflüchtige Bestandteile (z. B. Methylallyltrisulfid), freie Aminosäuren u. 15 % Fructosan; **Wirkung:** antibakteriell, antiphlogistisch; **Verw.: traditionell** ähnlich dem Knoblauch* bei Störungen im Magen-Darm-Trakt, Gärungsdyspepsie, Flatulenz; bei Hypertonie, Arteriosklerose u. chronischen Exanthemen; **homöopathische** Zubereitungen aus der ganzen frischen, zu Beginn der Blütezeit gesammelten Pflanze bei Verdauungsschwäche.

Bakterien|zyklo|genie (gr. βακτηρία Stab, Stock; κύκλος Kreis, Ring; -γενής hervorbringend, zeugend) f: von Enderlein geprägte Bez. für die zyklische Entwicklung von Bakterien, Viren u. Pilzen, die dem kosmischen Kreislauf unterliegen soll. Darüber hinaus entdeckte Enderlein die sog. Spermite u. beschrieb den Kreislauf der Mikroorganismen. Im Serum aller Menschen bzw. Warmblütler sollen von Enderlein als Endobionten* bezeichnete Mikroorganismen vorhanden sein, mit denen der Mensch in Symbiose lebt. Durch Weiterentwicklung dieser Endobionten zu parasitären Strukturen soll es zur Vergiftung mit Krankheitsbildung kommen, so daß Krankheit als gleichbedeutend mit gestörter Symbiose gesehen wird. Therapeutisch werden Symbionten aus Schimmelpilzen u. Hefen i. S. einer Isotherapie bei der Symbioselenkung* eingesetzt u. definierte Homöopathika verabreicht. Wissenschaftlich nicht belegtes, spekulatives u. wenig verbreitetes Verfahren. Vgl. Enderlein-Diagnostik.

Balance|therapie (Therapie*) f: syn. Nowo*-Balancetherapie.

Baldrian: Valeriana officinalis; Pflanze aus der Familie der Baldriangewächse, Valerianaceae; **Arzneidroge:** Wurzel (Valerianae radix);

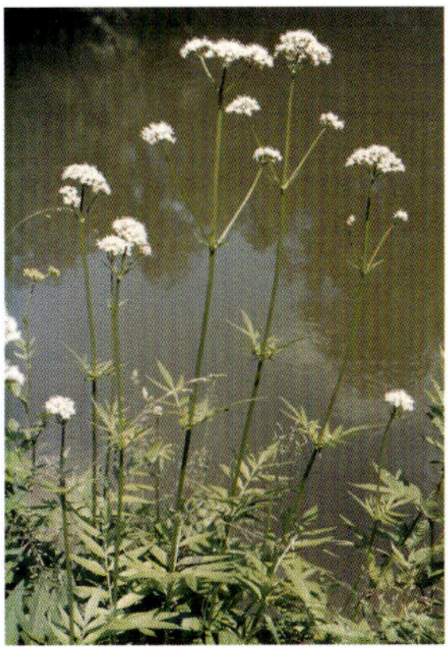

Baldrian

Inhaltsstoffe: ätherisches Öl mit Mono- u. Sesquiterpenen (Valerensäuren), Valepotriate (instabil, werden durch Trocknung u. Zubereitung zerstört); **Wirkung:** beruhigend, die

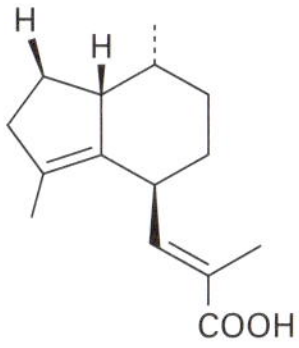

Baldrian: Valerensäure

Schlafbereitschaft fördernd; **Verw.:** Teeaufguß, Tinktur u. a. galenische Zubereitungen innerlich u. äußerlich (Bad) bei Unruhezuständen u. nervös bedingten Einschlafstörungen; **traditionell** auch bei nervösen Herzbeschwerden u. Spasmen im Magen-Darm-Trakt; keine Nebenwirkungen, Kontraindikationen u. Wechselwirkungen bekannt; charakteristischer Geruch erst beim Trocknen (Isovaleriansäure); **homöopathische** Verwendung der Wurzel z. B. bei Schlafstörungen u. Nervosität.

Balint-Gruppe (Michael B., Psychoanalytiker, Biochem., Budapest, London, 1896–1970): berufsbezogene Selbsthilfegruppe*, in der sich (nicht psychotherapeutisch tätige) Ärzte u. Angehörige medizinischer Hilfsberufe über einen längeren Zeitraum zusammenfinden, um unter psychotherapeutischer Supervision Fälle aus der eigenen Praxis zu diskutieren. Im Mittelpunkt dieser Gruppenarbeit stehen Gespräche über die Beziehung zwischen dem Behandelnden u. seinen Patienten hinsichtlich aufgetretener Störmomente u. positiver Einflüsse. Der Gruppenprozeß dient dazu, sich eigener Haltungen u. Reaktionen bewußt zu werden. Vgl. Gruppendynamik, Selbsterfahrungsgruppe.

Ballast|stoffe: Gesamtheit der für die menschlichen Enzyme unverdaulichen Kohlenhydrate (z. B. Zellulose, Hemizellulose u. Pektin) u. Lignin, die als Stütz- u. Strukturelemente in Pflanzenzellen vorkommen; **biochemische Funktion:** Die Faserstruktur der B. erfordert ein längeres, intensiveres Kauen, das für die Zahnerhaltung u. Vorverdauung von Nahrungsmitteln wichtig ist. Das Wasserbindungsvermögen dient der Aufrechterhaltung der normalen Darmfunktion, da durch das Volumen die Darmperistaltik angeregt u. die Transitzeit des Darminhalts verkürzt wird. Durch das Adsorptionsvermögen für organische Substanzen bewirken B. eine Verminderung der Cholesterinkonzentration im Blut sowie von Schadstoffen u. setzen das Darmkrebsrisiko herab. Bei Diabetes mellitus kommt es zu einer Senkung der Glukosekonzentration im Blut. **Vork. in Nahrungsmitteln:** besonders in Vollkorngetreide, Gemüse (insbesondere Hülsenfrüchte), Kartoffeln u. Obst; **Bedarf** für Erwachsene (DGE 1991): mindestens 30 g/Tag. Eine unzureichende Aufnahme von B. begünstigt Obstipation, Divertikulose u. Karzinom des Dickdarms, Gallensteine, Fettstoffwechselstörungen sowie Diabetes mellitus.

Ballon|pflanze: s. Cardiospermum.

Balneo|logie (lat. balneum Bad; -logie*) f: Wissenschaft von den Grundlagen, Mechanismen u. Methoden der Balneotherapie*.

Balneo|therapie (↑; Therapie*) f: Behandlung mit medizinischen Bädern insbesondere aus natürlichen Heilquellen, mit Peloiden u. Gasen an einem Kurort; auch Seebäder (Thalassotherapie*), Trinkkuren u. Inhalationen; vgl. Bad, Hydrotherapie.

Balsamum peruvianum n: Perubalsam; braune, zähflüssige Masse, die aus geschwelten Stämmen des in Mittelamerika beheimateten Baumes Myroxylon balsamum gewonnen wird; **Inhaltsstoffe:** Estergemisch, insbesondere von Benzylestern der Benzoe- u. Zimtsäure (typischer Geruch); **Wirkung:** antibakteriell, antiseptisch, antiparasitär (besonders gegen Krätzemilben) u. granulationsfördernd; **Verw.:** zur äußeren Anwendung (nicht länger als eine Woche) bei infizierten u. schlecht heilenden Wunden, Verbrennungen, Dekubitus, Pernio, Ulcus cruris, Prothesendruckstellen, Hämorrhoiden; **NW:** allergische Hautreaktionen.

Bardanae radix f: Klettenwurzel; s. Klette.

Barfuß|arzt-Aku|punktur (Akupunktur*) f: Bez. für eine nach 1949 (in der Ära Mao Ze-Dong) eingeführte, vereinfachte Technik der Akupunktur*, die auch von medizinisch nur rudimentär ausgebildeten Personen (sog. Barfußärzte) angewendet werden konnte; bei den Barfußarztpunkten der Akupunktur handelt es sich ausnahmslos um Foramina an anatomisch ungefährlichen Körperstellen; in der modernen Akupunktur werden 15 solcher Punkte beschrieben.

Barfuß|gehen: Abhärtungsmaßnahme nach Sebastian Kneipp; Gehen mit nackten Füßen auf taufrischer Wiese (Tautreten), kaltem Stein od. weichem Schnee (Schneegehen); Durchführung nur kurzzeitig, so daß es danach sofort zur Wiedererwärmung mit reaktiver Hyperämie kommen kann.

Bar|osma betulina f: Bucco*.

Bart|flechte: Usnea barbata, Usnea florida, Usnea hirta, Usnea plicata u. a. Usnea-Arten aus der Familie der Usneaeceae; **Arzneidroge:** getrockneter Thallus (Usnea species); **Inhaltsstoffe:** Flechtensäuren (z. B. Usninsäure, Usnarsäure, Thamnolsäure, Lobarsäure); **Wirkung:** antimikrobiell; **Verw.:** Drogenzubereitungen für Lutschtabletten bei leichten Schleimhautentzündungen im Mund- u. Rachenbereich; **traditionell** auch als Expektorans, bei Diarrhoe u. zur lokalen Behandlung von Hautulzerationen.

Basal|umsatz: syn. Grundumsatz*.

Basilikum n: Ocimum basilicum; Pflanze aus der Familie der Lippenblütler, Lamiaceae; **Arzneidrogen:** zur Blütezeit gesammelte u. getrocknete oberirdische Teile (Basilici herba) sowie das aus dem Kraut gewonnene ätherische Öl (Basilici aetheroleum); **Inhaltsstoffe:** 0,5–1,5 % (mindestens 0,4 % laut Standardzulassung) ätherisches Öl mit den Hauptkomponenten Linalool, Methylchavicol (Estragol), Eugenol u. Kampfer; **Wirkung:** antimikrobiell; **Verw.: traditionell** zur unterstützenden Behandlung von Völlegefühl u. Flatulenz sowie als appetitanregendes, verdauungsförderndes u. harntreibendes Mittel, als Galaktagogum, bei Erkältungskrankheiten u. Schleimhautentzündungen des Urogenitaltrakts; äußerlich als Gurgelmittel u. Adstringens bei Entzündungen des Rachenraums sowie zur Behandlung schlecht heilender Wunden; als Gewürz; laut Kommission E beim ehemaligen Bundesgesundheitsamt ist die Wirksamkeit bei den beanspruchten Anwendungsgebieten nicht belegt. **NW:** Methylchavicol wirkt nach metabolischer Aktivierung mutagen; für eine karzinogene Wirkung gibt es Hinweise, die einer Überprüfung bedürfen; eine therapeutische Verwendung ist daher abzulehnen. Gegen die Verwendung als Gewürz bestehen keine Bedenken. **Kontraindikationen:** aufgrund des hohen Gehalts an Methylchavicol keine Anwendung während Schwangerschaft u. Stillzeit, bei Säuglingen u. Kleinkindern sowie über einen längeren Zeitraum.

Basis|diät, gastro|entero|logische (Diät*) f: frühere Bez. Schonkost; Sonderdiät, die bei den meisten gastroenterologischen Erkrankungen eingesetzt wurde; seit bekannt ist, daß die vielen Varianten der sog. Schonkost weder eine Heilung noch eine positive Beeinflussung des Verlaufs ermöglichen, haben sich diätetische therapeutische Maßnahmen auf wenige spezielle Erkrankungen u. Krankheitsstadien reduziert. Bei der Mehrzahl von gastroenterologischen Erkrankungen wird mit leichter Vollkost* ernährt.

Bauch|behandlung, manuelle: Behandlung nach F. X. Mayr, die i. R. der Mayr*-Kur durchgeführt wird u. durch sanfte, drückende u. wieder nachlassende Handbewegungen des Arztes auf dem Unterbauch des Patienten den intraabdominellen Druck rhythmisch u. atemsynchron erhöhen u. senken soll. Angenommen wird, daß bei entzündlichen, hyper-, hypo- od. atonen Verdauungsabschnitten des Bauchraums ein negativer Einfluß auf die Atmung (insbesondere auf die Zwerchfellatmung) ausgeübt wird. Deshalb ist das Ziel der m. B. die passive Unterstützung der Zwerchfellatmung, um den Tonus der erschlafften Darmabschnitte, die lympho- u. hämodynamische Zirkulation u. damit die „Blutqualität“ zu verbessern. Schließlich sollen die Atmung u. die sekretorischen Funktionen im Bauchraum wieder optimiert werden. Wissenschaftlich umstrittenes, nicht belegtes Verfahren. Vgl. Krankheitsvorfelddiagnostik.

Baunscheidt-Verfahren (Carl B., Erfinder, Endenich, 1809–1873): alternatives Heilverfahren, bei dem durch einen von Baunscheidt entwickelten Apparat viele eng beieinanderliegende Nadelstiche in die Haut gesetzt werden; in die entstandene Wunde wird zur Erhöhung des Hautreizes Croton-, Wacholder- od. Senföl eingerieben; **Anw.:** als Reizkörper- u. Umstimmungstherapie od. auch zur Ausleitung bei Neuritis, rheumatischen Schmerzzuständen u. hormonellen Störungen; von der Schulmedizin insbesondere wegen Infektionsgefahr, Möglichkeit der Narbenbildung u. kokarzinogener Wirkung des Crotonöls abgelehnt.

BE: Abk. für **B**erechnungs**e**inheit*, früher Broteinheit.

Bedeutungs|dia|gnose (gr. διάγνωσις Entscheidung) f: syn. Grote-Bedeutungsdiagnose; von L. R. Grote geprägter Begriff, der die Frage nach dem physiologischen Sinn u. Nutzen, d. h. der Zweckbestimmung u. Bedeutung, eines Symptoms zu ergründen versucht. Es wird gefragt, ob das Symptom einen Hinweis auf ein positives Krankheitszeichen (i. S. der Abwehrsteigerung wie Fieber, Durchfall od. ausleitendes Ekzem) darstellt od. ob es sich um ein negatives Zeichen des organismischen Versagens handelt. Im ersteren Fall sind die Symptome unterstützungswürdig, im letzteren ist eine antagonistische od. eliminierende Behandlung nötig.

Begleit|sym|ptom (Symptom*) n: zeitgleich zu einer Beschwerde auftretendes Symptom ohne bekannten kausalen Zusammenhang (z. B. Zahnschmerz bei Dysmenorrhoe); in der Homöopathie werden B. bei der Differenzierung von Arzneimittelbildern i. R. der Arzneimittelwahl* höher gewichtet (s. Hierarchisierung), da sie auf nichtlokale krankhafte Veränderungen des Organismus hinweisen u. oft sehr arzneimittelspezifisch sind.

Behandlung: s. Therapie.

Bei|fuß: Artemisia vulgaris; Pflanze aus der Familie der Korbblütler, Asteraceae; **Arzneidrogen:** getrocknete oberirdische (Artemisiae vulgaris herba) u. unterirdische (Artemisiae vulgaris radix) Teile; **Inhaltsstoffe:** ätherisches Öl mit 1,8-Cineol, Kampfer u. Thujon sowie Sesquiterpenlactone (Vulgarin, Psilostachyn) u. lipophile Flavonolderivate; **Wirkung:** antimikrobiell; **Verw.:** Kraut, ähnlich dem Wermut*, **traditionell** bei Verdauungsbeschwerden; als Choleretikum sowie bei Amenorrhoe u. Dysmenorrhoe; Wurzel **traditionell** bei Schwächezuständen, Psychoneurosen, psychovegetativem Syndrom, Depression, Hypochondrie, allgemeiner Reizbarkeit u. Unruhe, Schlafstörungen u. Angstzuständen; laut Kommission E beim ehemaligen Bundesgesundheitsamt ist die Wirksamkeit bei den beanspruchten Anwendungsgebieten nicht belegt. **Kontraindikation:** Allergie auf Artemisia-Arten u. a. Asteraceen; **homöopathische** Zubereitungen aus den frischen, zu Beginn des Winters geernteten unterirdischen Teilen bei Krampfleiden u. Wurmbefall; i. R. der traditionellen chinesischen Medizin zur Moxibustion*.

Bei|kost: Ergänzung zur Muttermilch- od. Flaschenmilchernährung bei Säuglingen, um eine bedarfsgerechte Vitamin-, Mineralstoff- u. später auch Energieversorgung zu gewährleisten.

Bein|well: Symphytum officinale; Pflanze aus der Familie der Rauhblattgewächse, Boraginaceae; **Arzneidrogen:** Wurzel (Symphyti radix, Radix consolidae), Blätter (Symphyti folium) u. Kraut (Symphyti herba); **Inhaltsstoffe:** Allantoin*, Schleim-Polysaccharide (nur Wurzeln); geringe Mengen an kanzerogen wirkenden Pyrrolizidinalkaloiden; **Wirkung:** entzündungshemmend; Wurzeln auch antimitotisch u. die Kallusbildung fördernd; **Verw.:** in Salben, Kataplasmen u. a. Zubereitungen zur äußerlichen Anwendung bei Prellung, Zerrung, Verstauchung; **traditionell** auch bei Schleimbeutel-, Knochenhaut-, Sehnenscheiden- u. Venenentzündung sowie bei sog. Drüsenschwellung; Anwendung nur auf intakter Haut u. nicht länger als 6 Wochen/Jahr; die Tagesdosis darf nicht mehr als 100 µg Pyrrolizidinalkaloide mit 1,2-ungesättigtem Necingerüst u. deren N-Oxide enthalten! **Kontraindikation:** Schwangerschaft; **homöopathische** Verwendung der frischen

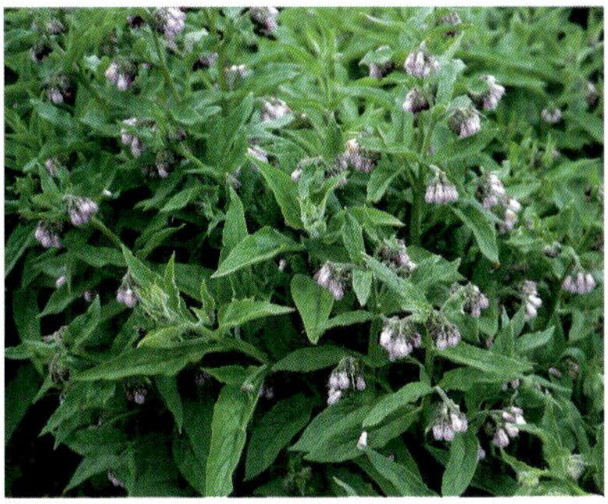

Beinwell

Wurzel als Essenz zum inneren Gebrauch z. B. bei stumpfen Verletzungen, Frakturen, Thrombophlebitis, Verwendung des frischen blühenden Krauts als Essenz zum äußerlichen Gebrauch.

Bein|wickel: Wickel* nach Sebastian Kneipp; Kombination von Fuß- u. Wadenwickel mit Weiterführung bis zur Hüfte; **Anw.** u. **Kontraindikation:** s. Wadenwickel.

Beleuchtungs|stärke: Formelzeichen E; Maß für den auftreffenden Lichtstrom* pro Fläche; abgeleitete SI-Einheit: Lux (Abk. lx).

Bella|donna f: s. Atropa belladonna.

Bella|donna|ex|trakt (Extractum*) m: Extractum belladonnae; Tollkirschenextrakt; braune, hygroskopische, pulverförmige Masse von charakteristischem Geruch u. bitterem Geschmack; Einstellung auf den vorgeschriebenen Extrakt- u. Alkaloidgehalt (1 g B. enthält zwischen 13 u. 14 mg Tropanalkaloide, berechnet als Hyoscyamin); **Verw.:** in Kombinationspräparaten v. a. gegen krampfartige Magenbeschwerden; s. Atropa belladonna.

Benedikten|kraut: s. Kardobenedikte.

Beratung, psycho|soziale: psychotherapeutisch ausgerichtetes Gespräch, dessen zugrundeliegendes Konzept vorwiegend psychosoziale Faktoren als störungs- bzw. krankheitsauslösend u. -aufrechterhaltend annimmt; dient der Ausbildung psychosozialer Bewältigungskompetenz. In Abgrenzung zur Individualsystematik pharmako- u. psychotherapeutischer Verfahren werden psychische Störungen u. Erkrankungen v. a. an Widersprüchen u. Ambivalenzen innerhalb sozialer Lebensbindungen festgemacht. Beratungsziel ist die Vermittlung psychosozialer Reflexivität u. Handlungsfertigkeit durch Aufklärung psychosozialer Abwehrprozesse bzw. Training individueller u. sozialer Bewältigungsstrategien.

Berberitze f: Berberis vulgaris; Pflanze aus der Familie der Sauerdorngewächse, Berberidaceae; **Arzneidrogen:** getrocknete Früchte

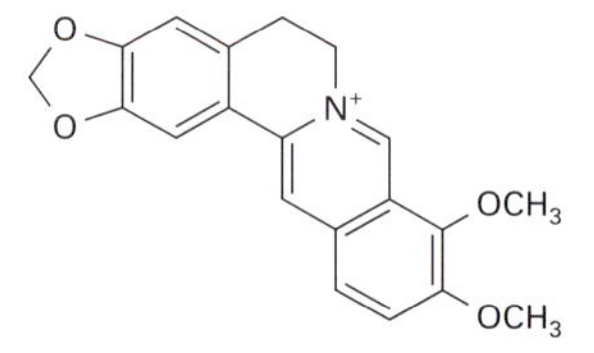

Berberitze: Berberin

(Berberidis fructus), Stammrinde (Berberidis cortex), Wurzelrinde (Berberidis radicis cortex), Wurzeln (Berberidis radix) u. Blätter (Berberidis folium); **Inhaltsstoffe:** in Stamm- u. Wurzelrinde bis zu 13 % Isochinolinalkaloide (Berberin, Columbamin, Palmatin, Jatrorrhizin, Berberrubin); in Blättern geringe Mengen, in unreifen Früchten kaum u. in reifen Früchten keine Alkaloide; **Verw.: traditionell** Früchte bei Erkrankung der Niere u. der ableitenden Harnwege, des Magen-Darm-Trakts, bei Lungen-, Milz- u. Leberleiden u. zur Anregung des Kreislaufs; Wurzel, Rinde u. Wurzelrinde außerdem bei Erkrankung des Herz-Kreislauf-Systems u. zur Fiebersenkung u. zur sog. Blutreinigung; laut Kommission E beim ehemaligen Bundesgesundheitsamt ist die Wirksamkeit bei den beanspruchten Anwendungsgebieten nicht belegt. **NW:** Benommenheit, Nasenbluten, Erbrechen, Diarrhoe u. Nierenreizung bei >4 g Droge (entspricht 0,5 g Berberin) möglich; **homöopathische** Zubereitungen aus getrockneter Wurzelrinde, Rinde der ober- u. unterirdischen Teile u. von den Fruchtstielen gerebelten frischen, reifen Beeren bei Nieren- u. Harnwegerkrankungen, Gicht, rheumatischen Erkrankungen, Erkrankung der Leber u. Gallenblase, trockenen Hauterkrankungen u. Fisteln.

Berechnungs|einheit: Abk. BE; veraltete Bez. Broteinheit; Hilfsrechengröße zur Berechnung der Diät bei Diabetes mellitus; 1 BE entspricht einer Menge von insgesamt 12 g (in der Schweiz 10 g) Kohlenhydraten mit blutzuckersteigernder Wirkung (Mono-, Di-, Oligo- u. Polysaccharide); vgl. Kohlenhydrateinheit.

Bergonié-Maske (Jean Alban B., Radiol., Bordeaux, 1857–1925): maskenförmige Gummielektrode, die sich einer Gesichtshälfte plastisch anpaßt; Anwendung in der Elektrotherapie* zur unterschwelligen Flächengalvanisation (0,5–5,0 mA), z. B. bei Fazialislähmung od. Trigeminusneuralgie.

Bericht, gelenkter: Teil des bewährten Vorgehens in der homöopathischen Anamnese*.

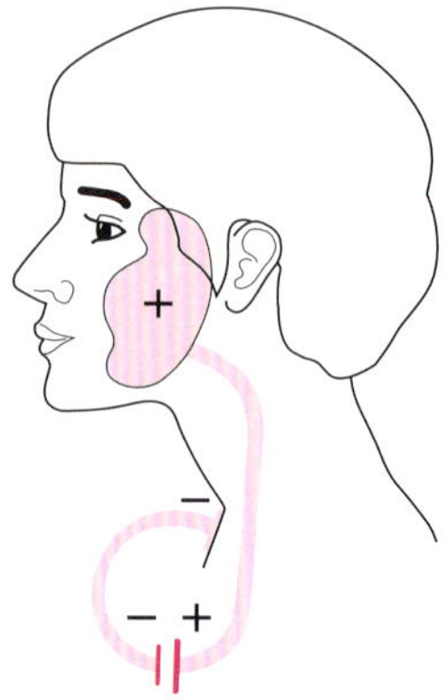

Bergonié-Maske

Bernard-Ströme (Claude B., Physiol., Paris, 1813–1878): gleichgerichtete Wechselstromimpulse in Kombination mit einem galvanischen Strom (sog. diadynamische Ströme); Anwendung verschiedener Frequenzmodulationen in der Elektrotherapie* mit durchblutungsfördernder u. schmerzlindernder Wirkung.

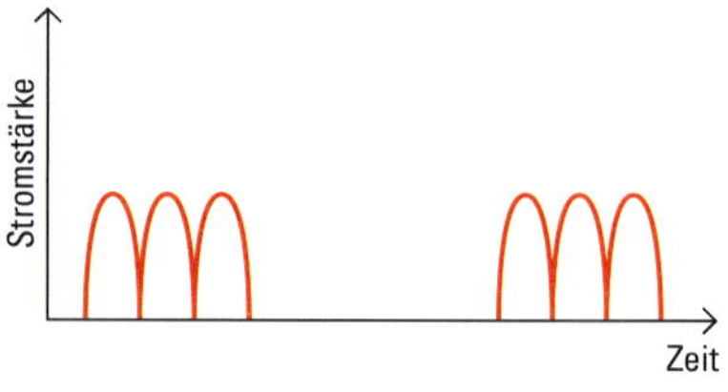

Bernard-Ströme

Beruhigungs|bad: Voll- od. Dreiviertelbad mit nicht zu warmer Temperatur (ca. 36 °C) zur Erleichterung des Einschlafens u. zur Beruhigung; durch medizinische Badezusätze wie z. B. Baldrian, Melisse od. Hopfen wird die sedierende Wirkung verstärkt. Vgl. Kräuterbad.

Beschäftigungs|therapeut m: aufgrund einer dreijährigen Ausbildung zur Durchführung der Beschäftigungstherapie u. Arbeitstherapie (s. Ergotherapie) befähigte u. zur Führung der geschützten Berufsbezeichnung (B. u. Arbeitstherapeut) berechtigte Person. Ausbildung u. Prüfung sind geregelt im „Gesetz über den Beruf des Beschäftigungs- und Arbeitstherapeuten" vom 25.5.1976 (BGBl. I S. 1171).

Besen|ginster: Cytisus scoparius, syn. Sarothamnus scoparius; Pflanze aus der Familie der Schmetterlingsblütler, Fabaceae; **Arzneidrogen:** getrocknete, abgestreifte Blüten (Cytisi scoparii flos), besonders im Frühjahr u. Herbst gesammelte, getrocknete, oberirdische Teile (Cytisi scoparii herba), getrocknete Pfahlwurzel mit Nebenwurzeln (Cytisi scoparii radix); **Inhaltsstoffe:** 0,8–1,5 % Chinolizidinalkaloide (insbesondere (-)-Spartein),

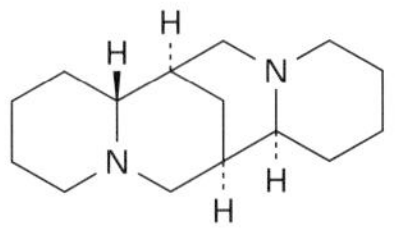

Besenginster:
Spartein

Phenylalaninderivate (Tyramin, Dopamin, Methyloxytyramin u. a.) u. Flavonoide; **Wirkung:** antiarrhythmisch (Spartein), vasokonstriktorisch, blutdrucksteigernd u. diuretisch (Tyramin); **Verw.:** unterstützende Therapie bei Kreislaufstörungen u. Hypotonie; **traditionell** als Aufguß od. Fluidextrakt bei Ödemen, rheumatischen Erkrankungen, Cholelithiasis u. Nephrolithiasis sowie als Herzstärkungsmittel; Blüten als Schmuckdroge; laut Kommission E beim ehemaligen Bundesgesundheitsamt ist mit einer Sparteinwirkung aufgrund des sehr geringen Gehalts in der Droge nicht zu rechnen. **Kontraindikationen:** Hypertonie, Schwangerschaft; **Wechselwirkung:** aufgrund des Tyramingehalts kann eine gleichzeitige Therapie mit Monoaminooxidasehemmern zu einer Blutdruckkrise führen; therapeutische Anwendung wegen des möglichen Risikos problematisch.

Betel|nuß: syn. Semen arecae; Samen der Betelnußpalme (Areca catechu); Hauptalkaloid Arekolin, das beim Kauen der Nuß zusammen mit Betelblättern u. Kalk zu Arekaidin mit zentral stimulierender Wirkung verseift wird; toxische Nebenwirkung: Entwicklung eines Oropharyngealkarzinoms.

Bett|fahr|rad: Gerät zur systematischen Bewegung der Beine bei Bettlägerigen, z. B. zur Prophylaxe von Beinvenenthrombosen.

Betula f: s. Birke.

BEV: Abk. für **B**ioelektronik* nach **V**incent.

Bewegungs|bad: Wasserbad mit Bewegungstherapie; durch Auftrieb, Wärme u. Viskosität (Widerstand gegen Bewegungen) bietet das B. gegenüber der Trockengymnastik Vorteile v. a. bei Patienten mit Bewegungsbehinderungen u. -einschränkungen durch entzündliche u. degenerative Gelenk- u. Wirbelsäulenerkrankungen, neurologischen Bewegungsstörungen sowie i. R. der Rehabilitation nach Unfall od. Operation.

Bewegungs|muster: Sequenz von ineinandergreifenden, komplexen Bewegungsabläufen; therapeutische Nutzung durch Bahnung mehrdimensionaler Bewegungen i. R. der Bobath*-Methode, Kabat*-Methode u. Vojta*-Methode; pathologische B. als Symptome bestimmter Erkrankungen.

Bewegungs|therapie (Therapie*) f: Behandlung u. günstige Beeinflussung bei der Prävention u. Rehabilitation von Erkrankungen des Herz-Kreislauf- u. Nervensystems, der Atemwege, des Bewegungsapparats, des Stoffwechsels sowie psychosomatischer Erkrankungen durch allgemeine u. gezielte körperliche Aktivität; wird auch synonym mit Krankengymnastik* verwendet; vgl. Körpertherapie.

Bewegungs|therapie, konzentrative (↑) f: Abk. KBT; körperorientiertes psychotherapeutisches Verfahren, bei dem durch spezielle Übungen eine Aktualisierung verschiedener körperlicher Erlebnisse wie Spannungs- u. Temperaturgefühl, Empfindung von weich u. hart usw. erreicht u. eine bewußte Selbstwahrnehmung u. U. gestörter körperlicher Bewegungsprozesse gefördert werden soll. So kann z. B. das Gefühl, „weiche Knie“ zu haben, zum Erlebnis labiler „Standhaftigkeit“ führen, welches als Resultat einer aus der Kindheit stammenden überfordernden Fassade gedeutet werden kann. Als Folge des Erfahrungsprozesses der eigenen Körperlichkeit läßt sich u. U. eine Korrektur des Selbstbildes entwickeln (Dreischritt: Wahrnehmen – Wahrhaben – Wahrmachen). Vgl. Feldenkrais-Methode, Körpertherapie.

Bewegungs|umfang: Bez. für die Beweglichkeit in einem Gelenk in einer Ebene; meßbar mit einem Goniometer.

Bezug: Bez. in der Homöopathie für eine überdurchschnittliche Häufigkeit von Symptomen im Arzneimittelbild*, die ein Organ (Organbezug), eine Gewebe- od. Symptomart, eine Körperseite (Lateralität*), eine Qualität*, Modalität* od. Causa* betreffen od. beinhalten; vgl. Arzneimittelbeziehung.

BFD: Abk. für **b**ioelektronische **F**unktions**d**iagnostik*.

Bibernelle f: Pimpinella major (große B.) bzw. Pimpinella saxifraga (kleine B.); Staude aus der Familie der Doldengewächse, Apiaceae; **Arzneidrogen:** oberirdische Teile (Pimpinellae herba), Wurzelstöcke u. Wurzeln (Pimpinellae radix); **Inhaltsstoffe:** in den Wurzeln 0,4–0,6 % ätherisches Öl (insbesondere mit den Tigloyl- bzw. 2-Methylbutyrylestern des Epoxy-pseudoisoeugenols), Polyine, Cumarine u. Furanocumarine; **Wirkung:** sekretomotorisch u. -lytisch, diuretisch; **Verw.:** Zubereitungen aus der Wurzel bei Entzündungen der oberen Luftwege; **traditionell** als Stomachikum in Bitterschnäpsen u. Gewürzextrakten, Anwendung des Krauts bei Lungenleiden, zur Förderung der Magen-Darm-Tätigkeit u. äußerlich bei Varikose; laut Kommission E beim ehemaligen Bundesgesundheitsamt ist die

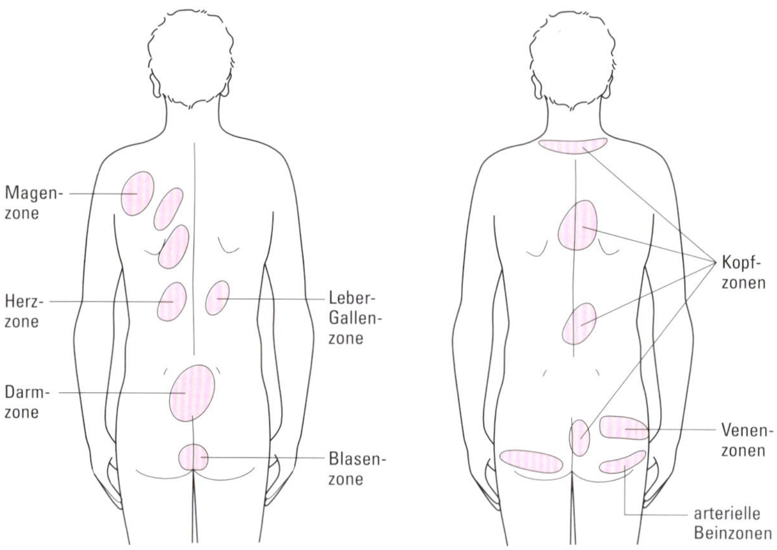

Bindegewebemassage:
Bindegewebezonen in der Haut

Wirksamkeit des Krauts bei den beanspruchten Anwendungsgebieten nicht belegt. **Homöopathische** Zubereitungen aus den frischen Wurzeln z. B. bei Wirbelsäulenbeschwerden u. Fieber.

Bicom-Therapie (Therapie*) f: Form der Bioresonanztherapie*, die auf dem Prinzip von Franz Morell (1977) beruht u. eine Mora*-Therapie mit dem Bicom-Gerät (Bicom: Kurzbezeichnung für Bio-Communication) u. speziellen Bicom-Elektroden darstellt.

Bienen|königinnen|futter|saft: syn. Gelée royale; Sekret der Kopfdrüsen der Honigbiene*; **Inhaltsstoffe:** Vitamine des B-Komplexes, Enzyme (z. B. Cholinesterase, Phosphatase), Zucker, Biopterin, Hydroxy-2-decensäure, kortikosteroidartige Substanzen, Proteine (Royalisin); **Wirkung:** antiinflammatorisch, antibakteriell, wundheilungsfördernd; **Verw.: traditionell** innerlich als Roborans, bei Arteriosklerose u. Anämien; in Kosmetika zur Steigerung der Hautdurchblutung; **NW:** allergische Reaktionen.

Bier|hefe: s. Faex medicinalis.

Bier-Stauung (August B., Chir., Berlin, 1861–1949): Stauung entzündeter Körpergebiete zum Zwecke der Blutüberfüllung, mit der Bier eine schnellere Heilung zu erreichen glaubte.

Bild|erleben, kata|thymes: sog. Tagtraumtechnik, Symboldrama; tiefenpsychologisch angelegte Form der Psychotherapie* (nach H. C. Leuner), basierend auf sog. Schlummerbildchen (spontan entstehende innere Bilder vor dem Einschlafen); nach einleitender Entspannung wird der Patient angeregt, Bilder vor seinem inneren Auge entstehen zu lassen u. diese dann fortlaufend zu beschreiben. Durch Einbezug aller Sinnesempfindungen kommt es zu einer Steigerung der Erlebnisqualität. Angestrebt wird eine symbolische Durcharbeitung von Problemen, Konflikten, Fehlhaltungen u. neurotischen Reaktionsweisen. Die Anwendungsbreite ist groß, abhängig von der Erfahrung des Therapeuten: Neurosen, Lebenskrisen, psychosomatische Störungen, Krisenintervention.

Bilsen|kraut, schwarzes: Hyoscyamus* niger.

Binde|gewebe|massage f: Form der Reflexzonenmassage*, bei der durch langsames u. ausgedehntes Streichen der Haut mit einer od. zwei Fingerkuppen tangentiale Druck- u. Zugreize auf das subkutane Bindegewebe ausgeübt werden; neben einer lokalen Wirkung (Lockerung von Verspannungen u. Verhärtungen) soll eine segmental-reflektorische Beeinflussung innerer Organe erzielt werden. Vgl. Segmenttherapie.

Bio-: Wortteil mit der Bedeutung Leben, Lebensvorgänge; von gr. βίος.

Bio-Aura (↑; Aura*) f: syn. Bioplasma, Aura*.

Bio|chemie nach Schüssler (↑; Wilhelm Heinrich Sch., Arzt, Oldenburg, 1821–1898) f: syn. biochemische Behandlung; therapeutischer Einsatz von erdalkalischen Salzen (sog. Funktionsmittel), basierend auf Schüsslers

Untersuchungen der Asche Verstorbener, die (je nach vorliegender Krankheit) ein Fehlen od. eine von der Norm abweichende Zusammensetzung bestimmter Mineralien aufwies, u. seiner Auffassung von Krankheit als Folge des „Fehlens von Lebenssalzen". Schüssler kannte bereits drei Stufen von Entzündungsvorgängen (sie entsprechen heute dem serösen, fibrinösen u. sog. harten Entzündungszustand) u. verabreichte entsprechend den Symptomenbildern die aus seiner Sicht geeigneten Salze. Meist wurden mehrere Mittel i. S. einer Komplexhomöopathie eingesetzt. Er entwickelte eine biochemische Behandlung mit zunächst 24 Funktionsmitteln, die er später auf 12 Mineralsalze in homöopathischer Dosierung reduzierte; später wurden noch Zusatzmittel beschrieben. Die B. n. Sch. unterscheidet neben den Funktionsmitteln noch Konstitutions- u. Regulationsmittel, die (je nach Anamnese, Symptomenbild u. Verlauf der Erkrankung) eingesetzt werden. Die Akuität entscheidet über die Zeitdauer der Einnahme. Regel: Je chronischer der Zustand, desto länger die Einnahme, aber geringer die Dosis. Wissenschaftlich umstrittenes Verfahren; keine große Verbreitung.

Bio|dynamik (↑; gr. δύναμις Kraft, Macht) f: Begriff aus der modernen Luft- u. Raumfahrtmedizin, die sich mit den Problemen der Schwerkraft auf den Menschen befaßt; er bezeichnet die Anwendung der Dynamik in biologischen Systemen. Die Dynamik ist ein Teilgebiet der Physik u. beschreibt Kräfte u. Wechselwirkungen u. deren Bewegungs- u. Zustandsänderungen. Die biologischen Systeme sind offene u. hochkomplexe, meist hierarchisch organisierte Systeme, die zum eigenen Erhalt ständig Energiezufuhr benötigen; ihre Fähigkeit zur Selbstorganisation ermöglicht es ihnen, sich an die Umgebung anzupassen. Lebendige Systeme sind im Gegensatz zu den physikalischen Systemen nichtlinear, d. h., ihre Prozesse sind nicht sicher prognostizierbar, teilweise irreversibel u. unterscheiden sich fundamental in ihrer evolutorischen Selbstbestimmung u. in der Annahme, daß hochkomplexe Wechselbeziehungen primär dem Ziel des Ganzen dienen.

Bio|elektronik nach Vincent (↑; gr. ἤλεκτρον Bernstein, an dem zuerst elektrostatische Kräfte beobachtet wurden; Louis-Claude V., Hydrologe, Libanon, Paris) f: Abk. BEV; ein sog. Frühdiagnoseverfahren, das drei Faktoren mißt u. in einen regulationsphysiologischen Zusammenhang stellt: **1.** Elektronenpotential rH2 (Potentialfaktor); **2.** spezifischer Widerstand r (dielektrischer Faktor); **3.** Wasserstoff-Ionenpotential (pH). Die Meßtrias „pH-rH2-r" wurde von Vincent bereits 1946 i. R. seiner Tätigkeit als Hydrologe zur Verbesserung der Trinkwasseruntersuchungen eingeführt. 1952/53 wies er die Bedeutung seiner Entwicklung im Libanon auch an Kranken als zuverlässiges Diagnostikum nach. Die Faktoren werden jeweils in Blut, Speichel u. Urin getrennt gemessen. Die Meßwerte werden in ein sog. Bioelektronigramm eingetragen, das ein Koordinatensystem darstellt u. in vier bioelektronische sog. Terrainzonen eingeteilt werden kann. Diese entsprechen (in Anlehnung an das klassische Terrainkonzept von Claude Bernard) einem bevorzugten Dispositionsterrain für definierte Mikroorganismen (z. B.: Quadrant 3 = alkalisch-oxidiert = Viruserkrankungen, degenerative Prozesse); Ziel ist es, Aussagen über die Anfälligkeit z. B. für bakterielle u. virale Erkrankungen, für Herz-Kreislauf- u. Krebserkrankungen in einem möglichst frühen Stadium zu erhalten. Es werden vorwiegend ernährungstherapeutische Konsequenzen aus den Befunden gezogen (z. B. Empfehlung bestimmter Wasserqualitäten, basischer Nahrungsmittel, Vermeidung eiweißreicher Kost, bestimmter Medikamente). Die Methode wird auch für Untersuchungen an Lebensmitteln, Leitungswasser usw. in bezug auf „gesundheitsfördernd" u. „empfehlenswert" herangezogen. Wissenschaftlich umstrittenes Verfahren, geringe Verbreitung.

Bio|en|ergetik (↑; gr. ἐνέργεια Tätigkeit, Wirksamkeit) f: s. Analyse, bioenergetische.

Bio|feed|back (↑; engl. feedback Rückkopplung) n: Bez. für in der Verhaltenstherapie angewendete Verfahren, bei denen physiologische Parameter (z. B. mittels Elektromyographie, Elektrokardiographie, Elektroenzephalographie) erfaßt u. der bewußten Wahrnehmung zugänglich gemacht werden. Die Rückmeldung kann auf optischem u. akustischem Weg erfolgen u. dient zur Selbstkontrolle bzw. Modifizierung der gemessenen physiologischen Abläufe. Anwendung z. B. bei Migräne, psychogenen Lähmungen, zur Unterstützung von Entspannungstechniken (z. B. bei Angstpatienten) u. bei psychosomatischen Erkrankungen (zur Steigerung des Körperempfindens). Vgl. Autogenes Training.

Bio|information (↑; lat. informare gestalten, darstellen) f: elektromagnetische Bioinformation; Synthese zwischen elektromagnetischen Wechselwirkungen im lebenden Organismus einerseits u. der kybernetischen Natur des Organismus als offenes, adaptives, autoregulatives (s. Autoregulation) u. komplex-vernetztes, selbstreferentielles System andererseits. „Bioinformationell" bedeutet allgemein „Informationen u. Funktionsordnungen übertragender, dialogisierender Vorgang". Der Dialog ist dadurch gekennzeichnet, daß Fragen an die „Natur", z. B. den Organismus, gestellt werden, auf die diese mit „ja" od. „nein" antworten soll. Beispiele: elektromagnetische Schwingungen, energetische Informationsübertragung beim Medikamententest der Elektroakupunktur nach Voll (s. Elektroakupunktur), Bioresonanzverfahren (z. B. Bioresonanztherapie*), angewandte Kinesiologie*, Hochpotenzarzneimittel der Homöopathie*; im weitesten Sinne aber auch ordnungstherapeutische u. gesundheitspädagogische Aspekte der Lebensordnung u. Gesundheitsbildung. Vgl. Naturismus, Naturheilkunde.

Bio|klimato|logie (↑; gr. κλῖμα Gegend; -logie*) f: Teilgebiet der Medizinmeteorologie, das sich mit der Wirkung des Klimas* auf Menschen (auch Tiere u. Pflanzen) befaßt u. diese therapeutisch zu nutzen sucht. Die Wechselwirkungen zwischen Wetter u. Mensch werden in der sog. Biosynoptik erforscht.

Bio|kommunikation (↑; lat. communicare gemeinsam tun, besprechen) f: Begriff, der die Vorgänge der Informationsübertragung in lebendigen Systemen beschreibt; es werden u. a. elektromagnetische, langreichweitige Wechselwirkungen in u. zwischen den Zellen u. höheren Organisationsebenen diskutiert. Wichtige Teilbereiche der B. unter Zellen u. Zellverbänden sind die Steuerung biochemischer Stoffwechselvorgänge, der Membranpotentiale (zur Sicherstellung der Transportvorgänge), Repair-Mechanismen, Immunregulation, Wachstumsvorgänge usw. Es ist wissenschaftlich umstritten, welche Rolle den Biophotonen* u. den kohärenten Wellenfeldern i. R. der B. zugeschrieben werden kann. Vgl. Biodynamik.

Bio|metrie, leuko|zytäre (↑; gr. μέτρον Maß) f: Bez. für einen von Pinel eingeführten spekulativen hämatologischen Labortest zur Krebs(früh)erkennung; obsolet.

Bionomy (engl.) n: syn. Ortho-B.; von dem Osteopathen Arthur-Lincoln Pauls begründete, erweiterte Form der manuellen Medizin* mit inhaltlichen Bezügen zur Osteopathie*, dem japanischen Judo, zur Feldenkrais*-Methode, Auraarbeit usw.; im Mittelpunkt des B. steht die Auffassung, daß die sich entwickelnden Krankheitssymptome einen biologischen Sinn haben u. Ausdruck von Kompensation od. Fehlinterpretation sind. In der praktischen Umsetzung bedeutet dies, daß mit den verschiedenen zum Einsatz kommenden Behandlungstechniken nie „gegen das vorliegende Symptom", sondern immer „in die Richtung der freien, schmerzlosen, uneingeschränkten Bewegung" gearbeitet wird. Damit soll dem Körper durch Symptomübertreibung die Fehlanpassung bewußt gemacht werden. Parallelen finden sich hierbei zu modernen Formen der Cranio*-Sacral-Therapie. Die Behandlungstechniken werden in sieben Phasen unterteilt; die letzten beiden Phasen verlassen die bekannten osteopathischen Techniken u. stellen subjektive Körperwahrnehmungen dar, die sich an die energetischen Dimensionen (z. B. Aura*) des Patienten wenden sollen. **Anw.:** bei funktionellen Bewegungsstörungen, psychosomatischen Störungen, hormonell-vegetativer Dysregulation, Sehstörungen usw.; wissenschaftlich nicht belegtes, spekulatives Verfahren mit geringer Verbreitung.

Bio|photonen (Bio-*; gr. φῶς Licht) n pl: elektromagnetische Wellen in lebendigen Systemen u. deren Zellen u. Zellverbänden, die als ultraschwache Photonenemission durch extreme Lichtverstärkertechniken sichtbar gemacht werden können. Nach einem hypothetischen Modell von Li u. Popp (1983, 1988 u. 1992) handelt es sich um eine Zellstrahlung, die vorwiegend aus der Desoxyribonukleinsäure (Abk. DNA) der Zellkerne stammt. Dort sollen sich optisch angeregte Moleküle, sog. Exciplexe, bilden, die als metastabile Bindungszustände von Basenpaaren der DNA permanent Strahlungsenergie an ihre Umgebung abgeben. B. sollen eine wesentliche Grundlage der Biokommunikation* sein u. haben infolge ihrer Kohärenz eine lange Reichweite.

Bio|plasma (↑; gr. πλάσμα Gebilde) n: syn. Bio-Aura, Biofeld, Aura*.

Bio|resonanz|therapie (↑; lat. resonare widerhallen; Therapie*) f: Abk. BRT; von dem Arzt Franz Morell 1977 eingeführte Methode, die mit „patienteneigenen Schwingungen" behandelt; es sollen biophysikalische Schwingungen (Frequenzen) des Patienten mit Hilfe eines Geräts (Mora-Gerät, Bicom) gemessen u. dann dem Körper modifiziert wieder über eine zweite Elektrode zurückgegeben werden. Bei allen Formen der BRT mit körpereigenen Signalen wird versucht, die pathologische Information über verschiedene Formen von Elektroden möglichst topographisch genau (Elektrodenanpassung) abzunehmen. Aus dem Frequenzgemisch sollen die pathophysiologischen Irritationssignale getrennt u. durch inverse Schwingungen (i. S. von „Spiegelbildschwingungen") gelöscht werden. Therapieprinzip ist die Bioresonanz (Mitschwingen elektromagnetischer Schwingungen), d. h., es sollen bei einem Aufeinandertreffen von Schwingungen ähnlicher od. gleicher Frequenz nicht nur Auslöschphänomene* sondern auch Verstärkungsvorgänge stattfinden. Somit gibt die BRT auch vor, geschwächte physiologische Schwingungen des Organismus verstärken zu können. Obwohl der Schwerpunkt in der Behandlung liegt, ist die BRT auch ein Diagnoseverfahren, das vorwiegend bei der Allergietestung eingesetzt wird. Nach Feststellung einer Belastung soll das invertierte Allergen sofort hinsichtlich seiner Meßwertverbesserung überprüft werden können. Neben den Formen der BRT mit patienteneigenen Schwingungen gibt es auch Weiterentwicklungen, die mit „externen" Signalen arbeiten. Hierzu zählen die von Ludwig u. Morell eingeführten Verfahren mit externen elektromagnetischen Signalen u. die Multicom*-Therapie. **Anw.:** insbesondere bei Allergien, chronischen Schmerzzuständen, chronisch-degenerativen Erkrankungen, chronischer Infektneigung; **Kontraindikation:** morphologisch irreversible Schäden; wissenschaftlich nicht belegtes Verfahren. Vgl. Mora-Therapie, Bicom-Therapie.

Bio|rhythmus (↑; gr. ῥυθμός Gleichmaß, Takt) m: periodische Schwankungen der Körperfunktionen, die z. B. durch äußere (Licht, zirkadianer Rhythmus, Jahreszeiten) u. innere (Hormone, Menstruationszyklus) Faktoren beeinflußt werden; wird besonders in der Homöopathie (s. Periodizität, Zeitmodalität) u. traditionellen chinesischen Medizin* bei der Diagnostik u. Therapie von Erkrankungen berücksichtigt.

Bi|oscillator (lat. bis zweifach; oscillare schwingen) m: Gerät, das bei der harmonikalen Therapie eingesetzt wird; s. Harmonik.

Biotin n: wasserlösliches Vitamin, cyclisches Harnstoffderivat, das einen Thiophanring u. drei asymmetrische C-Atome enthält, so daß acht Stereoisomere möglich sind; in der Natur kommt nur das biologisch aktive D-(+)-Biotin vor. **Biochemische Funktion:** Coenzym einer Reihe von Carboxylase-, Transcarboxylase- u. Decarboxylasereaktionen (CO_2-Übertragung), somit wichtig für die Glukoneogenese sowie beim Abbau einiger essentieller Aminosäuren u. in der Biosynthese von Fettsäuren.

Vork. in Nahrungsmitteln: häufig nur in geringen Konzentrationen; besonders in Rinderleber, Eigelb, Sojabohnen, Nüssen, Hülsenfrüchten u. Getreideerzeugnissen; **Bedarf** für Erwachsene (DGE 1991): Schätzwert ca. 30–100 µg/Tag; **Mangelerscheinungen:** Bei extremen Ernährungsgewohnheiten (z. B. häufiger Verzehr von rohen Eiern), Alkoholkrankheit u. parenteraler Ernährung kann die Bedarfsdeckung gefährdet sein. Es kommt zu Dermatitis, Haarausfall, Anorexie, Übelkeit, Depressionen u. Störungen der Fortpflanzung. **Hypervitaminose:** weder alimentär noch bei therapeutischer Anwendung hoher Dosierungen bekannt.

Bio|verfügbarkeit (Bio-*): **1.** (pharmak.) Bez. für die Geschwindigkeit u. das Ausmaß, in denen der therapeutisch wirksame Anteil eines Arzneimittels* aus den jeweiligen Arzneiformen freigesetzt u. resorbiert bzw. am Wirkort verfügbar wird; **2.** (ernährungsphysiol.) prozentualer Anteil der nach Abschluß der Verdauung vom Darm ins Blut tatsächlich resorbierten Bestandteile der Nahrung; abhängig von Verarbeitungsgrad, Zusammensetzung u. Erhitzungsgrad der Kost, Gesundheitszustand, antinutritiven Faktoren, Art u. Struktur der Proteine, bei Mineralstoffen u. Vitaminen von Anwesenheit u. Menge an z. B. Ballaststoffen u. Phytinsäure.

Bircher-Benner-Kost (Maximilian B.-B., Arzt, Zürich, 1867–1939): Kostform zur Mobilisierung der Selbstheilungskräfte, Anregung der Darmfunktion u. wachsenden Ökonomisierung des gesamten Stoffwechsels; Bevorzugung pflanzlicher Lebensmittel mit einem hohen Anteil an Rohkost*, Vollgetreide u. Gemüse, evtl. mit völligem Verzicht auf tierische Nahrungsmittel (strenge Form) od. mit zusätzlichem Verzehr von Brot, Zucker, Haferflocken sowie kleinen Mengen an Milch, Butter u. Käse (erweiterte Form).

Bircher-Müsli (↑): nährstoffreiche (meist) Frühstücksmahlzeit aus eingeweichten Getreideflocken, geriebenen Äpfeln, Zitronensaft, Kondensmilch od. süßer Sahne, Honig sowie evtl. Mandeln u. Nüssen.

Birke: Betula pendula (Hängebirke) bzw. Betula pubescens (Moorbirke); Baum aus der Familie der Birkengewächse, Betulaceae; **Arzneidroge:** Laubblätter (Betulae folium); **Inhaltsstoffe:** mindestens 1,5 % Flavonoide, Saponine, Gerbstoffe, ätherisches Öl; **Wirkung:** entwässernd; **Verw.** von Teeaufgüssen, Preßsäften u. Fertigarzneimitteln bei bakteriellen u. entzündlichen Erkrankungen der ableitenden Harnwege, Nierengrieß u. rheumatischen Erkrankungen; **traditionell** auch bei Gicht, Ödemen, Hautkrankheiten u. zur Stoffwechselanregung; keine Kontraindikation, Nebenwirkung od. Wechselwirkung bekannt. Bei Ödemen infolge eingeschränkter Herz- od. Nierentätigkeit sollte keine Durchspülungstherapie durchgeführt werden!

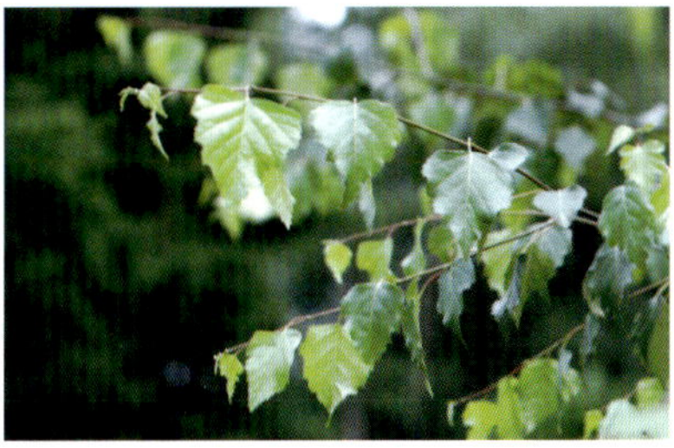

Birke

Bi-Syn|drome (gr. σύνδρομος mitlaufend, begleitend) n pl: wörtliche Übersetzung: Versperrungs- od. Blockierungssyndrome; in der traditionellen chinesischen Medizin* zusammenfassende Bez.: **1.** zunächst für schmerzhafte rheumatische Erkrankungen mit Gelenk- u. Gliederschmerzen; ferner **2.** für schmerzhafte Erkrankungen nach ihrer Topographie im Organismus (z. B. Brust-Bi, Herz-Bi, Haut-Bi, Knochen-Bi, Gefäß-Bi); **3.** gelegentlich auch zusätzliche Klassifikation der Bi-Erkrankungen nach schmerzhaften Veränderungen an den Fünf* Speicherorganen (als Herz-Bi, Milz-Bi usw.). Nach der beteiligten äußeren Störung unterscheidet man

Wind-Bi-Erkrankungen mit wandernden Schmerzen, Nässe-Bi-Erkrankungen mit festsitzenden Schmerzen u. Kälte-Bi-Erkrankungen mit starken Schmerzen.

Bitter|fenchel: s. Fenchel.

Bitter|holz: s. Quassia.

Bitter|klee: Menyanthes trifoliata, Fieberklee; Sumpfpflanze der Familie der Menyanthaceae; **Arzneidroge:** Laubblätter (Menyanthis folium); **Inhaltsstoffe:** Bitterstoffe (Iridoide, Secoiridoide); **Wirkung:** Förderung der Speichel- u. Magensaftsekretion; **Verw.:** bei Appetitlosigkeit u. dyspeptischen Beschwerden; **traditionell** auch bei Erkrankungen der Leber, Gicht, Migräne, als Fiebermittel, zur sog. Blutreinigung; **homöopathische** Verwendung der frischen blühenden Pflanze z. B. bei Neuralgien u. Muskelzucken.

Bitter|mittel: s. Amarum.

Bitter|salz: Magnesiumsulfat*.

Bitter|süß: Solanum dulcamara; Pflanze aus der Familie der Nachtschattengewächse, Solanaceae; **Arzneidroge:** getrocknete zwei- bis dreijährige, im Frühjahr vor dem Austreiben der Blätter od. im Spätherbst nach dem Abfallen der Blätter gesammelte Stengel (Dulcamarae stipites); **Inhaltsstoffe:** Furostanolglykoside (Protosaponine), Solayamocinoside (Bitterstoffe), Glykoalkaloide, N-freie Spirostanglykoside; **Wirkung:** adstringierend, antimikrobiell, schleimhautreizend; **Verw.:** zur unterstützenden Therapie bei chronischem Ekzem; **traditionell** bei Asthma bronchiale, rheumatischen Erkrankungen, Gicht u. auch äußerlich, bei verschiedenen Hauterkrankungen; **NW:** Intoxikation durch die Beeren (bis zu 2 % Steroidalkaloidglykoside) möglich; **homöopathische** Zubereitungen aus den jungen Trieben u. Blättern vor der Blüte bei Muskel- u. Gelenkrheumatismus als Erkältungsfolge, Zystitis, akuter Gastroenteritis, Urtikaria u. Herpes simplex.

Blähungen: s. Flatulenz, Meteorismus.

Blasen|entleerungs|störungen: zusammenfassende Bez. für alle mechanischen bzw. neurogenen Störungen der Miktion, z. B. Harnabflußbehinderungen*, Harninkontinenz, Dysurie*.

Blasen|entzündung: s. Zystitis.

Blasen|erkrankungen: Sammelbezeichnung für Erkrankungen der Harnblase; aus dem Bereich der Phytotherapie werden zur allgemeinen **Therapie** traditionell eine Vielzahl von Zubereitungen, z. B. aus Eibisch, Erdrauch, Esche, Heidelbeere, Schlehe u. Sellerie angegeben; vgl. Harnabflußbehinderungen, Harnwegerkrankungen, Reizblase, Zystitis.

Blei: chemisches Element, Symbol Pb (Plumbum), OZ 82, relative Atommasse 207,2; zur Kohlenstoffgruppe gehörendes, zwei- u. vierwertiges, blaugraues, unedles Metall; toxisches Spurenelement; **Vork. in Nahrungsmitteln:** gelangt durch Industrie u. Kraftwerke über die Umwelt in Lebensmittel; besonders hoher Gehalt in pflanzlichen Lebensmitteln (Blattgemüse, Pilze) sowie Leber, Nieren, Innereien, Würste u. Fisch. **Intoxikationen:** Bei Aufnahme über den Verdauungstrakt, die Atemwege, Haut u. Schleimhäute sind Pb u. seine Derivate akut giftig, auch eine Langzeitinkorporation geringer Dosen ist toxisch; bereits Spuren führen zur Beeinträchtigung der Blutbildung u. der Funktion des Nervensystems; es kann zu Anämien, Schlafstörungen, Kopfschmerzen, Schwindel, Reizbarkeit, Organ- u. Skelettschäden kommen; Pb reichert sich als Summationsgift im Organismus an u. wirkt embryotoxisch. In der Bundesrepublik Deutschland werden z. Z. durchschnittlich 200–300 μg Pb/Tag oral mit der Nahrung aufgenommen, von denen 10 % resorbiert werden (durch die WHO vorgeschlagener Grenzwert ca. 430 μg/Tag oral); dazu kommen täglich ca. 6–12 μg über die Atemwege resorbiertes Pb. Das vom Organismus resorbierte Pb wird zu 90 % in den Knochen abgelagert; die biologische Halbwertzeit bezogen auf Knochengewebe beträgt ca. 10 Jahre. **Referenzbereich:** <1,93 μmol/l (400 μg/l) Vollblut.

Blitz|guß: in der Kneipp*-Therapie verwendeter spezieller Guß, bei dem das Wasser durch eine Hochdruckdüse aus einer Entfernung von mindestens 3 m auf den Körper gebracht wird, wobei eine starke mechanische Reiz- u. Massagewirkung erzielt wird; der von Sebastian Kneipp angewendete kalte B. wird kaum noch verwendet, statt dessen der heiße B. nach Fey, meist auf den Rücken (sog. Rückenblitz) bei Verspannungen der Rückenmuskulatur. Vgl. Flachguß.

Blockade: Ausbleiben einer angemessenen Reaktion auf die Verabreichung eines homöopathischen Arzneimittels z. B. nach einer vorausgegangenen Impfung od. akuten Erkrankung; die Wiederherstellung der Reaktionsfähigkeit durch Anwendung einer Nosode* (s. Impfnosode) wird als Lösen der B. interpretiert. Vgl. Heilungshindernis, Antidotierung.

Blüten|staub: s. Pollen.

Blut|dia|gnostik, holistische (gr. διαγνωστικός fähig zu unterscheiden) f: s. Aurasskopie, Auras-Test.

Blut|druck, niedriger: Hypotonie*.

Blut|egel: s. Hirudo medicinalis, Haementeria officinalis.

Blut|erguß: Hämatom*.

Blut|hoch|druck: Hypertonie*.

Blut|kristall|ana|lyse (gr. κρύσταλλος Eis; ἀναλύειν auflösen) f: s. Kristallisationstest.

Blut|reinigung: volkstümliche Bez. für eine Frühjahrskur mit diuretisch u. laxativ wirkenden Drogen; vgl. Antidyskratikum, Therapie, ausleitende.

Blut|steig|bild: s. Blutuntersuchung, kapillardynamische.

Blut|test, elektro|magnetischer m: Abk. EMB; ein diagnostisches u. therapeutisches Verfahren des Arztes Dieter Aschoff, mit dessen Hilfe die Erkennung der elektromagnetischen „Krankheitsinformationen“ aus dem Blut des Patienten erfolgen soll. Im Gegensatz zur Elektroakupunktur nach Voll (s. Elektroakupunktur) werden hierbei nicht primär Veränderungen an Akupunkturpunkten gemessen, sondern das Blutpräparat durch einen elektromagnetischen Schwingkreis verstärkt u. durch Auflage von Testmaterialien (z. B. Medikamente) eine Rückführung der Meßwerte (Widerstandsmessung) an Akupunkturpunkten einer Hand zur Norm versucht. Der Schwingkreis ist jedoch bei dieser Methode weder mit der Testperson noch mit dem Ohm-Meter leitend verbunden. Ziel der Therapie ist der Ausgleich von sog. Krankheitsschwingungen durch geeignete sog. Medikamentenschwingungen. Nach Auffassung von Aschoff ist die Gesundheit des Menschen an die magnetische Ausrichtung der Spin-Achsen (Spin: Drehung) gebunden. Diese Ausrichtung soll sich offenbar nach dem Magnetfeld der Erde (magnetischer „sechster Sinn“) orientieren. Im Blut von Krebspatienten sollen angeblich Änderungen des Spin-Zustands vorliegen. Der Test gilt als wissenschaftlich nicht anerkannt u. spekulativ; geringe Verbreitung.

Blut|tropfen|test, holistischer m: Kurzbezeichnung HBT-Test; Blutuntersuchung, die auf der Annahme basiert, daß alle Informationen des Körpers im Blut vorhanden sind u. dieses daher Auskunft über die energetische Gesamtsituation u. über erkrankte Körperteile geben kann. Nach Lancettenstich wird der dritte Bluttropfen aus dem vierten Finger (Fingerbeeren-Mitte) der dominanten Handseite entnommen u. per Mikropipette auf die Mitte eines Diaglases aufgebracht u. das zweite Diaglas vorsichtig aufgelegt. In Verbindung mit den Erkenntnissen aus der traditionellen chinesischen Medizin* u. der dort bekannten sog. Organuhr wird die Morphologie u. Richtung des ausgeflossenen Bluttropfens gemäß der sog. N-Uhr-Position bestimmt u. gedeutet. Fließt z. B. der Bluttropfen in Richtung der sog. Drei-Uhr-Position, soll eine energetische Belastung des Nierenmeridians vorliegen. Wissenschaftlich nicht nachvollziehbares Verfahren; Form des modernen Okkultismus*; geringe Verbreitung.

Blutung: Hämorrhagie; Austritt von Blut aus den Gefäßen in das umgebende Gewebe od. an die Körperoberfläche; **Formen: 1.** Rhexisblutung (Zerreißungsblutung) als Folge von Gefäßeinrissen, bedingt durch Traumen, Arrosion, Gefäßwanderkrankungen (z. B. Arteriosklerose), Ruptur infolge starker Druckunterschiede (z. B. bei Hypertonie); **2.** Diapedeseblutung (sog. Durchtrittsblutung); Austritt von Blutbestandteilen durch die äußerlich intakte Gefäßwand infolge Hämostase bzw. bei hämorrhagischer Diathese; **Symptomatik:** bei äußerer Blutung sichtbar: **1.** arterielle B.: helles, pulssynchron spritzendes Blut; **2.** venöse B.: dunkelrotes Blut im Schwall; **3.** parenchymatöse B. bei flächenhaften Schnitt- od. Rißwunden mit B. aus allen eröffneten Gefäßen; bei innerer B. (z. B. gastrointestinale B.) Blutdruckabfall infolge von Volumenverlust, Tachykardie, Hämoglobinabfall, evtl. Schock; **4.** bei chronischer Blutung Anämie als Leitsymptom; **Therapie:** lokale Blutstillung, ggf. Volumenersatz (Bluttransfusion) u. Behandlung der zugrundeliegenden Störung; phytotherapeutisch werden traditionell Fuchskreuzkraut, Mistel, Schafgarbe u. Tormentilla, homöopathisch Immergrün u. Schafgarbe angewendet.

Blut|untersuchung, kapillar|dynamische: syn. Kaelin-Test, Steigbildmethode; Verfahren der anthroposophischen Medizin*, mit dem bestimmte Krankheitstendenzen erkannt werden sollen. Auf spezielles Fließpapier aufgebrachtes Blut steigt durch kapilläre Saugwirkung auf; die entstandenen Formen werden nach Trocknung durch eine nachsteigende Metallsalzlösung sichtbar gemacht u. intuitiv sowie durch Erfahrung insbesondere hinsichtlich einer Krebsentstehung gedeutet. Beispiele für derartige Phänomene sind rundliche, harmonische u. pflanzenähnliche, „tierähnliche u. dramatischere“, verzerrte, bizarre u. chaotische sowie „typisch bösartige“ Formen. Neben Zeitpunkt u. Art des Durchbruchs durch die sog. primäre Blutlinie sollen v. a. die Unregelmäßigkeiten bei der Auflösung dieser Blutlinie zur Interpretation von Organmustern u. Lokalisation von Tumoren bzw. deren Präkanzerosen wichtig sein.

Blut|wäsche nach Wehrli (Eduardo W., Arzt, Locarno): syn. hämatogene Oxidationstherapie*.

Blut|wurz: s. Tormentilla.

BMI: Abk. für (engl.) **B**ody* **m**ass **i**ndex.

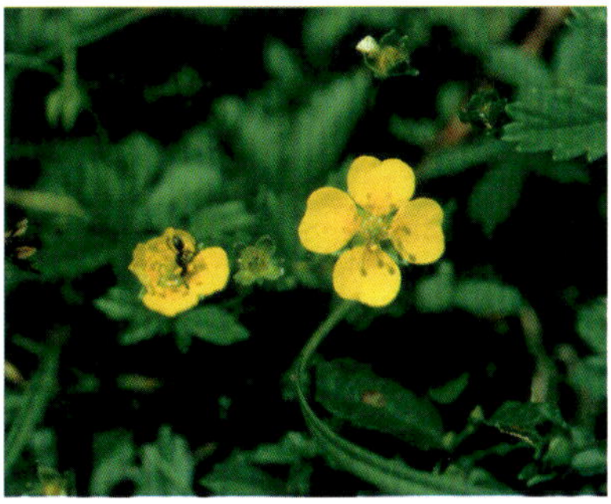

Blutwurz

Bobath-Methode (Karel B., Neurol., London, 1905–1991; Bertie B., Krankengymnastin, London, 1907–1991) f: therapeutisches Verfahren, das zur konservativen Behandlung der infantilen Zerebralparese entwickelt wurde; systematisches Training zur Herstellung der normalen Tonuslage durch Unterdrükkung pathologischer bzw. primitiver Reflexmechanismen, Anbahnung höher integrierter Bewegungs- u. Haltungsreflexe u. Überleitung in brauchbare Zielbewegungen. Die B.-M. wird auch als krankengymnastische Behandlungsmethode zur Verhinderung bzw. Abschwächung spastischer Lähmungserscheinungen bei Patienten mit Apoplexie erfolgreich angewendet. Vgl. Bewegungstherapie, Krankengymnastik.

Bocks|horn|klee: Trigonella foenum-graecum; einjähriges Kraut aus der Familie der Schmetterlingsblütler, Fabaceae; **Arzneidroge:** reife getrocknete Samen (Foenugraeci semen); **Inhaltsstoffe:** Schleimstoffe, Trigonellin (N-Methylnicotinsäure), Proteine, fettes Öl, Steroidsaponine; **Wirkung:** appetitanregend, Besserung des Allgemeinbefindens; **Verw.:** innerlich bei Appetitlosigkeit u. als Roborans; äußerlich als Breiumschlag bei lokalen Entzündungen, Furunkeln, Ulzerationen u. sog. Drüsenschwellung; **traditionell** als schmerz- u. hustenlinderndes Mittel sowie bei Erkrankungen der oberen Atemwege u. Magenbeschwerden; **NW:** bei wiederholter äußerer Anwendung sind unerwünschte Hautreaktionen möglich.

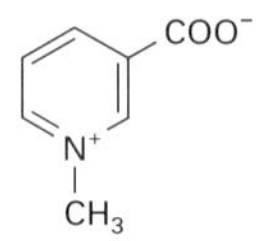

Bockshornklee: Trigonellin

Body building (engl. Körperformung) n: Krafttraining an speziell entwickelten Geräten, das auf die Entwicklung bestimmter Muskeln od. Muskelgruppen ausgerichtet ist.

Body mass index (engl. Körpermassenzahl) n: Abk. BMI; syn. Quetelet-Index; Verhältniszahl zur Beurteilung des Körpergewichts; der anzustrebende Wert sollte zwischen 20 u. 25 liegen (Bestimmung: s. Abb.). Vgl. Normalgewicht.

$$\text{BMI} = \frac{\text{Körpergewicht (kg)}}{\text{Körperlänge}^2\ (\text{m}^2)}$$

Normalwert		20-25
Übergewichtsklasse	I	25-30
	II	30-40
	III	> 40

Body mass index

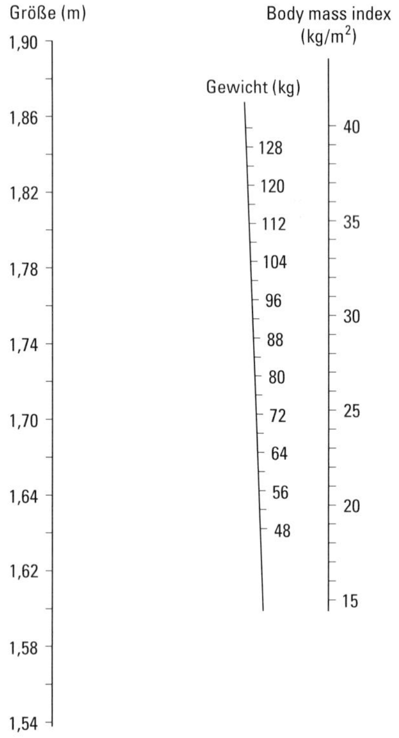

Body mass index: Nomographie; Ermittlung durch Verlängerung der Geraden, die durch Körpergröße u. -gewicht vorgegeben ist

Bogomoletz-Verfahren (Alexander Alexandrowitsch B., Physiol., Kiew, 1881–1946): therapeutisches Verfahren zur Steigerung der körpereigenen Abwehr mittels eines Serums (Bogomoletz-Serum), das nach Verabreichung verschiedener menschlicher Gewebe (z. B. Milz, Knochenmark) an Tiere (z. B. Esel, Kaninchen) aus deren Serum gewonnen wurde. Früher wurde es mit großem Erfolg gegen Infektionen u. zur Wundheilung eingesetzt; später wurden die (bis heute wissenschaftlich nicht belegten) regenerativen u. revitalisierenden Funktionen beschrieben, die insbesondere von F. Wiedemann weiterentwickelt wurden (vgl. Wiedemann-Kur). Das B.-V. hat nur noch historische Bedeutung.

Bohne: s. Gartenbohne.

Boldo f: Peumus boldus; Strauch aus der Familie der Monimiaceae; **Arzneidroge:** ge-

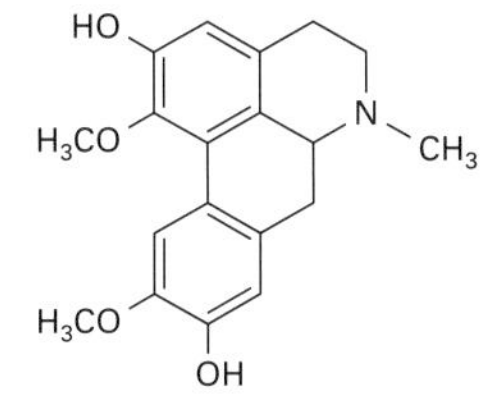

Boldo:
Boldin

trocknete Laubblätter (B. folium); **Inhaltsstoffe:** Aporphinalkaloide (insbesondere Boldin), ätherisches Öl mit β-Cymol, Cineol, Ascaridol u. a.; **Wirkung:** spasmolytisch, choleretisch, Steigerung der Magensaftsekretion; **Verw.:** Fertigarzneimittel u. Teeaufgüsse bei leichten Magen-Darm-Störungen, Dyspepsie; **traditionell** als Diuretikum u. Sedativum; **Kontraindikationen:** Gallengangverschluß, schwere Lebererkrankungen. Aufgrund der toxischen Wirkung von Ascaridol in hoher Dosierung dürfen ätherisches Öl sowie Destillate aus den Blättern nicht verwendet werden.

Borago officinalis m: Boretsch*.

Boretsch m: Borago officinalis; Pflanze aus der Familie der Rauhblattgewächse, Boraginaceae; **Arzneidrogen:** getrocknete Blüten (Boraginis flos), frische od. getrocknete blühende, oberirdische Teile (Boraginis herba, sog. Gurkenkraut); **Inhaltsstoffe:** in den Blüten Schleim u. 15–17 % Mineralsalze (insbesondere Kaliumsalze); im Kraut Gerbstoffe, Schleim, Kieselsäure u. Pyrrolizidinalkaloide; **Wirkung:** diuretisch, diaphoretisch; **Verw.:** **traditionell** werden Aufgüsse aus Blüten od. Kraut zur sog. Blutreinigung, als Diuretikum, bei Entzündungen der Atemwege u. Gelenkrheumatismus verwendet. Laut Kommission E beim ehemaligen Bundesgesundheitsamt ist die Wirksamkeit bei den beanspruchten Anwendungsgebieten nicht belegt u. eine therapeutische Verwendung angesichts der Risiken nicht vertretbar; die Verwendung als Gewürz ist unproblematisch. **NW:** durch den Gehalt an Pyrrolizidinalkaloiden organotoxische, insbesondere hepatotoxische Wirkungen möglich.

Borneol n: $C_{10}H_{17}OH$, Alkohol der Camphenreihe; Bestandteil verschiedener ätherischer Öle, entweder als (-)-B. z. B. in Fichtennadelöl od. als (+)-B. z. B. in Rosmarin- od. Lavendelöl.

Brassica nigra f: schwarzer Senf; s. Senfmehl.

Braun|algen: s. Laminaria, Tang.

Brech|nuß: Strychnos nux-vomica; Baum aus der Familie der Loganiaceae; **Arzneidroge:** reife getrocknete Samen (Strychni semen); **Inhaltsstoffe:** Indolalkaloide (Strychnin, Brucin, α- u. β-Colubrin u. a.), Phytosterine, fettes Öl; **Wirkung:** s. Strychnin; **Verw.: traditionell** als Bestandteil tonisierender u. roborierender Arzneimittel bei Erkrankungen des Magen-Darm-Trakts, Herz- u. Kreislaufbeschwerden, bei Lähmungen der Skelettmuskulatur, Atemwegerkrankungen, als appetitanregendes Mittel; **NW:** bei längerer Anwendung, besonders bei Leberschäden, kann es zur Kumulation von Strychnin kommen. Laut Kommission E beim ehemaligen Bundesgesundheitsamt ist die Verwendung angesichts der Risiken u. nicht belegten Wirksamkeit bei den meisten beanspruchten Anwendungsgebieten nicht vertretbar; **homöopathische** Zubereitungen aus reifen getrockneten Samen z. B. bei Magen-Darm-Beschwerden, rheumatischen Erkrankungen u. psychischen Störungen.

Brech|verfahren: kaum noch verwendetes, ausleitendes Verfahren, bei dem durch regelmäßiges Herbeiführen von Erbrechen der Körper von Schadstoffen befreit werden soll; vgl. Therapie, ausleitende.

Brech|wurz: s. Ipecacuanha.

Brei|kost: **1.** meist zähflüssiges gekochtes od. ungekochtes Gericht aus ganzen od. zerkleinerten Lebensmitteln, z. B. Getreide (Reis, Mais, Hafer, Hirse, Buchweizen), Obst od. Gemüse; **2.** Beikost i. R. der Säuglingsernährung; die Milchbreie werden nach ihrem Milchgehalt als Halb- (Milch u. Wasser zu gleichen Teilen) od. Vollmilchbreie bezeichnet. Die breiige Konsistenz erhalten sie durch Zusatz von Stärke, Grieß, Mehl o. ä. Milchfreie Breie bestehen meist aus Gemüse od. Obst.

Breit|wegerich: Plantago major; Pflanze aus der Familie der Wegerichgewächse, Plantaginaceae; **Arzneidroge:** getrocknetes od. frisches, während der Blütezeit gesammeltes Kraut (Plantaginis majoris herba); **Inhaltsstoffe:** Iridoidglykoside (z. B. Aucubin u. Catalpol), Polysaccharide u. Polyphenole; **Wirkung:** antibakteriell, hepatoprotektiv, antikanzerogen, antiinflammatorisch u. wundheilend; **Verw.: traditionell** innerlich bei Erkrankungen der oberen Atemwege u. Durchfallerkrankungen; äußerlich bei Entzündungen im Mund- u. Rachenbereich; Waschungen od. Umschläge bei Furunkeln, Acne vulgaris, Exanthemen u. Wunden, insbesondere Schnittverletzungen; Verwendung der frischen Blätter bei Schnittwunden, Geschwüren od. entzündeten Hautstellen; **homöopathische** Zubereitungen aus der frischen Pflanze bei Kopfschmerz, Enuresis, Diarrhoe u. Exanthemen.

Brennessel: Urtica dioica (große B.), Urtica urens (kleine B.) u. deren Hybriden; Pflanzen aus der Familie der Brennesselgewächse, Urticaceae; **Arzneidrogen: 1.** Brennesselkraut u. -blätter (Urticae herba, Urticae folium)

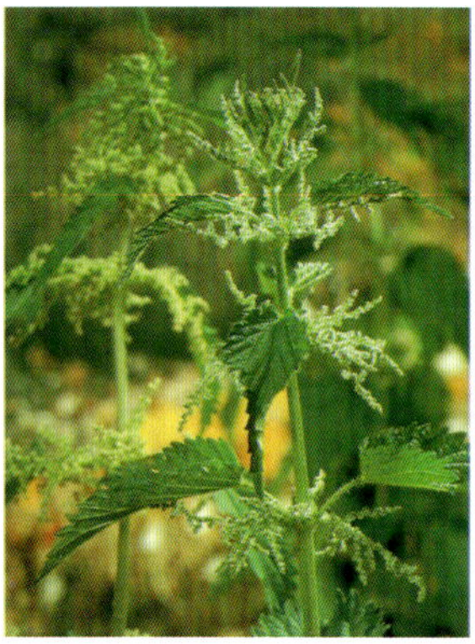

Brennessel

enthalten Mineralsalze (v. a. Kalium- u. Calciumsalze, Kieselsäure), viel Chlorophyll, Carotinoide, organische Säuren, Vitamine (Vitamin C im frischen Kraut) sowie Amine (Histamin, Serotonin, Cholin) in den Brennhaaren; **Verw.:** als Aufguß od. in anderer galenischer Zubereitung zusammen mit reichlich Flüssigkeitszufuhr bei entzündlichen Erkrankungen der ableitenden Harnwege sowie zur Prophylaxe u. Therapie von Nierengrieß; äußerlich Brennesselspiritus zur unterstützenden Behandlung rheumatischer Erkrankungen; **traditionell** auch bei Leber- u. Gallenbeschwerden, zur Anregung des Stoffwechsels in sog. Frühjahrskuren, bei Rheuma, Gicht u. Hautkrankheiten, als Haarwuchs- u. Schuppenmittel; frische Zweige zum Peitschen der Haut bei rheumatischen Beschwerden; **homöopathische** Verwendung der frischen blühenden Pflanze z. B. bei Exanthemen, Gicht, Hypogalaktie, Verbrennungen. **2.** Brennesselwurzel (Urticae radix) enthält 3-ß-Sitosterol u. -glykoside, Scopoletin, Urtica-Agglutinine; **Verw.:** zur Erhöhung des Miktionsvolumens u. maximalen Harnflusses sowie zur Erniedrigung der Restharnmenge gegen Miktionsbeschwerden bei benigner Prostatahyperplasie (Stadium I u. II); **NW:** selten leichte Magen-Darm-Beschwerden.

Brenn|wert, physio|logischer: für den Organismus verfügbarer Energiegehalt* der Hauptnährstoffe u. Alkohol; er beträgt durchschnittlich für 1 g Protein 17,2 kJ (4,1 kcal), für 1 g Kohlenhydrat 17,2 kJ (4,1 kcal), für 1 g Fett 39 kJ (9,3 kcal) u. für 1 g Alkohol (Ethanol) 30 kJ (7,1 kcal).

Breuss-Krebs|kur (Rudolf B., Heilpraktiker, 1900–1990; Kur*) f: syn. Krebskur total nach Breuss; Fastenkur, bei der Krebspatienten ca. 42 Tage fasten u. in dieser Zeit (neben einer unbegrenzten Menge an Kräutertee) nur den Saft von roter Bete u. Möhren, Sellerie, Rettich u. Kartoffeln erhalten. Die Theorie der Behandlung geht davon aus, daß der Krebs „ausgehungert" werden soll. Spekulatives u. wissenschaftlich widerlegtes Verfahren.

Brigitte-Diät (Diät*) f: von Helga Köster (geb. 1939) entwickelte Reduktionskost*; energiereduzierte Mischkost mit 1000, 1200 od. 1400 kcal/Tag.

Broca-Formel (Pierre P. B., Anthrop., Chir., Paris, 1824–1880): Formel zur Bestimmung des sog. Normalgewichts* bei Erwachsenen (in kg): Körpergröße (in cm) minus 100; die physiologische Variationsbreite des Körpergewichts* wird mit 10–20 % angegeben.

Brombeere: Rubus fruticosus; Strauch aus der Familie der Rosengewächse, Rosaceae; **Arzneidrogen:** während der Blütezeit gesammelte u. getrocknete, fermentierte od. nicht fermentierte Laubblätter (Rubi fruticosi folium), getrocknete Rinde der Rhizome u. Wurzeln (Rubi fruticosi radix) u. frische Früchte (Rubi fruticosi fructus); **Inhaltsstoffe:** in den Blättern Gerbstoffe (Gallo- u. Ellagitannine), Pflanzensäuren (Äpfel-, Oxal-, Zitronen- u. Isozitronensäure), Flavonoide u. pentacyclische Triterpensäuren; in den Wurzeln Gerbstoffe, Bitterstoffe, ätherisches Öl u. Saponin; in den Früchten Pflanzensäuren, Anthocyanglykoside, Pektin, Zucker u. Vitamine A, B, C; **Wirkung:** Blätter adstringierend; **Verw.:** Blätter allein od. in Mischungen mit anderen Drogen für Teeaufgüsse sowie für Mundspülungen bei unspezifischen, akuten Durchfallerkrankungen, Stomatitis u. leichten Entzündungen der Mund- u. Rachenschleimhaut; **traditionell** werden die Blätter als Wundheilmittel, zur sog. Blutreinigung u. für Waschungen bei Exanthemen, die Wurzel auch gegen Ödeme verwendet. Laut Kommission E beim ehemaligen Bundesgesundheitsamt ist die Wirksamkeit der Wurzeln bei den beanspruchten Anwendungsgebieten nicht belegt.

Bronchial|asthma (gr. βρόγχος Luftröhre; ἆσθμα schweres Atemholen, Atemnot) n: syn. Asthma* bronchiale.

Bronchitis (↑; -itis*) f: Entzündung der Bronchialschleimhaut, ausgelöst durch verschiedene exogene Reize (infektiös, allergisch, chemisch-irritativ, toxisch); betrifft überwiegend die größeren Bronchien; **Formen: 1. akute B.:** meist in Verbindung mit Rhinitis, Laryngitis u. Tracheitis i. R. eines viralen Infekts. Primär bakterielle Bronchitiden sind eher selten, häufig ist dagegen die bakterielle Superinfektion einer vorbestehenden B. (v. a. mit Streptococcus pneumoniae, Haemophilus influenzae, Branhamella catarrhalis); auch andere Infektionskrankheiten (Masern, Keuchhusten, Windpocken, Scharlach, Diphtherie, Typhus) können mit einer akuten B. beginnen. Bronchitiden durch Pilze (z. B. Candida) betreffen v. a. immunsupprimierte Patienten. Die nichtinfektiöse akute B. kann allergisch (vgl. Asthma bronchiale), toxisch (durch Inhalation von z. B. Schwefeldioxid, Nitrosegasen, Ozon, Kohlenwasserstoffen) od. durch eine akute Linksherzinsuffizienz (Stauungsbronchitis) bedingt sein. **Klinik:** Husten, Auswurf, leichte Temperaturerhöhung, Thoraxschmerzen; zähes Sputum, zunächst weißlich-schleimig, später gelblich od. grünlich, evtl. bräunlich durch Blutbeimengung; auskultatorisch trockene Rasselgeräusche, bei starker Sekretion auch feuchte, mittel- bis grobblasige Rasselgeräusche; **2. chronische B.:** Definition der WHO (1966): „Husten u. Auswurf an den meisten Tagen während mindestens je drei Monaten in zwei aufeinanderfolgenden Jahren"; **Ursache:** insbesondere chronisches Inhalationsrauchen; beruflich od. umweltbedingte Noxen; **Klinik:** bei der sog. einfachen B. Husten mit u. ohne Auswurf (weißlich-schleimig), normale Lungenfunktion; **Therapie:** strikte Tabakrauchabstinenz, reichlich Flüssigkeitszufuhr, Expektoranzien, evtl. Bronchospasmolytika, Antibiotika; aus dem Bereich der Naturheilkunde Atemtherapie* u. Klopfmassage*, Hydrotherapie (Abklatschung*, Brustwickel* bzw. Brustguß*, Hauffe*-Schweninger-Armbad, Oberkörperwaschung*); phytotherapeutisch Anis* u. Thymian*, traditionell z. B. auch Chinarinde, Efeu, Gelbwurz, Grindelia, Hundszunge, Rettich, Sanikel, Schwertlilie, weißer Stechapfel, Ysop, homöopathisch Ehrenpreis, Eucalyptus globulus, Guajak, schwarzer Holunder, Huflattich, Meerzwiebel u. Zaunrübe; als alternative Heilverfahren Enzymtherapie* u. Farbtherapie*; bei schwerer respiratorischer Insuffizienz Sauerstoff u. evtl. intensivmedizinische Behandlung.

Brot|diät (Diät*) f: von Erich Menden (geb. 1924) u. Waltraute Aign (geb. 1926) entwickelte energiereduzierte Mischkost mit erhöhtem Brotanteil (ca. 250 g/Tag) zur Reduktion des Körpergewichts.

Brot|einheit: veraltete Bez. für Berechnungseinheit*.

BRT: Abk. für **B**io**r**esonanz**t**herapie*.

Bruch|kraut: Herniaria glabra bzw. Herniaria hirsuta; ein- bis mehrjährige Kräuter aus der Familie der Nelkengewächse, Caryophyllaceae; **Arzneidroge:** während der Blütezeit gesammelte u. getrocknete oberirdische Teile (Herniariae herba); **Inhaltsstoffe:** Saponine (besonders Glykoside der Medicagen-, Gypsogen- u. 16α-Hydroxymedicagensäure), Flavonoide u. Cumarine; **Wirkung:** schwach spasmolytisch, adstringierend; **Verw.: traditionell** als Aufguß u. a. galenische Zubereitungen bei Erkrankungen der Niere, ableitenden Harnwege u. Atemwege, Neuritis, Gicht u. rheumatischen Erkrankungen sowie zur sog. Blutreinigung. Laut Kommission E beim ehemaligen Bundesgesundheitsamt ist die Wirksamkeit bei den beanspruchten Anwendungsgebieten nicht ausreichend belegt.

Brucin (James Bruce, schottischer Forscher, 1730–1794) n: chemisch dem Strychnin* verwandtes u. auch in den gleichen Pflanzen enthaltenes Indolalkaloid mit abgeschwächter Strychninwirkung.

Bruker-Kost (Max-Otto B., deutscher Arzt, geb. 1910): syn. Vollwertkost*.

Brunkow-Stemm|führung: krankengymnastische Behandlungstechnik, bei der durch Hochstemmen des Rumpfs Effekte in der Peripherie erzielt werden sollen; Anwendung v. a. bei spinaler od. zerebraler Lähmung.

Brunnen|kresse: Nasturtium officinale, Wasserkresse; ausdauernde Pflanze aus der Familie der Kreuzblütler, Brassicaceae; **Arzneidroge:** während der Blütezeit gesammelte frische od. getrocknete oberirdische Teile (Nasturtii herba); **Inhaltsstoffe:** Senfölglykoside (Glucosinolate; davon 80 % Gluconasturtiin, aus dem bei Hydrolyse Phenylethylisothiocyanat entsteht), Vitamin C; **Wirkung:** antibakteriell, diuretisch, antimitotisch; **Verw.:** zerkleinerte Droge, Frischpflanzenpreßsaft u. andere galenische Zubereitungen bei Entzündungen der Atemwege; **traditionell** als Bestandteil von Cholagoga; bei Appetitlosigkeit u. Verdauungsbeschwerden; äußerlich bei Arthritis u. rheumatischen Erkrankungen; als Spülung zur Stimulation des Haarwachstums; **NW:** selten Magen-Darm-Beschwerden od. allergische Reaktionen (Kontaktdermatitis); Überträger des großen Leberegels (Fasciola hepatica); vor Verzehr der frischen Pflanze gründlich waschen; **Kontraindikationen:** Ulcus ventriculi bzw. Ulcus duodeni, entzündliche Erkrankungen der Niere; keine Anwendung bei Kindern unter vier Jahren; **homöopathische** Zubereitungen aus frischen, zur Blütezeit gesammelten oberirdischen Teilen bei Reizzuständen der ableitenden Harnwege.

Brust|guß: Guß* nach Sebastian Kneipp, der warm od. kalt von unten beim vornüberstehenden Patienten auf die Brust gebracht wird; meist nach vorhergehendem Armguß; **Anw.:** bei koronarer Herzkrankheit (unter ärztlicher Aufsicht), Tachykardie, chronischer Bronchitis u. Schwangerschaft sowie als thermisches Regulationstraining; **Kontraindikation:** Angina pectoris; durch die üblicherweise vornübergeneigte Haltung bei der Anwendung kann es zu zerebraler Durchblutungsstörung, Stauungszuständen im Halsbereich u. Rückenbeschwerden kommen.

Brust|schmerzen: s. Angina pectoris, Atemwegerkrankungen, Mastodynie, Herzkrankheit, koronare.

Brust|wickel: straff, bei mittlerer Atemstellung angelegter Wickel* aus zwei Tüchern von den Achselhöhlen bis unter den Rippenbogen; das Innentuch wird vorher in frisches Wasser getaucht u. ausgewrungen. Je nach Dauer der Anwendung wirkt der B. wärmeentziehend (bis ca. 20 Min.), wärmestauend ($^3/_4$–$1^1/_2$ Std.)

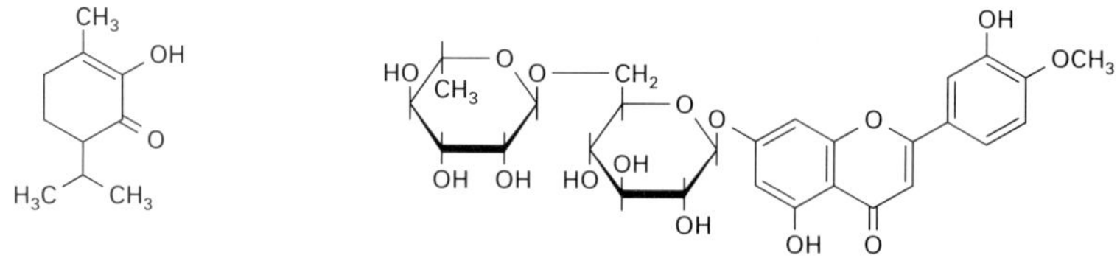

Diosphenol Diosmin

Bucco:
Inhaltsstoffe

od. schweißtreibend (1½–2 Std.); **Anw.:** bei Atemwegerkrankungen (Bronchitis, Pneumonie), auch mit Zusatz von Senf (Senfwickel*) od. Salben mit ätherischen Ölen, sowie bei Pleuritis u. Interkostalneuralgie.

Bryonia f: s. Zaunrübe.

BT: Abk. für **B**eschäftigungs**t**herapie; s. Ergotherapie.

Bucco: Barosma betulina, syn. Diosma betulinum; Strauch aus der Familie der Rautengewächse, Rutaceae; **Arzneidrogen:** getrocknete Laubblätter (B. folium, Barosmae folium, Diosmae folium) u. aus ihnen gewonnenes ätherisches Öl (Barosma-betulina-Blätteröl); **Inhaltsstoffe:** ätherisches Öl mit Terpenverbindungen, Diosphenol, ψ-Diosphenol u. Oxoderivaten des p-Menthan-3-ons sowie Flavonoide (z. B. Diosmin); **Wirkung:** antibakteriell, diuretisch; **Verw.: traditionell** als Teeaufguß bei Entzündungen u. Infektionen der Nieren u. Harnwege, Nephrolithiasis, Gicht u. rheumatischen Erkrankungen; laut Kommission E beim ehemaligen Bundesgesundheitsamt ist die Wirksamkeit bei den beanspruchten Anwendungsgebieten nicht belegt. **NW:** Reizung im Magen-Darm-Trakt; **homöopathische** Zubereitungen aus den Blättern bei Erkrankungen der Harnwege.

Buchinger-Fasten (Otto B., deutscher Arzt, 1878–1966): s. Heilfasten.

Budwig-Diät (Johanna B., deutsche Chemikerin, Apothekerin, geb. 1908; Diät*) f: syn. Leinöl*-Quark-Diät.

Bürsten|bad: Bad zur mechanischen u. thermischen Reizung der Haut; Bürsten von Rücken, Flanken u. Beinen des in einem warmen Halbbad sitzenden Patienten mit nachfolgendem kühlem Rücken- od. Vollguß; vgl. Trockenbürsten.

Butyrum Cacao n: Kakaobutter*.

C

C: s. Centesimalpotenz.

Cacao oleum n: Kakaoöl; s. Kakaobutter.

Cactus grandi|florus m: s. Königin der Nacht.

Cadmium (gr. καδμεία Galmei) n: chemisches Element, Symbol Cd, OZ 48, relative Atommasse 112,4; zur Zinkgruppe gehörendes, silberweißes, bei 321 °C schmelzendes, weiches Metall; **Vork. in Nahrungsmitteln:** als Umweltnoxe besonders hohe Konzentration in Austern, Leber u. Nieren; außerdem sehr hoher Gehalt in Zigarettenrauch; **Intoxikationen:** Cd gelangt über industrielle Prozesse in die Umwelt u. kann bei Anreicherung zu Osteomalazie, schweren Nierenfunktionsstörungen, Beeinflussung des Stoffwechsels u. der Funktionen essentieller Spurenelemente wie Zink, Eisen, Mangan, Kupfer, Selen u. Calcium führen. **Referenzbereich:** 2,9–24,3 nmol/l Vollblut.

Caje|put m: Melaleuca cajeputi, Melaleuca leucadendra, Melaleuca quinquenervia; Bäume aus der Familie der Myrtengewächse, Myrtaceae; **Arzneidroge:** aus den Blättern gewonnenes ätherisches Öl (Cajeputi aetheroleum); **Inhaltsstoffe:** 50–65 % 1,8-Cineol, bis zu 30 % Terpineol, Pinen, bicyclische Sesquiterpene vom Cadalintyp, Phenole; **Wirkung:** antibakteriell, hyperämisierend; **Verw.: traditionell** als reflektorisch wirkendes Expektorans bei Entzündung der oberen Atemwege, als Sudorificum u. Rubefaciens; **NW:** selten Übelkeit, Erbrechen, Durchfall; **Wechselwirkungen:** Cineol bewirkt eine Induktion des fremdstoffabbauenden Enzymsystems in der Leber. Die Wirkung anderer Arzneimittel kann daher abgeschwächt bzw. verkürzt werden. **Kontraindikationen:** entzündliche Erkrankungen im Bereich des Magen-Darm-Trakts u. der Gallenwege; schwere Lebererkrankungen; bei Säuglingen u. Kleinkindern nicht im Bereich des Gesichts auftragen. Vgl. Niauli.

Calami rhizoma n: Kalmuswurzelstock; s. Kalmus.

Calcatrippae flos m: s. Rittersporn.

Calci|ferole n pl: s. Vitamin D.

Calcium (lat. calx, calcis Kalk) n: ältere Nomenklatur Kalzium; chemisches Element, Symbol Ca, OZ 20, relative Atommasse 40,08; mit Sauerstoff u. Wasser heftig reagierendes, an der Luft unbeständiges, weiches, silberweiß glänzendes, zweiwertiges Erdalkalimetall; der Calciumbestand wird im Blut durch das Zusammenwirken von Parathormon, Vitamin D u. Calcitonin normalerweise in engen Grenzen konstant gehalten; Ca macht ca. 1,5 % des Körpergewichts aus. **Biochemische Funktion:** Bestandteil von Knochen u. Zähnen (Stützfunktion); wichtig für die Blutgerinnung u. bei der neuromuskulären Erregbarkeit; beeinflußt die Durchlässigkeit der Zellmembranen; hat Signalfunktion bei der Zellaktivierung (z. B. Biosynthese u. Sekretion von Stoffen); Aktivator von Enzymen (z. B. Glukokinase, Renin); **Vork. in Nahrungsmitteln:** besonders calciumreiche Lebensmittel sind Milch u. Milchprodukte, aber auch einige Gemüsearten wie Broccoli, Spinat u. Grünkohl. **Bedarf** für Erwachsene (DGE 1991): im Alter von 19–25 Jahren ca. 1000 mg/Tag, von 26–50 Jahren ca. 900 mg/Tag u. ab 51 Jahren ca. 800 mg/Tag; **Mangelerscheinungen:** Tetanie, Entkalkung der Knochen, Osteoporose durch einseitige Ernährung, Resorptionsstörungen bei Vitamin-D-Mangel od. hormonelle Störungen (Hypoparathyreoidismus); **Intoxikationen:** bei Hyperparathyreoidismus, Vitamin-D-Intoxikation, Hypophosphatämie Auftreten von Übelkeit, Erbrechen, Müdigkeit, Obstipation, Nierenfunktionsstörungen, Polyurie, Hypopathie, Harnsteinbildung, mentalen Störungen; therapeutische **Verw.:** Calciumsalze in Kombination mit anderen Substanzen bei Osteoporose; **Referenzbereich:** Erwachsene 2,20–2,55 mmol/l Serum, Kinder 1,75–2,70 mmol/l Serum.

Calendula f: C. officinalis, Ringelblume; Pflanze aus der Familie der Korbblütler, Asteraceae; **Arzneidroge:** Zungenblüten od. Blütenköpfe (Calendulae flos); **Inhaltsstoffe:** Triterpenglykoside u. -aglykone, Carotinoide u. ätherisches Öl; **Wirkung:** wundheilungs- u. granulationsfördernd, entzündungshemmend; **Verw.:** lokal als Tinktur, Salbe u. ölige Zubereitung bei schlecht heilenden Wunden, Ulcus cruris, Entzündungen im Mund- u. Rachenraum; **traditionell** auch als Tee gegen Leber- u. Gallebeschwerden, Menstruationsstörungen u. Krämpfe; **homöopathische** Verwendung des frischen blühenden Krautes äußerlich als entzündungshemmendes, blutstillendes, granulationsförderndes Mittel (Salbe mit Urtinktur sowie Urtinktur allein).

Calendula|öl: unter Verwendung eines Pflanzenöls hergestellter Auszug aus Calendula-officinalis-Blüten; **Inhaltsstoffe:** lipoidlösliche Bestandteile (s. Calendula); **Verw.:** als Öl od. Emulsion gegen aufgesprungene Haut, Sonnenbrand, Ekzeme.

Calligaris-Methode (Giuseppe C., Neuropathologe, 1876–1944) f: diagnostisches u. therapeutisches Verfahren, das ein System waagerechter u. senkrechter „Linearketten" auf der Hautoberfläche des Menschen beschreibt, welches wechselseitige Reflexbeziehungen zu Organen, Funktionen, Energiehaushalt, Gefühlen, Gedanken usw. unterhalten soll. Calligaris bezeichete dieses Phänomen als „Dermo-Mental-Reflex". Die „Linearketten" werden zur Diagnostik u. Therapie genutzt. Vielfach werden Symptome als wichtige Prozesse der geistigen Entwicklung betrachtet u. nicht antagonistisch behandelt, sondern unterstützt. Therapeutisch werden die „Linearketten" durch Elektrizität, Magnetismus u. „kinetische Energien" behandelt. Wissenschaftlich nicht gesichertes u. okkult anmutendes Verfahren. Vgl. Heilmagnetismus.

Calluna vulgaris f: Heidekraut*.

Camellia sinensis f: schwarzer Tee*.

Camphora f: syn. Kampfer*.

Cancero|metrie nach Vernes (lat. cancer Krebs; gr. μέτρον Maß) f: Bez. für einen obskuren Krebstest, der Aussagen über das Vorliegen einer Krebs(früh)erkrankung machen soll.

Candela f: Abk. cd; SI-Einheit der Lichtstärke*.

Cannabis sativa f: indischer Hanf; im harzigen Sekret der weiblichen Pflanze sind verschiedene Cannabinoide (z. B. Cannabidiol, Δ^9-Tetrahydrocannabinol, Cannabinol) enthalten, die wegen ihrer psychischen Effekte zur Erzeugung von Rauschzuständen benutzt werden. Aufnahme meist durch Rauchen von Haschisch* od. Marihuana*.

Cantharidin n: aus der spanischen Fliege (Lytta vesicatoria) gewonnene Substanz, die i. R. der ausleitenden Therapie* auf Pflastern aufgetragen zur Hautreizung u. Blasenbildung Anwendung findet; schon geringe Mengen (5 mg) sind nephrotoxisch; **homöopathische** Verwendung des getrockneten Käfers bei Nierenerkrankungen u. Verbrennungen.

Cantharidin|pflaster: auch Canthariden-pflaster; Verfahren der ausleitenden Therapie* bei schmerzhaften Entzündungen insbesondere im Bereich großer Gelenke; Auftragung eines mit Cantharidin* beschichteten Pflasters auf eine Hautfläche von maximal 6 cm Durchmesser; nach Entstehung einer Blase wird das Blasensekret abpunktiert (s. Vesikation); Abheilung der Blase evtl. mit Hyperpigmentierung bzw. Narbenbildung. Vgl. Fontanelle, Stangenpflaster.

Capsella bursa-pastoris f: Hirtentäschel*.

Capsicum n: C. annuum (Paprika), C. frutescens (Cayennepfeffer); Pflanzen aus der Familie der Nachtschattengewächse, Solanaceae; **Arzneidroge:** Früchte (Capsici fructus bzw. im DAB 10 Capsici fructus acer); **Inhaltsstoffe:** unterschiedlich große Mengen an Capsaicinoiden; **Wirkung:** lokal hyperämisierend, Reizung der Thermo- u. Schmerzrezeptoren; **Verw.:** als Tinktur, Liniment od. Pflaster bei Muskelverspannungen im Schulter-Arm- u. Wirbelsäulenbereich; **traditionell** auch bei Gelenkschmerzen, Pleuritis, Myalgien, Frostschäden, Kreislaufstörungen in den Extremitäten; innerlich zur Förderung der Peristaltik; **NW:** selten Überempfindlichkeitsreaktionen (urtikarielles Exanthem); Anwendungsdauer maximal zwei Tage; **homöopathische** Verwendung von C. annuum als Konstitutionsmittel z. B. bei Gastritis u. Otitis media.

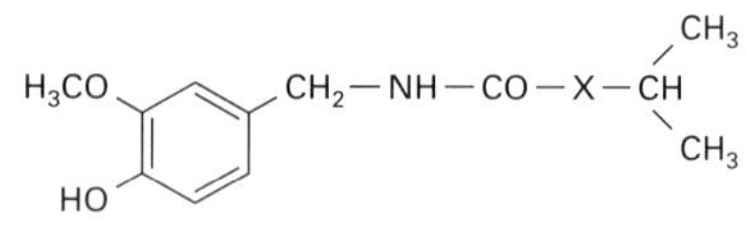

X	
$(CH_2)_4—CH{=}CH$	Capsaicin
$(CH_2)_5$	Nordihydro-Capsaicin
$(CH_2)_6$	Dihydro-Capsaicin
$(CH_2)_7$	Homodihydro-Capsaicin

Capsicum:
Capsaicinoide

Carcino|chrom|re|aktion (gr. καρκίνος Krebs; Chrom*; Reaktion*) f: Abk. CCR; spekulativer Krebstest, gehört zu den Krebstestverfahren, die Farbstoffveränderungen im Urin von Krebspatienten untersuchen. Die von ihrem Erfinder Gutschmid 1965 als Präkanzerosetest bezeichnete Methode wird folgendermaßen durchgeführt: Es werden 18 ml Morgenharn des Patienten u. 2 ml Reagens für 24 Std. bei Zimmertemperatur aufbewahrt, dann 10 Min. bei 40 °C mehrmals durchgeschüttelt u. mit 3 ml Amylalkohol überschichtet. Rosa- bis Dunkelrotfärbung bedeutet positiven Befund. Wissenschaftlich bereits falsifiziertes Verfahren.

Cardio|spermum n: C. halicacabum, Ballonpflanze, Herzerbse; einjährige Kletterpflanze aus der Familie der Sapindaceae; **Arzneidrogen:** getrocknete Blätter (C.-halicacabum-Blätter) u. Samen (C.-halicacabum-Samen); **Inhaltsstoffe:** in den Blättern Tannine, Saponine, Alkaloide; in den Samen 20–33 % fettes Samenöl, davon bis zu 55 % Cyanolipide; **Wirkung:** Blätter: analgetisch, antiphlogistisch; **Verw.:** Dekokt der Blätter **traditionell** bei rheumatischen Erkrankungen, Nervenleiden, Hämorrhoiden, chronischer Bronchitis; Samen bei rheumatischen

Erkrankungen u. als Diaphoretikum; **homöopathische** Verwendung des frischen, blühenden Krauts z. B. bei Gelenkerkrankungen, allergischen u. entzündlichen Dermatosen.

Carduus marianus m: Mariendistel*.

Carex arenaria f: Sandriedgras*.

Caricae fructus m: s. Feige.

Carica papaya f: Melonenbaum*.

Carlina acaulis f: Eberwurz*.

Carotine n pl: Pflanzenfarbstoffe; ungesättigte Kohlenwasserstoffe aus der Gruppe der Carotinoide*; am wichtigsten Alpha-, Beta- u. Gammacarotin als Provitamine für Vitamin* A.

Carotinoide n pl: Isoprenderivate, die 8–9 konjugierte Doppelbindungen enthalten u. daher intensiv rot od. gelb gefärbt sind; Unterteilung in die sauerstofffreien Carotine (z. B. Lycopin in Tomaten, Alpha- u. Betacarotin in Karotten) u. die oxygenierten Xanthophylle (z. B. Lutein in grünen blättrigen Gemüsearten). C. werden ausschließlich von höheren Pflanzen (zum größten Teil in den Blättern enthalten, wo sie die Zellen vor schädigendem Lichteinfluß schützen) u. Mikroorganismen synthetisiert u. werden als Provitamin A im tierischen u. menschlichen Organismus in Retinol umgewandelt. Zu den wichtigsten Provitamin-A-C. zählen das Alpha-, Beta- u. Gammacarotin, wobei das Betacarotin die höchste Vitamin-A-Wirksamkeit aufweist. Einige C. werden als Lebensmittelfarbstoffe verwendet. Vgl. Vitamin A.

Carum carvi n: Kümmel*.

Carvi fructus m: s. Kümmel.

Caryo|phyllata officinalis f: s. Nelkenwurz.

Caryo|phylli aether|oleum n: Nelkenöl*.

Cascara|rinde: syn. amerikanische Faulbaumrinde*.

Cassia f: s. Sennesblätter.

Cassiae flos m: s. Zimt, chinesischer.

Cathin n: s. Kat.

Causa (lat. Ursache) f: homöopathische Bez. für die auslösende Ursache (C. occasionalis) einer Erkrankung od. Beschwerde, die nicht in einem bekannten pathophysiologischen Zusammenhang mit dieser stehen muß u. physischer, emotionaler od. geistiger Art sein kann. Die C. ist für die Arzneimittelwahl* von besonderer Bedeutung, wenn Ursache u. Auswirkung in keinem angemessenen Verhältnis stehen od. die Art der Reaktion sehr ungewöhnlich für die Ursache ist. Sie wird dann als Hinweis auf eine Schwachstelle des Organismus verstanden u. entsprechend hoch gewichtet.

Cayenne|pfeffer: s. Capsicum.

Centaurea cyanus f: Kornblume*.

Centaurium erythraea n: Tausendgüldenkraut*.

Centesimal|potenz (lat. centesima Hundertstel; Potenz*) f: Abk. C-Potenz; homöopathisches Arzneimittel, dessen Verdünnungsverhältnis bei jedem Potenzierungsschritt 1:100 beträgt; s. Potenzierung.

Cephaelin n: neben Emetin wichtigstes Alkaloid aus der Wurzel von Ipecacuanha*.

Cephaelis ipecacuanha f: s. Ipecacuanha.

Cer-Therapie (lat. Ceres Fruchtbarkeitsgöttin; Therapie*) f: therapeutischer Einsatz des zu den Lanthanoiden gehörenden chemischen Elements Cer; es wird aufgrund seiner stoffwechselkatalytischen Wirkungen i. R. der antihomotoxischen Therapie (s. Homotoxikologie) eingesetzt u. ist auch Bestandteil der Elementartherapie*; wissenschaftlich umstrittenes Verfahren.

Cetraria islandica f: s. Moos, isländisches.

Ceylon-Zimt: Cinnamomum verum, Cinnamomum ceylanicum; Baum aus der Familie der Lorbeergewächse, Lauraceae; **Arzneidrogen:** getrocknete, vom äußeren Kork u. dem darunter liegenden Parenchym befreite Rinde junger Zweige u. Schößlinge (Cinnamomi cortex, Cinnamomi ceylanici cortex) u. aus der Rinde gewonnenes ätherisches Öl (Cinnamomi aetheroleum); **Inhaltsstoffe:** 0,5–4 % ätherisches Öl mit 42–68 % Zimtaldehyd; Procyanidin-Gerbstoffe, Diterpene, Phenolcarbonsäuren; **Wirkung:** antibakteriell, fungistatisch, motilitätsfördernd, insektizid; **Verw.:** Teeaufgüsse, ätherisches Öl sowie andere galenische Zubereitungen bei Appetitlosigkeit, dyspeptischen Beschwerden wie leichte, krampfartige Schmerzen im Magen-Darm-Trakt, Völlegefühl, Flatulenz; **traditionell** auch bei Diarrhoe, insbesondere Durchfallerkrankungen bei Kindern, Erbrechen, Erkältung, Grippe u. Wurmbefall; äußerlich zur Wundreinigung; **NW:** häufig allergische Haut- u. Schleimhautreaktionen sowie Gebärmutterblutungen; **Kontraindikation:** Überempfindlichkeit gegen Zimt od. Perubalsam; **homöopathische** Zubereitungen aus der von den äußeren Teilen befreiten Rinde junger Schößlinge bei nervösen Störungen. Vgl. Zimt, chinesischer.

Chakren (Sanskrit Chakra Kreis) m pl: syn. Chakras; spätantike u. mittelalterliche indische Bez. in der Tantra-Medizin u. im Hatha-Yoga für besondere „Knotenpunkte“ sonnen- od. mondbedingter Abläufe im menschlichen Ursachenkörper (Karana-Sarira); der Körper wird in drei ineinandergreifende Schichten aufgeschlüsselt (Alltags-, Traum-, Ursachenkörper); von der Basis der Wirbelsäule kopfwärts werden sieben Ch. der Reihe nach den Ursachen der elementaren Wahrnehmungen von Erde, Wasser, Feuer, Luft, Raum, Liebe u. Kreativität zugeordnet. Die Theosophen (vgl. Theosophie) des ausgehenden 19. Jahrhunderts benutzten diese Darstellungen als Erklärungsmuster für ihre im Trancezustand erlebten Erfahrungen u. sprachen vom grob- u. feinstofflichen Leib u. dem Christus-Prinzip als mystischem Leib. Dies fand auch Eingang in die anthroposophische Medizin*. Zu den Chakra-Therapien zählen zumeist esoterische Versuche der „Erweckung der schöpferischen Kraft" im menschlichen Leib; in diesem Sinne sind Ch. „Lebensenergiezentren", „Energiekörper" u. Verbindungsstellen für Energien, die von nichtphysischen (z. B. Ätherleib) zu physischen Existenzebenen des Menschen fließen sollen. Topographische Vorstellungen gehen davon aus, daß diese Ch. auf der Oberfläche des Ätherleibs liegen u. dynamische Gebilde mit unterschiedlichen Farben u. Formen sein sollen. Das Energiesystem der Ch. wird verschiedenen Organen, Drüsen, Eigenschaften, Elementen u. Funktionen zugeordnet. Unterschiedliche alternative Heilverfahren bedienen sich der Vorstellungen von Ch. (z. B. Mentaltherapie*) u. haben mit der ursprünglichen Bedeutung meist nichts mehr gemein. Vgl. Esoterik, Trance.

Chamaemelum nobile n: römische Kamille*.

Chamomilla recutita f: Kamille*.

Chaos|theorie f: mathematische Systemtheorie, die Chaos als ein spezielles, unvorhersagbar erscheinendes u. instabiles Verhalten komplexer nichtlinearer dynamischer Systeme definiert. Ch. wird von verschiedenen alternativen Medizinsystemen zur Erklärung von Krankheitsentstehung u. zur Begründung der Wirkung insbesondere von nicht nachweisbaren, sog. niedrigenergetischen Therapieformen (Bioresonanztherapie*, Homöopathie*) herangezogen.

Chelat|therapie (gr. χηλή Krebsschere; Therapie*) f: therapeutischer Einsatz von Chelaten (stabile Komplexe von Metallen mit organischen Verbindungen infolge einer ringförmigen Bindung; Ähnlichkeit der Formeldarstellung mit einer Krebsschere); **Anw.:** bei Schwermetallvergiftungen aufgrund der hohen Bindungsaffinität von Metallen zum Chelatbildner (z. B. Dimercaprol u. Ca-EDTA); bei Arteriosklerose zur Bindung von Calcium aus den Kalkablagerungen der Gefäßwände.

Chelidonium majus n: Schöllkraut*.

Cheno|podii aether|oleum n: amerikanisches Wurmsamenöl, enthält Askaridol; früher Verwendung als Wurmmittel, insbesondere gegen Spul- u. Hakenwürmer.

China|rinde: getrocknete Rinde von Cinchona pubescens (syn. Cinchona succirubra) od. deren Varietäten (Bäume aus der Familie der Rötegewächse, Rubiaceae); **Inhaltsstoffe:** ca. 30 Alkaloide (besonders Cinchonidin, Cinchonin, Chinin, Chinidin), Bitter- u. Gerbstoffe; **Verw.:** Bittermittel, Tonikum u. Adstringens v. a. zur Appetitanregung; **traditionell** auch gegen Malaria, Pneumonie, Bronchitis, Neuralgien; **NW:** Überempfindlichkeitsreaktionen (Hautallergien, Fieber), selten Thrombozytopenie; **Kontraindikationen:** Schwangerschaft, Überempfindlichkeit gegenüber Cinchonaalkaloiden; **homöopathische**

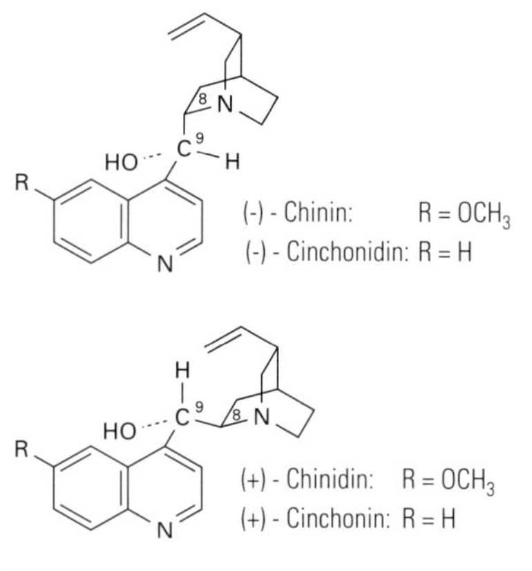

Chinarinde:
Cinchonaalkaloide

Verwendung als Konstitutionsmittel zur Rekonvaleszenz, bei Anämie, chronischen fiebrigen Darmerkrankungen u. Diarrhoe.

Chinidin n: dextroisomere Verbindung von Chinin* mit direkter Membranwirkung an Herzmuskelzellen u. parasympatholytischer u. alphasympatholytischer Wirkung; **Verw.:** bei Herzrhythmusstörungen (Extrasystolen, paroxysmale Tachykardien); **NW:** Hautreaktionen, Urtikaria, Schwindel, Kopfschmerz, Seh- u. Hörstörungen, Übelkeit, Erbrechen, Diarrhoe; **Kontraindikationen:** AV-Block II. u. III. Grades, Bradykardie, Erregungsleitungsstörungen, Digitalisüberdosierung.

Chinin n: Chinolinderivat (Alkaloid aus der Chinarinde*) mit blutschizontozider Wirkung; **Verw.:** bei Malaria tropica mit chloroquinbzw. multiresistenten Plasmodien; **NW:** gastrointestinale Störungen, Neurotoxizität (Sehstörungen), Hautreaktionen (skarlatiniforme Exantheme); in sehr hoher Dosierung Vergiftung mit Netzhautgefäßspasmen u. Optikusschädigung bis zur Erblindung, Schwindel, Ohrensausen, Erregungszuständen, Zyanose, Herztod; **Kontraindikationen:** Schwangerschaft, Chininallergie.

Chiro|praktik (gr. χείρ Hand; πρακτικός tätig, wirksam) f: Bez. für eine in der Bundesrepublik Deutschland von Heilpraktikern und v. a. in den USA ausgeübte Form der Chirotherapie* zur Behandlung von Wirbelfehlstellungen; kann u. U. zu Lähmungen führen.

Chiro|therapie (↑; Therapie*) f: auch manuelle Medizin; von Ärzten ausgeübte, auf Handgrifftechniken beruhende Heilmethode, bei der Blockierungen in den Gelenken durch gezielte Manipulationen u. Mobilisationen gelöst werden sollen. **Anw.:** zum Einrichten von durch Wirbelverschiebung entstandenen Einklemmungen im Zwischenwirbelbereich, zum Reblockieren auch anderer Gelenke, Entspannung von Muskeln u. zum Lösen von Verwachsungen (Mobilisation innerer Organe). Vgl. Osteopathie.

Chlor (gr. χλωρός grünlich-gelb) n: chemisches Element, Symbol Cl, OZ 17, relative Atommasse 35,453; ein-, drei-, fünf- u. siebenwertiges, stechend riechendes (schleimhautreizendes), gelbgrünes, gasförmiges Halogen, das in der Natur nur in Verbindungen (z. B. als Chlorwasserstoff od. Natriumchlorid) vorliegt; **biochemische Funktion:** als wichtigstes Anion des Extrazellulärraums an der Aufrechterhaltung des osmotischen Drucks u. der Elektroneutralität beteiligt; Bestandteil der Magensalzsäure u. des Liquors; wichtig für den Säure-Basen-Haushalt; **Vork. in Nahrungsmitteln:** allgemein in tierischen Lebensmitteln in höherer Konzentration als in pflanzlichen; **Bedarf** für Erwachsene (DGE 1991): geschätzter täglicher Mindestbedarf ca. 830 mg; **Mangelerscheinungen:** Wachstumsstörungen, Muskelschwäche, hypochlorämische Alkalose mit Magentetanie durch starke Durchfälle, Schwitzen, Erbrechen, Chlorid-Diarrhoe-Syndrom; **Referenzbereich:** 97–110 mmol/l Serum.

Chloro|phyllin (↑; gr. φύλλον Blatt) n: durch Esterverseifung aus Chlorophyll gewonnener wasserlöslicher Porphyrinkörper (Na- od. K-Salz); **Verw.:** Mund- u. Rachentherapeutikum, Farbpigment für die Dragierung.

Chol-: Wortteil mit der Bedeutung Galle; von gr. χολή.

Chol|agogum (↑; -agoga*) n: Arzneimittel zur Behandlung funktioneller Störungen im Bereich der Gallenwege, die häufig durch eine fettreiche Mahlzeit verstärkt werden; pflanzliche Cholagoga sind meist Kombinationen, die folgende Drogen bzw. Zubereitungen enthalten: javanische Gelbwurz, Kümmel, Pfefferminze, Ingwer (Gewürzwirkung); Artischocke, gelber Enzian, Kardobenedikte, Löwenzahn, Schafgarbe, Tausendgüldenkraut, Wermut (Bittermittel); Aloe, Faulbaum, Rhabarber, Sennesblätter (Laxanzien); Scopoliawurzel, Schöllkraut, Kamille (spasmolytische Wirkung); Baldrian, Berberitzenwurzelrinde, Boldo, Echinaceakraut u. -wurzel, Kalmus, Mariendistel u. a. (unterschiedliche Wirkungsmechanismen); einen starken, kurz anhaltenden Gallefluß bewirkt Ochsengalle (Fel Tauri). Die Einteilung in Choleretikum* u. Cholekinetikum* ist nicht einheitlich.

Chole|calci|ferol n: syn. Vitamin D_3; s. Vitamin D.

Chole|kinetikum (Chol-*; gr. κινεῖν bewegen) n: Arzneimittel, das die Bewegung der extrahepatischen Gallengänge u. die Entleerung der Gallenblase fördert; s. Cholagogum.

Chole|lithiasis (↑; gr. λίθος Stein; -iasis*) f: Gallensteinleiden; durch Gallensteine* hervorgerufene häufigste Erkrankung der Gallenblase (Cholezystolithiasis) u. der Gallengänge (Choledocholithiasis); **Vorkommen:** v. a. bei Frauen (mit steigendem Alter zunehmend häufig), jedoch auch im Kindesalter möglich (z. B. bei hämolytischer Anämie, angeborenen Anomalien der Gallenwege); **Klinik:** Gallenblasensteine sind häufig symptomlose Zufallsbefunde (sog. stumme Gallensteine); in ca. 30–50 % der Fälle dyspeptische Oberbauchbeschwerden od. Gallenkoliken; **Diagnostik:** palpatorische Druckempfindlichkeit unterhalb des rechten Rippenbogens mit lokaler Abwehrspannung, evtl. Vergrößerung der Gallenblase (nicht bei Schrumpfgallenblase); Ultraschalldiagnostik u. röntgenologische Leeraufnahme der Gallenblasengegend (Nachweis kalkhaltiger Steine möglich); Cholezystocholangiographie u. endoskopisch retrograde Cholangiographie (Abk. ERC) mit Möglichkeit der endoskopischen Entfernung eingeklemmter Papillensteine; **Therapie:** medikamentöse Cholelitholyse (nur bei Cholesterinsteinen), Cholezystektomie, Cholelithotripsie, Steinentfernung i. R. einer endoskopischen Papillotomie; traditionell werden aus dem Bereich der Phytotherapie Zubereitungen aus Besenginster, Klette, Odermennig, Orthosiphon u. Olivenöl angewendet. Vgl. Gallensteinkolik, Lebererkrankungen.

Chol|eretikum (↑; gr. ἐρέθειν reizen) n: Substanz, die die Leberzellen zu vermehrter Sekretion von Gallensäuren (Cholerese) anregt; z. B. Dehydrocholsäure, Ursodeoxycholsäure; vgl. Cholagogum.

Choleriker (↑) m: s. Temperament.

Chole|zystitis (↑; gr. κύστις Blase, Harnblase; -itis*) f: Entzündung der Gallenblase; **Ätiologie:** überwiegend sekundär bei Cholelithiasis*, selten vaskuläre, infektiöse od. chemisch-toxische Ursachen; **Symptomatik:** Koliken im rechten Oberbauch mit Ausstrahlung in die rechte Schulter, Übelkeit, Erbrechen, Hyperalgesie im Bereich des 6.-9. Brustwirbelkörpers paravertebral rechts, systemische Entzündungszeichen; chronische Ch. häufig symptomlos, evtl. dyspeptische Beschwerden od. dumpfer Oberbauchschmerz; **Therapie:** Bettruhe, Nahrungskarenz, Antibiotika, Cholezystektomie möglichst im Intervall; phytotherapeutisch werden Rettich*, traditionell auch Ruhrkraut u. Olivenöl eingesetzt; vgl. Cholezystopathie.

Chole|zysto|pathie (↑; ↑; -pathie*) f: zusammenfassende klinische Bez. für funktionelle u. organische (z. B. Cholelithiasis*) Veränderungen der Gallenblase, i. w. S. auch des Gallengangsystems; **Therapie:** aus dem Bereich der Naturheilkunde u. alternativen Heilverfahren kommen Behandlungen mit Heublumensack*, Mayr*-Kur, Sulfatwasser* in Betracht, phytotherapeutisch Zubereitungen aus Ruhrkraut*, traditionell z. B. auch aus Brennessel, Calendula, Eberwurz, Efeu, gelbem Enzian, javanischer Gelbwurz, Hagebutte, Johanniskraut, gemeinem Katzenpfötchen, Kreuzdorn, Leberblümchen, Mariendistel, Meerrettich, Rosmarin, Schafgarbe, Soja u. Waldmeister, homöopathisch aus Berberitze, Efeu, Löwenzahn, Mariendistel, Pappel u. Schöllkraut. Vgl. Cholezystitis, Gallensteinkolik, Lebererkrankungen.

Chrom (gr. χρῶμα Farbe) n: chemisches Element, Symbol Cr, OZ 24, relative Atommasse 52,0; zur Chromgruppe gehörendes, zwei-, drei- u. sechswertiges, unedles Schwermetall; essentielles Spurenelement; biocyclische Anreicherung in der aquatischen (in Fischen bis zu 200fache Konzentration) u. terrestrischen Nahrungskette* (Pflanze → Milch) u. Konzentration beim Menschen in Gehirn u. Lunge; **biochemische Funktion:** Bestandteil des Glukose-Toleranzfaktors, Cofaktor für die Reaktion des Insulins mit seinen Rezeptoren auf den Zellmembranen; **Vork. in Nahrungsmitteln:** besonders in Fleisch, Bierhefe, Käse, Vollkornprodukten u. Honig in standortabhängiger Konzentration; **Bedarf** für Erwachsene (DGE 1991): Schätzwert 50–200 µg/Tag; **Mangelerscheinungen:** verminderte Glukosetoleranz, erhöhte Insulinkonzentration, Hyperglykämie, Gewichtsverlust u. periphere Neuropathien durch parenterale Ernährung; **Intoxikationen:** alimentär nicht bekannt; bei Inhalation von Chromstaub Durchfall, Leber- u. Nierenschäden sowie Hämolyse; **Referenzbereich:** <5µg/l Serum.

Chrono|bio|logie (gr. χρόνος Zeit; Bio-*; -logie*) f: Wissenschaft vom zeitlichen Ablauf u. Rhythmus der Körperfunktionen; vgl. Biorhythmus.

Chrono|bio|logie, chinesische (↑; ↑; ↑) f: grundlegende Auffassung der traditionellen chinesischen Medizin* von der Bedeutung zeitlicher Abläufe, die sich u. a. vom Yin*-Yang als Zeithorizont u. dem System* der Fünf Elemente (z. B. vier Jahreszeiten) herleitet u. bei Diagnostik u. Therapie von Erkrankungen berücksichtigt wird; bei der chronobiologischen Akupunktur* sind z. B. die sog. Öffnungszeiten der acht außergewöhnlichen Meridiangefäße für die Einstichauswahl von Bedeutung; ebenso werden von den nach den Fünf Elementen angeordneten sog. fünf Transportpunkten (jeweils zwischen Ellenbogen u. Fingerspitzen, Knien u. Zehenspitzen) stets nur wenige unter Berücksichtigung zirkadianer Rhythmen, lunarer Rhythmen u. jahreszeitlich bestimmter Rhythmen (sog. 10 Himmelsstämme u. 12 Erdzweige) verwendet. Die chronobiologische Akupunktur gilt als eine wirkungsvolle Behandlungsmethode bei therapieresistenten komplizierten Erkrankungen.

Chrysanthemum vulgare n: s. Rainfarn.

Chymo|papain n: proteolytisches Enzym aus Papaya-Saft; **Verw.:** Nukleolytikum; vgl. Papain.

Cichorium intybus n: s. Wegwarte.

Ciclo|sporin n: cyclisches Polypeptid mit 11 Aminosäuren; in verschiedenen Pilzen, z. B. Trichoderma polysporum u. Tolypocladium inflatum, gefunden, zur therapeutischen Verwendung synthetisch hergestellt; immunsuppressive Wirkung durch Inhibition aktivierter Helfer- u. Killerzellen z. B. durch Blockierung der Lymphokinproduktion (Interleukin-2-Inhibitor); **Verw.:** als T-Zell-Immunsuppressivum bei Organtransplantationen u. Autoimmunkrankheiten; **NW:** Nephrotoxizität, Begünstigung u. U. lebensbedrohlicher Infektionen sowie von Epstein-Barr-Virus-induzierten Lymphomen.

Cimicifuga racemosa f: Traubensilberkerze, Wanzenkraut; Pflanze aus der Familie der Hahnenfußgewächse, Ranunculaceae; **Arzneidroge:** Wurzelstock mit Wurzeln (Cimicifugae racemosae rhizoma); **Inhaltsstoffe:** Triterpenglykoside; **Wirkung:** östrogenartig, LH-Suppression, Bindung an Östrogenrezeptoren; **Verw.:** v. a. in Tinkturen bei prämenstruellen, dysmenorrhoischen u. klimakterischen Beschwerden; **traditionell** auch als Sedativum, Antipyretikum, Antirheumatikum, Antineuralgikum; **NW:** selten Magenbeschwerden; **homöopathische** Verwendung des frischen Wurzelstocks mit Wurzeln bei klimakterischen Beschwerden, Menstruationsstörungen, Muskel- u. Gelenkschmerzen.

Cinae flos m: Zitwerblüten*.

Cinchona pubescens f: syn. Cinchona succirubra; s. Chinarinde.

Cineol n: syn. Eucalyptol; Monoterpen; häufigster Inhaltsstoff ätherischer Öle; Hauptbestandteil des Eucalyptusöls (70 %); **Verw.:** Sekretolytikum.

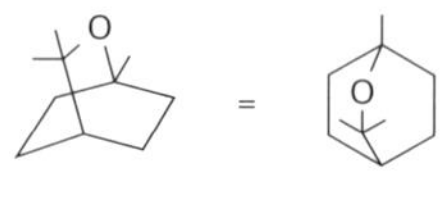

Cineol

Cinnamomum n: Zimt; s. Ceylon-Zimt, Zimt, chinesischer.

Cinnamomum camphora n: Kampferbaum; s. Kampfer.

Citri aether|oleum n: Zitronenöl*.

Citronell|gras: Cymbopogon winterianus; Pflanze aus der Familie der Süßgräser, Poaceae; **Arzneidrogen:** getrocknete oberirdische Teile (Cymbopogonis winteriani herba) u. durch Wasserdampfdestillation aus den oberirdischen Teilen gewonnenes ätherisches Öl (Cymbopogonis winteriani aetheroleum, Citronellae aetheroleum, Citronellöl, sog. indisches Melissenöl); **Inhaltsstoffe:** ätherisches Öl mit Citronellal, Geraniol, Citronellol, Geranylacetat und Citronellylacetat; **Wirkung:** motilitätshemmend, insektenrepellent; **Verw.:**

Kraut als leichtes Adstringens; Öl in Kombinationen, z. B. in Karmelitergeist, Melissengeist; **traditionell** bei innerer Unruhe, nervösen Befindlichkeitsstörungen, Magen-Darm-Beschwerden, Muskel- u. Nervenschmerzen, Erkältungskrankheiten, Erschöpfungszuständen; als Insektenabwehrmittel eingenommen od. unverdünnt auf die Haut aufgetragen. Laut Kommission E beim ehemaligen Bundesgesundheitsamt ist die Wirksamkeit bei den beanspruchten Anwendungsgebieten nicht belegt. **NW:** bei äußerlicher Anwendung sind allergische Reaktionen möglich.

Citrullus colo|cynthis m: Koloquinthe*.

Citrus aurantium f: s. Pomeranzenschale.

Citrus sinensis f: s. Orangenschale.

Clavi|ceps purpurea f: s. Mutterkorn.

Cnicus benedictus m: Kardobenedikte*.

Cobal|amin n: syn. Vitamin* B_{12}.

Cobalt n: ältere Nomenklatur Kobalt; chemisches Element, Symbol Co, OZ 27, relative Atommasse 58,93; zur Eisengruppe gehörendes zwei- u. drei-, seltener ein- u. vierwertiges Schwermetall; essentielles Spurenelement; **biochemische Funktion:** Zentralatom von Vitamin* B_{12}; Aktivator der Glukokinase; Bestandteil einiger Metalloenzyme (z. B. Aldehydoxidase, Zytochrom-c-Oxidase, Tyrosinase); **Vork. in Nahrungsmitteln:** in unterschiedlicher Menge in fast allen Lebensmitteln; das Co enthaltende Vitamin B_{12} stammt fast ausschließlich aus tierischen Produkten. **Bedarf** für Erwachsene (DGE 1991): nicht bekannt; **Mangelerscheinungen:** in Verbindung mit Vitamin-B_{12}-Mangel kann eine perniziöse Anämie auftreten; **Intoxikationen:** Appetitlosigkeit, Polyzythämie, Hyperplasie des Schilddrüsengewebes, Herzmuskelschäden.

Cocain n: Cocainum; Methylester des Benzoylekgonins, wirksames Alkaloid der Blätter des Cocastrauchs*; **Wirkung** (Cocainum hydrochloricum, salzsaures C.): lokale Anästhesie, zentral euphorisierend u. stimulierend; Verordnung u. Abgabe unterstehen der Betäubungsmittelverordnung.

Coca|strauch: Erythroxylon coca; Pflanze aus der Familie der Erythroxylaceae; **Arzneidroge:** Blätter (Cocae folium); **Inhaltsstoffe:** Alkaloide wechselnder Zusammensetzung (bis zu 1 % (2R, 3S)-(-)-Cocain); **Verw.:** zur Herstellung von Cocain*; bei den Eingeborenen als Genußmittel zum Kauen (mit Kalk od. alkalischer Pflanzenasche gemischt) zur Steigerung der Aktivität u. zum Unterdrücken des Hunger- u. Durstgefühls; im Gegensatz zur parenteralen Anwendung bei der Applikationsform der Eingeborenen nur selten Suchtentwicklung.

Cocculi fructus m: s. Kokkelskörner.

Cochlearia armoracia f: s. Meerrettich.

Codein n: 7,8-Didehydro-4,5α-epoxy-3-methoxy-17-methylmorphinan-6α-ol (IUPAC); syn. Methylmorphin; aus dem Mohn* (Papaver somniferum) gewonnenes Phenanthrenalkaloid mit opiatantagonistischen Eigenschaften u. zentral analgetischer u. antitussiver Wirkung; **Verw.:** (in Kombinationen) bei mäßig starken Schmerzen, als Antitussivum bei Reizhusten; **NW:** initial u. U. Übelkeit u. Erbrechen, häufig Obstipation, leichter Kopfschmerz, leichte Somnolenz; **Kontraindikationen:** akuter Asthmaanfall, Koma, Ateminsuffizienz, cave bei Opiatabhängigkeit; Abhängigkeitspotential!

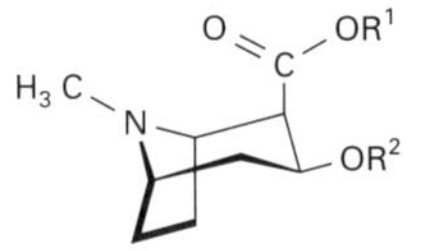

Trivialname	R^1	R^2
Cocain	CH_3	C_6H_5CO Benzoyl
Cinnamoylcocain	CH_3	$C_6H_5-CH=CH-CO$ Cinnamoyl
Benzoylecgonin	H	C_6H_5CO Benzoyl
Methylecgonin	CH_3	H
Cocamin (α-Truxillin)	CH_3	α-Truxillsäure
Isococamin (β-Truxillin)	CH_3	β-Truxillsäure

Cocastrauch: Inhaltsstoffe der Blätter

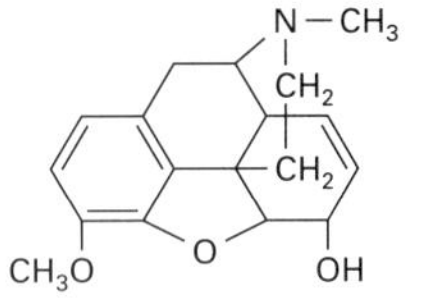

Codein

Coffea arabica f: Kaffee*.

Coffein n: Koffein; 1,3,7-Trimethylxanthin (IUPAC); Purinderivat (Xanthin: 2,6-Dihydroxypurin); leicht wasserlösliche weiße Kristallnadeln mit schwach bitterem Geschmack, enthalten in den Samen des Kaffeestrauchs u. in den Blättern des Teestrauchs (dort früher als Thein bezeichnet, Thein ist mit C. chemisch identisch), ferner in Mate, Colanuß, Kakao u. Guarana. 1 Tasse Kaffee enthält ca. 100 mg, 1 Tasse Tee ca. 30 mg u. 1 Liter Colagetränk ca. 120 mg C. **Wirkung:** Stimulation des Zentralnervensystems, Beschleunigung der Herztätigkeit, Bronchodilatation, Steigerung der Diurese, Vasodilatation (aber Tonussteigerung der Meningealgefäße, daher Einsatz von C. in der Migränetherapie); thera-

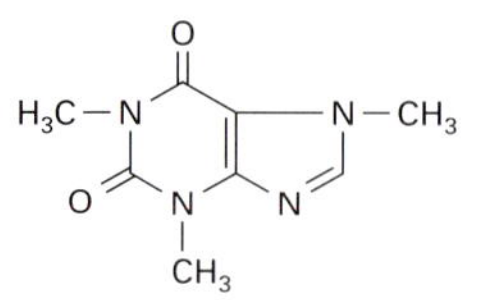

Coffein

peutische **Verw.:** zur Kupierung eines Migräneanfalls, in Kombinationspräparaten mit Analgetika u. a. Vgl. Theobromin.

Cola acuminata f: s. Kola.

Colchicin n: nichtbasisches Alkaloid (Säureamid) aus Colchicum* autumnale, besonders in Knollen u. Samen; starkes

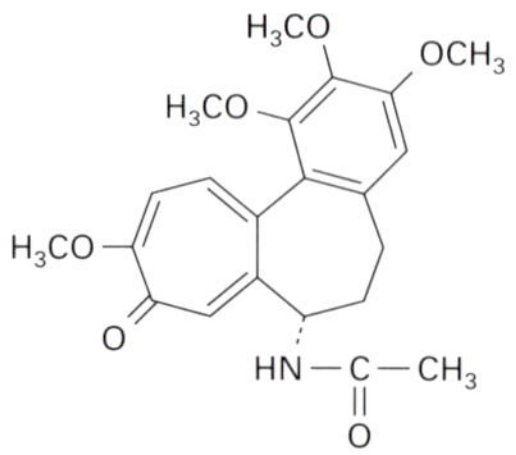

Colchicin

Mitosegift; **Verw.:** im akuten Gichtanfall; Herabsetzung der Phagozytoseaktivität der Leukozyten; **NW:** bereits in therapeutischen Dosen Gastroenteritis (Letaldosis bei Erwachsenen ca. 20 mg).

Colchicum autumnale n: Herbstzeitlose; Pflanze aus der Familie der Liliengewächse, Liliaceae; **Arzneidrogen:** Samen (Colchici semen), Knollen (Colchici tuber bzw. Bulbus Colchici) u. Blüten (Colchici flos); **Inhaltsstoffe:** Colchicin u. Nebenalkaloide; **Wirkung** u. **Verw.:** s. Colchicin; **traditionell** bei Gicht, rheumatischen Erkrankungen, Ödemen u. Asthma bronchiale; bei Kindern Vergiftungsmöglichkeit durch Aufnahme geringster Mengen an Samen (Kapseln mit den Samen reifen im Frühjahr) u. anderer Pflanzenteile; **homöopathische** Verwendung der frischen Knollen bei Krampfneigung, akuter Gastroenteritis, Kollapszuständen, Gicht u. rheumatischen Erkrankungen.

Coley-Toxin (gr. τοξικόν φάρμακον Gift) n: Bez. für ein bereits 1892 von William B. Coley verwendetes Bakterienlysat, das als Fiebervakzine für die Behandlung von Sarkompatienten eingesetzt wurde. Es handelt sich dabei um eine Mischung aus abgetöteten Keimen von Streptococcus Gruppe A u. Bacillus prodigiosum (heute: Serratia marcescens). Vgl. Fiebertherapie, aktive.

Colon|massage (gr. κῶλον Darm) f: Spezialmassage, bei der fünf Stellen des Dickdarms mit im Uhrzeigersinn kreisenden Bewegungen atemsynchron analwärts massiert werden; Anwendung bei Darmträgheit, Obstipation u. Meteorismus.

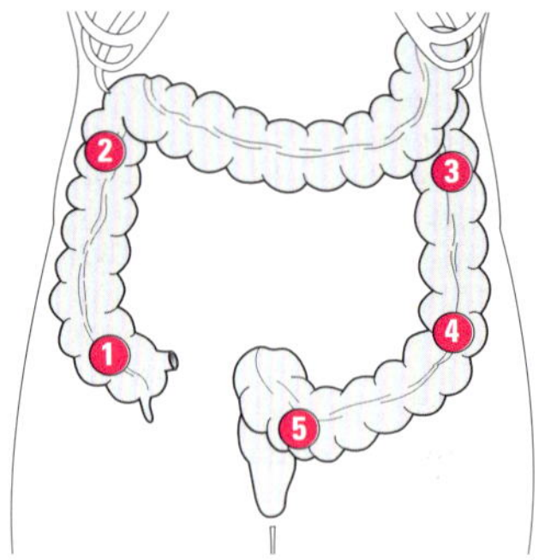

Colonmassage:
Ansatzpunkte am Colon

Colophonium n: s. Terpentin.

Color|therapie (lat. color Farbe; Therapie*) f: syn. Farbtherapie*.

Commiphora molmol f: Myrrhe*.

Con|durango|rinde: Condurango cortex; Rinde der Zweige u. Stämme von Marsdenia condurango, einer Liane aus der Familie der Asclepiadaceae; **Inhaltsstoffe:** Bitterstoff Condurangin (Gemisch mehrerer C_{21}-Steroidglykoside); **Wirkung:** Anregung der Speichel- u. Magensaftsekretion; **Verw.:** als Bittermittel bei Appetitlosigkeit insbesondere in der Geriatrie u. Pädiatrie; **traditionell** auch bei Dyspepsie u. Gastritis; keine Kontraindikationen, Neben- od. Wechselwirkungen bekannt; **homöopathische** Verwendung z. B. bei Mundwinkel- u. Lippenrhagaden, subazider Gastritis, Appetitlosigkeit.

Coniinum n: s. Koniin.

Contraria contrariis curentur (lat.): „Gegensätzliches werde mit Gegensätzlichem behandelt"; therapeutische Grundregel (Galen) vieler Richtungen auch der Medizin zu Zeiten Samuel Hahnemanns sowie der heutigen Schulmedizin; in der frühen Homöopathie* zur Abgrenzung von ihrer eigenen Methode (s. Similia similibus curentur) gebraucht u. mit der Palliation* u. einer anschließenden Verschlimmerung von Symptomen assoziiert; vgl. antipathisch.

Con|vallaria majalis f: Maiglöckchen*.

Convenience food (engl. „bequeme" Kost) n: Bez. für meist industriell hergestellte, vorgefertigte u. haltbar gemachte Lebensmittel zur Vereinfachung der Vorratshaltung u. Verkürzung der Zubereitungszeit.

Coping (engl. to cope fertig werden mit) n: Begriff aus der Streßforschung, der die Fähigkeit zu adaptivem Verhalten beschreibt; in Psychiatrie u. Psychologie bezeichnet C. eine psychische Verhaltensweise zur Bewältigung von Erkrankung u. Erkrankungssituation. I. R. einer Theorie der Humanmedizin (v. Uexküll) bekommt C. den Charakter eines umfassenden Krankheits- u. Gesundheitsmodells. C. ist die Antwort des Individuums auf die Situation Erkrankung auf der physischen, psychischen u. sozialen Ebene. I. R. der Ethnomedizin* wird dieser Zusammenhang wichtig, weil C. als Gesamtheit der Reaktionen auf Kranksein* ganz wesentlich in den jeweiligen kulturellen Bedeutungssystemen verankert ist. C. beinhaltet Wahrnehmung von Erkrankung, Labeling*, das Bereitstellen von Erklärungsmodellen*, Durchführung von Therapie, schließt aber auch die Auseinandersetzung mit den Resultaten der Therapie ein. Für den interkulturellen Vergleich sind dies die Variablen der kulturgebundenen Reaktion auf Erkrankung. Die Folgen des Medizintransfers* sind in diesen Dimensionen bisher wissenschaftlich kaum untersucht worden.

Coriandrum sativum n: Koriander*.

Cortex (lat.) m: (pharmak.) Rinde, Schale; äußerster Teil der Wurzeln u. Sproßachse von Dikotylen (zweikeimblättrige Pflanzen); in der neuen pharmazeutischen Terminologie wird die Bez. des Pflanzenteils hinter den Pflanzennamen gestellt (z. B. Frangulae cortex), während die alte, oft noch gebräuchliche lateinische Nomenklatur die Bez. des Pflanzenteils dem Pflanzennamen voranstellt (Cortex Frangulae). Vgl. Lignum.

Cortex Berberidis (↑) m: Berberitzenrinde; s. Berberitze.

Cortex Cinnamomi (↑) m: Zimtrinde; s. Ceylon-Zimt.

Cortex Con|durango (↑) m: Condurangorinde*.

Cortex Frangulae (↑) m: Faulbaumrinde; s. Faulbaum.

Cortex Hamamelidis (↑) m: Hamamelisrinde; s. Hamamelis.

Cortex Populi (↑) m: Pappelrinde; s. Pappel.

Cortex Quercus (↑) m: Eichenrinde*.

Cortex Quillajae (↑) m: Seifenrinde; s. Quillaja saponaria.

Cortex Salicis (↑) m: Weidenrinde; s. Weide.

Cortex Sassafras (↑) m: Sassafrasrinde; s. Sassafras.

Cortex Yohimbehe (↑) m: Yohimberinde, sog. Potenzrinde; s. Yohimbe.

Corynanthe yohimbe f: s. Yohimbe.

Counter|irritation (engl. Gegenreizung) n: s. Kontrairritation.

C-Potenz (Potenz*) f: Kurzbezeichnung für Centesimalpotenz*.

Crabtree-Ef|fekt (lat. efficere effectus hervorbringen) m: von Crabtree (1929) beschriebener Effekt, daß sich durch Glukose eine Senkung der Krebszellatmung einstellen soll. Die Atmungsintensität soll der Vermehrungsrate der Krebszellen (sog. Virulenz) umgekehrt proportional sein.

Cranio-Sacral-Therapie (lat. cranium Schädel; Os sacrum Kreuzbein; Therapie*) f: Abk. CST; syn. Kranio-Sakral-Therapie; Diagnose- u. Therapieverfahren, das von dem amerikanischen Osteopathen William Garner Sutherland (1873–1954) zuerst in den 30er Jahren beschrieben u. von dem amerikanischen Chirurgen John E. Upledger 1970 weiterentwickelt wurde. Grundlage dieser Form von Osteopathie* ist die Annahme, daß sich der knöcherne Schädel rhythmisch in seiner anterio-posterioren Ausdehnung verkürzt u. gleichzeitig lateralwärts ausdehnt bzw. sich der Bewegungsvorgang anschließend umkehrt. Dieser kraniale Bewegungsrhythmus soll sich 8–14 mal pro Minute ereignen; er wird auf einen primären Atemrhythmus zurückgeführt, der alle Körperzellen in der oben beschriebenen Weise verändern soll. Volumen u. Druck in den Zellen werden dabei nicht verändert. Als treibende Kraft für diesen Rhythmus wird die Fluktuation des Liquor cerebrospinalis beschrieben. Zu dem kraniosakralen System gehören v. a. die Meningen u. ihre verbundene Umgebung sowie der Liquor cerebrospinalis. Ziel der CST ist es, Ungleichgewichte u. Störungen des Rhythmus durch bestimmte osteopathische Behandlungstechniken zu beheben. Diese Lösungstechniken von Gewebespannungen sind vorwiegend passiv u. bestehen aus feinen Manipulationen u. Stellungskorrekturen bestimmter Schädelknochen. Diagnostisch leistet der Therapeut die Feststellung auf Normabweichungen des kranio-sakralen Rhythmus u. lokalisiert die entsprechenden Knochenelemente. **Wirkungshypothesen:** Beeinflussung der Hypophyse durch die Keilbeinbewegung, Störungen in diesem Bereich führen zu endokrinen Beschwerden; ebenso soll die Kiefergelenkfunktion durch CST beeinflußbar sein; Beziehungskette zwischen Okklusion-Kiefergelenk-Os temporale; Entspannung der Körperfaszien, Verbesserung der Blutversorgung. **Anw.:** Schmerzen im posturalen System (Halte- und Bewegungsapparat), Trigeminusneuralgie, Depression, hyperkinetisches Syndrom, nervöser Tic, unklarer Schwindel u. a.; **Kontraindikationen:** Schädelfrakturen, intrakranielle Blutungen. Wissenschaftlich nicht belegtes und umstrittenes Verfahren. Vgl. Bionomy.

Crataegus oxy|acantha f: gemeiner Weißdorn*.

Crocus sativus m: Safran*.

Croton|öl: Krotonöl, Oleum crotonis; Öl aus Samen der tropischen Pflanze Croton tiglium; sehr starkes Abführmittel, dessen Anwendung wegen seiner kokarzinogenen Wirkung nicht mehr zu verantworten ist.

CST: Abk. für **C**ranio*-**S**acral-**T**herapie.

Cucurbita pepo f: Ölkürbis; s. Kürbissamen.

Cumarin n: Riechstoff zahlreicher Pflanzen (z. B. Waldmeister); wirkt (auch nach oraler Aufnahme) gerinnungshemmend, antiphlogistisch u. antiödematös; kann zu Kopfschmerz, Übelkeit, Schwindel, Bewußtlosigkeit u. Atemlähmung führen sowie Leber- u. Nierenschäden auslösen; kanzerogene Eigenschaften im Tierexperiment nachgewiesen.

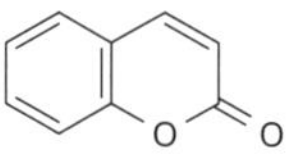

Cumarin

Cun (sprich tsunn): **1.** in der traditionellen chinesischen Medizin* verwendete individuelle Maßeinheit am menschlichen Körper zur genauen Lokalisation der Meridiane* u. Akupunkturpunkte (s. Akupunktur); entspricht der Daumenbreite bzw. der Länge des mittleren Mittelfingerglieds des Patienten (gemessen von der distalen zur proximalen Beugefalte); **2.** Zoll; chinesisches Längenmaß (ca. 3,2 cm), z. B. zur Längenbestimmung von Akupunkturnadeln*.

Cuprum (lat.) n: Kupfer*.

Curare n: Extractum Toxiferum americanum; Sammelbezeichnung für Pfeilgifte, die aus wäßrigen eingedickten Extrakten von Rinden (evtl. auch Blättern) südamerikanischer Lianen bestehen; **Einteilung: 1.** Tubocurare aus Chondodendron tomentosum u. a. Menispermaceen- bzw. Chondodendronarten; enthält als Hauptkomponente (+)-Tubocurarin, das als Chlorid zur Muskelrelaxation bei chirurgischen Eingriffen, insbesondere im Bauch- u. Thoraxraum, sowie bei Elektroschock u. Tetanus verwendet wird; **2.** Calebassencurare aus Strychnosarten; enthält Strychnosalkaloide (z. B. Alcuroniumchlorid, Toxiferin). Das Fleisch der Beutetiere, die durch C. bewegungsunfähig werden, ist genießbar, da orale Aufnahme von C. beim Menschen keine Wirkung zeigt.

Curare|ant|agonisten (gr. ἀνταγωνιστής Gegner) m pl: Stoffe, die antagonistisch auf Curare u. ä. periphere Muskelrelaxanzien wirken; klinische Verwendung finden v. a. Cholinesterasehemmer.

Curcuma domestica f: Gelbwurz*.

Curcuma xanthor|rhiza f: javanische Gelbwurz*.

Curcuma zedoaria f: Zitwer*.

Cymbopogon citratus m: Lemongras*.

Cymbopogon winterianus m: Citronellgras*.

Cynara scolymus f: Artischocke*.

Cyno|glossum officinale n: Hundszunge*.

Cynosbati fructus m: veraltete Bez. für Rosae fructus (Hagebuttenschale); s. Hagebutte.

Cytisus scoparius m: Besenginster*.

D

D: s. Dezimalpotenz.

Damiana f: Turnera diffusa var. aphrodisiaca; Strauch aus der Familie der Turneraceae; **Arzneidrogen:** die während der Blütezeit gesammelten u. getrockneten Blätter (Turnerae diffusae folium), auch zusammen mit den Zweigen (Turnerae diffusae herba); **Inhaltsstoffe:** ätherisches Öl (mit 1,8-Cineol, α- u. β-Pinen, p-Cymol), Bitter- u. Gerbstoffe, Arbutin; **Wirkung:** aphrodisierend u. stimulierend, die Harnwege desinfizierend; **Verw.: traditionell** als Aphrodisiakum, bei sexuellen Funktionsstörungen, Überarbeitung, geistiger Überforderung, nervöser Schwäche sowie zur Steigerung u. Erhaltung der geistigen u. körperlichen Leistungsfähigkeit; laut Kommission E beim ehemaligen Bundesgesundheitsamt ist die Wirksamkeit bei den beanspruchten Anwendungsgebieten nicht belegt. **Homöopathische** Verwendung von Zubereitungen aus getrockneten Blättern bei mangelnder Libido, Impotenz, Sterilität, Migräne u. Neurasthenie.

Dampf|bad: Bad in Heißluft mit hohem Feuchtigkeitsgehalt; als **Vollbad** (russisch-römisches Bad) meist in Dreierkombination (drei Räume) mit Warmluft (40–50 °C), Heißluft (60–70 °C) u. Dampf (40–50 °C); Wirkung: Hyperthermie, Hyperämie, starkes Schwitzen, Lockerung verspannter Muskeln; **Teilbäder:** als Kopfdampfbad zur Inhalation, evtl. mit Zusatz von Kräutern bzw. Extrakten (Kamille, Pfefferminze, Linde), bei entzündlichen Erkrankungen der oberen Atemwege; Dampfstrahler (Dampfdusche) richten Dampf mit einer Temperatur von ca. 40 °C auf bestimmte Körperregionen. Vgl. Heißluftbad, Hydrotherapie, Sauna.

Dampf|kom|presse (lat. comprimere, compressus zusammendrücken) f: sehr heißer Wickel* bzw. Kompresse*; Anwendung z. B. bei Kolik i. R. einer Cholelithiasis.

Darm|bad: auch Sudabad (Kurzform für subaquales Darmbad); selten verwendete, intensive Einlaufbehandlung mit Spülung auch höherer Darmabschnitte durch 20–30 l Wasser in einem Vollbad; durch die Resorption von Wasser im Darm kommt es neben der gründlichen Darmreinigung zu einer verstärkten Diurese; Anwendung bei Obstipation u. Nephrolithiasis sowie i. R. der ausleitenden Therapie*.

Darm|entzündung: Enteritis*.

Darm|erkrankungen: s. Dyspepsie, Enteritis, Magen-Darm-Erkrankungen, Reizkolon, Ulcus duodeni.

Darm|in|fusion (Infusum*) f: s. Darmreinigung.

Darm|kolik (gr. κωλικός am Darm leidend) f: s. Abdominalkrämpfe.

Darm|reinigung: Darmspülung zur Entleerung des Colons bzw. Rektums; **Formen: 1.** retrograde Instillation von Flüssigkeit in das Rektum (sog. Darmeinlauf) mit Darmrohr u. Irrigator od. durch gebrauchsfertige Instillationsflüssigkeiten (Klistiere bzw. Klysmen), z. B. vor Röntgenuntersuchungen, Endoskopie, Entbindung, bei Obstipation; **2.** Darmspülung: **a)** retrograd (sog. hoher Schwenkeinlauf) unter Verwendung von viel Spülflüssigkeit zur Reinigung größerer Darmabschnitte vor Operationen; **b)** als sog. Colonlavage orthograd per os durch Trinken von bis zu 5 l Mannitlösung od. über eine Duodenalsonde mit Einleitung bis zu 10 l physiologischer Kochsalzlösung. In der Naturheilkunde Verwendung als ausleitendes Verfahren, um Schadstoffe aus dem Darm u. Körper zu eliminieren; vgl. Darmbad.

Darm|spülung: s. Darmreinigung.

Daseins|an|alyse (gr. ἀναλύειν auflösen) f: psychotherapeutisches Konzept (L. Binswanger, M. Boss), das sich an der Phänomenologie Husserls u. der ontologischen Anthropologie Heideggers orientiert u. der traditionellen Subjekt-Objekt-Beziehung (Therapeut-Patient-Beziehung) ein Partnerschaftsverhältnis auf gleicher Ebene entgegensetzt (die sog. Gemeinsamkeit des Daseins); im Mittelpunkt der D. steht der sog. Daseinsvollzug des Einzelnen in seinen vielfältigen Beziehungen zur Welt. Um eine psychopathologische u. psychiatrische Etikettierung zu vermeiden, wird z. B. darauf verzichtet, von Symptomen u. Krankheitsverlauf zu sprechen.

Datura stramonium f: weißer Stechapfel*.

DCI: Abk. für **D**iagnostik* **c**hronischer **I**rritationen.

De|ad|aptation (lat. De- von – weg, ab, herab; adaptare anpassen) f: Rückbildung von Adaptaten*; gezielt notwendig, wenn Fehl- od. Überanpassungen korrigiert werden sollen. Vgl. Adaptation.

De|coder|dermo|graphie (gr. δέρμα Haut; γράφειν schreiben) f: von Bergsmann u. Jahnke entwickelte Elektrohautmessung mit drei

Elektrodenpaaren (jeweils beidseitig an Stirn, Hand u. Fuß), die als Weiterentwicklung der Impulsdermographie* anzusehen ist. Automatische Untersuchung von sieben Meßstrekken mit zunächst negativer, dann positiver 10-Hz-Impulsreizung u. Registrierung der Speicherkapazität der Haut sowie Veränderungen der Potentialdifferenzen. Das Verfahren soll einen Überblick über den Regulationszustand des Organismus geben. Als Reaktionsformen werden unterschieden: normerg, hypererg, anerg. Wissenschaftlich umstrittenes Verfahren. Vgl. Diagnostik chronischer Irritationen.

De|kokt n: Abkochung; wäßriger Drogenauszug, bei dem die Droge mit kaltem Wasser angesetzt, zum Sieden gebracht, 5–10 Minuten auf Siedetemperatur gehalten u. dann abgeseiht wird; besonders gebräuchliche Zubereitung bei Drogen mit harter Konsistenz, z. B. Holz, Wurzel, Rinde.

Delphinium con|solida n: Rittersporn*.

De|mulzens (lat. demulcere streicheln) n: linderndes Mittel.

de|plethorisch (lat. de- von – weg; gr. πλῆθος Fülle, Masse): flüssigkeitsverschiebend; z. B. Massage auf Blut- u. Lymphbahnen; s. Lymphdrainage, manuelle.

De|pression (lat. deprimere, depressus niederdrücken, herabziehen) f: diagnostisch unspezifische Bez. für eine Störung der Affektivität, bei der ein depressives Syndrom* im Vordergrund steht. Die depressive Stimmungsänderung ist in Abhängigkeit von Dauer, Intensität od. Periodik des Auftretens u. U. pathologisch. In Abhängigkeit von der Schwere des depressiven Syndroms, vom Vorliegen adäquater äußerer Auslöser u. organischer Erkrankungen sowie aufgrund des Verlaufs wird die **nosologische Zuordnung** getroffen: D. als Teil einer organischen Erkrankung (somatogene D.), als körperlich nicht begründbare D. (endogene D.) od. als psychoreaktive Erkrankung (psychogene D.). In neuer Literatur wird die Unterscheidung in endogene u. psychoreaktive D. zugunsten einer deskriptiven Zuordnung zu typischer D. u. spezifischer D. aufgegeben. **Therapie:** u. U. Psychotherapie*; aus dem Bereich der Naturheilkunde u. alternativen Heilverfahren wird u. a. eine Behandlung mit Autogenem* Training, Lichttherapie*, Farbtherapie*, Cranio*-Sacral-Therapie u. emmenagogen Verfahren* sowie phytotherapeutisch mit Johanniskraut*, traditionell mit Beifuß, Jambulbaum, Mate u. Hopfen angegeben. **Cave:** Bei jeder Form von D. besteht ein Suizidrisiko!

De|puranzien (lat. depurare reinigen) n pl: Reinigungsmittel, Abführmittel; s. Laxanzien.

De-Qi (sprich de-tschi) n: das sog. Ankommen des Qi; im westlichen Schrifttum als „propagated sensation along the channels" (Abk. PSC) bezeichnetes, in der Akupunktur* grundlegendes Phänomen, bei dem der Patient im genadelten Körperteil (aber auch weiter entfernt) Empfindungen wie Ziehen, taubes Gefühl, Spannung od. Schwere, gelegentlich auch Schmerzen od. einen schwachen elektrischen Schlag verspürt. Das De-Qi kann im Elektroenzephalogramm nachgewiesen werden u. setzt eine intakte Funktion des Nervensystems voraus (es fehlt z. B. bei Lokalanästhesie u. bei Nervenläsionen); es ist abhängig von Alter u. Zustand des Patienten, von den ausgewählten Akupunkturforamina u. Meridianen u. auch vom Können (Nadeltechnik) des Akupunkteurs, der das De-Qi ebenfalls (in den die Akupunkturnadel bewegenden Fingern) spürt. Nur wenn die Akupunkturstrukturen mit optimaler Stichtechnik behandelt werden, kann ein richtiges De-Qi ausgelöst u. die entsprechende Heilwirkung erzielt werden.

De|rivat (lat. derivare ableiten) n: Abkömmling einer chemischen Grundsubstanz.

Dermatitis (gr. δέρμα Haut; -itis*) f: Hautentzündung*.

Derma|tom (↑; gr. τομή Schnitt, Abschnitt) n: **1.** (neurol.) Innervationsbezirk der einzelnen Rückenmarkwurzeln auf der Haut, Hautsegment; vgl. Sklerotom, Somatotopie; **2.** (chir.) Instrument zur Bildung von Epidermis- u. Epidermis-Kutis-Lappen in einstellbarer Dicke als Hauttransplantat.

De|sensibilisierung (lat. de- von – weg; sensus Empfindung, Gefühl): (psychol.) therapeutisches Verfahren zur Reduktion einer Angst od. Phobie durch Verhaltenstherapie*. Nach dem Prinzip der reziproken Hemmung werden in aufsteigender Folge (Angsthierarchie) Angstsituationen in kleinen Schritten durch Entspannung vermieden.

De|toxikation (↑; gr. τοξικόν φάρμακον Gift, Pfeilgift) f: Entgiftung*.

Deutsche Gesellschaft für Ernährung: Abk. DGE; unabhängige Gesellschaft mit dem Ziel, ernährungswissenschaftliche Forschungsergebnisse zu sammeln u. auszuwerten sowie durch Anleitung zur richtigen u. vollwertigen Ernährung dazu beizutragen, Gesundheit u. Leistungsfähigkeit der Bevölkerung zu erhalten od. wiederherzustellen; dazu werden Empfehlungen für die Nährstoffzufuhr herausgegeben.

Deutsches Arznei|buch: Abk. DAB (i. d. R. ergänzt um die Angabe der jeweiligen Auflage); enthält die amtlichen Vorschriften über die Zubereitung der u. den Umgang mit den wichtigsten offizinellen Arzneimitteln; z. Z. gilt die 10. Auflage von 1992 (DAB 10).

Dezimal|potenz (Potenz*) f: Abk. D-Potenz; homöopathisches Arzneimittel, dessen Verdünnungsverhältnis bei jedem Potenzierungsschritt 1:10 beträgt. Die Einführung der D. basiert auf der Übernahme eines materiellen Dosierungskonzepts in die frühe Homöopathie, bei dem die Stärke der Arzneimittelwirkung als abhängig von der Menge der verabreichten Arzneisubstanz u. die Potenzierung* als ausschließlicher Verdünnungsvorgang betrachtet werden. Die Menge des Wirkstoffs sollte in kleineren Abständen als den üblichen 1:100-Schritten (s. Centesimalpotenz) abstufbar sein (vgl. Dosis, materielle). D. werden außerhalb des deutschsprachigen Raumes selten eingesetzt.

Dezi|meter|welle: s. Hochfrequenztherapie.

DGE: Abk. für **D**eutsche* **G**esellschaft für **E**rnährung.

Dhatus (Sanskrit Gewebe) n pl: i. R. des Ayurveda* Bez. für die stoffwechselaktiven, zwischen Haut u. Eingeweiden liegenden Gewebe (vgl. Physiologie, ayurvedische); weitere Gewebe wie Haut, Faszien, Ligamente, Sehnen, Fett, Nerven sowie Blut- u. Lymphgefäße werden Upadhatus genannt u. als Nebenprodukte der D. angesehen.

Dia|betes mellitus (gr. διαβαίνειν hindurchgehen; lat. mellitus mit Honig versüßt) m: Zuckerkrankheit; häufigste endokrine Störung; Krankheitsbegriff für verschiedene Formen der Glukose-Stoffwechselstörung mit unterschiedlicher Ätiologie u. Symptomatik; gemeinsames Kennzeichen ist der relative od. absolute Mangel an Insulin. Von einem (klinisch manifesten) D. m. spricht man bei Vorliegen von Nüchtern-Blutzucker-Werten über 6,7 mmol/l (>120 mg%) bzw. Zwei-Stunden-Blutzuckerwerten von über 10 mmol/l (>180 mg%) venös bzw. über 11,1 mmol/l (>200 mg%) kapillär im oralen Glukose-Toleranztest. **Klinik: 1. Frühsyndrom** (metabolisches Syndrom): Blutzuckererhöhung, Zuckerausscheidung im Harn, Durst, große Harnmengen, Gewichtsabnahme trotz gesteigerter Nahrungsaufnahme, Mattigkeit u. Kraftlosigkeit, Neigung zu Dermatosen (Pruritus, Ekzem), Furunkulosen, Parodontopathien, Wundheilungsstörungen, chronischen Harnweginfektionen, Potenz- u. Menstruationsstörungen. Die Symptomatik kann von leichteren, z. T. uncharakteristischen Formen bis zum diabetischen Koma reichen. **2. Spätsyndrom:** Retinopathia diabetica, diabetische Glomerulosklerose, diabetische Gangrän als Folgen der generalisierten diabetischen Mikroangiopathie; als weitere Komplikationen treten Arteriosklerose* v. a. der peripheren, der Koronar-, Becken- u. Zerebralarterien, (diabetische) Neuropathie (Befall des peripheren, autonomen u. zentralen Nervensystems) mit Parästhesien, nächtlichen Wadenkrämpfen, Hypo- bzw. Areflexie, Arthropathie, Blasenstörungen, Impotenz, wahrscheinlich Mikroangiopathie der Vasa nervorum u. charakteristische Hautveränderungen auf. **Ätiologie:** heterogen; wahrscheinlich genetische Prädisposition bzw. Erblichkeit; toxische u. infektiöse Einflüsse, Autoimmunprozesse werden in ihrer Wertigkeit diskutiert; manifestationsfördernde Faktoren (z. B. Fettsucht, Schwangerschaft) sind bekannt; sekundäre D.-m.-Formen bei Pankreaserkrankungen, Endokrinopathien u. medikamentös bedingt (z. B. Steroiddiabetes). **Therapie:** je nach Form mit Gewichtsreduktion u. Bewegung, Diät (Atkins*-Diät, energiereduzierte Lebensmittel*, Schlackenkost*, Sulfatwasser*), oralen Antidiabetika od. Insulin; phytotherapeutisch traditionell wird z. B. mit Zubereitungen aus Fuchskreuzkraut, Heidelbeere, Kakaosamen, Quecke u. Gartenbohne, homöopathisch mit Jambulbaum u. Nelkenöl behandelt.

Diät (gr. δίαιτα Lebensweise) f: s. Krankenernährung.

Diät|assistent (↑) m: Diätassistentin u. D. sind geschützte Berufsbezeichnungen, die nach dreijähriger Ausbildung an einer staatlich anerkannten Fachschule verliehen werden; Ausbildung u. Prüfung sind geregelt im „Gesetz über den Beruf der Diätassistentin u. des Diätassistenten" vom 8.3.1994 (BGBl. I S. 446). Aufgaben des D. sind u. a. die Leitung von Diätküchen, die Beratung von Ärzten u. Patienten in Ernährungsfragen sowie die eigenverantwortliche Durchführung diättherapeutischer u. ernährungsmedizinischer Maßnahmen auf ärztliche Anordnung od. im Rahmen ärztlicher Verordnung.

Diätetik (↑) f: Lehre von den verschiedenen Ernährungsformen für Gesunde u. Kranke; vgl. Ernährungswissenschaft.

Dia|gnose, homöo|pathische (gr. διάγνωσις Entscheidung) f: der schulmedizinischen Definition entsprechende Bez. für die Zuordnung einer gesundheitlichen Störung zu einem homöopathischen Arzneimittel. Die schulmedizinische Diagnose (Krankheitsdiagnose) bietet dem behandelnden Homöopathen Informationen über die Therapierbarkeit u. Prognose der diagnostizierten Erkrankung sowie zur Dosierung des Arzneimittels; sie kann jedoch nur selten einen Hinweis für die Arzneimittelwahl* liefern, da sie zu unspezifisch ist u. i. d. R. sehr vielen Arzneimittelbildern zugeordnet werden kann. Vgl. Anamnese, homöopathische.

Dia|gnostik, ayur|vedische (gr. διαγνωστικός fähig zu unterscheiden) f: diagnostische Maßnahmen i. R. des Ayurveda*; zunächst erfragt der Arzt den normalen Zustand des Patienten, i. d. R. unter folgenden Gesichtspunkten: Alter u. Geschlecht, Körpermaße u. Körperbau, Bewegungs- u. Leistungsvermögen, Verdauungsvermögen, Anpassungsfähigkeit an Nahrung, Klima usw., Güte u. Vitalität der Gewebe sowie zusammenfassend die physische u. psychische Konstitution. Danach erfolgt die allgemeine Untersuchung des Patienten. Dazu gehören die Einschätzung der Physiognomie, des Sehvermögens, der Stimmlage u. des Hauttyps, dann die Zungen- u. die Pulsdiagnostik sowie die Untersuchung des Urins u. des Stuhls. Als nächstes wird der Krankheitszustand bestimmt. Dazu muß geklärt werden, welche Doshas*

Diagnostik chronischer Irritationen Tab. 1
Schwerpunkte der Anamneseerhebung, körperlichen Untersuchung u. apparativen Diagnostik

Anamnese u. körperliche Untersuchung	rezidivierende oronasale Infektionen, urogenitale Erkrankungen
	Verletzungen, Operationen, Vergiftungen
	Gelenk- u. Muskelschmerzen
	zahnärztlicher Status, zahnärztliche Operationen, Zahnentfernung, Wurzelbehandlung
	funktionelle Palpation (Adler-Druckpunkte, Haut- u. Bindegewebeturgor, Triggerpunkte der Muskulatur, Muskeltonus, allgemeines Projektionssymptom, Kibler-Falten, Lymphknotenstatus, Narben)
klinische Diagnostik	Röntgen (Übersichtsaufnahmen, Einzelbilder)
	pH-Wert-Messung der Haut u. Hautsegmente
	Bioelektronik nach Vincent, Oxymetrie

Diagnostik chronischer Irritationen Tab. 2
Übersicht der verschiedenen Reiz-Reaktions-Testverfahren

Art der Provokation	Verfahren
elektrische Reizung	Elektrohauttest, Impulsdermographie, Decoderdermographie
	Segmentelektrographie, Elektroneuraldiagnostik, Elektroakupunktur nach Voll (u. Modifikationen)
thermische Reizung	Regulationsthermographie
chemische Reizung	Elektrohauttest (galvanische Reizung) Reaktionsweisebestimmungen nach Perger
bioinformationelle Verfahren	angewandte Kinesiologie, Physioenergetik, Medikutantests (Elektroakupunktur nach Voll, bioelektrische Funktionsdiagnostik, VRT-Vegatest), Bioresonanzverfahren (z. B. Mora-Therapie)

aus dem Gleichgewicht geraten u. vermehrt sind, in welchem Maße die Gewebe (Dhatus*) beeinträchtigt wurden u. ob Störungen der Kanalsysteme festzustellen sind. Dann erst erfolgt die Bestimmung der Krankheit. Dabei sollten nicht nur die Krankheitszeichen u. Symptome, sondern auch die Prodromi u. die ursächlichen Faktoren ermittelt bzw. erfragt werden. Als letztes werden dann das Krankheitsstadium u. die Linderungsmittel festgestellt. Vgl. Therapie, ayurvedische.

Dia|gnostik chronischer Ir|ritationen (↑) f: Abk. DCI; Oberbegriff für diagnostische Verfahren, durch die Grad u. Ausmaß einer gestörten neurovegetativen u. sensomotorischen Regulation* mit ihrem veränderten Reaktionsverhalten u. den vorliegenden Irritationssymptomen (Projektionssymptom*, reflektorische Krankheitszeichen) festgestellt sowie die Art u. Lokalisation der zugrundeliegenden chronischen Irritation* i. S. eines chronischen Irritationszentrums* identifiziert werden sollen. Die klinische Abklärung durch Anamnese, Statuserhebung u. schulmedizinische Ausschlußdiagnostik steht im Vordergrund. Die apparativen Reaktions-Testverfahren haben additiven Charakter u. werden zur weiteren Abklärung od. Verlaufsdiagnostik eingesetzt (s. Tab.). **Anw.:** zur Abklärung des Risikofaktors „Herd" bei chronisch-rezidivierenden Infekten; bei chronischen Schmerzzuständen unklarer Genese, chronischen Befindlichkeitsstörungen i. S. vegetativer Dystonien; präventiv.

Dia|gnostik, traditionelle tibetische (↑) f: diagnostische Verfahren in der traditionellen tibetischen Medizin*; eine einzelne gestörte Energieform (s. Energielehre) kann der Arzt durch Befragung od. an körperlichen Symptomen erkennen, Störungen mehrerer nur durch Puls- u. Urindiagnostik; **Formen: 1.** das Betrachten von Zunge u. Urin, wobei bei der Urinanalyse die allgemeine von der speziellen Diagnostik unterschieden wird; **2.** das Fühlen, wobei die Pulsdiagnostik* die wichtigste Methode darstellt; **3.** ein Fragenkatalog, mit dessen Hilfe Informationen zur Ernährung u. Lebensweise des Patienten gesammelt u. diagnostisch zur Einordnung in Lung-, Tipa- u. Bäken-Störungen genutzt werden. Typische Lung(Wind)-Symptome sind z. B. ein Gefühl innerer Unruhe, instabile, wechselhafte Gemütslage, Konzentrationsschwäche, gesteigerter Redefluß, häufiges Gähnen, Schwindelgefühl, Tinnitus, Abgespanntheit, Frieren u. Zittern, Muskelkrämpfe u. durch den Körper wandernde Schmerzen, Gefühl, als ob die Augen od. andere Organe hervorquellen, geblähtes Abdomen, Winde usw. Vgl. Therapie, traditionelle tibetische.

Dia|gonal|netz: s. Globalnetz.

Dia|phoretikum (gr. διαφορεῖν verbreiten) n: syn. Hidrotikum, Sudoriferum; schweißtreibendes Mittel; bestimmte Parasympathomimetika (Pilocarpin, Muscarin u. a.) u. Phytotherapeutika, z. B. Teeaufgüsse aus Holunder- od. Lindenblüten, evtl. auch schwarzer Tee od. Zitronenwasser, die in reichlicher Menge möglichst heiß getrunken werden sollen; Wärmezufuhr von außen begünstigt die Wirkung; **Anw.:** v. a. bei beginnender Erkältung; **Kontraindikationen:** Herz-Kreislauf-Erkrankungen, Diabetes mellitus, Basedow-Krankheit.

Diar|rhoe (gr. διάρροια das Durchfließen) f: Durchfall; dünnflüssiger reichlicher Stuhl; Vorkommen z. B. akut bei Enterokolitis od. infektiöser Gastroenteritis od. als chronische D. u. a. bei Achylia gastrica, Pfortaderstauung, Darmtuberkulose; **Therapie:** aus dem Bereich der Phytotherapie werden eine Vielzahl von Drogen angegeben, z. B. Brombeere*, Eichenrinde*, indische Flohsamen*, Frauenmantel*, Gänsefingerkraut*, Heidelbeere*, Jambulbaum*, Kolombowurzel*, Odermennig*, Tormentilla*, Uzara* u. chinesischer Zimt*, auch verschiedene traditionell und homöopathisch angewendete Pflanzen; außerdem Faex* medicinalis, Gerbstoffe* u. Pektine*, Heilerde* u. Ton*. Vgl. Dyspepsie.

Dia|thermie (gr. διά hindurch; θερμός Wärme) f: Wärmeerzeugung im Körper durch elektrischen Strom i. R. der Hochfrequenztherapie* mit Kurz-, Dezimeter- od. Mikrowellen; auch chirurgische Anwendung zur Elektrokoagulation.

Dia|these (gr. διάθεσις Neigung) f: Neigung bzw. Bereitschaft des Körpers zu bestimmten Krankheiten; z. B. hämorrhagische D. (Blutungsneigung). In der alten Homöopathie wurden mehrere D. unterschieden (z. B. lymphatische, harnsaure, dyskratische D. u. Skrofulose).

Digitalis f: s. Fingerhut.

Digitalis|glykoside n pl: herzwirksame Glykoside*; Substanzen, die die Kontraktionskraft der Herzmuskulatur fördern (wirken positiv inotrop); **Vork.:** insgesamt sind ca. 200 D. in verschiedenen Fingerhutarten bekannt, die sich in ihrer grundsätzlichen Wirkung (Pharmakodynamik) nicht unterscheiden; **1.** in Digitalis lanata (wolliger Fingerhut) v. a. die genuinen Lanataglykoside Lanatosid A, B, C, D u. E (am gebräuchlichsten ist Lanatosid C), aus denen durch hydrolytische Abspaltung von Zucker (Glukose u. Digitoxose) Aglykone od. Genine (z. B. Digitoxigenin, Gitoxigenin, Digoxigenin) entstehen; **2.** in Digitalis purpurea (roter Fingerhut) v. a. die genuinen Purpureaglykoside A u. B, aus denen durch hydrolytische Abspaltung von Glukose u. Digitoxose die Aglykone Digitoxigenin u. Gitoxigenin entstehen. Chemisch leiten sich die Genine aller herzwirksamen Glykoside vom Cyclopentanoperhydrophenanthren ab. In der Therapie werden v. a. isolierte Reinglykoside verwendet; Vorteile: exakte Dosierung nach Substanzgewicht, definierte Wirkung, bekannte u. gleichmäßige Resorption u. Elimination, gute Stabilität. **Wirkungsweise:** Hemmung der Membran-ATPase des Herzens. Die fast ausschließliche Wirkung auf das Herz wird damit erklärt, daß sich D. an bestimmte Rezeptorproteine der Herzmuskelzellmembran binden. Mit den D. konkurriert Kalium um dieselben Rezeptoren, d. h., es besteht geringe Digitalisempfindlichkeit bei hoher Kaliumkonzentration u. erhöhte Empfindlichkeit bei niedriger Kaliumkonzentration im Blut. Neben der Hauptwirkung (positive Inotropie) reduzieren die D. die AV-Überleitung u. wirken direkt auf die Sinusknotenfrequenz hemmend (negativ dromotrop u. chronotrop). Als Folge der verstärkten Kontraktion u. damit Senkung des enddiastolischen Drucks u. der Vorhofdrücke kommt es auch sekundär zu einer Abnahme der Herzfrequenz. **Pharmakokinetik:** Die verschiedenen D. unterscheiden sich hinsichtlich ihrer Resorption, Serumeiweißbindung u. Ausscheidung erheblich; allen gemeinsam ist ihre geringe therapeutische Breite u. die individuell zu ermittelnde Höhe der therapeutisch wirksamen Konzentration. **Anwendungsgebiete** sind alle Formen der Herzinsuffizienz (ab NYHA Stadium II), tachykarde Arrhythmieformen, Vorhofextrasystolen. **Digitalisvergiftung:** toxische Digitaliswirkung infolge Überdosierung von D. bei ca. 10–15 % aller Behandlungen, z. B. aufgrund von Dosierungsfehlern, unterschiedlicher individueller Empfindlichkeit (gesteigert bei chronischer Hypoxie, Myokarditis, Hypokaliämie), verminderter Ausscheidung der Glykoside bei Niereninsuffizienz; Sympt.: 1. kardial (90 %): Herzrhythmusstörungen (Bigeminie, Bradykardie, AV-Blockierungen, paroxysmale Vorhoftachykardien, Vorhofflimmern bzw. -flattern, Kammerflimmern); 2. gastrointestinal (70 %): Übelkeit, Erbrechen, Durchfälle; 3. neurozerebral (15 %): Reizbarkeit, Kopfschmerz, Verwirrtheit, Neuralgien, Augenflimmern, Wolkensehen, Rot-Gelb-Grün-Sehen.

Digitaloide n pl: Bez. für die in bestimmten Pflanzen (Adonisröschen, Maiglöckchen, Meerzwiebel, Oleander) enthaltenen herzwirksamen Glykoside der sog. II. Ordnung, die den Glykosiden der Fingerhutarten chemisch sehr ähnlich sind.

Digitonin n: hauptsächlich in den Samen von Fingerhutarten enthaltenes Saponin, das die intestinale Resorption der herzwirksamen Glykoside erhöht u. außerdem gewebereizend u. hämolytisch wirkt.

Digitoxin n: 3β,14β-Dihydroxy-5β,14β-card-20(22)-enolid-3-tridigitoxosid (IUPAC);

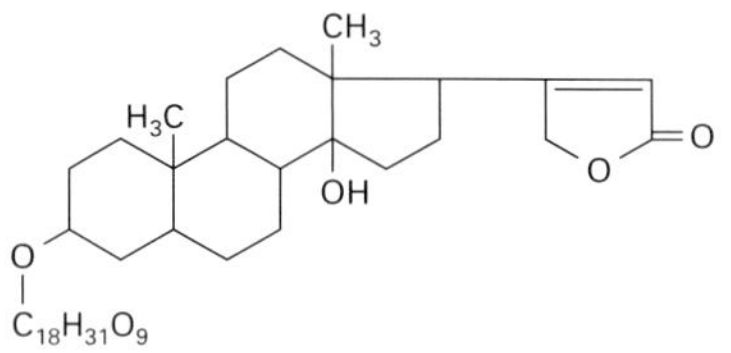

Digitoxin

Verw.: eines der drei wichtigsten herzwirksamen Glykoside (neben Digoxin u. Strophanthin), kann oral u. intravenös angewendet werden; sehr konstanter Wirkspiegel, geringe Abklingquote, sehr gute Resorption (>90 %). Die Wirkungsdauer ist weitgehend unabhängig von der Nierenfunktion. Vgl. Digitalisglykoside.

Digoxin n: 12β-Hydroxy-Digitoxin (IUPAC); **Verw.:** eines der drei wichtigsten herzwirksamen Glykoside (neben Digitoxin u. Strophanthin); kann oral u. intravenös angewendet werden; genügend rascher Wirkungseintritt; Wirkungsverlust mittelschnell, daher gut steuerbar. Vgl. Digitalisglykoside.

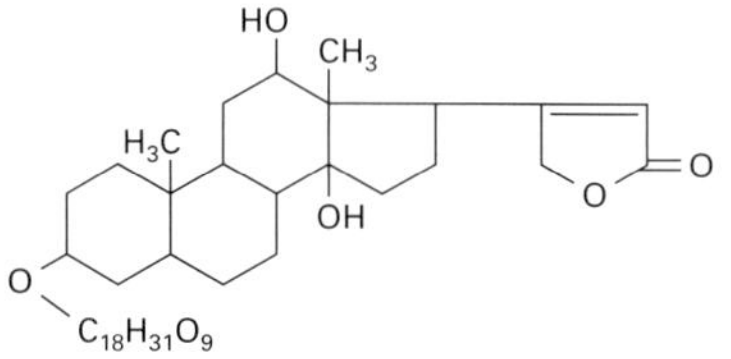

Digoxin

Di|hydro|ergo|cristin n: (5′α)-9,10-Dihydro-12′-hydroxy-2′-(1-methylethyl)-5′-(phenylmethyl)-3′,6′,18-ergotamantrion (IUPAC); partialsynthetisch verändertes Mutterkornalkaloid mit vasodilatorischen Eigenschaften; weniger toxisch als Ergocristin; **Verw.:** z. B. bei peripheren u. zerebralen Durchblutungsstörungen; vgl. Ergotalkaloide.

Di|hydro|ergot|amin (INN) n: (5′α)-9,10-Dihydro-12′-hydroxy-2′methyl-5′-(phenylmethyl)3′,6′,18-ergotamantrion (IUPAC); partial synthetisch verändertes Mutterkornalkaloid der Peptidyl-Ergolin-Gruppe; weniger toxisch als Ergotamin; **Verw.:** bei orthostatischen Beschwerden zur Erhöhung des Venentonus, bei Migräne; vgl. Ergotalkaloide.

Di|hydro|ergo|toxin n: Gemisch aus gleichen Mengenanteilen der hydrierten Ergotalkaloide* Dihydroergocristin, Dihydroergocornin u. Dihydroergocryptin (α- u. β-Form im Verhältnis 2:1); **Verw.** als Sympatholytikum, Vasokonstriktor, Nootropikum.

Dill: Anethum graveolens; Pflanze aus der Familie der Doldengewächse, Apiaceae; **Arzneidrogen:** getrocknete Früchte (Anethi fructus) u. Kraut (Anethi herba); **Inhaltsstoffe:** 2,5–4 % ätherisches Öl mit 50 % Carvon in Früchten, 0,5–1,5 % ätherisches Öl mit Carvon u. Phellandren im Kraut; **Wirkung:** spasmolytisch, bakteriostatisch; Anregung der Magensaftsekretion; **Verw.:** Aufgüsse u. a. galenische Zubereitungen der Früchte **traditionell** bei dyspeptischen Beschwerden, des Krauts bei Beschwerden im Magen-Darm-Trakt, der Niere u. ableitenden Harnwege, bei Schlafstörungen u. Krämpfen; Dillkraut auch bei Koliken; Saft od. Aufguß frischer Pflanzen äußerlich bei Hämorrhoiden. Laut Kommission E beim ehemaligen Bundesgesundheitsamt ist die Wirksamkeit bei den beanspruchten Anwendungsgebieten nicht belegt.

Di|lution (lat. diluere auflösen) f: (homöopath.) **1.** Arzneimittel in flüssiger Form; **2.** veraltete Bez. für Potenz, die auf das Konzept eines ausschließlichen Verdünnens der Arzneisubstanz bei der Potenzierung* zurückgeht.

Di|osma betulinum f: Bucco*.

Dis|position (lat. dispositio planmäßige Anordnung) f: Krankheitsbereitschaft; die angeborene od. erworbene Anfälligkeit eines Organismus für Erkrankungen.

Dis|soziation, kulturelle (lat. dissociatio Trennung) f: ethnomedizinische Bezeichnung für eine Störung des kulturellen Umfeldes einer Person; kann den Prozeß des Coping* beeinträchtigen.

Dis|torsion (lat. distorsio Verdrehung, Verrenkung) f: Verstauchung, Zerrung; häufig durch indirekte Gewalteinwirkung (Umknikken des Fußes, Verdrehung des Kniegelenks, Stauchung der Hand) entstehende Fasereinrisse im Bandapparat; **Symptome:** Schwellung, Hämatom, Funktionseinschränkung, Druckschmerz; **Diagnostik:** Röntgen (Frakturausschluß), gehaltene Aufnahmen (Ausschluß einer Bandruptur); **Therapie:** bei ausgeprägtem Befund vorübergehende Ruhigstellung; phytotherapeutisch äußerlich mit Arnikatinktur* u. Zubereitungen aus Beinwell* u. Steinklee*, traditionell auch aus Lemongras, Quendel, Tang u. Thymian.

Di|uretikum (gr. διά hindurch; οὖρον Harn; ἐρέθειν reizen) n: Arzneimittel, das durch direkte Wirkung an der Niere die Ausscheidung von Natriumchlorid od. Natriumbicarbonat sowie Wasser steigert u. gleichzeitig zu einer Abschwächung der pressorischen Wirkung von Noradrenalin u. Angiotensin II führt; **Anw.:** zur Ausschwemmung von Ödemen bei Herzinsuffizienz, Leberzirrhose, Eiweißmangel u. Hirnödem; (primäre) arterielle Hypertonie; Niereninsuffizienz u. drohendes Nierenversagen; Therapie von Vergiftungen.

Divinator (lat. divinatio Gabe der Weissagung) m: Diagnostiker mit der Fähigkeit übersinnlicher Wahrnehmung; i. R. seines magisch-religiösen Weltbildes sucht er v. a. nach der Ursache der Störung von Wohlbefinden u. Kranksein (Gott, Götter, Geister, Ahnen, Hexer usw.). Die diagnostischen Fragen lauten: Wer steht dahinter? Was beabsichtigen sie? Wie kann die Sache wieder behoben werden? Der D. bedient sich verschiedener Techniken; handelt es sich um Ekstase*, Intuition od. Träume, kann man den D. auch als Seher bezeichnen; geht es um ein Auslegen (Lesen) von materiell vorhandenen Mustern, z. B. ausgeworfenen Knochenstückchen, kann der D. Orakelpriester od. auch Orakelsteller sein. Vgl. Heiler.

Doesch-Test m: spekulativer Krebs(früh)-erkennungstest, bei dem im Serum von Karzinompatienten bei Kontakt mit einzelligen Testalgen (Ankistrodesmus braunii u. Euglena gracilis) ein algenwirksamer Faktor mit hoher Aktivität (soll dem Properdinsystem zugehörig sein) als Indikator für das Krebsleiden vorhanden sein soll. Da sich der Algenfaktor als affin für bösartiges Gewebe auszeichnen soll, wird auch die Möglichkeit einer Art Carrier-Funktion (z. B. für Zytostatika) postuliert. Wissenschaftlich widerlegtes Verfahren.

Doppel|mittel: homöopathische Bez. für zwei Arzneimittel, die gleichzeitig verabreicht werden u. mit ihren Prüfungssymptomen, jede von einer anderen Seite, den Krankheitssymptomen ähnlich sein sollen. Die Verwendung von D. wird in der klassischen Homöopathie allgemein abgelehnt. Vgl. Einzelmittel, Komplexmittel.

Dorf|gesundheits|arbeiter: Person, die nach dem Muster des chinesischen Barfußarztes die billige medizinische Versorgung der gesamten Bevölkerung durch Einfachsttechnologie sicherstellen soll. Die WHO machte den D. 1973 zu einem wichtigen Element von Primary Health Care (Abk. PHC), der globalen Strategie zum Erreichen des Ziels „Gesundheit für alle im Jahre 2000". Inzwischen mußten Gesundheitsplaner u. Ärzte konstatieren, daß die Strategie der PHC weder leicht umsetzbar noch billig ist. Aus Sicht der Ethnomedizin* überrascht dies nicht, da PHC einen Medizintransfer* größtmöglichen Ausmaßes darstellt. Vgl. Heiler.

Doshas (Sanskrit Unvollkommenheiten, Makel) m/n pl: i. R. des Ayurveda* Bez. für die biologischen Prinzipien, bei denen zwischen primär geistigen u. primär körperlichen D. unterschieden wird; die geistigen D. werden Rajas u. Tamas genannt, die körperlichen Vata, Pitta u. Kapha (vgl. Physiologie, ayurvedische).

Dosis, materielle (gr. δόσις Gabe) f: homöopathische Bez. für eine Arzneimittelgabe, in der noch eine pharmakologisch aktive Menge der Ausgangssubstanz (z. B. Urtinktur*) enthalten ist; die Grenze der m. D. ist abhängig von der Stärke der biologischen Wirkung der Substanz u. liegt immer deutlich unterhalb einem der Avogadro*-Zahl entsprechenden Verdünnungsgrad, d. h. unterhalb der Potenzen D23 od. C12 (sog. Tiefpotenz). Im Bereich der m. D. wird eine Überlagerung der biochemischen Wirkungsweise mit dem ungeklärten Wirkmechanismus von Potenzen angenommen; s. Potenzierung.

Dost m: Origanum vulgare, sog. wilder Majoran, Oregano; Pflanze aus der Familie der Lippenblütler, Lamiaceae; **Arzneidrogen:** während der Blütezeit gesammeltes u. getrocknetes, von den dickeren Stengeln befreites Kraut (Origani herba) u. durch Wasserdampfdestillation gewonnenes ätherisches Öl (Origani aetheroleum); **Inhaltsstoffe:** 0,15–1% ätherisches Öl mit Carvacrol als aromabestimmende Hauptkomponente, Flavonoide, Phenolcarbonsäuren u. -derivate (z. B. Rosmarinsäure); **Wirkung:** antimikrobiell; **Verw.:** Kraut als Teeaufguß, ätherisches Öl u. a. galenische Zubereitungen **traditionell** innerlich bei Atemwegerkrankungen, Magen-Darm-Beschwerden, zur Förderung der Gallesekretion u. Verdauung, als appetitanregendes u. krampflösendes Mittel; äußerlich bei Wunden, zu Gurgelwässern u. Bädern. Laut Kommission E beim ehemaligen Bundesgesundheitsamt ist die Wirksamkeit bei den beanspruchten Anwendungsgebieten nicht belegt. **Homöopathische** Zubereitungen aus dem frischen blühenden Kraut bei gesteigerter sexueller Erregbarkeit. Vgl. Majoran.

D-Potenz (Potenz*) f: Kurzbezeichnung für Dezimalpotenz*.

Dragée (frz.) n: Arzneiform mit zusätzlichen Überzugsstoffen (Zucker, Fette, Glasur).

Drastikum (gr. δραστήριος tatkräftig) n: Arzneimittel, das i. d. R. innerhalb von 1–2 Stunden zu zahlreichen wäßrigen Stuhlentleerungen führt; z. B. Harze von Windengewächsen (Jalapenharz, Skammoniaharz), Podophyllin*, Extrakt aus Koloquinthe* u. Zaunrübe*.

Dreck|im|munisierung (lat. immunis frei, verschont, unberührt): Begriff, der auf die im Mittelalter bekannte Schmutz- u. Dreckapotheke u. z. T. auf die historischen Bezüge des Prinzips der modernen naturheilkundlichen Immunmodulation* abzielt.

Drei-Ebenen-Modell
Erkrankungen in den Seinsebenen in abnehmender Bedeutung

Körperliche Ebene (betroffene Organe)	Emotionale Ebene	Geistige Ebene
Zentralnervensystem	Depression mit Selbstmordtendenz	vollständige Geistesverwirrung
Herz	Apathie, Unlust	destruktives Delirium
Endokrinum	Traurigkeit, Schwermut	paranoide Vorstellungen, Zwänge
Leber	qualvolle Angst	Sinnestäuschungen
Lunge	Kummer	Lethargie
Urogenitalsystem	Phobien	Stumpfsinn
Knochen	Angst	Konzentrationsschwäche
Muskeln	Reizbarkeit	Vergeßlichkeit
Haut	Unzufriedenheit	Zerstreutheit

Drei-Ebenen-Modell n: von G. Vithoulkas in die Homöopathie eingeführtes Modell zur Erklärung der Bewegungsrichtung von Symptomen bei Heilung u. Unterdrückung sowie zu deren Gewichtung bei der Hierarchisierung*. Symptome u. Erkrankungen werden drei sog. Seinsebenen des Menschen (geistig, seelisch, körperlich) zugeordnet u. nach ihrer Bedeutung aufgelistet (s. Tab.). Kognitive Symptome können die höchste Bedeutung haben, körperliche die niedrigste, da der geistige Bereich als die eigentliche Heimat des Menschen und somit dem Wesenskern des Menschen als näher liegend angesehen werden kann als der Körper. Als zugrundeliegendes Kriterium für die Bewertung u. Anordnung der Symptome u. Erkrankungen innerhalb der Seinsebenen gilt die Einschränkung der schöpferischen Freiheit u. Ausdrucksfähigkeit des Patienten, wobei neben der Lage des Schwerpunkts der Symptomatik bezüglich der Seinsebenen auch die Intensität u. Schwere der Symptome beachtet wird. Im Verlauf einer Heilung soll der Patient an Freiheit u. Kreativität gewinnen, d. h., der Schwerpunkt der Symptomatik bewegt sich vom geistigen Bereich zum körperlichen sowie innerhalb der Ebenen zu weniger einschränkenden Erkrankungen. Der entgegengesetzte Verlauf der Unterdrückung entspricht einer weiteren Einschränkung der Kreativität. Vgl. Hering-Regel.

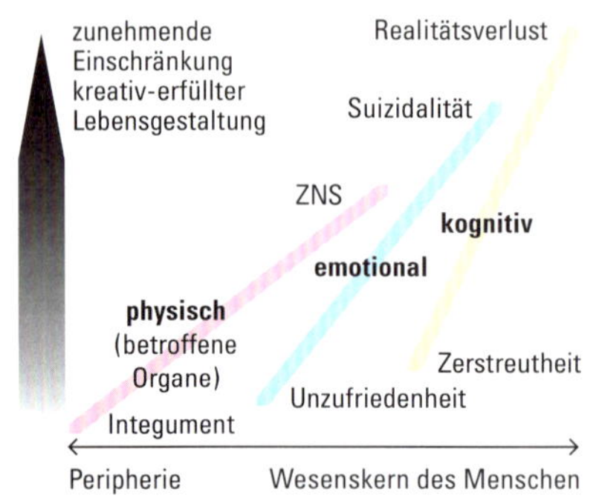

Drei-Ebenen-Modell: Beziehung der Seinsebenen u. typischer Erkrankungen zum Krankheitsbegriff

Drei|eck|impuls: Stromimpuls in Dreieckform, der v. a. in der Reizstromdiagnostik geschädigter Nerven u. Muskeln eingesetzt wird.

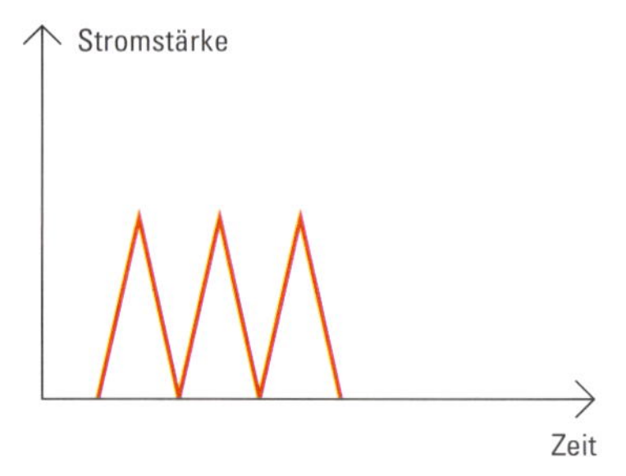

Dreieckimpuls

Drei|fach|messung: auf K. Windstosser (1974) zurückgehende Bez. für die bioelektronische Bestimmung von drei Basalwerten (pH, spezifischer Widerstand u. Redoxpotential) im durchströmten Blut. Die gewählten Parameter sind dieselben wie in der Bioelektronik* nach Vincent; sie werden auch in der Harnelektronik nach Kirchgässner als frühdiagnostische Krebsmethode verwendet (Interpretation der drei Parameter nach Höhe u. Verhältnis zueinander hinsichtlich Krebsgefährdung u. Gesamtstoffwechsel des Materialspenders). Spekulatives u. wissenschaftlich nicht gesichertes Verfahren.

Drei|gliederung, funktionale: von Rudolf Steiner dargestellte Funktionsgliederung der polar wirkenden Nerven-/Sinnestätigkeiten u. der Stoffwechsel-/Bewegungstätigkeiten, die durch rhythmische Vorgänge ständig in einem gesunden Gleichgewicht gehalten werden. Im Nerven-Sinnessystem (Abk. NSS), in dem die Grundlage für das Wachbewußtsein liegt, dominieren Ruhe, Symmetrie u. Kältung. Im Stoffwechsel-Bewegungssystem (Abk. StBS) als Träger des Willens, der im tiefen Schlafbewußtsein wirkt, herrschen Bewegungsvorgänge, Chaos (Asymmetrie) u. Wärme vor. Vom NSS wirken Abbautätigkeiten auf den Leib, die Form- u. Gestaltbildner sind; das StBS ist der aufbauende Stoffpol. Beide Tätigkeitsfelder werden durch das rhythmische System (Abk. RhS), das sein Zentrum in der Atmung u. Zirkulation hat, in einem nach Organen differenzierten gesunden Gleichgewicht gehalten. Das RhS ist die Grundlage für das Gefühlsleben u. verkörpert das Prinzip der Selbstheilung. Dominanz eines Systems bedeutet Ungleichgewicht od. Einseitigkeit u. ist Anlaß zum Kranksein. S. Medizin, anthroposophische.

Drei|viertel|bad: Wannenbad, bei dem der Wasserspiegel bis zum Zwerchfell reicht; Anwendung in der Kneipp-Therapie besonders bei älteren Patienten wegen einer gegenüber dem Vollbad geringeren Kreislaufbelastung ohne intrathorakalen Druckanstieg; **Anw.** entsprechend den verwendeten Badezusätzen; **Kontraindikationen:** größere Hautverletzungen, akute unklare Hauterkrankungen, schwere fieberhafte u. infektiöse Erkrankungen sowie chronisch-venöse Insuffizienz.

Droge (frz. drogue) f: ursprünglich Bez. für getrocknete Arzneipflanzen od. deren Teile, die direkt od. in verschiedenen Zubereitungen als Heilmittel verwendet od. aus denen die Wirkstoffe isoliert werden; es werden darunter auch zu Abhängigkeit führende Pharmaka, die (meist illegalen) sog. Rauschdrogen u. Alkohol verstanden.

Drosera f: s. Sonnentau.

DRT: Abk. für **d**iagnostische **R**esonanz**t**herapie*.

Druck|luft|massage f: selten angewendete Massageform, bei der mechanische Reize auf die Haut durch Druckluft gesetzt werden.

Druck|strahl|massage f: s. Unterwassermassage.

Dryopteris filix-mas f: Wurmfarn*.

Duft|therapie (Therapie*) f: syn. Aromatherapie*.

Dulc|amarae stipites m pl: Bittersüßstengel; s. Bittersüß.

Durch|blutungs|störung: mangelnde arterielle Durchblutung eines bestimmten Gefäßbezirks (z. B. koronar, zerebral, peripher) mit Ischämie; **Ursache:** v. a. durch obliterierende Arteriosklerose*, auch Angiopathien u. Angioneuropathien (z. B. bei Diabetes mellitus, Raynaud-Syndrom); **Klinik:** Ausmaß u. Folgen einer D. hängen v. a. von der Lokalisation u. Entwicklung des Verschlußprozesses, der Ausbildung eines ausreichenden Kollateralkreislaufs sowie von der allgemeinen Kreislaufsituation ab. Am häufigsten sind Arterien der unteren Extremität betroffen. **Diagnostik:** Anamnese u. klinische Untersuchung, v. a. Inspektion (Hautblässe od. -rötung, Ulzerationen, Nekrosen), Palpation (sog. Pulsstatus) u. Auskultation aller erreichbaren Arterien (Gefäßgeräusche) sowie einfache klinische Funktionsprüfungen (Gehtest, Ratschow-Lagerungsprobe, Faustschlußprobe) od. Ergometrie; als apparative Untersuchungsmethoden v. a. Ultraschalldiagnostik, elektronische Oszillographie, Rheographie, Licht- u. Venenverschlußplethysmographie u. Angiographie; **Therapie: 1.** akute D.: Heparinisierung, Analgesie, Hämodilution, Fibrinolyse, Embolektomie; **2.** chronische D. durch Ausschaltung u. Behandlung von Risikofaktoren (Nicotinabusus, Hypertonie, Hyperlipidämie, Diabetes mellitus, Hyperurikämie), bei D. der unteren Extremitäten Gehtraining; Thrombozytenaggregationshemmer, Antikoagulanzien, Vasodilatanzien, ggf. Angioplastie, Thrombendarteriektomie, Bypass-Operation; aus der Naturheilkunde bzw. den alternativen Heilverfahren kommen u. a. Hydrotherapie (Fußbad*, Guß*, Hauffe*-Schweninger-Armbad, Kaltanwendung*), Interferenzstromtherapie*, hämatogene Oxidationstherapie*, Oxyvenierungstherapie*, Ozontherapie*, Sauerstofftherapie*, Heilmagnetismus*, Mesotherapie* u. die Behandlung mit aktiviertem Eigenblut* in Betracht, aus dem Bereich der Phytotherapie werden Ginkgo*-biloba-Extrakt u. traditionell Edelkastanie, Immergrün, Mistel u. Waldmeister angegeben. Vgl. Verschlußkrankheiten.

Durch|fall: Diarrhoe*.

Dusche: Wasseranwendung, die als Ersatz für Wechselgüsse durch regelmäßiges Wechselduschen zur Abhärtung führen kann; je nach Wasserdruck, Düsenöffnung u. -anordnung werden Regenbad, Fallbad, Ringdusche u. a. unterschieden. Vgl. Guß.

Dynamis (gr. δύναμις Kraft, Macht) f: syn. Lebenskraft*.

Dynamisierung (↑): syn. Potenzierung*.

Dynamo|meter (↑; gr. μέτρον Maß) n: Gerät zur Messung von Muskelkraft.

Dys-: Wortteil mit der Bedeutung Miß-, Un-; von gr. δυσ-.

Dys|bakterie (↑; gr. βακτηρία Stab, Stock) f: Bezeichnung für die Besiedlung des Darms mit unphysiologischer Darmflora (krankmachende Bakterien); durch mikrobiologische Therapie (Symbioselenkung*) wird eine Normalisierung angestrebt; meist synonym gebraucht mit Dysbiose*.

Dys|biose (↑; Bio-*; -osis) f: Störung der mikrobiologischen Darmflora durch pathogene aerobe od. anaerobe Bakterien, Flagellaten bzw. Pilze, die sich nach naturheilkundlicher Vorstellung auf das Immunsystem u. den Gesundheitszustand des Menschen auswirkt; Verbesserung od. Herstellung einer Eubiose durch Symbioselenkung*.

Dys|krasie (↑; gr. κρᾶσις Mischung) f: Begriff aus der Humoralpathologie* u. Homöopathie*, der die schlechte Zusammensetzung der Körpersäfte beschreibt; vgl. Diathese, Eukrasie.

Dys|menor|rhoe (↑; gr. μήν Monat; -rhoe*) f: primär (seit der Menarche) od. sekundär schmerzhafte Menstruation (i. d. R. nur bei ovulatorischen Zyklen); **Ursachen: 1.** organisch: z. B. Endometriose, Tumoren, Entzündung, Zervixstenose, Uterusfehlbildungen, genitale Hypoplasie, Intrauterinpessare; **2.** funktionell: v. a. hormonale u. vegetative Störungen; **Therapie:** aus dem Bereich der Phytotherapie kann mit Cimicifuga* racemosa u. Gänsefingerkraut*, traditionell mit Beifuß, Frauenmantel, Hirtentäschel, Jakobskraut u. Uzara, homöopathisch mit Gelsemium, Kamille, Koloquinthe, Safran u. gemeinem Schneeball behandelt werden; alternativ auch Heilmagnetismus*. Vgl. Menstruationsstörungen.

Dys|pepsie (↑; gr. πέψις Verdauung) f: Bez. für Beschwerden (Schmerzen, Sodbrennen, Völlegefühl) unterschiedlicher Genese (z. B. bei Ulcus ventriculi, Ulcus duodeni, Reizmagen) im Bereich des Oberbauchs bei Erwachsenen; **Therapie:** aus dem Bereich der Phytotherapie kommen als Amarum, Stomachikum od. Gerbstoff eine Vielzahl von Drogen in Betracht, z. B. Andorn*, Anis*, Artischocke*, Boldo*, Ceylon*-Zimt, gelber Enzian*, Galgant*, Gelbwurz*, Haronga*, Ingwer*, Kardamom*, Kardobenedikte*, Kolombowurzel*, Koriander*, Kümmel*, Löwenzahn*, Pomeranzenschale*, Rettich*, Rosmarin*, Salbei*, Tausendgüldenkraut*, Wacholder*, Wermut*, chinesischer Zimt* u. Zitwer*, traditionell z. B. auch Artischocke, Basilikum, Brunnenkresse, römische Kamille, Mentzelia u. Odermennig, homöopathisch Bärlauch, Luffa operculata, Mate u. Thuja; alternativ Tai*-Ji-Quan.

Dys|phonie (↑; gr. φωνή Stimme) f: Stimmstörung infolge Störung der Phoniation mit Veränderung des Stimmklangs u. Einschränkung der Stimmleistung; **Symptome:** Heiserkeit, belegte, klanglose od. rauhe Stimme, evtl. Stimmlosigkeit; **Diagnostik:** Anamnese, Laryngoskopie, Stroboskopie, Erhebung eines Stimmstatus; **Therapie:** ggf. Behandlung der Grundkrankheit u. logopädische Therapie; zur Linderung der Heiserkeit wird die Behandlung mit Zubereitungen aus Huflattich*, traditionell aus Königskerze u. Ysop sowie homöopathisch aus Sonnentau angegeben. Vgl. Pharyngitis.

Dys|tonie (↑; gr. τόνος Spannung) f: fehlerhafter Spannungszustand (Tonus) von Muskeln, Gefäßen od. vom vegetativen Nervensystem.

Dys|tonie, vegetative (↑; ↑) f: s. Syndrom, psychovegetatives.

Dys|urie (↑; gr. οὖρον Harn) f: erschwerte (schmerzhafte) Harnentleerung, oft in Kombination mit häufiger Entleerung kleiner Harnmengen; **Ursache:** v. a. Harnabflußbehinderungen*, Harnweginfektion (s. Zystitis), seltener neurologisch, funktionell od. psychogen bedingt.

Lehrbuch für Krankenpflege

Ein prinzip- und praxisorientiertes Arbeitsbuch

Herausgegeben von *G. Münch* und *J. Reitz*

24 x 17 cm. XVI, 815 Seiten. 1994. Gebunden. ISBN 3-11-013615-5

Dieses Krankenpflege-Lehrbuch folgt dem Ausbildungsgang an den Krankenpflegeschulen, enthält den gesamten Prüfungsstoff, liefert eine durchgängige Begründung für pflegerische Tätigkeiten und verzichtet auf ideologische Überfrachtung.

Darüber hinaus ist dieses Werk ein **praxisorientiertes Arbeitsbuch** für bereits examiniertes Pflegepersonal mit einem sehr umfangreichen Teil, der reines Pflegewissen vermittelt.

Leitlinien des Buches bilden **vier Schwerpunkte:** Der **erste Teil** bereitet den Schüler auf einfache Pflegebehandlungen vor. Er wird mit dem Patienten konfrontiert und in sein tägliches Arbeitsfeld eingeführt. Der **zweite Teil** vermittelt ein umfangreiches, fachspezifisches Pflegewissen, gegliedert nach Organsystemen und Fachabteilungen. In einem **dritten Teil** wird anhand von Fallbeispielen aufgezeichnet, wie Pflegeprobleme erfaßt und analysiert werden und welche konkreten Maßnahmen davon abzuleiten sind. Im **vierten, berufspolitischen Teil** werden die Entwicklung der Pflege und ihre gegenwärtige Situation beleuchtet und Ideen zu ihrer weiteren Gestaltung diskutiert.

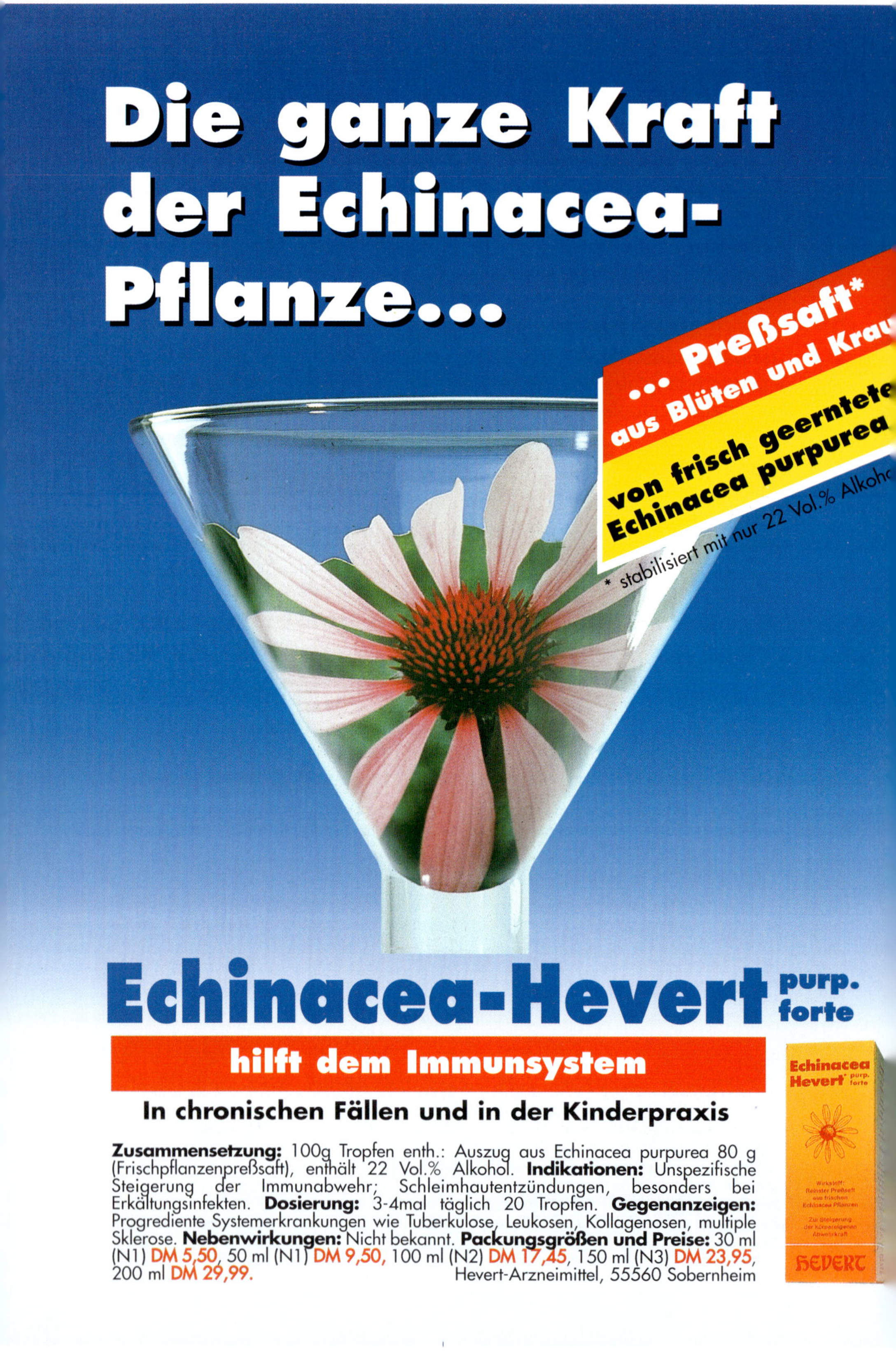
Die ganze Kraft der Echinacea-Pflanze...
... Preßsaft* aus Blüten und Krau
von frisch geerntete Echinacea purpurea
* stabilisiert mit nur 22 Vol.% Alkoho
Echinacea-Hevert purp. forte
hilft dem Immunsystem
In chronischen Fällen und in der Kinderpraxis
Zusammensetzung: 100g Tropfen enth.: Auszug aus Echinacea purpurea 80 g (Frischpflanzenpreßsaft), enthält 22 Vol.% Alkohol. **Indikationen:** Unspezifische Steigerung der Immunabwehr; Schleimhautentzündungen, besonders bei Erkältungsinfekten. **Dosierung:** 3-4mal täglich 20 Tropfen. **Gegenanzeigen:** Progrediente Systemerkrankungen wie Tuberkulose, Leukosen, Kollagenosen, multiple Sklerose. **Nebenwirkungen:** Nicht bekannt. **Packungsgrößen und Preise:** 30 ml (N1) DM 5,50, 50 ml (N1) DM 9,50, 100 ml (N2) DM 17,45, 150 ml (N3) DM 23,95, 200 ml DM 29,99.
Hevert-Arzneimittel, 55560 Sobernheim
Echinacea Hevert purp. forte
Wirkstoff: Reinster Preßsaft aus frischen Echinacea Pflanzen
Zur Steigerung der körpereigenen Abwehrkraft
HEVERT

E

EAV: Abk. für **E**lektro**a**kupunktur nach **V**oll; s. Elektroakupunktur.

Eber|esche: Sorbus aucuparia, sog. Vogelbeerbaum; Baum aus der Familie der Rosengewächse, Rosaceae; **Arzneidroge:** frische, getrocknete od. gekochte u. dann getrocknete Früchte (Sorbi aucupariae fructus); **Inhaltsstoffe:** Parasorbinsäure u. Parasorbosid, Fruchtsäuren (z. B. Äpfel- u. Weinsäure), 4,6–8 % Zucker (50 % Saccharose, Glukose, D-Sorbit, L-Idit), Catechingerbstoffe, Carotinoide, Anthocyane, cyanogene Glykoside (z. B. Prunasin, Amygdalin) u. Flavonoide; **Wirkung:** schwach laxierend, diuretisch; **Verw.:** Fluidextrakt u. a. galenische Zubereitungen aus frischen Früchten **traditionell** v. a. als Abführmittel, bei rheumatischen Erkrankungen, Störungen der Harnsäureausscheidung; laut Kommission E beim ehemaligen Bundesgesundheitsamt ist die Wirksamkeit bei den beanspruchten Anwendungsgebieten nicht belegt. **NW:** in frischen Früchten enthaltene Parasorbinsäure, die durch Kochen zerstört wird, kann in höheren Dosen zu lokalen Reizerscheinungen führen.

Eber|wurz: Carlina acaulis; distelartige mehrjährige Staude aus der Familie der Korbblütler, Asteraceae; **Arzneidroge:** im Herbst gesammelte Wurzel (Carlinae radix); **Inhaltsstoffe:** 1–2 % ätherisches Öl mit den Polyinen

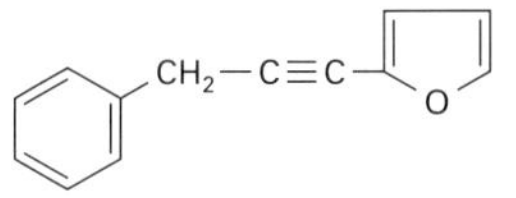

Eberwurz: Carlinaoxid

Carlinaoxid u. Carlinen, ca. 20 % Inulin; **Wirkung:** antibakteriell; **Verw.:** als Aufguß od. andere galenische Zubereitung (z. B. als Bestandteil von sog. Schwedenbitter) **traditionell** bei dyspeptischen Beschwerden, Gallenblasenbeschwerden, als Diuretikum, Diaphoretikum, Stomachikum; äußerlich bei bakteriell bedingten Hauterkrankungen u. Wunden.

Echinacea angusti|folia f: schmalblättriger Sonnenhut; Pflanze aus der Familie der Korbblütler, Asteraceae; **Arzneidroge:** getrocknete Wurzeln (Echinaceae angustifoliae radix); **Inhaltsstoffe:** Alkamide, Polyine, Kaffeesäurederivate (Echinacosid, Cynarin); **Wirkung:** Stimulierung der Phagozytose, Wirkung auf Immunglobuline (Steigerung der IgG- u. IgA-Konzentration); antibakteriell, virustatisch, antiödematös, tumorhemmend, insektizid; **Verw.:** Teeaufgüsse u. a. galenische Zubereitungen **traditionell** zur Unterstützung u. Förderung der natürlichen Abwehrkräfte, insbesondere bei Erkältungskrankheiten im Hals-, Nasen- u. Rachenbereich, als Umstimmungsmittel bei Grippe, bei entzündlichen u. eitrigen Traumen, Abszessen, Furunkeln, Ulcus cruris, Herpes simplex, Phlegmonen, Kopfschmerz, Stoffwechselentgleisungen; als schweißtreibendes Mittel u. Antiseptikum. Laut Kommission E beim ehemaligen Bundesgesundheitsamt ist die Wirksamkeit bei den beanspruchten Anwendungsgebieten nicht belegt; ältere Untersuchungsergebnisse lassen sich nicht eindeutig E. a. od. Echinacea* pallida zuordnen. **NW:** bei parenteraler Anwendung können dosisabhängig Schüttelfrost, kurzfristige Fieberreaktionen, Übelkeit u. Erbrechen auftreten; in Einzelfällen allergische Reaktionen möglich; **Kontraindikationen:** progrediente Systemerkrankungen wie Tuberkulose, Leukosen, Kollagenosen, Multiple Sklerose, AIDS, HIV-Infektion u. a. Immunerkrankungen; keine parenterale Applikation bei Neigung zu Allergien, besonders gegen Korbblütler u. in der Schwangerschaft; bei Diabetikern kann sich die Stoffwechsellage verschlechtern; **homöopathische** Zubereitungen aus zur Blütezeit geernteten Pflanzen zur unterstützenden Behandlung schwerer u. fieberhafter Infektionen.

Echinacea pallida f: blasse Kegelblume, blasser Igelkopf, blasser Sonnenhut; Pflanze aus der Familie der Korbblütler, Asteraceae; **Arzneidroge:** frische od. getrocknete, im Herbst gesammelte Wurzeln (Echinaceae pallidae radix); **Inhaltsstoffe:** ätherisches Öl, Polyine, Alkamide, Kaffeesäurederivate (Echinacosid, Cynarin); **Wirkung:** phagozytosestimulierend, antibakteriell; **Verw.:** Tinktur u. a. galenische Zubereitungen zur unterstützenden Therapie grippeartiger Infekte; **traditionell** in gleicher Weise wie Zubereitungen aus Echinacea* angustifolia; **Kontraindikationen:** progrediente Systemerkrankungen wie Tuberkulose, Multiple Sklerose, AIDS,

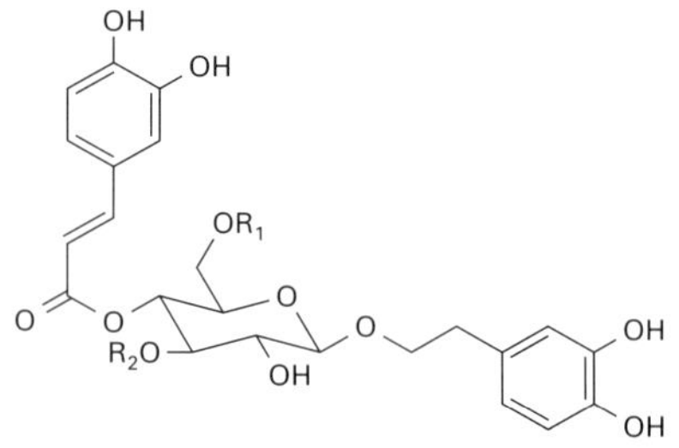

	R_1	R_2
Echinacosid	Glc-(1→6)-	Rha-(1→3)-
6-O-Caffeoylechinacosid	6-O-Caffeoyl-Glc-(1→6)-	Rha-(1→3)-
Verbascosid	H	Rha-(1→3)-
Desrhamnosylverbascosid	H	H

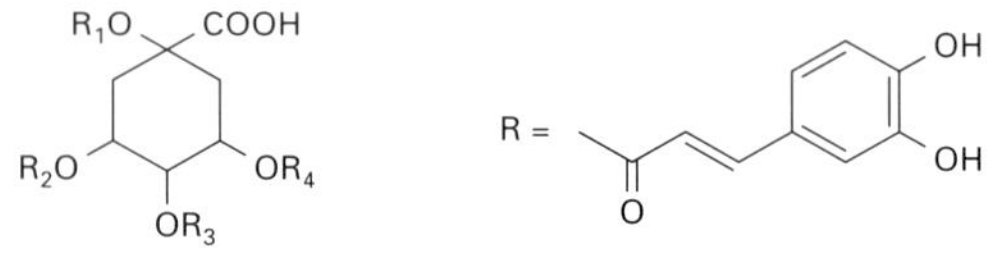

	R_1	R_2	R_3	R_4
3-O-Caffeoylchinasäure (Chlorogensäure)	—H	—R	—H	—H
Isochlorogensäuren	—H	—R	—R	—H
	—H	—R	—H	—R
	—H	—H	—R	—R
Cynarin	—R	—H	—H	—R

Echinacea angustifolia:
Kaffeesäurederivate aus Echinacea-Arten

HIV-Infektion u. a. Autoimmunerkrankungen.

Echinacea purpurea f: roter Sonnenhut, purpurfarbene Kegelblume, purpurfarbener Igelkopf; Pflanze aus der Familie der Korbblütler, Asteraceae; **Arzneidrogen:** frische, zur Blütezeit geerntete oberirdische Pflanzenteile (Echinaceae purpureae herba) u. im Herbst gesammelte frische od. getrocknete Wurzeln (Echinaceae purpureae radix); **Inhaltsstoffe:** Kaffeesäurederivate (besonders Cichoriensäure), ätherisches Öl (bis 0,2 % in der Wurzel, bis 0,3 % im Kraut), Polyine, Alkamide, Polysaccharide; **Wirkung:** Kraut: Förderung der Wundheilung; phagozytosestimulierend; Wurzel: zusätzlich antibakteriell u. virustatisch; **Verw.:** Frischpflanzenpreßsaft od. andere galenische Zubereitungen aus dem Kraut **traditionell** innerlich zur unterstützenden Behandlung rezidivierender Infektionen im Bereich der Atemwege u. der ableitenden Harnwege; äußerlich bei schlecht heilenden, oberflächlichen Wunden; die Wurzel in gleicher Weise wie Echinacea* angustifolia; **NW:** bei parenteraler Applikation dosisabhängig Schüttelfrost, kurzfristige Fieberreaktionen, Übelkeit u. Erbrechen; selten allergische Reaktionen; **Kontraindikationen:** progrediente Systemerkrankungen wie Tuberkulose, Leukosen, Kollagenosen, Multiple Sklerose, AIDS, HIV-Infektion u. a. Autoimmunerkrankungen; keine parenterale Applikation bei Neigung zu Allergien, besonders in der Schwangerschaft; **homöopathische** Zubereitungen aus frischen oberirdischen Teilen blühender Pflanzen zur unterstützenden Behandlung schwerer, fieberhafter Infektionen.

Edel|kastanie: Castanea sativa; syn. Castanea vesca, Castanea vulgaris; Baum aus der Familie der Buchengewächse, Fagaceae;

Arzneidroge: im Herbst gesammelte u. getrocknete Laubblätter (Castaneae folium); **Inhaltsstoffe:** Gerbstoffe (z. B. die Ellagitannine Tellimagrandin I u. II) u. Flavonole (Quercetin- u. Myricetinglykoside); **Wirkung:** adstringierend; **Verw.:** Aufgüsse der getrockneten Blätter sowie Kombinationspräparate **traditionell** bei Erkrankungen im Bereich der Atemwege, bei Beinbeschwerden u. Durchblutungsstörungen sowie Diarrhoe u. als Gurgelmittel. Laut Kommission E beim ehemaligen Bundesgesundheitsamt ist die Wirksamkeit bei den beanspruchten Anwendungsgebieten nicht belegt.

Edel|stein|therapie (Therapie*) f: ungenaue Bez. (weil die E. keine eigenständige Behandlungsform ist) für die Verwendung von Edelsteinen in diagnostischen u. therapeutischen Zusammenhängen, z. B. in verschiedenen bioinformativen Heilverfahren (s. Bioinformation) wie Multiresonanztherapie*, Neobioelektronik* nach Schramm u. dem elektromagnetischen Bluttest*. Gemeinsame Wirkungshypothese ist die elektromagnetische Informationsübertragung der Edelsteine auf die Menschen, die jedoch wissenschaftlich nicht belegt ist.

Edu-Kin|ästhetik (engl. education Erziehung; gr. κινεῖν bewegen; αἴσθησις Empfindung) f: Weiterentwicklung der angewandten Kinesiologie* in Richtung einer Bewegungspädagogik; geistige u. körperliche Übungsprogramme sollen u. a. zur Balance beider Gehirnhälften führen u. damit auch intellektuelle Fähigkeiten positiv beeinflussen. Wissenschaftlich umstrittenes Verfahren; fehlender Wirksamkeitsnachweis.

Efeu: Hedera helix; Kletterpflanze aus der Familie der Efeugewächse, Araliaceae; **Arzneidroge:** Blätter (Hederae helicis folium); **Inhaltsstoffe:** Triterpensaponine (Hederacosid C, α-Hederin); **Wirkung:** expektorierend, spasmolytisch, schleimhautreizend; **Verw.:** in Fertigarzneimitteln zur symptomatischen Behandlung akuter u. chronisch-entzündlicher Erkrankungen des Bronchialsystems; **traditionell** bei Bronchitis, Keuchhusten, Rheuma, Gicht, Leber- u. Gallenleiden; keine Nebenwirkungen u. Kontraindikationen bekannt; **homöopathische** Verwendung der frischen, unverholzten Triebe bei Asthma bronchiale, rheumatischen Erkrankungen sowie Erkrankungen von Leber u. Galle.

Effleurage (frz. effleurer streifen) f: Streichung*.

Ehren|preis: Veronica officinalis; mehrjährige krautige Pflanze aus der Familie der Rachenblütler, Scrophulariaceae; **Arzneidroge:** während der Blütezeit gesammeltes u. getrocknetes Kraut (Veronicae herba); **Inhaltsstoffe:** Iridoidglykoside (z. B. Catalpol, Veronicosid, Verprosid, Mussaenosid, Ladrosid) u. Flavonoide; **Wirkung:** expektorierend; antidiarrhoisch; **Verw.:** als Aufguß **traditionell** innerlich bei Erkrankungen der Atemwege, des Magen-Darm-Trakts, der Niere u. der ableitenden Harnwege, bei Gicht u. Rheuma; äußerlich zur Wundheilung u. bei chronischen Hautleiden mit Hautjucken; laut Kommission E beim ehemaligen Bundesgesundheitsamt ist die Wirksamkeit bei den beanspruchten Anwendungsgebieten nicht belegt. **Homöopathische** Zubereitungen aus der frischen blühenden Pflanze bei chronischer Bronchitis, Zystitis u. chronischen infektiösen Hautleiden.

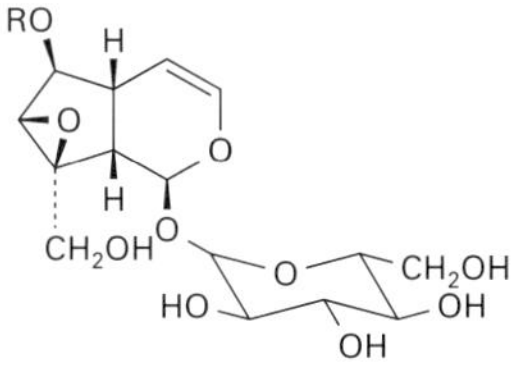

	R
Catalpol	H
Veronicosid	Benzoyl
Verprosid	Protocatechusäurerest

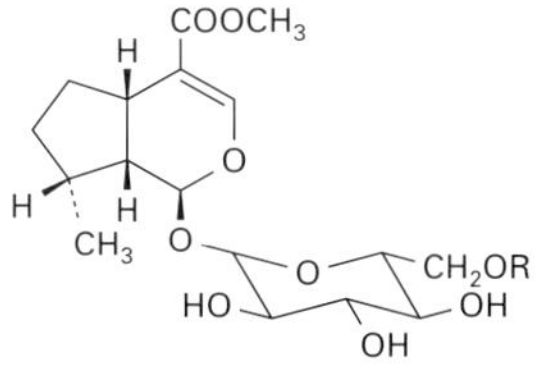

	R
Mussaenosid	H
Ladrosid	Caffeoyl

Ehrenpreis: Iridoidglykoside

EHT: Abk. für **E**lektro**h**aut**t**est*.

Eibisch: Althaea officinalis; Pflanze aus der Familie der Malvengewächse, Malvaceae; **Arzneidrogen:** Blätter (Althaeae folium) u. Wurzeln (Althaeae radix); **Inhaltsstoffe:** Schleim (komplizierte Polysaccharidgemische), in den Wurzeln bis zu 12 %, daneben viel Stärke u. Pektine; **Wirkung:** reizlindernd; **Verw.:** wäßrige Auszüge u. Zubereitungen als Mucilaginosum bei Reizhusten sowie Reizung der Rachen- u. Magenschleimhaut; Verwendung von Eibischsirup (Mischung eines Mazerats aus Eibischwurzeln mit Zuckersirup u. Konservierungsmitteln) v. a. in der Pädiatrie gegen Reizhusten; **traditionell** auch bei Keuchhusten, Blasenleiden, Diarrhoe u. als

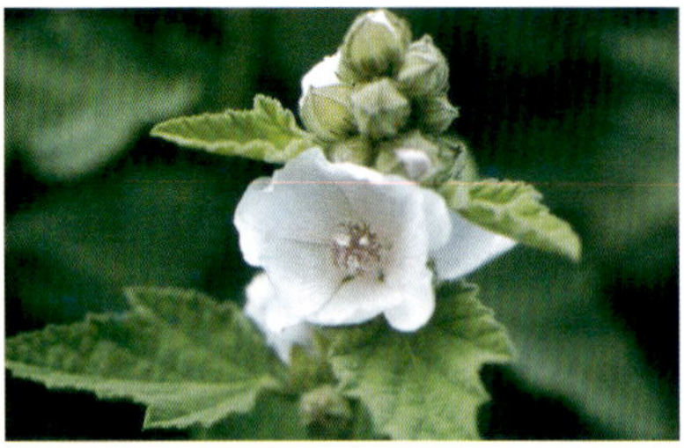

Eibisch

Wundheilmittel; keine Kontraindikationen, Nebenwirkungen od. Wechselwirkungen bekannt.

Eichen|rinde: Quercus cortex; Rinde der Zweige u. Stockausschläge von Quercus robur u. Quercus petraea (Stiel- bzw. Trauben-

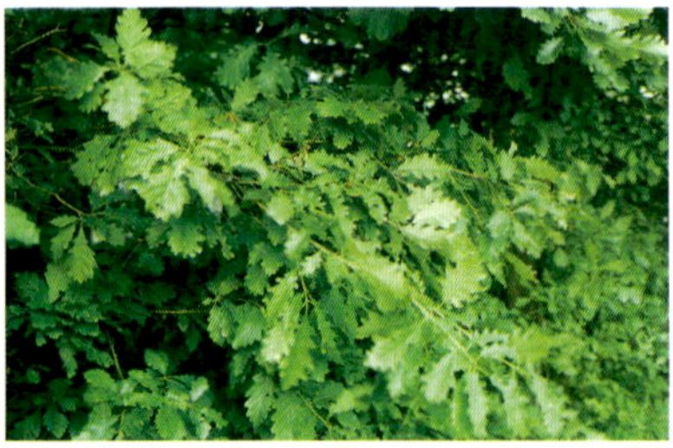

Eichenrinde:
Eichenblätter

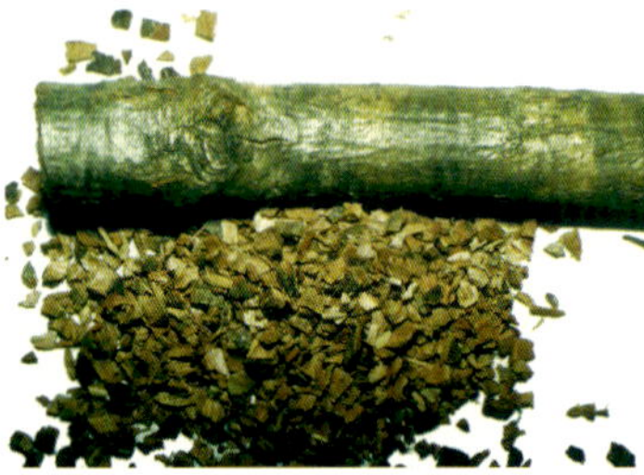

Eichenrinde

eiche), Bäume aus der Familie der Buchengewächse (Fagaceae); **Inhaltsstoffe:** Catechingerbstoffe; **Wirkung:** adstringierend, virustatisch; **Verw.:** vorwiegend als Abkochung bei entzündlichen Hauterkrankungen, leichten Entzündungen im Mund- u. Rachenraum sowie im Genital- u. Analbereich; innerlich bei unspezifischem akutem Durchfall; **traditionell** bei Frostbeulen, Fußschweiß u. Gicht.

Eicho|therm-Behandlung (gr. θερμός Wärme, Hitze): Bez. für eine von dem Gerätebauer Helmut Eich propagierte Lichttherapie mit einer Bestrahlungsdauer von 30–40 Min. u. einer bestimmten Bestrahlungsfolge von Hellorangelicht, UV-B- u. UV-C-Strahlen. Die Hauttemperatur soll sich unter Therapie von durchschnittlich 32 °C auf 39 °C erhöhen. Es werden lokale als auch sog. photo-neuro-endokrine Effekte diskutiert; spekulativ wirken die Behauptungen der sog. Energie-Potential-Erhöhung beim Menschen u. die positive Beeinflussung von Durchblutung, Ausscheidung, Entgiftung, Regulation u. photochemischer Fermentbildung. Wissenschaftlich plausible Hypothesen od. Nachweise über die Wirkung liegen nicht vor. **Anw.:** bei einem extrem breiten Spektrum, z. B. bei atopischem Ekzem, Schmerzen unterschiedlicher Genese, Sportverletzungen, zur Prävention.

Eier|kur (Kur*) f: s. Mayo-Diät.

Eigen|blut, aktiviertes: Bez. für eine durch Aqua bidestillata hämolysierte Blutmenge von 2 ml, die nach Hinzugabe von 0,5 ml 3 %igem Wasserstoffperoxid durch apparative Elektrolyse, UV-Bestrahlung u. Verschüttelung mittels eines von dem Arzt Victor Höveler entwickelten Geräts (sog. Hämaktivator) „aktiviert" werden soll; therapeutische Anwendung als Modifikation der Eigenbluttherapie*; **Anw.:** in der Geriatrie zur allgemeinen Leistungssteigerung, bei Allergien, Durchblutungsstörungen, Infektanfälligkeit, Stoffwechselstörungen. **Kontraindikationen:** wie bei Eigenbluttherapie; wissenschaftlich umstrittenes Verfahren.

Eigen|blut|behandlung: syn. Eigenbluttherapie*.

Eigen|blut|therapie (Therapie*) f: syn. Eigenblutbehandlung, Autohämatotherapie; eine zu immunmodulativen Zwecken (sog. immunogene Umstimmung*) durchgeführte Entnahme u. Reinjektion von Eigenblut, z. T. mit Modifikationen des Bluts vor der Reinjektion; gegeben werden i. d. R. 0,5–5 ml Blut in 8–12 (meist) intramuskulären Einzelinjektionen u. 2–5tägigen Abständen (Applikation gelegentlich subkutan an Akupunkturpunkten od. segmentalen Maximalpunkten). **Formen: 1.** Anwendung von Eigenblut mit medikamentösen Zusätzen (Homöopathika, Phytotherapeutika, EDTA, Aqua bidestillata), z. B. Autosanguis*-Stufentherapie; **2.** Anwendung von Eigenblut als potenzierte Nosode (v. a. bei Kindern mittels oraler Gabe); **3.** Gegensensibilisierung*; **4.** hämatogene Oxidationstherapie*; **5.** Anwendung von Eigenblut mit UV-Bestrahlung (Havlicek-Verfahren); **6.** Ozontherapie*; **7.** Anwendung von aktiviertem Eigenblut*; **8.** autohomologe Immuntherapie*. **Wirkungsweise:** Die E. mit intramuskulärer Reinjektion erzeugt eine sterile, lokale Entzündungsreaktion mit systemischer Leukozytose, Erhöhung der Körpertemperatur, gesteigertem Stoffwechsel u. Immunreaktionen sowie eine vegetative Umstimmung. Diese wurde von F. Hoff (1930, 1957 usw.) als „vegetative Gesamtumschaltung" bezeichnet u. in einem Zwei- bzw. Dreiphasenreaktionsmodell beschrieben. Den speziellen Formen liegen z. T. spekulative Erklärungsansätze zugrunde. **Anw.:** bei allgemeiner Abwehrschwäche, chronischen Entzündungen, Infektionen, allergischen Erkrankungen u. a. **NW:** Erstverschlimmerungen der Symptome, Herdreaktivierung. **Kontraindikationen:** Gerinnungsstörungen, gleichzeitige immunsuppressive Medikation, Hyperthyreose, schwere Leber- u. Nierenschäden. Vgl. Immunmodulation.

Eigen|harn|behandlung: syn. Eigenurintherapie*.

Eigen|impf|stoff: syn. Autovakzine*.

Eigen|urin|therapie (gr. οὖρον Urin; Therapie*) f: syn. Eigenharnbehandlung, Autouronosodentherapie, Autourotherapie; therapeutische Anwendung von Eigenurin; **Formen: 1.** intramuskuläre Applikation von ca. 0,5 ml steril filtriertem od. mit Phenol versetztem Eigenurin; weitere Verabreichung nur bei therapeutischer Notwendigkeit (Steigerung der Dosierung z. B. in 0,1 ml-Stufen bis maximal 3–5 ml; Zeitintervall zwischen den Applikationen 2–3 Tage); weniger als die Eigenbluttherapie* verbreitete, zur immunogenen Umstimmung* durchgeführte Methode; als Wirkfaktoren werden spasmolytische, endokrin-aktive u. immunogene Ausscheidungskomponenten diskutiert. Die Gabe von durch den Harn regelmäßig ausgeschiedenen Antigenen in niedriger Dosierung soll eine Immuntoleranz auslösen; die Denaturierung der Eiweiße im Harn soll eine stärkere Antigenität des Eigenimpfstoffs bewirken. Anw.: bei Infektanfälligkeit, chronischen Harnweginfekten, Gestosen im Anfangsstadium, Allergien, Migräne, Klimakterium. Kontraindikationen: konsumierende Erkrankungen, schwere Leber-, Nieren- u. Herz-Kreislauferkrankungen.

2. Trinken von Eigenurin (zumeist kurmäßig des Morgenurins od. der gesamten Tagesmenge) zumeist in therapeutischer Absicht (Stoffwechselaktivierung, Entgiftung, Umstimmung); Anw.: bei einem breiten Spektrum von Erkrankungen u. zur Prävention; NW: Ekelgefühl, Diarrhoe, Kopfschmerz, Müdigkeit, Schlafstörungen u. a.; Kontraindikationen: Geschlechtskrankheiten, entzündliche Erkrankungen der Nieren u. ableitenden Harnwege, Nierenfunktionsstörungen u. a.

3. Äußerliche Anwendungen (z. B. bei Hauterkrankungen), Spülungen, Einläufe usw. Wissenschaftlich u. ethisch umstrittenes Verfahren.

Eignungs|wert: s. Lebensmittelqualität.

Einglas|potenz (Potenz*) f: syn. Korsakoff*-Potenz.

Einlauf: Darmeinlauf; s. Darmreinigung.

Einzel|mittel: homöopathische Bez. für die Verabreichung nur eines, meist hochpotenzierten Arzneimittels; vor einer erneuten Gabe wird das Ende seiner Wirkung abgewartet. Die Verwendung von E. wird gefordert, da die beobachtete Wirkung möglichst eindeutig auf das Arzneimittel zurückzuführen sein muß, als Entscheidungsgrundlage für die weitere Therapie sowie zur Erweiterung u. Verifizierung der bestehenden Materia* medica. Die Verschreibung von E. erfordert im Gegensatz zum Komplexmittel* i. d. R. eine aufwendigere u. genauere Arzneimittelwahl*. Vgl. Doppelmittel.

Eisen: chemisches Element, Symbol Fe (Ferrum), OZ 26, relative Atommasse 55,85; silberweißes, an der Luft leicht oxidierbares, in Säuren lösliches, zwei- u. dreiwertiges (als Fe^{2+} im Gastrointestinaltrakt resorbierbares), unedles Schwermetall der Eisengruppe; essentielles Spurenelement; **biochemische Funktion:** Bestandteil der Hämproteine Hämoglobin u. Myoglobin sowie einiger Metalloenzyme (z. B. Cytochrome, Katalasen, Peroxidasen); **Vork. in Nahrungsmitteln:** in tierischen u. pflanzlichen Lebensmitteln, z. B. Fleisch u. Fleischprodukte, Getreide u. Gemüse (Wirsing, Spinat, Bohnen, Erbsen). Die deutlich schlechtere Eisenresorptionsrate aus pflanzlichen Lebensmitteln kann durch gleichzeitigen Verzehr von Vitamin-C-reichen Lebensmitteln, Fleisch u. Fisch bis zu vervierfacht werden. **Bedarf** für Erwachsene (DGE 1991): 10 mg/Tag; menstruierende, schwangere od. stillende Frauen 15 mg/Tag; **Mangelerscheinungen:** Müdigkeit, Erschöpfung, Störungen der Erythropoese bis zur hypochromen mikrozytären Anämie, bei Kindern Wachstumsstörungen u. verringerte Infektionsabwehr durch Absorptionsstörungen (z. B. Diarrhoe, Malabsorption, Magen- u. Dünndarmresektionen), unzureichende Zufuhr, gesteigerte Eisenverluste (z. B. Hypermenorrhoe, chirurgische Eingriffe, Ulcus ventriculi), erhöhten Bedarf (z. B. Schwangerschaft, verschiedene Krankheitszustände); **Intoxikationen:** überhöhte Eisenaufnahme (z. B. bei chronischer Alkoholkrankheit) u. häufige Blutübertragungen bei übersteigertem Erythrozytenabbau können zu pathologischer Eisenspeicherung in Form von Hämosiderin mit Gewebeschäden in Leber (Zirrhose), Pankreas (Diabetes mellitus) u. Herzmuskel (Herzinsuffizienz) führen. **Referenzbereich:** Frauen 6,6–26 µmol/l, Männer 10–28 µmol/l Serum.

Eisen|hut, blauer: Aconitum* napellus.

Eisen|kraut: Verbena officinalis; ein- bis mehrjährige Pflanze aus der Familie der Eisenkrautgewächse, Verbenaceae; **Arzneidroge:** während der Blütezeit gesammelte u. getrocknete Blätter u. obere Stengelabschnit-

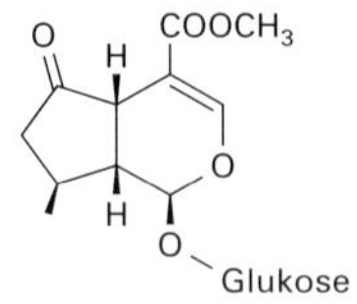

Verbenalin (= Cornin)

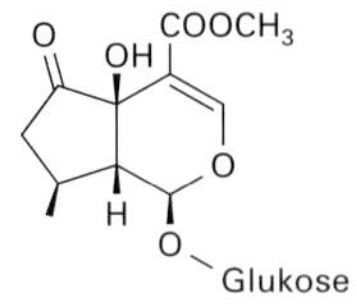

Hastatosid

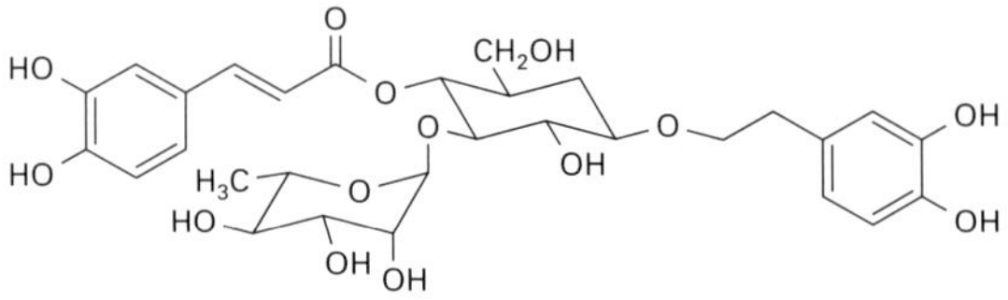

Verbascosid

Eisenkraut: Inhaltsstoffe

te (Verbenae herba); **Inhaltsstoffe**: Iridoidglykoside (Verbenalin, Hastatosid) u. Kaffeesäurederivate (Verbascosid); **Wirkung:** sekretolytisch; **Verw.**: als Teeaufguß **traditionell** innerlich als Diuretikum, Adstringens, bei Erkrankungen der Atemwege u. rheumatischen Erkrankungen; äußerlich bei schlecht heilenden Wunden u. a. Hautleiden. Laut Kommission E beim ehemaligen Bundesgesundheitsamt ist die Wirksamkeit bei den beanspruchten Anwendungsgebieten nicht belegt. **Homöopathische** Zubereitungen aus dem frischen blühenden Kraut bei Steinleiden, als Diuretikum u. Emmenagogum.

Eis|packung: Packung mit Eis od. chemischen Kältequellen zur starken Abkühlung der Hautoberfläche; als entzündungshemmende u. analgesierende Maßnahme bei Traumen, entzündlichen, schmerzhaften od. rheumatischen Symptomen; vgl. Kryotherapie.

Ek|stase (gr. ἔκστασις Verzückung, das Aussichheraustreten) f: Ausnahmezustand, der dem Einwirken von Göttern, Geistern, Seelen der Verstorbenen, Heiligen u. a. zugeschrieben wird. E. ist i. d. R. in komplexe Rituale eingebunden u. somit durch die kulturellen Umstände sehr stark geprägt. Es kommen völlig unterschiedliche Erscheinungsformen zustande; so soll z. B. E. im Kontext des Buddhismus die Ichhaftigkeit des Menschen auslöschen, damit das Göttliche von ihm Besitz ergreifen kann. Im Kontext des Schamanismus wird E. als die Kontaktaufnahme mit der übersinnlichen Welt interpretiert. In Variationen ist dies ebenso in den weit verbreiteten afrikanischen Besessenheitskulten wie Wodu, Folley od. Zar der Fall, bei denen das betroffene Medium zu Wodu, Folley od. Zar wird. Die Untersuchung von Heiltänzen bei den San (Jäger u. Sammler im heutigen Botswana) legt nahe, daß E. eine schon seit mindestens 10 000 Jahren praktizierte Technik ist.

Das am Individuum zu beobachtende Phänomen kann aus einer psychologisch-psychiatrischen Perspektive folgendermaßen beschrieben werden: Es handelt sich um einen psychischen Ausnahmezustand, der mit Veränderungen im Gesamtverhalten, Bewußtsein, Sinnesempfindungen, Mimik, Sprache u. Grobmotorik einhergeht. Es gibt verschiedene Techniken zum Erreichen von E., die auf unterschiedlichen Elementen von Bewegung u. Musik beruhen. E. kann bewußt herbeigeführt u. beendet werden, seltener kann sie aber auch überraschend erfolgen bzw. unbeherrschbar sein.

Der Begriff E. beinhaltete ursprünglich auch Geisteskrankheiten u. wurde oft auch synonym mit Raserei gebraucht. Die Rezeption von E. durch die wissenschaftliche Medizin isolierte den subjektiven Aspekt. E. als subjektive Hervorbringung wurde als schwere neurotische od. psychotische Entgleisung klassifiziert, erst in den letzten 25 Jahren wurde diese einseitige Perspektive kritisiert u. modifiziert. Vgl. Schamane.

Ek|zem (gr. ἔκζεμα Aufgekochtes) n: Juckflechte; Bez. für eine flächenhafte, entzündliche Hautveränderung mit Juckreiz; meist symmetrische Verteilung unter Freilassung der Schleimhäute; allgemeine **Einteilung: 1.** nach dem Verlauf: **a)** akutes E. mit Rötung, Ödem, Bläschen, Blasen, Erosionen u. Krusten; **b)** chronisches E. mit Schuppung,

Lichenifikation, Hyperkeratosen, Rhagaden; **2.** nach den auslösenden Faktoren: **a)** exogenes E.: Kontaktekzem (allergisch od. toxisch bedingt); **b)** endogenes E.: atopisches, dyshidrotisches, mikrobielles, nummuläres, seborrhoisches Ekzem u. Lichen simplex chronicus circumscriptus; **Therapie:** Behandlung der Grunderkrankung; aus dem Bereich der Naturheilkunde u. alternativen Heilverfahren kommt phytotherapeutisch eine Behandlung mit Bittersüß*, Calendulaöl* u. Steinkohlenteer*, traditionell z. B. mit Frauenmantel, dorniger Hauhechel, Henna, römischer Kamille, Löwenzahn u. Propolis, homöopathisch mit Immergrün, Primel, Stiefmütterchen, Erdrauch u. echter Walnuß sowie alternativ Eichotherm*-Behandlung, Roeder*-Methode u. Softlaser* in Betracht.

Ek|zem, a|topisches (↑) n: syn. endogenes Ekzem, Neurodermitis atopica; chronisches od. chronisch-rezidivierendes Ekzem, bedingt durch eine Immunglobulin-E-vermittelte Überempfindlichkeitsreaktion vom Soforttyp zusammen mit anderen immunologischen u. nichtimmunologischen Faktoren (v. a. psycho- u. neurovegetative Störungen); die Disposition wird wahrscheinlich polygen vererbt. **Klinik:** Beginn meist im frühen Kleinkindesalter mit Juckreiz, Rötung, Schuppung, Nässen u. Krustenbildung v. a. an den Wangen u. dem behaarten Kopf (sog. Milchschorf); im Kindesalter sind meist die Gelenkbeugen u. das Gesäß, beim Erwachsenen neben den Gelenkbeugen v. a. Gesicht, Hals, Nacken, Schulter u. Brust die häufigsten Lokalisationen der Hautveränderungen. Die Haut ist insgesamt durch eine Unterfunktion der Talg- u. Schweißdrüsen glanzlos u. trocken, ihr Oberflächenrelief vergröbert. Die Nägel sind meist durch ständiges Kratzen abgenutzt u. glänzend, die Augenbrauen abgerieben. Beeinflussung des Krankheitsbildes durch psychische (z. B. Streß) u. Umweltfaktoren (Allergene, Verschlechterung im Winter u. Frühjahr). Mit zunehmendem Alter nimmt die Intensität des a. E. ab, u. es verschwindet oft um das 30. Lebensjahr. **Therapie:** symptomatisch mit Antihistaminika, Glukokortikoiden, evtl. Benzodiazepinen, halbfetten od. fetten, glukokortikoid- u. teerhaltigen Externa; Hydrotherapie* (Öl- u. Teerbäder), Klimatherapie* (Gebirgs- od. Meeresklima, Heliotherapie*), bei Überempfindlichkeit gegen bestimmte Nahrungsmittel entsprechende Diät; phytotherapeutisch mit Zubereitungen aus Nachtkerzenöl* u. Stiefmütterchen*; alternativ auch Eichotherm*-Behandlung, Symbioselenkung* u. autohomologe Immuntherapie*. Vgl. Allergie.

Electuarium n: s. Latwerge.

Elektro|aku|punktur (gr. ἤλεκτρον Bernstein, an dem zuerst elektrostatische Kräfte beobachtet wurden; Akupunktur*) f: **1.** Weiterentwicklung der klassischen Akupunktur*, bei der die Akupunkturforamina über in die Haut eingestochene Nadeln od. aufgeklebte Elektroden durch niederfrequente Wechselströme gereizt werden; **2. E. nach Voll** (Abk. EAV), die auf der Messung eines Reizstroms an festgelegten Akupunkturpunkten beruht (bioelektrische Funktionsdiagnostik ohne unmittelbare Beziehung zur chinesischen Medizin). Voll entdeckte in der Akupunktur unbekannte Leitbahnen (z. B. den Lymphmeridian) u. ordnete den neuen Punkten Funktionen u. Organe zu. Die Messung erfolgt an diesen Punkten mittels eines Geräts, das die Leitfähigkeit des Gewebes in physikalisch definierten Einheiten mißt. Der verwendete Gleichstrom beträt ca. 1 V (0,1–2) u. 9 mA (5,5–11); verwendet wird eine Spezialskala eines mA-Meters, dem 0–100 Teilstriche zugeordnet werden. 50 Teilstriche betragen die sog. Norm. Ein sog. Zeigerabfall, d. h. ein auf der Skala rückläufiger Meßwert, soll ein entscheidender Hinweisgeber für schlechte Regulationsfähigkeit sein, den es auszugleichen gilt. Dies ist z. B. durch einen Medikamententest möglich, bei dem das „richtige" Medikament mit entsprechender Dosierung in den Meßkreis zwischen Geräteelekroden u. Patienten in sog. Metallwaben eingebracht wird, wobei versucht wird, den von Voll festgelegten Normwert annäherungsweise zu erreichen. **Anw.:** zum Auffinden von Entzündungsherden, bei chronischen Befindensstörungen, Schmerzsyndromen; (relative) **Kontraindikationen:** substitutionspflichtige Erkrankungen, zerstörte Gewebe, psychiatrische Erkrankungen. Das Verfahren ist wissenschaftlich nicht gesichert. Vgl. Elektrostimulationsanalgesie, Kippschwingungstherapie.

Elektro|bad (↑): Bad mit therapeutischer Nutzung des elektrischen Stroms (Gleichstrom), der hyperämisierend u. analgetisch wirken soll; Nutzung auch zum vermehrten perkutanen Transport von Badezusätzen (s. Iontophorese); unterschieden werden Teil- (Zellenbad*) u. Vollbad (Stanger*-Bad).

Elektrode (↑) f: Kontaktpunkt od. -fläche eines elektrischen Leiters, mit denen Strom auf die Haut appliziert bzw. von ihr abgeleitet wird; s. Anode, Kathode.

Elektro|dia|gnostik (↑; gr. διαγνωστικός fähig zu unterscheiden) f: Bez. für diagnostische Verfahren zur Registrierung körpereigener Aktionspotentiale (s. Elektromyographie) od. zur Untersuchung insbesondere von Muskeln u. Nerven durch elektrischen Strom; Prüfung der Muskelantwort (Kontraktion) auf einen elektrischen Reiz, der als Gleichstromstoß (galvanischer Strom) od. in Form von Einzelstromstößen (faradischer Strom) direkt am Muskel od. indirekt am versorgenden Nerven appliziert wird.

Elektro|fokal|test (↑; lat. focus Herd, Brennpunkt) m: durch Glaser u. Türk erfolgte Weiterentwicklung des Elektrohauttests*.

Elektro|gymnastik (↑) f: Erzeugung rhythmischer Kontraktionen quergestreifter Muskulatur mit transkutan applizierten Rechteckstrom-Impulsen niederer Frequenz; Anwendung häufig als Atrophieprophylaxe bei peripheren Lähmungen.

Elektro|haut|test (↑) m: Abk. EHT; von Gehlen u. Standel entwickelter galvanischer Reizstromtest mit Gleichstrom, basierend auf der Annahme, daß ein reflektorisch angesprochenes (z. B. durch ein funktionsgestörtes inneres Organ) Hautareal auf einen Testreiz anders reagiert als seine Umgebung. Als Reizelektrode dient ein Dachshaarpinsel, der mit Wasser getränkt wird. Die indifferente Handelektrode ist aus Edelstahl; es gibt auch Rollelektroden aus Silber. Die EHT-Reaktion besteht in einer Rötung der Haut über einem sog. regulatorisch vorbelasteten Areal (chronisches Irritationszentrum*), z. B. über einem Entzündungsprozeß in den Kieferhöhlen. Die Störung wird allerdings nicht differenziert. Der Test wurde von Glaser u. Türk weiterentwickelt u. leicht modifiziert. Wissenschaftlich nicht gesichertes Verfahren. Vgl. Diagnostik chronischer Irritationen.

Elektro|kinese (↑; gr. κινεῖν bewegen) f: Bewegungen, die durch Stromeinwirkung auf den zuleitenden Nerv od. direkt auf den Muskel verursacht werden.

Elektro|medizin (↑; lat. ars medicina ärztliche Kunst) f: Teilgebiet der medizinischen Technik, das sich v. a. mit elektrischen Geräten u. deren diagnostischem u. therapeutischem Einsatz am Patienten beschäftigt.

Elektro|myo|graphie (↑; gr. μῦς Muskel; γράφειν schreiben) f: Abk. EMG; Methode zur Registrierung der spontan bzw. bei Willkürinnervation auftretenden od. durch elektrische Stimulation provozierbaren Aktionsströme im Muskelgewebe u. von Muskelaktionspotentialen (Abk. MAP) durch Ableitung mit Hilfe von in den Muskel eingestochenen Nadelelektroden od. über dem Muskel plazierten Oberflächenelektroden; die Potentiale werden verstärkt, optisch u. akustisch wiedergegeben u. aufgezeichnet.

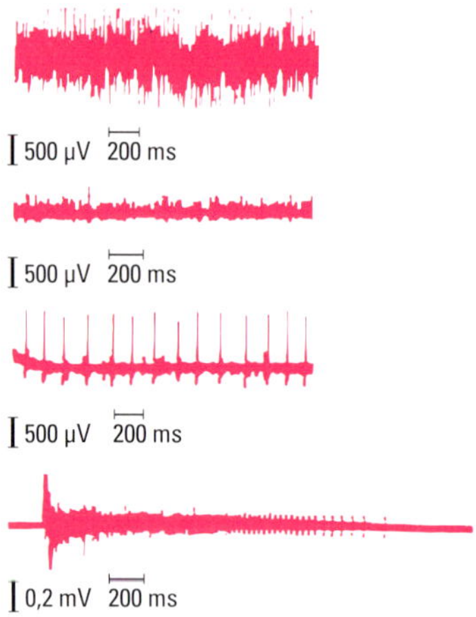

Elektromyographie:
1: normales Innervationsmuster bei maximaler Willküraktivität (Interferenzmuster); 2: Innervationsmuster bei myogener Schädigung; 3: Innervationsmuster bei neurogener Schädigung; 4: myotone Reaktion

Elektro|neural|dia|gnostik (↑; Neur-*; gr. διαγνωστικός fähig zu unterscheiden) f: elektrischer Funktionstest nach Croon, bei dem an ca. 200 punktförmigen Stellen der Körperoberfläche (meist Akupunkturpunkten entsprechend) mit Elektroden eine Reizung mit Wechselstrom (0,05 mA u. 900 Hz) durchgeführt wird; elektrischer Widerstand u. Kapazität werden gemessen u. in ein Somatogramm eingetragen. Diagnostische Hinweise auf reflektorische Krankheitszeichen (vgl. Projektionssymptom) finden sich zumeist in Seitendifferenzen zwischen den Körperhälften u. Mittelwertabweichungen in den Meßwerten. Die Therapie erfolgt ausschließlich an den pathologisch veränderten Reaktionsstellen* der Haut. Die Methode ist wissenschaftlich umstritten u. heute kaum noch verbreitet. Vgl. Elektroneuraltherapie.

Elektro|neural|therapie (↑; ↑; Therapie*) f: Abk. ENTH; Behandlung des elektrischen Hautwiderstands u. der Kapazität definierter Hautpunkte (i. S. einer Verschiebung in Richtung der Norm) von bei der Elektroneuraldiagnostik* pathologisch verändert gefundenen Reaktionsstellen* mittels Dreieck- od. Exponentialstromimpulsen (0,5–2,0 mA u. 400–1000 Hz). **Anw.:** bei chronisch-degenerativen Erkrankungen, chronischen Schmerzzuständen, neurovegetativen Erschöpfungszuständen; **Kontraindikationen:** akute Entzündungen, Hyperthyreose, Herzschrittmacher.

Elektrono|graphie (↑; gr. γράφειν schreiben) f: Verfahren, bei dem durch kontrollierte Elektronenemission (mittels Höchstspannung) ein Bild erzeugt wird. Die E. hebt die elektrischen Oberflächenphänomene (elektrodermale Aktivitäten wie Widerstand, Kapazität, Potential u. Leitfähigkeit) hervor u. reflektiert gleichzeitig die Wechselwirkung zwischen dem elektromagnetischen Feld des Impulses u. den elektromagnetischen Feldern der verschiedenen Organe u. Gewebe. Aktivierte elektrodermale Punkte zeigen sich als leuchtende Zonen, die aus konzentrischen Linien gebildet werden u. ein Emissionsspektrum gegen starkes Rot u. Infrarot aufweisen. Bei der Anwendung elektrischer Hochfrequenzfelder werden Luminiszenzen sichtbar, die photographisch dargestellt werden können. Beispiele hierfür sind die Kirlian*-Photographie sowie die energetische Terminalpunktdiagnostik* nach Mandel.

Elektro|schlaf (↑): durch Strom induzierter Schlaf; der Strom wird transkutan am Schädel appliziert.

Elektro|stimulations|an|algesie (↑; lat. stimulare anstacheln; gr. ἀ (privativum) Un-, -los; -algie*) f: Abk. ESA; auch Neurostimulation; Hemmung der Schmerzleitung durch Nervenreizung mittels elektrischen Stroms; **Formen: 1.** Elektroakupunktur*; **2.** transkutane elektrische Nervenstimulation (Abk. TENS) mit Plazierung der Kathode im Schmerzgebiet bzw. in Head*-Zonen, im Dermatom, an Akupunkturpunkten u. anderen Stellen; **3.** bei schwersten therapieresistenten Schmerzzuständen ggf. elektrische Rückenmark- od. Hirnstimulation.

Elektro|therapie (↑; Therapie*) f: therapeutische Anwendung des elektrischen Stroms; Verwendung von konstant fließendem frequenzlosem Gleichstrom (Galvanisation*), niederfrequenten (Niederfrequenztherapie*) u. mittelfrequenten Stromimpulsen (Interferenzstromtherapie*) sowie Wechselstrom hoher Frequenz (Hochfrequenztherapie*); wärmende, durchblutungsfördernde u. schmerzlindernde Wirkung sowie Reizung von Nerven u. Muskeln.

Elementar|therapie (lat. elementum Grundstoff; Therapie*) f: Bez. für die therapeutische Verwendung von Elementen des periodischen Systems; es werden Einzelelemente, Elementkombinationen, organische Verbindungen u. andere galenische Aufbereitungen eingesetzt. Die E. unterscheidet Mengenelemente, die in größeren Mengen essentiell am Stoffwechsel beteiligt sein sollen (anorganische Hauptelemente, Mineralien), Spurenelemente mit kleinerem Mengenanteil (50 mg/kg Körpergewicht, z. B. Mangan, Magnesium, Selen; vgl. Cer-Therapie) u. die umweltbedingten (toxischen) Metalle sowie Struktur- u. Funktionselemente. **Anw.:** bei Mangelzuständen u. Überschußerkrankungen; bei klinischen Hinweissymptomen od. zur Prophylaxe; keine methodische Systematik erkennbar; häufig wissenschaftlich umstrittener Einsatz der Einzelpräparate.

Element|therapie (↑; ↑) f: Bez. für Verfahren, die sich überwiegend od. ausschließlich der natürlichen Elemente Licht, Luft, Wasser u. Erde bedienen; z. B. Hydrotherapie*, Heliotherapie*.

Elettaria cardamomum f: Kardamom*.

Eleuthero|coccus senticosus m: syn. Acanthopanax senticosus; Strauch aus der Familie der Araliaceae; **Arzneidroge:** getrocknete Wurzel bzw. Wurzelstock (Eleutherococci radix); **Inhaltsstoffe:** Oleanolsäureglykoside (Eleutheroside I-M), Phenylpropane (Eleutherosid B, syn. Syringin), Cumarine (Eleutherosid B_1), Lignane (Eleutherosid D, Sesamin), Eleutherosid A u. E; **Wirkung:** hemmt die Auswirkungen von psychischem Streß; **Verw.: traditionell** als Tonikum zur Stärkung u. Kräftigung bei Müdigkeits- u. Schwächegefühl, nachlassender Leistungs- u. Konzentrationsfähigkeit sowie in der Rekonvaleszenz; bei hypochondrischen Zuständen, psychovegetativem Syndrom, zur Unterstützung der Anpassungsfähigkeit des Organismus vor belastenden Situationen (körperliche Überanstrengung, beginnende Erkältungskrankheit); **Kontraindikationen:** Fieber, Hypertonie, Herzinfarkt.

Eluat (lat. eluere, elutus auswaschen, tilgen) n: durch Herauslösen von adsorbierten Stoffen gewonnene Flüssigkeit.

EMB: Abk. für **e**lektro**m**agnetischer **B**luttest*.

Emesis (gr. ἐμεῖν sich erbrechen) f: auch Vomitus; Erbrechen*.

Emetin n: Cephaelin-3-methyläther; Alkaloid aus der Wurzel von Ipecacuanha*; Protoplasma- u. Kapillargift mit emetischer u. expektorativer Wirkung; früher gebräuchlich bei Infektion mit Entamoeba histolytica; hohe Toxizität.

EMG: Abk. für **E**lektro**m**yo**g**raphie*.

Em|men|agogum (gr. ἔμμηνος monatlich; -agoga*) n: die Menstruation regulierendes u. den Beginn der Blutung förderndes Mittel; traditionell verwendete Drogen sind z. B. Muskat, Nelken, Rosmarin, Anis, Safran, Senf sowie Drogen mit thujon- (z. B. Thuja occidentalis, Rainfarn) u. apiolhaltigen Ölen (Petersilie), die in höherer Dosierung abortiv wirken. Die Verwendung dieser toxikologisch bedenklichen Drogen muß strikt abgelehnt werden. Vgl. Verfahren, emmenagoges.

Emodine n pl: syn. Anthranoide, Hydroxyanthracenderivate; Derivate des 1,8-Dihydroxy-9,10-anthrachinons, die Bestandteil vieler pflanzlicher Abführmittel (Aloe, Faulbaumrinde, Rhabarberwurzel, Sennesblätter u. -früchte u. a.) sind; E. entstehen autooxidativ od. unter Einwirkung pflanzeneigener Peroxidasen od. Oxidasen aus Emodinanthronen u. verursachen nach erfolgter Spaltung der Glykosidbindung die abführende Wirkung durch Verstärkung der Dickdarmperistaltik.

E|mollientia (lat. emollire weich machen) n pl: erweichende Mittel; Anwendung von warmen Umschlägen od. Massagetechniken z. B. bei lokalen Entzündungen.

Empowerment (engl. Befähigung) n: in Nähe zu Selbsthilfe- u. Netzwerkansätzen befindliches, im Gegensatz zu individualisierten u. expertenzentrierten Ansätzen lebensweltlich-ökologisch orientiertes psychotherapeutisches Konzept; E. geht davon aus, daß sich Menschen den Problemen stellen u. diese in vorgefundenen od. erst zu schaffenden gesellschaftlichen Handlungsräumen lösen. Angestrebt wird dabei die Förderung von Selbstorganisation u. Teilhabe an Ressourcen sowie Entwicklung u. Erlernen neuer Kompetenzen in lebensweltlichen Strukturen (u. nicht i. R. künstlicher Programme).

Emser Salz: natürlich vorkommendes Salz; befeuchtet bei Inhalation von isoosmotischen Lösungen die Atemwege u. fördert die Ziliarmotorik der Nasen- u. Trachealschleimhaut; **Verw.:** zur begleitenden Therapie bei Bronchitis; **Kontraindikation:** Asthma bronchiale bei Überempfindlichkeit u. in hohen Konzentrationen.

E|mulgatoren (lat. emulgere, emulsus ausschöpfen) m pl: grenzflächenaktive Stoffe, die die Bildung einer Emulsion* bewirken bzw. fördern u. deren Stabilität erhöhen; die Moleküle bestehen aus einem hydrophoben u. einem hydrophilen Anteil u. setzen daher die Oberflächenspannung in den kleinen Partikeln der dispersen Phase herab. Die Emulgierung von Nahrungsfetten durch Gallensäuren (als E.) ist die Voraussetzung für ihre Resorbierbarkeit im wäßrigen Milieu der Darmmukosa. Verwendung bei der Lebensmittelverarbeitung* von: **1.** natürlicherweise in Lebensmitteln vorkommenden E., z. B. Mono- u. Diglyzeride von Speisefetten, Lezithin u. Stearin; **2.** synthetischen E., z. B. mit Essig-, Milch-, Zitronen- od. Weinsäure veresterte Mono- u. Diglyzeride; lebensmittelrechtlich zählen die E. zu den Lebensmittelzusatzstoffen*; Art, Verwendung, Höchstmengenbegrenzungen u. Kenntlichmachung sind in der Zusatzstoff-Zulassungsverordnung geregelt.

E|mulsion (↑) f: Dispersion (instabile physikalische Mischung) von zwei od. mehr ineinander nicht löslichen Flüssigkeiten, von denen eine i. a. wäßrig ist; unterschieden werden Öl-in-Wasser-E., deren innere, disperse Phase von hydrophoben Substanzen gebildet wird (v. a. Fette) u. deren äußere Phase (das Dispersionsmittel) eine wäßrige Lösung bildet, u. Wasser-in-Öl-E. mit umgekehrten Verhältnissen; vgl. Emulgatoren.

Encounter-Gruppe (engl. encounter Begegnung): Elemente von Gesprächspsychotherapie* u. Selbsterfahrungsgruppen* aufgreifende Gesprächsgruppe, deren Teilnehmer positive Veränderung u. die Verbesserung interpersonaler Kommunikation durch den Erfahrungsprozeß innerhalb der Gruppe anstreben; das unmittelbare Hier u. Jetzt steht im Vordergrund der Gruppendynamik, eine ganzheitliche Sichtweise sowie das Bemühen um authentisches Verhalten u. Interaktion werden praktiziert. E.-G. finden i. d. R. unter professioneller Leitung statt, die jedoch nur minimal (in strukturierender Weise) eingreift.

Enderlein-Dia|gnostik (Günther E., Zoologe, 1872–1968; gr. διαγνωστικός fähig zu unterscheiden) f: Form der Dunkelfelddiagnostik des Bluts, mit dessen Hilfe Enderlein festzustellen glaubte, daß alles „Lebendige" einer Symbiose unterliegt. Eine zentrale Stellung nehmen bei der E.-D. die Endobionten* im Dunkelfeldblutbild ein; bestimmte „Wuchsformen" sollen Symbiosestörungen anzeigen u. als Hinweisgeber z. B. für verminderte Abwehr, Krebs, Darm- u. Leberbelastungen bereits im Vorfeld der Manifestation dienen können. Spekulatives Verfahren mit geringer Verbreitung u. eher historischer Bedeutung. Vgl. Bakterienzyklogenie.

Endo|bionten (Bio-*) m pl: von G. Enderlein geprägte Bez. für den pflanzlichen Urkeim im Erythrozyt; hierzu sollen die Mitochondrien bzw. pflanzliche Mikroorganismen zählen. Die Normalfunktion der E. u. ihre fermentative u. hormonelle Tätigkeit sollen Gesundheit garantieren. Folgende Formen von E. werden bei der Dunkelfelddiagnostik (s. Enderlein-Diagnostik) unterschieden: Protite, Fili-Symprotite, Chondrite. Jeder Endobiont soll eine milieuabhängige Weiterentwicklungsfähigkeit besitzen u. auf jeder Entwicklungsstufe stehen bleiben können (Pleomorphismus). Bei Symbiosestörungen kann es zur Zerstörung der Erythrozyten kommen. In bezug auf Krebs wird somit die Hypothese der Existenz von Krebserregern aufgestellt. Spekulative Betrachtungsweise; vgl. Bakterienzyklogenie.

En|ergie|bedarf (gr. ἐνέργεια Tätigkeit, Wirksamkeit): (ernährungsphysiol.) Menge an Nahrungsenergie, die als ausreichend für den spezifischen Bedarf einer Person in Abhängigkeit von Geschlecht, Alter, Gesundheitszustand, körperlicher Leistung u. bestimmten Umweltfaktoren angesehen wird; der Gesamtenergiebedarf setzt sich aus Grundumsatz* u. Leistungsumsatz* zusammen; Ermittlung des E. durch Verzehrserhebungen u. Messungen des Energieverbrauchs; Angaben über die empfohlene Höhe des E. in Mega-Joule (Abk. MJ), früher in Kilokalorien (kcal).

En|ergie|bilanz (↑) f: Verhältnis von Energieaufnahme zu Energieverbrauch.

En|ergie|dichte (↑): Bez. für den Energiegehalt* eines Lebensmittels pro Volumeneinheit (kJ/cm^3) od. Mengeneinheit (kJ/100 g).

En|ergie|fluß (↑): Bez. für die Vorstellung einer „fließenden Energie" im Körper (s. Lebenskraft), die sowohl in östlichen (z. B. Ayurveda*, traditionelle chinesische Medizin*, Yoga*) als auch in westlichen Behandlungssystemen (Körpertherapien, anthroposophische Medizin*) zu finden ist. Häufig gehen diese unterschiedlichen Heilsysteme von einem sog. longitudinalen Fließen der Energie aus; z. B. sind auch die Hauptmeridiane der Akupunktur* u. der Energiefluß bei Wilhelm Reich (s. Orgon, Orgontherapie) longitudinal ausgerichtet. Daneben werden auch horizontale energetische Strukturen beschrieben. Wissenschaftlich spekulative Modellvorstellungen.

En|ergie|gehalt (↑): Menge an für den Organismus verwertbarer Energie in einem Lebensmittel; setzt sich aus energieliefernden

Nährstoffen (Protein, Fett, Kohlenhydrate u. a. organische Verbindungen) zusammen; direkte Messung mit Hilfe der Kalorimeterbombe od. Berechnung aus dem E. der einzelnen Bestandteile; vgl. Brennwert, physiologischer.

En|ergi̲e|lehre (↑): Auffassung in der traditionellen tibetischen Medizin*, bei der **drei Energieprinzipien** (auch als Energiefaktoren od. Säfte bezeichnet) unterschieden werden: **1.** Lung (tibetisch rlung, „Wind" od. „Luft", Sanskrit vatta); **2.** Tipa (tibetisch mkhris-pa, „Galle", Sanskrit pitta); **3.** Bäken (tibetisch Bad-kan, „Schleim", Sanskrit kapha). **Lung** ist die Lebenskraft, wird im Zellkern konzentriert u. kontrolliert den Stoffwechsel (Metabolismus). Lung werden Aufgaben auf grobstofflicher, feinstofflicher u. sehr feinstofflicher Ebene zugeschrieben; der grobstoffliche Bereich umfaßt dabei die körperliche Steuerung von neuromuskulären u. neurovaskulären Vorgängen, aber auch Gedanken u. Gefühle. Der feinstoffliche Wind ist Träger des Bewußtseins im Zwischenstadium (Bardo) des Übergangs vom Tod zur Wiedergeburt. Weil der Geist nach tibetischem Verständnis von seinem Medium Wind untrennbar ist, zeigen sich psychische Störungen in typischen Wind-Symptomen, so wie ein Ungleichgewicht im Fluß der Körperwinde sich auch immer im psychischen Befinden ausdrückt. Der Wind reinigt die Sinnesorgane, steuert die metabolischen Vorgänge u. die Energien Galle u. Schleim. Ihm werden die Eigenschaften rauh, leicht, kühl, subtil, hart u. beweglich zugeschrieben. **Tipa** ist die Vitalenergie, die beim Abbaustoffwechsel (Katabolismus) durch enzymatische Reaktionen freigesetzt wird. Tipa wird dem Element Feuer zugeschrieben; sie ist Tatprinzip u. Rhythmus der drei Zeiten Vergangenheit, Gegenwart u. Zukunft. Sie bewegt sich durch Blut, Schweiß, Augen, Leber, Gallenblase u. Dünndarm, beeinflußt Körpertemperatur, Appetit, Verdauung, den Teint u. regt den Intellekt an. Die Galle-Energie wird mit den Eigenschaften leicht, ölig, scharf, heiß, etwas stechend, übelriechend, feuchtnaß, schwach abführend u. reinigend beschrieben. **Bäken** ist die Kraft des Aufbaustoffwechsels (Anabolismus), also die Eiweißsynthese. Erde u. Wasser verbinden sich zur Essenz von Bäken, der dabei als der gebärende, feuchte Schoß betrachtet wird, aus dem alles Leben entspringt. Der Schleim mit seinen öligen, sanften, kalten, schweren, klebrigen, stumpfen, groben, trägen, glatten u. festen Eigenschaften bringt Körper u. Geist Festigkeit u. Stabilität.

Die Drei-Energien-Lehre bildet die Grundlage einer Individualmedizin auf der Basis der Konstitutionen Lung, Tipa od. Bäken. Nach Ansicht der buddhistischen Psychologie ist das grundlegende Nichtwissen (Ma-rig-pa genannt) die Unfähigkeit, die wahre Natur alles Wahrnehmbaren zu ergründen. Das grundlegende Nichtwissen führt zu einem falschen Verständnis des Selbst, an dem man sich festklammert u. dem eine zu große Bedeutung beigemessen wird. Die beiden negativen geistigen Zustände des Nichtwissens u. der Egozentrik bewirken den Geisteszustand gTi-mug od. den Mangel an wahrer Erkenntnis. Er ist gekennzeichnet durch zügellose Bindungen, Begierde, Verlangen, Wollust, Ehrgeiz, Machtstreben (tibetisch Dod-chags) u. in der Folge von Haß, Eifersucht, Zorn, Aggression u. Gehässigkeit (tibetisch Zhe-sDang). Diese drei negativen Zustände des Geistes werden die drei Gifte (tibetisch Dug-gSum) genannt u. führen zu Ungleichgewichten in den drei Energiefaktoren u. damit zur Krankheit. Daher werden als die drei primären Krankheitsursachen auch Begierde, Haß u. Unwissenheit genannt. Von den primär Krankheit erzeugenden Ursachen bezieht sich Begierde auf Lung u. erzeugt 42 Krankheiten, Haß bezieht sich auf Tipa u. erzeugt 26 Krankheiten, u. Verblendung bzw. Unwissenheit beziehen sich auf Bäken u. bewirken 33 Krankheiten.

En|ergi̲e|quotient (↑) m: Abk. EQ; Quotient aus der Zufuhr an Nahrungsenergie (gemessen in Joule od. Kalorien) u. Körpergewicht.

En|ergi̲e|umsatz (↑): Abk. EU; ernährungsphysiologische Bez. für den Verbrauch bzw. Umsatz von Energie pro Zeiteinheit bei bestimmten Arbeitsleistungen (s. umseitige Tab.); setzt sich aus Grundumsatz* u. Leistungsumsatz* zusammen; Messung des EU durch Bestimmung der Arbeitsleistung (z. B. mittels Ergometer) u. der Wärmeproduktion (mittels Kalorimeter) od. indirekt mittels Spirometer.

> Energieumsatz pro Tag:
> bei leichter Betätigung:
> 10000 – 11000 kJ (2300 – 2500 kcal)
> bei schwerer körperlicher Arbeit:
> 15000 – 17000 kJ (3500 – 4000 kcal)

Enteri̲tis (gr. ἔντερον Darm, Eingeweide; -itis*) f: akute bis subakute Darmentzündung; entzündliche Erkrankung des Dünndarms; bei Mitbeteiligung des Magens: **Gastroenteritis**, des Dickdarms: **Enterokolitis**; **Ätiologie:** Infektion mit Darmbakterien, Kokken, Clostridien, Toxinen u. Viren (Enteroviren sind die Erreger der in den Sommermonaten häufigen Sommerdiarrhoe), bei Ruhr, Typhus, Paratyphus, Tuberkulose, Cholera; **Symptomatik:** Diarrhoe, krampfartige Bauchschmerzen, bei Gastroenteritis auch Übelkeit, Erbrechen, Magenschmerzen; ferner Kopf- u. Muskelschmerzen, Fieber; kausale u. symptomatische **Therapie:** aus dem Bereich der Phyto-

Energieumsatz

Energieumsatz beim Ausüben bestimmter Sportarten

Sportart		Energieverbrauch pro 1/2 Stunde in kJ	Abbau von Fettgewebe in g
Gehen	3 km/Std.	370	13
	4,5 km/Std.	420	14
Wandern	6 km/Std.	546	19
Dauerlauf	9 km/Std.	1399	48
	12 km/Std.	1491	51
Radfahren	9 km/Std	525	19
	15 km/Std.	798	27
	21 km/Std.	1281	44
Gymnastik	Dehnübungen	441	15
	Konditionsgymnastik	987	34
Schwimmen	20 m/Min.	651	22
Skilanglauf	9 km/Std.	1323	45
Rudern	3 km/Std.	538	18
	6 km/Std.	1365	46
Tennis		756	26

therapie mit Zubereitungen aus indischen Flohsamen*, Kamille* u. Odermennig*, traditionell z. B. auch aus Erdbeere, Haronga, Hibiskus, Huflattich, Kakaosamen, wilder Malve, Muskat, Myrrhe, Stockmalve u. Uzara, homöopathisch aus Aloe, Chinarinde, Colchicum autumnale, Ipecacuanha, Knoblauch, Pappel u. Podophyllum peltatum. Vgl. Gastritis.

Entgiftung: syn. Detoxikation; **1.** (physiol.) das Unschädlichmachen endogen entstandener toxischer Substanzen; meist durch Umwandlung in leichter ausscheidbare Stoffe, v. a. in der Leber durch Abbau, Umbau od. Koppelung an andere Substanzen; **2.** (toxikol.) Verfahren zur mechanischen Entfernung exogen zugeführter Gifte (primäre E.), zur Inaktivierung von Giften od. zur Verminderung der Giftresorption (sekundäre E.) sowie zur beschleunigten Giftelimination (tertiäre E.); vgl. Entschlackung; **3.** Neutralisation der Giftwirkung durch die Gabe von Gegengiften (z. B. Antihomotoxika, Homöopathika); **4.** auf humoralpathologischen Vorstellungen beruhende naturheilkundliche Verfahren, z. B. ab- u. ausleitende Verfahren der Konstitutionstherapie nach Aschner (Einlauf usw.), homöopathische u. phytotherapeutische Arzneimittel, physikalische Verfahren zur Stoffwechselsteigerung, Fastenverfahren u. Bioresonanzverfahren.

ENTH: Abk. für **E**lektro**n**eural**th**erapie*.

En|thalpie (gr. ἐν in – hinein; θάλπος Wärme) f: Begriff aus der Thermodynamik, der die Energieveränderungen von Systemen unter konstantem Druck beschreibt; wird in der Bioresonanztherapie*, Chaostheorie* u. Quantenmedizin auch für die Beschreibung angeblicher Energie- bzw. Ordnungszustände des gesunden u. kranken Organismus gebraucht, um sog. niedrigenergetische Methoden zu begründen.

Entmüdungs|massage f: Massagetechnik zur schnellen Regeneration nach körperlicher Belastung.

En|tropie (gr. ἐν in – hinein; τρόπος Richtung) f: Begriff aus der Thermodynamik, der ein Maß für den Ordnungsgrad eines Systems darstellt; nach dem 2. Hauptsatz der Wärmelehre streben in einem abgeschlossenen System alle Vorgänge einem Zustand möglichst geringer Ordnung, d. h. maximaler E. zu. In offenen Systemen mit Stoff- u. Energieaustausch kann die E. auch abnehmen. In Verbindung mit der Bioresonanztherapie*, Chaostheorie* u. der sog. Quantenmedizin wird E. auch für die Beschreibung angeblicher Energie- bzw. Ordnungszustände im gesunden u. kranken Organismus u. deren Beeinflussung durch sog. niedrigenergetische Methoden verwendet.

Entschlackung: Ausscheidung abgelagerter Zwischen- od. Endprodukte des Stoffwechsels u. a. (s. Verschlackung) durch therapeutische Umkehr der Stoffwechselrichtung, z. B. durch Fasten*, langzeitigen Verzehr von Rohkost od. andere naturheilkundliche Ernährungstherapien (Schroth*-Kur, Mayr*-Kur, Molkekur*) in Verbindung mit viel Bewegung in sauerstoffreicher Luft; unterstützende Wirkung durch Tees, Schwitzpackungen, Sauna, Moor- u. Fangobäder bzw. -packungen.

Entspannung, funktionelle: Abk. FE; von der Gymnastiklehrerin Marianne Fuchs begründete psychosomatische Behandlungsmethode, die aber auch präventiv eingesetzt wird. Den Schwerpunkt bildet das eigene Körpererleben mit dem Erlernen differenzierter Selbstwahrnehmung u. dem Auffinden eines Eigenrhythmus von An- u. Entspannung, von Ein- u. Ausatmung. Damit sind vorliegende neurovegetative Fehlsteuerungen selbst erspürbar; Veränderungen im Körpererleben werden verbalisiert, dialogisiert u. damit ein Zugang zu psychosomatischen Zusammenhängen, Konflikten u. Fehlverhalten eröffnet. Konfliktaufdeckung u. Verarbeitung bieten dann eine Chance zur Überwindung körperlich-funktioneller sowie seelischer Störungen. Als Therapieverfahren weitgehend anerkannt. Vgl. Relaxation, progressive.

Entspannung, pro|gressive: syn. progressive Relaxation*.

Entspannungs|technik: Sammelbezeichnung für zahlreiche physio- u. psychotherapeutische Verfahren zur Beeinflussung unwillkürlicher Körperfunktionen; s. Atemtherapie, Autogenes Training, Eutonie, Bewegungstherapie, konzentrative.

Entstauungs|therapie, komplexe physikalische (Therapie*) f: Abk. KPE; von M. Földi entwickelte Therapieform zur Behandlung von Lymphödemen mit Hochlagerung der betroffenen Extremität, manueller Lymphdrainage*, Kompressionsverfahren u. speziellen Bewegungsübungen.

Entwicklungs|neuro|logie (Neur-*; -logie*) f: s. Bobath-Methode.

Entwöhnung: Therapie bei Abhängigkeit* mit dem Ziel, durch psychologische, soziale u. medizinische Unterstützung die Bindung an das Suchtmittel zu lösen u. durch biographisch sinnvolle Ziele u. Bindungen zu ersetzen; erfolgt je nach Suchtmittel durch Dosisreduzierung od. sofortige Abstinenz, evtl. als stationäre Therapie (s. Entziehung), danach langfristig ambulant od. in therapeutischen Einrichtungen, möglichst wohnortnah u. unter Einbeziehung von Freunden od. Angehörigen, Selbsthilfegruppen bzw. einer Beratungsstelle. Chronisch Suchtkranke benötigen zudem spezielle Übergangseinrichtungen, betreutes Wohnen u. geschützte Arbeitsplätze, um den Therapieerfolg zu stabilisieren. Vgl. Suchttherapie.

Entziehung: meist stationär als Entziehungskur bei Abhängigkeit* erfolgende kontrollierte Vorenthaltung von Suchtmitteln, die zumeist schleichend (cave: epileptoide Anfälle u. Psychosen bei zu raschem Entzug z. B. von Barbituraten) abgesetzt werden; während der E. kann es zu einem Entzugssyndrom mit Kopfschmerz, Blutdruckabfall, Hitzegefühl, Schweißausbruch, Tremor, Schlafstörungen, Unruhe, Halluzinationen, apathisch-depressiven Verstimmungen, evtl. Suizidneigung, Delir u. akuter Psychose kommen. Auf die Entziehung folgt eine längere Phase der Entwöhnung*.

Entzündung: (Abwehr-)Reaktion des Organismus u. seiner Gewebe gegen verschiedenartige (schädigende) Reize; Ziel der E. ist es i. d. R., das schädigende Agens u. seine Folgen zu beseitigen. **Ursache:** hauptsächlich mechanische Einflüsse (Reibung, Druck, Fremdkörper), chemische Substanzen (Säuren, Basen), physikalische Faktoren (Temperatur, Strahlen), Mikroorganismen (Viren, Bakterien, Pilze, Parasiten) sowie vom Körper ausgehende (autogene) Reize wie Urämie, Zerfall von Zellen z. B. bei malignen Tumoren. Die Kenntnis der Ursache ermöglicht eine kausal begründete Therapie. **Klinik:** lokale Entzündungszeichen (sog. klassische Entzündungszeichen nach Celsus) sind **Rubor** (Rötung), **Calor** (Hitze), **Tumor** (Schwellung), **Dolor** (Schmerz), **Functio laesa** (gestörte Funktion), allgemeine Entzündungsreaktionen bestehen aus beschleunigter Bildung von Granulozyten (Granulozytose, Linksverschiebung), Zunahme der Synthese bestimmter Plasmaeiweiße, Steigerung des Stoffwechsels (Fieber), Auslösung von Immunreaktionen u. subjektiven Beschwerden wie Krankheitsgefühl u. Abgeschlagenheit. Die **Prognose** des Entzündungsvorgangs hängt von Art, Stärke u. Dauer des Entzündungsreizes, vom Ort der E. sowie von der örtlichen u. allgemeinen Reaktion des Organismus ab; entweder völlige Wiederherstellung von Gestalt u. Funktion (restitutio ad integrum) od. chronische E. mit möglicher Streuung bzw. Narbenbildung. **Therapie:** aus dem Bereich der alternativen Heilverfahren werden die Aschner*-Methode, Eigenbluttherapie*, Farbtherapie*, Kupferband* u. Magnetfeldtherapie* angegeben; weiterführende Hinweise zur Behandlung finden sich bei den verschiedenen Organsystemen.

Enzian, gelber: Gentiana lutea; Pflanze aus der Familie der Enziangewächse, Gentia-

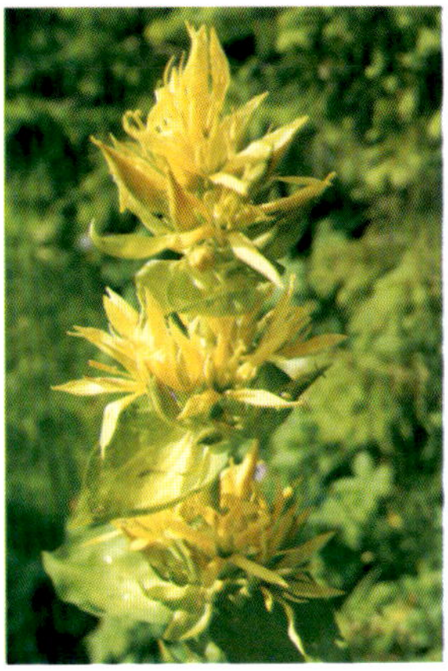

Enzian, gelber

naceae; **Arzneidroge:** Wurzel u. Wurzelstock (Gentianae radix); **Inhaltsstoffe:** Bitterstoffe (Gentiopikrosid, Amarogentin) u. Zucker (Trisaccharid Gentianose, Saccharose); **Wirkung:** reflektorische Förderung der Magensaftsekretion, cholagog; **Verw.:** als Bittermittel (Teeaufguß, Tinktur, Extrakt) bei Appetitlosigkeit, Völlegefühl u. Flatulenz; **traditionell** auch bei Leber- u. Galleerkrankungen, fiebrigen Erkältungskrankheiten, Gärungsdyspepsie, als Roborans u. Tonikum; Herstellung von Enzianschnaps durch Destillation der vergorenen Zucker aus fermentierten Wurzeln; **NW:** selten Kopfschmerz; **Kontraindikationen:** Ulcus ventriculi bzw. Ulcus duodeni, Magenübersäuerung; **homöopathische** Verwendung der frischen Wurzeln bei Dyspepsie.

En|zym|therapie (gr. ἐν in – hinein; ζύμη Sauerteig; Therapie*) f: Behandlung von Erkrankungen mit Enzymen, die nach oraler Gabe teilweise unverändert ins Blut aufgenommen werden sollen; die proteolytische Wirkung der Enzyme soll zur Auflösung von Immunkomplexen, großmolekularen Stoffen u. Gerinnungsprodukten (die verschiedene Antigenstrukturen vor der Immunabwehr schützen sollen) genutzt werden; daraus sollen sich die pharmakologischen Wirkungen auf Entzündungen mit Ödembildung, auf das Gerinnungssystem u. auf immunologische Parameter erklären. Zur Anwendung kommen z. B. Bromelain, Papain, Trypsinderivate. **Anw.:** in der Traumatologie, bei Gefäßerkrankungen (arteriell, venös, lymphathisch), bei Organentzündungen wie Bronchitiden u. Nasennebenhöhlenentzündungen; bei rheumatischen Erkrankungen, Virusinfektionen; Autoimmunkrankheiten; zur adjuvanten Tumortherapie. **Kontraindikationen:** Gerinnungsstörungen, fortgeschrittene Leber- u. Nierenfunktionsstörungen, gleichzeitige Gabe von Antikoagulanzien; Schwangerschaft (relative Kontraindikation). **NW:** u. U. allergische Reaktionen. Wissenschaftlich umstrittenes Verfahren; die angebliche Eigenschaft therapeutisch zugeführter Enzyme, nur schadhaftes Gewebe u. Vorgänge „anzugreifen", bleibt unplausibel. Ein Wirksamkeitsnachweis liegt bislang nur für die unterstützende Therapie bei rheumatischen Erkrankungen vor. Vgl. Organotherapie.

Eph|edra sinica f: Meerträubchen; Pflanze aus der Familie der Ephedraceae; **Arzneidroge:** im Herbst gesammelte junge Rutenzweige verschiedener Ephedra-Arten (Ephedrae herba); **Inhaltsstoffe:** Alkaloide, insbesondere (-)-Ephedrin; **Wirkung:** wie Ephedrin, doch weniger ausgeprägt; **Verw.:** als Bronchospasmolytikum; in der traditionellen chinesischen Medizin bei zahlreichen Indikationen, v. a. wegen sympathomimetischer leistungssteigernder Eigenschaften (chinesische Drogenbezeichnung: Ma huang); durch die Flüchtigkeit des Ephedrins Anwendung als Räucherpulver; Kontraindikationen u. Nebenwirkungen: s. Ephedrin.

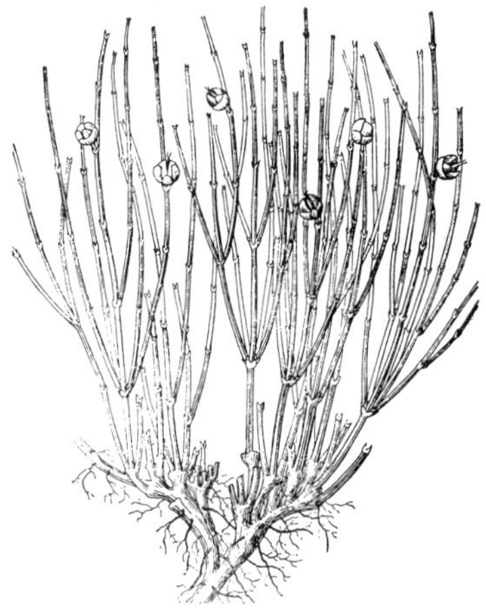

图1　草麻黄（麻黄科，麻黄属）
Ephedra sinica Stapf

Ephedra sinica:
chinesische Darstellung der Heilpflanze

Ephedrin n: (1R,2S)-2-Methylamino-1-phenyl-1-propanol (IUPAC); Sympathomimetikum mit langandauernder Kreislaufwirkung u. zentral erregendem Effekt; im Gegensatz zum Adrenalin steht beim E. die Gefäßwirkung im Vordergrund, während die Herzwirkung u. die Blutdrucksteigerung wesentlich schwächer sind, aber viel länger anhalten. **Verw.** (zumeist von Ephedrinhydrochlorid): z. B. bei peripherem Gefäßkollaps, Rhinitis, Asthma bronchiale (Bronchospasmolytikum); **NW:** Herzklopfen, Blutdruckerhöhung, Schlaflosigkeit, Miktionsstörungen; Gefahr der Tachyphylaxie u. Gewöhnung; **Kontraindikationen:** Hypertonie, Hyperthyreose, Phäochromozytom, Engwinkelglaukom, benigne Prostatahyperplasie mit Restharnbildung.

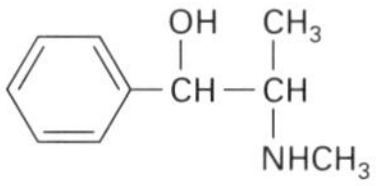

Ephedrin

Epi|lobium n: s. Weidenröschen.

Equisetum arvense n: Schachtelhalm*.

Erb|nosode (Nosode*) f: in der klassischen Homöopathie* ungebräuchliche Bez. für eine

Nosode* in bezug auf die in der Psora-Lehre von Hahnemann bekannten fundamentalen chronischen Erkrankungen. Einige wenige Vertreter dieser selbst in der Homöopathie als überholt geltenden Theorie einer mikrobiell bedingten Chronifizierungsursache (z. B. Krätze) verabreichen z. B. Luesinum, Medorrhinum od. Tuberculinum (von geschlechtskranken od. von Tbc-Patienten gewonnene Nosoden) bei Vorliegen einer positiven Familienanamnese der Eltern od. Großeltern u. einer chronisch schleichenden Erkrankung des zu behandelnden Patienten.

Erbrechen: syn. Emesis, Vomitus; retrograde Entleerung des Magen- (evtl. auch Ösophagus-)Inhalts infolge unwillkürlicher Kontraktion von Magen-, Zwerchfellmuskulatur u. Bauchpresse; **Ursachen:** auslösend wirken reflektorische Mechanismen bei gastrointestinalen Erkrankungen, Peritonitis, Meningitis, erhöhtem Schädelinnendruck (Hirntumor), Infekt; sog. Überlauferbrechen durch Stenosen im (oberen) Gastrointestinaltrakt od. bei Insuffizienz des Magenverschlusses; induziertes E. bei psychogenen Eßstörungen od. als therapeutische Maßnahme (Emetika); **Therapie:** Behandlung der zugrundeliegenden Erkrankung; aus dem Bereich der Phytotherapie mit Zubereitungen aus chinesischem Zimt*, traditionell auch Ceylon-Zimt, Kürbissamen u. Pfefferminze.

Erd|beere: Fragaria vesca (Walderdbeere); mehrjährige Pflanze aus der Familie der Rosengewächse, Rosaceae; **Arzneidrogen:** während der Blütezeit gesammelte u. getrocknete Blätter (Fragariae folium), getrocknetes Rhizom (Fragariae radix); **Inhaltsstoffe:** Salicylsäure, Zimtsäure, Kaffeesäure, Chlorogensäure; Flavonoide (Rutosid), Gerbstoffe (kondensierte oligomere Proanthocyanidine); **Verw.:** Abkochungen der Blätter od. Wurzeln **traditionell** äußerlich bei Exanthemen, als Gurgelmittel bei Pharyngitis, innerlich bei Diarrhoe, Entzündungen im Magen-Darm-Trakt, zur Förderung des Stoffwechsels u. zur sog. Blutreinigung; laut Kommission E beim ehemaligen Bundesgesundheitsamt ist die Wirksamkeit bei den beanspruchten Anwendungsgebieten nicht belegt. **NW:** bei Verwendung der Blätter allergische Reaktionen möglich; **homöopathische** Zubereitungen aus den reifen Früchten bei Urtikaria.

Erd|magnetismus m: Bez. für die magnetische Eigenschaft der Erde; Inhomogenitäten im nach dem magnetischen Nordpol ausgerichteten Erdmagnetfeld sollen, ähnlich den Erdstrahlen*, die Entstehung von Krankheiten fördern. Dagegen spricht die Beobachtung, daß viel stärkere künstliche Magnetfelder keine biologischen Auswirkungen erkennen lassen.

Erd|rauch: Fumaria officinalis; Kraut aus der Familie der Mohngewächse, Papaveraceae; **Arzneidroge:** während der Blütezeit gesammelte, getrocknete oberirdische Teile (Fumariae herba); **Inhaltsstoffe:** bis zu 1,25 % Gesamtalkaloide (z. B. Protoberberine, Protopine, Spirobenzylisochinoline, Indenbenzazepine), Phenolcarbonsäuren u. Flavonolglykoside; **Wirkung:** spasmolytisch, diuretisch, laxativ; **Verw.:** als Aufguß u. a. galenische Zubereitungen bei krampfartigen Beschwerden im Bereich der Gallenblase u. Gallenwege sowie des Magen-Darm-Trakts; **traditionell** auch bei Obstipation, Lebererkrankungen, Blasenleiden, Arteriosklerose, rheumatischen Erkrankungen, Arthritis u. als Tonikum; **homöopathische** Zubereitungen aus frischen oberirdischen Teilen blühender Pflanzen bei chronischem, juckendem Ekzem u. Leberstörungen.

Erd|strahlen: Strahlen, die durch unterirdische Wasseradern* zustandekommen sollen u. durch Wünschelrute* od. Pendel* angeblich erfaßt werden können; diese werden von besonders darauf sensiblen Personen gehalten u. sollen mit den schwachen Strahlen bzw. Schwingungen in Resonanz kommen; ein physikalischer Nachweis konnte bislang nicht erbracht werden. E. sollen insbesondere bei Vorhandensein in vielbenutzten Aufenthaltsbereichen (z. B. Bett) schädlich auf den Organismus wirken.

E|rektions|störung (lat. erectio Aufrichtung): syn. erektile Impotenz; fehlendes Aufrichten des Penis bei sexueller Erregung; während vorübergehende E. i. d. R. psychisch bedingt sind, ist die Mehrzahl der längerfristig bestehenden E. organisch bedingt. **Risikofaktoren** sind Diabetes mellitus, Hyperlipidämie, Hypertonie, Nicotinabusus. **Ursachen:** arteriell (60–80 %, Gefäßverschlüsse, diabetische Mikroangiopathie), venös (20–40 %, mangelnde Abdichtung des Schwellkörpers), neurogen (10 %, Multiple Sklerose, Verletzung der kavernösen Nerven bei Tumorchirurgie im kleinen Becken, Diabetes mellitus), hormonell (1–5 %, Testosteronmangel, Prolaktinerhöhung); häufig multifaktoriell; **Therapie:** Beseitigung der Risikofaktoren, Psychotherapie nach Ausschluß einer organischen Ursache, Schwellkörper-Autoinjektionstherapie, arterielle Revaskularisation, Penisvenenligatur, Vakuumpumpe, Penisprothesen; s. Funktionsstörung, sexuelle.

Erfahrungs|heil|kunde: Teilgebiet der praktizierten Medizin, dessen Inhalte u. Aussagen mehr auf Erfahrung als auf naturwissenschaftlich anerkannter klinischer Bewertung u. Grundlagenforschung beruhen; die theoretischen Grundlagen stützen sich auf tradierte Modelle (z. B. Ethnomedizin*, Humoralpathologie*), Geisteswissenschaft (z. B. anthroposophische Medizin*) u. Spekulation (z. B. Bioresonanztherapie*, Umstimmungstherapie*, Reizkörpertherapie*). Vgl. Heilverfahren, alternative.

Erfrierung: s. Kälteschäden.

Ergänzungs|kost: zusätzlich verabreichte, meist proteinreiche Nahrung, um ernährungsbedingten quantitativen bzw. qualitativen Mangel zu beheben od. ihm vorzubeugen.

Ergo|calci|ferol n: syn. Vitamin D_2; s. Vitamin D.

Ergo|metrie (gr. ἔργον Arbeit; μέτρον Maß) f: Messung von Arbeitsleistung bestimmter Muskelgruppen u. der dabei auftretenden Veränderungen von verschiedenen Parametern der Herz- u. Kreislauffunktion u. Atmung unter dosierbarer Belastung mit Hilfe eines Ergometers (z. B. Fahrrad-, Handergometer).

Ergot|alkaloide n pl: syn. Mutterkornalkaloide, Secalealkaloide; von verschiedenen Species des Mutterkorns* produzierte Indolalkaloide, die als Grundgerüst das tetracyclische Ringsystem Ergolin (s. Abb.) aufweisen;

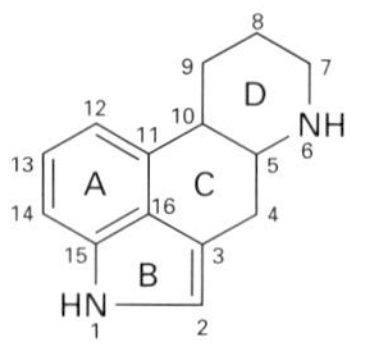

Ergotalkaloide: Ergolin

Unterteilung in Lysergsäure- (therapeutisch wichtig) u. Clavinalkaloide; Verwendung von natürlichen E. (z. B. Ergometrin, Ergotamin), halbsynthetischen Analoga (z. B. Dihydroergotamin, Bromocriptin, Methylergometrin, Methysergid) u. synthetischen Derivaten (z. B. Nicergolin, Lisurid); **Wirkung** u. **Verw.:** je nach Wirkstoff sehr unterschiedlich bezüglich der Angriffspunkte u. Stärke; **1.** Vasokonstriktion der Widerstands- u. Kapazitätsgefäße (z. B. Ergotamin); Anfallkupierung der Migräne; **2.** Vasokonstriktion v. a. der Kapazitätsgefäße (z. B. Dihydroergotamin); Anwendung bei orthostatischer Dysregulation, chronisch-venöser Insuffizienz, Intervallbehandlung der Migräne u. anderen vaskulär bedingten Kopfschmerzen; **3.** Vasodilatation der Widerstandsgefäße (z. B. Dihydroergotoxin); bei Hypertonie u. Kreislaufzentralisation; **4.** Uteruskontraktion (z. B. Methylergometrin); Anwendung als Uterotonikum in der Nachgeburtsperiode; **5.** Prolaktinsuppression (z. B. Bromocriptin) bei hyperprolaktinämisch-anovulatorischem Syndrom, Laktationshemmung, Mastitis, Prolaktinom; **6.** dopaminerge Effekte (z. B. Bromocriptin) bei Parkinson-Syndrom; **7.** äquilibrierende Wirkung auf die neurochemische Erregungsübertragung im Zentralnervensystem mit positiven Auswirkungen auf die Mikrozirkulation (z. B. Dihydroergotoxin); Anwendung bei Hirnleistungsstörungen; **NW:** insbesondere bei Überdosierung Zyanose, Taubheitsgefühl u. Parästhesien der Akren (Gefäßspasmen), evtl. Gangrän; Lähmungen u. Kontrakturen der Muskulatur, vegetative (Magen-Darm-Störungen) u. zentralnervöse Symptome (Kopfschmerz, Schwindel, Bewußtseinsstörungen, Krämpfe); **Kontraindikationen:** periphere arterielle Gefäßerkrankungen, koronare Herzkrankheit, Leber- u. Nierenschäden, Sepsis, schwere Hypertonie, Schwangerschaft, Stillzeit; Psychosen u. peptische Ulzera (nur bei Bromocriptin).

Ergot|amin (INN) n: Lysergsäurederivat (IUPAC); s. Ergotalkaloide.

Ergo|therapie (gr. ἔργον Arbeit; Therapie*) f: zusammenfassende Bez. für Beschäftigungs- u. Arbeitstherapie; Anwendung zur Therapie von Störungen der Motorik, der Sinnesorgane u. der geistigen u. psychischen Fähigkeiten. Der Ergotherapeut übt (je nach Defiziten, Fähigkeiten u. Motivation der Patienten) mit den Patienten Essen, Waschen, Ankleiden, Schreiben, den Umgang mit anderen Menschen, die Belastbarkeit am Arbeitsplatz. Ziel ist die weitestmögliche Selbständigkeit im täglichen Leben u. im Beruf. Die Arbeitstherapie setzt Arbeit selbst als therapeutisches Verfahren ein od. trainiert Einzelleistungen, die zur Arbeitsfähigkeit führen können. Der Schwerpunkt liegt in der Verbesserung bzw. Wiedergewinnung gestörter od. verlorengegangener Fähigkeiten wie Ausdauer, Konzentration, Kommunikation, Kooperation, Selbsteinschätzung, Zeiteinteilung, Grob- u. Feinmotorik. Vgl. Beschäftigungstherapeut.

Ergo|toxin n: Gemisch aus Ergotalkaloiden*; vgl. Dihydroergotoxin.

Erhaltungs|bedarf: s. Grundumsatz.

Erica vulgaris f: s. Heidekraut.

Erkältungs|krankheiten: oft nach Kälteeinwirkung akut auftretende Entzündung der Atemwege, der Mittelohren u. des Harntrakts; **Ursachen:** meist Virusinfektion; Herabsetzung der lokalen Durchblutung u. Immunabwehr; **Therapie:** aus dem Bereich der Naturheilkunde u. alternativen Heilverfahren werden als Behandlungsmöglichkeiten Kniegguß* u. ableitende Therapie* sowie phytotherapeutisch Zubereitungen aus Eucalyptus* globulus, schwarzem Holunder*, schwarzer Johannisbeere*, Krauseminze*, Latschenkiefer*, Mädesüß* u. Menthol*, traditionell z. B. aus Basilikum, Citronellgras, Echinacea angustifolia, Fenchel, Hagebutte, Hibiskus u. Schlehe angegeben. Vgl. Grippe, Pharyngitis.

Erklärungs|modell: insbesondere von A. Kleinman (1980) ausgearbeiteter Begriff, der wissenssoziologische Erkenntnisse für die Ethnomedizin* nutzbar macht u. zu einem ihrer Grundbegriffe geworden ist; bezeichnet die kulturspezifische Ausdrucksweise (Idiom) der Erfahrung von Kranksein* u. beinhaltet das Wissen über den Begründungszusammenhang u. die Bedeutung der Erkrankung. E. müssen im Gegensatz zu einer wissenschaftlichen Theorie für einen Außenstehenden weder logisch noch unbedingt zusammenhängend od. rational sein; sie beinhalten von vornherein auch das Wissen über die Behandlung od. den Weg, der zur Behandlung einzuschlagen ist, ohne überhaupt bewußt artikuliert werden zu müssen. E. haben eine Auswirkung auf das Erleben typischer Symptome u. psychologischer Prozesse; die typischen sozialen Probleme, die eine Erkrankung mit sich bringt, sind durch E. vorstrukturiert. Vgl. Labeling.

Erkrankung: (ethnomed.) Oberbegriff zu den beiden komplementären, durchaus auch widersprüchlichen Aspekten von Kranksein* u. Krankheit*.

Erkrankungen, rheumatische: Oberbegriff für eine Vielzahl verschiedener Erkrankungen unterschiedlicher Ätiologie; gemeinsames Merkmal ist eine Manifestation am Stütz- u. Bindegewebe des Bewegungsapparats u. häufige systemische Beteiligung des Bindegewebes innerer Organe (z. B. Herz, Gefäße, Lunge, Leber, Darm, Zentralnervensystem). Wegen der vielfältigen u. wenig spezifischen klinischen Symptomatik (Schmerz, Funktionsbehinderung, Steifigkeit, Deformierung, systemische Organmanifestation) erfolgt die Einteilung nach ätiologischen (infektiös, metabolisch, autoimmun), pathologisch-anatomischen (entzündlich, degenerativ, funktionell) u. topographischen Gesichtspunkten (rh. E. der Gelenke, Bänder, Sehnen, Muskeln, Faszien, Wirbelsäule, Knochen). Den **entzündlich-rheumatischen Erkrankungen** gemeinsam sind entzündliche Immunreaktionen der mesenchymalen Gewebe, z. T. mit Autoimmunphänomenen. I. w. S. werden den rh. E. auch degenerative Erkrankungen der Gelenke u. Wirbelsäule zugerechnet (Arthrose, Spondylose, Spondylarthrose, Osteochondrose). Die **degenerativ-rheumatischen Erkrankungen** sind gekennzeichnet durch primär regressive Veränderungen des Knorpels bzw. der Zwischenwirbelscheiben sowie durch reparative Prozesse des Knochens. **Therapie:** aus dem Bereich der Naturheilkunde u. alternativen Heilverfahren kommen abhängig von Grunderkrankung, Krankheitsstadium u. Beschwerdebild u. a. Autogenes* Training, Enzymtherapie*, manuelle Lymphdrainage*, hämatogene Oxidationstherapie*, Ozontherapie*, Fontanelle*, Aurikulotherapie*, Roeder*-Methode, immuno-augmentative Therapie*, Zilgrei*-Methode, Kryotherapie* u. Hydrotherapie* (Kneipp-Kur, Schwefel-, Sol-, Moor-, Radon-, Stanger-, Zellenbad, Kataplasma, Kurzwickel) sowie bestimmte Diäten (z. B. Schnitzer-Kost), viele phytotherapeutische (z. B. Arnika, Birke, Brennessel, Rosmarin, Guajak, Menthol, Weide, Fichte, Terpentin) u. traditionell angewendete Drogen (z. B. Besenginster, Bruchkraut, Bucco, Colchicum autumnale, Eisenkraut, Esche, Flohsamen, Heidekraut, Klette, Pappel, Kalmus) in Betracht. Vgl. Rheumatismus.

Erkrankung, inter|kurrente: Bez. in der Homöopathie für eine akute Erkrankung, die während der Behandlung einer chronischen Erkrankung auftritt. Bei erst kürzlich erfolgter Gabe eines hochpotenzierten Arzneimittels kann es sich um eine vorübergehende Wiederkehr alter Symptome handeln (s. Hering-Regel, Drei-Ebenen-Modell), die nur bei gravierenden Beschwerden behandelt werden sollten. Das Auftreten starker neuer Symptome kann auch auf einen Wechsel des chronischen, sog. konstitutionellen Arzneimittels hinweisen. Eine evtl. erforderliche Therapie kann in der Wiederholung des Konstitutionsmittels* (zu häufige Dosierung kann allerdings, besonders bei Hochpotenzen, zu Prüfungssymptomen führen) od. im Wechsel zu einem Konstitutionsmittel bestehen, das die akute Symptomatik neben der vorbestehenden mit abdeckt; symptomatisch kann mit einem nur zu den intensivsten Symptomen ähnlichen Akutmittel* in Tiefpotenz od. mit einem Allopathikum behandelt werden.

Ernährung: Verzehr von Lebensmitteln zur Bereitstellung von Nähr- u. Wirkstoffen u. Flüssigkeit zum Aufbau u. zur Erhaltung der körperlichen u. geistigen Leistungsfähigkeit des Organismus sowie zum Genuß u. zur Bedürfnisbefriedigung; **bedarfsgerechte** E. durch Aufnahme von Nahrungsmitteln* u. Flüssigkeit entsprechend Alter, Geschlecht, Gesundheitszustand u. körperlicher Betätigung.

Ernährung, anthropo|sophische: Ernährungsform i. S. der Anthroposophie*, die neben Gesunderhaltung u. Heilung des Körpers zur Bewußtseinsentwicklung u. zu einem bewußten Leben mit der Natur beitragen soll; einheimische, saisonale, naturbelassene, pflanzliche Lebensmittel u. Milchprodukte aus biologisch-dynamischer Landwirtschaft mit einem Maximum an Bildekräften, Geschmack, Bekömmlichkeit u. Nährwert werden bevorzugt.

Ernährung, bilanzierte: Ernährungsform mit genau definierter Nährstoffzusammensetzung, deren Bestandteile fast ausschließlich industriell hergestellt werden (z. B. nährstoff- od. chemisch definierte Formeldiäten); **Anw.** von Fertignahrung in flüssiger sowie Pulver- od. Granulatform insbesondere in der Krankenernährung, z. B. bei akuten Darmerkrankungen od. Störungen des Aminosäurestoffwechsels.

Ernährung, künstliche: therapeutische Maßnahmen zur Nahrungszufuhr auf nicht natürlichem Weg bei Unfähigkeit des Patienten zu physiologischer Nahrungsaufnahme; **Formen: 1.** enterale Ernährung meist über eine Sonde, z. B. bei Hirnoperationen, Apoplexie, Zwangsernährung; **2.** parenterale Ernährung unter Umgehung des Verdauungstrakts (intravenös), z. B. nach Operationen.

Ernährungs|formen, alternative: s. Kostformen, alternative.

Ernährungs|kur (Kur*) f: Kurform mit Durchführung einer bestimmten Ernährungsweise zur Wiederherstellung der Gesundheit (z. B. Mayr*-Kur, Schroth*-Kur) bzw. zur Reduktion des Körpergewichts (s. Reduktionskost).

Ernährungs|medizin (lat. ars medicina ärztliche Kunst) f: Anwendung ernährungswissenschaftlich abgesicherter Maßnahmen i. R. ärztlichen Handelns zur Prävention von Krankheiten u. Wiederherstellung der Gesundheit; s. Ernährungstherapie.

Ernährungs|öko|logie (gr. οἶκος Haus; -logie*) f: interdisziplinäres Teilgebiet der Ernährungswissenschaft, das sich mit den Wechselwirkungen zwischen Ernährung, dem einzelnen Menschen, der Umwelt u. der Gesellschaft befaßt, um realisierbare, zukunftsweisende Ernährungskonzepte zu entwickeln, die sich durch hohe Gesundheits-, Umwelt- u. Sozialverträglichkeit auszeichnen; s. Vollwert-Ernährung.

Ernährungs|physio|logie (gr. φύσις Natur; -logie*) f: Teilgebiet der Ernährungswissenschaft, das sich mit den normalen Lebensvorgängen u. Funktionen des menschlichen Organismus wie Nahrungsaufnahme, Verdauung, Resorption u. Ausscheidung von Nahrungsinhaltsstoffen sowie mit dem Stoffwechsel befaßt.

Ernährungs|psycho|logie (Psych-*; -logie*) f: Teilgebiet der Ernährungswissenschaft, das sich mit den psychischen Beweggründen (z. B. Triebe, Bedürfnisse, Motive) der Nahrungsaufnahme u. Ernährungsgestaltung befaßt.

Ernährungs|störungen: Störungen der Ernährungsfunktionen (Nahrungsaufnahme, Verdauung, Resorption, intermediärer Stoffwechsel) als Folge von quantitativ bzw. qualitativ unzureichender Ernährung.

Ernährungs|system n: Lebensweg eines Lebensmittels vom Anbau über Ernte, Lagerung, Verarbeitung, Verpackung, Transport, Zubereitung u. Entsorgung (Essensreste u. Verpackungen), besonders bezüglich der Einflüsse auf Umwelt u. Gesellschaft.

Ernährungs|system, öko|logisches n: Konzept eines Ernährungssystems, das u. a. anerkannt ökologische Landwirtschaft, Regionalisierung der Märkte u. Vollwert*-Ernährung miteinander verbindet; Ziel des ö. E. ist die Produktion von gesundheitlich zuträglichen Lebensmitteln mit umwelt- u. sozial verträglicher Technologie.

Ernährungs|therapie (Therapie*) f: Behandlung definierter organischer Erkrankungen u. Stoffwechselstörungen durch Veränderung der Ernährung; z. B. Nahrungskarenz bei Verdauungsinsuffizienz, angepaßte Kohlenhydratzufuhr bei Diabetes mellitus, Vermeidung bestimmter Nahrungsmittel bei Unverträglichkeiten od. ausreichende Zufuhr bei Fehl- od. Mangelernährung; i. R. von Naturheilverfahren, die einen Zusammenhang zwischen Nahrungsmittelaufnahme u. Erkrankung postulieren, Versuch der Beeinflussung von Organsystemen durch therapeutisches Fasten* u. naturheilkundliche Ernährungstherapien (z. B. Mayr*-Kur, Schroth*-Kur, Molkekur*).

Ernährungs|wissenschaft: Wissenschaft von der Nahrung u. den darin enthaltenen Nährstoffen u. a. Bestandteilen, deren Wirkung, Interaktion u. Bilanz im Verhältnis zu Gesundheit u. Krankheit sowie die Lehre von den im Organismus bei der Verdauung ablaufenden biochemischen Prozessen; die E. befaßt sich außerdem mit den wirtschaftlichen, toxikologischen, mikrobiologischen, kulturellen, psychologischen u. ökologischen Zusammenhängen der Ernährung. Vgl. Oecotrophologie.

Ernährung, voll|wertige: Ernährung, durch die eine bedarfsgerechte Versorgung des Organismus mit allen essentiellen Nahrungsbestandteilen gewährleistet wird, die den Energiebedarf* deckt u. in der präventivmedizinische Erkenntnisse der Ernährungswissenschaft* berücksichtigt werden; Empfehlungen hierfür werden v. a. von der Deutschen* Gesellschaft für Ernährung erarbeitet. Vgl. Vollwert-Ernährung.

Erschöpfungs|zustände: Sammelbezeichnung für allgemeine geistige u. körperliche Ermüdungserscheinungen, Abgeschlagenheit, Konzentrationsmangel u. Schwäche; **Therapie:** aus dem Bereich der Naturheilkunde u. alternativen Heilverfahren werden hydrotherapeutisch Armguß* u. Gesichtsguß*, phytotherapeutisch Zubereitungen aus Ginseng*, Kaffee*, Kola*, Mate* u. chinesischem Zimt*, traditionell z. B. aus Arnika, Beifuß, Damiana, Eleutherococcus senticosus, Hafer, Sellerie u. Soja, homöopathisch aus Hafer, Kava-Kava u. Quassia sowie hämatogene Oxidationstherapie*, Elektroneuraltherapie*, Mesotherapie*, Moxibustion* u. die immunoaugmentative Therapie* zur Behandlung angegeben.

Erst|re|aktion (Reaktion*) f: syn. Erstverschlimmerung*.

Erst|verschlimmerung: syn. Erstreaktion; **1.** Verschlechterung der Symptome u. des Krankheitszustandes nach Beginn der Therapie; vgl. Kurkrise; **2.** in der Homöopathie erwartet u. als Zeichen für die richtige Auswahl des Mittels gedeutet. Je nach Akuität bzw. Chronizität der Erkrankung u. Reaktionsfähigkeit (Vitalität) des Organismus kann die E. innerhalb von Minuten od. Stunden einsetzen u. abklingen od. bis zu 14 Tagen verzögert beginnen u. sich über mehrere Wochen erstrecken. In akuten Fällen erscheint sie im Bezug zur Krankheitssymptomatik sehr schwach u. wird i. d. R. nicht bemerkt. Eine E. wird als prognostisch günstig beurteilt, weil sich einerseits nur Symptome verschlimmern, die bereits im Zustand des Patienten vorhanden waren u. daher auf eine hohe Übereinstimmung des gewählten Arzneimittels zum Patientenzustand hinweisen, u. sich andererseits der Organismus für eine Heilung als hinreichend reaktionsfähig erweist. Die E. wird als eine die natürliche Krankheit überlagernde Kunstkrankheit* betrachtet, die sich wegen der minimalen Dosierung nicht in zusätzlich auftretenden Symptomen äußert, od. als Übersteuerung körpereigener Regulationsvorgänge mit Anregung der Gegenregulation erklärt. Eine zu heftige E. kann ein Zeichen von bereits manifesten, gravierenden Gewebezerstörungen od. falscher, i. d. R. zu niedriger, Potenzwahl sein. Das Auftreten völlig neuer Symptome nach Gabe des Simile* ist nur bei Patienten mit Überempfindlichkeit zu erwarten.

Erythro|xylon coca n: Cocastrauch*.

Erythro|zyten|lauf|bild (gr. ἐρυθρός rot, rötlich; κύτος Zelle): Bez. für einen spekulativen optischen Bluttest nach Desel zur Krebs(früh)erkennung; aus den Formen des Blutlaufbildes (Dichtigkeit des Bluts, Abrinnspuren, Verteilungsrichtung u. Musterbildung usw.) sollen, i. S. einer holistischen Systembeziehung des Bluts mit seinem Träger, Hinweise auf eine Krebserkrankung möglich sein. Vgl. Trockenblutmuster.

Erythro|zyten|test, optischer (↑; ↑) m: ein von dem Arzt Arno Linke entwickeltes Verfahren zur Krebs(früh)erkennung, bei dem speziell präparierte u. gefärbte Blutausstriche unter dem Phasenkontrastmikroskop beurteilt werden. Das Verfahren basiert auf der Annahme, daß sich auf der Erythrozytenoberfläche adsorptiv verschiedenste Proteine aus Fremd- u. Zellzerfallsprodukten im Falle einer neoplastischen Entwicklung binden; diese verändern die Erythrozyten so sehr, daß sie in der Milz abgebaut werden. Durch Entwicklung von bestimmten Untersuchungsindikatoren (Phasenkontrastwert, Erythrozytenveränderungsindex) u. ein Klassifikationssystem sollen Aussagen über die immunologische Aktivität u. die Existenz von intoxikations- u. strahlenbedingten Fremdproteinen sowie von proliferativen Prozessen möglich sein. Wissenschaftlich nicht gesichertes, spekulatives Verfahren.

ESA: Abk. für **E**lektro**s**timulations**a**nalgesie*.

Esche: Fraxinus excelsior; Baum aus der Familie der Ölbaumgewächse, Oleaceae; **Arzneidrogen:** von Mai bis Juni gesammelte, getrocknete Laubblätter (Fraxini folium) u. Rinde jüngerer Zweige (Fraxini cortex); **Inhaltsstoffe:** in den Blättern Flavonoide (Rutosid, Kämpferol- u. Quercetinglucoside), Gerbstoffe, Phenolcarbonsäuren, Schleimstoffe, D-Mannitol, Triterpene, Sterole, Alkane u. iridoide Verbindungen; in der Rinde Cumaringlykoside u. a. Cumarinderivate sowie Secoiridoide; **Wirkung:** Blätter: diuretisch, Rinde: antiexsudativ, antiphlogistisch u. analgetisch; **Verw.:** zerkleinerte Blätter als Teeaufguß u. a. galenische Zubereitungen **traditionell** bei rheumatischen Erkrankungen, Gicht, Blasenleiden, als Abführmittel u. Diuretikum; äußerlich bei Wunden u. Ulcus cruris; Zubereitungen aus der Rinde bei Fieber u. als Tonikum. Laut Kommission E beim ehemaligen Bundesgesundheitsamt ist die Wirksamkeit bei den beanspruchten Anwendungsgebieten nicht belegt.

Eschscholtzia f: Eschscholzia californica, Goldmohn, kalifornischer Mohn; Pflanze aus der Familie der Mohngewächse, Papaveraceae; **Arzneidroge:** zur Blütezeit gesammelte u. getrocknete oberirdische Teile (Eschscholziae herba); **Inhaltsstoffe:** Alkaloide vom Protopin-Typ mit Californidin als Hauptalkaloid; **Verw.:** Extrakte **traditionell** zur Behandlung von Schlafstörungen, Neuropathien, nervöser Übererregbarkeit u. Enuresis nocturna bei Kindern. Laut Kommission E beim ehemaligen Bundesgesundheitsamt ist die Wirksamkeit bei den beanspruchten Anwendungsgebieten nicht belegt. **Homöopathische** Zubereitungen aus der frischen blühenden Pflanze zur Behandlung von Schlafstörungen.

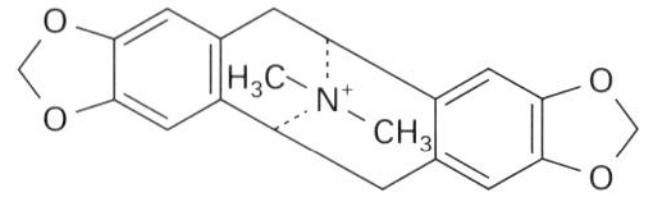

Eschscholtzia: Californidin

Esoterik (gr. ἐσώτερος innerer) f: allgemeine Bez. für Geheimlehren, die nur dann verstanden werden können, wenn ein bestimmter „Reifegrad" der Erkenntnisse gewonnen wurde u. man sich der E. gegenüber bereit u. offen verhält. Der „Eingeweihtenstatus" ist häufig bei esoterischen Sekten u. einzelnen Behandlungsverfahren anzutreffen. Im Gegensatz hierzu steht die antike exoterische Philosophen-Schule, die auch von Außenstehenden verstanden werden konnte. Vgl. Okkultismus.

essentiell (lat. essentia Wesen): **1.** idiopathisch, wirklich, selbständig; z. B. Krankheitsbild ohne erkennbare Ursachen; **2.** (physiol.) lebensnotwendige Nahrungsstoffe, die dem Organismus zugeführt werden müssen, da er sie nicht od. nur unzureichend selbst synthetisieren kann, z. B. Vitamine, Mineralstoffe, Wasser, bestimmte Aminosäuren u. Fettsäuren.

Essenz (↑) f: **1.** flüssiger Ausgangsstoff (Urtinktur) aus dem Saft von frischen, ganzen Pflanzen od. Pflanzenteilen, versetzt mit 90 %igem Alkohol, zur Herstellung homöopathischer Arzneimittel; **2.** Bez. für eine Art der abstrahierten Arzneimittelbeschreibung i. S. eines Wesenskerns eines Arzneimittels in der Homöopathie*; die idealtypische Darstellung der Arzneimittelbilder u. der dazugehörigen Menschentypen beruht auf klinisch häufig beobachteten Charakteristika bezüglich Lebensgefühl, Persönlichkeit, Körperbau, charakteristischen Symptomen, betroffenen Organen u. a. Eine E. kann beobachtete Stufen arzneimitteltypischer Krankheitsverläufe (vgl. Hering-Regel, Drei-Ebenen-Modell) enthalten.

Essig: Acetum; 5–15 %ige Lösung von Essigsäure mit verschiedenen Zusatz- u. Aromastoffen.

Essig|säure: Acidum aceticum (CH_3COOH); organische Säure, stechend riechende, farblose Flüssigkeit; erstarrt in konzentrierter Form (Eisessig), kristallinisiert bei niedriger Temperatur; Schmelzpunkt: +16,7 °C, Siedepunkt: 118 °C; Gewinnung durch Alkoholvergärung, Holzdestillation (Holzessig) od. Synthese aus Acetylen od. Calciumcarbid; Salze: Acetate (z. B. Aluminiumacetat in wäßriger Lösung: essigsaure Tonerde). Die E. ist wichtiges Zwischenprodukt des intermediären Kohlenhydrat- u. Fettstoffwechsels u. dient als Lösungsmittel u. Ausgangsmaterial für zahlreiche Stoffe. Verwendung zu Speisezwecken als Essig (ca. 5 %ige Lösung) od. als Essigessenz (60–80 %ige Lösung).

Eß|störungen, psycho|gene: Störungen der Nahrungsaufnahme (Dysorexie) bzw. des Körpergewichts* (Dysponderosis) ohne organische Ursachen, die sich in verschiedenen klinischen Bildern manifestieren u. ineinander übergehen können (Dysorexie-Dysponderosis-Kontinuum); **Einteilung** nach den Folgen: **1.** extreme Magerkeit durch Nahrungskarenz (Anorexia nervosa); **2.** Magersucht mit Erbrechen u. teilweise Laxanzien/Diuretika-Abusus (bulimische Magersucht); **3.** Bulimia nervosa bei Normalgewicht*; **4.** latentes Übergewicht*; **5.** Übergewicht mit vermehrter Nahrungsaufnahme.

ETD: Abk. für **e**nergetische **T**erminalpunkt**d**iagnostik*.

Ethno|medizin (gr. ἔθνος Volk; lat. ars medicina ärztliche Kunst) f: Begriff, der wörtlich der im 19. Jahrhundert aufgekommenen Bez. Volksmedizin, der im Volk seit alters her überlieferten Heilkunde, entspricht; entstand aus dem Interesse von Ärzten an der Medizin kolonisierter Völker (die als primitive Medizin bezeichnet wurde) u. der einheimischen Volksmedizin. Die linear-evolutionistische

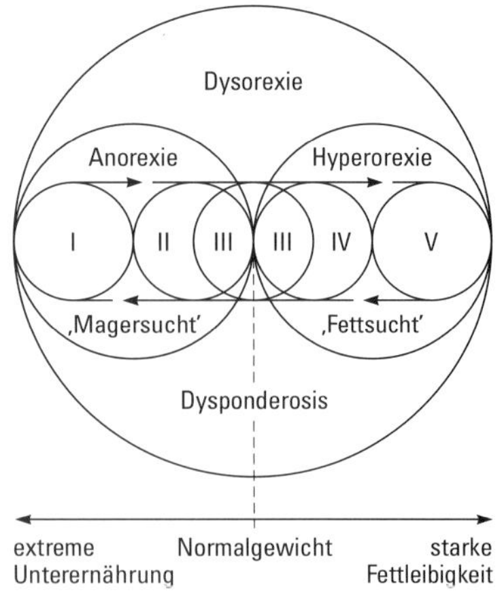

Eßstörungen, psychogene: Einteilung der Folgen im sog. Dysorexie-Dysponderosis-Kontinuum

Auffassung der Entwicklung von einer primitiven Medizin zur sog. modernen Medizin geriet in den 50iger Jahren in die Kritik u. wurde durch die Untersuchung von Medizinsystemen in den 70iger Jahren abgelöst (vgl. Medizinsystem).

Der Begriff E. hat in der Bundesrepublik Deutschland weite Verbreitung gefunden, obwohl Herkunft u. Standort keineswegs endgültig geklärt sind. Während in den USA u. England die medical anthropology u. in Frankreich die anthropologie médicale eine in der universitären Forschung u. Lehre vertretene Fachrichtung ist, konnte die E. in der Bundesrepublik Deutschland bisher nicht als eigenständiges Fach allgemeine Anerkennung finden. Aus dem Blickwinkel der Medizin heraus u. in enger inhaltlicher Anlehnung an die Konzepte der US-amerikanischen medical anthropology wurde der Terminus „kulturvergleichende medizinische Anthropologie" (Abk. KMA) geprägt. Von ethnologischer Seite aus wird die Bez. Medizinethnologie favorisiert, die die inhaltliche u. methodische Bestimmung durch die Ethnologie betont. Daneben findet sich auch der Begriff Medizinanthropologie. So bleibt E. in der Bundesrepublik Deutschland ein interdisziplinäres Arbeitsfeld, das von unterschiedlichen Disziplinen aus definiert u. mit unterschiedlichen Schwerpunktsetzungen betrieben wird.

Inhaltlich geht es in der E. nicht mehr nur um alle „Formen der Heilkunde außerhalb der akademischen Medizin" (Hauschild 1976); in den letzten Jahren wird auch die akademische Medizin selbst immer mehr zum Untersuchungsgegenstand der E. Damit hat E. sich über die Untersuchung des Umgangs mit

Gesundheit u. Krankheit in der anderen, fremden Kultur hinaus entwickelt. Die Grundlage dafür ist ihre methodische Verankerung in den Kulturwissenschaften. Heute untersucht die E. alle Medizinsysteme in ihren biologischen u. kulturellen Dimensionen. Durch die Unterscheidung von Krankheit* u. Kranksein* stellt sie das kulturell Spezifische einer Erkrankung heraus: Die psychosoziale Erfahrung u. Bedeutung der wahrgenommenen Erkrankung ist Ausdruck der jeweils spezifischen Wirklichkeit des Menschen. So entstehen Konzeptionen von Gesundheit u. Erkrankung (s. Erklärungsmodell), welche die Vorstellungen u. Aktivitäten des Menschen leiten u. welche innerhalb eines gewachsenen Medizinsystems sinnvoll sind. Daher zielt E. nicht auf Wertung einzelner Medizinsysteme, v. a. nicht im Hinblick auf die Effizienz eines naturwissenschaftlich-technischen Ansatzes. Heilung* ist eine Funktion des Medizinsystems als Ganzem, Coping* bezeichnet die Fähigkeit des Einzelnen, sein Erkrankungsproblem bewältigen zu können.

Auf dieser Basis kritisiert E., insbesondere die kulturvergleichende medizinische Anthropologie, eine kulturblinde Gesundheitserziehung, speziell in Zusammenhang mit medizinischen Interventionen in den sog. Entwicklungsländern, wo Medizintransfer* zum Zusammentreffen von Medizinsystemen auf verschiedenen Ebenen führt. Vgl. Dissoziation, kulturelle.

Ethno|psycho|logie (↑; Psych-*; -logie*) f: syn. kulturvergleichende od. transkulturelle Psychologie; eng mit der Ethnomedizin* u. der transkulturellen Psychiatrie* verbundene Fachrichtung, die sich „mit Unterschieden u. Ähnlichkeiten des individuellen psychosozialen Handelns in verschiedenen Kulturen u. ethnischen Gruppen" (Kagitcibasi/Berry 1989) beschäftigt. Ebenso wie die Ethnomedizin geht die E. von der kulturspezifischen Rationalität der von ihr untersuchten Phänomene aus; dazu gehören Konzepte von Emotion, Verhalten, Personentwicklung u. Gesundheit, Konzepte von psychischen Störungen, Psychodiagnostik, Therapieformen u. Heilungsrituale in anderen Kulturen. Viele Themen, z. B. kulturgebundenes Syndrom*, Schamanismus, Ekstase* od. Psychotherapie, werden sowohl in der E. als auch in der Ethnomedizin u. in der transkulturellen Psychiatrie untersucht.

Eto|posid (INN) n: 4'Desmethylepipodophyllotoxinethylidenglucosid (IUPAC); semisynthetisches Derivat des Podophyllotoxins* mit antimitotischen u. antineoplastischen Eigenschaften; **Verw.:** bei Bronchialkarzinom, Lymphogranulomatose, Non-Hodgkin-Lymphomen u. a.; **Kontraindikationen:** akute Infektionen, akute Knochenmarkdepression u. a.

Eu-: Wortteil mit der Bedeutung gut, normal; von gr. εὖ.

Eu|bakterie (↑; gr. βακτηρία Stab, Stock) f: normaler Zustand der mikrobiologischen, bakteriellen Darmflora, die keine krankmachenden Auswirkungen auf die Gesundheit des Menschen hat; vgl. Dysbakterie.

Eu|calyptus globulus m: Eukalyptus; Baum aus der Familie der Myrtengewächse, Myrtaceae; **Arzneidrogen:** Laubblätter älterer Bäume (Eucalypti folium) sowie Eukalyptusöl aus frischen Blättern od. Zweigspitzen (Eucalypti aetheroleum); **Inhaltsstoffe** des ätherischen Öls mindestens 70 % Cineol* (syn. Eucalyptol); **Wirkung:** sekretomotorisch, expektorierend, schwach spasmolytisch, lokal auch schwach hyperämisierend; **Verw.:** bei Erkältungskrankheiten, rheumatischen Erkrankungen; **traditionell** auch als Antiseptikum bei Zystitis; Öl auch als Anthelminthikum; **NW:** selten Übelkeit, Erbrechen, Durchfall. Eukalyptusöl bewirkt eine Induktion des Enzymsystems der Leber; die Wirkung anderer Arzneimittel kann deshalb abgeschwächt bzw. verkürzt werden. **Kontraindikationen** bei innerer Anwendung: entzündliche Erkrankungen im Bereich der Gallenwege u. des Magen-Darm-Trakts, schwere Lebererkrankungen; **homöopathische** Verwendung der getrockneten Blätter älterer Zweige bei Bronchitis u. Nierenbeckenentzündung.

Eugenia jambolana f: s. Jambulbaum.

Eugenol n: Hauptinhaltsstoff des Nelkenöls*.

Eu|kalyptus m: s. Eucalyptus globulus.

Eu|krasie (Eu-*; gr. κρᾶσις Mischung) f: Bez. der Humoralpathologie* für die ausgeglichene Verteilung u. Zusammensetzung der Körpersäfte; vgl. Dyskrasie.

Euphrasia officinalis f: Augentrost*.

Eu|rythmie (Eu-*; gr. ῥυθμός Gleichmaß, Takt) f: auch Eurhythmie; s. Heileurythmie.

Eu|tonie (↑; gr. τόνος Spannung) f: **1.** ausgeglichener Spannungszustand (Tonus) des Organismus; Gegensatz Dystonie; **2.** syn. Alexander-Technik; von Gerda Alexander entwickelte pädagogisch-physiotherapeutische Entspannungstechnik* zur Erlangung eines dem Individuum eigenen Rhythmus durch Erlernen von bewußt durchgeführten Bewegungsabläufen.

Evers-Diät (Joseph E., deutscher Arzt, 1894–1975; Diät*) f: ursprünglich zur Behandlung der Multiplen Sklerose empfohlene Diät; heute Ernährungsform, bei der die Gesunderhaltung des Organismus u. die Heilung ernährungsabhängiger Erkrankungen im Mittelpunkt stehen; Verzehr von vorwiegend rohen (nicht erhitzten), naturbelassenen pflanzlichen Lebensmitteln, z. B. gekeimte Körner, Früchte, Wurzeln, alle einheimischen Gemüse (außer Blatt-, Kräuter-, Stengelgemüse u. Kartoffeln), Eier, Bienenhonig, Milch u. Milchprodukte; geringe Mengen an frischem Fisch, Fleisch u. Rohschinken; Vermeidung von isolierten, raffinierten od. konservierten Lebensmitteln, Genußgiften u. künstlichen Nahrungszusätzen. Heute ist die E.-D. in Anlehnung an die Vollwert*-Ernährung konzipiert.

Ex|anthem (gr. ἐξανθεῖν aufblühen) n: entzündliche Hautveränderung auf großen Bereichen der äußeren Haut mit einem bestimmten zeitlichen Ablauf (Beginn, Höhepunkt, Ende), währenddessen verschiedene Effloreszenzen hervortreten können; die klassischen Exantheme der Kindheit sind Masern, Röteln, Scharlach, Exanthema subitum u. Erythema infectiosum acutum; **Therapie:** aus dem Bereich der Phytotherapie wird eine traditionelle Behandlung z. B. mit Bärlauch, Breitwegerich, Brombeere, Gänsefingerkraut, Himbeere, Sarsaparille u. Schlehe angegeben. Vgl. Ekzem.

Ex|orzist (gr. ἐξορκιστής Beschwörer) m: Heiler*, der mittels eines religiösen Verfahrens versucht, dämonische Mächte aus einem Menschen, Ort od. Gegenstand auszutreiben; im ethnomedizinischen Kontext treibt der E. Geister, negative Kräfte od. auch bestimmte Partikel aus dem Klienten heraus. Es gibt vielfältige Verfahren, bei denen Besprechen von Körperstellen, Bespucken, Heraussaugen von imaginären od. materialisierten Gegenständen (sog. Extraktionszauber) eine Rolle spielen. Der Exorzist betreibt seine Tätigkeit häufig mit der Hilfe von Göttern od. Geistern, das Austreiben der negativen Kräfte gestaltet sich als Kampf. Vgl. Medizinmann, Priesterheiler.

Ex|ponential|strom (lat. exponere herausstellen, darstellen): Stromform, die durch kurze, dicht hintereinander folgende Einzelimpulse mit exponentiell steigender Stromstärke gekennzeichnet ist; Anwendung zur Reizung quergestreifter Muskulatur v. a. bei peripheren u. zentralen Lähmungen. Vgl. Schwellstrom, Elektrotherapie.

Ex|tensions|gerät (lat. extendere ausdehnen): s. Glisson-Schlinge.

Ex|tractum (lat. extrahere, extractum herausziehen) n: s. Extrakt.

Ex|tractum bella|donnae (↑) n: s. Belladonnaextrakt.

Ex|tractum faecis (↑) n: Bierhefeextrakt; s. Faex medicinalis.

Ex|tractum filicis (↑) n: Farnextrakt; Extrakt aus der Wurzel von Aspidium filix-mas (Farnwurzel); enthält Filixsäure u. Aspidinofilicin; früher Verw. als Bandwurmmittel.

Ex|tractum opii (↑) n: Extrakt aus Rohopium; eingestellt auf einen Morphingehalt zwischen 19,6 u. 20,4 %; vgl. Opium.

Ex|trakt (↑) m: Pflanzenauszug; **Formen: 1.** Fluidextrakt (Extractum fluidum): durch Perkolation* hergestellter, gießbarer Drogenauszug, bei dem in einem bis maximal zwei Teilen E. die Extraktivstoffe aus einem Teil Droge enthalten sind; **2.** dünner E. (Extractum tenuum): mikrobiologisch instabiler, nicht mehr offizineller E. von dickerer, noch fließfähiger Konsistenz; **3.** Dickextrakt (Extractum spissum): mikrobiologisch instabile, zähflüssige, plastische Masse, deren Wirkstoffgehalt durch Zusatz indifferenter Hilfsstoffe eingestellt werden kann; **4.** Trockenextrakt (Extractum siccum): durch weiteres Einengen u. Trocknen gewonnener E., der i. d. R. mit einem indifferenten Hilfsstoff auf einen bestimmten Wirkstoffgehalt eingestellt wird. Die Zusammensetzung der Extraktivstoffe ist von der Art der Lösungsmittel (Äthanol-Wasser-Gemische) abhängig. E. werden meist zur Herstellung von Fertigarzneimitteln verwendet, z. B. von Hustensäften u. -bonbons, Badezusätzen, Salben od. löslichen Teeaufgußpulvern (sog. Instanttees).

Ex|traktions|zauber (↑): s. Exorzist.

F

Fächer|blatt|baum: s. Ginkgo-biloba-Extrakt.

Färber|ginster: Genista tinctoria; Halbstrauch aus der Familie der Schmetterlingsblütler, Fabaceae; **Arzneidroge:** zur Blütezeit gesammelte u. getrocknete oberirdische Teile (Genistae herba); **Inhaltsstoffe:** Alkaloide vom Spartein-Typ (N-Methylcytisin, Anagyrin, Isospartein, Lupanin), Flavonoide (nach Standardzulassung mindestens 0,5 %, berechnet als Hyperosid), besonders Derivate des Luteolins; **Wirkung:** diuretisch; **Verw.:** Aufgüsse u. a. galenische Zubereitungen **traditionell** als Diuretikum, bei Nierengrieß u. zur Vorbeugung gegen Nephrolithiasis sowie als Laxans, bei rheumatischen Erkrankungen u. Gicht; **NW:** bei hoher Dosierung Diarrhoe; **Kontraindikation:** Hypertonie.

Faex (lat. faex, faecis) f: Hefe.

Faex medicinalis (†) f: entbitterte Back- od. Bierhefe von Saccharomyces cerevisiae bzw. Saccharomyces carlsbergensis; enthält v. a. Vitamine der B-Gruppe (Vitamin B_1 u. B_2, Pantothensäure); **Verw.:** getrocknet bei Acne vulgaris, Furunkulose; als Lyophilisat mit lebenden Zellen zur Behandlung akuter Diarrhoen (Wachstumshemmung fakultativ pathogener Mikroorganismen, Regenerationsförderung der natürlichen Darmflora).

Faktor, anti|nutritiver m: Substanz, die wichtige Vorgänge des Stoffwechsels hemmt od. blockiert; z. B. Blausäure, Proteaseinhibitoren, Hämagglutinine, Saponine, Allergene, Aflatoxine.

Fall|aufnahme: syn. Symtomenerhebung; homöopathische Bez. für die Erhebung der gesamten individuellen akuten od. chronischen, körperlichen, seelischen u. geistigen Beschwerdesymptomatik eines Patienten, einschließlich der Lebensgewohnheiten, der beruflichen, familiären u. privaten Verhältnisse; Gliederung in Spontanbericht des Patienten, den gelenkten Bericht durch den Arzt u. die körperliche Untersuchung. Die akute F. umfaßt die aktuelle Symptomatik u. deren Entstehen, die chronische F. bezieht die gesamte Krankheitsvorgeschichte mit ein. Ziel der F. ist es, die sog. Gesamtheit* der Symptome festzustellen. Symptome werden möglichst vollständig hinsichtlich Ort, Erstreckung, Empfindung, Modalität*, Causa*, der zeitlichen Dauer ihres Bestehens sowie evtl. vorhandener Begleitsymptome erhoben. Der homöopathische Arzt wendet sich hierzu dem Kranken mit großer Ausführlichkeit zu; je nach Fall u. Ausbildungsstand des Arztes kann die F. mehrere Stunden in Anspruch nehmen. Standardisierte Fragebögen zur F. sind als Hilfsmittel in Gebrauch. Besonderes Augenmerk richtet der homöopathische Arzt auf Symptome, die geeignet sind, den Patienten von anderen mit derselben klinischen Diagnose zu unterscheiden (s. Individualisierung). Die Intensität, Spontaneität u. Deutlichkeit, mit denen diese Symptome geäußert werden, sowie deren Beständigkeit geben Hinweise auf die individuelle Arzneimittelwahl*. Vgl. Anamnese, homöopathische.

Fall, verwirrter: Bez. in der Homöopathie* für einen Krankheitsfall, bei dem die charakteristischen Symptome durch allopathische od. homöopathische Arzneimittel beseitigt wurden, ohne daß der Gesamtzustand gebessert (s. Heilung) od. verschlechtert (s. Unterdrückung) wurde. Der Mangel an prägnanten Symptomen erschwert die Wahl eines den Gesamtzustand erfassenden Arzneimittels (vgl. Arzneimittelwahl), so daß auf die Aufzeichnungen der Erstanamnese u. auf frühere Symptome zurückgegriffen werden muß.

Familien|ana|mnese (gr. ἀνάμνησις Erinnerung) f: in der Homöopathie* Bestandteil der Anamnese eines chronischen Falls, der Hinweise auf eine evtl. vorliegende miasmatische Belastung u. ein indiziertes Konstitutionsmittel* bei familiärer Häufung gleicher od. verwandter Konstitutionen geben kann; vgl. Anamnese, homöopathische.

Familien|therapie (Therapie*) f: Abk. FT; Form der Psychotherapie*, deren zugrundliegendes Konzept die Störung eines psychisch Erkrankten als Symptom dysfunktionaler familiärer Interaktionen u. nicht als individuelles Problem auffaßt u. daher die Familie in den therapeutischen Prozeß einbezieht; innerhalb der FT gibt es verschiedene Schulen mit konzeptionell unterschiedlichen Schwerpunkten: die psychoanalytische FT arbeitet an den „Schnittstellen von äußeren u. inneren Konflikten" (Massing), bei der systemischen FT spielt sich die Konfliktverarbeitung im interpersonalen Raum auf der Verhaltensebene ab, die integrative FT verbindet u. a. strukturelle, kommunikationstheoretische und entwicklungsorientierte Ansätze (Satir). Zentrales Anliegen u. zugleich wichtigste Methode der

FT ist es, aus der Analyse der Bedingungen u. Triebkräfte der familiären Beziehungen die einzelnen Familienmitglieder zu Veränderungen ihrer Einstellungen, Wahrnehmungen u. Verhaltensweisen untereinander, insbesondere aber zum psychisch Erkrankten, zu veranlassen.

Fango (ital. Schmutz, Schlamm) m: Mineralschlamm aus heißen Quellen vulkanischen Ursprungs (z. B. Eifelfango); bindet als feinpulverisierte Masse Wasser u. Wärme u. wird kalt, körperwarm od. heiß zu Packungen od. Bädern verwendet; äußerliche Anwendung als Antineuralgikum, Antirheumatikum, Antiphlogistikum; vgl. Schlammbad.

Faradisation (Michael Faraday, Phys., London, 1791–1867) f: Impulsstrombehandlung zur Dauerkontraktion einzelner Muskeln bei inkompletter Denervation; vgl. Elektrogymnastik, Galvanisation.

Farb|aku|punktur (Akupunktur*) f: s. Farbtherapie.

Farb|stoffe: (ernährungswissenschaftlich) Lebensmittelzusatzstoffe*, die zum Färben u. Erzielen von Farbeffekten bei bestimmten Lebensmitteln eingesetzt werden; Unterscheidung in: **1.** natürliche F., z. B. Kurkumin, Lactoflavin, Chlorophylle, Zuckercouleur; **2.** naturidentische F., die in der Natur vorkommen, jedoch chemisch synthetisiert werden; **3.** synthetische F.; Art, Verwendung, Höchstmengenbegrenzungen u. Kenntlichmachung sind in der Zusatzstoff-Zulassungsverordnung geregelt.

Farbstoffe

Natürliche Farbstoffe

1.	**Carotenoide**
1.1	Polyenkohlenwasserstoffe
1.2	Polyenalkohole
1.3	Polyenketone
1.4	Polyenepoxide
1.5	Polycarbonsäuren u. Polycarbonsäureester
2.	**Chinonfarbstoffe**
2.1	Benzochinone
2.2	Naphthochinone
2.3	Anthrachinonfarbstoffe
3.	**γ-Pyronfarbstoffe**
3.1	Flavone
3.2	Flavonole
3.3	Xanthone
4.	**Anthocyane**
5.	**Pyrrolfarbstoffe**
5.1	Porphyrine
5.2	eisenhaltige Pyrrolfarbstoffe
5.3	magnesiumhaltige Pyrrolfarbstoffe
5.4	andere Pyrrolfarbstoffe
6.	**Andere Farbstoffe**
6.1	Betacyane
6.2	Flavine
6.3	Phenoxazonfarbstoffe
6.4	Curcuma

Farb|therapie (Therapie*) f: syn. Colortherapie; therapeutischer Einsatz von Farben; z. B. die Anwendung von Rot- u. Blaulicht i. S. einer Wärme- u. UV-Behandlung u. die Nutzung der psychologischen Wirkungen von Farben in der konventionellen Medizin; im Bereich unkonventioneller medizinischer Verfahren soll die biologische „Information“ bestimmter Schwingungsfrequenzen des Farblichts genutzt werden, um z. B. tonisierende (Gelb, Orange, Rot) od. sedierende (Blau, Grün, Violett) Wirkungen zu erreichen. Bei der Mora-Colortherapie (s. Mora-Therapie) werden Farbschwingungen zu Heilzwecken eingesetzt. Bevorzugte Applikationsstellen des Farblichts sind Akupunkturpunkte, wobei den Farben eine energetische Wirkung an diesen Punkten zugesprochen wird (Farbakupunktur nach Peter Mandel, Farb-Lo-Punkt-Behandlung mit sog. Schwebungsfrequenzen). Zur Farbapplikation werden spezielle Geräte verwendet. Ebenso wird eine Verbindung zwischen Farben u. den Chakren* hergestellt; bestimmte Yoga-Positionen sollen die Farben der Chakren beeinflussen. **Anw.:** v. a. in der Schmerztherapie u. bei Depressionen, bei Allergien, Schlafstörungen, chronischen Entzündungen; wissenschaftlich umstrittene, klinisch nicht anerkannte Verfahren.

Farfarae folium n: s. Huflattich.

Farn|wurzel: Wurzel von Aspidium filixmas zur Herstellung von Extractum* filicis.

Fasten: freiwilliger Verzicht auf Nahrung u. Genußmittel für begrenzte Zeit mit Dekkung des Energie- u. Substratbedarfs aus körpereigenen Depots (Energieaufnahme 0–300 kcal, 0–1256 kJ); unverzichtbar sind reichliche Flüssigkeitszufuhr, Förderung aller Ausscheidungsvorgänge sowie ausgewogenes Verhältnis von Bewegung u. Ruhe; **Formen:** Wasser-, Tee-, Molke-, Saft-, Schleimfasten, kombiniertes Fasten nach Buchinger (Gemüsebrühe am Mittag), modifiziertes od. totales F., Heilfasten, religiös od. politisch motiviertes F.; sog. **F. für Gesunde** als erlebnisstarke Form der Erwachsenenbildung zur Gesundheitsförderung u. Verhaltensänderung mit Training zum Konsumverzicht u. Auftakt zur Ernährungsumstellung (Kurzzeitfasten von 5–10 Tagen).

Fasten|krise f: Bez. für während des Fastens auftretende Symptome wie Reizbarkeit, depressive Verstimmung, flüchtiges Krankheitsgefühl, die am nächsten Tag meist einem auffälligen Wohlbefinden weichen; vermutlich sinnvoller Entspeicherungsvorgang

(s. Entschlackung), der durch subtoxische Stoffe, die meist aus dem Bindegewebe mobilisiert werden, hervorgerufen wird.

Fasten, modifiziertes: auch proteinsubstituiertes Fasten; Fastenmethode zur Reduktion von Übergewicht, bei der 50 g Proteine u. ca. 40 g Kohlenhydrate pro Tag sowie Vitamine u. Mineralstoffe aufgenommen werden; gegenüber der Nulldiät* bevorzugte Methode, da zu große Proteinverluste des Körpers ausgeglichen werden.

Fasten, therapeutisches: medizinisch indizierte Form des Langzeitfastens (14–32 Tage); Durchführung meist als stationäres Heilverfahren in spezialisierten Kliniken; **Anw.:** bei metabolischem Syndrom, ernährungsabhängigen chronischen Erkrankungen u. Allergien, Herz- u. Gefäßerkrankungen; vgl. Ernährungstherapie.

Fasten, totales: s. Nulldiät.

Fast food (engl. schnelles Essen) n: Bez. für von der Gastronomie als Haupt- od. Zwischenmahlzeit angebotene Gerichte, die sich durch Schnelligkeit in Zubereitung, Service u. Verzehr, relativ niedrigen Preis, standardisiertes Angebot, hohe Besucherfrequenz u. Mitnahmegeschäft auszeichnen; vgl. Convenience food, Junk food.

Faul|baum: Rhamnus frangula, syn. Frangula alnus; Strauch aus der Familie der Kreuzdorngewächse, Rhamnaceae; **Arzneidroge:** nach dem Abschälen mindestens ein Jahr gelagerte bzw. künstlich gealterte Rinde (Frangulae cortex); **Inhaltsstoffe:** nach DAB 10 mindestens 6 % 1,8-Dihydroxyanthracenderivate (Glucofrangulin A u. B, Frangulin A u. B) u. Aglykone (Frangula-Emodin, Chrysophanol, Physcion); **Wirkung:** aktive Sekretion von Wasser u. Elektrolyten in das Darmlumen u. Hemmung ihrer Rückresorption im Colon; dadurch Verstärkung des Füllungsdrucks u. Anregung der Peristaltik; **Verw.:** einmalig od. kurzfristig bei Obstipation, schmerzhaften Analleiden; **traditionell** bei Hämorrhoiden, Gallenkolik u. Wurmbefall; auch als Abortivum; **NW:** bei chronischem Gebrauch Elektrolytverluste (v. a. Kaliumverluste, dadurch Verstärkung der Obstipation), reversible Melanosis coli; **Kontraindikationen:** Ileus, evtl. Schwangerschaft u. Stillzeit; **homöopathische** Verwendung der frischen Rinde bei saurer Diarrhoe.

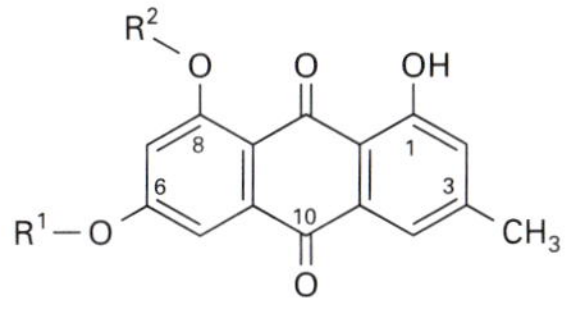

	R^1	R^2
Glucofrangulin A	α-L-Rhamnose	β-D-Glukose
Glucofrangulin B	β-D-Apiose	β-D-Glukose
Frangulin A	α-L-Rhamnose	H
Frangulin B	β-D-Apiose	H
Frangulaemodin	H	H
Physcion	CH_3	H
Chrysophanol	am C6 statt $O-R^1$ nur H	H

Faulbaum: Inhaltsstoffe

Faul|baum|rinde, amerikanische: Cascararinde, Rhamni purshianae cortex; Rinde von Rhamnus purshiana (Rhamnaceae); Inhaltsstoffe: 1,8-Dihydroxyanthracenderivate (Cascaroside); Verwendung, Nebenwirkungen u. Kontraindikationen: s. Faulbaum.

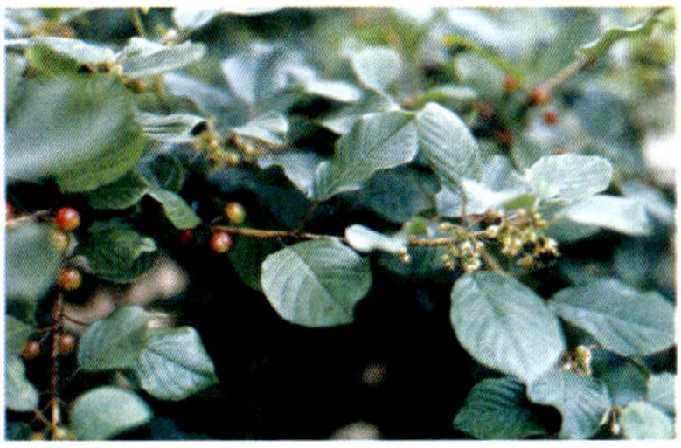

Faulbaumrinde, amerikanische

Fazilitation, proprio|zeptive neuro|muskuläre (lat. facilitas Leichtigkeit) f: Abk. PNF; syn. Kabat*-Methode.

FE: Abk. für **f**unktionelle **E**ntspannung*.

Fehl|ernährung: relativer od. absoluter Mangel bzw. Überschuß eines od. mehrerer Nährstoffe* od. Nahrungsenergie durch Über- od. Unterernährung, wobei die Nahrungszufuhr so stark vom ernährungsphysiologischen Optimum abweicht, daß es zu vorübergehenden Veränderungen im Stoffwechsel u. schließlich zu einer Beeinträchtigung der Gesundheit bzw. Leistungsfähigkeit kommt.

Feige: Ficus carica; Baum aus der Familie der Maulbeergewächse, Moraceae; **Arzneidroge:** reife, getrocknete Fruchtstände (Caricae, Caricae fructus); **Inhaltsstoffe:** 50–70 % Invertzucker, 17,2 % andere Kohlenhydrate, 5 % Pektin, 1,3 % Fett, 3,3 % Eiweiß, organische Säuren, 2,9 % Mineralstoffe, proteolytisches Enzym (Ficin); **Wirkung:** laxierend; **Verw.:** allein od. zusammen mit Manna, Sennesfrüchten od. Rizinusöl als mildes Laxans; laut Kommission E beim ehemaligen Bundesgesundheitsamt ist die Wirksamkeit nicht ausreichend belegt; getrocknet, geröstet u.

pulverisiert liefert die F. den Feigen- od. Gesundheitstee (Caricae tostae) u. das Karlsbader Kaffeegewürz.

Feig|warzen|krankheit: in der Miasmenlehre* Samuel Hahnemanns (1755–1843) von der Erstmanifestation abgeleitete Bez. für das Miasma der Sykose*; entspricht der heutigen Bezeichnung Gonorrhoe.

Feld, bio|energetisches: syn. elektrisches Feld, Lebensausstrahlung, Aura*.

Feldenkrais-Methode (Moshe F., Physiker, Tel Aviv, 1904–1984) f: Form der Körpertherapie* zur Verbesserung der Körperwahrnehmung u. indirekt der gesamten Selbstwahrnehmung durch passives u. aktives Ausführen kleinster Bewegungen; körperliche u. geistige Beschränkungen sollen erkannt u. durch Einzel- u. Gruppenunterricht sowie später ohne Anleitung durch einen Feldenkrais-Lehrer als sog. Selbstentwicklung überwunden werden.

Feld|thymian: s. Quendel.

Felke-Kur (Erdmann Leopold Emanuel F., Pfarrer, Naturheiler, Sobernheim, 1856–1926; Kur*) f: Kurform nach dem biblischen Grundsatz „Erde muß aus Erde kommen" mit Anwendung von Lehmpackungen u. -wickeln, Massagen, Wasserbehandlungen, Gymnastik sowie Rohkost, vegetarischer Kost od. Fasten.

Fenchel: Foeniculum vulgare (Bitterfenchel); Pflanze aus der Familie der Doldengewächse, Apiaceae; es existieren verschiedene Varietäten; das DAB 10 verlangt die Verwendung von Bitterfenchel. **Arzneidroge:** Spaltfrüchte (Foeniculi fructus); **Inhaltsstoffe:** nach DAB 10 mindestens 4 % ätherisches Öl mit trans-Anethol (bis 70 %); **Wirkung:** sekretolytisch, spasmolytisch, karminativ u. antibakteriell; **Verw.:** als Expektorans, Stomachikum u. Karminativum (Tee u. Fenchelhonig in der Kinderheilkunde); **traditionell** auch als Laktagogum u. Diuretikum sowie bei Erkältungskrankheiten, Menstruationsbeschwerden u. als Breiumschlag bei Mastitis; **NW:** selten allergische Reaktionen der Haut u. Atemwege; **Kontraindikation:** Anwendung von reinem ätherischem Öl in der Schwangerschaft; **homöopathische** Verwendung der getrockneten Früchte wie in der Allopathie.

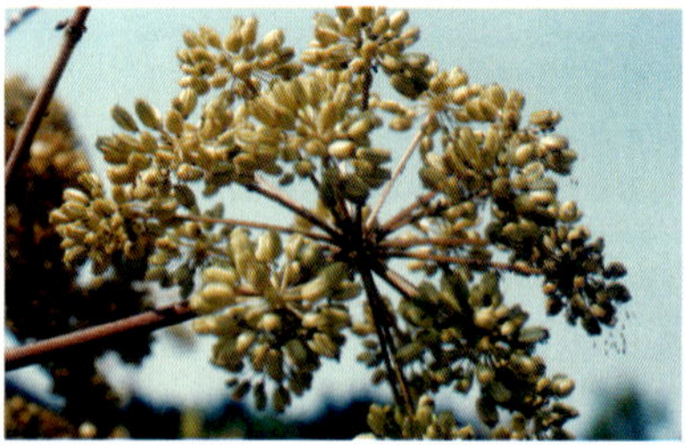

Fenchel

Fermentation (lat. fermentum Sauerteig, Gärungsmittel) f: Gärungsverfahren, das Beschaffenheit, Geschmack, Nährwert u. Aroma von Lebensmitteln verändert; vorwiegend anaerober, enzymatischer Kohlenhydratabbau durch Gärungserreger (Bakterien, Hefen, Schimmelpilze); z. B. alkoholische Gärung, Milchsäure- u. Essigsäuregärung (Herstellung von Essig aus z. B. Wein, Bier od. Malz, Herstellung von Sauerteig).

Fern|dia|gnose (gr. διάγνωσις Entscheidung) f: Diagnose, die i. d. R. von Personen gestellt wird, die den Menschen als Schwingungs- u. Strahlungsphänomen betrachten u. seine Krankheit trotz geographischer Entfernung (z. B. durch Pendeln*) erkennen bzw. heilen (Fernheilung) wollen; u. U. werden Telefon, Fernseher, andere Utensilien u. Kartenmaterialien benutzt. Als Erklärungsansätze werden u. a. Okkultismus*, Radiästhesie*, Telepathie*, Astrologie* od. der Glauben herangezogen. Wissenschaftlich betrachtet ist die F. eine Form modernen Okkultismus.

Fern|störung: syn. Fernwirkung; Bez. für ein reflektorisches Krankheitszeichen (s. Projektionssymptom), das von einem lokalen, subklinischen u. chronischen Prozeß i. S. eines chronischen Irritationszentrums* u. einem oft weit entfernten Körperareal unterhalten wird; z. B. Schläfenkopfschmerz bei symptomlosem Gallenblasenstein, funktionelle Herzbeschwerden bei Restostitiden im 5er Gebiet der Zähne, die in „energetischer Beziehung" zum Herz stehen sollen. Vgl. Diagnostik chronischer Irritationen; Irritation, chronische.

Ferrum (lat.) n: Eisen*.

Fertig|arznei|mittel: im voraus hergestellte, abgepackte Arzneimittel (Spezialitäten* u. Generika*) mit charakteristischer Aufmachung u. beigelegter Gebrauchsinformation (sog. Waschzettel mit Angaben über enthaltene Arzneistoffe, Indikation, Kontraindikation, Dosierung, Hinweise); F. müssen seit 1978 vom Bundesgesundheitsamt, seit 1994 vom Bundesinstitut für Arzneimittel u. Medizinprodukte zugelassen sein.

Fertig|gerichte: s. Convenience food.

Fetisch (frz. fétiche) m: (ethnomed.) Gegenstand, dem eine bestimmte Kraft innewohnt, die durch Geschenke od. Opfer aktiviert werden kann; das Objekt entfaltet helfende od. schützende Kräfte od. kann anderen Schaden bringen; allein ist es wert- u. machtlos.

Fetischeur (frz. féticheur) m: Heiler*, der sich auf das Herstellen von Fetischen versteht; ihm wird große Macht zugeschrieben, denn er muß bewirken, daß höhere Mächte einen Teil ihrer Kräfte in das Objekt inkorporieren. Vgl. Priesterheiler.

Fett|sucht: s. Übergewicht.

Fichte: Picea abies (syn. Picea excelsa), Abies alba (syn. Abies pectinata), Abies sachalinensis, Abies sibirica u. andere Abies- u. Picea-Arten; Bäume aus der Familie der Kieferngewächse, Pinaceae; **Arzneidrogen:** frische Nadeln (Piceae folium), frische, im Frühjahr gesammelte Triebe (Piceae turiones recentes), aus den frischen Nadeln, Zweigspitzen od. Ästen gewonnenes ätherisches Öl (Piceae aetheroleum); **Inhaltsstoffe:** ätherisches Öl mit bis zu 12 % Bornylacetat, α- u. β-Pinen, Phellandren, Cadinen; **Wirkung:** sekretolytisch, schwach antiseptisch, hyperämisierend; **Verw.:** Auszüge der Triebe u. Nadeln u. a. galenische Zubereitungen zur inneren Anwendung u. als Badeextrakte bei Entzündungen der oberen Atemwege; das Öl zu Einreibungen in Form von alkoholischen Lösungen, Salben, Gelen, Emulsionen, Ölen u. als Inhalat bei rheumatischen u. neuralgischen Beschwerden; **traditionell** auch zur verstärkten Hautdurchblutung, bei nervösen Zuständen u. Nierenleiden; **NW:** das Öl kann zu Reizerscheinungen führen; Bronchospasmen können verstärkt werden. **Kontraindikationen:** Anwendung des Öls bei Asthma bronchiale od. Keuchhusten. Vgl. Kiefer.

Ficus carica f: Feige*.

Fieber: (lat.) Febris; Erhöhung der Körpertemperatur als Folge einer gestörten (hypothalamischen) Wärmeregulation; im Unterschied zur Hyperthermie* ist bei F. die Regelgröße der Temperatur auf ein höheres Niveau verschoben (sog. Sollwertverstellung); **Einteilung:** bis 38 °C subfebrile Temperatur, bis 38,5 °C mäßiges F., über 39 °C hohes F.; F. steigt selten über 41 °C. F. kann Abwehrvorgänge des Körpers unterstützen, z. T. über eine Beschleunigung biochemischer Reaktionen; vorteilhaften Effekten von mäßigem F. stehen subjektive Beschwerden (Krankheitsgefühl, Inappetenz, Kopfschmerz) u. objektive Nachteile (Katabolismus, Proteolyse von Muskeleiweiß) gegenüber. **Klinik:** Unter Fieberanstieg bei Infektionen können Säuglinge u. Kleinkinder mit zerebralen Krampfanfällen (Fieberkrämpfe) reagieren; bei älteren Kindern wird Fieberanstieg begleitet von Frösteln, kühlen Gliedern, Kreislaufzentralisation; bei Erwachsenen Schüttelfrost. Nach Erreichen der sog. Fieberhöhe gelegentlich Bewußtseins- u. Sinnestrübung (Fieberdelir); Fieberabfall: langsam (Lysis) im Verlauf von Tagen; schnell (Krisis) im Verlauf von Stunden, evtl. von Kreislaufdysregulation begleitet. **Fiebertypen:** Febris continua (Continua): meist über 39 °C u. nicht um mehr als 1 °C schwankend während Tagen; z. B. bei Typhus abdominalis, Fleckfieber, Brucellose, infektiöser Endokarditits, Virusinfektionen; Febris remittens (remittierendes F.): stärker schwankend, aber stets über Normaltemperatur; Hinweis auf Lokal- od. Hohlrauminfektionen; z. B. Sinusitis, Harnweginfektion, Segmentpneumonie; Febris intermittens (intermittierendes F.): Fieberspitzen wechselnd mit Unter- od. Normaltemperatur; Hinweis auf pyogene Infektionen, evtl. schubweise Toxin- od. Erregereinschwemmung in das Blut (septisches F., Abszeßfieber); Relapsfieber: kurze Fieberperioden, unterbrochen von einem bis mehreren fieberfreien Tagen; z. B. Malaria, Rückfallfieber; **Therapie:** kausal (Infektionstherapie, Nekrosenentfernung); symptomatisch unter Erwägung von Nach- u. Vorteilen (physikalisch durch Verbesserung von Wärmeabgabe, medikamentös durch Gabe von Antipyretika); aus dem Bereich der Naturheilkunde kommen Wadenwickel*, Saftfasten* u. Teefasten* sowie die Gabe einer Vielzahl von pflanzlichen Drogen (rote Johannisbeere*, traditionell Berberitze, Bitterklee, Huflattich, Roßkastanie, Tausendgüldenkraut u. a., homöopathisch Aconitum napellus, Atropa belladonna, Bibernelle, Quassia) in Betracht.

Fieber|behandlung: s. Fiebertherapie, aktive.

Fieber|klee: syn. Bitterklee*.

Fieber|therapie, aktive (Therapie*) f: Verabreichung von fiebererzeugenden Stoffen zu therapeutischen Zwecken; Ziel der a. F. ist es, die (patho-)physiologischen Funktionen des Fiebers bei der Bewältigung von Erkrankungen wie chronischen Infektionen, Krebserkrankungen, Neurodermitis u. a. zu nutzen. Als Wirkprinzip wird einerseits die immunogene u. vegetative Umstimmungsreaktion des Organismus, andererseits die allgemeine Stoffwechselsteigerung u. thermische Auswirkung z. B. auf Tumorzellen diskutiert. Als fiebererzeugende Mittel werden meist Bestandteile von Bakterien (z. B. Lipopolysaccharide, Coley*-Toxin) od. Pflanzenextrakte (z. B. aus Echinacea angustifolia od. Mistel) verwendet; die Präparate selbst sollen i. d. R. keine pyrogene Wirkung besitzen, sondern nur die endogene Pyrogenaktivität induzieren helfen. **Anw.:** in der Onkologie; bei Colitis ulcerosa, Enteritis regionalis Crohn, chronischer Bronchitis, allergischen Erkrankungen (chronische Urtikaria, Neurodermitis), chronischen Infektionskrankheiten. **NW:** grippeähnliche Kopf- u. Rückenschmerzen, Übelkeit u. Erbrechen, Schüttelfrost, Kreislaufkomplikationen, Thrombosen, Lungenembolie, allergische Reaktionen. **Kontraindikationen:** akute Infektionen, Herz-Kreislaufinsuffizienz, Zustand nach Herzinfarkt, arterielle Hypertonie, Schwangerschaft. Wissenschaftlich umstrittenes Verfahren; fehlender Wirksamkeitsnachweis. Vgl. Hyperthermie, künstliche.

Filicis maris folium n: s. Wurmfarn.

Filipendula ulmaria f: Mädesüß*.

Fincke-Potenz (Potenz*) f: s. Fluxionsverfahren.

Finger|hut: Digitalis lanata (wolliger F.) u. Digitalis purpurea (roter F.); Pflanzen aus der

Familie der Rachenblütler, Scophulariaceae; **Arzneidroge:** getrocknete Laubblätter der im ersten Jahr gebildeten Blattrosette; **Inhaltsstoffe:** Cardenolidglykoside, in Digitalis lanata bis zu 1,5 % (mehr als 60 Einzelsubstanzen, Lanatosid C als Hauptkomponente), in Digitalis purpurea bis zu 0,6 % (mehr als 30 Einzelsubstanzen, Purpureaglykosid A bzw. das daraus entstehende Sekundärglykosid Digitoxin als Hauptkomponente); außerdem herzunwirksame Digitanolglykoside, Steroidsaponine, Flavonoide u. Anthrachinone; **Wirkung:** s. Digitalisglykoside; **Verw.:** zur Isolierung der Cardenolidglykoside u. zur Herstellung des auf einen bestimmten Wirkwert eingestellten Pulvers (Digitalis lanatae bzw. Digitalis purpureae pulvis normatus); **traditionelle** Verwendung des roten F. als Diuretikum, ab Mitte des 19. Jahrhunderts als Herzmittel; heute fast ausschließlich in Form der Reinsubstanz bzw. der partialsynthetisch abgeänderten Glykoside verwendet; **homöopathische** Zubereitungen frischer Blätter des roten F. z. B. bei Herzerkrankungen, Depressionen od. Prostatahyperplasie.

Finsen-Methode (Niels R. F., Arzt, Kopenhagen, 1860–1904) f: heute nicht mehr verwendete Form der Lichttherapie* zur Behandlung von Hautkrankheiten mit Licht einer Kohlebogenlampe (sog. Finsen-Licht, kurzwellige Ultraviolettstrahlung) in Kombination mit Rotlichtbestrahlung.

Fisch|öl: fettes Öl von Hochseefischen; reich an essentiellen ω-3-Fettsäuren (Eicosapentaensäure, Docosahexaensäure); **Wirkung:** Regulation der Serumlipidkonzentration, Verminderung der Thrombozytenaggregation; **Verw.** in Form von Konzentraten (z. B. Lachsölkonzentrat) zur Senkung v. a. einer erhöhten Triglyzeridkonzentration im Blut, falls diätetische Maßnahmen nicht ausreichen; **NW:** bei hoher Dosierung Aufstoßen u. Erbrechen; **Kontraindikationen:** Erkrankungen von Leber, Gallenblase u. Bauchspeicheldrüse, Störungen der Fettverdauung.

Fitzgerald-Zonen (William H. F., amerikanischer Arzt): fünf von den Finger- bis zu den Fußspitzen verlaufende Längszonen, in die die Oberflächen jeder Körperhälfte eingeteilt werden; zusätzlich gibt es drei Querzonen (Kopf u. Hals, Brust u. Oberbauch, Bauch u. Becken), die ihre Entsprechungen an Händen u. Füßen haben; durch Reizung der Haut sollen die zu der jeweiligen Zone gehörenden Organe beeinflußbar sein. Im Gegensatz zu den Head*-Zonen entbehrt die Systematik neurologischer Grundlagen. Ausweitung des Konzepts durch Eunice Ingham auf die Fußreflexzonenmassage*; vgl. Somatotopie.

Flach|guß: Abgießung mit einem drucklosen Wasserstrahl aus Gefäß, Gieskanne od. weitlumigem Schlauch zur intensiven thermischen Reizung (kalt od. warm) ohne mechanische Hautirritation; besonders entwickelt u. gefördert durch Sebastian Kneipp i. R. der Kneipp*-Therapie als Knie-, Schenkel-, Unter-, Arm-, Ober-, Brust- od. Gesichtsguß. Vgl. Blitzguß.

Flatulenz (lat. flatus Wind, Blähung) f: Aufblähung des Magens bzw. des Darms (Blähungen) mit reichlich Abgang von Darmgasen (nervös, organisch od. nahrungsbedingt); s. Meteorismus.

Flavonoide n pl: Bez. für eine Gruppe von meist gelb gefärbten, stickstofffreien phenolischen Pflanzenstoffen mit Phenylchroman-Grundgerüst; je nach Oxidationsgrad werden Flavone, Flavonole, Flavanone u. Isoflavone (sog. Phytoöstrogene) unterschieden; Vorkommen im Pflanzenzellsaft in gelöster, glykosidischer Form, in meist methoxylierter Form als nichtflüchtige Komponenten in Sekretgängen, Holzparenchym od. Blättern; **Verw.:** bei

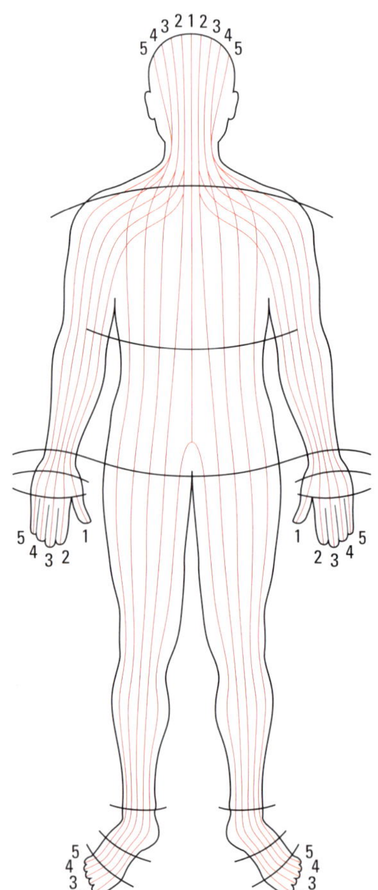

Fitzgerald-Zonen

Venenerkrankungen (Rutosid), koronaren u. peripheren Durchblutungsstörungen (Crataegus-F. u. Ginkgo-F.), Lebererkrankungen (Flavonoidkomplex aus Mariendistel); diuretische (F. aus Birkenblättern u. Schachtelhalmkraut) u. spasmolytische (F. aus Kamillenblüten u. Passionsblume) Wirkung. Wegen der positiven Beeinflussung der Permeabilität der Kapillaren durch verschiedene F. (z. B. Rutin, Hesperidin) wurden F. auch als Vitamin-P-Faktor bezeichnet.

Flechte: **1.** (botan.) Symbiose aus Algen u. Pilzen (Lichen); **2.** (dermat.) umgangssprachliche Bez. für verschiedene Dermatosen, z. B. Schuppenflechte (Psoriasis), Schmetterlingsflechte (chronischer diskoider Lupus erythematodes), Knötchenflechte (Lichen ruber planus) u. Hautpilzerkrankungen (Dermatomykosen).

Flieder|tee: s. Holunder, schwarzer.

Fliege, spanische: s. Cantharidin.

Floh|samen: Plantago afra (syn. Plantago psyllium) bzw. Plantago arenaria (syn. Plantago indica); Pflanzen aus der Familie der

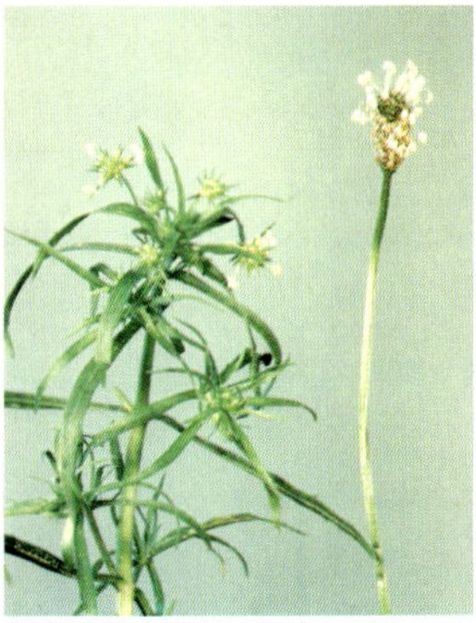

Flohsamen

Wegerichgewächse, Plantaginaceae; **Arzneidrogen:** reife Samen (Psyllii semen) u. Epidermis mit angrenzenden kollabierten Schichten (Psyllii testae, Flohsamenschalen); **Inhaltsstoffe:** 10–12 % Schleimstoffe (v. a. aus Xylose, Galacturonsäure, Arabinose, Rhamnose) in der Epidermis der Samenschale, Iridoidglykoside (Aucubin) u. Alkaloide (z. B. Plantagonin, Indicain); **Wirkung:** Regulierung der Darmperistaltik; **Verw.** der Samen od. der Samenschalen als mildes Laxans; reichliche Flüssigkeitszufuhr ist wichtig, da F. auf ein Vielfaches des ursprünglichen Volumens aufquellen sollen (Dehnungsreiz auf die Darmwand); unterstützende Therapie bei Diarrhoe durch Wasserbindung; **traditionell** als Mucilaginosum bei Bronchitis od. Enteritis; in der orientalischen Volksmedizin bei Ruhr u. chronischer Diarrhoe; äußerlich zu Umschlägen bei rheumatischen Erkrankungen u. Entzündungen; **NW:** selten allergische Reaktionen, besonders bei Verwendung von pulverisierter Droge u. flüssigen Zubereitungen; **Kontraindikationen:** Ileus, Stenosen der Speiseröhre u. des Magen-Darm-Trakts.

Floh|samen, indische: Plantago ovata, syn. Plantago ispaghula; einjährige Pflanze aus der Familie der Wegerichgewächse, Plantaginaceae; **Arzneidrogen:** reife Samen (Plantaginis ovatae semen) u. Epidermis mit angrenzenden, kollabierten Schichten (Plantaginis ovatae testae); **Inhaltsstoffe:** 20–30 % Schleimstoffe, ausschließlich in der Epidermis der Samenschale lokalisiert (85 % Arabinoxylane); **Wirkung:** bei Diarrhoe Verlängerung der Transitzeit des Darminhalts, bei Obstipation Verkürzung der Transitzeit, Senkung der Cholesterinkonzentration im Serum, Reduktion des postprandialen Blutzuckeranstiegs; **Verw.:** mit reichlich Flüssigkeit bei habitueller Obstipation u. Erkrankungen, bei denen eine erleichterte Darmentleerung erwünscht ist, zur unterstützenden Therapie bei Diarrhoe sowie bei Reizdarm; **NW:** selten Überempfindlichkeitsreaktionen; **Wechselwirkung:** die Resorption von gleichzeitig eingenommenen Mitteln kann verzögert werden; bei insulinpflichtigen Diabetikern kann eine Reduzierung der Insulindosis erforderlich sein. **Kontraindikationen:** Stenosen im Magen-Darm-Trakt, drohender od. bestehender Darmverschluß, schwer einstellbarer Diabetes mellitus.

Flores (lat. flos, floris Blume, Blüte) m pl: Abk. Flor.; Blüten, Blütenstände; in der alten Nomenklatur vor den Pflanzennamen gestellte Bez. der als Arzneidroge verwendeten Pflanzenteile; s. Flos.

Flores Arnicae (↑) m pl: Arnikablüten; s. Arnika.

Flores Calendulae (↑) m pl: Zungenblüten od. Blütenköpfe von Calendula*.

Flores Caryo|phylli (↑) m pl: Gewürznelken; s. Nelkenöl.

Flores Chamomillae (↑) m pl: Blütenköpfe der Kamille*.

Flores Ericae (↑) m pl: veraltete Bez. für Callunae flos; Blüten des Heidekrauts*.

Flores Genistae (↑) m pl: veraltete Bez. für Cytisi scoparii flos; Blüten des Besenginsters*.

Flores Graminis (↑) m pl: Heublumen*.

Flores Hibisci (↑) m pl: Hibiskusblüten; Kelche u. Außenkelche von Hibiskus*.

Flores Lamii albi (↑) m pl: Kron- u. Staubblätter der weißen Taubnessel*.

Flores Lavandulae (↑) m pl: Blüten von Lavendel*.

Flores Malvae (↑) m pl: Blüten der wilden Malve*.

Flores Mille|folii (↑) m pl: Blütenstände der Schafgarbe*.

Flores Primulae (↑) m pl: Blüten der Primel*.

Flores Rosae (↑) m pl: Kronblätter der Rose*.

Flores Sambuci (↑) m pl: Blütenstände des schwarzen Holunders*.

Flores Spiraeae (↑) m pl: Blüten von Mädesüß*.

Flores Stoechados (↑) m pl: veraltete Bez. für Helichrysi flos; Blütenstände des Ruhrkrauts*.

Flores Tiliae (↑) m pl: Blütenstände der Linde*.

Flores Verbasci (↑) m pl: Wollblumen; Blütenkronen der Königskerze*.

Flos (lat.) m: Abk. Fl.; Blüte; in der Pharmazie neue (statt Flores), im Singular hinter den Pflanzennamen gestellte Bez. für Blüten, Blütenstände od. -teile, die als Droge* verwendet werden (z. B. Arnicae flos).

Fluidum (lat. fluidus fließend, flüssig) n: Flüssigkeit.

Fluor n: chemisches Element, Symbol F, OZ 9, relative Atommasse 18,998; ein-, drei-, fünf- u. siebenwertiges, blaßgrünes, schwer zu verflüssigendes Gas (Halogen), das in der Natur nur in Verbindungen vorliegt (z. B. Fluorwasserstoff od. Calciumfluorid); **biochemische Funktion:** erhöht die Stabilität von Knochen u. Zähnen; fördert die Remineralisierung der Zahnoberfläche; **Vork. in Nahrungsmitteln:** besonders in Meerestieren (z. B. Hering, Makrele, Lachs) u. in Schwarzteeblättern; in unterschiedlicher Konzentration im Trinkwasser; **Bedarf** für Erwachsene (DGE 1991): Richtwerte zur angemessenen Fluoridgesamtzufuhr (Nahrung, Trinkwasser u. Supplemente) liegen bei 1,5–4,0 mg/Tag, für Fluoridsupplemente zur Kariesprophylaxe bei 1,0 mg/Tag. **Mangelerscheinungen:** bisher nicht bekannt; **Intoxikationen:** Zahnschmelzfluorose, Skelettfluorose, Störungen der Muskel- u. Nierenfunktion z. B. durch hohen Fluorgehalt im Trinkwasser bzw. überhöhte Supplementierung.

Fluoride n pl: Salze des chemischen Elements Fluor*; finden Verwendung bei der Kariesprophylaxe u. zur Therapie der Osteoporose.

Fluxions|verfahren (lat. fluxus das Fließen): syn. Fincke-Verfahren; in der Bundesrepublik Deutschland nicht zugelassenes Verfahren der Flüssigpotenzierung homöopathischer Arzneimittel, bei dem ein kontinuierlicher od. pulsierender Strahl des Verdünnungsmediums durch eine od. mehrere Düsen in das bereits volle Gefäß gepreßt wird. Die so entstehenden Turbulenzen bewirken den Potenzierungseffekt; das fertige Arzneimittel wird in kontinuierlich steigender Potenz am Überlauf aufgefangen; v. a. bei sehr hohen Potenzen gebräuchlich; vgl. Potenzierung.

Foeniculum vulgare n: Bitterfenchel; s. Fenchel.

Foenugraeci semen n: Bockshornsamen; s. Bockshornklee.

Fokal|therapie (lat. focus Herd, Brennpunkt; Therapie*) f: syn. Kurztherapie (nach Balint u. Malan); auf psychoanalytischer Grundlage entwickelte Form der Psychotherapie*, bei der die Analyse von Widerstand u. Übertragung in den Hintergrund treten u. stattdessen vor Beginn der Therapie das zu behandelnde Problem definiert (fokussiert) u. damit aus dem Zusammenhang gelöst wird. Die Stundenzahl der Behandlung beträgt zwischen 15 u. 40, i. d. R. bei einer Frequenz von einer Stunde wöchentlich od. vierzehntäglich.

Fokus (↑) m: syn. Herd, Störfeld, chronisches Irritationszentrum*.

Fol.: Abk. für Folium (Blatt) od. Folia (Blätter) bei Rezepturen.

Folia (lat.) n pl: Abk. Fol.; Blätter; alte, oft noch gebräuchliche, vor den Pflanzennamen gestellte Bez. für Pflanzenblätter als Arzneidrogen; vgl. Folium.

Folia Althaeae (↑) n pl: Laubblätter des Eibisch*.

Folia Bella|donnae (↑) n pl: Blätter von Atropa* belladonna.

Folia Betulae (↑) n pl: Laubblätter der Birke*.

Folia Cocae (↑) n pl: Blätter des Cocastrauchs*.

Folia Crataegi (↑) n pl: Blätter des gemeinen Weißdorns*.

Folia Cynarae (↑) n pl: Blätter der Artischocke*.

Folia Digitalis (↑) n pl: Laubblätter vom wolligen bzw. roten Fingerhut*.

Folia Eu|calypti globuli (↑) n pl: Laubblätter von Eucalyptus* globulus.

Folia Farfarae (↑) n pl: Laubblätter von Huflattich*.

Folia Hamamelidis (↑) n pl: Blätter von Hamamelis*.

Folia Harongae (↑) n pl: Blätter von Haronga*.

Folia Hyoscyami (↑) n pl: Laubblätter von Hyoscyamus* niger.

Folia Juglandis (↑) n pl: Laubblätter der echten Walnuß*.

Folia Malvae (↑) n pl: Laubblätter der wilden Malve*.

Folia Mate (↑) n pl: Blätter von Mate*.

Folia Melissae (↑) n pl: Laubblätter von Melisse*.

Folia Menthae crispae (↑) n pl: Blätter der Krauseminze*.

Folia Menthae piperitae (↑) n pl: Blätter von Pfefferminze*.

Folia Ortho|siphonis (↑) n pl: Laubblätter u. Stengelspitzen von Orthosiphon*.

Folia Piceae (↑) n pl: Nadeln der Fichte*.

Folia Plantaginis lanceolatae (↑) n pl: Blattspreiten des Spitzwegerichs*.

Folia Rosmarini (↑) n pl: Laubblätter von Rosmarin*.

Folia Rubi fruticosi (↑) n pl: Blätter der Brombeere*.

Folia Salviae (↑) n pl: Laubblätter von Salbei*.

Folia Salviae tri|lobae (↑) n pl: Blätter von dreilappigem griechischem Salbei*.

Folia Scopoliae (↑) n pl: Blätter von Scopolia* carniolica.

Folia Sennae (↑) n pl: Sennesblätter*.

Folia Theae (↑) n pl: Blätter des schwarzen Tees*.

Folia Tri|folii fibrini (↑) n pl: veraltete Bez. für Menyanthes folium; Laubblätter von Bitterklee*.

Folia Urticae (↑) n pl: Blätter der Brennessel*.

Folia Uvae ursi (↑) n pl: Laubblätter von Bärentraube*.

Folium (lat.) n: Abk. Fol.; Blatt; oberirdischer Pflanzenteil der Sproßpflanzen, der der Assimilation u. Transpiration dient; in der neuen pharmazeutischen Terminologie wird die Bez. des Pflanzenteils im Singular hinter den Pflanzennamen gestellt (z. B. Salviae folium), während die alte, oft noch gebräuchliche lateinische Nomenklatur die Bez. des Pflanzenteils dem Pflanzennamen im Plural voranstellt (z. B. Folia Salviae).

Fol|säure: syn. Pteroylglutaminsäure; Sammelbezeichnung für Verbindungen aus einem Pteridinring, einem p-Aminobenzoat u. einer od. mehrerer Glutaminsäuren; hitze- u. lichtempfindliches, wasserlösliches Vitamin; **biochemische Funktion:** Die biologisch aktive Form der F. ist die Tetrahydrofolsäure, die als Coenzym an der Übertragung von C_1-Bruchstücken (Methyl-, Formyl-, Formiatreste) sowie an der Nukleinsäuresynthese (Purin, Thymin) beteiligt ist.

Vork. in Nahrungsmitteln: besonders in grünem Blattgemüse, Spargel, Tomaten, Kohlarten, Hefe, Weizenkeimen, Sojabohnen u. Leber; **Bedarf** für Erwachsene (DGE 1991): ca. 150 µg freie F./Tag (Pteroylmonoglutamat) bzw. Folatäquivalente, die mit 300 µg Nahrungsfolat erreicht werden können (Folatäquivalent = Monoglutamat + 0,2 x Polyglutamat); **Mangelerscheinungen:** F. zählt allgemein zu den kritischen Nährstoffen in fast allen Bevölkerungsgruppen. Zu den Risikogruppen zählen besonders Säuglinge, die mit adaptierter Milch ernährt werden, Kinder in der Pubertät, Schwangere, Stillende u. Alkoholkranke. Mangel- u. Fehlernährung, gesteigerter Bedarf u. Medikamenteneinnahme (z. B. Antikonvulsiva, hormonale Kontrazeptiva, Chemotherapeutika u. Zytostatika) können eine megaloplastische Anämie, Leuko- oder Thrombopenie, Schleimhautveränderungen in Mundhöhle u. Magen-Darm-Trakt, Durchfälle, Resorptionsstörungen, neurologische Veränderungen, Wachstums- u. Fortpflanzungsstörungen sowie Fehlbildungen des Fetus u. Frühgeburten hervorrufen. **Hypervitaminose:** alimentär nicht bekannt; bei therapeutischer Anwendung hoher Dosierungen können gastrointestinale Störungen, Schlaflosigkeit, psychische Störungen u. selten Allergien auftreten; bei Epilepsie können hohe Dosierungen epileptogen wirken bzw. die Wirkung von Antiepileptika abschwächen.

Fontanelle (frz. kleine Quelle) f: künstlich (mit Cantharidinpflaster* od. Elektrokauter) erzeugte Hautwunde, die mit Salpetersäure gereizt wird u. in der eine Erbse, eine Glaskugel od. ein Steinchen mit einem Klebeband zum Offenhalten (bis zu drei Monate) befestigt wird. Die entstandene Entzündung führt zur Absonderung eitriger Flüssigkeit (sog. Quelle); findet nur noch selten Anwendung als ausleitende Therapie* bei Erkrankungen, die i. S. der Humoralpathologie mit Vorhandensein schlechter Säfte interpretiert werden (z. B. rheumatische Entzündungen, lokale Geschwüre) od. als Reiz*-Reaktionstherapie zur Immunstimulation u. bei Schmerzzuständen, insbesondere verursacht durch Gelenkveränderungen (Arthrose).

Food design (engl. Entwicklung von Lebensmitteln) n: Bereich der Lebensmitteltechnologie, der sich mit der Entwicklung neuartiger Produkte aus isolierten pflanzlichen bzw. tierischen Rohstoffen sowie Hilfs- u. Zusatzstoffen befaßt; vgl. Novel food.

Formel|diät (Diät*) f: s. Ernährung, bilanzierte.

Fragaria vesca f: Walderdbeere; s. Erdbeere.

Frage|bogen: umstrittenes Hilfsmittel der homöopathischen Anamnese*, das eine Zeitersparnis u. übersichtliche Anordnung der Symptome gewährleistet, andererseits aber die affektive Besetzung von Symptomen (Tonfall, Körpersprache) u. versteckte Gesprächsangebote zum psychischen Bereich, die besonders beim chronischen Fall oft der Schlüssel zum Verständnis des Patienten u. des von ihm benötigten Arzneimittels sind, verlorengehen läßt.

Frangula alnus f: s. Faulbaum.

Franz|brannt|wein: Spiritus Vini gallici; Zusammensetzung: aus unterschiedlichen Anteilen von Äthanol, Wasser, Farb- u. Aromastoffen; **Verw.:** äußerlich zur Dekubitusprophylaxe, Lockerungsmassage u. bei Muskelkater.

Frauen|mantel: Alchemilla vulgaris, syn. Alchemilla xanthochlora; Pflanze aus der Familie der Rosengewächse, Rosaceae; **Arzneidroge:** zur Blütezeit gesammeltes u. getrocknetes Kraut (Alchemillae herba); **Inhaltsstoffe:** Gerbstoffe (Elagitannine), Flavonoidglykoside u. Leukocyanidine; **Wirkung:** adstringierend; **Verw.:** als Aufguß bei leichten unspezifischen Durchfallerkrankungen u. a. Magen-Darm-Störungen; **traditionell** auch innerlich bei Menorrhagie, Dysmenorrhoe u. klimakterischen Beschwerden; als Gur-

Knochen, Muskeln, Gewebe
1 Stirn
2 Schläfe
3 Stirnhöhlen
4 Schädeldach
5 seitl. Haupt
6 Schädelbasis
7 Proc. mastoideus
8 M. sternocleidomastoideus
9 Nackenmuskulatur
10 Kiefergelenk
11 Kopf und Hals außen
12 Zähne
13 ob. Trapeziusrand
14 Halswirbelsäule
15 Brustwirbelsäule
16 Lendenwirbelsäule
17 Kreuzbein
18 Steißbein
19 Iliosakralfuge
20 Sternum
21 Klavikula
22 Schultergelenk
23 Oberarm
24 Ellenbogen
25 Thoraxrand
26 Schulterblatt
27 Zwerchfell
28 Bauchdecke
29 Hüftbereich
30 Hüftkopf
31 Oberschenkel ventral
32 Oberschenkel lateral
33 Oberschenkel medial
34 Gesäßmuskulatur
35 Patellarbereich
36 Knie lateral
37 Knie medial
38 Symphyse
39 Symphysenbereich
40 Gewebe Bauchraum/Becken
41 Kleines Becken
42 Beckenboden
43 Sitzbeinhöcker

Sinnesorgane, Hormonsystem
44 Auge
45 Sehzentrum
46 Ohr
47 Hypophyse
48 Schilddrüse
49 Nebenniere
50 Pankreas
51 Ovar

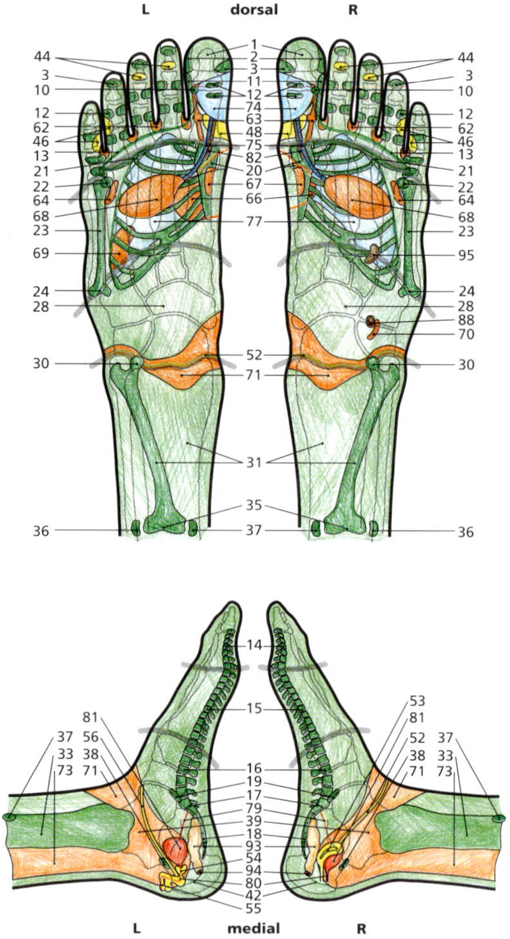

Fußreflexzonenmassage:
Übersicht über die Reflexzonen der Füße

gelwasser bei Entzündungen im Mund- u. Rachenbereich; äußerlich bei Geschwüren u. Ekzemen; **homöopathische** Zubereitungen aus frischen oberirdischen Teilen bei chronischer Diarrhoe, Lebererkrankungen u. Fluor albus.

Frạxinus excẹlsior m: Esche*.

Frạxinus ọrnus m: Manna*.

Fremd|sug|gestion (lat. suggẹstio Eingebung, Einflüsterung) f: s. Suggestion.

Friktion (lat frịcere reiben) f: syn. Reibung*.

Frisch|kost: s. Rohkost.

Frisch|zell|therapie (lat. cẹlla Kammer, Raum; Therapie*) f: s. Organotherapie.

Frost|beule: Pernio; s. Kälteschäden.

Frucht: Fructus*.

Frụctus (lat.) m (pl Fructus): Frucht, Früchte; in der Pharmazie neuerdings hinter den Pflanzennamen gestellte Bez. für Früchte, die als Droge* verwendet werden (z. B. Foeniculi fructus); die ältere lateinische Nomenklatur stellte die Bez. des Pflanzenteils im Plural (z. B. Fructus Foeniculi) voran.

Fructus Ạgni cạsti (↑) m pl: Steinbeeren von Mönchspfeffer*.

Fructus Ạmmi visnagae (↑) m pl: Früchte des Ammei*.

Fructus Angẹlicae (↑) m pl: Früchte von Angelika*.

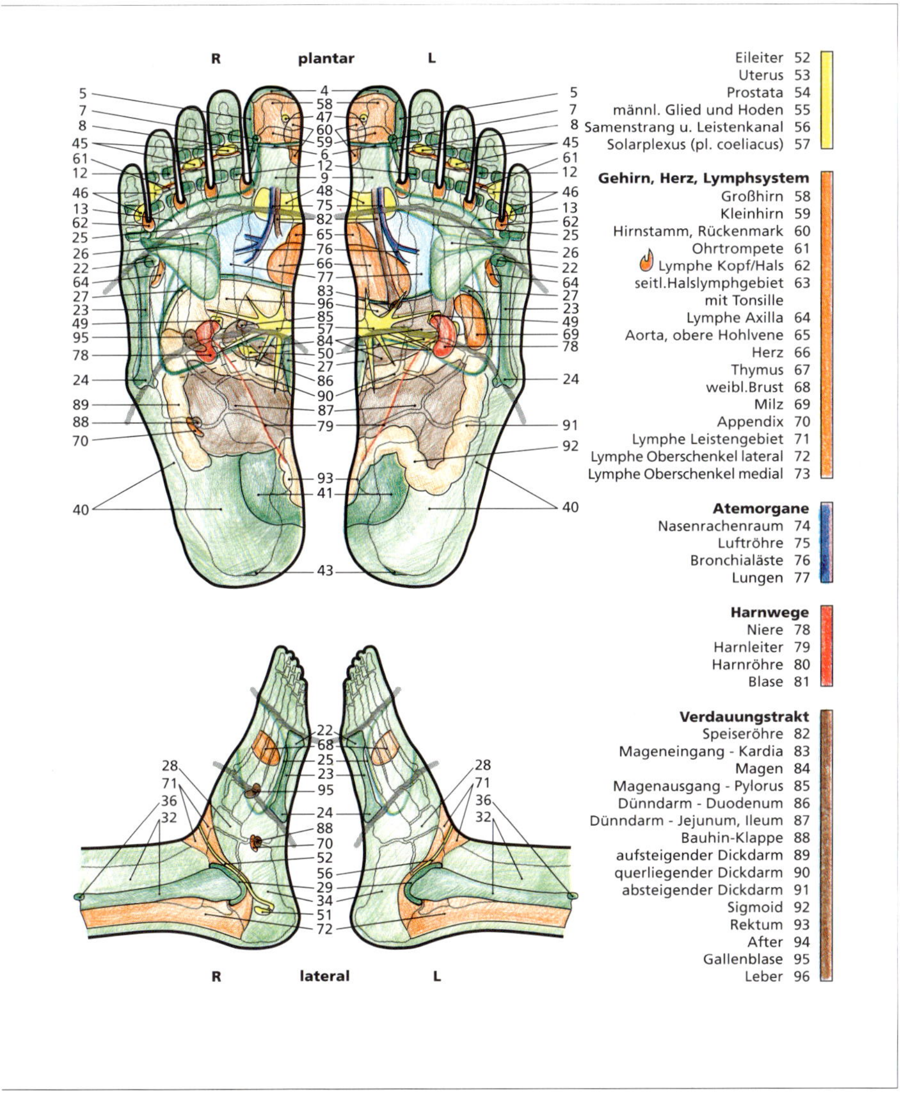

Fructus Anisi (↑) m pl: Spaltfrüchte von Anis*.

Fructus Anisi stellati (↑) m pl: Früchte des Sternanis*.

Fructus Capsici (↑) m pl: Früchte verschiedener Arten von Capsicum*.

Fructus Carvi (↑) m pl: Spaltfrüchte des Kümmels*.

Fructus Cocculi (↑) m pl: Kokkelskörner*.

Fructus Coriandri (↑) m pl: Früchte von Koriander*.

Fructus Cynosbati (↑) m pl: Scheinfrüchte der Hagebutte*.

Fructus Foeniculi (↑) m pl: Spaltfrüchte des Fenchels*.

Fructus Juniperi (↑) m pl: Beerenzapfen des Wacholders*.

Fructus Myrtilli (↑) m pl: Früchte der Heidelbeere*.

Fructus Piperis nigri (↑) m pl: Früchte des schwarzen Pfeffers*.

Fructus Rhamni cathartici (↑) m pl: Beeren des Kreuzdorns*.

Frühlings|adonis|röschen: Adonis vernalis; s. Adonisröschen.

FT: Abk. für **F**amilien**t**herapie*.

Fuchs|kreuz|kraut: Senecio nemorensis ssp. fuchsii, syn. Senecio fuchsii, Senecio ovatus; ausdauernde Pflanze aus der Familie der Korbblütler, Asteraceae; **Arzneidroge:** oberirdische Teile (Senecionis herba); **Inhaltsstoffe:** Pyrrolizidinalkaloide, ca. 0,1 % ätherisches Öl, Flavonoide, Cumarinderivate u. Sesquiterpenester; **Wirkung:** Verkürzung der Blutungszeit; **Verw.:** als Teeaufguß u. andere galenische Zubereitungen **traditionell** bei Diabetes mellitus, Blutungen, Hypertonie, Spasmen, klimakterischen Beschwerden; **NW:** durch den Gehalt an Pyrrolizidinalkaloiden hepatotoxische, kanzerogene u. mutagene Wirkungen möglich. Laut Kommission E beim ehemaligen Bundesgesundheitsamt ist die Wirksamkeit nicht belegt u. die therapeutische Verwendung aufgrund der Risiken nicht vertretbar.

Fucus m: Tang*.

Fünf Speicher|organe (gr. ὄργανον Werkzeug) n pl: in der traditionellen chinesischen Medizin* Bez. für Leber, Herz, Milz, Lunge u. Niere (zusätzlich Perikard), deren gemeinsame Funktion die Speicherung von Blut (Xue*), Jing* u. Qi* ist; vgl. Außerordentliche Eingeweide, Sechs Hohlorgane, Syndromdiagnostik.

Fumaria officinalis f: Erdrauch*.

Funktions|dia|gnostik, bio|elektronische (lat. functio Verrichtung, Funktion; gr. διαγνωστικός fähig zu unterscheiden) f: Abk. BFD; syn. bioelelektrische Funktions- (bzw. Regulations)diagnostik nach Pflaum; diagnostisches Verfahren, das aus der Elektroakupunktur nach Voll (Abk. EAV; s. Elektroakupunktur) entwickelt wurde in dem Bestreben, die aus der EAV bekannten ca. 300 Meßpunkte deutlich zu reduzieren. Die BFD arbeitet mit 58 Meßpunkten (Terminalpunkte der Akupunktur* u. einige wenige Punkte an Hand u. Fuß) u. orientiert sich am sog. Zeigerendstand. Testgriffel u. Handelektrode bestehen aus Silber; Elektrodendruck ca. 250 pond; Meßstrom ist ein niederfrequenter Gleichstrom. Die sog. bioenergetische Regulation wird durch Messung eines Ausgangswerts, der Reaktion auf einen elektrischen Reiz u. der Erholungsphase nach Stimulation bestimmt. Neben der Punktmessung gibt es auch einen Medikamententest. Technische Probleme: Ortung der Meßpunkte, Anpreßdruck, Hautfeuchtigkeit; **Anw.:** allgemein soll über die Punktmessung eine topische Diagnostik* chronischer Irritationen od. Einblick in die Regulationsfähigkeit u. Belastbarkeit des Organismus gewonnen werden; schließlich soll eine Verlaufsbeobachtung von Therapieerfolgen auf die Autoregulation* möglich sein. Umstrittenes Verfahren. Vgl. Somatotopie, VRT-Vegatest.

Funktions|störung, sexuelle (↑): syn. sexuelle Dysfunktion; Störung im Ablauf des sexuellen Reaktionszyklus, die von den Betroffenen (bzw. von den jeweiligen Partnern) als nachteilig empfunden wird; **Ursache:** i. d. R. keine eindeutige somatische Ursache; u. U. (reversible) Nebenwirkung von bestimmten Medikamenten (Neuroleptika, Antidepressiva, Lithium, Tranquilizer); **Formen** (identische Systematik für beide Geschlechter): **1.** Störung der Erregungsphase: fehlende Erektion beim Mann (erektile Impotenz); fehlende Lubrikation der Vagina bei der Frau; **2.** Störung der Kontrolle über den Zeitpunkt des Orgasmus: subjektiv zu frühe od. zu späte Ejakulation beim Mann (Ejaculatio praecox bzw. Ejaculatio retardata); subjektiv zu später Orgasmus bei der Frau (früher dem Begriff der Frigidität subsumiert); **3.** Fehlen des Orgasmus: beim Mann auch als fehlende Ejakulation (Ejaculatio deficiens) bezeichnet; bei der Frau als Anorgasmie. **Therapie:** Aufklärung u. Beratung, u. U. verbunden mit Paartherapie* u. Sexualtherapie*; traditionelle phytotherapeutische Behandlung z. B. mit Damiana*, Ginseng* u. Potenzholz* (s. Aphrodisiakum).

Furcht: sog. Realangst; Reaktion bei tatsächlich vorhandener Bedrohung; s. Angst.

Furunkel (lat. furunculus kleiner Dieb, eitrige Entzündung) m: meist aus einer Follikulitis hervorgehende akute eitrige Entzündung eines Haarfollikels u. seiner Talgdrüse (Perifollikulitis) als schmerzhafter, bis zu einigen Zentimetern großer, geröteter Knoten mit zentralem Eiterpfropf u. starkem Ödem der Umgebung; **Erreger:** meist Staphylococcus aureus; **Lokalisation:** v. a. an Nacken, Gesäß, Oberschenkelinnenseiten u. im äußeren Gehörgang; **Disposition:** geschwächte Abwehrlage (z. B. bei Diabetes mellitus, chronischen Infektions- u. Stoffwechselkrankheiten, Immundefekten), Ekzeme; **Therapie:** Ruhigstellung; nach Demarkierung chirurgische Exzision u. ggf. Nekroseausräumung; lokal Antiseptika; aus dem Bereich der Phytotherapie werden Zubereitungen aus Bockshornklee* u. Lärche* (Terpentin), traditionell auch aus Breitwegerich, Echinacea angustifolia, wilder Malve, Sanikel u. Sarsaparille angegeben. **Komplikationen:** Ausbildung eines Karbunkels, regionäre Lymphangitis u. Lymphadenitis, bei Lokalisation im Gesicht (Nase, Oberlippe) Gefahr der Sinusthrombose, Meningitis u. Sepsis (keine Manipulation!).

Fuß|aku|punktur (Akupunktur*) f: s. Akupunktur.

Fuß|bad: in der Kneipp-Therapie verwendetes Teilbad* bis handbreit unter die Kniekehle; **Anw.:** kaltes u. Wechselfußbad bei Varikose, Ödemneigung, Lymphödem, Überhitzung, Kreislaufregulationsstörungen, Fußschweiß, Einschlafstörungen, akutem Gichtanfall u. Distorsion im Fuß- u. Knöchelbereich sowie zur Abhärtung gegen Infektionen; ansteigendes warmes F. bei arterieller Verschlußkrankheit (Stadium I–II), Reizblase, kalten Füßen u. beginnenden Infekten; **Kontraindikationen** für das kalte F. sind kalte Füße, Reizblase, Menstruation, arterielle Verschlußkrankheit (Stadium III–IV) u. akute

Erkältungskrankheit, für das warme F. die chronisch-venöse Insuffizienz.

Fuß|re|flex|zonen|massage (lat. reflectere, reflexus zurückbiegen) f: Massage bestimmter Areale an den Fußsohlen unter der Vorstellung reflektorischer Beeinflussung zugeordneter Organsysteme, die sich auf die Fußsohle u. angrenzende Bereiche projizieren sollen (Fitzgerald*-Zonen, s. Abb. S. 98 f.); eine spezifische Wirkung ist wissenschaftlich nicht nachgewiesen; eine günstige Beeinflussung auf die allgemeine Befindlichkeit wird allerdings häufig beobachtet. Vgl. Reflexzonenmassage.

Fuß|wickel: Wickel*, der den Fuß bis über die Knöchel umfaßt; Einwicklung mit feuchten Tüchern od. der sog. nassen Socke, bei der ein trockener Wollstrumpf über eine feuchte Leinensocke gezogen wird; dient als Einschlafhilfe.

G

Gänse|finger|kraut: Potentilla anserina; mehrjähriges Kraut aus der Familie der Rosengewächse, Rosaceae; **Arzneidroge:** kurz vor od. während der Blüte gesammelte, frische od. getrocknete Blätter u. Blüten (Potentillae anserinae herba); **Inhaltsstoffe:** 6–10 % Gerbstoffe (mono- u. dimere Ellagitannine), Flavonoide u. Leukoanthocyanidine; **Wirkung:** adstringierend, spasmolytisch (besonders auf Pylorus u. Uterus); **Verw.:** als Aufguß u. Abkochung, Pulver u. a. galenische Zubereitungen zur inneren Anwendung bei Dysmenorrhoe, unspezifischen akuten Durchfallerkrankungen, Entzündungen der Mund- u. Rachenschleimhaut; **traditionell** auch bei Darmkoliken u. Meteorismus sowie zu Waschungen bei Exanthemen u. als Hämostyptikum; **NW:** verstärkte Beschwerden bei Reizmagen; **homöopathische** Zubereitungen aus frischem blühendem Kraut bei Dysmenorrhoe, Gastritis, Magen-Darm- u. Muskelkrämpfen.

Gärung: s. Fermentation.

Galakt|agogum (gr. γάλα, γάλακτος Milch; -agoga*) n: syn. Laktagogum; die Milchsekretion förderndes Mittel; traditionell verwendete Drogen sind z. B. die Früchte von Fenchel, Anis u. Kümmel.

Galangae rhizoma n: Galgantwurzelstock; s. Galgant.

Galega officinalis f: Geißraute*.

Galeopsis segetum f: Hohlzahn*.

Galgant: Alpinia officinarum; Staude aus der Familie der Ingwergewächse, Zingiberaceae; **Arzneidroge:** getrockneter Wurzelstock (Galangae rhizoma); **Inhaltsstoffe:** 0,5–1 % ätherisches Öl, scharf schmeckendes Harz (Alpinol, Galangol) u. Flavonoide; **Wirkung:** spasmolytisch, antiphlogistisch (Hemmung der Prostaglandinsynthese), antibakteriell; **Verw.:** als Aufguß, Drogenpulver u. a. galenische Zubereitungen bei dyspeptischen Beschwerden; **traditionell** auch bei Magenschmerzen, Abmagerung, Hypochondrie u. Seekrankheit.

Galium odoratum n: Waldmeister*.

Gallen|blasen|entzündung: Cholezystitis*.

Gallen|blasen|erkrankung: Cholezystopathie*.

Gallen|steine: Konkrementbildung der (übersättigten) Galle um einen Kristallisationskern in Gallengängen bzw. Gallenblase; als sog. Solitärstein od. multipel bzw. als Gallengrieß (kleinste G.); führt zur Cholelithiasis*; **Formen:** nach den möglichen Bestandteilen (Cholesterin, Calciumcarbonat, Bilirubin od. Eiweiß) werden unterschieden: **1.** Cholesterinsteine: v. a. Cholesterinpigmentkalksteine, in ca. 10 % reine Cholesterinsteine (häufig solitär); **2.** Pigmentsteine: v. a. Bilirubinsteine, oft mit Kalkeinlagerungen; **3.** Calciumbilirubinatsteine; **Ursachen: 1.** Produktion von lithogener (cholesterinreicher) Lebergalle mit vermindertem Lezithin- u. Gallensäuregehalt (z. B. bei cholesterinreicher Ernährung, hormonaler Kontrazeption, Adipositas); **2.** Entzündung im Gallensystem; die in der Galle auftretenden Eiweiße wirken als Kondensationskerne; **3.** Gallestauung, z. B. nach totaler Vagotomie mit verminderter Motilität der Gallenblase; **4.** vermehrter Anfall von Bilirubin, z. B. bei hämolytischen Anämien.

Gallen|stein|kolik (gr. κωλικός am Darm leidend) f: krampfartige Beschwerden mit Schmerzen im Bereich der Gallenblase u. Gallengänge; **Therapie:** aus dem Bereich der Naturheilkunde kommen Verfahren der Hydrotherapie (Dampfkompresse*, Kurzwickel*, Lendenwickel*, Leibwaschung*), Periostmassage* u. eine Behandlung mit pflanzlichen Drogen (Erdrauch*, Pfefferminze*, Schöllkraut*, Scopolia* carniolica, Wermut*) u. Elektrotherapie (Kurzwelle, Ultraschall) in Betracht. Vgl. Cholelithiasis.

Galvanisation (Luigi Galvani, Anat., Phys., Bologna, 1737–1798) f: Form der Elektrotherapie* mit konstant fließendem Gleichstrom, der meist transkutan (Hautelektrode, Teil- od. Vollbad) appliziert wird; **Wirkungen:** Analgesie, Hyperämie, tonisierend bzw. detonisierend (je nach Stromrichtung); Vorsicht bei implantierten Metallteilen (z. B. Prothesen) od. direktem Hautkontakt der Elektroden (Verätzung). Vgl. Faradisation.

Ganzheits|medizin (lat. ars medicina ärztliche Kunst) f: holistische Medizin; umgangssprachliche Bez. für eine Medizin, die sich um alle Bereiche des Menschen (insbesondere Körper u. Seele) u. seiner Umwelt bemüht mit der Betonung von Subjektivität u. Individualität; Ganzheitsmedizin im modernen Sinne sucht eine Synthese aus naturwissenschaftlicher u. traditioneller Medizin für eine im Einzelfall bestmögliche Lösung. Vgl. Erfahrungsheilkunde.

Ganz|körper|hyper|thermie, extra|korporale (Hyper-*; gr. θερμός Wärme) f: onkologisches Therapieverfahren zur Abtötung von Tumorzellen in der S-Phase des Zellzyklus aufgrund ihrer im Vergleich mit normalen Zellen höheren Temperaturempfindlichkeit, wird meist in Kombination mit einer Chemotherapie od. Strahlentherapie durchgeführt; **Technik:** über einen extrakorporalen Kreislauf u. Wärmeaustauscher wird eine künstliche Hyperthermie* mit einer Körpertemperatur von mehr als 41 °C erzeugt.

Garlicin (engl. garlic Knoblauch) n: antibiotisch wirksamer Inhaltsstoff aus Knoblauch* mit bislang ungeklärter Struktur; schwefelfrei u. im Unterschied zu den schwefelhaltigen Wirkstoffen des Knoblauchs sehr stabil.

Garten|bohne: Phaseolus vulgaris; einjährige Pflanze aus der Familie der Schmetterlingsblütler, Fabaceae; **Arzneidrogen:** von den Samen befreite, getrocknete Fruchtwände (Phaseoli fructus sine semine, Phaseoli pericarpium), getrocknete Samen (Phaseoli semen); **Inhaltsstoffe:** Phaseolin u. strukturverwandte Phytoalexine, Kieselsäure, Aminosäuren (z. B. Arginin), Chromsalze, Flavonoide; in den Samen Phytagglutinin u. Phasin (wird durch Kochen zerstört); **Wirkung:** diuretisch; Phytagglutinin bewirkt Hämagglutination, Serumproteinpräzipitation u. Stimulierung der Mitose in Leukozyten; **Verw.:** zerkleinerte Hülsen für Abkochungen u. a. galenische Zubereitungen bei Dysurie; **traditionell** bei Nieren- u. Herzkrankheiten, Gicht, Rheuma, zur Vorbeugung gegen Harngrieß u. Harnsteine, als Adjuvans bei leichtem Diabetes mellitus; Verwendung der Samen **traditionell** als Pulver zu Kataplasmen bei nässenden Ekzemen, zur Gewinnung von Amylum Phaseoli (Bohnenstärke) u. Phythämagglutinin; **NW:** das in den Samen enthaltene Phasin verursacht Erbrechen u. Diarrhoe u. kann zu schweren Entzündungen des Magen-Darm-Trakts führen; **homöopathische** Zubereitungen aus der ganzen Pflanze als Diuretikum, bei Gicht, Rheuma, Lumbago, Nieren- u. Blasenleiden.

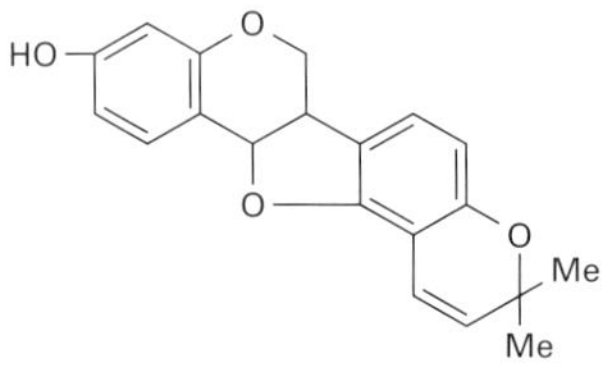

Gartenbohne:
Phaseolin

Gas|in|jektion (lat. inicere, iniectus hineintun, einflößen) f: s. Ozontherapie.

Gastritis (gr. γαστήρ Magen, Bauch; -itis*) f: Entzündung der Magenschleimhaut; **Formen: 1. akute G.: a)** akute diffuse Schleimhautentzündung, verursacht durch alimentär-toxische (z. B. exzessive Alkoholzufuhr), medikamentöse (z. B. Salicylate, Phenylbutazon, Kortikosteroide), thermische (zu kalte od. zu heiße Speisen), chemische (z. B. durch Verätzung) od. aktinische (diagnostische od. therapeutische Strahlenanwendung) Noxen; **b)** akute erosive G. mit Schleimhautdefekten, die im Gegensatz zum Ulcus* ventriculi die Muscularis mucosae nicht durchbrechen u. ohne Narben abheilen; Vorkommen v. a. bei Patienten in schweren Streßsituationen, z. B. nach schweren Verbrennungen u. a., auch durch alimentär-toxische u. medikamentöse Noxen bedingt; **c)** phlegmonöse G.: bakterielle Kontamination (Staphylokokken, Streptokokken, Escherichia coli u. a.) von Schleimhautdefekten mit eitriger Entzündung der Submukosa u. Ausbreitung in andere Wandschichten (cave: Durchwanderungsperitonitis, Perforation); **d)** postoperative Refluxgastritis nach Magenresektion od. Pyloroplastik u. Vagotomie infolge Reflux von alkalischem Duodenalsaft; **Klinik:** Völlegefühl, Magenschmerzen (besonders nach Nahrungsaufnahme), Übelkeit, Inappetenz, Erbrechen, bei erosiver G. zusätzlich chronische od. akute Magenblutung; **Diagnostik:** Gastroskopie mit Biopsie; **Therapie:** Nahrungskarenz od. Diät, Ausschaltung von Noxen, evtl. Antazida; bei erosiver G. Behandlung wie bei Ulcus ventriculi, bei phlegmonöser G. hochdosierte Antibiotikagabe; **2. chronische G.** (i. d. R. primär chronische G.): in bioptischen Magenschleimhautpräparaten kann als mögliche Ursache häufig Helicobacter pylori mikroskopisch bzw. nach Anfärbung histologisch nachgewiesen werden. **Vorkommen:** v. a. im höheren Alter, häufig als chronische atrophische G.; sekundäre Formen der G. kommen v. a. bei chronischer Urämie, als Stauungsgastritis, bei Herzinsuffizienz od. portaler Hypertension u. bei Nahrungsmittelallergie vor; **Klinik:** häufig symptomlos, evtl. Schmerzen, Brechreiz, Übelkeit; **Diagnostik:** Gastroskopie mit Biopsie; **Therapie:** oft symptomatisch (kleine Mahlzeiten, Diät, Salzsäure-Präparate), ggf. Wismut-Salze zur Therapie der Infektion mit Helicobacter pylori; aus dem Bereich der Phytotherapie kommt die Behandlung mit Eibisch*, Leinsamen* u. Odermennig*, traditionell mit Angelika, Condurangorinde, römischer Kamille u. Mentzelia, homöopathisch auch mit Aloe, Capsicum, Colchicum autumnale, Gänsefingerkraut, Knoblauch, Küchenschelle, Löwenzahn, Podophyllum peltatum u. Zaunrübe in Betracht. Vgl. Enteritis.

Geburts|system n: (ethnomed.) Bez. für denjenigen Anteil eines Medizinsystems*, der nicht nur den Gebärvorgang, sondern den gesamten Verlauf der Geburt beinhaltet, wie er in das jeweilige kulturelle System eingebettet ist. Die Geburt im ethnomedizinischen Sinne umfaßt also das Ende der Schwangerschaft, das Gebären u. die erste Zeit mit dem Kind. Jede Gesellschaft hat ihre sozialen Organisationen u. Technologien im Umgang mit Geburt. Dazu gehört ein System von Ideen u. Verhalten für das Coping* mit der Lebenskrise Geburt. Der Medizintransfer kann zu einer bedenklichen Beeinträchtigung eines G. durch Modernisierung der Geburtsbetreuung führen; die Beschränkung der Geburtshilfe auf den Gebärvorgang gerät in Konflikt mit anderen, kulturell festgelegten Formen des Umgangs mit der Geburt (Sich 1982).

Gefäß|krankheit: Angiopathie; s. Verschlußkrankheiten.

Gefrier|kost: s. Tiefkühlkost.

Gegen|sensibilisierung (lat. sensibilis der Empfindung fähig): syn. Theurer-Therapie; Verfahren nach Karl E. Theurer (1956), bei dem das Eigenblut des Menschen mit Aluminiumhydroxid u. Kieselsäure als sog. Serumaktivator versetzt wird u. daraus potenzierte Eigenblutpräparate (von D2-D12) hergestellt werden. Hierbei werden endogene Krankheitsprodukte u. insbesondere Antikörper zu eigener Antigenität „verfremdet“, so daß es zur Bildung von Antikörpern, Anti-Antikörpern u. Anti-Idiotyp-Antikörpern kommt; darüber hinaus sollen Abwehrproteinasen produziert werden. Das Prinzip zur Bildung von blockierenden Antikörpern soll zum Desensibilisierungserfolg der Behandlung beitragen u. zur spezifischen Senkung von bereits vorhandenen Antikörpertitern bzw. anderer allergisierender Krankheitsstoffe führen. Gabe der homöopathisierten Präparate in aufsteigender Dosierung; Applikation entweder subkutan od. oral. **Anw.:** bei Rhinitis allergica, Asthma bronchiale, diversen Hauterkrankungen. **Kontraindikationen:** gleichzeitige immunsuppressive Therapie; Wirkungsmechanismus u. klinische Wirkung des Verfahrens sind wissenschaftlich umstritten. Vgl. Eigenbluttherapie.

Geiß|raute: Galega officinalis; mehrjährige Staude aus der Familie der Schmetterlingsblütler, Fabaceae; **Arzneidroge:** während der Blütezeit gesammelte u. getrocknete oberirdische Teile (Galegae officinalis herba); **Inhaltsstoffe:** Guanidinderivate (Galegin, Hydroxygalegin), Alkaloide (Peganin), Flavonoide, Gerbstoffe, Saponine; **Verw.:** Teeaufgüsse u. a. galenische Zubereitungen **traditionell** als Diuretikum u. als Adjuvans bei Diabetes mellitus; **NW:** aus heutiger Sicht ist die Verwendung der G. als Antidiabetikum wegen des schwankenden Galegingehalts u. möglicher toxischer Wirkungen problematisch.

Geistes- und Gemüts|sym|ptome (Symptom*) n pl: in der Homöopathie* Bez. für krankheitsbegleitende Veränderungen im geistig-seelischen Bereich, die manchmal noch vor der körperlichen Manifestation einer Erkrankung wahrnehmbar werden; bei deutlicher Ausprägung werden sie wegen ihrer hohen Arzneimittelspezifität bei der Arzneimittelwahl* entsprechend hoch gewichtet (s. Hierarchisierung). Ausnahmen sind Krankheitszustände, deren Schwerpunkt im Geistes- u. Gemütsbereich liegen, bei denen die G.- u. G. trotz deutlicher Ausprägung weniger verwertbar sind. Problematisch in der Bewertung sind außerdem die forcierte Suche des Behandlers nach arbeitserleichternden G.- u. G., die Über- od. Fehlinterpretation aufgrund der Psychodynamik des Behandlers u. die Abgrenzung zu individuellen Eigenheiten des Patienten ohne Krankheitswert.

Geist|heilung: transkulturelle Erscheinung, bei der eine Heilung durch Geistheiler erfolgt, die sich als Medium, Vermittler „kosmischer od. göttlicher Energien“ sehen; bekannte Formen sind z. B. das Handauflegen* u. die Fernheilung (s. Ferndiagnose). Vgl. Schamane.

Gelb|wurz: Curcuma domestica, syn. Curcuma longa, Kurkuma; Pflanze aus der Familie der Ingwergewächse, Zingiberaceae; **Arzneidroge:** gebrühter u. getrockneter Wurzelstock (Curcumae domesticae rhizoma); **Inhaltsstoffe:** 3–5 % ätherisches Öl mit 60 % Sesquiterpenketonen (Turmerone, Curlon, Zingiberen) u. 3–5 % Dicinnamoylmethanderivate (z. B. Curcumin, Desmethoxycurcumin, Bisdesmethoxycurcumin); **Wirkung:** choleretisch, cholekinetisch, antihepatotoxisch, lipidsenkend, antiinflammatorisch (Hemmung der Prostaglandinsynthese), antioxidativ, antimikrobiell, insektenrepellent, antifertil; **Verw.:** innerlich bei dyspeptischen Beschwerden, besonders bei Völlegefühl nach

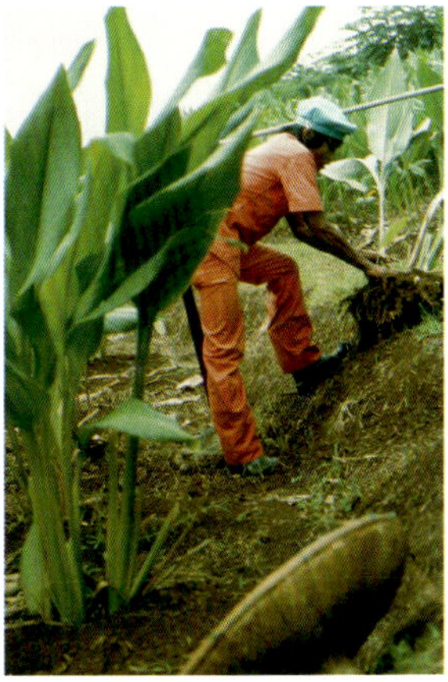

Gelbwurz

den Mahlzeiten u. Meteorismus; **traditionell** auch bei Diarrhoe, Bronchitis u. Gelbsucht sowie Wurmbefall; äußerlich bei Prellungen sowie bei entzündlichen u. septischen Erkrankungen von Haut u. Auge; in Gewürzmischungen (Hauptbestandteil des sog. Curry); **NW:** bei längerem Gebrauch Magenbeschwerden; **Kontraindikationen:** Verschluß der Gallenwege, Gallensteine. Vgl. Gelbwurz, javanische.

Gelb|wurz, javanische: Curcuma xanthorrhiza, javanische Kurkuma; Pflanze aus der Familie der Ingwergewächse, Zingiberaceae; **Arzneidroge:** in Scheiben geschnittener, getrockneter Wurzelstock (Curcumae xanthorrhizae rhizoma, indonesische Bez. Temoe lawak); **Inhaltsstoffe:** 3–12 % ätherisches Öl (mit α- u. β-Curcumen, Xanthorrhizol u. Germacren), 0,8–2 % Curcuminoide (gelbe Farbstoffe, bes. Curcumin u. β-Cumaroylferuloylmethan) u. Stärke; Xanthorrhizol ist artspezifisch u. dient zur Unterscheidung von Gelbwurz*; **Wirkung:** choleretisch, cholekinetisch u. antitumoral; **Verw.:** bei dyspeptischen Beschwerden; **traditionell** auch bei Leber- u. Gallebeschwerden; **NW:** bei längerem Gebrauch Magenbeschwerden; **Kontraindikation:** Verschluß der Gallenwege.

Gelée royale n: syn. Bienenköniginnenfuttersaft*.

Gelenk|erkrankungen: Funktionseinschränkungen im Bereich eines od. mehrerer Gelenke, aufgrund von Verletzungen od. degenerativen, entzündlichen u. rheumatischen Veränderungen; s. Arthritis, Arthrose, Erkrankungen, rheumatische.

Gelenk|pflege: krankengymnastische Übungen zur Funktionserhaltung von Gelenken bei Arthrose, Arthritis u. zur Kontrakturenprophylaxe*.

Gelo|punktur (lat. gelare erstarren machen, verdichten; punctio Einstich) f: Verfahren nach W. Preusser (Bestandteil der Gelosentherapie*) mit dem Ziel, Gelosen durch Nadelstichmanipulation zur Rückbildung zu bringen. **Technik:** Einölen der betreffenden Hautareale, Einstechen (ca. 1 mm tief) einer Akupunkturnadel od. feinen Injektionskanüle über dem getasteten Gelosenknoten. Erfolgskontrolle durch leicht massierenden Finger, der den Knoten nach der Behandlung nicht mehr tasten darf. Nach dieser Prozedur sollte ein leichtes „Durchstreifen" des Gewebes möglich sein. Bei der Verwendung von Kanülen ist die Applikation von phytotherapeutischen od. homöopathischen Arzneimitteln in die Areale u. deren zugehörige Reflexzonen möglich. Die Behandlungsfolge wird gern als „Rundweg" durchgeführt, d. h., es werden vom Kiefer-Halsbereich über Brust-, Bauch-, Kreuz- u. Lendenregion u. wieder kranialwärts paravertebral bis zur Schulter-Hals-Region Gelosen gesucht u. behandelt. **Anw.** u. **Kontraindikationen:** s. Gelosentherapie; vgl. Gelotripsie.

Gelose (↑; -osis*) f: Veränderung des Subkutangewebes v. a. durch degenerative Alterungsprozesse; in der Alternativmedizin Bez. (H. Schade, 1919) für palpable Kolloidveränderungen in Haut, Bindegewebe od. Muskeln, insbesondere am Rücken, die durch fehlerhafte Regulierung der Durchblutung, der Gefäßpermeabilität u. des bindegewebigen Wachstums entstehen u. auf einen unausgeglichenen Zustand infolge der Erkrankung eines der jeweiligen Reflexzone zugeordneten Organs hinweisen sollen; G. können verschiedene Qualitäten haben; **heiße G.** bezeichnen einen Zustand der Fülle u. treten meist am Anfang einer Erkrankung auf. **Kalte G.** (Leeregelosen) deuten auf chronische Prozesse od. Schwächezustände hin; dazwischen liegen die sog. **Übergangsgelosen.** Behandlung mit Massage, Wärmeanwendung, ausleitenden Verfahren (z. B. Schröpfen*), Neuraltherapie*, Gelopunktur*, Gelosentherapie*, Gelotripsie*.

Gelosen|therapie (↑; ↑; Therapie*) f: Behandlung von Gelosen*; bei Massage od. Stichmanipulation dieser Veränderungen soll es bis zur vollständigen Rückbildung der Tastbefunde kommen. Die reflektorische bzw. regulatorische Beeinflussung der autonomen vegetativen Peripherie mit den Symptomen des peripheren Irritationssyndroms* durch Gelosen soll ihre Behandlungsbedüftigkeit erklären. Die Gelopunktur* ist ein Teil einer allgemeinen G., die als autoregulatives Verfahren Aspekte der manuellen Behandlung („Gelenkblockierungen"), Immunmodulation*, Toxinausleitung u. der Ordnungstherapie* beinhaltet. Wissenschaftlich umstrittenes Verfahren; insbesondere besteht eine unterschiedliche Auffassung darüber, ob die Gelose ausschließlich Bindegewebe od. (als myofaszialer Maximalpunkt) verhärtete Faserzüge von Skelettmuskulatur u. Faszien darstellt; in diesem Fall sollte nicht von Gelose, sondern von Tendomyose u. Triggerpunkt gesprochen werden. **Anw.:** bei lokalen Schmerzzuständen, Arthrose, Lumbago, Ischialgie, Kopfschmerz, psychovegetativem Syndrom; in der Geriatrie u. der Prävention. **Kontraindikationen:** infizierte, tumoröse Areale, Gerinnungsstörungen, bekannte Allergien gegen Begleitmedikationen. Vgl. Gelotripsie.

Gelo|tripsie (↑; gr. τρίβειν reiben, abnützen) f: von Max Lange eingeführte Methode zur Behandlung von Gelosen*; als technische Hilfe verwendete Lange ein stielartiges Holzstück mit abgerundetem Kopf, mit dem er die Gelose zerdrückte. Heute erfolgt die G. durch sterile Nadeln (s. Gelopunktur) od. lokale, knetende Massage der Punkte (Lange war der Auffassung, daß die Gelosen nicht im Bindegewebe, sondern in der Muskulatur liegen). Im Bereich der Massage stellt die G. eine Sonderform der Reibung, d. h. eine tiefe Friktionstechnik, dar, die am Ort der stärksten Muskelverhärtung durchgeführt wird u. oft zu lokaler Hämatombildung bei der Zerreibung der Gewebeverhärtungen führt. Vgl. Gelosentherapie.

Gelsemium n: G. sempervirens, falscher Jasmin; Strauch aus der Familie der Loganiaceae; **Arzneidroge:** getrockneter Wurzelstock mit Wurzeln (Gelsemii rhizoma); **Inhaltsstoffe:** Indolalkaloide (Gelsemin, Gelsemicin, Gelsedin, Sempervirin), ätherisches Öl u.

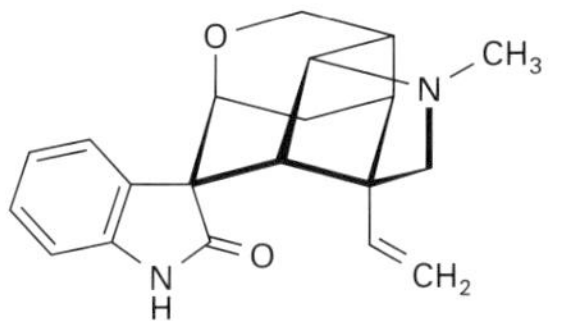

Gelsemin

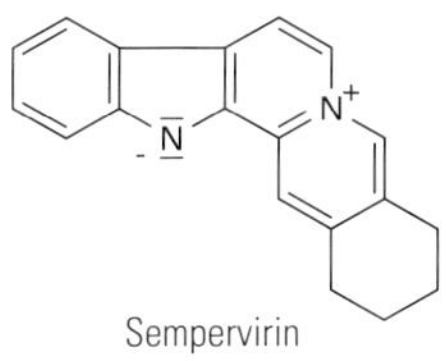

Sempervirin

Gelsemium: Inhaltsstoffe

Gerbstoffe; **Wirkung:** auf das Zentralnervensystem erst anregend, dann dämpfend; analgetisch; **Verw.:** als Extrakt **traditionell** gegen Neuralgien, Migräne, Hysterie, Asthma bronchiale; laut Kommission E beim ehemaligen Bundesgesundheitsamt ist die Wirksamkeit bei den beanspruchten Anwendungsgebieten nicht belegt. **NW:** Anzeichen von Vergiftungserscheinungen sind Lidsenkung, Mydriasis, Sehschwäche, Asthenie, Depression; **homöopathische** Zubereitungen aus frischem Wurzelstock bei Grippe, Migräne, Neuralgien, Meningismus, Myokarditis, Dysmenorrhoe u. Lähmungen peripherer Nerven.

Gemma (lat. Knospe) f: Bez. für phytotherapeutisch angewendete Blattknospen (z. B. Populi gemmae, Blattknospen der Pappel).

Generika n pl: Fertigarzneimittel*, die unter einem (nicht geschützten) Freinamen (sog. Generic name) im Handel sind.

Genista tinctoria f: Färberginster*.

Genius epidemicus (lat. genius Schutzgeist) m: Bez. für eine kleine Auswahl von homöopathischen Arzneimitteln, die sich bei einer gehäuft auftretenden akuten Erkrankung (Epidemie, z. B. Grippe) für die überwiegende Mehrzahl der Fälle als passend erweist. Praktisch läßt sich der G. e. ermitteln, indem die Symptome mehrerer Patienten zusammengefaßt u. repertorisiert werden (s. Repertorisierung). Diese Art der Arzneimittelwahl ist v. a. dann sinnvoll, wenn die Krankheitsbilder von klinischen Symptomen ohne nennenswerte individuelle Abweichungen bestimmt sind u. eine konstitutionelle Behandlung nicht beabsichtigt wird. Vgl. Krankheit, festständige; Indikation, bewährte.

Gentiana lutea f: gelber Enzian*.

Genuß|mittel: Lebensmittel, die nicht zur Deckung des Energie- u. Nährstoffbedarfs, sondern aufgrund ihres Geschmacks bzw. wegen ihrer anregenden od. beruhigenden Wirkung konsumiert werden, z. B. Kaffee, Tee, Kakao, alkoholische Getränke, Tabakwaren.

Genuß|wert: s. Lebensmittelqualität.

Geo|pathie (gr. γῆ Erde, Boden, Gebiet; -pathie*) f: Bez. für ein umfangreiches, physikalisch nicht nachgewiesenes System von Hypothesen zur Wirksamkeit geologischer Formationen (z. B. sog. Wasseradern*, Erdstrahlen*) auf biologische Systeme u. die Gesundheit des Menschen; vgl. Erfahrungsheilkunde.

Gerb|säure: s. Tannin.

Gerb|stoffe: Oligo- u. Polyphenole pflanzlicher Herkunft (z. B. in Eichenrinde, Ratanhiawurzel, Wurzelstock von Tormentilla) mit der Eigenschaft, Kollagen zu binden (Gerben von Haut zu Leder); Einteilung medizinisch verwendeter G. in Catechin-G., Tannin-G. u. Lamiaceen-G.; **Wirkung:** Bildung einer Koagulationsmembran auf Schleimhäuten, reizmildernd, antiphlogistisch, antimikrobiell, sekretionshemmend; **Verw.:** äußerlich zur Wundbehandlung, bei Entzündungen, Hämorrhoiden; innerlich bei dyspeptischen Beschwerden, Diarrhoe sowie als Antidot bei Alkaloid- u. Schwermetallvergiftungen.

Gerson-Diät (Max Bernhard G., amerikanischer Arzt, 1881–1951; Diät*) f: Diätform, die zunächst als Therapie der Lungentuberkulose, später als sog. Krebsdiät* zur Entgiftung des Organismus durch salzarme Kost propagiert wurde; Einsatz von frisch u. salzlos zubereiteten Säften von Früchten, Gemüsen u. Blättern; Verbot von Fleisch, Fisch, Milch, Eiern, Mehlspeisen, Kakao u. Kaffee. Therapieerfolge sind wissenschaftlich bisher nicht nachzuweisen.

Geruchs|kor|rigenzien (lat. corrigere berichtigen, verbessern) n pl: zur Verbesserung des Geruchs (u. des Geschmacks) manchen Arznei- u. Lebensmitteln zugesetzte Stoffe; vgl. Aromastoffe.

Gesamtheit der Sym|ptome (Symptom*): auch Totalität der Symptome; Begriff in der Homöopathie* für die Zusammenfassung aller Symptome eines Patienten, insbesondere der seit Beginn einer Erkrankung vorhandenen, neu aufgetretenen od. veränderten; gelegentlich kann auch ein einzelnes, den Fall wesenhaft kennzeichnendes Symptom als G. d. S.

verstanden werden (Inbegriff* der Symptome). Vgl. Schlüsselsymptom.

Gesamt|thymus|extrakt (Extractum*) m: auch THX; von dem schwedischen Arzt Elis Sandberg 1938 entwickelter Thymusextrakt aus Kalbsbriesdrüsen (von ihm als Nr. X bezeichnet); der G. enthält etwa 30 unterschiedliche Thymusfaktoren (in ihrer Mehrzahl Polypeptide) u. wird in einer Menge von 5 ml streng intramuskulär (meist intraglutäal) kurgemäß appliziert. **Wirkung:** Verschiedene Thymusfaktoren (syn. Thymuspeptide, Thymosine) sind für die Ausreifung von T-Lymphozyten wichtig u. wirken immunmodulativ; auch endokrine Funktionen werden diskutiert; insbesondere wird eine Suppressionswirkung von Thymuslymphozyten vermutet. **Anw.:** bei Abwehrschwäche, Autoimmunkrankheiten, Allergien, Arthrose, Arthritis; in der Geriatrie zur adjuvanten Tumortherapie. **NW:** lokale Reaktionen, grippeähnliche Symptome, Fieber, allergische Reaktion vom Soforttyp; **cave:** nie intravenös applizieren. **Kontraindikationen:** totale Knochenmarkaplasie, Hyperthyreose, Basedow-Krankheit, Neigung zu Hypoglykämie u. -kalzämie, erstes Trimester der Schwangerschaft, Kortikosteroid- od. Antikoagulanzientherapie. Wissenschaftlich nicht gesichert. Vgl. Thymustherapie, Zelltherapie.

Geschmacks|stoffe: bei Zimmertemperatur i. a. nicht flüchtige saure, süße, bittere od. salzig schmeckende Verbindungen, die nur mit den Geschmacksrezeptoren wahrgenommen werden; vgl. Aromastoffe.

Geschmacks|verstärker: Lebensmittelzusatzstoffe*, die in geringen Mengen den Eigengeschmack u. die Würzung von Lebensmitteln verstärken od. betonen, ohne selbst einen auffallenden Geschmack zu besitzen, z. B. Natriumglutamat, Maltol.

Geschwür: s. Hautulzeration, Ulcus cruris, Ulcus duodeni, Ulcus ventriculi.

Gesichts|aku|punktur (Akupunktur*) f: s. Akupunktur.

Gesichts|guß: Guß* nach Kneipp zur Erfrischung u. Anregung, bei dem der Wasserstrahl von unten auf dem vornübergebeugten Gesicht um Nase, Mund u. Augen kreist; **Anw.:** als thermisches Regulationstraining, zur Abhärtung gegen Infektionen, bei Kopfschmerz, Müdigkeit, beginnender Alterssichtigkeit; **Kontraindikation:** akute Erkältungskrankheit.

Gesprächs|psycho|therapie (Psych-*; Therapie*) f: Abk. GT; syn. klientenzentrierte Psychotherapie (Rogers); Form der Beratung bzw. Psychotherapie*, bei der das Verhalten des Beraters bzw. Therapeuten durch Echtheit, nicht an Bedingungen gebundene Akzeptanz des Klienten u. Empathie gekennzeichnet ist; der therapeutische Prozeß wird dabei vom Therapeuten auf nichtdirektive Art als Beziehungsangebot eingeleitet. Gelingt die Beziehung, führt sie über die Selbstaktualisierung zu einer Änderung des Selbstkonzepts u. damit zu einer Reduktion des inkongruenten Erlebens beim Klienten.

Gestalt|therapie (↑) f: tiefenpsychologische Form der Psychotherapie*, die auf Elementen von Psychoanalyse, Gestaltpsychologie, Feldtheorie, Phänomenologie, Hermeneutik, Existenzphilosophie u. bestimmten Meditationsformen basiert (F. Perls); gekennzeichnet ist die G. durch einen gegenwarts- u. personenzentrierten Ansatz („Hier u. Jetzt“, „Ich u. Du“), ein ganzheitliches Verständnis von Körper, Geist u. Seele u. die Betonung von Selbstverantwortlichkeit u. Selbstregulierungsfähigkeit des Menschen. Über direktes Erleben („Was fühle, denke, tue, vermeide ich jetzt?“) sollen Blockierungen im Wahrnehmen, Erleben u. Handeln aufgelöst u. die vorhandenen Potentiale freigesetzt werden (Therapieziel: Selbstbewußtheit).

Gestaltungs|therapie (↑) f: auch Kunsttherapie; Bearbeiten von Konflikten über gestalterische Tätigkeiten (z. B. Malen, Plastizieren); Anwendung in der Ergotherapie* u. in Zusammenhang mit Psychotherapie*.

Gesundheit: **1.** i w. S. nach der Definition der WHO der Zustand völligen körperlichen, geistigen, seelischen u. sozialen Wohlbefindens; **2.** i. e. S. das subjektive Empfinden des Fehlens körperlicher, geistiger u. seelischer Störungen od. Veränderungen bzw. ein Zustand, in dem Erkrankungen u. pathologische Veränderungen nicht nachgewiesen werden können; **3.** im sozialversicherungsrechtlichen Sinn der Zustand, aus dem Arbeits- bzw. Erwerbsfähigkeit resultiert. Vgl. Gesundheitsrecht, Krankheit.

Gesundheits|förderung, ayur|vedische: im Ayurveda* wird von einem sehr umfassenden Gesundheitsbegriff ausgegangen; nach Sushruta kann nur derjenige wahrhaft gesund genannt werden, dessen Doshas* u. Agnis* im Gleichgewicht stehen, dessen Dhatus* gut aufgebaut u. genährt sind u. dessen Malas* richtig ausgeschieden werden. Weiterhin sollten seine körperlichen u. geistigen Aktivitäten in einem ausgewogenen Verhältnis zueinander stehen u. er sich sinnlich, mental u. spirituell wirklich glücklich fühlen. Damit ist auch ausgedrückt, daß es der a. G. nicht nur darum geht, ein langes, gesundes u. aktives Leben zu ermöglichen, sondern auch, gemeinsam auf dem Weg der Selbstverwirklichung (Moksha) voranzukommen. In diesem Sinne kann Yoga* als ein Teil von Ayurveda angesehen werden.

Gesundheitsbewußtes Verhalten bezieht sich zunächst auf die Tagesroutinen sowie eine den Jahreszeiten angepaßte Lebensweise. Zu den Tagesroutinen gehören frühzeitiges Aufstehen, Toilette u. Körperpflege (insbesondere die Pflege der Zähne, der Zunge, des Mundes, der Augen, der Nasenhöhlen u. der

Gehörgänge sowie des Gesichts), dann die Meditation, Pranayama* u. Asanas* sowie die Körpermassage u. das warme Bad. Für die Ernährung, die Bewegung, das Verhalten u. den Schlaf gibt es grundsätzliche Empfehlungen u. Regeln, es müssen aber auch die individuelle Konstitution u. die jahreszeitlichen Schwankungen berücksichtigt werden. Besondere Bedeutung kommen der ethischen Lebensweise sowie der Kontrolle der sexuellen Energie zu. Bei unethischem Verhalten geraten die mentalen Doshas Rajas u. Tamas unweigerlich aus dem Gleichgewicht u. können dann die verschiedensten psychischen od. psychosomatischen Erkrankungen verursachen. Bei ungezügeltem Sexualleben kommt es dagegen, als Folge des Verlustes von Shukra Dhatu, zur Reduktion von Ojas (Ojakshaya) u. damit zur Schwächung der Abwehrkraft u. Vitalität (vgl. Physiologie, ayurvedische). Wem diese Kontrolle aber gelingt, der kann über einen gesunden Körper, seine volle Intelligenz u. ein gutes Gedächtnis verfügen u. sich so eines langen Lebens erfreuen. Vgl. Rasayana, Vajikarana.

Gesundheits|recht: **1.** (allg.) das „Recht auf Leben u. körperliche Unversehrtheit" nach Art. 2 Abs. 2 GG; vgl. Gesundheit; **2.** gesetzliche Grundlagen z. B. zur Regelung des Arztwahlrechts des Patienten, zum ärztlichen Berufsrecht (z. B. Beratungs- u. Aufklärungspflicht), zur Arzthaftung, zur Regelung von Zwangseinweisungen u. -behandlungen; **3.** als Kernbereich das SGB V im Gesundheits-Reformgesetz von 1988 (BGBl. I S. 224), geändert durch das Gesundheitstrukturgesetz (Abk. GSG; BGBl 1992 I S. 2266) in Verbindung mit Bestimmungen der RVO bzw. gesetzlichen Kranken-, Unfall- u. Rentenversicherungen, Kriegsopferversorgung u. weiteren Sonderbereichen (Einbezug versicherungsrechtlicher Ansprüche in den ostdeutschen Bundesländern ist durch den Einigungsvertrag 1990 erfolgt). Das Gesundheitsstrukturgesetz von 1993 greift erstmals in die strukturellen historischen Eigenheiten des deutschen G. ein: Erhaltung des Krankenscheinsystems unter Verzicht auf marktwirtschaftliche Sparanreize bei staatlicher Intervention u. a. durch Belastungen der Kassenärztlichen Vereinigungen u. der Pharmaindustrie, mit Budget-Vorgaben, degressiver Gestaltung der medizinischen Leistungsentgelte, kassenübergreifendem Risikostrukturausgleich mit erweitertem Wahlrecht der Versicherten, Änderung der Struktur der Laborleistungen zugunsten ambulanter Betreuung, Berufslenkung durch bedarfsgeregelte Kassenarztzulassungen (§ 101 GSG; Vereinbarkeit mit Art. 12GG – Berufsfreiheit – strittig) u. a.; **4.** dem präventiven, aktiven u. repressiven Gesundheitsschutz dienende gesetzliche Vorschriften, z. B. Seuchen- u. Betäubungsmittelgesetze, Laborverordnungen; **5.** das stark von EU-rechtlichen Bestimmungen geprägte Arzneimittel-, Kosmetika-, Lebensmittel- u. Diätrecht; **6.** das nur wenig von EU-Recht geprägte Arbeits- u. Sozialrecht; **7.** gesundheitsrechtliche Bedeutung aufweisende Bestimmungen des Verkehrs- u. Strafrechts sowie des Umweltschutzrechts (Immissions-, Chemikalien- u. Schadstoffrecht, Abfallbeseitigungs- u. Umwelthaftungsrecht); **8.** das Recht der Heilberufe (weitgehend EU-weit kompatibel); **9.** Bestimmungen über sog. Medizinprodukte u. deren Zubehör (Gesetz über Medizinprodukte – Medizinproduktegesetz – MPG) vom 2.8.1994 (BGBl. I S. 1963) als Umsetzung von EU-Richtlinien.

Gesundheits|struktur|gesetz: Abk. GSG; s. Gesundheitsrecht.

Gesundheits|training n: individuelle Übung autoregulativer Fähigkeiten u. Fertigkeiten des Menschen zur aktiven Gesundheitsförderung im Alltag; Ziel ist es, die physiologischen (z. B. Atmung, Bewegung, Ernährung, Entspannung), psychologischen (z. B. Gefühle) u. sozio-kognitiven (z. B. Gesundheitsbewußtsein, Konfliktbewältigung, Umweltverhalten) Verhaltenskomponenten in Richtung Gesundheit zu optimieren u. ein praxisbezogenes Lebensstilmanagement für u. mit dem Individuum zu entwickeln; vgl. Autoregulation, Medizin, autoregulative.

Gesundheits|verhalten: Verhalten im Hinblick auf die Erhaltung der Gesundheit; bestimmt von individuellen u. kollektiven Normen, vom Informationsgrad (s. Laientheorien), von individuellen Erfahrungen mit eigener od. fremder Krankheit (Krankheitskonzept*) u. von psychosozialen Rahmenbedingungen; vgl. Krankheitsverhalten.

Gesundheits|verträglichkeit: ernährungsmedizinische Bez. für die Auswirkungen der Ernährung auf den körperlichen, geistigen u. seelischen Gesundheitszustand des Menschen, die von den direkten Einflüssen der verzehrten Nahrung abhängen; vgl. Lebensmittelqualität.

Geum urbanum n: Nelkenwurz*.

Gewebe|nosode (Nosode*) f: aus Gewebeextrakten hergestellte Nosode*, die meist zur Entgiftung* eingesetzt wird; die Elektroakupunktur nach Voll (s. Elektroakupunktur) u. ähnliche Verfahren verwenden häufig Nosoden in aufsteigender Reihenfolge (KUF-Reihen genannt), ebenso die Homotoxikologie*. Vgl. Homöopathie.

Gicht: in akuten Schüben od. primär chronisch verlaufende Purinstoffwechselstörung, die durch Abscheidung von harnsauren Salzen an verschiedenen Körperstellen, besonders in den Gelenken (Arthritis urica) u. deren Umgebung, charakterisiert ist; **Formen: 1.** primäre G.: angeborener Stoffwechseldefekt (zu 95 % sind Männer betroffen); 12–25 % der Verwandten von Gichtkranken sind hyperurikämisch, aber nur 0,1–0,8 % der Gesamtbevölkerung. Exogene Faktoren haben eine manifestationsfördernde u. anfallauslösende Wirkung (purin- u. aminosäurereiche Nahrung, Alkoholgenuß, körperliche Anstrengung, Unterkühlung); **2.** sekundäre G.: bei Erkrankung des hämopoetischen Systems (gesteigerter Zelluntergang) od. bei Nierenfunktionsstörungen (verminderte Ausscheidung); **klinische Stadien: 1.** asymptomatische Hyperurikämie; **2.** akuter Gichtanfall (primäre Gelenkgicht) mit uncharakteristischen Symptomen; Beginn meist nachts od. frühmorgens mit heftigen Schmerzen, in zwei Drittel der Fälle im Großzehengrundgelenk (Podagra), seltener im Sprung- od. Fußwurzelgelenk, Knie (Gonagra), Finger- od. Handgelenk (Chiragra), Schulter- u. Sternoklavikulargelenk. Das betroffene Gelenk ist hochrot, oft teigig geschwollen, heiß u. sehr druckschmerzhaft; u. U. Übergreifen der Entzündungserscheinungen auf die Umgebung; Dauer des Anfalls meist bis zum Morgen, evtl. auch einige Tage; Frösteln u. mäßiges Fieber (38,5–39 °C); in den nächsten Nächten meist Rezidive, wobei u. U. mehrere Gelenke nacheinander befallen werden; **3.** interkritische Phase: klinisch symptomlos bei persistierender Hyperurikämie (Rezidivwahrscheinlichkeit 60 % innerhalb von 10 Jahren); **4.** chronisch-tophöse G.: massive extraartikuläre Uratablagerungen; Prädilektionsstellen der Gichttophi sind Ohrknorpel (Helix u. Anthelix), Augenlider, Nasenflügel, Schleimbeutel, Streckseiten der Ellenbogengelenke; Gelenktophi mit irreversiblen Gelenkdestruktionen; **Komplikationen:** sog. Gichtnephropathie (stadienunabhäng), u. U. Erstmanifestation bei jungen Patienten; Nephrolithiasis bei 10–20 % aller Gichtpatienten; arterielle Hypertonie (50 % der Patienten mit Hyperurikämie); Iridopathia urica; Auftreten weiterer Begleiterkrankungen, z. B. Fettstoffwechselstörungen, Diabetes mellitus, Adipositas, Leberschädigung; **Diagnostik:** klinisches Beschwerdebild, (labordiagnostischer) Nachweis der Hyperurikämie, insbesondere im Anfall; Sicherung durch Nachweis von Natrium-Urat-Kristallen im Gelenkpunktat od. Aspirat, z. B. aus Tophi; röntgenologischer Nachweis von Knochentophi (ausgestanzte Defekte); **Therapie:** im Anfall nichtsteroidale Antiphlogistika (Indometacin u. a.), Colchicinum als Differentialtherapeutikum (Phagozytosehemmstoff für Leukozyten), in schweren Fällen ACTH u. Kortikoide; physikalisch Ruhigstellung, feuchte kalte Umschläge, Fußbad usw.; Dauertherapie der Hyperurikämie als Rezidivprophylaxe mit Urikostatika od. Urikosurika sowie diätetisch; traditionell wird eine Vielzahl pflanzlicher Drogen (z. B. Arnika, Bitterklee, Bruchkraut, Efeu, Esche, Goldrute, Heidekraut, Klette, Löwenzahn, Meerrettich, Primel, Sassafras, Sellerie, Sumpfporst, Wacholder) angewendet; homöopathisch kommen Berberitze, Colchicum autumnale, Gartenbohne, südafrikanische Teufelskralle u. a. in Betracht.

Giebel-Rohr: Kunststoffrohr aus ineinander steckbaren Segmenten (100 ccm Rauminhalt) zur stufenweisen Vergrößerung des Totraums des Respirationstrakts; Anwendung i. R. der Atemtherapie*. Die Mundatmung durch das Rohr führt zur Erhöhung des alveolären CO_2-Partialdrucks; dadurch Atemantrieb u. Steigerung der Ventilation.

Gift|abwehr|krankheit: syn. Homotoxikose; aus der Homotoxikologie* stammende Bez., derzufolge Krankheiten Ausdruck einer biologisch „zweckmäßigen Abwehrmaßnahme" gegen sog. Menschengifte od. eines daraus entstandenen Folgeschadens sind. Die G. entsteht über mehrere unterschiedliche Entwicklungsphasen, die als sechs homotoxische Phasen von Reckeweg beschrieben wurden (s. Phasenlehre).

Ginkgo-biloba-Ex|trakt (Extractum*) m: Extrakt aus Ginkgo biloba (Fächerblattbaum); **Inhaltsstoffe:** Flavonolglykoside, Ginkgolide u. Bilobalide; **Wirkung:** durchblutungsfördernd durch Verminderung der Plasmaviskosität sowie Hemmung der Erythrozyten- u. Thrombozytenaggregation; **Verw.:** Behandlung von Hirnleistungsstörungen u. peripheren arteriellen Durchblutungsstörungen.

Ginseng m: Panax ginseng, syn. Panax pseudoginseng; Staude aus der Familie der Efeugewächse, Araliaceae; **Arzneidroge:** Haupt-, Neben- u. Haarwurzeln (G. radix); **Inhaltsstoffe:** nach DAB 10 mindestens 1,5 % Ginsenoside (Triterpensaponine); **Wirkung** des Gesamtkomplexes: immunstimulierend u. adaptogen (streßabschirmend), Verbesserung der körperlichen u. geistigen Leistungsfähigkeit; **Verw.:** als Tonikum bei Müdigkeitsge-

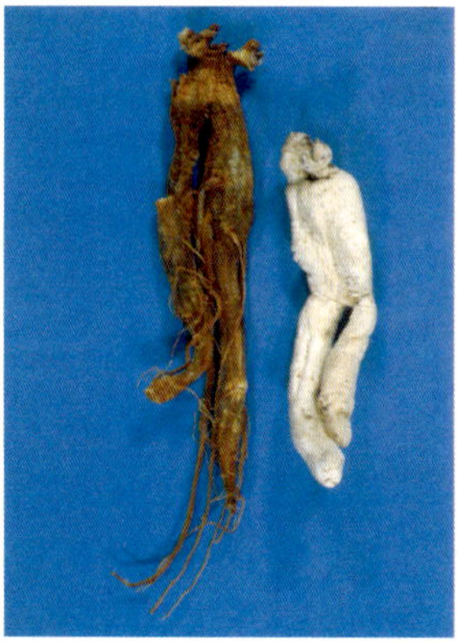

Ginseng

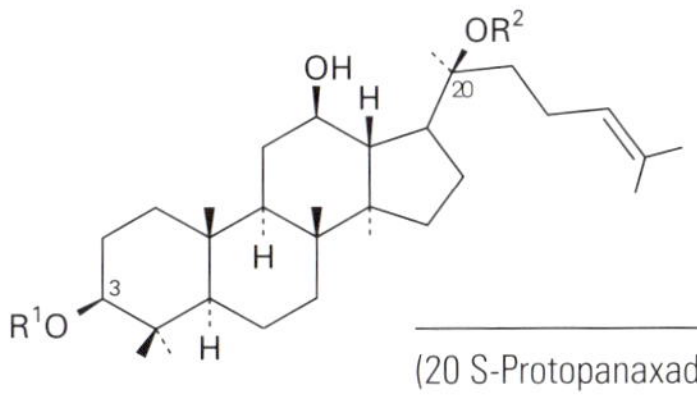

	R¹	R²
(20 S-Protopanaxadiol)	H	H
Ginsenosid Rb_1	β-D-Gl 1 → 2 β-D-Gl	β-D-Gl 1 → 6 β-D-Gl
Ginsenosid Rb_2	β-D-Gl 1 → 2 β-D-Gl	α-L-Ar 1 → 6 β-D-Gl
Ginsenosid Rc	β-D-Gl 1 → 2 β-D-Gl	α-L-Arf 1 → 6 β-D-Gl
Ginsenosid Rd	β-D-Gl 1 → 2 β-D-Gl	β-D-Gl

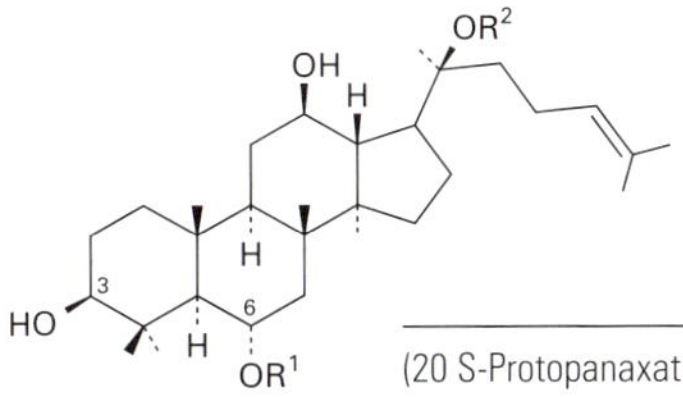

	R¹	R²
(20 S-Protopanaxatriol)	H	H
Ginsenosid Re	α-L-Rh 1 → 2 β-D-Gl	β-D-Gl
Ginsenosid Rg_1	β-D-Gl	β-D-Gl
Ginsenosid Rg_2	α-L-Rh 1 → 2 β-D-Gl	H

Gl = Glukose, Ar = Arabinose, Arf = Arabinofuranosid, Rh = Rhamnose

Ginseng:
Inhaltsstoffe

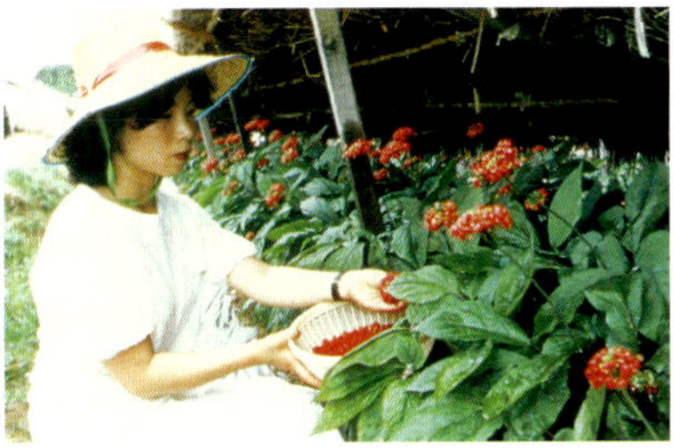

Ginseng

fühl, nachlassender Leistungs- u. Konzentrationsfähigkeit sowie in der Rekonvaleszenz; in Asien **traditionell** gegen Impotenz; **NW:** bei hohen Dosen u. langer Anwendung zentrale Übererregbarkeit u. Schlafstörungen; bei gleichzeitiger Anwendung von Coffein evtl. Hypertonie, Nervosität, Euphorie u. Schlaflosigkeit; Dauer der Anwendung bis zu drei Monaten.

Gips|kraut: Gypsophila paniculata u. andere Gypsophila-Arten; Stauden aus der Familie der Nelkengewächse, Caryophyllaceae; **Arzneidroge:** Wurzeln mit kurzen Wurzelstöcken (Gypsophilae radix, weiße Seifenwurzel); **Inhaltsstoffe:** bis zu 20 % Saponine (besonders Gypsosid A) u. Phytosterole; **Wirkung:** sekretomotorisch, schleimhautreizend; in hoher Dosierung zelltoxisch; **Verw.:** zerkleinerte Droge für Teeaufgüsse, Gypsophilasaponin u. andere galenische Zubereitungen zum Einnehmen bei Entzündungen der oberen Atemwege; **traditionell** auch bei Husten; äußerlich bei chronischen Hauterkrankungen, insbesondere Ekzemen; **NW:** selten Reizungen der Magenschleimhaut.

Gitoxi|genin n: s. Digitalisglykoside.

Glauber-Salz (Johann R. Glauber, Chem., Arzt, Amsterdam, 1604–1668): Natriumsulfat*.

Gleich|schall: Ultraschall* konstanter Intensität.

Gleich|strom: auch galvanischer Strom; elektrischer Strom mit konstanter Flußrichtung der Ladungsträger (Elektronen od. Ionen); Reizung von Nerven u. Muskeln besonders beim Ein- u. Ausschalten möglich; vgl. Galvanisation, Wechselstrom.

Glisson-Schlinge (Francis G. , Arzt, Anat., London, Cambridge, 1597–1677): Vorrichtung zur Entlastung eines erkrankten Wirbelsäulenabschnitts bei Kyphose, Skoliose od. Bandscheibenschaden; besteht aus Kopf- u. Schultergurten, die an einem Flaschenzug befestigt sind u. eine Extension der Wirbelsäule erlauben; Anwendung z. B. vorübergehend zum Anlegen eines Gipsverbands od. Stützkorsetts bei vertikaler Haltung des Körpers od. für längere Zeit im Sitzen u. bei Bettlage mit Gegenzug.

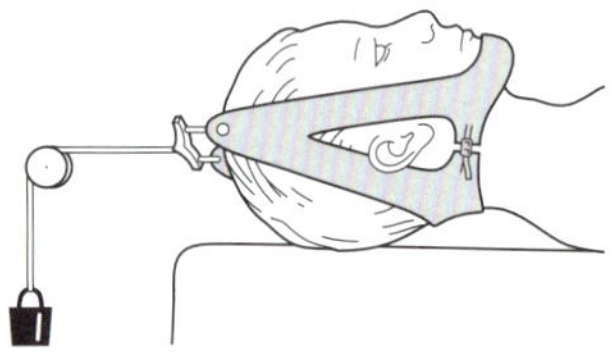

Glisson-Schlinge

Glob̲al|netz (lat. glọbus Kugel): Bez. für ein von Rutengängern angenommenes Gitter von Netzlinien auf der Erdoberfläche in Nord-Süd- bzw. Ost-West-Richtung, in deren Nähe körperliche Reaktionen erfahrbar sein sollen; diagonal dazu soll das Diagnonalnetz liegen. Kreuzungen solcher Netzlinien werden pathogene Eigenschaften zugeschrieben. Die Existenz solcher Netze ist nicht nachgewiesen. Vgl. Geopathie, Radiästhesie, Wünschelrute.

Glọbulus (lat. kleine Kugel) m: Streukügelchen; in der Homöopathie bei hochpotenzierten Arzneimitteln gebräuchlichste Darreichungsform; als Vorteile gegenüber anderen Formen werden Dosisverkleinerung (ein Tropfen Flüssigpotenz imprägniert viele Globuli), leichte Dosierbarkeit u. keine Weiterpotenzierung durch unbeabsichtigtes Verschütteln beim Transport angesehen.

Glocken|bilsen|kraut: s. Scopolia carniolica.

Glücks|rute: syn. Wünschelrute*.

Glycịne max f: Soja*.

Glycyrrhịza glạbra f: Süßholz*.

Glyko|s̲ide n pl: Verbindungen, bei denen die halbacetalische Hydroxylgruppe am C-Atom 1 von Monosacchariden mit Hydroxyl- bzw. Aminogruppen glykosidisch (d. h. unter Wasserabspaltung) verknüpft ist; **1.** mit der OH-Gruppe eines anderen Monosaccharids unter Bildung eines Disaccharids (z. B. Saccharose); **2.** mit der OH-Gruppe eines Nicht-Kohlenhydrats unter Bildung eines O-Glykosids (z. B. Strophanthin); **3.** mit einer NH_2-Gruppe unter Bildung eines N-Glykosids (z. B. Nukleotide, Ribonukleinsäure, Desoxyribonukleinsäure). Der Nicht-Kohlenhydratanteil in glykosidischen Naturstoffen wird Aglykon od. Genin genannt u. ist die für das Glykosid spezifisch wirksame Gruppe. Weitere wichtige G.: Nicotinamid-Adenin-Dinucleotid (Abk. NAD), Nicotinamid-Adenin-Dinucleotid-Phosphat (Abk. NADP), Flavin-Adenin-Dinucleotid (Abk. FAD), Streptomycin, Digitalisglykoside.

Gnọstik (gr. γνῶσις Erkenntnis) f: **1.** geheimes, spirituelles Wissen bei frühchristlichen u. esoterischen Sekten; **2.** das „Durch-und-Durch"-Erkennen von Ursachen als Ziel eines „Diagnostizierens" vor der Therapie.

Gold|mohn: s. Eschscholtzia.

Gold|rute: Bez. für verschiedene Solidago-Arten (Solidago virgaurea, Solidago serotina, Solidago gigantea); Pflanzen aus der Familie der Korbblütler, Asteraceae; **Arzneidroge:** oberirdische Teile, Kraut (Solidaginis virgaureae herba, Solidaginis herba); **Inhaltsstoffe:** Flavonoide, Saponine, Phenolglykoside; **Wirkung:** entwässernd, schwach spasmolytisch, antiphlogistisch; **Verw.:** zur Durchspülungstherapie bei Entzündung der ableitenden Harnwege u. bei Nierengrieß; **traditionell** auch bei Gicht, Rheuma u. Hauterkrankungen (nur Solidago virgaurea); keine Kontraindikationen, Nebenwirkungen od. Wechselwirkungen bekannt; **homöopathische** Verwendung frischer Blüten von Solidago virgaurea bei Nephritis, Prostatahyperplasie u. Gicht.

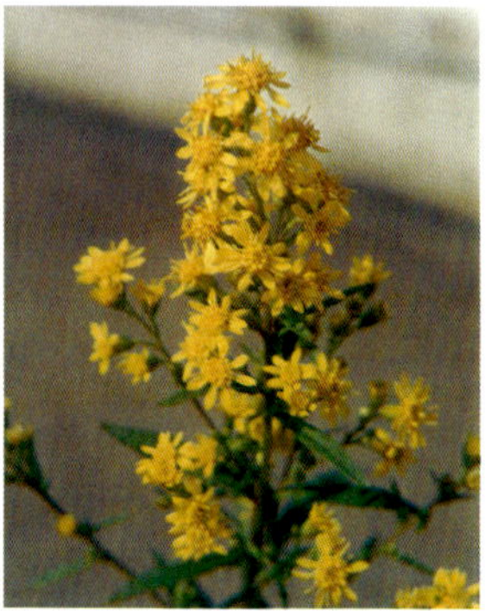

Goldrute

Gossyp̲ol n: aldehydisches Polyphenol aus zwei gleichen Sesquiterpeneinheiten; enthalten im fetten Öl aus den Samen von Gossypium-Arten (Baumwolle); **Wirkung:** fertilitätshemmend beim Mann, indem die Beweglichkeit u. Neubildung von Spermien reversibel eingeschränkt wird; **NW:** Appetitlosigkeit, Müdigkeit, Hypokaliämie.

Grad: s. Wertigkeit.

Graminis flos m: s. Heublumen.

Graminis rhizoma n: Queckenwurzelstock; s. Quecke.

Grindelia f: G. robusta bzw. G. squarrosa; Pflanze aus der Familie der Korbblütler, Asteraceae; **Arzneidroge:** während der Blüte geerntete u. getrocknete Stengelspitzen u. Blätter (Grindeliae herba); **Inhaltsstoffe:** ätherisches Öl, ca. 20 % Harz mit Grindeliasäure u. Oxygrindeliasäure, Polyine, Bitterstoffe (Grindelin); **Wirkung:** antibakteriell, expektorierend, leicht spasmolytisch; **Verw.:** Aufgüsse u. andere galenische Zubereitungen zum Einnehmen bei Entzündungen der oberen Atemwege; **traditionell** auch bei Asthma bronchiale, Bronchitis, Nierenleiden u. Rheuma; **NW:** selten Reizungen der Magenschleimhaut; **homöopathische** Zubereitungen aus dem getrockneten Kraut zur Zeit der Blüte bei Asthma bronchiale, Emphysembronchitis, Milzschwellungen.

Grippe: syn. Influenza; akute, endemisch, epidemisch od. pandemisch auftretende Infektionskrankheit des Respirationstrakts; **Erreger:** Influenza-Virus; **Übertragung:** Tröpfcheninfektion; **Verbreitung:** betroffen sind alle Altersgruppen; selten sporadisches, häufiger epidemisches Auftreten (alle 1–3 Jahre) mit Häufung in Wintermonaten; pandemisch in Abständen von Jahrzehnten: 1889–1892 als „russischer Schnupfen"; 1918–1920 als „spanische Grippe" (500 Mill. Erkrankungen, 22 Mill. Tote); 1957–1958 als „asiatische Grippe"; 1968–1969 als „Hongkong-Grippe"; Kontagionsindex in Epidemiezentren um 30 %, bei Pandemien höher; Immunität nur für wenige Monate, immer nur gegen die typenspezifische Virusvariante; **Klinik:** plötzlicher Beginn mit hohem Fieber, Frösteln, Rachenbeschwerden, Kopf-, Glieder-, Muskel- u. Kreuzschmerzen, Heiserkeit u. trockener Husten, evtl. Erbrechen, Leibschmerzen u. Durchfälle (Darmgrippe); jedes Organ(system) kann toxisch geschädigt werden, was zum Auftreten unterschiedlicher Symptome führen kann: u. a. Hypotonie, Bradykardie, Leberschwellung, hämorrhagische Diathese (Nasenbluten, Bluthusten), Albuminurie bzw. Erythrozyturie, Exanthem u. Enanthem. Bei unkompliziertem Verlauf bilden sich die Erscheinungen nach wenigen (4–8) Tagen zurück; lange Rekonvaleszenz. **Komplikationen:** v. a. bei älteren Patienten u. durch Sekundärinfektionen; **1.** Bronchitis, Bronchopneumonie, Pneumonie (Ursache von 80–100 % der Grippetodesfälle); Sekundärinfektion mit Staphylokokken führt u. U. zu Abszeßbildung mit Pleuraempyem. **2.** Entzündung von Nasennebenhöhlen u. Mittelohr; **3.** Kreislaufinsuffizienz durch infektiös-toxische Myokarditis od. toxische Schädigung der Kapillaren; **4.** Beteiligung des Nervensystems (Neuritis, Neuralgien, Meningitis); **Diagnostik:** klinisches Bild; Blutbild (Leukopenie mit Linksverschiebung u. relative Lymphozytose; Eosinopenie); Virusnachweis in Rachensekret u. Stuhl; serologischer Antikörpernachweis (Titeranstieg nach 10–14 Tagen); **Therapie:** symptomatisch (antipyretisch, antiphlogistisch); bei toxischem Verlauf Rekonvaleszentenserum; Humanhyperimmunglobulin gegen G.; bei Sekundärinfektion Antibiotika; phytotherapeutisch traditionell wird mit Ceylon-Zimt, Echinacea angustifolia u. Küchenschelle behandelt, homöopathisch mit Gelsemium; **Prognose:** bei unkompliziertem Verlauf günstig; **Prophylaxe:** Schutzimpfung. Vgl. Erkältungskrankheiten.

Grote-Bedeutungs|dia|gnose (gr. διάγνωσις Entscheidung) f: syn. Bedeutungsdiagnose*.

Grounding (engl.) n: syn. Körpererdung*.

Grund|diät-System (Diät*) n: von Helmut Anemueller (geb. 1920) entwickeltes System verschiedener Ernährungstherapien, die jeweils von einer Grunddiät mit möglichst naturbelassenen Lebensmitteln ausgehen u. bei besonderen Indikationen, z. B. Übergewicht, Fettstoffwechselstörungen od. Hypertonie, modifiziert werden; Anwendung zur Beeinflussung der physiologischen Grundfunktionen (Stoffwechsel, Kreislauf, Abwehr), Prävention u. Therapie ernährungsabhängiger Risikobefunde u. Erkrankungen sowie zur Langzeit-Ernährungstherapie als Naturheilverfahren.

Grund|gesetz, bio|logisches: s. Arndt-Schulz-Gesetz.

Grund|regulations|system (lat. regula Richtschnur, Norm) n: Bez. für ein erstmals 1953 von A. Pischinger als „System des Unspezifischen" im Gegensatz zur „spezifischen" Organpathologie beschriebenes System, welches anatomisch aus der Funktionseinheit der Zellen des lockeren Bindegewebes, der Kapillaren, der peripheren Nerven u. der Interzellulärsubstanz (Grundsubstanz*) besteht; bildet die Transitstrecke zwischen Kapillaren u. Parenchymzellen u. beeinflußt die Stoffwechselvorgänge (insbesondere die peripher-autonomen Grundfunktionen wie Elektrolythaushalt, Säure-Basen-Haushalt usw.); aufgrund der gesamtorganismischen Funktionsorientierung des Modells, seiner humoralpathologischen Dimension u. seines deutlichen Bezugs zum Prozeß der Entzündung wurde das G. schon bald zum Erklärungsmodell einer Vielzahl komplementärer Heilverfahren; wissenschaftliche Weiterentwicklung v. a. durch G. Kellner u. H. Heine; i. R. der Matrixforschung u. aufgrund wachsender Erkenntnisse z. B. in der Chronobiologie u. Biophysik zunehmende Aufklärung von Strukturkomponenten des G. bzw. der Grundsubstanz; die z. T. weitreichenden Interpretationen für die klinische Bedeutung des morphologischen Systems u. das oft spekulative

Potential der wissenschaftlichen Darstellung werden kontrovers diskutiert.

Grund|substanz (lat. substantia Wesen, Beschaffenheit, Stoff) f: syn. extrazelluläre Matrix; Bez. für die Interzellulärsubstanz im Grundregulationssystem*; besteht molekularbiologisch aus einem Netz von Zuckerpolymeren, von denen (entweder frei od. in Form von Eiweiß- u. Lipidbindungen) die G. sowie der Zuckeroberflächenfilm der Zellen gebildet werden. Die netzförmigen Proteoglykane, die situationsgerecht von Fibrozyten synthetisiert werden sollen, sind zusammen mit den Strukturglykoproteinen (Kollagen, Elastin, Fibronektin usw.) für den mechanisch-elastischen Zusammenhalt der Gewebe verantwortlich (nach H. Heine). Ihre Rolle als „Molekularsieb" u. in bezug auf den Interzellulärstoffwechsel (Ionenaustausch, Wasserbindung, Eiweißstoffwechsel usw.) wird kontrovers diskutiert.

Grund|umsatz: Abk. GU, syn. Basalumsatz, Erhaltungsumsatz, Ruheumsatz; durchschnittliche Energiemenge, die bei völliger Ruhe im Liegen, 12 Stunden nach der letzten Nahrungsaufnahme, leicht bekleidet, bei einer Umgebungstemperatur von 20 °C zur Erhaltung der Organfunktionen (Ruhestoffwechsel der Gewebe, Herzarbeit, Atmungstätigkeit, Leistung der Drüsen u. glatten Muskulatur) notwendig ist; abhängig von Alter, Geschlecht, Körperoberfläche sowie bestimmten Stoffwechsellagen, z. B. Hormonfunktion (besonders Schilddrüsenhormone); Methoden zur Ermittlung des GU sind z. B. direkte Kalorimetrie mittels Respirationskalorimeter od. indirekte Kalorimetrie mittels Spirometer. Erhöhung des GU bei Schwangerschaft, Fieber, Tumoren, Schilddrüsenüberfunktion, Hunger u. a. Vgl. Energieumsatz, Leistungsumsatz.

Gruppen|dynamik (gr. δύναμις Kraft, Macht) f: **1.** Bez. für einen innerhalb der Sozialpsychologie entwickelten Forschungsansatz, der sich mit den verschiedenen Formen von Gruppenbildung sowie deren Entstehungsbedingungen u. -ursachen beschäftigt; ferner richten sich die Untersuchungen auf das Kräftespiel innerhalb eines Gruppenverbandes, auf das Verhalten einer Gruppe selbst u. die Wechselbeziehungen zwischen einzelnen Gruppen (Interaktionen). **2.** Bez. für die Beziehungen u. das Kräftespiel innerhalb einer Gruppe. Vgl. Gruppenpsychotherapie.

Gruppen|psycho|therapie (Psych-*; Therapie*) f: Form der Psychotherapie* in einer Gruppe, bei der die Gruppendynamik therapeutisch eingesetzt wird; es gibt geschlossene (feste Mitglieder) u. offene (wechselnde Mitglieder) Gruppen; als G. werden z. B. Gesprächstherapie, Gestalttherapie, Psychodrama, psychoanalytisch orientierte Methoden u. themenzentrierte Interaktion durchgeführt. Vgl. Selbsterfahrungsgruppe.

Gruppen|therapie, ana|lytische (Therapie*) f: Sammelbez. für psychoanalytisch orientierte, in Gruppen stattfindende Formen der Psychotherapie*; man unterscheidet: **1.** die Psychoanalyse in Gruppen, wobei die Reaktion des Einzelnen in der Gruppe von vorrangigem Interesse ist; **2.** die Gruppen-Psychoanalyse, bei der die Entwicklung der Gruppe im Vordergrund des therapeutischen Interesses steht u. sich die einzelnen Gruppenmitglieder unbeeinflußt durch den Therapeuten entwickeln können. Mit beiden Formen der a. G. ist beabsichtigt, das Mit- u. Gegeneinander der Gruppenmitglieder im sog. Hier u. Jetzt der Gruppe u. damit eingefahrene Verhaltensweisen u. Abwehrmechanismen wahrnehmbar zu machen u. im Gruppenprozeß durchzuarbeiten. Das Ziel besteht darin, in größerer Einsicht u. Bewußtheit innere Veränderungen zuzulassen. Vgl. Psychoanalyse.

GT: Abk. für **G**esprächspsycho**t**herapie*.

Guajak n: Guaiacum officinale bzw. Guaiacum sanctum; Bäume aus der Familie der Zygophyllaceae; **Arzneidrogen:** Kern- u. Splintholz (Guaiaci lignum), Rinde (Guaiaci cortex), ätherisches Öl (Guaiaci aetheroleum) u. Harz des Kernholzes (Guaiaci resina); **Inhaltsstoffe:** im Holz 15–25 % Harz mit (-)-Guajaretsäure, Dihydroguajaretsäure, Dehydroguajalignan; im ätherischen Öl Guajol (Sesquiterpenalkohol), Triterpene (z. B. Oleanolsäureglykoside) u. Sterine; in der Rinde

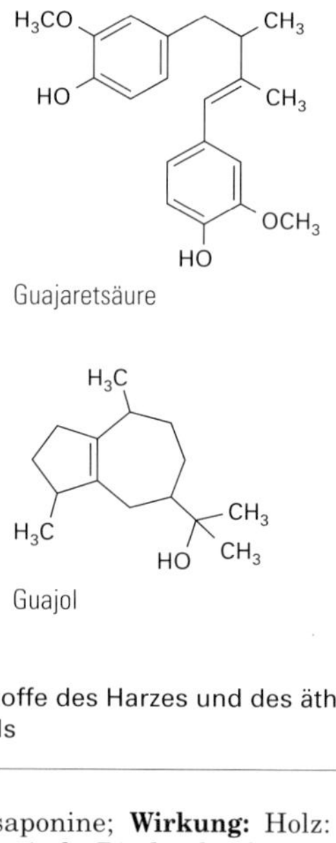

Guajak:
Inhaltsstoffe des Harzes und des ätherischen Öls

Triterpensaponine; **Wirkung:** Holz: fungistatisch, diuretisch; Rinde: diaphoretisch; **Verw.:** als Abkochung u. andere galenische Zubereitungen bei rheumatischen Erkrankungen; **traditionell** Bestandteil der diuretischen Mischung „Species Lignorum“; früher gegen Gicht, Rheuma, Syphilis, Atemwegerkrankungen, Hautleiden; **homöopathische** Zubereitungen aus dem durch Ausschwelen od. natürlich aus dem Kernholz austretenden Harz bei Bronchitis, Lungentuberkulose, Pleuritis, Angina follicularis, Pharyngo-Laryngitis, chronischem Muskel- u. Gelenkrheumatismus; Guajakharztinktur zum Nachweis von Blut in Harn od. Stuhl (Haemoccult-Test); als Antioxidans zur Konservierung tierischer Fette.

Guanidin n: Iminoharnstoff; Diamid der Iminokohlensäure; kommt im Saft der Zuckerrübe vor; zuerst als Oxidationsprodukt des Guanins (aus Guano) isoliert; **wichtige Derivate:** Methylguanidinoessigsäure (Kreatin), Guanidino-Alphaaminovaleriansäure (Arginin); G. u. bestimmte Guanidinderivate wirken blutzuckersenkend (Biguanide).

Guarana n: auch Pasta G.; getrocknete Paste aus gerösteten, zerkleinerten u. mit Wasser zu einem Brei angestoßenen Samen von Paullinia cupana, einem im Amazonasgebiet heimischen Kletterstrauch aus der Familie der Seifenbaumgewächse, Sapindaceae; **Inhaltsstoffe:** Coffein* (4–8 %, coffeinreichste Droge), etwas Theobromin, Saponine, Katechingerbstoffe, viel Stärke, Mineralstoffe; **Verw.:** zur Getränkeherstellung; als Bestandteil von Tonika; als Fluidextrakt, eingestellt auf einen Coffeingehalt von 3 %.

Gummi arabicum n: getrocknetes Sekret, das durch Anritzen des Stamms von Acacia senegal u. anderen Acacia-Arten gewonnen wird; **Inhaltsstoffe:** Ca-, Mg- u. K-Salze der Arabinsäure, saures Polysaccharid aus Arabinose, Rhamnose, Galaktose, Glukuronsäure; löst sich in doppelter Menge Wasser zu hochvisköser Flüssigkeit; **Verw.:** als Mucilaginosum, Emulgator, Stabilisator, Klebemittel u. Rezepturhilfsmittel.

Gurken|kraut: s. Boretsch.

Guß: Wasseranwendung nach Kneipp mit unterschiedlicher Temperatur (Kalt-, Warm-, Wechselguß) u. Dauer auf verschiedene Körperteile (Knie-, Schenkel-, Unter-, Rücken-, Arm-, Brust-, Ober-, Voll-, Gesichtsguß), meist als Flachguß*, gelegentlich auch als Blitzguß*. Nach dem G. wird das Wasser mit den Händen abgestreift, sofort Kleidung angezogen u. durch Bewegung die Wiedererwärmung gefördert. **Anw.:** als Reiz- u. Regulationstherapie zum Ausgleich vegetativer Störungen u. bei Durchblutungsstörungen; **Kontraindikationen:** kalte Extremitäten, akute Infektionen. Vgl. Kneipp-Therapie.

Gypsophila paniculata f: Gipskraut*.

H

Haar|miner<u>a</u>l|ana|lyse (gr. ἀναλύειν auflösen) f: diagnostisches Verfahren zum Nachweis von ernährungs- bzw. umweltbedingten Mangelzuständen an Mineralstoffen* u. Spurenelementen* u. Schwermetallbelastungen durch (z. B. spektralanalytische) Untersuchung von Haarproben; häufig keine wissenschaftlich fundierte Interpretation der Befunde.

HAB: Abk. für **h**omöopathisches **A**rznei**b**uch; s. Homöopathie.

HACA-Krebs|test m: spekulativer Labortest von Guettner zur Krebs(früh)erkennung aus dem Urin.

H<u>ä</u>m|aktivator (gr. αἷμα, αἵματος Blut) m: s. Eigenblut, aktiviertes.

Hämat<u>o</u>m (↑; gr. -ωμα Geschwulst) n: sog. Bluterguß; durch Trauma entstandene Blutansammlung im Weichteilgewebe od. in einer vorgebildeten Körperhöhle (z. B. Hämarthros, Hämatothorax); bei längerem Bestehen erfolgt eine bindegewebige Umbildung (sog. organisiertes H.). Therapie von oberflächlichen H. der Haut mit Arnikatinktur*, Steinklee* od. Hirudin*.

Haem|enter<u>i</u>a officin<u>a</u>lis (↑) f: syn. Placobdella officinalis, Blutegel (vgl. Hirudinea); 5–8 cm lang; **Vork.**: Mittelamerika; wird in Mexiko zum Blutschröpfen benutzt; Haementeria ghilianii (größte Art, bis 30 cm) im Amazonasgebiet.

Hämo|l<u>y</u>se|test, provoz<u>ie</u>rter (↑; gr. λύσις Auflösung) m: spekulativer hämatologischer Labortest zur Krebs(früh)erkennung nach Mattei.

Hämor|rhag<u>ie</u> (↑; gr. ῥαγῆναι reißen, brechen) f: Blutung*.

Hämor|rho<u>i</u>den (gr. αἱμορροΐδες Blutfluß) f pl: knotenförmige Erweiterungen der Äste der A. bzw. V. rectalis superior im Bereich der arteriell u. venös durchbluteten Corpora cavernosa recti; klinische **Stadieneinteilung: Grad 1:** leichte, äußerlich nicht sicht- u. tastbare Vorwölbung; **Grad 2:** beim Pressen prolabierende H. mit spontaner Reposition; **Grad 3:** Bestehenbleiben des Prolapses, der jedoch digital reponiert werden kann; **Grad 4:** permanente große Hämorrhoidalknoten; **Symptomatik:** v. a. Darmblutungen (helles Blut) u. Juckreiz (Pruritus ani), evtl. schleimige Sekretion (ab Grad 3), dumpfes Druckgefühl, Brennen u. Schmerzen im Rektum; u. U. zusätzlich Analprolaps, Anitis bzw. Proktitis, Analekzem u. lokale Ulzerationen; **Komplikationen:** Blutung, evtl. chronische Blutungsanämie, Inkarzeration prolabierter H., Störungen der Stuhlkontinenz; **Diagnostik:** rektale Untersuchung, bei Anoskopie typische Lokalisation der H. in Steinschnittlage bei 3, 7 u. 11 Uhr; Proktorektosigmoidoskopie u. evtl. Röntgenkontrasteinlauf zum Ausschluß anderer Blutungsquellen; **Therapie:** konservativ Stuhlregulierung, Analhygiene, Sitzbad u. Unterkörperwaschung, lokal entzündungshemmende Salben u. Suppositorien, aus dem Bereich der Phytotherapie Balsamum* peruvianum, Hamamelis*, Manna*, Ruscus* aculeatus, Sennesblätter* u. Steinklee*, homöopathisch Mariendistel, Pfingstrose u. Podophyllum peltatum, ggf. Gewichtsreduktion; bei H. 1. u. 2. Grades Sklerosierungsbehandlung (entsprechend der Venenverödung), Infrarotkoagulation od. Kryohämorrhoidektomie; bei Grad 2–4 ggf. operative submuköse Hämorrhoidektomie. Vgl. Symptomenkomplex, analer.

Hafer: Avena sativa; Pflanze aus der Familie der Süßgräser, Poaceae; **Arzneidrogen:** reife, getrocknete, von Deck- u. Vorspelzen umgebene od. entspelzte Früchte (Avenae fructus bzw. Avenae fructus excorticatus), grüne, kurz vor der Vollblüte geerntete, schnell getrocknete oberirdische Teile (Avenae herba) u. getrocknete, gedroschene Laubblätter u. Stengel (Avenae stramentum); **Inhaltsstoffe:** in den Früchten Kohlenhydrate, Proteine, Sterole, Fette, die Steroidsaponine Avenacosid A u. B (s. umseitige Abb.); im Kraut u. Stroh außerdem Flavonoide; **Verw.:** Zubereitungen der Früchte **traditionell** bei Beschwerden im Magen-Darm-Trakt, nervösen Erschöpfungszuständen, Gicht, rheumatischen Erkrankungen, als Diuretikum; Zubereitungen aus Haferstroh äußerlich in Teil- u. Vollbädern bei entzündlichen u. seborrhoischen Hauterkrankungen, insbesondere mit Pruritus; laut Kommission E beim ehemaligen Bundesgesundheitsamt ist die Wirksamkeit bei den beanspruchten Anwendungsgebieten nicht belegt. **NW:** selten Überempfindlichkeit gegen Hafergluten; **homöopathische** Zubereitungen aus blühendem Kraut bei Schlafstörungen u. Erschöpfungszuständen.

Hagebutte: Rosa canina, Rosa pendulina u. andere Arten der Gattung Rosa; Strauch aus der Familie der Rosengewächse, Rosaceae;

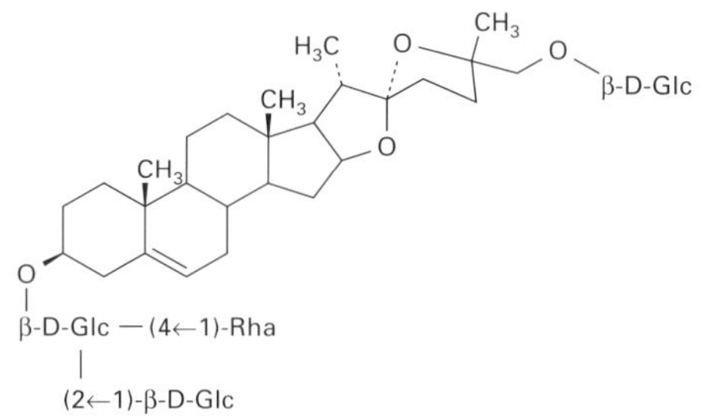

Avenacosid A

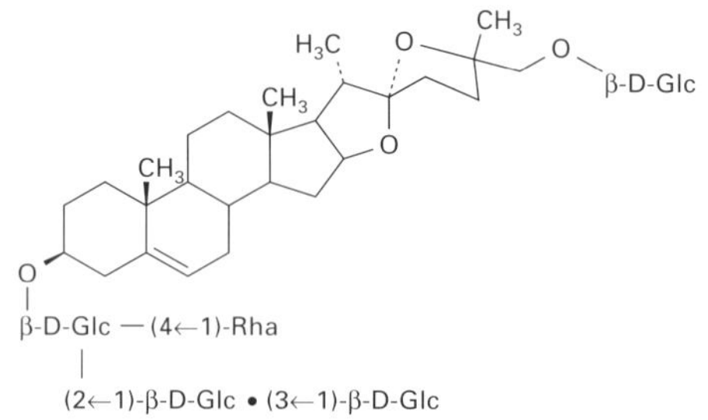

Avenacosid B

Hafer:
Steroidsaponine

Arzneidrogen: reife, frische od. getrocknete Scheinfrüchte (Rosae pseudofructus cum fructibus, Cynosbati fructus, Hagebutten), reife, geöffnete, von Früchten u. auf dem Fruchtboden aufsitzenden Haaren weitgehend befreite, frische od. getrocknete Achsenbecher der Scheinfrüchte (Rosae pseudofructus, Cynosbati fructus sine semine, Hagebuttenschalen); **Inhaltsstoffe:** bis 1,7 % Ascorbinsäure (DAB 9: mindestens 0,3 %); Carotinoide (Isomere des Rubixanthins, Lycopins u. Betacarotins), Zukker, Fruchtsäuren, Pektine; **Verw.:** zerkleinerte H. u. Hagebuttenschalen als Aufguß od. andere galenische Zubereitung **traditionell** zur Vorbeugung u. Therapie von Vitamin-C-Mangelerkrankungen, bei Erkältungskrankheiten u. grippalen Infekten, bei Magensäuremangel, zur Förderung der Verdauung, bei Beschwerden im Bereich der Galle u. der ableitenden Harnwege; als Geschmackskorrigens in Teemischungen, häufig in Verbindung mit Hibiskusblüten u. als Marmelade. Laut Kommission E beim ehemaligen Bundesgesundheitsamt ist die Wirksamkeit bei den beanspruchten Anwendungsgebieten nicht belegt.

Halb|bad: Teilbad nach Kneipp, bei dem das Wasser dem in der Badewanne liegend-sitzenden Patienten bis zur Magengegend reichen soll; **Anw.:** kaltes H. v. a. zur Abhärtung, bei Venenbeschwerden u. Einschlafstörungen; **Kontraindikationen:** kalte Füße, Menstruation, Harnweginfektion, akute Erkältungskrankheit.

Hamamẹlis f: H. virginiana, virginische Zaubernuß; Strauch aus der Familie der Hamamelidaceae; **Arzneidrogen:** Wasserdampfdestillat der frisch geschnittenen u. teilweise getrockneten Zweige bzw. Blätter (Hamamelidis aqua, Hamamelidis corticis aqua); getrocknete zerkleinerte Rinde der Stämme u. Zweige (Hamamelidis cortex) u. getrocknete Blätter (Hamamelidis folium); **Inhaltsstoffe:** in der Rinde mehr als 4 % Gerbstoffe, v. a. β- u. γ-Hamamelitannin, außerdem Ellagitannin, Catechinderivate u. Gallussäure; in den Blättern Gerbstoffe (v. a. Gallotannine), Flavonoide u. ätherisches Öl; im Wasser ätherisches Öl, keine Gerbstoffe; **Wirkung:** adstringierend, entzündungshemmend; **Verw.:** zerkleinerte Droge od. Drogenauszüge zur äußeren u. inneren Anwendung bei leichten Hautverletzungen, lokalen Entzündungen der Haut u. Schleimhäute, Hämorrhoiden, Varikose; Blätter **traditionell** innerlich bei akuter Diarrhoe sowie äußerlich bei Prellungen u. entzündeten Schwellungen; **NW:** gelegentlich Magenreizungen; **homöopathische**

Zubereitungen aus frischer Rinde der Wurzeln u. Zweige bei Krampfaderleiden, Hämorrhoiden, Haut- u. Schleimhautblutungen.

Hand|aku|punktur (Akupunktur*) f: s. Akupunktur.

Hand|auflegen: uralte Form menschlicher Zuwendung im Krankheitsfall, wodurch vorwiegend Beruhigung u. zärtliche Zuwendung erfolgt; durch professionelles H. sollen Krankheiten (z. B. durch Geistheilung* od. „Kraftübertragung") geheilt werden; vgl. Heilmagnetismus, Reiki.

Hand|wickel: Wickel* nach Kneipp mit zum Dreieck gefalteten Tüchern (Innentuch feucht-kalt) um die Hand; Anwendung u. Kontraindikationen: s. Armbad.

Hanf, indischer: Cannabis* sativa.

Harmonik (gr. ἁρμονία Einklang, Harmonie) f: syn. harmonikale Therapie; von dem Arzt Hans Weiers eingeführte therapeutische Nutzung der harmonikalen Grundlagen der Musik unter Verwendung eines Bioscillator genannten Geräts; Grundlage des Verfahrens ist der harmonisch-therapeutische Ausgleich von Krankheitssymptomen mit der Quint-Proportion 2:3, die eine besondere Beziehung zum musikalischen Balance-Empfinden haben soll. Erzeugt wird diese Proportion durch Verwendung zweier in Form od. Frequenz unterschiedlicher Energieformen. Beziehungen zu chronobiologischen Grundrhythmen werden diskutiert. **Anw.:** bei einem breiten Spektrum von Erkrankungen; **Kontraindikation:** Herzschrittmacher. Wissenschaftlich umstrittenes Verfahren mit geringer Verbreitung.

Harn|abfluß|behinderungen: durch Verlegung der Hohlräume des Urogenitaltrakts bedingte Abflußstörungen unterschiedlicher Ätiologie, z. B. mechanisch durch Trauma, Operation, Tumor, Sphinktersklerose, Harnröhrenverschluß, benigne Prostatahyperplasie*, Prostatitis, protrahierte Geburtsverläufe u. a.; **Symptome:** Schmerzen durch Erhöhung des Blaseninnendrucks, Harnstauung, evtl. Anurie.

Harn|blasen|entzündung: Zystitis*.

Harn|elektronik nach Kirchgässner (gr. ἤλεκτρον Bernstein, an dem zuerst elektrostatische Kräfte beobachtet wurden) f: s. Dreifachmessung.

Harn|steine: s. Nephrolithiasis.

Harn|weg|erkrankungen: allgemeine Sammelbezeichnung für Erkrankungen der ableitenden Harnwege; aus dem Bereich der Phytotherapie wird zur Behandlung von H. traditionell eine Vielzahl von Drogen angewendet, z. B. Zubereitungen aus Alant, Bruchkraut, Dill, Hagebutte, Kakaosamen, Königin der Nacht, Krapp, Lungenkraut, Petersilie, Quendel, Schlehe, Sellerie u. Waldmeister, homöopathisch auch aus Berberitze, Bucco, dorniger Hauhechel u. Schachtelhalm; vgl. Blasenerkrankungen, Harnweginfektion, Nephrolithiasis, Nierenerkrankungen, Zystitis.

Harn|weg|in|fektion (lat. inficere hineintun, anstecken) f: entzündliche Erkrankung der Harnwege; **Symptome:** signifikante Bakteriurie, schmerzhafte Miktion, u. U. Schmerzen im Nierenlager, Fieber, Krankheitsgefühl; **Diagnostik:** klinische Harnuntersuchung, Urinkultur, Ausscheidungsurographie zum Nachweis einer Harnwegobstruktion; **Therapie:** Einmal- od. Kurzzeittherapie mit einem harnwegspezifischen Antibiotikum bei unkompliziertem Harnweginfekt; bei fehlendem Therapieerfolg weitere Abklärung bzw. Langzeittherapie; aus dem Bereich der Phytotherapie wird eine Behandlung mit Zubereitungen aus Bärentraube*, Birke*, Brennessel*, Echinacea* purpurea, Goldrute*, dorniger Hauhechel*, Kapuzinerkresse*, Liebstöckel*, Meerrettich*, Orthosiphon*, Quecke*, weißem Sandelbaum*, Schachtelhalm* u. Spargel*, traditionell auch z. B. aus Basilikum, Bucco, Stockmalve u. Wacholder, in homöopathischer Form aus Brunnenkresse, Eucalyptus globulus, Goldrute, Pappel, Pestwurz, Petersilie, weißer Taubnessel, Terpentin, Nelkenwurz u. Stiefmütterchen angegeben; bei bakterieller H. kann eine Schaukeldiät* versucht werden; alternativ kommen Eigenurintherapie* u. Farbtherapie* in Betracht. Vgl. Zystitis.

Haronga f: Harungana madagascariensis; immergrünes Holzgewächs aus der Familie der Guttiferae; **Arzneidroge:** Rinde u. Blätter (Harunganae madagascariensis cortex et folium); **Inhaltsstoffe:** 1,8-Dihydroxyanthracenderivate, auch Dimere wie z. B. Hypericin u. Pseudohypericin; **Wirkung:** Steigerung der Sekretion von Magensaft, Gallenflüssigkeit u. Pankreassekret; **Verw.:** Tinktur u. Extrakte bei dyspeptischen Beschwerden u. leichter exokriner Pankreasinsuffizienz; Blätter auf Madagaskar **traditionell** gegen Dysenterie; **NW:** bei hellhäutigen Personen evtl. Photosensibilisierung; **Kontraindikationen:** Pankreatitis, Leberfunktionsstörungen, Verschluß der Gallenwege, Ileus; nicht länger als zwei Monate anwenden.

Harpago|phytum pro|cumbens n: südafrikanische Teufelskralle*.

Harungana madagascariensis f: s. Haronga.

Haschisch (arab. Kraut) n: Extrakt aus dem Harz von Cannabis* sativa mit den wirksamen Tetrahydrocannabinolen; H. wird als Rauschmittel traditionell im Orient u. in Afrika geraucht u. entspricht im Hinblick auf Inhaltsstoffe u. Wirkung den getrockneten Pflanzenbestandteilen von Cannabis sativa, die in Lateinamerika als Marihuana bezeichnet werden. Es führt individuell unterschiedlich zu Dämmerzuständen, Euphorie, Unruhe, veränderter Wahrnehmung bis zu kurzzeitigen Halluzinationen u. erhöhter sexueller Erregbarkeit. **Nachweismethode:** Cannabinole u. -derivate können durch Dünnschichtchromatographie od. Hochdruckflüssigkeitschromatographie in Blut, Urin u. Speichel nachgewiesen werden.

Hauffe-Schweninger-Arm|bad (Georg H., Arzt, Berlin, geb. 1872; Ernst Sch., Arzt, Berlin, 1850–1924): ansteigendes Armbad, dessen Temperatur von ca. 32 °C in 15–20 Min. auf 39 °C ansteigt; soll reflektorisch zu einer Erweiterung der Koronargefäße führen; **Anw.:** bei spastischer Bronchitis, arterieller Verschlußkrankheit u. beginnender Infektion. Vgl. Hydrotherapie.

Hau|hechel, dornige: Ononis spinosa; Pflanze aus der Familie der Schmetterlingsblütler, Fabaceae; **Arzneidroge:** Wurzel (Ononidis radix); **Inhaltsstoffe:** Isoflavonoide

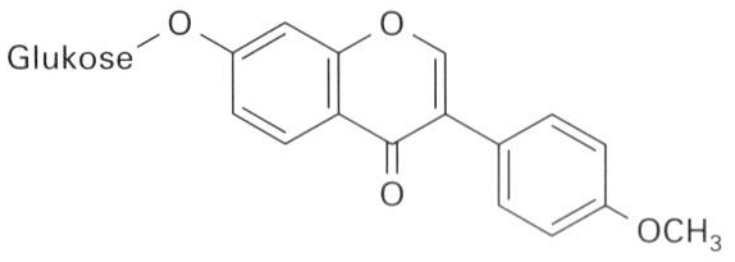

Hauhechel, dornige:
Ononin

(Ononin), Flavonoide, ätherisches Öl; **Wirkung:** diuretisch bzw. entwässernd; **Verw.:** bei Entzündungen der ableitenden Harnwege, zur Durchspülungstherapie bei Nierengrieß; **traditionell** bei rheumatischen Erkrankungen, Gicht, Exanthem, Ekzem, Nieren- u. Blasensteinen; **homöopathische** Verwendung getrockneter unterirdischer Teile bei Erkrankungen der Niere u. der ableitenden Harnwege.

Hauschka-Massage (Magarete H., Ärztin, Boll, 1896–1980) f: syn. rhythmische Massage*.

Haut|aus|schlag: s. Exanthem, Ekzem.

Haut|blutungen: Austritt von Blut aus den Gefäßen in Haut od. Schleimhaut infolge Trauma od. hämorrhagischer Diathese; **Formen: 1.** Petechien: kleinste punktförmige Kapillarblutungen; **2.** Purpura: multiple, exanthematische, meist symmetrische H.; **3.** Vibices: streifenförmig angeordnete Purpura; **4.** Sugillation: flächenhafte, bis 3 cm große H.; **5.** Suffusion: syn. Ekchymose; große flächenhafte H.; **6.** Hämatom*: meist tiefgehende, massive, die Haut vorwölbende Blutung*.

Haut|entzündung: Dermatitis; Reaktion der Haut auf einen chemischen, physikalischen, mikrobiellen od. parasitären Reiz sowie i. R. anderer Hauterkrankungen*; zur Behandlung werden Heilerde*, Milch*-Molke-Bad u. Quarkauflage*, aus dem Bereich der Phytotherapie Zubereitungen aus Arnika*, Eichenrinde*, Hamamelis*, Jambulbaum*, Kamille*, Odermennig*, Spitzwegerich*, weißer Taubnessel* u. echter Walnuß*, traditionell z. B. auch aus Eberwurz, Gelbwurz, Hafer, Himbeere u. Shikimi, homöopathisch aus Cardiospermum, Ehrenpreis u. Honigbiene angegeben; vgl. Ekzem, Exanthem.

Haut|erkrankungen: Sammelbezeichnung für Störungen u. Veränderungen an der Haut; aus dem Bereich der Naturheilkunde u. alternativen Heilverfahren werden zur Behandlung Lichttherapie*, Pflastertherapie*, Aufenthalt in einem Seebad* od. einer Schwefelquelle*, Gegensensibilisierung*, Zubereitungen aus Lehm* u. Ton* sowie eine Vielzahl traditionell angewendeter phytotherapeutischer Drogen, z. B. Alkanna, Birke, Brennessel, Eisenkraut, Goldrute, Kreuzdorn, Oleander, Pfingstrose, Sanikel, Sassafras u. gemeines Seifenkraut, homöopathisch auch Berberitze, Quecke, Spitzwegerich u. Thuja angegeben.

Haut|jucken: s. Pruritus.

Haut|ulzeration (lat. ulcus Geschwür) f: Geschwür; Entzündung u. ausgedehnter Substanzverlust der Haut; zur Behandlung kommen aus dem Bereich der Naturheilkunde u. alternativen Heilverfahren das Anlegen einer Fontanelle* sowie traditionelle phytotherapeutische Zubereitungen z. B. aus Bartflechte, Bockshornklee, Breitwegerich, Henna, Mate, Odermennig, Schachtelhalm, Stockmalve u. auch Propolis in Betracht; vgl. Ulcus cruris.

Haut|verletzung: s. Wunde.

Haut|widerstands|messung: diagnostisches Verfahren, bei dem der elektrische Hautwiderstand in sog. Projektionszonen (d. h. in reflektorisch veränderten Hautzonen) registriert wird; erstmals systematisch von Regelsberger untersucht, der herausgefunden hat, daß der Leitwert der Haut in Reflexzonen erkrankter Organe erhöht (u. damit der Hautwiderstand vermindert) ist; Messung mittels Gleichstrom; Interpretation der Befunde aufgrund vielfältiger Störungsmöglichkeiten (z. B. Tagesschwankungen, bioklimatische u. sonstige Einflüsse) äußerst umstritten.

Hay-Trenn|kost (Howard H., amerikanischer Arzt, 1866–1940): Ernährungsform, bei der Proteine u. Kohlenhydrate weitgehend getrennt aufgenommen werden, um zur Entlastung u. Schaffung optimaler Bedingungen für die Verdauungsenzyme, zur Verhinderung der Übersäuerung des Organismus u. zur Erhöhung der Leistungsfähigkeit beizutragen. Fette gelten als neutral u. sind deshalb zu allen Mahlzeiten erlaubt. Bevorzugung von pflanzlichen Lebensmitteln u. reichlich basenbildendem Obst u. Gemüse sowie Milchprodukten; raffinierte u. denaturierte Nahrungsmittel werden gemieden.

HBT-Test m: Kurzbezeichnung für: **1. h**olistischer **B**luttropfen**t**est*; **2. H**istamin-**B**indehaut-**T**est nach Remky (Remky*-Test).

Head-Zonen (Sir Henry H., Neurol., London, 1861–1940): definierte Hautareale mit

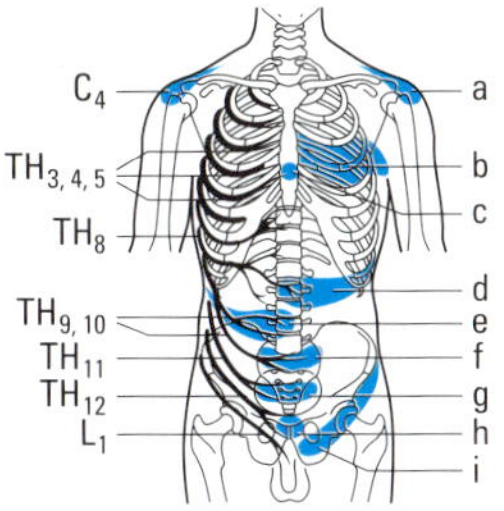

Head-Zonen: segmentale Versorgung einiger innerer Organe (li.) u. Hautbezirke (blau), in denen bei Erkrankung dieser Organe durch viszerokutane Reflexe Hyperästhesie u. Hyperalgesie auftreten können; a: Zwerchfell (C_4); b: Herz (C_8, Th_1); c: Speiseröhre (Th_4, Th_5); d: Magen (Th_8); e: Leber u. Gallenblase (Th_8-Th_{11}); f: Dünndarm (Th_{10}); g: Dickdarm (Th_{11}-L_1); h: Harnblase (Th_{11}-L_1); i: Niere u. Hoden (Th_{10}-L_1)

nervalen Verbindungen bzw. Zuordnungen zu inneren Organen; bei Erkrankungen innerer Organe können Hyperästhesie u. Hyperalgesie (als viszerokutane Reflexe) auftreten, die in ihrer Ausdehnung dem Dermatom* entsprechen, das aus demselben spinalen Segment innerviert wird wie das erkrankte Organ; z. B. in die Innenseite des Oberarms (C_8, Th_1) ausstrahlende Schmerzen bei koronarer Herzkrankheit. Umgekehrt soll durch Manipulationen an den Hautarealen (z. B. Massage, Hydrotherapie) die Funktion der entsprechenden inneren Organe beeinflußt werden. Vgl. Fitzgerald-Zonen, Somatotopie.

Hebamme, traditionẹlle: Bez. für Frauen, die nach Schätzungen der WHO an 60–80 % aller Geburten in Afrika, Asien u. Lateinamerika teilnehmen. Es gibt eine große Variationsbreite in Anschauungen, Vorgehensweisen u. gesellschaftlicher Stellung; oft handelt es sich um ältere Frauen, die selbst Kinder bekommen u. großgezogen u. ihre Fähigkeiten i. R. ihrer Familie erworben haben. Man kann sie als die Expertinnen ihres jeweiligen Geburtssystems* bezeichnen. Neben einer Unzahl von unterschiedlichen lokalen Namen gibt es einige, die weite Verbreitung gefunden haben. In vielen frankophonen Ländern werden t. H. als Matrone bezeichnet, in vielen spanisch sprechenden Ländern als Partera, in Pakistan, Afghanistan, Bangladesh, Indien u. Mauritius als Dai. Die Weltgesundheitsorganisation sieht in den t. H. schon seit langer Zeit eine ihrer wichtigsten Zielgruppen zur Verbesserung der Gesundheitsversorgung mittels Fortbildungsprogrammen. Dieses Eingreifen in traditionelle Geburtssysteme ist nicht unproblematisch.

Hẹdera hẹlix f: Efeu*.

Hefen: **1.** (pharmaz.) Faex; s. Faex medicinalis; **2.** (mykolog.) Pilze, die sich vegetativ durch Sprossung od. Spaltung vermehren. Viele H. vergären unter anaeroben Bedingungen Zucker zu Alkoholen, z. B. Saccharomyces cerevisiae. In der Industrie werden H. zur Herstellung von Bier, Wein, als Backhefe u. Futterhefe eingesetzt.

Heide|kraut: Calluna vulgaris, syn. Erica vulgaris; Pflanze aus der Familie der Heidekrautgewächse, Ericaceae; **Arzneidrogen:** frische od. getrocknete Blätter, Blüten u. Triebspitzen (Callunae herba), von den Zweigen gerebelte Blüten (Callunae flos); **Inhaltsstoffe:** in den Blüten 19–28 % Gesamtphenole (Chlorogensäure, Callunin, Quercetin, (+)-Catechin, (-)-Epicatechin u. a.); im Kraut ebenfalls phenolische Verbindungen (Flavonoide, Proanthocyanidine, Catechingerbstoffe u. Phenolcarbonsäuren), Triterpene u. Steroide; **Verw.:** Aufgüsse u. Abkochungen aus Kraut bzw. Blüten **traditionell** bei Erkrankungen im Bereich der Niere u. der ableitenden Harnwege, zur Vorbeugung bei Nephrolithiasis, bei Erkrankungen im Magen-Darm-Trakt, Gicht u. rheumatischen Erkrankungen; äußerlich zur Wundbehandlung. Laut Kommission E beim ehemaligen Bundesgesundheitsamt ist die Wirksamkeit bei den beanspruchten Anwendungsgebieten nicht belegt.

Heidel|beere: Vaccinium myrtillus; Pflanze aus der Familie der Heidekrautgewächse, Ericaceae; **Arzneidroge:** Früchte (Myrtilli

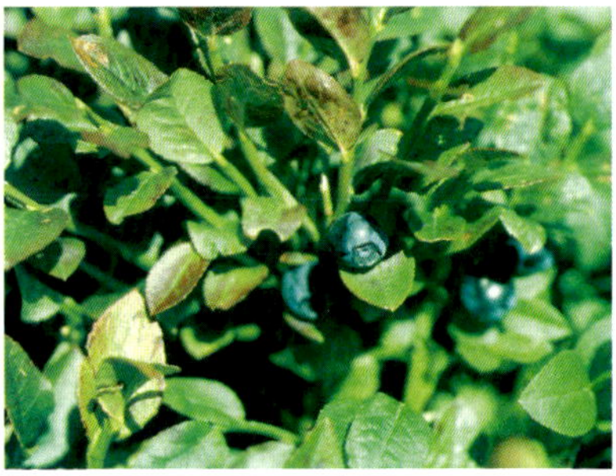

Heidelbeere

fructus); **Inhaltsstoffe:** Catechingerbstoffe, Anthocyane u. Flavonglykoside; **Wirkung:** adstringierend; **Verw.:** als ganze Beeren od. Abkochung bei unspezifischen, akuten Durchfallerkrankungen sowie leichten Entzündungen der Mund- u. Rachenschleimhaut; **traditionell** auch bei Ekzemen; Blätter **traditionell** als Adstringens, bei Blasenschwäche, zur sog.

Blutreinigung u. als adjuvante Maßnahme bei Diabetes mellitus. Laut Kommission E beim ehemaligen Bundesgesundheitsamt ist die Wirksamkeit von Heidelbeerblättern bei den beanspruchten Anwendungsgebieten nicht belegt u. eine therapeutische Verwendung angesichts der Risiken bei längerem Gebrauch od. hoher Dosierung (Vergiftungsfälle im Tierversuch) nicht vertretbar.

Heil|an|ästhesie (gr. ἀν- Un-, -los, -leer; αἴσθησις Empfindung) f: ältere Bez. für Neuraltherapie*.

Heiler: (ethnomed.) Person, die sich mit der kulturspezifischen Art des Heilens in ihrem jeweiligen Medizinsystem* befaßt; er unterscheidet sich von Laien durch einen höheren Spezialisierungsgrad, auch wenn die Grenze Laie – Heiler letztlich fließend ist. H. sind in der ethnomedizinischen u. medizinischen Literatur lange Zeit unter der Perspektive von Arzt-Äquivalenten der westlichen Medizin betrachtet worden; die neuere Literatur versucht, durch neutrale Begriffe inhaltliche Vorgaben zu vermeiden.

Die Bez. **traditioneller H.** ist als ethnomedizinischer Fachbegriff eigentlich obsolet, auch wenn er noch weite Verbreitung hat. „Traditionell" als Gegenbegriff zu „modern" unterstellt, daß traditionelle Gesellschaften od. traditionelle H. statisch vorzustellen sind. H. sind zwar in ihre spezifische Geschichte u. Kultur (u. in diesem Sinne in ihre Tradition) eingebunden, diese Tradition war u. ist jedoch eine dynamische.

Heute wird gern der allgemeine Begriff **Experte** (ähnlich sind: Spezialist, Wissender, Weiser) od. medizinischer Experte benutzt. Im Gegensatz zu Begriffen wie Medizinmann* od. Schamane* ist er nicht auf eine spezielle Kultur festgelegt; er erweckt zunächst keine konkreten Assoziationen u. beschreibt nur ein besonderes Wissen u. eine besondere soziale Stellung. Die weitere Klärung geht von den Analysen der Funktionen dieses Experten in unterschiedlichen Gruppen aus. Es darf nicht übersehen werden, daß auch der Ausdruck Experte eine Abstraktion des ethnomedizinischen Begriffs von Heilerpersönlichkeit ist u. viele Kulturen keinen entsprechenden Ausdruck kennen, weil ihre H. an ganz spezifische Bedingungen gekoppelt tätig sind. Aus der Perspektive der westlichen Medizin lassen sich die Experten in **Diagnostiker** u. **Therapeuten** unterteilen; diese Aufteilung u. auch die weitere Differenzierung ist in erster Linie analytisch. Vornehmlich Diagnostiker sind Divinator*, Seher u. Orakelpriester; vornehmlich Therapeuten sind Kultführer, Priesterheiler*, Schamane, Fetischeur*, Exorzist*, Witch* doctor, Kräuterheiler*, Knochenheiler* u. die traditionelle Hebamme*.

In der Realität sind häufig unterschiedliche Funktionen zu einem Heilertypus verknüpft. Der Begriff Erklärungsmodell* reflektiert diese Art von Verknüpfung. Jedes Medizinsystem hat seine Typen von H., z. B. ist der **Hakim** eine persische Heilerpersönlichkeit, Spezialist einer auf galenisch-islamischen Traditionen beruhenden Humoraltheorie. Kranksein wird als Überschuß od. Mangel von Körpersäften od. den Qualitäten heiß – kalt, trocken – feucht angesehen, die (pflanzliche) Therapie zielt auf die Wiederherstellung des verlorenen Gleichgewichts. Der **Zima** ist ein Priesterheiler bei den westafrikanischen Songhay. Er führt einen Besessenheitskult (Folley-Kult) an, bei dem viele schamanistische Elemente zu finden sind. Zeitlich versetzt betätigt er sich als Witch doctor, u. schließlich ist er Kräuterheiler u. Fetischeur. Es gibt Heilerpersönlichkeiten, die Elemente unterschiedlicher medizinischer Systeme verknüpfen, z. B. der Dorfgesundheitsarbeiter* u. der Injection* doctor.

Als Heilerpersönlichkeiten lassen sich auch die medizinischen Experten der westlichen Medizin beschreiben: Arzt, Heilpraktiker, medizinisch-technischer Assistent, Krankenschwester usw.

Heil|erde: terrestrisches Peloid* in wechselnder Zusammensetzung mit adsorbierender u. lokal reizender Wirkung zur innerlichen u. äußerlichen Anwendung, z. B. bei Durchfallerkrankungen, nässenden u. entzündlichen Hautveränderungen.

Heil|eu|rythmie (Eurythmie*) f: aus der Bewegungskunst Eurythmie entwickelte, in der anthroposophischen Medizin* angewendete Therapie, deren Bewegungselemente aus der kranken Wesenheit des Menschen geisteswissenschaftlich abgelesen wurden u. auf diese zurückwirken; Übung einzelner Vokale od. Konsonanten, Rhythmen, bestimmter Lautfolgen od. Spruchworte in spezifischen Bewegungen. Vgl. Therapien, künstlerische.

Heil|fasten: Bez. für unterschiedliche Formen des Fastens unter ärztlicher Kontrolle bei bestimmten Krankheiten (s. Fasten, therapeutisches); i. e. S. von Otto Buchinger entwickelte tiefgreifende internistische, psychosomatisch orientierte Heilmethode als Langzeitfasten in spezialisierten Fastenkliniken mit umfassendem Fastenverständnis (Impuls zur Veränderung des Lebensstils u. zur Neuorientierung gegenüber der Welt u. Transzendenz).

Heil|gase: Bez. für frei aufsteigende Begleitgase des Quellwassers u. der reinen Gasquellen, soweit der wissenschaftliche Nachweis krankheitsheilender, -lindernder u. -verhütender Qualitäten erbracht ist; als H. werden in der Bäderheilkunde das Kohlendioxid, die Schwefelquellgase (häufig in Stickstoffgasquellen bei Abwesenheit von Sauerstoff als Spurenelement) u. die radioaktiven Gasquellen u. Quellgase (radonhaltige H.) verwendet. Balneotherapeutisch werden v. a. Schwefelgase u. Radon verabreicht. Vgl. Bad.

Heil|gymnastik f: s. Krankengymnastik.

Heil|hypnose (Hypnose*) f: s. Hypnotherapie.

Heil|magnetismus m: syn. magnetische Heilung; Bez. für ein Verfahren, bei dem ein Heilmagnetiseur, der über magnetische Kräfte verfügen soll, durch Handauflegen* od. durch Bestreichen der Haut mit Magneten od. den Händen eine therapeutische Wirkung ausübt; das Verfahren basiert auf der Annahme F. A. Mesmers, daß ein „tierischer Magnetismus" besteht als „ein das ganze Weltall durchströmendes Fluidum, durch dessen Bewegungen ein tierischer Körper auf einen anderen wirke". Von Reichenbach wurde eine „odisch-magnetische Kraft" beschrieben u. der Fundamentalsatz „alles strahlt" formuliert; diese das gesamte Universum durchdringende Kraft, das Od bzw. das Lebensfluidum, wurde später auch als Lebensaura (vgl. Aura) bezeichnet. Bei der heilmagnetischen Behandlung werden eine positive (tonisierende) u. negative (ableitende) Form unterschieden, die durch differenzierte Techniken gekennzeichnet sind. Es werden dabei besondere „Striche" u. Griffe sowie bestimmte Zusatzbehandlungen verwendet. Bevor mit der eigentlichen Behandlung begonnen wird, führt der Magnetiseur einen sog. Rapport durch, d. h., er wäscht u. trocknet seine Hände u. reibt seine Handinnenflächen gegeneinander, bis sie „heiß" sind; er fixiert seinen Patienten mit seinem „odischen Blick" u. beginnt dann mit seinen Strichen u. Griffen. **Anw.:** v. a. bei funktionellen Störungen (z. B. Schmerzen, Durchblutungsstörungen, Appetitlosigkeit, Schlafstörungen, Menstruationsbeschwerden). H. gilt heute als Vorläufer suggestiver psychotherapeutischer Verfahren, insbesondere der Hypnose*. Vgl. Auramassage, Magnettherapie, Mikromagnetik, medizinische.

Heil|mittel: **1.** syn. Arzneimittel*; **2.** (Definition der gesetzlichen Krankenversicherung) Mittel zur Behandlung von Krankheiten, die (im Gegensatz zu Arzneimitteln) v. a. äußerlich angewendet werden (z. B. physikalische Therapie); vgl. Hilfsmittel.

Heil|mittel, typische: in der anthroposophischen Medizin* entwickelte Arzneimittel u. zentrale Verordnungsform zur Behandlung typischer Krankheiten (s. Krankheitstypus), die die individuelle Therapie des Patienten jedoch nicht ausschließt; t. H. bestehen überwiegend aus Kombinationen von natürlichen Mineralien bzw. Pflanzen u. Pflanzenteilen (Wurzel, Blatt, Blüte u. a.), die in pharmazeutischen Prozessen zu Heilmitteln zusammengefügt werden. Die fertige Arznei wird als neue, in dieser Form in der Natur nicht vorkommende Substanz aufgefaßt.

Heil|nahrung: **1.** zu Heilzwecken genutzte Krankenernährung*; **2.** Säuglingsheilnahrung zur Behandlung von Säuglingsenteritis, -atrophie u. -dystrophie, die sich v. a. durch Laktosearmut u. Anreicherung mit mittelkettigen Triglyzeriden auszeichnet.

Heil|päd|agogik (gr. παῖς Kind; ἀγωγή Erziehung) f: Sonderbereich der Pädagogik u. Psychiatrie, der sich mit der Erziehung u. Unterrichtung bzw. Förderung geistig od. körperlich Behinderter sowie von verhaltensschwierigen u. sozial benachteiligten Menschen befaßt.

Heil|praktiker (gr. πρακτικός tätig) m: geschützte Bez. für Personen, die die Heilkunde ohne ärztliche Approbation berufsmäßig mit staatlicher Erlaubnis ausüben; Rechtsgrundlage ist das Heilpraktikergesetz (Abk. HPG) vom 17.2.1939 in der Fassung vom 2.3.1974 (BGBl. I S. 469, 550) u. der entsprechenden Durchführungsverordnung. Die gleichzeitige Heilkundeausübung als Arzt u. als H. ist unzulässig; die Berufsordnungen verbieten darüber hinaus das Zusammenwirken von Arzt u. H. Grundsätzlich darf der H. alle Behandlungs- u. Untersuchungsmethoden ausführen; ausgenommen sind die Behandlung meldepflichtiger Krankheiten (Bundesseuchengesetz, Geschlechtskrankheitengesetz), Geburtshilfe (Hebammengesetz), Leichenschau, die Verordnung von verschreibungspflichtigen Medikamenten u. Betäubungsmitteln sowie die eigenverantwortliche Anwendung von Röntgenstrahlen (Röntgenverordnung). Der H. hat bei Anwendung ärztlicher (insbesondere invasiver) Methoden grundsätzlich dieselben Sorgfaltsanforderungen zu erfüllen wie ein Arzt; die Aufklärungs- u. Dokumentationspflicht besteht auch für ihn.

Heil|schlaf: durch Medikamente (z. B. Barbiturate, Tranquilizer), Suggestion* od. elektrische Schlafinduktion bewirkter, meist über einen längeren Zeitraum (Schlafkur) stattfindender u. nur kurzzeitig (z. B. zu Mahlzeiten) unterbrochener Schlaf zu therapeutischen Zwecken; **Anw.:** v. a. bei psychischen Erkrankungen; umstrittenes Verfahren.

Heil|seil: Bez. für einen Faden od. Silberdraht, der i. R. einer ausleitenden Therapie* durch eine mittels einer Nadel künstlich angelegte Wunde gezogen wird; der sich infizierende u. z. T. über Wochen serös sezernierende u. eitrige Stichkanal wird mit dem H. in dieser Zeit ständig irritiert u. an der Abheilung gehindert. Damit sollen die körpereigenen „Schadstoffe" ausgeleitet werden u. neben einer immunstimulierenden Wirkung je nach Lokalisation des H. unterschiedliche reflexive Einflüsse zur Geltung kommen. Es werden auch Vorstellungen einer lokalen „Lymphdrainage" mit dem Verfahren verbunden. Das Heilseilverfahren ist nicht mehr indiziert u. wird kaum noch praktiziert. Vgl. Aschner-Methode.

Heil|stollen|behandlung: Therapie in einem Bergstollen unter Nutzung bestimmter

Umgebungsfaktoren (Luftqualität, Temperatur, Feuchtigkeit, Strahlung); vgl. Klimatherapie.

Heilung: 1. (homöopath.) je nach dem Umfang des Therapieziels Bez. für das Verschwinden einzelner Symptome od. völlige Beschwerdefreiheit; tiefgreifende H. soll i. d. R. einem Verlauf folgen, der durch die Hering*-Regel od. das Drei*-Ebenen-Modell näherungsweise formuliert wird. Vgl. Unterdrückung. **2.** (ethnomed.) Bez. für die Gesamtheit aller Aspekte der Behandlung von Kranksein*; wird dem schulmedizinischen Handeln, der Therapie von Krankheit, entgegengesetzt.

Heilung, magnetische: syn. Heilmagnetismus*.

Heilungs|hindernis: in der Homöopathie* häufig beobachteter Einfluß auf Patienten, dessen Vermeidung erst die durchgreifende Wirkung eines evtl. bereits zuvor mit unbefriedigendem Resultat angewendeten Arzneimittels ermöglicht; H. können allgemeiner Natur (falsche Lebensweise, psychische Belastungen) od. arzneimittelspezifisch sein. Typische H. sind Impfungen od. gleichzeitige Anwendung von Allopathika mit stark in die Autoregulation des Organismus eingreifender Wirkung sowie von Drogen, Kaffee, Kampfer u. ätherischen Ölen (s. Antidotierung, Arzneimittelbeziehung). Die Bedeutung des H. ist abhängig von seiner Stärke, der allgemeinen Vitalität des Patienten, der Arzneimittelwahl u. -dosierung. Vgl. Blockade.

Heil|verfahren, alternative: Sammelbezeichnung für Therapieformen, die alternativ zu Methoden in der Schulmedizin als naturwissenschaftlich nur teilweise anerkannte Behandlungsmethoden gelten; anerkannte a. H. zeichnen sich v. a. durch folgende Aspekte aus: **1.** Behandlung des gesamten Organismus vor der Behandlung einzelner gestörter Organfunktionen (s. Ganzheitsmedizin); **2.** Förderung von Selbstheilungstendenzen vor exogen (z. B. medikamentös) induzierter Sanierung erkrankter Systeme; **3.** Unschädlichkeit der Therapie; **4.** Maß für den Therapieerfolg ist ganz wesentlich die subjektive Befindlichkeit des Patienten. Zu den a. H. können u. a. die Naturheilkunde* u. Formen der (Auto-)Suggestionsbehandlung (z. B. Hypnose*, Autogenes* Training) gezählt werden; i. w. S. auch Methoden, deren zugrundeliegende Konzepte naturwissenschaftlich nicht od. nur in Ansätzen erklärt werden können (s. Erfahrungsheilkunde).

Heil|wasser: Wasser aus natürlichen od. künstlich geschaffenen Ausflüssen unterirdischen Wassers (Heilquellen), das überwiegend zur Beseitigung, Linderung od. Verhütung von Krankheiten genutzt wird; im Unterschied zu gewöhnlichem Süßwasser hat H. einen besonders hohen od. niedrigen Gehalt an gelösten Mineralien (s. Mineralwasser), eine höhere Temperatur (Thermalquelle*) od. andere physiko-chemische Beschaffenheit, z. B. hohe Eisen-, Arsen-, Iod-, Radon-, Radium-, Kohlensäurekonzentration. H. unterliegt dem Arzneimittelgesetz*.

Heinz-Spagyrik (Ulrich Jürgen H., deutscher Heilpraktiker) f: diagnostisches Verfahren der Spagyrik*, bei dem aus dem Kristallisationsmuster eines spagyrisch behandelten, eingetrockneten Blutstropfens die Erkrankung des Patienten u. das passende Heilmittel abgeleitet werden; wissenschaftlich nicht nachvollziehbare Methode.

Heiserkeit: s. Dysphonie.

Heiß|luft|bad: trockene Heißluftbehandlung als Vollbad (finnisches Bad, Sauna*) od. als Teilbad mit Heißluftduschen od. -kästen mit Glühlampen bzw. Heizwiderständen (Lufttemperatur 70–90 °C); anschließende Massagen; **Anw.:** bei Gelenkkontrakturen, Arthrose, Muskelverspannungen.

Heiß|luft|dampf|bad: vgl. Dampfbad.

Helenin n: Alantolacton, Sesquiterpenlacton; Inhaltsstoff im ätherischen Öl des Rhizoms von Inula helenium (s. Alant); Verwendung als Antiseptikum u. Expektorans.

Heli|chrysum arenarium n: Ruhrkraut*.

Helio|therapie (gr. ἥλιος Sonne; Therapie*) f: Behandlung durch Sonnenlicht mit direkter Wirkung auf erkrankte Haut (z. B. bei Acne vulgaris u. atopischem Ekzem) u. indirekter Beeinflussung des Allgemeinbefindens; s. Lichttherapie.

Helminthiase (gr. ἕλμινς, ἕλμινθος Wurm; -iasis*) f: durch Wurmbefall verursachte Krankheit; vgl. Wurmerkrankungen.

Hemmungs|gymnastik f: krankengymnastische Übungsbehandlung zur Hemmung ataktischer Zwangsbewegungen (z. B. bei Chorea), überschießender Abwehr- u. Affektbewegungen od. stereotyper Muskelzuckungen.

Henna f/n: Lawsonia inermis; Strauch aus der Familie der Blutweiderichgewächse, Lythraceae; **Arzneidroge:** getrocknete Blätter (Lawsoniae folium); **Inhaltsstoffe:** Farbstoffe vom Typ der 1,4-Naphthochinone, hydroxylierte Naphthalinderivate, 5–10 % Gerbstoffe; **Wirkung:** diuretisch, adstringierend; **Verw.: traditionell** bei Amöbenruhr u. Ulcus ventriculi et duodeni; äußerlich bei Ekzemen, Krätze, Mykosen u. Geschwüren sowie für Gesichts- u. Haarwässer, z. B. gegen Schuppen; als Haarfärbemittel.

Hepatica nobilis f: Leberblümchen*.

Herba (lat.) f: Kraut; in der Pharmazie neuerdings hinter den Pflanzennamen (in der alten lateinischen Nomenklatur davor) gestellte Bez. für getrocknete oberirdische Teile meist krautiger Pflanzen; je nach Erntezeit können neben Blättern u. Stengeln auch Blüten od. Früchte enthalten sein. Der Stengelanteil sollte bei Herbadrogen möglichst gering sein.

Herba Absinthii (↑) f: blühende Sproßteile u. Blätter von Wermut*.

Herba Adonidis (↑) f: oberirdische blühende Teile von Adonisröschen*.

Herba Agrimoniae (↑) f: Kraut von Odermennig*.

Herba Alchemillae (↑) f: blühendes Kraut von Frauenmantel*.

Herba Anserinae (↑) f: Blätter u. Blüten von Gänsefingerkraut*.

Herba Bursae pastoris (↑) f: oberirdische Pflanzenteile mit Blüten u. Früchten von Hirtentäschel*.

Herba Cardui benedicti (↑) f: veraltete Bez. für Blätter, obere Stengelteile u. Blütenstauden von Kardobenedikte*.

Herba Centaurii (↑) f: blühende oberirdische Pflanzenteile von Tausendgüldenkraut*.

Herba Chelidonii (↑) f: oberirdische Pflanzenteile von Schöllkraut*.

Herba Con|vallariae (↑) f: blühende oberirdische Teile vom Maiglöckchen*.

Herba Droserae (↑) f: ober- u. unterirdische Pflanzenteile verschiedener Drosera-Arten; s. Sonnentau.

Herba Echinaceae purpureae (↑) f: oberirdische Pflanzenteile von Echinacea* purpurea.

Herba Equiseti (↑) f: Sprosse des Schachtelhalms*.

Herba Fumariae (↑) f: oberirdische Pflanzenteile von Erdrauch*.

Herba Galeopsidis (↑) f: sog. Lieber-Kräuter; blühende oberirdische Pflanzenteile von Hohlzahn*.

Herba Grindeliae (↑) f: Stengelspitzen u. Blätter von Grindelia*.

Herba Hederae helicis (↑) f: oberirdische Teile des Efeus*.

Herba Hyperici (↑) f: blühende oberirdische Pflanzenteile von Johanniskraut*.

Herba Leonuri cardiacae (↑) f: blühende oberirdische Pflanzenteile von Herzgespann*.

Herba Lycopi (↑) f: oberirdische Pflanzenteile von Wolfstrapp*.

Herba Marrubii albi (↑) f: Bätter u. obere Pflanzenteile von Andorn*.

Herba Meli|loti (↑) f: Blätter u. blühende Zweige von Steinklee*.

Herba Mille|folii (↑) f: Kraut der Schafgarbe*.

Herba Nasturtii (↑) f: oberirdische Teile der Brunnenkresse*.

Herba Passi|florae (↑) f: Schlingtriebe mit Blättern u. Blüten (Kraut) der Passionsblume*.

Herba Plantaginis lanceolatae (↑) f: blühendes Kraut von Spitzwegerich*.

Herba Poly|goni avicularis (↑) f: blühendes Kraut von Vogelknöterich*.

Herba Saniculae (↑) f: oberirdische Pflanzenteile von Sanikel*.

Herba Serpylli (↑) f: blühende oberirdische Pflanzenteile von Quendel*.

Herba Solidaginis (↑) f: oberirdische Teile verschiedener Solidago-Arten; s. Goldrute.

Herba Spiraeae (↑) f: blühende oberirdische Pflanzenteile von Mädesüß*.

Herba Symphyti (↑) f: Kraut von Beinwell*.

Herba Taraxaci (↑) f: oberirdische Pflanzenteile von Löwenzahn*.

Herba Thymi (↑) f: Laubblätter mit Blüten u. Kraut von Thymian*.

Herba Tropaeoli (↑) f: oberirdische Pflanzenteile von Kapuzinerkresse*.

Herba Urticae (↑) f: Kraut von Brennessel*.

Herba Violae tri|coloris (↑) f: blühende oberirdische Pflanzenteile vom Stiefmütterchen*.

Herba Visci albi (↑) f: Zweige mit Blättern u. Blüten der Mistel*.

Herbst|zeitlose: Colchicum* autumnale.

Herd: syn. Störfeld, chronisches Irritationszentrum*; vgl. Trigger point.

Herd|dia|gnostik (gr. διαγνωστικός fähig zu unterscheiden) f: s. Diagnostik chronischer Irritationen.

Herd|erkrankung: durch einen Herd (s. Irritationszentrum, chronisches) ausgelöste Erkrankung; v. a. neuroendokrine, immunologische u. sensomotorische Regulationsstörungen (erhöhter Muskeltonus, chronische Entzündung, gestörte Gewebetrophik usw.) innerhalb eines begrenzten Körperareals od. einer gesamten Körperhälfte mit Allgemeinsymptomen; **Ursache:** nicht abbaubares Material (z. B. chronische Entzündungen, Metalle, Toxine) v. a. im Kopfbereich, Urogenitaltrakt u. in der Gallenblase.

Hering-Regel (Constantin H., Arzt, Philadelphia, 1800–1880): homöopathische Richtlinie zur Beurteilung eines Fallverlaufs; während einer Heilung* bewegt sich der Schwerpunkt der Symptomatik in folgende Richtungen: von innen nach außen in der umgekehrten Reihenfolge des Auftretens der Symptome u. von oben nach unten, d. h. von lebenswichtigeren zu unwichtigeren Organen od. Organsystemen, von zentralen zu peripheren Organteilen u. in der umgekehrten zeitlichen Reihenfolge zur Krankheitsentwicklung (die Psyche wird in diesem Zusammenhang als Organ betrachtet). Im Unterschied zum konventionellen Heilungsverständnis wird ein Verschieben der Symptomatik zu immer belangloseren Manifestationen des Krankseins erwartet. Ein sog. Aufarbeiten früherer gesundheitlicher Probleme mit der Wiederkehr alter Symptome (auch im psychischen Bereich) in meist abgeschwächter Form wird besonders positiv bewertet. Vgl. Drei-Ebenen-Modell.

Herniaria glabra f: s. Bruchkraut.

Heroin n: Diacetylmorphin, Diamorphin; Acetylderivat des Morphins mit mindestens dreifacher Wirkungsstärke u. v. a. analgetischer Wirkung; führt zu starker Atemdepression! H. ist gut lipoidlöslich u. passiert die Blut-Hirn-Schranke sehr leicht. Wegen der sehr starken Suchtgefahr erfolgt keine therapeutische Anwendung.

Herz|beschwerden, nervöse: auch funktionelle Herzbeschwerden; anfallartig auftretende Beschwerden ohne organische Ursache mit Brustschmerzen, Herzklopfen, Tachykardie u. Angst; **Therapie:** aus dem Bereich der Phytotherapie werden Zubereitungen aus Herzgespann*, traditionell aus Baldrian, Königin der Nacht, Melisse u. Spargel, homöopathisch aus Kaffee sowie die Auflage einer Herzkompresse* u. alternativ auch die Sophrologie* angegeben. Vgl. Syndrom, psychovegetatives.

Herz|enge: s. Angina pectoris.

Herz|erbse: s. Cardiospermum.

Herz|gespann: Leonurus cardiaca, syn. Leonurus quinquelobatus; ausdauernde Pflanze aus der Familie der Lippenblütler, Lamiaceae; **Arzneidroge:** während der Blütezeit gesammelte u. getrocknete oberirdische Teile (Leonuri cardiacae herba); **Inhaltsstoffe:** ätherisches Öl, Iridoide (z. B. Ajugosid, Ajugol, Galiridosid u. Reptosid), Di- u. Triterpene, Flavonoide, Gerbstoffe, Alkaloide (0,06 % Stachydrin); **Wirkung:** spasmolytisch, sedierend; **Verw.:** Aufgüsse u. a. galenische Zubereitungen als Adjuvans bei nervösen Herzbeschwerden u. Hyperthyreose; **traditionell** bei Asthma bronchiale, klimakterischen Beschwerden, gesteigerter nervöser Reizbarkeit, kardiovaskulären Neurosen u. beginnender Hypertonie.

Herz|glykoside n pl: ungenaue Bez. für herzwirksame Glykoside, die z. B. in Digitalis-, Strophanthus-, Scilla- u. Convallaria-Arten vorkommen; s. Digitalisglykoside.

Herz|in|suffizienz (lat. in un-; sufficiens hinreichend, genügend) f: Herzmuskelschwäche; unzureichende Funktion des Herzens, bei der das Herz nicht mehr imstande ist, eine den Anforderungen entsprechende Förderleistung zu erbringen; **Einteilung:** nach dem betroffenen Herzabschnitt in Rechtsherz-, Linksherz- u. Globalinsuffizienz, nach dem Schweregrad in Ruhe- bzw. Belastungsinsuffizienz od. nach der New York Heart Association (Abk. NYHA) in vier Gruppen, nach dem Verlauf in akute bzw. chronische H.; **Ursachen:** Herzinfarkt, Kardiomyopathie, angeborene od. erworbene Herzfehler, arterielle od. pulmonale Hypertonie, Herzrhythmusstörungen, koronare Herzkrankheit, Myokarditis u. a.; **Symptomatik:** Stauungszeichen im großen u. kleinen Kreislauf (Lungenödem, periphere Ödeme, Stauungen aller Organe), Verminderung der Blutversorgung der Kreislaufperipherie, Herzvergrößerung, Tachykardie, Zyanose; **Diagnostik:** klinisches Bild, Elektrokardiographie, Echokardiographie, evtl. Röntgen-Thorax; **Therapie:** ACE-Hemmer, Diuretika, Digitalisglykoside*, positiv inotrope Substanzen, Isosorbiddinitrat u. a.; phytotherapeutisch kommen außerdem herzwirksame Glykoside aus Adonisröschen*, Meerzwiebel*, Maiglöckchen* u. gemeinem Weißdorn*, traditionell auch Zubereitungen aus Arnika u. Oleander sowie homöopathisch aus Schlehe u. Spargel in Betracht.

Herz|jagen: s. Tachykardie.

Herz|klopfen: s. Herzbeschwerden, nervöse.

Herz|kom|presse (lat. comprimere, compressus zusammendrücken) f: spezielle Wickel* aus einem kleinen angefeuchteten Tuch, das mit einem trockenen Leinen- od. Wolltuch bedeckt wird; Auflage auf die linke Brustseite; **Anw.:** kalte H. v. a. bei Herzklopfen, heiße H. bei Herzschmerzen; **Kontraindikation:** Angina pectoris.

Herz|krankheit, koronare: Abk. KHK; syn. stenosierende Koronarsklerose, ischämische Herzerkrankung; klinische Manifestation einer primären Koronarinsuffizienz; **Pathophysiologie:** durch Einengung od. Verschluß von Herzkranzgefäßen verursachte Verminderung der Durchblutung u. damit der Zufuhr von energieliefernden Substraten u. Sauerstoff zum Herzmuskel; führt zu einem Mißverhältnis zwischen Angebot u. Bedarf, das sich meist unter Belastung manifestiert; häufigste Ursache ist meist eine Arteriosklerose* der Herzkranzgefäße. **Krankheitsbilder:** Angina* pectoris, Herzinfarkt, Herzinsuffizienz*.

Herz-Kreis|lauf-Erkrankungen: allgemeine Sammelbezeichnung für Störungen der Herz- u. Kreislauffunktion; aus dem Bereich der Naturheilkunde u. alternativen Heilverfahren kommen zur Behandlung von H.-K.-E. Sporttherapie*, Kneipp*-Kur u. Aufenthalt in einem Klimakurort*, Qi*-Gong u. Tai*-Ji-Quan, Schnitzer*-Kost, therapeutisches Fasten* u. Nowo*-Balancetherapie sowie phytotherapeutisch traditionell Zubereitungen aus Berberitze, Brechnuß, Gartenbohne u. Rosmarin, homöopathisch auch aus Arnika, Fingerhut, Gelsemium, Königin der Nacht, Maiglöckchen, Oleander u. gemeinem Weißdorn in Betracht. Vgl. Kreislaufstörungen, funktionelle.

Hesperidin n: Hesperetin-7-rutinosid; Glykosid z. B. in Zitrusfrüchten; wirkt kapillarabdichtend u. hemmt Hyaluronidase; vgl. Flavonoide.

Hetero|vakzine (gr. ἕτερος anders beschaffen, verschieden; lat. vacca Kuh) f: Arzneimittel (Impfstoff) aus inaktivierten patientenfremden Mikroorganismen; im Gegensatz zur Autovakzine* wirkt die H. nicht so spezifisch. **Anw.:** s. Autovakzine.

Heu|blumen: Graminis flos; Blüten, Früchte u. andere oberirdische Teile von Poaceen (Gräser); **Wirkung:** durchblutungsfördernd u. muskelentspannend durch den Cumaringehalt des ätherischen Öls; **Verw.:** zur lokalen Wärmetherapie als Heublumensack*;

traditionell auch als Heublumenbad*; **Kontraindikationen:** Allergie gegen Pilzsporen, Blütenpollen, Heustaub u. Milben sowie offene Wunden, akut entzündliche Prozesse u. Ekzeme.

Heu|blumen|bad: Bad unter Verwendung von Badezusätzen mit Extrakten bzw. ätherischen Ölen aus Heublumen; als **traditionell** angewendetes Arzneibad* zur Behandlung chronisch-degenerativer Erkrankungen des Bewegungsapparats u. zur Förderung des Stoffwechsels; auch Bez. für den Badezusatz selbst.

Heu|blumen|sack: in der Kneipp-Therapie häufig angewendete feucht-heiße (42 °C) Packung* mit gedämpften Heublumen zur lokalen Wärmetherapie; **Anw.:** bei nicht akuten rheumatischen Beschwerden, Erkrankungen der Leber u. Gallengänge, Magen-Darm-Störungen, Verspannungen der Rückenmuskulatur, Ischialgie, Lumbago, spastischen Zuständen im Urogenitalbereich; **Kontraindikation:** starke entzündliche Prozesse.

Hexen|schuß: s. Lumbago.

Hexerei: Phänomen, bei dessen Untersuchung sich ein Vorstellungskomplex findet, der bestimmten Menschen (Hexer, Hexen) einen schädlichen Einfluß auf Menschen, Tiere od. die Umgebung zuschreibt. Im Unterschied zum Schadenszauber, bei dem der Schaden mit bewußter Absicht zugefügt wird od. zugefügt werden soll, beruht H. allein auf den Hexen innewohnenden negativen Kräften. Zur H. gehört, daß ihr eine wichtige Rolle bei der Verursachung einer Erkrankung zugeschrieben wird; als Grundmuster sind dabei häufig folgende Elemente zu finden: Hexer/Hexen lauern Männern, Frauen od. Kindern auf, um sich ihrer zu bemächtigen u. sie aufzufressen. Oft wird diese Vorstellung über das Doppel, einer bestimmten Art Seele, vermittelt: Hexer/Hexen od. ihr Doppel gehen nachts umher u. fangen das Doppel von Mitmenschen, das im Traum den Körper verlassen hat. Der Mensch wird krank, u. ohne Hilfe des Witch* doctor stirbt er. In der neueren Ethnologie wird die Fragestellung diskutiert, inwieweit H. auch ein Ventil für soziale Spannungen ist; in unserer Gesellschaft ist H. ein historisches Phänomen.

HF-Dia|gnostik (gr. διαγνωστικός fähig zu unterscheiden) f: Kurzbezeichnung für **H**ochfrequenzdiagnostik*.

Hibiskus m: Hibiscus sabdariffa; einjährige krautige Pflanze aus der Familie der Malvengewächse, Malvaceae; **Arzneidroge:** zur Fruchtzeit geerntete, getrocknete Kelche u. Außenkelche (Hibisci flos, Malventee); **Inhaltsstoffe:** 15–30 % Pflanzensäuren (z. B. Zitronen-, Äpfel-, Wein- u. Hibiskussäure), Anthocyane, Flavonoide, Phytosterole, Schleimpolysaccharide u. Pektine; **Wirkung:** mild laxierend, schleimlösend; **Verw.:** als Teeaufguß od. andere galenische Zubereitungen

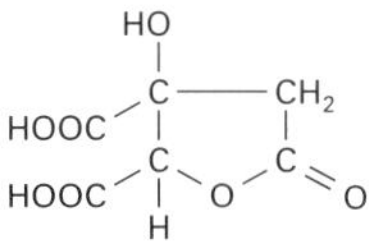

Hibiskus:
Hibiskussäure

traditionell zur Appetitanregung, bei Erkältungen, Entzündungen der oberen Atemwege u. des Magens; als Aromatikum zu Teemischungen u. Erfrischungsgetränken; zur Herstellung von Marmeladen u. Weinen. Die Kommission E beim ehemaligen Bundesgesundheitsamt befürwortet nur die Anwendung als Geschmackskorrigens u. Schönungsdroge.

Hidrotikum (gr. ἱδρώς Schweiß) n: syn. Diaphoretikum*.

Hierarchisierung: homöopathisches Verfahren zur Gewichtung der einzelnen, für die Arzneimittelwahl* relevanten Symptome des Patienten. Die zugrundeliegenden Kriterien sind der Krankheitswert des jeweiligen Symptoms u. seine Trennschärfe bei der Abgrenzung verschiedener Arzneimittelbilder. Die konkrete Vorgehensweise variiert je nach Autor u. Behandler; allgemein gilt: ungewöhnliche (trennscharfe), schwerwiegende (eine gesunde Lebensführung beeinträchtigende), intensive, differenzierte u. affektbesetzte Symptome sind von größerem Gewicht; einzelne Symptome werden grob eingeteilt in charakteristische (od. auffallende) u. gewöhnliche Symptome. Charakteristische Geistes- und Gemütsymptome, Allgemeinsymptome, Causae u. Lokalsymptome sind gegenüber gewöhnlichen Symptomen von hervorragender Bedeutung für die Arzneimittelwahl (s. umseitige Tab.). Bei chronisch kranken Patienten kann zusätzlich eine Einteilung der Symptome nach ihrem zeitlichen Auftreten in jüngere, noch vorhandene alte u. vergangene alte Symptome erfolgen. Formale Hierarchien stellen nur eine grobe Richtschnur für die Gewichtung der Symptome im konkreten Einzelfall dar, da die Einordnung eines Symptoms erheblich von der Einschätzung seiner Behandlungsbedürftigkeit u. seiner Stellung im Gesamtzusammenhang der übrigen Symptomatik abhängt. Vgl. Drei-Ebenen-Modell, Hering-Regel.

Hildegard-Medizin (Hildegard von Bingen, Benediktinernonne, 1098–1179; lat. ars medicina ärztliche Kunst) f: wissenschaftlich unhaltbare, v. a. an kommerziellen Interessen ausgerichtete Bez. für therapeutische Mittel (z. B. Pflanzen u. Edelsteine), die sich an den Schriften der Hildegard von Bingen orientieren.

Hierarchisierung

Einteilung der Symptome

1. nach Künzli

- auffallend, ungewöhnlich
  - an sich
  - als Modalität
  - als Empfindung
  - in der Ausbreitung
  - bzgl. Beginn, Ende
  - Kombination konträrer Symptome
  - Fehlen erwarteter Symptome
- Geistes- und Gemütssymptome
- Allgemeinsymptome
  - ganzer Körper
  - Modalitäten
    - Nahrungsmittel: Abneigung, Verlangen
    - Menstruation, Sexualsymptome
    - Schlaf, Träume
    - Wundverhalten
    - Lateralität
- Causa
- Begleitsymptome
- alternierende Symptome, Periodizität
- Lokalsymptome

2. nach Köhler (modifiziert)

- Präzision der Symptome
  - charakteristische, auffallende, ungewöhnliche Symptome
  - spontan u. energisch geäußerte Symptome
  - vollständige Symptome
  - lange bestehende u. sich verstärkende, bes. konstitutionelle/diathetische Symptome
  - neue, sich verstärkende Symptome
- Bedeutung für die Person
  - Ätiologie
  - ganzheitliche Symptome, Allgemeinsyptome
    - Sensationen u. Modalitäten am ganzen Menschen
    - Sexualität, Menstruation
    - Nahrungsmittelverlangen, -abneigungen
    - Beschaffenheit von Ausscheidungen u. Absonderungen
    - Schlaf, Träume
  - organgebundene u. lokale Symptome

3. nach Vithoulkas

- Allgemeinsymptome
- geistig
- emotional
- physisch
- allgemein, Abneigung, Verlangen
- Sexualität
- Schlaf
- Lokalsymptome

4. nach Jayasurya

- Allgemeinsymptome
  - mental
    - Wille, Liebe/Haß, Phobien
    - Auffassung, Erkennen der Realität
    - Gedächtnis
  - physisch
    - Abneigung, Verlangen
    - Menstruation (Art, Wirkung)
- Lokalsymptome
  - ungewöhnlich, absonderlich
  - üblich, normal bei der jeweiligen Krankheit
- Konstitutionstyp
  - Miasmen, Familiengeschichte
- Modalitäten
- körperlicher Befund
  - allgemein
  - lokal
- Charakter von Absonderungen
- Tendenz zu Gewebeveränderungen, erbliche Normabweichungen
- Ergebnisse spezieller Untersuchungen

Hilfs|mittel: in der Definition der gesetzlichen Krankenversicherung (§ 33 SGB V) Körperersatzstücke, orthopädische od. andere Geräte (einschließlich Hörhilfen u. Brillen) zum Ausgleich eines körperlichen Funktionsdefizits (Behinderung) od. zur Sicherung des Erfolgs einer Heilbehandlung; vgl. Heilmittel.

Himbeere: Rubus idaeus; Strauch aus der Familie der Rosengewächse, Rosaceae; **Arzneidrogen:** Laubblätter (Rubi idaei folium) u. frische Früchte (Rubi idaei fructus); **Inhaltsstoffe:** in den Blättern Gerbstoffe mit Gallus- u. Ellagsäure, Flavonoide, Vitamin C; in den Früchten 1,5–2 % organische Säuren (z. B. Zitronen-, Äpfel-, Ferula- u. Kaffeesäure), Zucker, Pektin, ätherisches Öl, Anthocyanglykoside, Flavonoide, Vitamine A u. C; **Wirkung:** Blätter adstringierend; **Verw.:** zerkleinerte Blätter, allein od. in Mischungen mit anderen Drogen, als Teeaufguß **traditionell** in Abführ-, Haus- u. Frühstückstees, zur sog. Blutreinigung, bei Diarrhoe, Magen-Darm-Beschwerden, Exanthemen, zum Gurgeln bei Entzündungen des Mund- u. Rachenraums; frische Früchte zur Gewinnung des Safts (Rubi idaei succus), getrocknet als Zusatz zu Teemischungen. Laut Kommission E beim ehemaligen Bundesgesundheitsamt ist die Wirksamkeit der Blätter bei den beanspruchten Anwendungsgebieten nicht belegt.

Hippo|castani semen (gr. ἵππος Pferd) n: Samen der Roßkastanie*.

Hippo|therapie (↑; Therapie*) f: Reiten als physiotherapeutische Behandlungsmethode von bewegungsgestörten Kindern u. Erwachsenen mit z. B. Sitz-, Halte- u. Bewegungsübungen; vgl. Krankengymnastik.

Hirten|täschel: Capsella bursa-pastoris; Pflanze aus der Familie der Kreuzblütler, Brassicaceae; **Arzneidroge:** getrocknete oberirdische, blüten- u. fruchttragende Teile (Bursae-pastoris herba); **Inhaltsstoffe:** N-haltige Verbindungen (Aminosäuren, Proteine), organische Säuren, anorganische Substanzen (Ca- u. K-Salze); **Wirkung:** hämostatisch, hypotensiv (nur bei parenteraler Anwendung); **Verw.:** innerlich zur symptomatischen Behandlung leichterer Menorrhagien u. Metrorrhagien, zur lokalen Anwendung bei Nasenbluten; äußerlich bei oberflächlich blutenden Hautverletzungen; **traditionell** auch als blutstillendes Mittel u. bei Dysmenorrhoe; **homöopathische** Zubereitungen aus den frischen oberirdischen Teilen blühender Pflanzen bei Nephrolithiasis, Gebärmutter- u. Schleimhautblutungen.

Hirudin (lat. hirudo Blutegel) n: Polypeptid aus dem Speichel von Blutegeln (Hirudo* medicinalis), das die Blutgerinnung hemmt; Thrombininaktivator, der die Plazentaschranke überwindet u. in die Muttermilch übergeht; **Verw.** als Salbenbestandteil bei Thrombophlebitis u. großen Hämatomen.

Hirudinea (↑) f: Blutegel; aquatische od. terrestrische Ringelwürmer (Annelida) mit zumeist temporär-ektoparasitischer, z. T. auch temporär-endoparasitischer Lebensweise; typisch sind zwei Haftscheiben an beiden Körperenden; **Gattungen:** Hirudo, Haementeria, Haemadipsa, Dinobdella, Limnatis.

Hirudo medicinalis (↑) f: medizinischer Blutegel; ektoparasitärer, an Mensch u. Tier blutsaugender Ringelwurm; **Verbreitung:** Europa; im Süßwasser, zeitweise in feuchter Erde (Eiablage); das Ansetzen von H. m. soll entstauend, krampflösend u. blutreinigend wirken; **Verw.:** früher zum Blutschröpfen; heute therapeutische Anwendung i. R. der ausleitenden Therapie* zur Behandlung von rheumatischen Erkrankungen, von Thrombophlebitis u. chronischen Entzündungen innerer Organsysteme durch Aufsetzen auf diesen zugeordneten Hautarealen. Bei einer Blutmahlzeit werden ca. 10 ml Blut aufgenommen; die Wunde blutet durch das im Speichel enthaltene Hirudin* ca. 2–20 Stunden nach, wobei weitere 40 ml Blut ausgeleitet werden können.

Hist|amin-Binde|haut-Test m: Kurzbezeichnung HBT-Test; syn. Remky*-Test.

Hoch|druck: s. Hypertonie.

Hoch|frequenz|dia|gnostik (gr. διαγνωστικός fähig zu unterscheiden) f: Kurzbezeichnung HF-Diagnostik; Verwendung hochfrequenter elektromagnetischer Signale zur Erzeugung elektromagnetischer Felder zu diagnostischen Zwecken; die Verteilung u. Veränderung der elektrischen Wechselfeldstärke u. Wechselfelddichte (entscheidende diagnostische Indikatoren) werden überwiegend durch Leitfähigkeit u. relative Dielekrizitätskonstante bestimmt. Beispiel: Anthroposkopie*. Vgl. Elektronographie.

Hoch|frequenz|therapie (Therapie*) f: syn. Kurzwellentherapie; Anwendung hochfrequenter, entsprechender kurzwelliger elektromagnetischer Energie (Wechselstrom mit einer Frequenz von mehr als 0,5 MHz), die im Körper in Wärme (kinetische Energie) übergeht; Entstehen der **Joule-Widerstandswärme** im elektrischen Feld zwischen den Platten eines Kondensators, im (mit der Frequenz wechselnden) Magnetfeld einer Spule (Kurzwellen mit einer Wellenlänge von meist 11,06 m u. einer Frequenz von 27,12 MHz) u. im wellenförmig sich ausbreitenden elektromagnetischen Feld eines Strahlers (Dezimeterwellen, Wellenlänge 0,69 m, Frequenz 433,92 MHz; Mikrowellen, Wellenlänge 0,1224 m, Frequenz 2450 MHz); die **Joule-Leitungsstromwärme** (Langwellendiathermie) wird nicht mehr genutzt. Im inhomogenen Gewebe des Körpers ist die Tiefenwirkung der Erwärmung aufgrund ungleicher Absorption

Hochfrequenztherapie
Übersicht über die technischen Daten

Bezeichnung	Wellenlänge	Frequenz	Methode	Eindringtiefe
Langwelle	300 m	1 Mhz	Diathermie (nicht mehr zugelassen)	
Kurzwelle	11,06 m	27,12 Mhz	Kondensatorfeld Spulenfeld	Subkutis Muskel (oberflächlich)
Ultrakurzwelle	10–1 m	30–300 Mhz	nicht in Gebrauch	
Dezimeterwelle	0,69 m	433,92 Mhz	Rundstrahler Muldenelektrode	Muskel (oberflächlich) Muskel (tief)
Mikrowelle	0,124 m	2400 Mhz	Strahlenfeld	Muskel (oberflächlich)

u. Reflexion der Primärenergie an den Grenzflächen ungleich, ebenso die Wärmeverteilung durch Abtransport mit dem Blutstrom. Durch Wahl verschiedener Frequenzen od. Applikatoren kann die Tiefenwirkung der Wärme gesteuert werden (s. Tab.). Vgl. Elektrotherapie.

Höchst|mengen|verordnungen: Gesetze u. Verordnungen, die maximale Emissionen u. Immissionen sowie Grenz- u. Belastungswerte festlegen (z. B. Schadstoff-Höchstmengen-Verordnung, Aflatoxin-Verordnung).

Hohl|zahn: Galeopsis segetum, syn. Galeopsis ochroleuca; Kraut aus der Familie der Lippenblütler, Lamiaceae; **Arzneidroge:** zur Blütezeit gesammelte, getrocknete oberirdische Teile (Galeopsidis herba); **Inhaltsstoffe:** Kieselsäure, Lamiaceen-Gerbstoffe, Saponine, Betaine (z. B. Stachydrin), Iridoide (z. B. Harpagid, Acetylharpagid u. Antirhinosid); **Verw.:** bei leichten Entzündungen der Atemwege.

Holismus, medizinischer (gr. ὅλος ganz, vollständig) m: syn. holistische Medizin, Ganzheitsmedizin*.

Holunder, schwarzer: Sambucus nigra; Strauch aus der Familie der Geißblattgewächse, Caprifoliaceae; **Arzneidroge:** Blüten (Sambuci flos); **Inhaltsstoffe:** Flavonoide, phenylsubstituierte Carbonsäuren u. -ester, Steroide u. Triterpene; **Wirkung:** diaphoretisch, die Bronchialsekretion steigernd; **Verw.:** Teeaufguß bei Erkältungskrankheiten als Diaphoretikum (sog. Fliedertee); **traditionell** auch bei rheumatischen Erkrankungen, Gicht, Ödemen; Verwendung der Rinde als Abführ- u. Brechmittel; keine Nebenwirkungen, Wechselwirkungen od. Kontraindikationen bekannt; **homöopathische** Verwendung der frischen Blüten u. Rinde bei Bronchitis (besonders bei Kindern) u. grippalem Nachtschweiß.

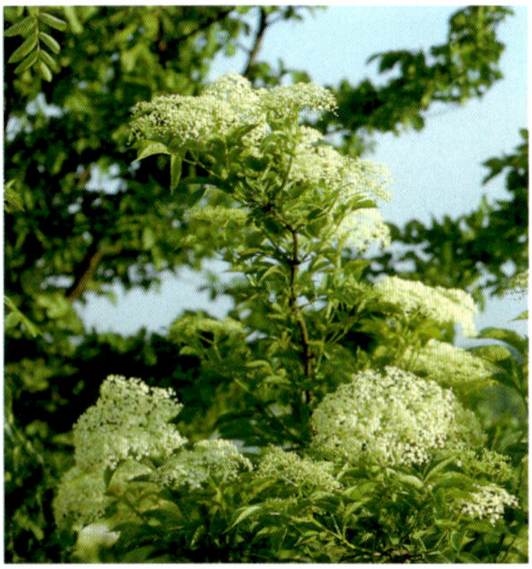

Holunder, schwarzer

Homöo|pathie (gr. ὁμοῖος gleich, ähnlich; -pathie*) f: durch Samuel Hahnemann (1755–1843) begründetes medikamentöses Therapieprinzip, das Krankheitserscheinungen nicht durch exogene Zufuhr direkt gegen die Symptome gerichteter Substanzen behandelt (sog. Allopathie*), sondern bei dem (meist in niedriger Dosierung) Substanzen eingesetzt werden, die in hoher Dosis den Krankheitserscheinungen ähnliche Symptome verursachen (z. B. Thallium in niedrigster Dosierung zur Behandlung der Alopezie); dieses sog. Ähnlichkeitsprinzip* (Similia similibus curentur) wird in der klassischen H. ergänzt durch ein komplexes System von Zuschreibungen (s. Miasmenlehre) sowohl im Hinblick auf Patienteneigenschaften (Konstitutionstypen) als auch auf die eingesetzten Arzneimittel (Pflanze, Tier, Mineral), das bei der individuellen Verordnung berücksichtigt wird. Meist wird neben der Heilung akuter od. chronischer Erkrankungen eine Stärkung der Konstitution* angestrebt.

Krankheit wird innerhalb der H. als ein bei jedem Patienten individueller Zustand des Organismus verstanden, der zum Auftreten von Symptomen führt. Die Übereinstimmung der Symptome mit einem Arzneimittelbild* ermöglicht die Behandlung dieses Zustandes. Der Krankheitszustand selbst u. sein Verhalten unter homöopathischer Behandlung wurden mit verschiedenen Modellen näher zu beschreiben versucht: **1.** Die Verstimmung einer sog. Lebenskraft* (Hahnemann), die den Unterschied des Belebten vom Unbelebten ausmacht, nicht direkt erkennbar u. nicht vom Organismus getrennt zu denken ist, äußert sich in Symptomen. Die H. der Anfangszeit erhob den Anspruch, mit ihren potenzierten Arzneimitteln die Lebenskraft direkt anzusprechen. Dieser vitalistische Ansatz gilt heute als überholt. **2.** Ein sog. Abwehrmechanismus (Vithoulkas) als Beschreibung des Verhaltens bei Störungen der Homöostase führt zum Entstehen von Symptomen bei dem Versuch, auch unter dem Einfluß von Stressoren den bestmöglichen Zustand des Organismus zu erreichen u. aufrechtzuerhalten. Dieses an kybernetische Ansätze angelehnte Modell betont vor allem die Sinnhaftigkeit von Krankheitssymptomen u. begründet die Schädlichkeit ihrer Unterdrükkung*. **3.** Krankheit als Verzerrung einer psycho-neuro-endokrino-immunologischen Achse od. der Gesamtheit aller Steuer- u. Regelungsvorgänge im Organismus. Allen Ansätzen gemeinsam ist das Postulat einer einheitlichen Reaktionslage des gesamten Organismus. Damit wird die Bedeutung auch krankheitsferner Symptome (Allgemeinsymptome, Begleitsymptome, Geistes- und Gemütssymptome) bei der Bestimmung dieses allen Symptomen gemeinsam zugrundeliegenden Zustandes begründet sowie die besondere Art der Verlaufsbeurteilung; nicht die Besserung einzelner Symptome ist der Indikator einer Heilung, sondern die Verschiebung der Hauptmanifestation des zugrundeliegenden Krankseins zu weniger lebensbeeinträchtigenden Formen (s. Hering-Regel, Drei-Ebenen-Modell).

homöo|pathisch (↑; ↑): in der Homöopathie Bez. für die Eigenschaft eines Arzneimittels, mit Symptomen aus seinem Arzneimittelbild* zu Krankheitssymptomen eines gegebenen Falls ähnlich zu sein, d. h. diese in hinreichender Ähnlichkeit am Gesunden erzeugen zu können; vgl. allopathisch, antipathisch, Ähnlichkeitsprinzip.

Homöo|sin|iatrie (↑; gr. σινιάζειν sieben, sichten; ἰατρός Arzt) f: Bez. für die möglichen Beziehungen zwischen Akupunktur* u. Homöopathie* hinsichtlich eines gemeinsamen diagnostischen bzw. therapeutischen Vorgehens. Als Begründer u. Namensgeber dieser Methodenkombination gilt der Arzt de la Fuye (Paris); in Deutschland war es der Arzt A. Weihe, der 1886 den Zusammenhang zwischen verschiedenen Druckpunkten u. einzelnen Homöopathika beschrieb u. von der Grundvorstellung ausging, daß jede organische u. seelische Störung auch schmerzhafte Hautpunkte entstehen läßt. Diese sollten hinsichtlich ihrer Modalität* einem homöopathischen Arzneimittel entsprechen bzw. sich durch ein solches zum Verschwinden bringen lassen. In jüngster Zeit wird der Begriff Homöopathikainjektion bzw. Injektionsakupunktur verwendet. Der H. liegt kein einheitliches Vorgehen bzw. keine gemeinsame Lehrvorstellung zugrunde. Vgl. Weihe-Druckpunkte.

Homöo|stase (↑; gr. στάσις Stillstand, Stauung) f: syn. Homöostasie, Homöostasis; vom Organismus durch Autoregulationsprozesse angestrebter (biologischer) Gleichgewichtszustand; die Regulationsprozesse betreffen Organe, Blut sowie endokrines System u. Nervensystem. Die Konstanz des inneren Milieus der Zellumgebung wird extrazelluläre H. genannt. Im Kontext systemtheoretischer Ansätze der Gesundheitspsychologie bezeichnet H. den dynamischen Gleichgewichtszustand, den das sich selbst u. seine Umwelttransaktionen regulierende Individuum anstrebt. Hierbei wird ein prozessuales u. autoregulativ geprägtes Gesundheitsverständnis zugrunde gelegt. Vgl. Autoregulation.

Homöo|therapie (↑; Therapie*) f: meist synonym für Homöopathie* verwendete Bez., die u. U. eine indikationsorientierte Abgrenzung von der reinen Homöopathie zum Ausdruck bringen soll.

Homoion (↑) n: Bez. der Homotoxikologie* für ein Antihomotoxikum*, wenn es aufgrund der Verdünnung u. Potenzierung als für den Organismus nicht-toxisches u. Homoionantigen zur Behandlung eines Homotoxins zum Einsatz kommt.

Homo|toxiko|logie (lat. homo Mensch; gr. τοξικόν φάρμακον Pfeilgift; -logie*) f: von dem homöopathischen Arzt Hans-Heinrich Reckeweg (1905–1985) aufgestellte Krankheitslehre, die in „Homotoxinen“ (endogen od. exogen auf den Menschen einwirkende Gifte) die Ursache von Erkrankungen sieht. Die H. beruht auf der Annahme, daß alle Krankheiten als biologisch zweckmäßige Abwehrvorgänge u. Kompensationsprozesse gegen „Homotoxine“ zu interpretieren sind. Die Abwehrvorgänge teilte Reckeweg in sechs Phasen der Homotoxinabwehr ein (vgl. Phasenlehre); er befaßte sich insbesondere mit der Symptomenverschiebung von Krankheiten, ein Vorgang, den er als Vikariation* bezeichnete. Die Behandlung („antihomotoxische Therapie“) soll das Abwehrsystem stimulieren u. die Homotoxine neutralisieren u. entgiften. Die H. bezeichnet als anatomisches Korrelat der Entgiftung das sog. System der großen Abwehr u. ordnet diesem das Monozyten-Makrophagen-System, die Hypophysen-Nebennierenrinden-Achse, die neurale Abwehr sowie das Leber- u. Bindegewebe zu. Die antihomotoxische Therapie versteht sich als eine „erweiterte Homöopathie“, die (im Gegensatz zur klassischen Homöopathie*) vorwiegend Komplexpräparate u. keine Einzelmittel verordnet u. indikationsorientiert vorgeht. Darüber hinaus enthalten die antihomotoxischen Arzneien eine Vielzahl anderer Wirkstoffe, z. B. „homöopathisierte Allopathika“. Das Wirkprinzip der Isopathie* steht im Vordergrund.

Homo|toxin (↑; ↑) n: s. Homotoxikologie.

Homo|toxin|lehre (↑; ↑): syn. Homotoxikologie*.

Honig: Mel; von der Honigbiene* gebildetes, in den Waben abgelagertes Stoffgemisch; **Inhaltsstoffe:** 70–80 % Invertzucker, Dextrin, Eiweiß, organische Säuren, Enzyme, Vitamin B_2, Carotin, Acetylcholin, Pollen, Wachs; **Wirkung:** antitussiv, bakterizid, wundheilungsfördernd; **Verw.** des von Pollen, Wachs, Schmutz, Eiweißstoffen u. anderen Verunreinigungen befreiten sog. gereinigten H. (Mel depuratum) als Zusatz zu Hustensäften u. als Diätetikum; **traditionell** äußerlich zur Wundbehandlung (unverdünnt).

Honig|biene: Apis mellifica; Insekt aus der Familie der Apidae der Ordnung Hymenoptera; produziert verschiedene Substanzen, die therapeutisch genutzt werden, z. B. Apisinum* (Bienengift), Bienenköniginnenfuttersaft*, Honig* u. Propolis*; **homöopathische** Verwendung der ganzen Biene bei akuten u. subakuten Entzündungen der Haut u. Schleimhäute, bei entzündlichen Ödemen, Erysipel, Urtikaria, beginnender Phlegmone, Furunkel, Tonsillitis, Scharlach mit Nierenbeteiligung, Sonnenstich mit meningealen Symptomen u. kleinem Ovarialkystom.

Hopfen: Humulus lupulus; Schlingpflanze aus der Familie der Hanfgewächse, Cannabaceae; **Arzneidroge:** Fruchtstände (Lupuli

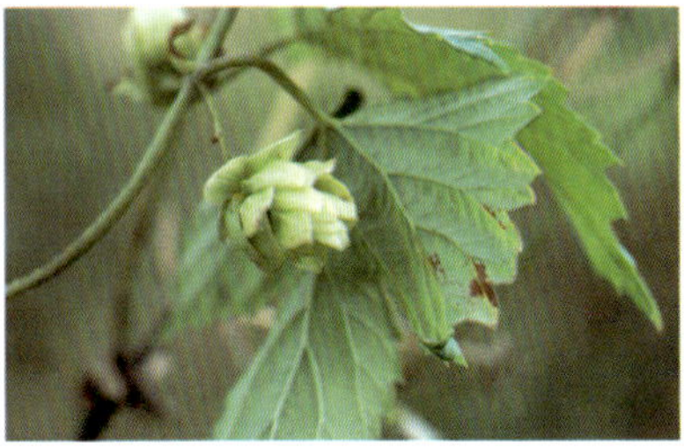

Hopfen

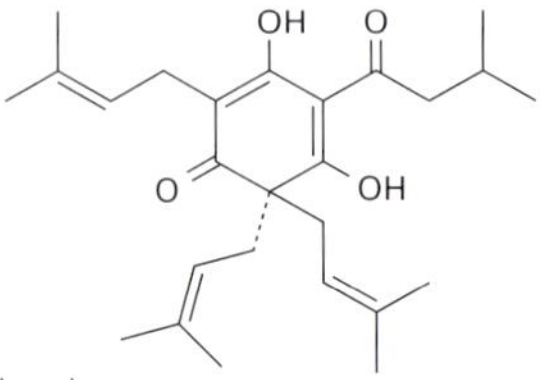

Lupulon

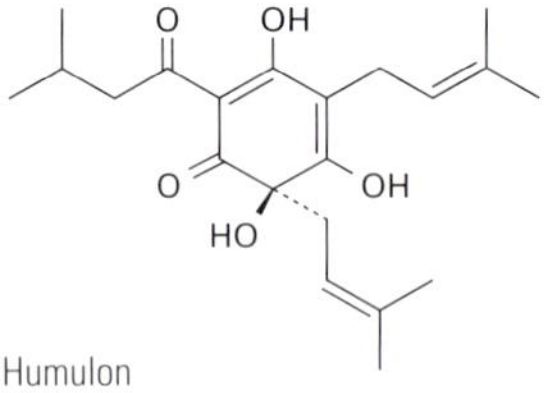

Humulon

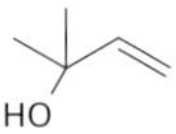

2-Methyl-3-buten-2-ol

Hopfen: Inhaltsstoffe

strobulus, Hopfenzapfen); **Inhaltsstoffe:** ätherisches Öl, Bittersäuren (Humulon, Lupulon), flüchtiges 2-Methyl-3-buten-ol; **Wirkung:** beruhigend, schlafördernd; **Verw.:** Teeaufgüsse od. Fertigarzneimittel bei Unruhe, Angst u. Schlafstörungen; **traditionell** auch als Anaphrodisiakum u. Amarum bei nervösen Magen- u. Gallebeschwerden sowie bei depressiven Verstimmungen; technisch als konservierender u. aromatisierender Zusatz zum Bier; **homöopathische** Verwendung der Hopfendrüsen bei Schlaflosigkeit u. Bläschendermatitis.

HOT: Abk. für **h**ämatogene **O**xidations**t**herapie*.

HT: Abk. für **H**ydro**t**herapie*.

Huf|lattich: Tussilago farfara; Pflanze aus der Familie der Korbblütler, Asteraceae; **Arzneidroge:** Laubblätter (Farfarae folium); **Inhaltsstoffe:** ca. 8 % saurer Schleim komplexer Zusammensetzung, Gerbstoffe u. Pyrrolizidinalkaloide; **Wirkung:** reizlindernd u. schleimverflüssigend im Bronchialtrakt; **Verw.:** bei Husten, Heiserkeit u. leichten Entzündungen im Mund- u. Rachenraum; **traditionell** auch bei Reizungen im Magen-Darm-Trakt, Asthma bronchiale, Fieber, Krämpfen u. Entzündungen der Harnwege; **Kontraindikationen:** Schwangerschaft, Stillzeit; Anwendungsdauer nicht länger als sechs Wochen/Jahr. Die Tagesdosis ist auf einen Höchstwert an Pyrrolizidinalkaloiden beschränkt (10 µg bei Tee u. Teemischungen, 1 µg bei Extrakten u. Frischpflanzenpreßsaft); die Verwendung von Huflattichblüten, -kraut u. -wurzeln wird von der Kommission E beim ehemaligen Bundesgesundheitsamt abgelehnt; **homöopathische** Verwendung der frischen Blätter z. B. bei Bronchitis.

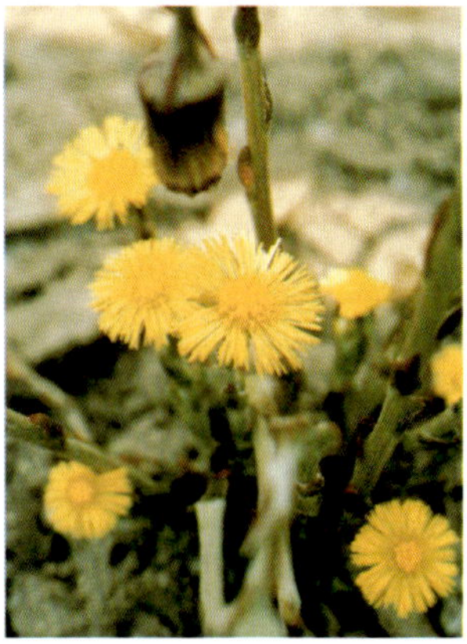

Huflattich

Humin|stoffe: Hauptinhaltsstoffe des Torfs*.

Humoral|patho|logie (lat. umor Flüssigkeit, Feuchtigkeit; Patho-*; -logie*) f: seit der Antike bis in das 19. Jahrhundert vorherrschendes medizinisches Erklärungsmodell mit der Beschreibung warmer u. kalter bzw. trockener u. feuchter Veränderungen in Nosologie u. Pathologie; den postulierten Körpersäften schwarze Galle, Schleim, Blut u. gelbe Galle (sog. Viersäftelehre) sind die Elemente

Erde, Wasser, Luft u. Feuer zugeordnet; Ableitung aller Krankheiten aus fehlerhafter Zusammensetzung des Bluts u. der Körpersäfte (Dyskrasie) sowie der Anhäufung von Schadstoffen (Materia peccans), die ausgeglichen bzw. zur Ausscheidung gebracht werden müssen; s. Therapie, ausleitende.

Humoral|therapie (↑; Therapie*) f: syn. Aschner*-Methode.

Humulus lupulus m: Hopfen*.

Hunds|zunge: Cynoglossum officinale, syn. Cynoglossum clandestinum; Pflanze aus der Familie der Rauhblattgewächse, Boraginaceae; **Arzneidrogen:** getrocknetes, blühendes Kraut (Cynoglossi herba), im Herbst gesammelte, getrocknete Wurzel (Cynoglossi radix); **Inhaltsstoffe:** im Kraut ca. 1,7 % Gesamtalkaloide mit 62 % Heliosupin, Pyrrolizidinalkaloide; in der Wurzel Cynoglossin, Consolidin, Concolicin, Cynoglossidin; **Verw.:** Aufgüsse der zerkleinerten Krautdroge u. andere galenische Zubereitungen **traditionell** bei Magen-Darm-Beschwerden, Infektionen, Hauterkrankungen, Bronchitis; äußerlich bei Rheuma, Myalgien, Neuralgien, stumpfen Traumen, Venenerkrankungen, Thrombophlebitiden sowie bei schlecht heilenden Wunden u. zur Behandlung von Narben; Wurzel als Antidiarrhoikum u. als Sedativum bei Husten. Laut Kommission E beim ehemaligen Bundesgesundheitsamt ist die Wirksamkeit bei den beanspruchten Anwendungsgebieten nicht belegt u. eine therapeutische Anwendung angesichts des Vorhandenseins großer Mengen lebertoxischer Pyrrolizidinalkaloide nicht zu vertreten.

Huneke-Phänomen (Ferdinand H., Arzt, 1891–1966) n: syn. Sekundenphänomen; s. Neuraltherapie.

Hunger: durch Nahrungsmangel ausgelöstes physiologisches Bedürfnis, das den Menschen, wenn möglich, zur Nahrungsaufnahme veranlaßt. Die Regulation der Nahrungsaufnahme (Hunger- u. Sättigungsmechanismen) wird von vielen Komponenten mit dem lateralen Hypothalamus als Hunger-, Freß- u. Appetitzentrum bestimmt; weitere Sensoren u. Vermittler des Energiestatus sind Neurotransmitter, Hormone, Nukleoside, die Orosensorik, der Verdauungstrakt u. seine Hormone sowie Chemo- u. Osmorezeptoren. Als Regelmechanismen werden thermostatische, glukostatische, aminostatische u. glykogenostatische Theorien als kurzfristige Signale u. die lipostatische Theorie als langfristiges Signal diskutiert. Vgl. Appetit, Sättigung.

Hunger|kur (Kur*) f: s. Fasten.

Husten: forcierte Exspiration gegen die zunächst verschlossene, dann plötzlich geöffnete Glottis, wobei die ausströmende Atemluft Geschwindigkeiten von bis zu 1000 km/h erreicht; reflektorische Antwort auf die Reizung der tracheobronchialen Schleimhaut bzw. pathologisches Symptom; **Vorkommen:** meist bei Erkrankungen der Atemwege u. a. intrathorakalen Erkrankungen, bei sensibler Vagusreizung z. B. im Bereich von Meningen, äußerem Gehörgang, Gastrointestinaltrakt u. Nieren sowie psychogen; **Therapie:** abhängig von der Art des H. (Kitzel-, Krampf-, Reizhusten) wird i. R. der Phytotherapie eine Behandlung mit Codein*, Eibisch*, Huflattich*, wilder Malve* u. Sonnentau*, traditionell auch mit Augentrost, Gipskraut, Majoran, Quecke, gemeinem Weißdorn, Ysop sowie homöopathisch mit Atropa belladonna, Senega u. Sonnentau angegeben; vgl. Keuchhusten.

Hydrargyrum (gr.) n: Quecksilber*.

Hydro|therapie (gr. ὕδωρ Wasser; Therapie*) f: methodische Anwendung von Wasser verschiedener Temperatur u. Erscheinungsform: fest (Kryotherapie), flüssig (Wasser od. wasserhaltige, kalte od. warme Stoffe) od. als Wasserdampf; zur H. gehören Waschungen, Wickel u. Auflagen, Packungen, Gußbehandlungen, medizinische Bäder (mit Zusätzen), Teilbäder (Arm-, Fuß-, Sitzbäder). Vgl. Bad, Balneotherapie, Kneipp-Therapie.

Hyoscyamin n: Esteralkaloid der Tropanreihe; Vorkommen v. a. in den Pflanzen der Gattungen Atropa, Datura u. Hyoscyamus aus der Familie der Nachtschattengewächse (Solanaceae); beim Trocknen der pflanzlichen Organe geht H. durch Racemisierung der Säurekomponente zum Teil in das optisch inaktive Atropin* (syn. DL-Hyoscyamin) über.

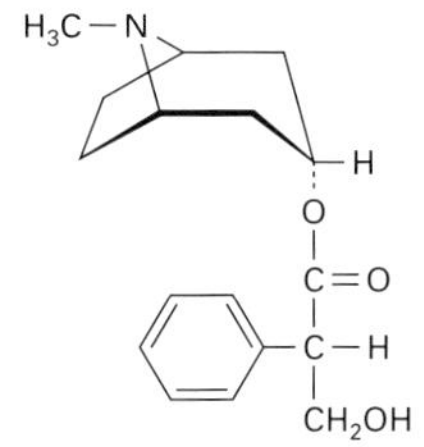

L-Hyoscyamin

Hyoscyamus niger m: schwarzes Bilsenkraut; Pflanze aus der Familie der Nachtschattengewächse, Solanaceae; **Arzneidroge:** Laubblätter (Hyoscyami folium); **Inhaltsstoffe:** nach DAB 10 mindestens 0,05 % Alkaloide mit L-Hyoscyamin u. L-Scopolamin als Hauptkomponenten; **Wirkung:** parasympatholytisch u. anticholinerg über eine kompetitive Antagonisierung insbesondere der muscarinartigen Wirkung von Acetylcholin, zusätzlich sedierend; **Verw.:** bei Spasmen im Magen-Darm-Trakt; **traditionell** als Räuchermittel bei Asthma bronchiale, als Antineuralgikum (Extractum Hyoscyami u. Oleum Hyoscyami); **NW:** Mundtrockenheit, Akkommodationsstörungen, Tachykardie, Miktionsstörungen; **Kontraindikationen:** tachykarde Arrhythmien, Prostataadenom mit Restharnbildung, Engwinkelglaukom, akutes Lungenödem, mechanische Stenosen im Bereich des Magen-Darm-Trakts, Megakolon; **homöopathische** Verwendung der ganzen frischen, blühenden Pflanze als Konstitutionsmittel bei Erregung mit Halluzinationen, Hysterie, Blasenlähmung.

Hyper-: Wortteil mit der Bedeutung über (-hinaus), oberhalb; von gr. ὑπέρ.

Hyper|ämie, re|aktive (↑; gr. αἷμα Blut) f: Steigerung der Durchblutung eines Organs od. Körperteils, insbesondere der Extremitäten, nach vorübergehender Drosselung der Blutversorgung; i. R. der Kneipp*-Therapie erhöhte Durchblutung der Haut mit angenehm empfundenem Wärmegefühl als Reaktion auf kurze Kaltanwendung*.

Hypericum perforatum n: Johanniskraut*.

Hyper|thermie (Hyper-*; gr. θερμός Wärme) f: Erhöhung der Körpertemperatur ohne Veränderung der Regelgröße der hypothalamischen Wärmeregulation (im Gegensatz zum Fieber) durch vermehrte Wärmezufuhr od. Wärmebildung bzw. verminderte Wärmeabgabe.

Hyper|thermie, künstliche (↑; ↑) f: künstliche, mit physikalischen Mitteln von außen bewirkte Erhöhung der Körpertemperatur über die Normaltemperatur; **therapeutische Anw.: 1.** verschiedene Verfahren (Sauna, Überwärmungsbad, Packung, Wickel, Hochfrequenztherapie) gebräuchlich; neben einer verbesserten Durchblutung wird v. a. in Verbindung mit Kaltanwendungen eine Stimulation des Immunsystems angenommen. Durch heiße Bäder od. Sauna provoziertes Schwitzen wird in der traditionellen Medizin als Form der ausleitenden Therapie* angesehen. **2.** Als Überwärmungstherapie Verfahren der Onkologie, das die erhöhte Sensibilität überwärmter Zellen gegenüber ionisierender Strahlung bzw. Zytostatika ausnutzt; durchführbar als k. H. des ganzen Körpers (extrakorporale Ganzkörperhyperthermie*), größerer Körperabschnitte, lokal begrenzter Hautbezirke od. als interstitielle Hyperthermie mit selektiver Erhitzung des Tumors.

Hyper|thyreose (↑; gr. θυρεός Schild, Schilddrüse; -osis*) f: Überfunktion der Schilddrüse, d. h. gesteigerte Produktion u. Sekretion der Schilddrüsenhormone; führt zu pathologischen Auswirkungen auf den ganzen Organismus. Nach Empfehlung der „Sektion Schilddrüse der Deutschen Gesellschaft für Endokrinologie" werden in Abhängigkeit von der Ätiologie folgende **Formen** unterschieden: **1.** H. bei Immunthyreopathien (insbesondere Basedow-Krankheit); **2.** H. bei anderen Entzündungen der Schilddrüse (z. B. subakute Thyreoiditis de Quervain, Strahlenthyreoiditis); **3.** H. infolge funktioneller Autonomie (disseminiert bzw. multifokal od. unifokal als autonomes Adenom); **4.** H. bei Neoplasien (autonome Schilddrüsenadenome, bestimmte Formen des Schilddrüsenkarzinoms); **5.** durch Thyreotropin (hypophysär) bzw. durch Substanzen mit Thyreotropin-ähnlicher Aktivität (paraneoplastisch) verursachte H.; **6.** H. in Zusammenhang mit Iodexzeß; **7.** H. infolge exogener Schilddrüsenhormonzufuhr. Häufigste **Ursachen** sind Basedow-Krankheit, disseminierte Autonomie sowie ein autonomes Adenom der Schilddrüse. **Klinik:** Augensymptome (Exophthalmus, sog. Glanzauge u. a.), Struma, Tachykardie, motorisch-psychische Unruhe mit feinschlägigem Tremor, Affektlabilität, warm-feuchte Haut, Hyperhidrose, Schweißausbrüche, Bevorzugung kalter Temperaturen, Durchfälle, Gewichtsabnahme trotz Heißhunger (erhöhter Grundumsatz), Haarausfall, Muskelschwäche, bei längerer Dauer Herzmuskelschädigung; oft gleichzeitig Funktionsstörung anderer endokriner Drüsen. **Diagnostik:** (labordiagnostisch) Erhöhung von Gesamt-Thyroxin (T_4) u./od. Gesamt-Triiodthyronin (T_3) sowie Veränderungen der Schilddrüsenhormon-Bindungsparameter mit relativer od. absoluter Erhöhung der freien, biologisch aktiven Hormone im Blut; TRH-Test negativ als Ausdruck der supprimierten Ausschüttung von Thyreotropin aus dem Hypophysenvorderlappen bei erhöhtem Schilddrüsenhormon-Blutspiegel; Abklärung der Grundkrankheit mittels Ultraschalldiagnostik u. Szintigraphie, ggf. Zytodiagnostik; Radioiodtest; **Therapie:** je nach Ätiologie medikamentös mit Thyreostatika, ggf. operativ mit thyreostatischer Prämedikation (Strumektomie bei Euthyreose) od. Radioiodtherapie; aus dem Bereich der Phytotherapie wird bei leichten Formen eine Behandlung mit Herzgespann* u. Wolfstrapp*, traditionell mit Laminaria u. Tang sowie homöopathisch mit Tang u. Wolfstrapp angegeben.

Hyper|tonie (↑; gr. τόνος Spannung) f: syn. Hypertonus, arterielle Hypertension, sog. Bluthochdruck, Hochdruckkrankheit; dauernde Erhöhung des Blutdrucks auf Werte von systolisch >140 mmHg u. diastolisch >90 mmHg; **WHO-Definition:** Einteilung nach der diastolischen Blutdruckhöhe in vier Schweregrade; **Einteilung** nach der **Ätiologie: 1.** primäre (essentielle) H. mit unbekannter Ursache; **2.** sekundäre (symptomatische) H.: renal, endokrin, medikamentös od. alimentär, kardiovaskulär u. neurogen bedingt, Schwangerschaftshypertonie; **Klinik:** unspezifische u. sehr variabel ausgeprägte Symptome u. a. mit Schwindel, Kopfschmerz, Sehstörungen; Verlauf häufig auch symptomarm bzw. asymptomatisch bis zum Auftreten von Symptomen als Folge von Organschäden (v. a. frühzeitige Entwicklung einer Arteriosklerose mit koronarer Herzkrankheit, zerebraler Durchblutungsstörung, arteriosklerotisch bedingten

Schrumpfnieren mit Niereninsuffizienz u. peripheren arteriellen Verschlußkrankheiten). Bei der sog. **malignen** H. kommt es infolge einer ständigen diastolischen Blutdruckerhöhung auf Werte über 120 mmHg zur Entwicklung der Retinopathia hypertensiva mit Papillenödem u. einer rasch progredienten Niereninsuffizienz (verläuft unbehandelt häufig innerhalb von 1–2 Jahren tödlich). Kriterien für die **Diagnose** einer H. sind erhöhte Blutdruckwerte bei dreimaliger Messung zu mindestens zwei verschiedenen Zeitpunkten. **Therapie:** bei primärer H. symptomatisch mit Antihypertensiva u. zusätzlich unspezifische Behandlung v. a. durch Kochsalzreduktion, Normalisierung des Körpergewichts, Verminderung sog. Stressoren, Ausdauersportarten wie Radfahren, Schwimmen, Jogging u. a.; Ziel ist die weitgehende Normalisierung des Blutdrucks. Bei älteren Patienten (über 65 Jahre) bestehen unterschiedliche Auffassungen über die Höhe eines behandlungsbedürftigen Bluthochdrucks (z. B. erst bei systolischen Werten über 180 mmHg u. diastolischen Werten über 100 mmHg). Bei sekundärer H. steht die Behandlung der zugrundeliegenden Erkrankung im Vordergrund. Aus dem Bereich der Naturheilkunde u. alternativen Heilverfahren kommt die Behandlung mit Kurzwikkel* u. Lendenwickel*, verschiedenen Diäten (s. Grunddiät-System), Qi*-Gong u. Tai*-Ji-Quan sowie traditionell phytoterapeutisch mit Alpenrose, Mistel, Herzgespann u. Blättern des Olivenbaums bzw. homöopathisch mit Knoblauch, Mutterkorn u. Rauwolfia serpentina in Betracht.

Hyper|vit|aminose (↑; -osis*) f: Erkrankung durch Überdosierung von Vitaminen (fast ausschließlich in isolierter Form); tritt hauptsächlich bei den fettlöslichen Vitaminen A u. D auf, selten auch bei den Vitaminen E u. K, da die fettlöslichen im Gegensatz zu den wasserlöslichen Vitaminen im Körper gespeichert werden können.

Hypnose (gr. ὕπνος Schlaf) f: Verfahren zur Erzeugung eines gesenkten (hypnoiden) Bewußtseinszustands mit Minderung der Sensibilität der Sinnesorgane (Ausnahme: Gehör), Einengung der Aufmerksamkeit, Minderung des Realitätsbezugs, Hemmung komplexer Denkvorgänge u. trophotroper vegetativer Umschaltungen; verursacht wird die H. fremdsuggestiv durch Verbalsuggestionen, meist mit der sog. Fixationsmethode (visuelle Fixierung eines Objekts). Wichtig ist eine positive Bindung zwischen Hypnotisiertem u. Hypnotiseur. **Anw.:** als Psychotherapie (s. Hypnotherapie), zur Schmerztherapie.

Hypno|therapie (↑; Therapie*) f: therapeutische Anwendung der Hypnose*, meist in Verbindung mit anderen psychotherapeutischen Verfahren; dabei stellt zum einen der hypnotische Zustand selbst bereits einen therapeutischen Faktor dar (allgemeine neuronale Erholung), zum anderen wird der sog. leerhypnotische Zustand verbunden mit spezifischen therapeutischen Suggestionen (Indifferenzsuggestion, Aversionssuggestion, stützende Suggestion, prophylaktische Suggestion); **Anw.:** zur Schmerzbehandlung, bei psychosomatischen Erkrankungen, Abhängigkeiten, Eßstörungen. Bei der H. als eigenständiger Therapieform wird der Klient veranlaßt, Fähigkeiten zur Problemlösung zu mobilisieren u. damit seinen Verhaltensspielraum zu erweitern; nach Induktion der Hypnose wird eine Suchhaltung entwickelt, die zu einem inneren Dialog mit unbewußten Persönlichkeitsanteilen führt. Vgl. Psychotherapie.

Hypo-: Wortteil mit der Bedeutung, unter, unterhalb; von gr. ὑπό.

Hypo|tonie (↑; gr. τόνος Spannung) f: erniedrigter Blutdruck; bei Blutdruckmessung unter Ruhebedingungen systolischer Druck beim Mann unter 110 mmHg, bei der Frau unter 100 mmHg u. diastolischer Druck unter 60 mmHg; **Formen: 1.** konstitutionelle H. (syn. essentielle od. primäre H.): hypotone Kreislaufregulation mit Kollapsneigung, Hyperhidrose, kalten Extremitäten, meist Bradykardie u. Herzklopfen sowie Neigung zur Hypoglykämie (v. a. bei asthenischer Konstitution); **2.** symptomatische (sekundäre) H.: bei od. als Folge von Erkrankungen, z. B. Herzinsuffizienz, Herzinfarkt, Aorten(klappen)-stenose, Hypophysenvorderlappen- od. Nebennierenrindeninsuffizienz, Myxödem, bei paroxysmaler Tachykardie, Fieber, Hypovolämie, in der Schwangerschaft u. Rekonvaleszenz; **3.** orthostatische H.: im Liegen normaler Blutdruck, im Stehen H. mit Schwindelgefühlen, Schwarzwerden vor den Augen als Folge einer sog. orthostatischen Regulationsstörung; **Therapie:** neben der Behandlung der Grunderkrankung kommen aus dem Bereich der Hydrotherapie der Knieguß* u. phytotherapeutisch Besenginster*, Kaffee* u. Kampfer*, homöopathisch Tabak u. gemeiner Weißdorn in Betracht. Vgl. Syndrom, psychovegetatives.

Hypo|vit|aminose (↑; -osis*) f: durch Vitaminmangel entstandener Krankheitszustand; häufigste **Ursachen:** alimentärer Vitaminmangel (z. B. einseitige Ernährung, Unterernährung), Störung der Darmflora (z. B. durch Antibiotika), Störung der Resorption (starke Durchfälle, Darmresektion) u. erhöhter Bedarf (z. B. Schwangerschaft); meist ist eine H. durch Zufuhr der fehlenden Vitamine reversibel.

Hyssopus officinalis m: Ysop*.

I

-iasis: auch -iase; aus dem Griechischen übernommene Endung mit der Bedeutung Krankheit, krankhafter Zustand; Befall von Parasiten od. Ungeziefer.

IAT: Abk. für **i**mmuno-**a**ugmentative **T**herapie*.

Ich-Leib: s. Medizin, anthroposophische.

-id: auch -ides, -ideus, -idea; Wortteil mit der Bedeutung ähnlich sein, gleichen; von gr. εἰδής.

Ideal|gewicht: umstrittene Richtgröße für das Körpergewicht*, bei der angeblich die Lebenserwartung am höchsten liegt; Berechnung: **1.** durch Daten einer amerikanischen Lebensversicherungsgesellschaft mit einem Bereich deutlich unter dem Normalgewicht*; wissenschaftlich nicht haltbar; **2.** nach der Broca*-Formel abzüglich 10 % für Männer bzw. 15 % für Frauen.

IDG: Abk. für **I**mpuls**d**ermo**g**raphie*.

Igel|kopf, blasser: Echinacea* pallida.

Igel|kopf, purpur|farbener: Echinacea* purpurea.

IKH: Abk. für **I**so*-**K**omplex-**H**eilweise.

Ilex paraguariensis f: Mate*.

Illicium anisatum n: Shikimi*.

Illicium verum n: Sternanis*.

Immer|grün: Vinca minor; Staude aus der Familie der Immergrüngewächse, Apocynaceae; **Arzneidroge:** oberirdische Teile (Vincae minoris herba); **Inhaltsstoffe:** 0,25–1 % Monoterpen-Indolalkaloide (z. B. Vincamin; vgl. Vinca-Alkaloide); **Verw.: traditionell** bei zerebralen Durchblutungsstörungen, zur Unterstützung des Hirnstoffwechsels, zur Verbesserung der geistigen Leistungskraft, als Geriatrikum, Sedativum, Antihypertonikum, zur Blutstillung u. als Bittermittel. Laut Kommission E beim ehemaligen Bundesgesundheitsamt ist die therapeutische Verwendung angesichts nicht ausreichend belegter Wirksamkeit, nicht ausreichender Plasmakonzentration an Vincamin bei Anwendung der Droge sowie des Verdachts auf Blutbildveränderungen nicht vertretbar. Für die Vinca-Therapie steht Vincamin als Reinsubstanz zur Verfügung. **Homöopathische** Zubereitungen aus der frischen, zu Beginn der Blüte gesammelten Pflanze bei Ekzemen, Blutungen u. Schleimhautentzündungen.

Im|mersion (lat. immergere, immersus eintauchen) f: Eintauchung des Körpers in Medium, z. B. Wasser, mit entsprechenden Wirkungen; s. Bad.

Im|mun|modulation (lat. immunis frei, verschont, unberührt; modulari rhythmisch abmessen) f: therapeutisches Vorgehen zur Veränderung der Immunantwort (Reaktion des

Immunmodulation
Übersicht über verschiedene Immunmodulatoren

Herkunft des Immunmodulators	Arten der Immunmodulatoren				
körpereigen körperähnlich	Eigenblut (Eigenbluttherapie)	Autovakzine	Zellgewebe (Organotherapie)	Enzyme (Enzymtherapie)	Zellbotenstoffe (z. B. Interleukine, Interferone)
pflanzlich	Polysaccharide, Flavonoide, Cumarine (z. B. Echinacea, Eleutherococcus, Thuja)			Lektine (z. B. Mistel)	
mikrobiell	Präparate bakterieller Herkunft (z. B. Coley-Toxin)			Präparate viraler Herkunft (z. B. Parapoxvirus)	
chemisch-synthetisch	z. B. Levamisol, Polynukleotide, Imuthiol, Pyrimidine				
sonstige Immuntherapeutika	z. B. Interleukin-Antagonisten, LAK-Zelltherapie, Hormone, diverse Immunsuppressiva, Tumorvakzine				

Körpers auf den Kontakt mit einem Antigen) durch verschiedene Substanzen i. S. einer positiven Unterstützung (Immunstimulation) od. negativen Beeinflussung (Immunsuppression). Als Immunmodulatoren kommen v. a. Medikamente zum Einsatz, die primär das unspezifische Immunsystem aktivieren (vgl. Tab.). Vgl. Immunstimulanzien.

Im|mun|stimulanzien (↑; lat. stimulare anstacheln, antreiben) n pl: Sammelbezeichnung für Substanzen, die das Immunsystem auf unterschiedliche Weise aktivieren u. die zur Förderung der Immunabwehr u. bei Immundefektzuständen therapeutisch angewendet werden; in der Naturheilkunde z. B. Arzneipflanzen u. pflanzliche Stoffe (z. B. Echinacea* angustifolia, Mistel*, Lektine), Extrakte aus Mikroorganismen; ansonsten Impfstoffe sowie physiologische (z. T. gentechnisch hergestellte) Immunmodulatoren wie Lymphokine, Interleukine, koloniestimulierende Faktoren (Abk. CSF), Thymusfaktoren u. Interferone.

Im|mun|stimulation (↑; ↑) f: Aktivierung des Immunsystems zur Erhöhung der Abwehrbereitschaft gegen Infektionen od. Mikrometastasen bei Krebserkrankungen durch Immunstimulanzien* od. physikalische Maßnahmen (z. B. Abhärtung durch Kneipp*-Therapie); unklar ist, welche Immunparameter im einzelnen über längere Zeit günstig beeinflußt werden.

Im|mun|therapie (↑; Therapie*) f: Beeinflussung immunologischer Reaktionen durch medikamentöse Maßnahmen; **1.** durch Immunsuppressiva (z. B. Kortikosteroide, Zytostatika); **2.** durch Zufuhr von Immunglobulinen (z. B. Gammaglobulin); **3.** durch aktive spezifische (z. B. Schutzimpfung) od. unspezifische (z. B. durch Interferon) Immunstimulation.

Im|mun|therapie, auto|homo|loge (↑; ↑) f: Abk. AHIT; von dem Arzt H. Kief modifizierte Form der Eigenbluttherapie* bzw. Eigenurintherapie*, bei der aus dem Serum bzw. Urin des Patienten Lösungsprodukte wie makromolekulare Proteine u. Peptide (z. B. Zytokine, Hormone) gewonnen u. nach gezielter Anreicherung od. Vermehrung an den Materialspender (meist als Injektion, aber auch oral, in Nasentropfen od. als Inhalation) zurückgegeben werden. Die Wirkung soll u. a. desensibilisierend und regulativ-substitutiv sein. **Anw.:** bei Allergien, atopischem Ekzem, Asthma bronchiale, chronischen Infekten, sekundären Immunopathien u. i. R. einer Regenerationstherapie*. **Kontraindikation:** Autoimmunkrankheiten. Wissenschaftlich umstrittenes Verfahren ohne ausreichenden Wirksamkeitsnachweis.

Impf|nosode (Nosode*) f: aus einem Impfstoff hergestellte Nosode*, die bei angenommener Blockade* nach einer Impfung die Reaktionsfähigkeit des Organismus auf sein Konstitutionsmittel* wiederherstellen soll od. die gegen aufgetretene Impffolgen eingesetzt wird. Bei den meisten I. liegt keine homöopathische Arzneimittelprüfung vor, so daß auf das unsichere Konzept der Isopathie* zurückgegriffen werden muß. Verläßlicher ist die Verschreibung eines genauer bekannten Arzneimittels, das die Reaktionssymptome des Patienten im Arzneimittelbild enthält.

Im|potenz (lat. impotentia Unvermögen) f: Sammelbezeichnung für die Fortpflanzungsunfähigkeit (Impotentia generandi); i. e. S. Bez. für das Unvermögen, den Geschlechtsakt auszuüben (Impotentia coeundi); vgl. Funktionsstörung, sexuelle.

Imprint-Theorie (engl. imprint Abdruck) f: Bez. für eine Lernprozeßhypothese, die bei der Deutung u. Diskussion von Wirkungsmechanismen hochpotenzierter Homöopathika (s. Homöopathie) herangezogen wird. Bernard formulierte erstmals 1965 die Hypothese, daß bei wäßrigem Lösungsmittel Elektrolyte während des Vorgangs der Potenzierung* „polymerähnliche Strukturen" im Lösungsmittel entstehen lassen, die sich replizieren können. Die Hypothese war Anlaß für viele Untersuchungen mit dem Ziel, meßbare Unterschiede zwischen Lösungsmittel u. potenzierter Arznei aufzufinden. Die Potenzierung ist naturwissenschaftlich derzeit nicht erklärbar. Die auf das physikalische Moment des Schüttelns u. Verreibens hypothetisch zurückgeführten informationstragenden Veränderungen des Lösungsmittels werden auch seit der I.-Th. von anderen Vertretern (Popp 1985, Gutmann u. a. 1986, Endler 1989 usw.) postuliert.

Impuls|dermo|graphie (lat. impellere, impulsus anstoßen, antreiben; gr. δέρμα Haut; γράφειν schreiben) f: Abk. IDG; Verfahren der Elektrodermalmessung, das zur Diagnostik* chronischer Irritationen verwendet wurde mit dem Ziel, die Regulationsfähigkeit des Organismus aufzuzeigen; **Technik:** Erzeugung eines automatischen Wechselreizes von 10-Hz-Impulsen (Dreieck-, Rechteck- u. Sägezahnimpulse), Registrierung der elektrischen Speicherkapazität der Haut u. der Veränderungen der Potentialdifferenzen i. S. einer systematischen Leitwertmessung des ganzen Körpers nach einem im Uhrzeigersinn umlaufenden Schema; zweimalige Messung; das Verfahren hat heute keine praktische Bedeutung mehr; Weiterentwicklung der IDG zur Decoderdermographie*.

Impuls|galvanisation (↑) f: Verfahren der Elektrotherapie* mit Stromimpulsen aus Gleich- od. Wechselstrom; Anwendung v. a. zur Schmerzlinderung durch Hemmung der Aktivität sensibler Nerven.

Impuls|schall (↑): Ultraschall* mit inkonstanter, meist sinusförmig wechselnder Intensität.

Impuls|strom|behandlung (↑): s. Faradisation.

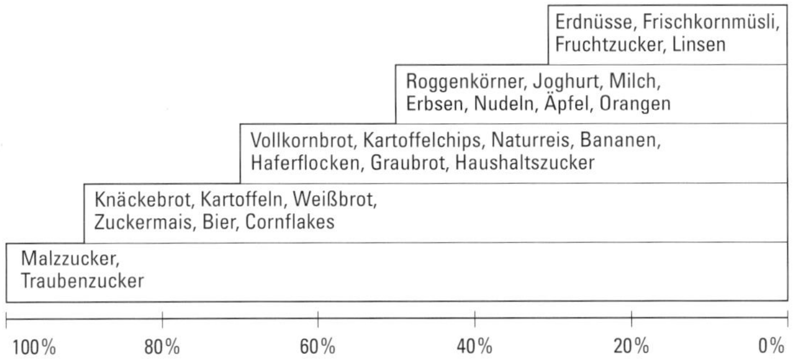

Index, glykämischer:
Vergleich einiger Lebensmittel mit demselben Kohlenhydratgehalt

Inbegriff der Symptome (Symptom*): homöopathische Bez. für eine der Gesamtheit* der Symptome eines Kranken od. eines Arzneimittels zugrundeliegende individuelle Charakteristik, die auch nur durch einen kleinen, typischen Anteil der vollständigen Symptomenreihe od. eine knappe abstrahierte Arzneimittelbeschreibung repräsentiert sein kann; als verbindende Idee u. das dem Wesen eines Krankheitsfalls u. seines entsprechenden ähnlichsten Mittels Essentielle wird dieses Symptomenkonzentrat zur Arzneimittelfindung herangezogen.

Index, glykämischer (lat. index Anzeiger) m: Kenngröße, die die Blutzuckerwirksamkeit von Lebensmitteln im Vergleich zu reinem Traubenzucker (Glukose) angibt; Berechnung aus dem Verhältnis der Flächen unter zwei Blutzuckerkurven, die nach Verzehr gleicher Kohlenhydratmengen aus dem Testlebensmittel u. aus Glukose enstehen, wobei die Fläche nach Aufnahme von Glukose gleich 100 gesetzt wird.

Indikation, bewährte (lat. indicare anzeigen) f: Zuordnung eines homöopathischen Arzneimittels (od. einer sehr kleinen Auswahl von Arzneimitteln) zu einer gegebenen Causa*, klinischen Diagnose od. Kombination von Symptomen (vgl. Schlüsselsymptom), für die es sich in den meisten Fällen als ein zur Heilung hinreichend ähnliches Mittel erwiesen hat. Die Arzneimittelwahl nach b. I. eignet sich für Fälle, in denen eine eingehendere Arzneimittelwahl nicht beabsichtigt ist od. die keine über die b. I. hinausgehenden Symptome aufweisen (sog. einseitige Krankheit*). Wegen möglicher neu auftretender Symptome wird i. d. R. die Anwendung von Tiefpotenzen empfohlen. Vgl. Genius epidemicus, Krankheit, festständige.

Indikation, klinische (↑) f: Verschreibung eines homöopathischen Arzneimittels nach einer klinischen Diagnose in seinem Arzneimittelbild*; wegen der geringen Zahl von in Arzneimittelbilder aufgenommenen Diagnosen u. mangelnder Beachtung krankheitsferner Symptome bei der Arzneimittelwahl ist eine Verschreibung nach k. I., außer bei seltenen Syndromen mit ausgefallener Symptomatik, nicht sehr zuverlässig. Eine häufig bestätigte k. I. stellt eine bewährte Indikation* dar. Vgl. Krankheit, festständige.

Individualisierung (mlat. individuum Person): Begriff der Homöopathie*, der den Anspruch bezeichnet, das für jeden Patienten zu seinem individuellen Gesamtzustand in allen Feinheiten ähnlichste Arzneimittel zu wählen (s. Ähnlichkeitsprinzip); wird v. a. abgrenzend gegenüber der diagnoseorientierten Indikationsstellung der Schulmedizin u. gegenüber nicht an der Gesamtheit* der Symptome orientierten homöopathischen Strategien der Arzneimittelwahl* mit eingegrenztem Ähnlichkeitsbezug, z. B. auf bestimmte Krankheitsentitäten (s. Indikation, klinische), Gewebearten, Organe od. Organsysteme, gebraucht.

Individualpsychologie (↑; Psych-*; -logie*) f: Form der Tiefenpsychologie u. Psychotherapie* (A. Adler, 1870–1937), die in Abgrenzung von Freud den Menschen nicht als ein vorwiegend binnenseelisches Wesen, sondern als Individuum betrachtet, welches aus seinen sozialen Bezügen (Familie, Gemeinschaft, Gesellschaft) heraus als Gemeinschaftswesen verstanden wird, bei dem sich in wechselwirksamer Bezogenheit u. Beeinflussung von Individuum u. Gemeinschaft frühkindlich der individuelle Lebensstil herausbildet. Zur Erklärung von neurotischen Fehlentwicklungen dienen insbesondere die Begriffe Minderwertigkeitsgefühl (z. B. durch naturbedingte Hilflosigkeit, soziale Benachteiligung) u. kompensatorisches Macht- u. Geltungsstreben. Das therapeutische Ziel besteht darin, den Erkrankten durch Analyse u. Verstehen seines Lebensstils nachreifen zu lassen, so daß er gemeinschaftsfähig wird.

In|fekt, grippaler (lat. inficere hineintun, anstecken) m: unspezifische Sammelbezeichnung für fieberhafte Allgemeinerkrankungen mit unterschiedlicher Ätiologie, meist mit mehr od. weniger starker Beteiligung der oberen Atemwege od. (seltener) des Magen-Darm-Trakts; s. Erkältungskrankheiten, Grippe.

In|fektions|krankheiten (↑): Krankheiten, die durch Infektion (Übertragung, Haftenbleiben u. Eindringen von Mikroorganismen, z. B. Viren, Bakterien, Pilze, Protozoen, in einen Makroorganismus u. Vermehrung in ihm) entstehen, unabhängig davon, ob sie anstekkend sind od. nicht; **Therapie:** aus dem Bereich der Naturheilkunde u. alternativen Heilverfahren kommen insbesondere im Anfangsstadium einer I. od. zur Prophylaxe hydrotherapeutische Maßnahmen (Fußbad*, Hauffe*-Schweninger-Armbad, nasse Abreibung*), Aromatherapie*, Eigenbluttherapie*, aktive Fiebertherapie*, Immunstimulation*, autohomologe Immuntherapie*, immuno-augmentative Therapie*, Mora*-Therapie, Serumtherapie*, Behandlung mit ozonisiertem Wasser* u. viele Phytotherapeutika in Betracht; weiterführende Hinweise zur Therapie finden sich bei den speziellen Erkrankungen der einzelnen Organsysteme.

In|fluenza (lat. influere hineinfließen, sich einschleichen) f: s. Grippe.

Infra|rot|laser (lat. infra unten, unterhalb von) m: syn. MID-Laser, Mid-Power-Laser; Laser* mit einem Licht von 900 nm Wellenlänge; wird überwiegend an Akupunkturpunkten od. flächig bei Wunden u. Hauteffloreszenzen eingesetzt. Die verschiedenen biologischen Wirkungshypothesen entsprechen denen des Softlasers*; im Gegensatz zu diesem ist die Eindringtiefe aber größer. **Anw.:** s. Softlaser. **NW:** Gefahr der Netzhautschädigung. Wissenschaftlich umstritten.

Infra|rot|strahlung (↑): auch Ultrarotlicht (Abk. UR-Licht) od. Infrarotlicht (Abk. IR-Licht); Frequenzbereich der elektromagnetischen Wellen, der sich in Richtung größerer Wellenlänge (niedrigerer Frequenz) an den roten Bereich des sichtbaren Lichts anschließt; I. ist unsichtbar u. wird als Wärme wahrgenommen; **therapeutische Anw.** z. B. bei Bestrahlungs- u. Wärmetherapie.

In|fusum (lat. infundere, infusus hineingießen) n: Aufguß zur Lösung von Drogeninhaltsstoffen.

Ingwer m: Zingiber officinale; Pflanze aus der Familie der Ingwergewächse, Zingiberaceae; **Arzneidroge:** Wurzelstock (Zingiberis rhizoma); **Inhaltsstoffe:** ätherisches Öl mit Sesquiterpenen (Zingiberen, Zingiberol), Scharfstoffe (Gingerole, Shogaole); **Wirkung:** antiemetisch, Förderung der Speichel- u. Magensaftsekretion, cholagog, Steigerung von Tonus u. Peristaltik des Darms; **Verw.:** bei dyspeptischen Beschwerden, als Prophylaktikum gegen Reisekrankheit u. als Gewürz; **Kontraindikation:** Schwangerschaftserbrechen.

In|halation (lat. inhalare hauchen) f: Einatmung; i. e. S. Aufnahme von Gasen, Dämpfen, Aerosolen u. Stäuben in den Respirationstrakt; therapeutische Anwendung auch mit gezielter Applikation spezifischer Medikamente bei Erkrankungen der oberen u. unteren Atemwege.

In|halations|therapie (↑; Therapie*) f: s. Aerosoltherapie.

Injection doctor (engl.) m: Bez. für einen Heiler*, der auf Straßen u. Märkten herumzieht u. Spritzen gibt, ohne notwendigerweise die Inhaltsstoffe, Dosierungen u. Verfallsdaten zu kennen (oft kann er nicht lesen); als Folge einer Übernahme kulturfremder Praktiken in das vorhandene Medizinsystem* bekommt die Spritze eine andere kulturelle Bedeutung: Für große Teile Afrikas kann man sagen, daß die Beliebtheit von Spritzen auf dem Glauben an einen Fetisch* beruht, der seine Kraft aus der Macht u. dem Prestige des „weißen Arztes" bezieht.

In|jektions|aku|punktur (lat. inicere, iniectus hineintun, einflößen; Akupunktur*) f: Form der Akupunktur*, bei der phytotherapeutische, homöopathische od. chemisch-pharmakologische Substanzen in die klassischen od. neueren Akupunkturforamina injiziert werden; anstatt der sonst üblichen Akupunkturnadeln wird dabei eine Injektionskanüle auf einer Spritze verwendet.

INN: Abk. für (engl.) **I**nternational **N**onproprietary **N**ame; in einer von der WHO herausgegebenen Liste enthaltener internationaler Freiname pharmazeutischer Grundstoffe.

Insekten|stich: Schwellung u. Rötung der Haut od. Schleimhaut mit Juckreiz u. evtl. Schmerzen; **Therapie:** Menthol* od. Tonerde*, traditionell auch mit Zubereitungen aus wilder Malve, Spitzwegerich u. Sumpfporst.

In|suf|fizienz, chronisch-venöse (lat. in un-; sufficiens hinreichend, genügend) f: Abk. CVI; Form der venösen Insuffizienz der unteren Extremitäten; **klinische Einteilung: Grad I:** Venenerweiterungen an den Seiten der Füße (Corona phlebectatica paraplantaris), am Abend Knöchelödeme; **Grad II:** Hyper- u. Depigmentierungen; infolge erhöhten Venendrucks treten stern- od. fächerförmige Kapillarblutungen besonders im unteren Drittel der Unterschenkel auf, die zu gelblich-bräunlichen (Pigmentpurpura, Dermite jaune d'ócre) od. blau-violetten Verfärbungen führen. **Grad III:** florides od. abgeheiltes Ulcus* cruris; **Symptomatik:** leichte Ermüdbarkeit, Spannungs- u. Schweregefühl in den Beinen, Brennen der Fußsohlen, beim Stehen zunehmende Beschwerden, Besserung beim Laufen, perimalleoläres bzw. prätibiales Ödem, das bei horizontaler Lagerung der Beine wieder zurückgeht; bei länger bestehendem Ödem kann sich eine Dermatoliposklerose (Unterschenkelverschwielung, sog. harte Beine) entwickeln; außerdem Schuppung, Hyperkeratose, häufig Entwicklung eines mikrobiellen Ekzems; **Therapie:** Kompressionsbehandlung u. Lauftraining, bei ausgeprägter Varikose* evtl. Venenverödung, Venenstripping; phytotherapeutisch Ergotalkaloide*, Ruscus* aculeatus u. Steinklee*.

Integration, strukturelle (lat. integer unversehrt) f: syn. Rolfing*.

Intensiv|kost (lat. intensio Spannung): s. Schnitzer-Kost.

Inter|aktion, themen|zentrierte (lat. inter (da)zwischen, inmitten; agere, actus treiben, bewegen) f: Abk. TZI; von R. Cohn entwickeltes, therapeutische u. pädagogische Elemente verbindendes gruppendynamisches Verfahren, bei dem anhand von vorgegebenen od. selbstgewählten Themen u. unter Berücksichtigung von Gruppeninteressen mitmenschliche Erfahrungen intendiert werden, die sich unmittelbar verhaltensbeeinflussend (i. S. sozialen Lernens) auswirken; die Faktoren der Gruppeninteraktion werden durch das Dreieck Persönlichkeit (Ich), Thema (Es) u. Gruppe (Wir) bestimmt. Die Gruppenatmosphäre ist akzeptierend, die Themen mit positiver Ausrichtung, z. B. zur Überwindung von Störungen. Bestimmte Kommunikationsregeln fördern ein lebendiges Lernen u. die individuelle Kommunikationsfähigkeit. Vgl. Selbsterfahrungsgruppe.

Inter|ferenz|strom|therapie (↑; lat. ferre tragen, bringen; Therapie*) f: Form der Elektrotherapie*, bei der zwei mittelfrequente Stromquellen mit gleicher Amplitude u. nur geringem Frequenzunterschied (z. B. 3900 u. 4000 Hz) Überlagerungen i. S. von stehenden Wellen im Körper erzeugen; dadurch Erhöhung der Stromintensität im Körper bei geringer Hautbelastung; Anwendung z. B. bei Durchblutungsstörungen, Myalgie u. degenerativen Wirbelsäulenerkrankungen.

Inula helenium f: s. Alant.

Iod (gr. ἰοειδής veilchenfarben) n: ältere Nomenklatur Jod; chemisches Element, Symbol I (ältere Nomenklatur J), OZ 53, relative Atommasse 126,90; ein-, drei-, fünf- u. siebenwertiges Halogen, das in der Natur nur in Verbindungen (z. B. Iodwasserstoff od. Kaliumiodid) vorliegt; in reinem Zustand grauschwarz glänzende Kristalle; 24 Isotope; essentielles Spurenelement; **biochemische Funktion:** essentieller Bestandteil der Schilddrüsenhormone Tri- u. Tetraiodtyronin; beeinflußt somit Wachstum u. Teilung von Zellen; **Vork. in Nahrungsmitteln:** hoher Iodgehalt nur in Meeresfrüchten (z. B. Seefisch, Muscheln, Seetang), Lebertran u. iodiertem Speisesalz, geringe Mengen auch in Milch u. Eiern bei entsprechender Fütterung der Tiere; **Bedarf** für Erwachsene (DGE 1991): im Alter von 19–50 Jahren 200 µg/Tag, ab 51 Jahren 180 µg/Tag; **Mangelerscheinungen:** endemischer Kropf (Struma), Entwicklungsstörungen des Fetus bei Iodmangel während der Schwangerschaft, Kretinismus; häufig alimentär bedingt, besonders in Iodmangelgebieten u. in Phasen erhöhten Hormonstoffwechsels (z. B. Wachstum, Pubertät, Schwangerschaft, Stillzeit); **Intoxikationen:** Iodakne u. Allergien durch überhöhte medikamentöse Aufnahme; alimentär nicht bekannt; **Verw.:** äußerlich als Antiseptikum (bakterizid, fungizid), innerlich zur Prophylaxe einer Struma; radioaktive Isotope (v. a. I-128, I-131) werden in der Schilddrüsendiagnostik u. zur Radioiodtherapie verwendet. **Referenzbereich:** anorganisches Iodid 8–41 nmol/l, proteingebundenes I. 276–630 nmol/l Serum.

Ionen|therapie (gr. ἰών wandernd; Therapie*) f: s. Iontophorese.

Ionto|phorese (↑; gr. φορεῖν tragen) f: gezieltes Einschleusen von Ionen od. undissoziierten, aber ionisierbaren (Molekularionen) Medikamenten durch die intakte Haut mittels galvanischen Stroms; die unter der aktiven Elektrode liegenden Wirkstoffe wandern in Richtung auf die Gegenelektrode. Die Methode wird wegen unzuverlässiger Dosierbarkeit (abhängig von Wirkstoffmenge, Größe der aktiven Elektrode, Stromstärke, Stromflußzeit) wenig genutzt.

Ipecacuanha f: Cephaelis ipecacuanha u. Cephaelis acuminata, Brechwurz; Stauden aus der Familie der Rötegewächse, Rubiaceae; **Arzneidrogen:** unterirdische Organe (Ipecacuanhae radix) u. auf einen Alkaloidgehalt von 1,9–2 % eingestelltes I.-Pulver (Ipecacuanhae pulvis normatus); **Inhaltsstoffe:** 1,8–4 % Isochinolinalkaloide (Emetin*, Cephaelin); **Wirkung:** sekretolytisch, sekretomotorisch, amöbizid; **Verw.: traditionell** als Expektorans bei akuter od. chronischer Bronchitis, bei Amöbiasis; in Sirupform u. höherer Dosierung als Emetikum bei Vergiftungen;

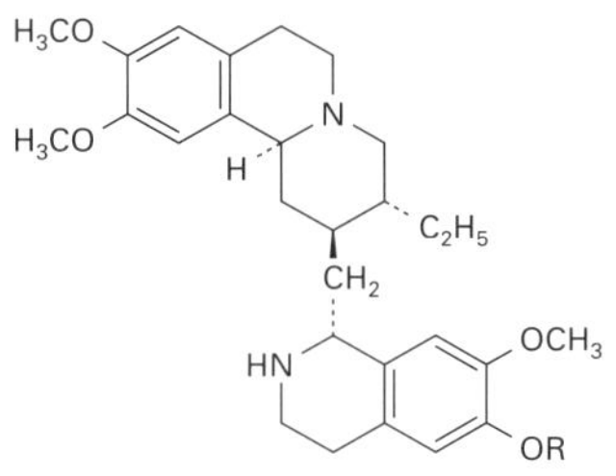

Emetin: R = CH_3
Cephaelein: R = H

Ipecacuanha: Alkaloide

NW: lokale Reizerscheinungen an Haut u. Schleimhäuten, allergische Reaktionen; bei hoher Dosierung starke Diarrhoen u. Krämpfe; **homöopathische** Verwendung der getrockneten Wurzeln bei Entzündungen im Magen-Darm-Trakt, Diarrhoe (mit Übelkeit), Migräne, Bronchitis (verbunden mit Brechreiz), Keuchhusten u. Kreislaufstörungen.

Iris f: s. Schwertlilie.

Iris|dia|gnostik (gr. ἶρις, ἴριδος Regenbogen, Regenbogenhaut; διαγνωστικός fähig zu unterscheiden) f: syn. Augendiagnostik*.

Iris|zirkel (↑): Bez. aus der frühen Iridologie (von Peczely, 1822–1911) für eine sog. Iristopographie, derzufolge jedes Organ eine bestimmte Lokalisation im Bereich der menschlichen Regenbogenhaut besitzen soll. Nach dieser Tafel aus dem Jahr 1881 projiziert sich die jeweilige Körperhälfte seitengleich in die Iris; das Herz ist z. B. links bei 3 Uhr lokalisiert. Diese Einteilung wurde mehrmals modifiziert; seit den 30er Jahren sind es vorwiegend die farblichen u. strukturellen Iriszeichen, die Iridologen zu diagnostischen Schlußfolgerungen veranlassen (s. Augendiagnostik). W. Lang (1954) sieht die Iristopographie vorwiegend als ein Entsprechungssystem der anatomischen Einteilung des Sympathikus, die Iriszeichen somit als Sympathikuszeichen. Aschner deutet die Irisphänomene primär als humoralpathologische Zeichen der Konstitution*. Augendiagnostiker der Gegenwart orientieren sich vorwiegend an den von Schnabel (1882–1952), Angerer (1951/52) u. Deck (1965) entwickelten Klassifikationen.

Ir|ritation, chronische (lat. irritare reizen) f: Bez. für eine dauerhafte Störung, verursacht z. B. durch chronische Belastungsfaktoren, Störfaktoren aus In- u. Umwelt, die auf den Organismus u. seine neurovegetative, psychoendokrine, immunologische sowie sensomotorische Autoregulation* meist mit geringer Intensität, aber dauerhaft einwirken. Jede Form traumatischer Nerven- u. Gewebeverletzung kann sich als ch. I. entwickeln (sympathische Reflexdystrophie, ephaptische Entladungen an durchtrennten Nervenfasern usw.). Die Topographie einer peripheren Irritation ist somit das Mesenchym mit seinen vegetativen Endformationen. Die ständige Irritation des vegetativen Terminalretikulums führt zur Veränderung des Vasomotorentonus u. zur gestörten Kapillarfiltration. Dies kann Hypoxämie u. anaeroben Stoffwechsel zur Folge haben. Bei persistierender Reizsituation kommt es zur Syntheseumstellung der Fibroblasten u. somit zur Veränderung des Kolloidzustandes des Bindegewebes (klinisch: Turgorveränderungen) u. zur Einbeziehung höherer neurovegetativer Integrationsstufen mit Störungen der segmentalen u. zentralnervösen Steuerung u. dem klinischen Bild des peripheren Irritationssyndroms*. Die zunächst subklinische u. regional begrenzte Dysfunktion (regionale Desintegration) kann zu einem progredienten Versagen der autonomen Peripherie mit entsprechend inadäquater Beantwortung von Reizbelastungen führen. Dies wird bei der Diagnostik* chronischer Irritationen genutzt. Bezieht man die Grundregulation (vgl. Grundregulationssystem) in die Ätiologie mit ein, so erweitert sich das Spektrum möglicher Irritationen auf folgende Faktoren: Infektionen, Toxine, Fremdeiweiß, lokale allergische Reaktionen, Sauerstoffmangel, mechanische Reize u. a. Der Ort einer ch. I. wird als chronisches Irritationszentrum*, in der älteren Literatur als Herd od. Störfeld bezeichnet.

Ir|ritations|syn|drom, peri|pheres (↑; gr. σύνδρομος mitlaufend) n: Bezeichnung für die klinischen Zeichen einer anhaltenden pathologischen Erregung im autonomen bzw. zerebrospinalen Nervensystem i. S. von Dysästhesie (Hypersensitivität, Mißempfindung, Schmerz), Dyskinesie (z. B. Tonusveränderungen der Gefäße, Muskeln), Dyskrasie (Stoffwechselstörungen), Dystrophie (z. B. Turgorveränderungen der Haut) u. Dysthymie (Verstimmung). Vgl. Irritation, chronische.

Ir|ritations|zentrum, chronisches (↑) n: syn. Herd, Reizzentrum, Störfeld; Bez. für: **1.** (histol.) eine subchronische Entzündung um nichtabbaufähiges Material im weichen Bindegewebe mit lymphozytär-plasmazellulären Infiltraten u. Desaggregation der Grundsubstanz* (G. Kellner); **2.** (klin.) eine lokale oligosymptomatische, subklinische Entzündung mit der möglichen Entwicklung von Fernstörungen* (A. Stacher); **3.** (regulationsphysiol.) einen Ort maximaler Irritationen unterschiedlicher Ätiologie, geringer Reizintensität u. langer Wirkungsdauer mit diskreten reflektorischen Krankheitszeichen (s. Projektionssymptom) u. der Möglichkeit zur Entwicklung eines peripheren Irritationssyndroms* unter Einfluß einer Sekundärnoxe. Als Ursachen werden angenommen: traumatische Nervenverletzungen, Narben, Entzündungen aller Art, Infektionen, Toxine, Fremdeiweiß, allergische Reaktionen, Sauerstoffmangel, mechanische Reize. Vgl. Diagnostik chronischer Irritationen.

Ir|ritations|zone (↑) f: syn. Reizzone; Bez. für das Ausbreitungsgebiet einer chronischen Irritation* innerhalb der neurovegetativen Peripherie; z. B. Head*-Zonen, Muskelzone nach Mackenzie, Störungsfeld nach Kibler, Periostzone nach Vogler u. a.; man unterscheidet eine Bindegewebe-, Gefäß- u. Segmentzone; das Phänomen der I. zählt zu den reflektorischen Krankheitszeichen (s. Projektionssymptom).

Ischi|algie (gr. ἰσχίον Hüftgelenk, Hüfte; -algie*) f: Schmerzen im Versorgungsbereich des N. ischiadicus; **Ätiologie:** Reizung bzw. Kompression des Nerven od. seiner Wurzeln

(z. B. infolge Irritation bzw. Kompression im Bereich $L_4/L_5/S_1$), Erkrankungen der Wirbelsäule, Neuritis bei Infektionskrankheiten, Traumen, Frakturen, Hüftgelenkluxation, unsachgemäße intramuskuläre Injektion sowie i. R. einer Polyneuropathie (z. B. bei Diabetes mellitus); **Symptome:** Schmerzen in der Lendengegend, die in das betroffene Bein bis zum Fußaußenrand ausstrahlen, evtl. mit Verstärkung beim Niesen, Husten od. Pressen, typische Schonhaltung des Patienten mit leicht angewinkeltem u. außenrotiertem Bein, lokale Druck- u. Klopfempfindlichkeit der Wirbelsäule mit Verspannung der Muskulatur, Druckschmerzhaftigkeit im Verlauf des N. ischiadicus, Sensibilitätsstörungen u. evtl. Lähmung der Zehenmuskulatur; **Therapie:** Analgetika, Wärme (Fango*, Heublumensack*), entlastende Lagerung, phytotherapeutisch mit Wurmfarn*, traditionell mit Alpenrose, homöopathisch mit Koloquinthe u. Terpentin; alternativ auch Gelosentherapie*; Bandscheibenoperation bei häufigen, Wochen anhaltenden od. beidseitigen Schmerzen sowie motorischen Ausfällen u. Blasen- bzw. Mastdarmstörungen. Vgl. Lumbago.

Iso-Kom|plex-Heil|weise (gr. ἴσος gleich, ähnlich; lat. complexus Umfassen): Abk. IKH; Form der Komplexmittelhomöopathie, die sich in mehrfacher Hinsicht von der klassischen Homöopathie* unterscheidet: **1.** Zubereitung der Präparate teilweise nach spagyrischen Regeln; es finden nur pflanzliche Materialien Verwendung, deren Extrakte u. Urtinkturen zu einem Komplexmittel* gemischt werden; es überwiegt die Idee der additiven Effekte einzelner Pflanzen bei der Zusammensetzung der Urtinkturen. **2.** Überwiegen der praktischen Erfahrungen (fehlende Theoriebildung); keine Zuordnung zum iso- od. homöopathischen Wirkungsprinzip möglich. Es werden folgende Mittel unterschieden: Stoffmittel, Lymphmittel, Ader- od. Blutmittel, Gewebemittel, Konstitutionsmittel, Fluide.

iso|metrisch (↑; gr. μέτρον Maß): Bez. für Spannungsänderung des Muskels bei gleichbleibender Länge der Muskelfasern (statische Kontraktion); Anwendung isometrischer Spannungsübungen ohne maximalen Kraftaufwand u. Preßatmung z. B. in der Rekonvaleszenz nach Herzinfarkt.

Iso|pathie (↑; -pathie*) f: auch Isotherapie; von J. J. W. Lux (1776–1849) begründetes, vereinfachendes Konzept der Homöopathie*, demzufolge die krankheitsverursachende Substanz, in potenzierter Form verabreicht, dieselbe Krankheit heilen soll. Wegen mangelnder Berücksichtigung der tatsächlichen Patientensymptomatik stellt die I. eine Abweichung von den Prinzipien des Ähnlichkeitsprinzips* u. der Individualisierung* dar. Historisch geht sie zurück auf Versuche, die drei klassischen Miasmen direkt mit den Nosoden der ihnen zugeordneten Krankheiten zu behandeln (s. Miasmenlehre). Als Standardvorgehen in der Praxis hat sich die I. nicht bewährt, jedoch wird im Zusammenhang mit Blockaden u. Arzneimittelkrankheiten spekulativ darauf zurückgegriffen (s. Tautopathie). Klinische Studien zu isopathischer Behandlung allergischer Erkrankungen mit dem jeweiligen Allergen deuten auf einen desensibilisierenden Effekt hin. Eine experimentelle Sonderform der Isopathie stellt die Autoisopathie dar, bei der die Ausgangssubstanz zum Potenzieren vom Erkrankten selbst gewonnen wird (sog. Autonosode). Vgl. Homotoxikologie.

Iso|valerian|säure: syn. 3-Methylbuttersäure; charakteristischer Bestandteil des Baldrians* (Wurzel); verantwortlich für den typischen Geruch.

-itis: aus dem Griechischen übernommene Endung mit der Bedeutung Entzündung.

IUPAC: Abk. für (engl.) **I**nternational **U**nion of **P**ure and **A**pplied **C**hemistry; Internationale Union für Reine und Angewandte Chemie (Basel).

J

Jaborandi folium n: Jaborandiblätter; Fiederblättchen von Pilocarpus-Arten, z. B. Pilocarpus jaborandi; Verwendung zur Gewinnung von Pilocarpin (direkt wirkendes Parasympathomimetikum).

Jakobs|kreuz|kraut: Senecio jacobaea, syn. Jacobaea vulgaris, Jakobsgreiskraut; Pflanze aus der Familie der Korbblütler, Asteraceae; **Arzneidroge:** zur Blütezeit geschnittene u. rasch getrocknete oberirdische Teile (Senecionis jacobaeae herba); **Inhaltsstoffe:** Pyrrolizidinalkaloide, ätherisches Öl, Mineralsalze, besonders Phosphate u. Oxalate; **Verw.:** als Aufguß u. a. galenische Zubereitungen **traditionell** bei Amenorrhoe, Dysmenorrhoe, Zystitis, Husten, Magenschmerzen; **NW:** durch den Gehalt an Pyrrolizidinalkaloiden hepatotoxische, kanzerogene u. mutagene Wirkungen möglich; therapeutische Verwendung daher problematisch.

Jambul|baum: Syzygium cuminii, syn. Eugenia jambolana, Syzygium jambolana; Pflanze aus der Familie der Myrtengewächse, Myrtaceae; **Arzneidrogen:** getrocknete Stammrinde (Syzygii cumini cortex) u. getrocknete Samen (Syzygii cumini semen); **Inhaltsstoffe:** Gerbstoffe in der Rinde; **Wirkung:** adstringierend (Rinde); **Verw.:** zerkleinerte Rinde für Abkochungen u. a. galenische Zubereitungen innerlich bei unspezifischen, akuten Durchfallerkrankungen; lokal bei leichten Entzündungen der Mund- u. Rachenschleimhaut; äußerlich bei leichten, oberflächlichen Entzündungen der Haut; Samen **traditionell** bei Diabetes mellitus, Magen- u. Pankreasbeschwerden, Depressionen; als Karminativum, Spasmolytikum, Stomachikum u. Roborans. Laut Kommission E beim ehemaligen Bundesgesundheitsamt ist die Wirksamkeit der Samen bei den beanspruchten Anwendungsgebieten nicht belegt. **Homöopathische** Zubereitungen aus den reifen getrockneten Früchten bei Diabetes mellitus.

Jasmin, falscher: s. Gelsemium.

Jateo|rhiza palmata f: Stammpflanze der Kolombowurzel*.

Jing (sprich dsching) n: „Essenz"; in der traditionellen chinesischen Medizin* Bez. für die Substanz (i. S. eines unveränderlich Zugrundeliegenden) des menschlichen Organismus; nach dem Ursprung unterscheidet man eine angeborene, von den Eltern vererbte (vorgeburtliche), u. eine erworbene, aus der Nahrung stammende (nachgeburtliche) Substanz bzw. „Essenz".

Jin-Ye (sprich dschin-je) n: in der traditionellen chinesischen Medizin* Bez. für die sog. Körpersäfte (alle Flüssigkeiten des Körpers wie z. B. Speichel, Magensaft, Urin); diese bestehen aus zwei Teilen, dem sog. Jin, dem klaren u. dünnen Anteil, u. dem sog. Ye, dem trüben u. dickflüssigen Anteil. Sie werden durch die Funktionen von Lunge, Milz, Niere, Blase u. in den Drei Erwärmern (s. Syndromdiagnostik) erzeugt, in den Stoffwechsel eingebaut od. ausgeschieden u. tragen zudem zur Bildung des Bluts (s. Xue) bei. Unter pathologischen Bedingungen entsteht über eine Störung des Jin-Ye Schleim, der zu vielfältigen Krankheitssymptomen führen kann.

Jod n: Iod*.

Johannis|beere, rote: Ribes rubrum; Strauch aus der Familie der Stachelbeergewächse, Grossulariaceae; **Arzneidroge:** reife Beeren (Ribis rubri fructus); **Inhaltsstoffe:** Fruchtsäuren (z. B. Zitronen-, Äpfel-, Oxal- u. Weinsäure), Vitamine, Mineralsalze, Invertzucker; **Wirkung:** viruzid; **Verw.:** Saft als kühlendes, durstlöschendes Getränk bei fieberhaften Erkrankungen u. zur Herstellung von Fruchtsirup, Marmelade, Beerenwein.

Johannis|beere, schwarze: Ribes nigrum; Strauch aus der Familie der Stachelbeergewächse, Grossulariaceae; **Arzneidrogen:** reife Beeren (Ribis nigri fructus), während od. kurz nach der Blüte gesammelte u. getrocknete Blätter (Ribis nigri folium); **Inhaltsstoffe:** Beeren: 0,1–0,3 % Vitamin C, Fruchtsäuren, 6–8 % Invertzucker, Flavonoide, Anthocyane (Delphinidin- u. Cyanidinglykoside); Blätter: Flavonoide, besonders Kämpferol- u. Quercetinglykoside; **Wirkung:** diuretisch, fungizid, viruzid; **Verw.:** die Beeren als Sirup u. Gelee **traditionell** bei Keuchhusten, Erkältungskrankheiten u. Magenschmerzen; als Gurgelmittel bei Entzündungen der Mundhöhle u. Tonsillitis; getrocknet als Diuretikum in Teemischungen; zur Bereitung von Fruchtsaft, Wein u. Marmelade; die zerkleinerten Blätter in Teeaufgüssen **traditionell** als Diuretikum; auch bei Gicht, Rheuma, Diarrhoe, Migräne, Keuch- u. Krampfhusten; äußerlich zur Wundbehandlung.

Johannis|kraut: Hypericum perforatum; Pflanze aus der Familie der Johanniskrautgewächse, Hypericaceae; **Arzneidroge:** blü-

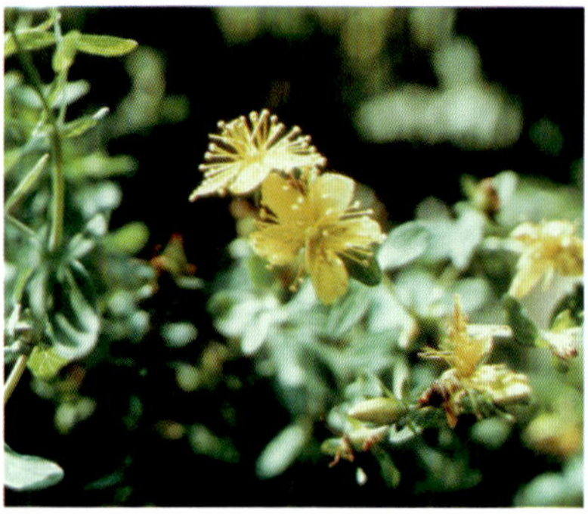

Johanniskraut

hende oberirdische Pflanzenteile (Hyperici herba); **Inhaltsstoffe:** Naphthobianthrone (z. B. Hypericin), ätherisches Öl, Flavonoide u. Xanthone; **Verw.:** äußerlich als Johanniskrautöl bei Verletzungen, Verbrennungen 1. Grades, Myalgien; innerlich bei psychovegetativem Syndrom, depressiven Verstimmungszuständen, Angst u. innerer Unruhe (Einfluß auf Serotonin-Melatonin-Konzentration), dyspeptischen Beschwerden; **traditionell** auch als Anthelminthikum u. bei Leber-Galle-Erkrankungen; **NW:** Photosensibilisierung; **homöopathische** Verwendung der frischen blühenden Pflanze bei Nervenverletzungen u. -schmerzen, als Wundheilmittel u. bei depressiven Zuständen.

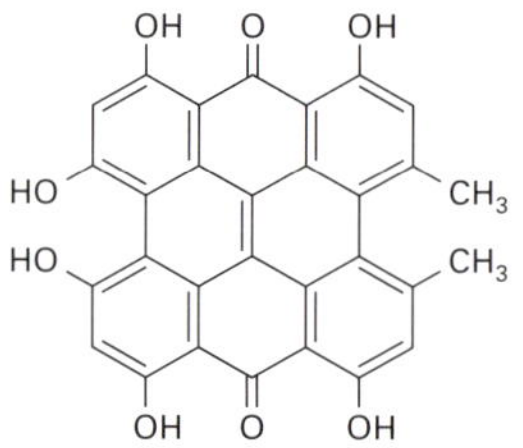

Johanniskraut:
Hypericin

Johannis|kraut|öl: syn. Rotöl; Ölmazerat aus frischen Blüten von Johanniskraut*.

Joule (James J., engl. Physiker, 1818–1889) n: Kurzzeichen J; **1.** abgeleitete SI-Einheit der Arbeit, Energie u. Wärmemenge: 1 J = 1 N × m (Newton × Meter) = 1 V × A × s (Volt × Ampere × Sekunde) = 1 W × s (Watt × Sekunde) = 0,239 cal. **2.** Maßeinheit des chemischen Nährwerts*.

Juck|reiz: s. Pruritus.

Juglans regia f: echte Walnuß*.

Juniperus communis m: Wacholder*.

Junk food (engl. wertloses Essen) n: Bez. für ernährungsphysiologisch ungünstige Nahrung von gesundheitlich minderer Qualität; meist billige (aber nicht „preiswerte"), zu fette, zu süße od. zu salzige Nahrung, die sich v. a. in Schnellimbißketten sowie in Billigangeboten von Supermärkten findet; vgl. Fast food.

Hebammenkunde

Lehrbuch für Schwangerschaft, Geburt, Wochenbett und Beruf

Herausgegeben von Christine Geist, Ulrike Harder, Gisela Kriegerowski-Schröteler und Andrea Stiefel

24 x 17 cm. XX, 556 Seiten. Mit 341 Abbildungen. 1995. Gebunden.
ISBN 3-11-013764-X

Dieses von Hebammen verfaßte Lehrbuch vermittelt umfassendes geburtshilfliches Wissen. Für die zukünftigen Hebammen stellt es eine unverzichtbare, prüfungsrelevante Arbeitsgrundlage dar, in der Praxis tätige Hebammen werden es als qualifiziertes Nachschlagewerk schätzen.

Gute Lesbarkeit und anschauliche Abbildungen vermitteln vertiefende Kenntnisse der Physiologie von Schwangerschaft, Geburt und Wochenbett sowie einen kurzgefaßten Überblick zur Pathologie. Dies macht das Buch auch für alle geburtshilflich interessierten Leser anderer Medizinalberufe (z.B. Kranken- und Kinderkrankenschwestern, Ärzte und Medizinstudenten) besonders wertvoll.

In 11 Kapiteln werden u.a. behandelt:

- Sexualität und Familienplanung
- Anatomie der Frau mit vielen Abbildungen
- Schwangerschaftsberatung und -betreuung durch Hebammen
- Physiologie der Geburt und praktische Geburtshilfe mit verschiedenen Gebärpositionen
- Wochenbettbetreuung in der Klinik und zu Hause
- Stillberatung und Behandlung von Stillproblemen
- Neugeborenphysiologie und -pflege
- Arzneimittel in der Geburtshilfe
- Hebammengeschichte und berufsrelevante Gesetze

W DE G
de Gruyter

K

Kabat-Methode (Hermann K., amerikanischer Neurol.) f: syn. propriozeptive neuromuskuläre Fazilitation (Abk. PNF); krankengymnastische Behandlung mit Bewegungsbahnung unter Nutzung der Haltungs-, Stell- u. Dehnungsreflexe u. der Gesetze der sukzessiven Induktion (Erhöhung der Reaktion eines Antagonisten sofort nach isometrischer Kontraktion des Agonisten) u. reziproken Innervation (gleichzeitige Hemmung des Antagonisten bei Innervation des Agonisten); Anwendung verschiedener Übungen (rhythmische Stabilisierung, langsame Umkehr, Widerstandsübungen u. a.) bei Lähmungen z. B. durch Apoplexie u. infantile Zerebralparese.

Kaelin-Test (Werner K., Wollerau/Schweiz, 1888–1973) m: syn. kapillardynamische Blutuntersuchung*.

Kälte|schäden: durch Einwirkung von Kälte hervorgerufene Störungen; Erfrierung, Unterkühlung, i. w. S. auch Erkältungskrankheiten*; **Therapie** lokaler K. (z. B. Frostbeulen) aus dem Bereich der Phytotherapie mit Balsamum* peruvianum, traditionell auch mit Zubereitungen aus Capsicum, Eichenrinde, Nelkenwurz, Pappel u. Schachtelhalm.

Käse|pappel: syn. wilde Malve*.

Kaffee: Coffea arabica, Coffea liberica, Coffea canephora u. andere Coffea-Arten; Strauch aus der Familie der Rötegewächse, Rubiaceae; **Arzneidrogen:** getrocknete, von der Samenhaut befreite Samen (Coffeae semen, Kaffeebohnen) u. gemahlene, bis zur Schwarzbräunung u. Verkohlung der äußeren Samenpartien geröstete, grüne, getrocknete Samen (Coffeae carbo, Kaffeekohle); **Inhaltsstoffe:** grüne Bohnen enthalten Purinalkaloide; Hauptkomponente ist 0,58–1,70 % Coffein (1,3,7-Trimethylxanthin) neben Theobromin, Theophyllin, Paraxanthin u. a.; außerdem 5,5–7,6 % Chlorogensäure, ca. 16 % Kaffeeöl mit 1 % Diterpenalkoholen (Kahweol, Cafestol) u. ca. 1 % Trigonellin; während des Röstens werden v. a. flüchtige aromatische Substanzen sowie polymere braune Pigmente gebildet; eine Tasse K. enthält je nach Extraktionsart u. Ausgangsmaterial 80–180 mg Coffein; Kaffeekohle enthält 0,8–1 % Coffein neben Karamelisierungsprodukten; **Wirkung:** Kaffeebohnen: hauptsächlich Coffeinwirkung (zentral erregend, positiv inotrop, positiv chronotrop), Anstieg des Serumcholesterins, Stimulation der Magensaftsekretion; Kaffeekohle: adsorbierend, adstringierend; **Verw.:** Extrakte aus gerösteten u. ungerösteten Samen bei geistiger u. körperlicher Ermüdung, bei Neigung zu Hypotonie; Kaffeekohle bei unspezifischen Durchfallerkrankungen, zur lokalen Therapie leichter Entzündungen der Mund- u. Rachenschleimhaut; als Genußmittel (Kaffeegetränk); **Wechselwirkungen:** aufgrund des Adsorptionsvermögens der Kaffeekohle kann die Resorption anderer, gleichzeitig verabreichter Arzneimittel beeinträchtigt werden. **Homöopathische** Zubereitungen aus den von der Samenschale weitgehend befreiten, reifen, getrockneten, ungerösteten Samen bei Schlaflosigkeit, Migräne, Cor nervosum, Urina spastica u. in stärkeren Dosen als Analeptikum; andere homöopathische Zubereitungen aus den getrockneten, stark gerösteten Samen bei Schlafstörungen u. Neuralgien.

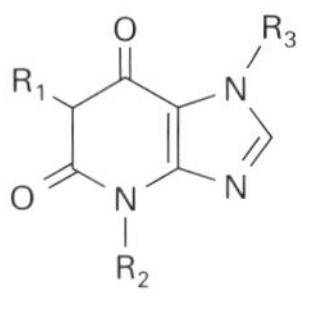

	R_1	R_2	R_3
Coffein	$-CH_3$	$-CH_3$	$-CH_3$
Theobromin	$-H$	$-CH_3$	$-CH_3$
Theophyllin	$-CH_3$	$-CH_3$	$-H$
Paraxanthin	$-CH_3$	$-H$	$-CH_3$

Kaffee: Purinalkaloide

Kakao|butter: Butyrum Cacao, Cacao Oleum; Fett (Palmitin-, Stearin-, Ölsäure- u. Linolsäureglyceride) aus den Samen von Theobroma cacao, das nach Fermentation, Trocknung u. Zermahlen der Kerne ausgepreßt wird; Verwendung als Suppositoriengrundmasse mit einem Schmelzpunkt bei 32–34 °C; verdirbt leicht durch den Gehalt an ungesättigten Fettsäuren.

Kakao|samen: Cacao semen; von der Schale befreite, fermentierte u. schwach geröstete Samen von Theobroma cacao (Kakaobaum),

Pflanze aus der Familie der Sterculiaceae; **Inhaltsstoffe:** Methylxanthine, insbesondere Theobromin, u. ca. 50 % Triglyzeride (Kakaobutter*); **Wirkung** der Methylxanthine: diuretisch, broncholytisch, vasodilatatorisch, verstärkend auf die Herzmuskelleistung u. leicht muskelrelaxierend; **Verw.: traditionell** bei infektiösen Darmerkrankungen, Asthma bronchiale u. Verschleimung der Bronchien, Reizhusten, zur Regulierung der Schilddrüsentätigkeit u. Schwitzkur; heute nur noch als Geschmackskorrigens, da die Wirksamkeit bei den oben genannten Anwendungsgebieten nicht belegt ist; Verwendung der Samenschalen (Cacao testes) in Teemischungen traditionell bei Leber-, Blasen- u. Nierenleiden, Diabetes mellitus, gegen Diarrhoe u. als Stärkungsmittel; auch hier ist die Wirksamkeit nicht belegt; **NW:** allergische Hautreaktionen, Migräne.

Kalabar|bohne: Calabar semen, Gottesgerichtsbohne; Samen von Physostigma venenosum, Pflanze aus der Familie der Schmetterlingsblütler (Fabaceae); **Inhaltsstoffe:** Indolalkaloide, besonders Physostigmin (indirekt wirkendes Parasympathomimetikum, Lähmung des Zentralnervensystems).

Kalium n: chemisches Element, Symbol K, OZ 19, relative Atommasse 39,10; an der Luft unbeständiges, mit Sauerstoff u. Wasser heftig reagierendes, einwertiges, silberweißes Alkalimetall (Schmelzpunkt 63,5 °C), das (in Verbindungen) in den meisten Mineralien enthalten ist; **biochemische Funktion:** als häufigstes Kation im Intrazellulärraum an der Aufrechterhaltung des osmotischen Drucks u. des zellulären Ruhepotentials sowie an der Regulation von neuromuskulärer Reizbarkeit u. Muskelkontraktion beteiligt; wichtig für das Säure-Basen-Gleichgewicht; Bestandteil der Verdauungssäfte u. Aktivator einiger Enzyme (z. B. Oxidasen, Pyruvatkinase, glykolytische Enzyme); **Vork. in Nahrungsmitteln:** in tierischen u. pflanzlichen Lebensmitteln; besonders kaliumreiche Nahrungsmittel sind Kartoffeln, Gemüse (z. B. Spinat, Kohl), Hülsenfrüchte u. Obst (insbesondere Bananen). **Bedarf** für Erwachsene (DGE 1991): geschätzter täglicher Mindestbedarf ca. 2 g; eine Zufuhr von 2–4 g gilt als ausreichend; reichliche Kaliumzufuhr wirkt blutdrucksenkend. **Mangelerscheinungen:** Muskelschwäche bis hin zur Muskellähmung, Störungen der Herztätigkeit, metabolische Alkalose z. B. durch unzureichende Zufuhr (einseitige Ernährung, Unterernährung) od. ungenügende Absorption (gestörte Kaliumrückresorption bei einigen Nierenerkrankungen). **Intoxikationen:** durch übermäßige Zufuhr bzw. chronische Niereninsuffizienz kann es zu Muskel-, Nerven- u. Herz-Kreislaufstörungen, Ohrensausen, Taubheit, Verwirrtheit u. Halluzinationen kommen. **Referenzbereich:** 3,6–5,4 mmol/l Serum.

Kalmus m: Acorus calamus; Sumpfpflanze aus der Familie der Aronstabgewächse, Araceae; **Arzneidroge:** im Herbst gesammelter, von Wurzeln, Blattscheiden u. Stengeln befreiter, getrockneter Wurzelstock (Calami rhizoma); **Inhaltsstoffe:** ätherisches Öl (mit β-Asaron u. Iso-Eugenolmethylether) u. Bitterstoffe (Sesquiterpenketone u. a.); im Öl triploider Pflanzen v. a. Shyobunone; **Wirkung:** spasmolytisch; **Verw.:** Teeaufgüsse, Tinkturen, Fluid- u. Trockenextrakte **traditionell** innerlich als Bittermittel, bei Magen-Darm-Beschwerden, Flatulenz, dyspeptischen Beschwerden, zur Förderung der Gallensekretion; äußerlich in Mund- u. Gurgelwässern, als Hautreizmittel, bei rheumatischen Erkrankungen; zur Gewinnung des ätherischen Öls; **NW:** β-Asaron wirkt kanzerogen u. mutagen; daher ist die Verwendung der tetraploiden, in Ostasien heimischen u. β-asaronreiches, ätherisches Öl liefernden Varietät abzulehnen. Das Öl amerikanischer diploider Varietäten ist frei von β-Asaron, dasjenige europäischer triploider Varietäten enthält nur geringe Mengen β-Asaron.

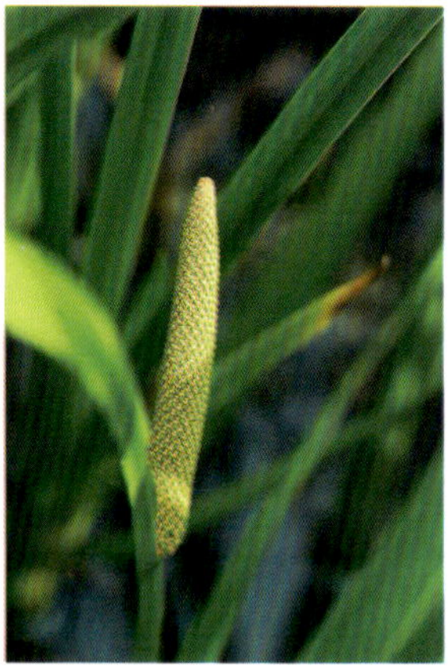

Kalmus

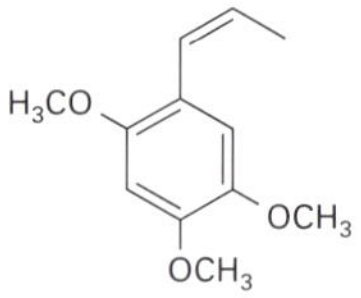

Kalmus:
β-Asaron

Kalorie (lat. calor Wärme) f: Kurzzeichen cal, üblicherweise Kilokalorie (1 kcal = 1000 cal); offiziell nicht mehr zugelassene Einheit der Wärmemenge (Wärmeenergie); 1 cal ist die erforderliche Wärmemenge, um 1 g Wasser von 14,5 °C auf 15,5 °C bei einem Luftdruck von 760 mmHg zu erwärmen; jetzt gültige Einheit: Joule* (1 cal = 4,186 J).

Kalt|anwendung: hydrotherapeutische Maßnahme mit kühlender bzw. reizender Wirkung; Durchführung als (Teil-)Bad, Wikkel, Dusche, Waschung od. Guß zur Abhärtung u. bei Durchblutungsstörungen; bei kurzdauernder K. tritt nach anfänglicher Vasokonstriktion eine reaktive Hyperämie ein. Vgl. Reiz-Reaktionstherapie.

Kalzium n: Calcium*.

Kamille: Matricaria recutita, syn. Chamomilla recutita; Pflanze aus der Familie der Korbblütler, Asteraceae; **Arzneidrogen:** Blütenköpfe (Matricariae flos) u. das daraus gewonnene ätherische Öl (Matricariae aetheroleum); **Inhaltsstoffe:** nach DAB 10 in den Blüten mindestens 0,4 % ätherisches Öl mit den Hauptwirkstoffen (-)-α-Bisabolol (INN: Levomenol), Bisabololoxide A u. B, Matricin u. Chamazulen (dunkelblau), das bei Wasserdampfdestillation aus Matricin entsteht, sowie Flavonderivate (z. B. Apigenin, Apigenin-7-glukosid); **Wirkung** des Gesamtkomplexes: antiphlogistisch, spasmolytisch, wundheilungsfördernd, desodorierend, antibakteriell; **Verw.:** Teeaufgüsse aus getrockneten Blüten, standardisierte Auszüge od. Fertigarzneimittel äußerlich bei Haut- u. Schleimhautentzündungen, Erkrankungen der Atemwege (Inhalation) u. im Anal- u. Genitalbereich (Bäder, Spülungen); innerlich bei Spasmen u. Entzündungen im Magen-Darm-Trakt; **traditionell** auch bei innerer Unruhe, Reizbarkeit, Schlafstörungen u. Menstruationsbeschwerden; keine Kontraindikationen, Neben- od. Wechselwirkungen bekannt; selten Kontaktdermatitis, meist durch Verfälschungen, z. B. mit Anthemis cotula (Hundskamille), hervorgerufen; **homöopathische** Verwendung der frischen, ganzen, blühenden Pflanze als Konstitutionsmittel bei Dysmenorrhoe, Blähungskolik, Zahnungsbeschwerden u. Schlafstörungen bei Kindern.

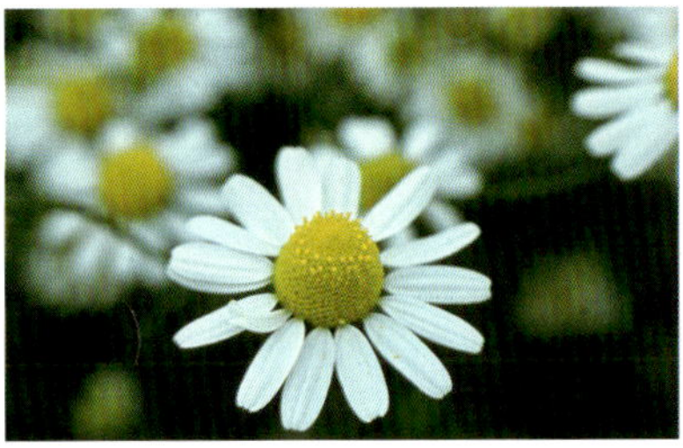

Kamille

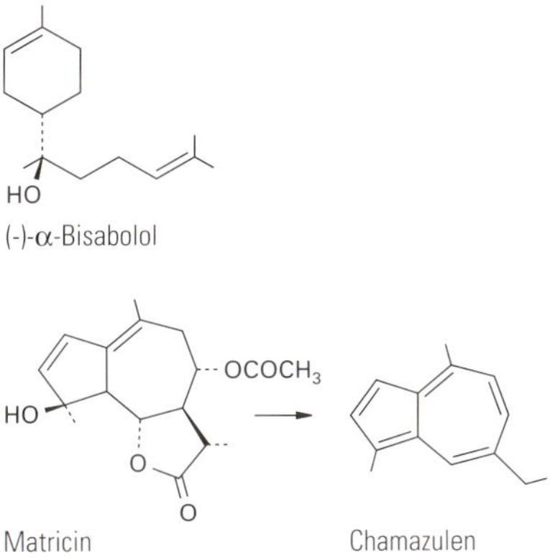

Kamille: Wirkstoffe

Kamille, römische: Chamaemelum nobile, syn. Anthemis nobilis; Staude aus der Familie der Korbblütler, Asteraceae; **Arzneidrogen:** getrocknete Blütenköpfchen der kultivierten, großblütigen Varietät (Chamomillae romanae flos, Anthemidis flos) u. das aus den Blütenköpfchen gewonnene ätherische Öl (Chamomillae romanae aetheroleum); **Inhaltsstoffe:** 0,6–2,4 % ätherisches Öl (v. a. Ester von Angelica- bzw. Tiglinsäure), Sesquiterpenlactone vom Germacranolid-Typ (Nobilin u. a.), Hydroperoxide, Polyphenole (Flavonoide, Cumarine), Polyine, Triterpene u. Steroide; **Wirkung:** antimikrobiell; **Verw.:** als Aufguß u. a. galenische Zubereitungen **traditionell** bei Völlegefühl, Flatulenz, leichten krampfartigen Magen-Darm-Störungen, Entzündungen im Mund- u. Rachenraum, Gastritis, Rhinitis, Sinusitis; äußerlich bei Ekzemen, Wunden u. Entzündungen; in der Kosmetik zur Hautpflege u. zum Aufhellen blonder Haare; **NW:** allergische Reaktionen; **Kontraindikation:** Allergie gegen r. K. od. andere Korbblütler; **homöopathische** Zubereitungen aus frischen oberirdischen Teilen bei nervösen Störungen u. Magen-Darm-Beschwerden.

Kampfer: Camphora, auch Campher; durch Wasserdampfdestillation aus dem Holz des Kampferbaums (Cinnamomum camphora) gewonnener u. anschließend durch Sublimation gereinigter (rechtsdrehend) od. synthetischer (optisch inaktiv) Wirkstoff; auch Bestandteil des ätherischen Öls von Juniperus-, Lavandula-, Mentha-, Salvia- u. Valeriana-Arten; **Verw.:** bei Muskelverspannungen, entzündlichen Erkrankungen der Atemwege, hypotoner Kreislaufregulationsstörung. Vgl. Spiritus camphoratus.

Kampfer|öl: Oleum camphoratum; 10- od. 20 %ige Lösung von D,L-Kampfer in Erdnuß- bzw. Olivenöl mit hyperämisierender Wirkung.

Kanthariden|pflaster: Cantharidinpflaster*.

Kanzerose (lat. cancer Krebs; -osis*) f: in der anthroposophischen Medizin* verwendete Bez. für das Prätumorstadium der Krebskrankheit, das sich in dem seelisch-leiblichen Gefüge ausprägt u. morphologisch nicht nachweisbar ist; **Sympt.:** vielfältige Befindensänderungen, v. a. Störungen des Wärmeorganismus mit niedriger Körpertemperatur u. kaum ausreichenden Tagesschwankungen (sog. Temperaturstarre); **Ther.:** Vorbeugung des späteren (reaktiven) Geschwulststadiums durch Misteltherapie*.

Kapuziner|kresse: Tropaeolum majus; Pflanze aus der Familie der Kapuzinerkressengewächse, Tropaeolaceae; **Arzneidroge:** oberirdische Teile (Tropaeoli herba); **Inhaltsstoffe:** ätherisches Öl mit Benzylsenföl; **Wirkung:** Benzylsenföl wirkt in vitro bakteriostatisch, virustatisch u. antimykotisch, äußerlich hyperämisierend; Senföle werden vorwiegend in der Atemluft bzw. im Harn angereichert u. ausgeschieden. **Verw.:** meist in Kombinationspräparaten zur unterstützenden Behandlung von Infektionen der ableitenden Harnwege u. Entzündungen der Atemwege; äußerlich bei leichten Muskelschmerzen; **traditionell** auch bei rheumatischen Erkrankungen, Arthrosen, Tonsillitis, Sinusitis u. zur Stärkung des Immunsystems, äußerlich bei infizierten Wunden u. zur Förderung des Haarwuchses; **NW:** Haut- u. Schleimhautirritationen, Magen-Darm-Beschwerden, allergische Reaktionen; bei Überdosierung Albuminurie; **Kontraindikationen:** Magen- u. Darmulzera, Nierenerkrankungen, Säuglings- u. Kleinkindesalter.

Kardamom n: Elettaria cardamomum; Pflanze aus der Familie der Ingwergewächse, Zingiberaceae; **Arzneidrogen:** von der Kapselhülle befreite Samen (Cardamomi fructus), aus den Samen destilliertes ätherisches Öl (Cardamomi aetheroleum); **Inhaltsstoffe:** 4–9 % ätherisches Öl mit den Monoterpenen 1,8-Cineol und α-Terpinylacetat; **Wirkung:** virustatisch, antimykotisch, antimikrobiell, Steigerung der Magensaft- u. Gallensekretion; **Verw.:** bei dyspeptischen Beschwerden; **traditionell** bei Appetitlosigkeit, zur Aromatisierung von Kaffee, als Gewürz für Gebäck u. Süßspeisen.

Kardo|bene|dikte f: Cnicus benedictus, syn. Carduus benedictus; Pflanze aus der Familie der Korbblütler, Asteraceae; **Arzneidroge:** getrocknete Blätter u. obere Stengelteile einschließlich der Blütenstauden (Cnici benedicti herba, Benediktenkraut); **Inhaltsstoffe:** Bitterstoffe vom Sesquiterpenlacton-Typ, besonders Cnicin; **Wirkung:** Förderung der Speichel- u. Magensaftsekretion, antimikrobiell; **Verw.:** Aufgüsse u. bitter schmeckende galenische Zubereitungen bei Appetitlosigkeit u. Dyspepsie; **traditionell** auch bei Diarrhoe, Ulcus ventriculi et duodeni, als Gallenmittel, Roborans, bei Erkältungskrankheiten u. Asthma bronchiale; äußerlich bei schlecht heilenden Wunden; zur Herstellung von bitteren Kräuterlikören; **NW:** allergische Reaktionen; **Kontraindikation:** Allergie gegenüber K. od. anderen Korbblütlern.

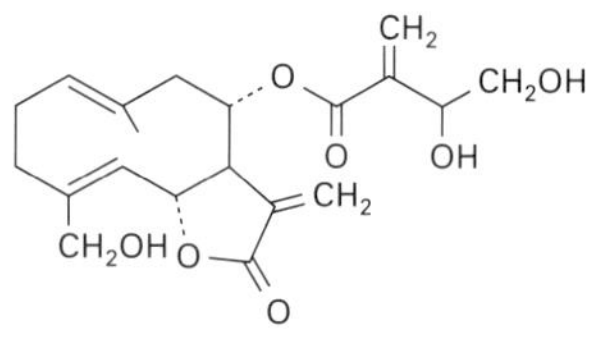

Kardobenedikte: Cnicin

Karlsbader Salz: Sal Carolinum; Gemisch aus Natrium- u. Kaliumsulfat, Natriumhydrogensulfat u. Natriumchlorid; **Verw.:** in lauwarmem Wasser gelöst als Laxans i. R. der ableitenden Therapie* u. als Grundlage von Trinkkuren am Kurort; vgl. Natriumsulfat, Magnesiumsulfat.

Karminativum (lat. carminare reinigen) n: Mittel gegen Darmblähungen; z. B. Anis, Fenchel, Kümmel, Koriander, Kamille, Frauenmantel, Wacholderbeeren; Wirkung durch Gasentfernung aus dem Magen u. Darm infolge Erschlaffung der oberen u. unteren Magenöffnung, Durchblutungsförderung im oberen Bereich des Magen-Darm-Trakts u. Anregung der Darmperistaltik.

Karotine n pl: Carotine*.

Kartoffel|auflage: Packung* mit weich gedämpften, breit gedrückten Kartoffeln; Anwendung u. Kontraindikation: s. Heublumensack.

Kartoffel-Ei-Diät (Diät*) f: von Reinhold Kluthe (geb. 1928) u. Herbert Quirin (geb. 1937) entwickelte selektiv proteinarme Diät zur Behandlung von Nierenerkrankungen, mit einer Mischung aus 65 % Kartoffel- u. 35 % Eiprotein, die der höchsten bisher festgestellten biologischen Wertigkeit* von Nahrungsmittelproteinen entspricht.

Karzino|gramm (gr. καρκίνος Krebs; γράφειν schreiben) n: s. Summationsdiagnostik.

Kat: auch Khat, Qat; Bestandteile (Blätter, Rinde) des Katstrauches (Catha edulis), die verbreitet in Nord- u. Ostafrika sowie auf der südlichen arabischen Halbinsel (Jemen) in frischem Zustand gekaut od. als Tee bzw. mit Honig vergoren getrunken werden; enthalten Norpseudoephedrin (Cathin), das eine zentral stimulierende, leicht euphorisierende Wirkung besitzt u. zu einer Abhängigkeit vom Amphetamintyp führen kann.

Kata|plasma (gr. καταπλάσμα Aufgestrichenes, Pflaster) n: heißer Breiumschlag auf pflanzlicher (z. B. Leinsamen, Eibischwurzeln) od. mineralischer Basis (z. B. Fango, Heilerde) zur Schmerzlinderung u. bei oberflächlich gelegenen Entzündungen u. Eiterungen; außerdem bei rheumatischen Erkrankungen, Neuralgien u. nach Unfall- u. Sportverletzungen; durch Auflegen auf bestimmte Hautareale (Head*-Zonen) sollen auch Funktionsstörungen innerer Organe beeinflußt werden. **Kontraindikationen:** Venenleiden, Ekzeme, akute rheumatische Schübe.

Kathode (gr. κάθοδος Rückkehr) f: negative Elektrode eines elektrischen Stromkreises; Austrittsstelle von Elektronen bzw. Kationen; vgl. Anode.

Katzen|bart: syn. Orthosiphon*.

Katzen|pfötchen, gelbes: Ruhrkraut*.

Katzen|pfötchen, gemeines: Antennaria dioica; Pflanze aus der Familie der Korbblütler, Asteraceae; **Arzneidroge:** frische od. getrocknete Blüten (Antennariae dioicae flos); **Inhaltsstoffe:** Ursolsäure, Luteolinglykoside; **Verw.:** Dekokt **traditionell** bei Darmerkrankungen, Erkrankungen der Gallenwege u. Atemwege; als Antidiarrhoikum; laut Kommission E beim ehemaligen Bundesgesundheitsamt ist die Wirksamkeit bei den beanspruchten Anwendungsgebieten nicht belegt.

Kauterisation (gr. καυτήριον Brenneisen) f: syn. Kaustik; Gewebezerstörung durch Brenn- od. Ätzmittel; selten Anwendung i. R. der ausleitenden Therapie zum Offenhalten von gesetzten Hautwunden; s. Baunscheidt-Verfahren, Fontanelle.

Kava-Kava f: Piperis methystici rhizoma; Wurzelstock von Piper methysticum (Rauschpfeffer); strauchartige Pflanze aus der Familie der Pfeffergewächse, Piperaceae; **Inhaltsstoffe:** Kavalactone (Kavain, Dihydrokavain, Methysticin, 7,8-Dihydromethysticin); **Wirkung:** anxiolytisch; **Verw.:** in Fertigarzneimitteln bei nervösen Angst-, Spannungs- u. Unruhezuständen; **traditionell** bei den Eingeborenen Polynesiens als berauschendes Getränk mit entspannender u. euphorisierender Wirkung; **NW:** reversible Gelbfärbung der Haut, Akkommodationsstörungen, Verminderung des Reaktionsvermögens, selten allergische Hautreaktion; **Kontraindikationen:** Schwangerschaft, Stillzeit, endogene Depression; **homöopathische** Verwendung des frischen Wurzelstocks u. der Wurzeln bei geistiger u. körperlicher Erschöpfung, Lampenfieber, Ichthyosis.

KBT: Abk. für **k**onzentrative **B**ewegungs**t**herapie*.

KE: Abk. für **K**ohlenhydrat**e**inheit*.

Kegel|blume, blasse: Echinacea* pallida.

Kegel|blume, purpur|farbene: Echinacea* purpurea.

Kent-Repertorium (James Tyler K., Arzt, Chicago, 1849–1916) n: in der Homöopathie das am weitesten verbreitete Repertorium* zur Arzneimittelwahl.

Keuch|husten: syn. Pertussis; durch Bordetella pertussis hervorgerufene Infektionskrankheit, die mit charakteristischen Hustenanfällen einhergeht; **Übertragung** durch Tröpfcheninfektion; **Inkubationszeit:** 7–14 Tage; **Epidemiologie:** 30 % der Erkrankungen entfallen z. Z. auf das Säuglingsalter, 60 % auf das Vorschulalter. Die Ansteckungsgefahr ist im katarrhalischen Stadium am größten u. klingt mit der 6. Krankheitswoche ab. Der Kontagionsindex ist sehr hoch (80–90 %). Nach überstandener Erkrankung besteht Immunität, die allerdings innerhalb von Jahrzehnten nachläßt. **Klinische Stadieneinteilung: 1.** Stadium catarrhale (Dauer 7–14 Tage): Rhinopharyngitis, manchmal auch Konjunktivitis, subfebrile Temperatur, meist nachts zunächst noch uncharakteristischer Husten, der allmählich in Krampfhusten übergeht; **2.** Stadium convulsivum (3–6 Wochen): typische Keuchhustenanfälle (nachts häufiger als tags), heftige stakkatoartige Hustenstöße mit vorgestreckter Zunge, anschließend juchzendes, ziehendes, weithin hörbares Inspirium infolge Verengung der Stimmritze; Wiederholung der Hustenanfälle (Reprise) in kurzen Abständen mit zunehmender Dyspnoe u. Zyanose sowie prallgefüllten Schädel- u. Halsvenen bis zur Gefahr der

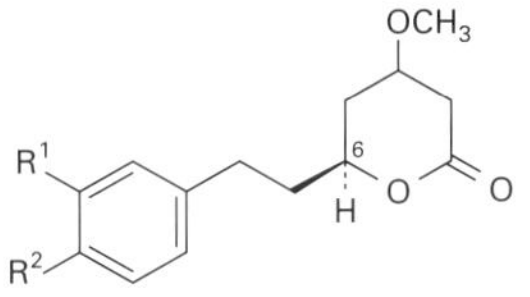

$R^1 = R^2 = H$: (+)-(6S)-Dihydrokawain
$R^1 + R^2 = OCH_2O$: Dihydromethysticin

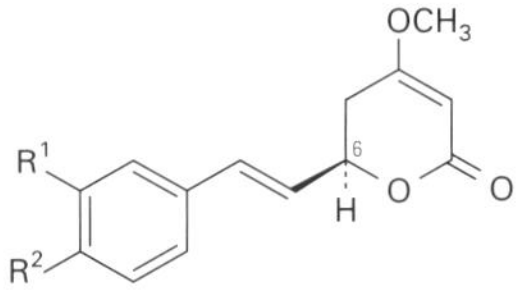

$R^1 = R^2 = H$: (+)-(6R)-Kawain
$R^1 + R^2 = OCH_2O$: Methysticin

Kava-Kava:
Kavalactone

exspiratorischen Apnoe (Stickhusten), schließlich Entleerung des zähen, glasigen Schleims häufig mit Erbrechen; anschließend Periode mit verminderter Hustenreizschwelle (hustenrefraktäre Phase). Die Zahl der Hustenanfälle schwankt zwischen 5 u. 50 pro 24 Stunden. **3.** Stadium decrementi (Dauer 2–6 Wochen): allmählich abnehmende Krankheitserscheinungen, nur noch Bronchitis. Abortive Verlaufsformen sind besonders nach Schutzimpfung u. bei Zweiterkrankung häufig. **Therapie:** bei älteren Kindern meist Mukolytika ausreichend, im 1. Lebensjahr Erythromycin (auch zur Pneumonieprophylaxe), Sicherstellung der Atmung, häufige kleine Mahlzeiten; phytotherapeutisch traditionell Zubereitungen z. B. aus Andorn, Eibisch, schwarzer Johannisbeere, Primel, Sonnentau, Stiefmütterchen u. Thymian. **Prophylaxe:** Expositionsprophylaxe (Isolierung) bei Säuglingen; am besten rechtzeitig Schutzimpfung der gesunden Säuglinge, bei bereits erfolgter Exposition Antibiotikaprophylaxe mit Erythromycin.

Keusch|lamm: s. Mönchspfeffer.

Khellin (INN) n: 4,9-Dimethoxy-7-methyl-5H-furo[3,2-g] [1]benzopyran-5-on (IUPAC); spasmolytisch wirkende Substanz, die zusammen mit Visnagin u. a. Furanochromonderivaten in den Khellafrüchten (s. Ammei) vorkommt; **Verw.:** Vasodilatator.

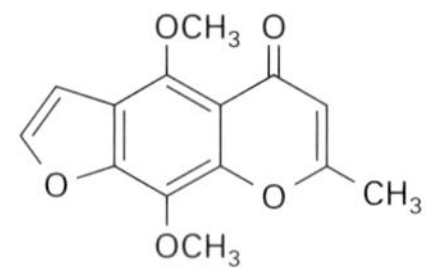

Khellin

Kiefer: Pinus sylvestris u. andere Pinus-Arten; Bäume aus der Familie der Kieferngewächse, Pinaceae; **Arzneidrogen:** frische od. getrocknete, im Frühjahr gesammelte Triebe (Pini turiones); aus frischen Nadeln, Zweigspitzen od. jüngeren Ästen gewonnenes ätherisches Öl (Pini aetheroleum); **Inhaltsstoffe:** in den Nadeln 0,2–0,5 % ätherisches Öl; geruchsbestimmende Hauptkomponenten sind α-Pinen (30–50 %), β-Pinen (10–30 %), β-Phellandren, Δ^3-Caren, Cymol u. Kampher; **Wirkung:** sekretolytisch, hyperämisierend, schwach antiseptisch; **Verw.:** als Teeaufguß, Sirup od. Tinktur; äußerlich als alkoholische Lösung (z. B. Fichtennadelfranzbranntwein), für Badezwecke (Pini extractum), in Ölen od. Salben, bei entzündlichen Erkrankungen der Atemwege sowie leichten Muskel- u. Nervenschmerzen; **NW:** Reizerscheinungen an Haut u. Schleimhäuten; **Kontraindikation:** Verwendung des Öls bei Asthma bronchiale u. Keuchhusten; s. Terpentin; vgl. Fichte.

Kinesio|logie, angewandte (gr. κινεῖν bewegen; -logie*) f: Abk. AK; auf den amerikanischen Chiropraktiker Georg Goodheart zurückgehendes diagnostisches u. therapeutisches Verfahren, basierend auf der Entdekkung, daß ein als schwach getesteter Muskel mit speziellen Behandlungstechniken wieder zu stärken sei. Goodheart entwickelte einen kinesiologischen Muskeltest, der Störungen auf psychischer, struktureller u. stoffwechselbezogener Ebene durch ein plötzliches Nachlassen in der verfügbaren Haltearbeit der willkürlichen Muskulatur (i. d. R. des Arms) aufzeigen soll. Der Muskeltest wird z. B. genutzt, um Funktionsstörungen von Körperregionen zu lokalisieren; dies geschieht durch gleichzeitige Berührung bestimmter Körperregionen, über deren Funktion das Gegenhalten bzw. Nachlassen des Muskels Auskunft geben soll. Darüber hinaus wird mit verschiedenen Substanzen (z. B. Medikamente) auf drei unterschiedlichen Ebenen (Struktur-, Stoffwechsel- u. Emotionsebene) auf Belastung (z. B. bei Allergien, Herdbelastungen) hin getestet. Die jeweilige Therapie (z. B. Massagen, Medikamente) soll durch den Muskeltest kontrolliert werden können. Die a. K. stellt keinen Ersatz für notwendige Labordiagnostik u. körperliche Untersuchungen dar; wissenschaftlich nicht gesichert. Vgl. Edu-Kinästhetik.

Kinesio|logie, holistische (↑; ↑) f: syn. Physioenergetik* nach van Assche.

Kinesio|therapie (↑; Therapie*) f: Bewegungstherapie*.

Kipp|schwingungs|therapie (Therapie*) f: syn. Impulstherapie, (niederfrequente) Pulstherapie; Bez. für die Behandlung mit niederfrequentem Strom eines Geräts der Elektroakupunktur nach Voll (Abk. EAV; s. Elektroakupunktur); eingesetzt werden niederfrequente Strompulse mit 10 Hz Festfrequenz, einstellbaren spezifischen Frequenzen od. einer Frequenzschaukel. Ziel der Behandlung soll die Beseitigung von „Energiestörungen" bzw. „Energieblockaden" od. der lokale Ausgleich eines „Energiemangels" sein. Es sind drei Pulsformen wählbar: **1.** Wechselpulse (frühere Bez.: Wechselkippschwingungs-Impuls od. Aufbau mit Leitfähigkeitserhöhung); **2.** positive Pulse; **3.** negative Pulse. Als Therapiearten sind das sog. Berollen (Flächentherapie mit Rollelektrode), das sog. Schraffieren (hin- u. herbewegen auf Schmerzpunkten), das sog. Moxen (kurze starke Stromstöße mit Punktelektrode) u. das sog. Durchfluten (Plattenelektroden mit Kribbelintensität) bekannt. **Anw.** u. **Kontraindikationen:** s. Elektroakupunktur. Von der K. zu unterscheiden ist die **Leitwerttherapie**; sie soll i. S. einer Auf- od. Abbautherapie versuchen, den Leitwerte-

Normbereich (80–85 Teilstriche) „einzustellen"; Ziel ist das Erreichen eines sog. normenergetischen Zustands. Wissenschaftlich umstrittenes Verfahren ohne Wirksamkeitsnachweis.

Kirlian-Photo|graphie (gr. φῶς, φωτός Licht, Helligkeit; γράφειν Schreiben) f: diagnostisches Verfahren, bei dem der Patient Hand od. Fuß, die von Entspannungsladungen durchflossen werden, in eine Apparatur auf einen photographischen Film bringt. Die Entladungskorona um die Hautränder, die das bioenergetische Feld (Korona*) des Patienten darstellen soll, zeigt sich auf Farbbildern in eindrucksvollen Farben u. wird zur Diagnostik von Erkrankungen u. zum Nachweis eines Behandlungserfolgs herangezogen. K.-Ph. wird von der Schulmedizin abgelehnt. Vgl. Terminalpunktdiagnostik, energetische.

Klang|therapie (Therapie*) f: therapeutischer Einsatz von Klängen unterschiedlicher Klanghöhen u. Frequenzen (z. B. Töne, Musik, Sprache, Gebete u. Mantren der Religionsgemeinschaften); angestrebt wird eine Beeinflussung der körpereigenen Schwingungen u. eine Harmonisierung von gestörten Rhythmusfunktionen. **Anw.:** z. B. bei Streßfolgeerkrankungen.

Klapp-Kriechen (Rudolf K., Chir., Orthop., Marburg, Berlin, 1873–1949): aktive Gymnastik in Form verschiedener Kriechübungen v. a. zur Behandlung leichter Wirbelsäulenveränderungen (Skoliosen).

Klatsch|mohn: Papaver rhoeas; einjährige Pflanze aus der Familie der Mohngewächse, Papaveraceae; **Arzneidroge:** getrocknete Kronblätter (Rhoeados flos); **Inhaltsstoffe:** Anthocyanglykoside (z. B. Mecocyanin u. Cyanin) u. Isochinolinalkaloide (ca. 50 % Rhoeadin); **Wirkung:** sedierend, expektorierend; **Verw.:** als Aufguß od. Sirup **traditionell** bei Atemwegbeschwerden od. Schlafstörungen sowie als beruhigendes u. schmerzstillendes Mittel; laut Kommission E beim ehemaligen Bundesgesundheitsamt ist die Wirksamkeit bei den beanspruchten Anwendungsgebieten nicht belegt. Vgl. Mohn.

Klette: Arctium lappa u. andere Arctium-Arten; Pflanzen aus der Familie der Korbblütler, Asteraceae; **Arzneidroge:** frische od. getrocknete unterirdische Teile (Bardanae radix, Arctii radix); **Inhaltsstoffe:** Kohlenhydrate (27–45 % Inulin), ätherisches Öl u. S-haltige Polyine; **Verw.:** Aufguß **traditionell** als Diuretikum, Diaphoretikum u. Abführmittel, bei Cholelithiasis u. Nephrolithiasis, Gicht, rheumatischen Erkrankungen sowie zur sog. Blutreinigung; äußerlich als Fluidextrakt **traditionell** bei Ekzemen, Flechten, Ichthyosis, Psoriasis, fettigem Haar, trockener Kopfhaut (als Klettenwurzelöl). Laut Kommission E beim ehemaligen Bundesgesundheitsamt ist die Wirksamkeit bei den beanspruchten Anwendungsgebieten nicht belegt. **Homöopathische** Anwendung bei Hautleiden.

Klima (gr. κλῖμα Gegend, Landstrich) n: Gesamtheit der äußeren physikalischen Lebensbedingungen an einem bestimmten Ort der Erdoberfläche; man unterscheidet Makro- bzw. Großraumklima (Kontinente, Länder, Landschaften), Meso- od. Ortsklima u. Mikroklima (direkt den Menschen umgebend); ferner Land- od. Kontinentalklima mit heißem Sommer u. strengem Winter, See- od. maritimes K. mit kühlem Sommer u. mildem Winter, Gebirgs-(Höhen-)klima mit viel Niederschlägen u. lokalen Winden; das alpine K. ist dem polaren ähnlich, aber mit geringerem Winter- u. Sommerunterschied bei Wärme u. Licht. Das tropische K. ist durch scharfe Trennung von Trocken- u. Regenzeit gekennzeichnet. In der physikalischen Medizin werden verschiedene Klimafaktoren als therapeutische Reize ausgenutzt.

Klima|kammer (↑): Raum, in dem Klimaelemente (z. B. Temperatur, Luftdruck, Luftfeuchtigkeit) künstlich verändert werden können; therapeutischer Einsatz v. a. bei Asthma bronchiale u. Keuchhusten.

Klimakterium (gr. κλιμακτήρ kritischer Punkt im menschlichen Leben) n: Klimax, Wechseljahre der Frau; die Übergangsphase von der vollen Geschlechtsreife zum Senium der Frau, bedingt durch das Erlöschen der zyklischen Ovarialfunktion; die letzte Regel (Menopause) fällt in diese Zeit hinein. Im allgemeinen tritt die Menopause zwischen dem 48. u. 52. Lebensjahr, durchschnittlich mit ca. 49 Jahren, ein. **Klimakterische Beschwerden:** Ein bis zwei Drittel aller Frauen leiden im K. unter Beschwerden, die behandlungsbedürftig sind. Ursache ist v. a. die physiologische Abnahme der Östrogene, wodurch direkt od. über das Zwischenhirn vegetative Störungen ausgelöst werden; s. Menopausensyndrom.

Klima|kur|ort (gr. κλῖμα Gegend, Landstrich): Ort, dessen Klima (unterstützt durch Kureinrichtungen) heilsamen Einfluß auf bestimmte Erkrankungen nimmt; biotrop wirken thermische, hygrische (Luftfeuchte), photoaktinische (Strahlung), luftchemische (Luftreinheit) Faktoren sowie der Höhenreiz (Sauerstoffpartialdruck); sie können sich schonend, anregend (Akklimatisationsleistung), u. U. auch belastend auswirken. Man unterscheidet: Meeresküstenklima, Mittelgebirgs- (Höhe bis 1000 m) u. Hochgebirgsklima. **Heilanzeigen:** Erkrankungen der Atemwege (alle Klimalagen), von Herz u. Kreislauf (Mittelgebirge, Meeresküste), Allergien, neuro-vegetative Störungen, Rekonvaleszenz, Erkrankungen des Kindesalters (Mittelgebirge, Meeresküste).

Klima|therapie (↑; Therapie*) f: auch Klimatotherapie; therapeutisches Ausnutzen der klimatischen Wirkungsfaktoren auf bestimmte Krankheiten; vgl. Klimakurort.

Klistier (gr. κλύζειν reinigen, wegspülen) n: Klysma, Darmeinlauf, Darmausspülung; **Anw.:** zur Darmreinigung* u. als spezielle Applikationsform von Medikamenten zur therapeutischen rektalen Instillation.

Klopf|massage f: **1.** syn. Tapotement; klassische Massagetechnik, durch die die Durchblutung der Haut u. darunterliegender Muskeln mit Hilfe von kurzem, schnellem Klopfen mit den Fingern od. Handkanten gefördert wird; vgl. Massage; **2.** physikalische Maßnahme i. R. der Atemtherapie* insbesondere zur bronchialen Sekretmobilisation; Anwendung z. B. bei zystischer Fibrose.

Klysma (gr.) n: Klistier*.

Kneipp-Arzt (Sebastian K., Pfarrer, Wörishofen, 1821–1897): Arzt, der als Badearzt* die Kneipp-Kur leitet bzw. als niedergelassener Arzt nach den Grundsätzen von Kneipp behandelt; in Österreich offizielle Berufsbezeichnung; Zusammenschluß der Kneipp-Ärzte im 1894 gegründeten Kneipp-Ärzte-Bund e. V.

Kneipp-Bade|meister (↑): medizinischer Assistenzberuf mit Spezialausbildung (Ausbildungsdauer vier Monate) für die Verabreichung hydrotherapeutischer Kneipp-Anwendungen u. die Überwachung der Verträglichkeit beim Patienten.

Kneipp-Kur (↑; Kur*) f: offizielle Kurform, bei der in spezialisierten Kurorten u. Heilbädern ein umfassendes Konzept der Kneipp-Therapie angeboten u. insbesondere hydrotherapeutische Maßnahmen nach einem individuellen Kurplan durchgeführt werden; **Anw.:** bei funktionellen Beschwerden, Herz-Kreislauf-Erkrankungen, rheumatischen Erkrankungen u. psychovegetativem Syndrom.

Kneipp-Therapie (↑; Therapie*) f: Anwendung von Hydrotherapie* (besonders Güsse, Bäder, Wassertreten, Waschungen, Wickel u. Packungen) zusammen mit Phytotherapie* u. nach Kneipp mit weiteren Empfehlungen für gesunde Lebensführung; heute zusammen mit Bewegungstherapie*, Ernährungstherapie* u. Ordnungstherapie* (sog. fünf Säulen der K.-Th.); Durchführung i. R. einer Kneipp-Kur, ambulant od. in Selbsthilfegruppen; **Anw.:** zur Gesunderhaltung (Prävention), Therapie insbesondere funktioneller Erkrankungen u. Rehabilitation.

Kneipp-Therapie

Die fünf Säulen der Kneipp-Therapie

Hydrotherapie
Phytotherapie
Bewegungstherapie
Ernährungstherapie
Ordnungstherapie

Knetung: syn. Pétrissage; Grifftechnik der klassischen Massage, bei der meist ganze Muskeln zur Lockerung u. verbesserten Durchblutung mit kräftigen Griffen durchgearbeitet werden. Vgl. Massage.

Knie|guß: Guß* nach Kneipp im Bereich der Unterschenkel; Beginn an den Zehen bis handbreit über das Knie; **Anw.:** als kalter bzw. Wechselguß zur Abhärtung u. Erleichterung des Einschlafens, bei Venenbeschwerden, vasomotorischem Kopfschmerz, Migräne, Hypotonie sowie bei Prellung, Bursitis od. Erguß im Unterschenkel- u. Kniebereich; ansteigend warm bei akuter Erkältungskrankheit u. arterieller Verschlußkrankheit (Abk. AVK) unter ärztlicher Aufsicht; **Kontraindikationen** für den kalten bzw. Wechselguß sind Menstruation, Ischialgie, Reizblase, Harnweginfektion, akute Erkältung, AVK (Stadium III-IV), für den warmen K. Varikose u. chronisch-venöse Insuffizienz.

Knoblauch: Allium sativum; Pflanze aus der Familie der Liliaceae (Alliaceae); **Arzneidroge:** Sproßzwiebeln bestehend aus Haupt- u. Nebenzwiebeln (Allii sativi bulbus); **Inhaltsstoffe:** 0,1–0,3 % Schwefelverbindungen mit dem Hauptbestandteil Allicin, das aus dem geruchlosen Alliin (S-Allyl-L-Cysteinsulfoxid) entsteht u. zu Diallylsulfid, Vinyldithiin, Ajoenen sowie zu Tri- u. Polysulfiden mit ausgeprägtem Geruch abgebaut werden kann; **Wirkung:** antibakteriell, antimykotisch, lipidsenkend (Allicin), Hemmung der Thrombozytenaggregation (Ajoene, Allicin, Methylallyltrisulfid), Verlängerung der Blutungs- u. Gerinnungszeit, Steigerung der fibrinolytischen Aktivität (Alliin, Cycloalliin, S-Methyl- u. S-Propylcystein); **Verw.:** Preßsaft u. Präparate aus Knoblauchpulver (standardisiert bzw. nicht standardisiert) sowie Ölmazerate zur Unterstützung diätetischer Maßnahmen bei erhöhten Blutfettwerten, zur Prophylaxe altersbedingter Gefäßveränderungen (klinische Studien meist mit standardisierten Pulverpräparaten, Tagesdosis 600–1200 mg, entsprechend 7,8–14,5 mg Alliin); **traditionell** auch zur Förderung der Durchblutung u. Verdauung, bei Gärungsdyspepsie (akute Durchfälle) u. Wurmerkrankungen; keine Kontraindikationen u. Wechselwirkungen bekannt; **NW:** selten Magen-Darm-Beschwerden od. allergische Reaktionen; charakteristischer Geruch von Haut u. Atemluft; **homöopathische** Verwendung der frischen Zwiebel bei Gastroenteritis, Hypertonie u. Verdauungsstörungen.

Knochen|heiler: syn. Knochenrichter, Knocheneinrenker; in vielen Kulturen zu findende Heiler*, die Frakturen (u. U. nach Reposition) mit einer aus Hölzern u. Fasern hergestellten Schienung der Bruchstelle mit eingeschränkter Beweglichkeit behandeln; Ziel ist nicht (wie bei der klassischen chirurgischen Frakturbehandlung) die möglichst komplette Ru-

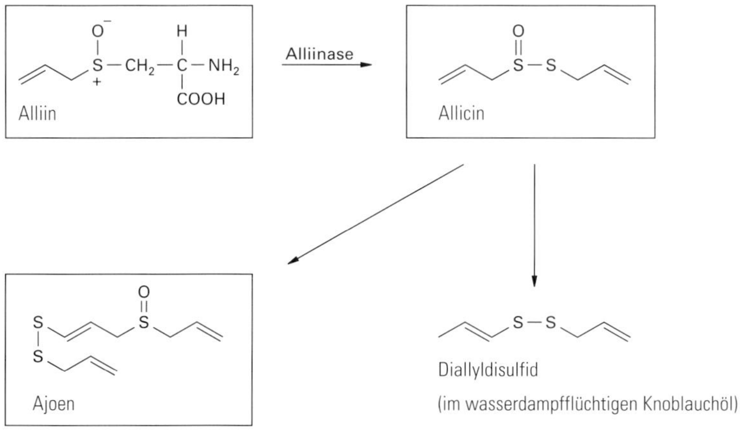

Knoblauch:
Abbau der Schwefelverbindungen

higstellung mit Eingipsen der beiden nächstgelegenen Gelenke. Wie aus der konservativen chinesischen Frakturenbehandlung bekannt, ermöglicht dieses Verfahren sinnvolles Funktionstraining u. kann gute Ergebnisse auch i. S. der klassischen chirurgischen Frakturbehandlung bringen.

Kobalt n: Cobalt*.

Königin der Nacht: Selenicereus grandiflorus, syn. Cactus grandiflorus; Pflanze aus der Familie der Kaktusgewächse, Cactaceae; **Arzneidrogen:** frische od. getrocknete Blüten (Selenicerei grandiflori flos) u. oberirdische Teile (Selenicerei grandiflori herba); **Inhaltsstoffe:** Amine (besonders Tyramin, N-Methyltyramin u. N,N-Dimethyltyramin) u. Flavonolglykoside; **Wirkung:** herzrhythmusstabilisierend; antiphlogistisch; **Verw.:** alkoholische Extrakte u. andere galenische Zubereitungen **traditionell** bei nervösen Herzbeschwerden, Angina pectoris, Harnleiden; laut Kommission E beim ehemaligen Bundesgesundheitsamt ist die Wirksamkeit bei den beanspruchten Anwendungsgebieten nicht belegt. **Homöopathische** Zubereitungen aus den im Juli gesammelten Stengeln u. Blüten bei Angina pectoris, Endokarditis u. Myokarditis.

Königs|kerze: Verbascum densiflorum u. Verbascum phlomoides; Pflanze aus der Familie der Braunwurzgewächse, Scrophulariaceae; **Arzneidroge:** Blumenkronen (Verbasci flos, Wollblumen); **Inhaltsstoffe:** Saponine, Flavonoide u. Schleimstoffe; **Wirkung:** reizlindernd, expektorierend; **Verw.:** in Teemischungen u. anderen galenischen Zubereitungen bei Erkrankungen der Atemwege, insbes. in der Pädiatrie; **traditionell** auch bei Heiserkeit.

Körper|aku|punktur (Akupunktur*) f: s. Akupunktur.

Körper|erdung: syn. (engl.) grounding; von A. Lowen in die bioenergetische Analyse* eingeführtes Konzept zur therapeutischen Arbeit an der Realitätsnähe menschlichen Bewußtseins; darin wird erstmals in der Entwicklungsgeschichte der analytischen Therapie die Arbeit von Therapeut u. Klient systematisch u. realiter auf die Füße gestellt. Beine u. Füße werden physikalisch-energetisch als Erdungsorgane bzw. als wahrnehmungssensible Bodenkontaktorgane des Menschen begriffen. Die bioenergetische Arbeit an der Verminderung chronifizierter Spannungen in den Erdungsorganen eröffnet wieder deren Energiefluß zum Boden bzw. die Empfindungswahrnehmung für den realen Lebensgrund. Aus Sicht der bioenergetischen Analyse legt dies im Menschen jenen Bewußtseinsgrund, der es ihm erlaubt, den chronifizierten Lebenswillen bzw. dessen Tendenz zur Sicherheitsverwahrung des Lebensgefühls rational verantwortbar aufzugeben u. sich der Selbstorganisation des Körpers zu überlassen, die ihn mit beiden Beinen ins Leben stellt.

Körper|gewicht: von Ernährung, körperlicher Tätigkeit u. endokrinen Faktoren abhängiges Gewicht; das gemessene K. (Ist-Gewicht) kann in Normwerttabellen mit dem Soll*-Gewicht unter Berücksichtigung des Lebensalters, des Geschlechts u. der Körperlänge verglichen werden; hierbei sind individuelle Abweichungen von den Durchschnittswerten häufig, die u. U. bis zu pathologischen Befunden wie Fettsucht od. Magersucht reichen. Durchschnittliches K. während der Wachstumsperiode: s. umseitige Abb.; vgl. Normalgewicht, Idealgewicht.

Körper|therapie (Therapie*) f: Sammelbezeichnung für verschiedene alternative Heil-

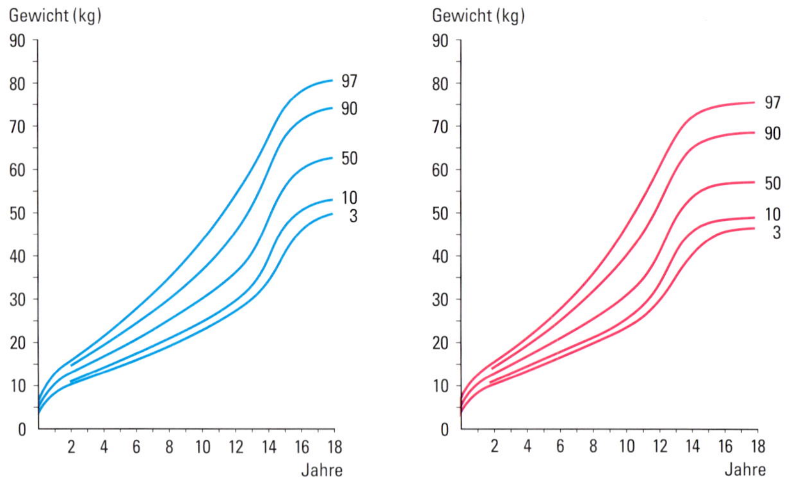

Körpergewicht:
altersabhängige Gewichtszunahme bei Jungen (li.) u. Mädchen (re.) mit Darstellung einiger Perzentilenwerte

verfahren*, deren gemeinsames Merkmal es ist, durch intensive Beschäftigung mit körperlichen Funktionen (Bewegung, Körperhaltung, Atmung u. a.), u. U. verbunden mit meditativen Übungen, Selbstheilungstendenzen des Körpers zu fördern u. so Gesundungsprozesse zu stützen; zwischen K. einerseits u. bestimmten Formen der Psychotherapie* (eher psychodynamische Verfahren) u. Krankengymnastik* (eher übende Verfahren) sowie Bewegungstherapie* andererseits sind die Grenzen z. T. fließend. Vgl. Feldenkrais-Methode; Analyse, bioenergetische; Bewegungstherapie, konzentrative.

Koffein n: Coffein*.

Kohlen|hydrat|einheit: Abk. KE; Hilfsrechengröße, die neben der Berechnungseinheit* zur Berechnung der Diät bei Diabetes mellitus herangezogen wird; 1 KE entspricht 10 g Kohlenhydrate mit blutzuckersteigernder Wirkung. Die KE ist bisher rechtlich nicht geregelt.

Kokkels|körner: Cocculi fructus, Fischkörner; Steinfrüchte des Schlingstrauchs Anamirta cocculus (Menispermaceae); Samen enthalten Picrotoxin*; **Verw.:** zur Kupierung eines Schwindels (Anfall- u. Dauerschwindel), bei leichter peripher-vestibulärer Dystonie mit gerichtetem Dauerschwindel.

Kola f: Cola acuminata, Cola nitida u. andere Cola-Arten; Bäume aus der Familie der Sterculiaceae; **Arzneidroge:** von der Samenschale befreite, getrocknete Samenkerne, Keimlinge od. Embryos (Colae semen); **Inhaltsstoffe:** 0,6–3,7 % Coffein*, bis 0,1 % Theobromin, Polyphenole, Procyanidine, Gerbstoffe; **Wirkung:** analeptisch, Förderung der Magensaftsekretion, lipolytisch, motilitätssteigernd; im Vergleich zu Coffein schwächere diuretische u. positiv chronotrope Wirkung; **Verw.:** Drogenpulver u. andere galenische Zubereitungen bei geistiger u. körperlicher Ermüdung; **traditionell** zur Dämpfung des Hunger- u. Durstgefühls, bei Diarrhoe, aber auch zur Anregung der Magensaftsekretion; zur Vorbeugung von Schwangerschaftserbrechen u. Migräne; äußerlich bei Wunden u. Entzündungen; **NW:** Einschlafstörungen, Übererregbarkeit, nervöse Unruhezustände, evtl. Magenbeschwerden; **Wechselwirkung:** Wirkungsverstärkung durch psychoanaleptisch wirksame Arzneimittel u. coffeinhaltige Getränke; **Kontraindikation:** Ulcus ventriculi bzw. Ulcus duodeni.

Kolchizin n: Colchicin*.

Kolik (gr. κωλικός am Darm leidend) f: krampfartige Leibschmerzen infolge spastischer Kontraktionen eines abdominellen Hohlorgans mit Zug am Mesenterium u. Reizung der dort verlaufenden sensiblen Nerven; häufig mit vegetativer Begleitsymptomatik (Schweißausbruch, Brechreiz, Erbrechen u. evtl. Kollaps); Vorkommen z. B. als Darmkolik (s. Abdominalkrämpfe), Nierensteinkolik (s. Nephrolithiasis) od. Gallensteinkolik*; **Therapie:** aus dem Bereich der Phytotherapie werden allgemein traditionell Zubereitungen aus Dill, Scopolia carniolica, Shikimi u. Zitwer, homöopathisch aus Ammei u. Koloquinthe angegeben.

Kol|lateral|mittel (lat. cum mit, zusammen; lateralis seitlich): s. Arzneimittelbeziehung.

Kollath-Kost (Werner K., deutscher Arzt u. Ernährungswissenschaftler, 1892–1970): s. Vollwert der Nahrung.

Kolombo|wurzel: Colombo radix; Nebenwurzeln von Jateorhiza palmata (Menispermaceae); enthalten Alkaloide vom Berberintyp u. Bitterstoffe; **Verw.:** bei Verdauungsstörungen mit Diarrhoe.

Kolo|quinthe f: Citrullus colocynthis; Pflanze aus der Familie der Kürbisgewächse, Cucurbitaceae; **Arzneidroge:** von der äußeren Schicht der Fruchtwand befreite reife Früchte (Colocynthidis fructus); **Inhaltsstoffe:** Bitterstoffe (bis zu 3 % Cucurbitacine) u. Phenolsäuren; **Wirkung:** drastisches Laxans; **Verw.:** Zubereitungen ausschließlich in fixen Kombinationen bei akuter u. chronischer Obstipation verschiedener Ursache; **NW:** starke Reizwirkung auf die Schleimhäute des Magen-Darm-Trakts bis zu blutigen Durchfällen; teilweise Resorption kann zu Nierenschädigungen u. hämolytischer Zystitis führen; abortive Wirkung möglich; laut Kommission E beim ehemaligen Bundesgesundheitsamt ist die therapeutische Verwendung nicht vertretbar; **homöopathische** Zubereitungen aus reifen, geschälten, entkernten Früchten bei Neuralgien, Neuritiden, Ischialgie, Migräne, Magen-Darm-Krämpfen u. Koliken, Koxitis, Dysmenorrhoe u. Ovarialgie.

Kom|plementär|medizin (lat. complementum Ergänzung; ars medicina ärztliche Kunst) f: Bez. für eine medizinische Richtung, die bestimmte diagnostische u. therapeutische Verfahren, die z. T. außerhalb der klassischen Schulmedizin* stehen (u. daher auch als alternative Heilverfahren* bezeichnet werden), **ergänzend** zur Schulmedizin (u. nicht anstatt dieser) einsetzt. Dabei wird versucht, eine vorwiegend pathogenetisch orientierte Sichtweise zu ergänzen od. zu ersetzen durch eine Sichtweise, die Autoregulation* u. Selbstheilungskräfte des Patienten betont. Vgl. Alternativmedizin, Naturheilkunde.

Kom|plementär|mittel (↑): s. Arzneimittelbeziehung.

Kom|plex|mittel (lat. complexus Umfassen): homöopathisches Arzneimittel mit mehreren, i. d. R. potenzierten Arzneisubstanzen in festen Kombinationen; durch die meist häufig wiederholte Einnahme kann jeder Bestandteil mit einem nicht zur Patientensymptomatik ähnlichen Arzneimittelbild eine Arzneimittelprüfung* im homöopathischen Sinne auslösen, die eine Verlaufsbeurteilung erschwert. Daher wird die Behandlung mit K. aus hochpotenzierten Arzneisubstanzen von Vertretern der klassischen Homöopathie abgelehnt. Durch den geringen Aufwand bei der Arzneimittelwahl* u. die Nähe zum Denken in klinischen Indikationen bildet ihre Anwendung für homöopathisch Interessierte oft den Einstieg in die Homöopathie. Vgl. Einzelmittel.

Kom|presse (lat. comprimere, compressus zusammendrücken) f: nasser Umschlag; kalt, warm od. als Dampfkompresse (sehr heißer Umschlag, z. B. bei Gallensteinkoliken).

Kon|durango|rinde: Condurangorinde*.

Kondylome (gr. κόνδυλος Knochengelenk, Knöchel; -ωμα Geschwulst) n pl: **1.** Hyperplasien im Anogenitalbereich durch Infektionen mit Papillomavirus od. Treponema pallidum; **2.** in der homöopathischen Miasmenlehre* Hahnemanns gelten K. als Erstmanifestation der Sykose*.

Koniin n: auch Coniinum; Alkaloid des gefleckten Schierlings (Conium maculatum); verursacht aufsteigende periphere motorische u. sensible Lähmung (Giftbecher des Sokrates).

Konservierungs|stoffe (lat. conservare erhalten): Lebensmittelzusatzstoffe*, die der Verlängerung der Haltbarkeit von Lebensmitteln dienen, indem sie Mikroorganismen durch Zellmembranschädigung abtöten od. im Wachstum u. in der Vermehrung hemmen u. dadurch den mikrobiellen Verderb verzögern; zugelassene K. sind z. B. Sorbinsäure, Benzoesäure, PHB-Ester, Ameisensäure, Diphenyl, Orthophenylphenol u. Thiabendazol sowie jeweils abgeleitete Verbindungen; Verwendung, Höchstmengenbegrenzungen u. Kenntlichmachung sind in der Zusatzstoff-Zulassungsverordnung geregelt.

Kon|stitution (lat. constituere, constitutus richten, ordnen, festigen) f: über längere Lebensabschnitte bestehende, in den Typologien mancher Autoren auch angeborene Gesamtheit körperlicher, seelischer u. geistiger Anlagen eines Individuums, die die Neigung zu bestimmten Erkrankungen od. Krankheitsarten als bevorzugte Reaktionsweise auf Belastungen einschließt u. durch die Umwelt beeinflußt werden kann; in einer Vielzahl von Typologien werden Erscheinungsbild, Charakter, Körperbau u. typische Erkrankungsarten in Gruppen zusammengefaßt, wobei die Zuordnung einer Erkrankung zu einem bestimmten Konstitutionstyp umstritten ist. Nach **Kretschmer** gibt es z. B. vier Konstitutionstypen: **1.** leptosomer (asthenischer) Typ: magerer, aufgeschossener Mensch mit schmalen Schultern, langem, schmalem, flachem Brustkorb u. schmalem, langem Kopf; **2.** athletischer Typ: breite, ausladende Schultern, derber, hoher Kopf, breiter Burstkorb, straffer Bauch, Rumpfform verjüngt sich nach unten, plastisch hervortretendes Muskelrelief, grober Knochenbau; **3.** pyknischer Typ: mittelgroße, gedrungene Figur, weiches, breites Gesicht, kurzer Hals, rundlicher Fettbauch, tiefer, gewölbter Brustkorb; **4.** dysplastischer Typ: endokrin dysharmonisch, ohne daß endokrine Störungen im einzelnen nachweisbar sein müssen, verschiedene Körperformen. **Aschner** unterscheidet drei große Konstitutionstypen, denen er entsprechende Therapieformen zuordnet (s. Aschner-Methode): **1.** die lymphatische Konstitution: z. B. blaue Augen, helle u. empfindliche Haut, mit Disposition zu Lymphatismus; **2.** die hämatogene Konstitution: z. B. braune Augen, brünette bzw. schwarze Haare, mit cholerischem Temperament; **3.** die gemischte Konstitution: z. B. grau-grünliche Augen, helle Haut, dunkle Haare, dyskratisch. In der Homöopathie werden eigene Konstitutionstypologien zur Arzneimittelwahl* bei konstitutioneller Therapie* herangezogen. Vgl. Diathese, Temperament, Typenlehre.

Kon|stitutionss|mittel (↑): in der Homöopathie* Bez. für ein Arzneimittel, das nach der Ähnlichkeit seines Arzneimittelbildes zu einem länger bestehenden Zustand des Patienten, einschließlich der Merkmale ohne eigentlichen Krankheitswert (s. Konstitution), eingesetzt wird; wegen des umfassenden Arzneimittelbildes wird oft nur ein Polychrest* zur Behandlung gefunden. Vgl. Akutmittel.

Kontra|ir|ritation (lat. contra gegen; irritare reizen) f: auch Counterirritation; neurophysiologisches Modell, das davon ausgeht, daß Empfindungen (z. B. Schmerzen) durch andere Reize so beeinflußt werden können, daß sie wegen der begrenzten Leitungs- u. Verarbeitungsfähigkeit des peripheren u. zentralen Nervensystems zurückgedrängt werden; in der Naturheilkunde Erklärungsmodell für verschiedene therapeutische Methoden (z. B. Wärme- u. Kältetherapie, Elektrotherapie, hautreizende u. mechanische Verfahren).

Kon|trakturen|pro|phylaxe (lat. contrahere, contractus zusammenziehen; Prophylaxe*) f: Maßnahmen zur Vorbeugung u. Verhinderung einer Funktions- od. Bewegungseinschränkung der Gelenke, u. a. durch Lagerung u. Mobilisation bei zentralen Lähmungen (Vermeidung der Entstehung einer spastischen Lähmung aus einer zentralen schlaffen), Bewegungsschiene u. Krankengymnastik* bei Erkrankungen od. Verletzungen des Bewegungsapparats, evtl. in Kombination mit Schmerztherapie*; Anwendung auch bei komatösen Patienten in Form der regelmäßigen Durchbewegung (ein- bis zweimal pro Tag) aller Gelenke u. zweistündlicher Umlagerung.

Kon|tusion (lat. contundere, contusus zerquetschen) f: Prellung u. Quetschung von Organen durch direkte stumpfe Gewalteinwirkung; **Therapie:** aus dem Bereich der Naturheilkunde kommt eine Behandlung mit Kryotherapie*, Guß*, Tonerde*, phytotherapeutisch mit Zubereitungen aus Arnika*, Beinwell* u. Steinklee*, traditionell auch aus Gelbwurz, Hamamelis, Quendel u. Thymian in Betracht.

Kon|zentrations|mangel: s. Erschöpfungszustände.

Kopf|aku|punktur (Akupunktur*) f: s. Akupunktur.

Kopf|dampf: s. Dampfbad.

Kopf|schmerz: Zephalgie; ätiologische **Einteilung: 1.** vasomotorisch bedingter K., z. B. Migräne*; **2.** Spannungskopfschmerz; **3.** K. bei Gefäßerkrankungen, z. B. bei Subarachnoidalblutung, Arteriitis temporalis, Apoplexie; **4.** K. bei intrakranieller Raumforderung, z. B. Hirntumoren, intrakranielles Hämatom; **5.** K. bei Liquorzirkulationsstörungen, z. B. bei Liquorunterdrucksyndrom, Hydrozephalus; **6.** K. bei Infektionskrankheiten, z. B. Enzephalitis, Meningitis; **7.** K. bei Schädelhirntrauma; **8.** K. bei Wirbelsäulenaffektionen, z. B. Schleudertrauma; **9.** K. bei Allgemeinerkrankungen, z. B. Hypertonie; **10.** K. bei Augenerkrankungen, z. B. Glaukom; **11.** K. bei Hals-Nasen-Ohren-Erkrankungen, z. B. Otitis; **12.** Gesichtsneuralgie; **13.** Zahnschmerz; **14.** medikamentös od. toxisch bedingt, z. B. Analgetika-K., durch Methanol, Kohlenmonoxid; **Therapie:** aus dem Bereich der Naturheilkunde u. alternativen Heilverfahren werden hydrotherapeutische Verfahren (Armbad*, Gesichtsguß*, Knieguß*), Akupunktur*, emmenagoge Verfahren*, Gelosentherapie* u. phytotherapeutische Zubereitungen z. B. aus Pfefferminzöl* u. Weide*, traditionell auch aus Echinacea angustifolia, Lavendel, Pestwurz, rotem Sandelbaum u. Thymian sowie homöopathisch aus Atropa belladonna, Breitwegerich, Pestwurz, Rettich, Spitzwegerich u. Steinklee angegeben.

Koriander m: Coriandrum sativum; Pflanze aus der Familie der Doldengewächse, Apiaceae; **Arzneidrogen:** getrocknete reife Früchte (Coriandri fructus) u. durch Wasserdampfdestillation der reifen Früchte gewonnenes ätherisches Öl (Coriandri aetheroleum); **Inhaltsstoffe:** 0,4 % bis über 1 % (laut Ergänzungsband zum DAB 6: mindestens 0,5 %) ätherisches Öl (60–75 % Linalool), Cumarine, Phenolcarbonsäuren; **Wirkung:** antimikrobiell, spasmolytisch, karminativ, verdauungsfördernd; **Verw.:** bei dyspeptischen Beschwerden u. Appetitlosigkeit, zur Unterstützung der Behandlung von Oberbauchbeschwerden (Völlegefühl, Flatulenz u. leichte Magen-Darm-Beschwerden) u. krampfartigen Magen-Darm-Störungen; **traditionell** das Öl in verdünnter Form gegen Würmer u. äußerlich bei Neuralgien, Gelenkschmerzen, rheumatischen Erkrankungen u. schlecht heilenden Wunden; Früchte als Gewürz, Öl als Aromastoff.

Korn|blume: Centaurea cyanus; Pflanze aus der Familie der Korbblütler, Asteraceae; **Arzneidroge:** getrocknete, von Blütenboden u. Hüllkelch abgetrennte Röhrenblüten od. gesamter getrockneter Blütenstand (Cyani flos); **Inhaltsstoffe:** Anthocyane u. Flavonoide; **Verw.:** Teeaufguß **traditionell** bei Fieber, Menstruationsstörungen, Fluor albus, als Abführmittel, Tonikum, Amarum sowie als harntreibendes u. schleimlösendes Mittel, zur Anregung der Leber- u. Gallenfunktion; laut Kommission E beim ehemaligen Bundesgesundheitsamt ist die Wirksamkeit bei den beanspruchten Anwendungsgebieten nicht belegt. Heute Verwendung nur noch als Schmuckdroge in Teemischungen.

Korona (lat. corona Kranz) f: auch als Aura* bezeichnetes Phänomen der Kirlian*-Photographie, das auf Elektrolumineszenz zurückzuführen sein soll.

Koronar|training (↑) n: Bewegungstherapie* zur Rehabilitation nach Herzinfarkt od. Herzoperation mit überwachter, zunehmender körperlicher Belastung.

Kor|rigenzien (lat. corrigere berichtigen, verbessern) n pl: geschmackverbessernde Zusätze zu Arzneien; z. B. Sirupe, ätherische Öle, Aromen, Schleime.

Korsakoff-Potenz (Simon Nicolajewitsch von K., General, Moskau, 1788–1853; Potenz*) f: syn. Einglaspotenz; homöopathisches Arzneimittel, das durch ein spezielles Potenzierungsverfahren hergestellt wird; Verwendung nur eines Glases, das bei jeder Potenzierungsstufe geschüttelt u. ausgeleert wird, wobei die im Glas verbleibende Flüssigkeit durch besondere Formgebung genau einem Gran (0,0652 g) entsprechen soll; zur Herstellung der nächsten Potenz wird mit 100 Tropfen Wasser aufgefüllt. Der letzte Potenzierungsschritt wird zur Konservierung mit Alkohol durchgeführt. Korsakoff entwickelte außerdem eine trockene Zubereitungsmethode für homöopathische Arzneimittel, bei der ein imprägniertes Kügelchen in ein Fläschchen mit neutralen Kügelchen gegeben u. dann eine Minute lang geschüttelt wurde. Eine Weiterpotenzierung wird hierbei nicht angenommen; vermutlich wird Abrieb des Originalkügelchens gleichmäßig verteilt. Vgl. Potenzierung.

Koso|blüten: Koso flos; weibliche Blüten von Hagenia abyssinica, Baum aus der Familie der Rosengewächse (Rosaceae); **Inhaltsstoffe:** Phloroglucinderivate; **Verw.:** früher als Mittel gegen Bandwürmer.

Kost, en|ergie|reduzierte: s. Reduktionskost.

Kost|formen, alternative: von der üblichen Ernährung abweichende Kost, die meist neben gesundheitlichen Aspekten weitergehende, ganzheitliche Ziele verfolgt; es werden z. B. pflanzliche Nahrungsmittel bevorzugt, Lebensmittel aus anerkannt ökologischer Landwirtschaft u. heimischer Produktion verwendet bzw. übermäßig verarbeitete u. Zusatzstoffe enthaltende Lebensmittel vermieden. Im Gegensatz zu Schlankheitsdiäten od. Ernährungskuren werden a. K. über einen langen Zeitraum angewendet.

Kost, vegetabile: s. Vegetarismus.

KPE: Abk. für **k**omplexe **p**hysikalische **E**ntstauungstherapie*.

Krämpfe: unwillkürliche Muskelkontraktionen; **Formen:** nach Ausdehnung u. Ablauf werden unterschieden: **1.** klonische K.: rasch aufeinanderfolgende kurzdauernde rhythmische Zuckungen antagonistischer Muskeln; **2.** tonische K.: Kontraktionen von starker Intensität u. langer Dauer, z. B. bei Tetanie u. Tetanus; **3.** tonisch-klonische K.: als generalisierte K. (Konvulsionen) bei Epilepsie (Grand mal), Eklampsie, Urämie, Entzugssyndrom u. als psychogene K. bei Neurosen; **4.** lokalisierte K. einzelner Muskeln od. Muskelgruppen, z. B. fokal-motorischer epileptischer Anfall, Trismus, Tic; Hals-, Nakken- u. Schultermuskelkrämpfe, z. B. Torticollis spasmodicus; Wadenkrampf; **5.** Beschäftigungskrämpfe (z. B. Schreibkrampf) als Folge einer übermäßigen Beanspruchung der Muskulatur; **Therapie:** traditionell wird insbesondere letztere Krampfform mit Zubereitungen aus Calendula, Dill, Majoran, Mistel, Pfingstrose, Safran u. Zitwer behandelt. Vgl. Kolik.

Krätze: **1.** umgangssprachliche Bez. für Scabies (Infektion der Haut mit Krätzmilben); **2.** in der Miasmenlehre* Samuel Hahnemanns (1755–1843) die Erstmanifestation der Psora*.

Kräuter|bad: Bad* mit Zusatz von Kräutern bzw. daraus hergestellten Extrakten od. ätherischen Ölen; die Wirkstoffe sollen entweder perkutan od. durch Inhalation aus dem Bad in den Körper gelangen können. **Anw.:** s. umseitige Tab.

Kräuter|heiler: syn. Kräuterheilkundiger; auch Kräuterarzt, Herbalist, Phytotherapeut; Heiler*, der Pflanzen bzw. deren Bestandteile sammelt, verarbeitet u. verabreicht; bei den Überlegungen zur Wirksamkeit der Kräuter unterscheidet Ethnomedizin* grundlegend zwischen pharmazeutischer Wirksamkeit u. symbolischer Bedeutsamkeit (so kann z. B. nach dem Grundsatz „Gleiches bewirkt Gleiches" ein gelbes Kraut gegen Gelbsucht wirken). Die Einstellung von Medizinern u. Pharmakologen zu K. besteht zumeist in einer Unterscheidung in positive u. negative Aspekte; im Gegensatz zu Schamanismus, Exorzismus, Zauberei usw. werden die Kenntnisse von Kräutern u. ihrer medizinischen Verwendung als ein Erfahrungsschatz eingestuft, den es zu nutzen gilt. Heute zielt man auf die Erstellung u. Nutzung von Arzneimittelbüchern mit den Kriterien Wirksamkeit, Unbedenklichkeit, Einheitlichkeit (Qualität). In vielen Ländern der sog. Dritten Welt wurden nationale Forschungsinstitute für traditionelle Medizin u. Phytotherapie* eingerichtet, die sich mit Kräuterheilkunde i. S. einer angewandten Pharmakologie beschäftigen.

Krameria tri|andra f: Stammpflanze der Ratanhiawurzel*.

Krampf|ader: Varix; s. Varizen.

Kräuterbad

Pflanze	Indikation
Baldrian	nervöse Beschwerden wie Schlafstörungen u. allgemeine Unruhe
Hopfen	traditionell: Schlafstörungen, Unruhezustände
Citronellöl	indische Melisse: nervöse Befindlichkeitsstörungen, Einschlafstörungen
Eichenrinde	entzündliche Hauterkrankungen
Eukalyptusöl	Erkrankungen der Luftwege, rheumatische Beschwerden
Haferstroh	juckende Ekzeme
Heublumen	traditionell: chronisch-degenerative Erkrankungen des Bewegungsapparats
Kamille	Haut- u. Schleimhautentzündungen
Kampher	Katarrhe der Atemwege
Kleie	juckende u. entzündliche Dermatosen
Koniferenöl (Fichtennadel-, Kiefern-, Latschenkieferöl)	akute u. chronische Erkrankungen der Lufwege, nichtakute rheumatische Erkrankungen
Lavendelöl	traditionell: ausgleichend
Menthol (Pfefferminzöl)	Katarrhe der oberen Luftwege, rheumatische Erkrankungen
Roßkastanien	traditionell: bei venösen Beschwerden
Rosmarinöl	Erschöpfungszustände, Förderung der Hautdurchblutung
Salbei	traditionell: gegen übermäßiges Schwitzen
Schachtelhalm	schlecht heilende Wunden
Schafgarbe	schlecht heilende Wunden
Thymian	Erkrankungen der Luftwege, Juckreiz
Wacholder	rheumatische Erkrankungen

Kranio-Sakral-Therapie (lat. cranium Schädel; Os sacrum Kreuzbein; Therapie*) f: syn. Cranio*-Sacral-Therapie.

Kranken|ernährung: auch Diät; besondere Kostform, die vorübergehend od. zeitlebens eingehalten werden muß u. auf die Bedürfnisse des Patienten u. die Therapie der Erkrankung abgestimmt ist; z. B. Einschränkung der Nahrungsenergie (Reduktionskost* bei Übergewicht), Verminderung der Zufuhr bestimmter Nahrungsinhaltsstoffe (z. B. kohlenhydratdefinierte Kost bei Diabetes mellitus, natriumarme Kost bei bestimmten Nierenerkrankungen, glutenfreie Kost bei Zöliakie, fettarme Kost bei Pankreaserkrankungen) od. Erhöhung der Zufuhr aller (Aufbaukost*) od. bestimmter Nahrungsanteile (z. B. proteinreiche Kost bei Kachexie); vgl. Vollkost, leichte.

Kranken|gymnast m: herkömmliche Berufsbezeichnung für die zur Durchführung von Krankengymnastik u. anderen physikalischen Therapien ausgebildeten Personen; die Ausbildung war in der Bundesrepublik Deutschland bislang geregelt im „Gesetz über die Ausübung der Berufe des Masseurs, des Masseurs u. medizinischen Bademeisters u. des Krankengymnasten" vom 21.12.1958 (BGBl. I S. 985) in der Fassung vom 25.6.1969 (BGBl. I S. 645) mit späteren Änderungen. Mit dem „Gesetz über die Berufe in der Physiotherapie" vom 26.5.1994 (BGBl. I S. 1084) ist an die Stelle des bisherigen Terminus K. die Berufsbezeichnung Physiotherapeut* getreten.

Kranken|gymnastik f: syn. Heilgymnastik; Therapie, Pflege, Prophylaxe u. Rehabilitation durch planmäßigen abgestuften Einsatz von passiven Maßnahmen (Lagerung, Massage, Dehnübungen) u. aktiven körperlichen Bewegungsübungen (z. B. allgemeine Gymnastik, Hockergymnastik, Hemmungsgymnastik, Klapp-Kriechen sowie duplizierte od. Widerstandsgymnastik) unter od. nach Anleitung durch einen Krankengymnasten; Anwendung z. B. in der Orthopädie zur Vorbeugung u. Beseitigung von Schäden des Haltungs- u. Bewegungsapparats, in der Inneren Medizin als Kreislauf- u. Lungenfunktionstraining, zur Kontrakturenprophylaxe, in der Gynäkologie bei Schwangerschaft u. im Wochenbett, in der Neurologie, in der Rehabilitation, auch als Atmungsgymnastik, Unterwassergymnastik. Vgl. Atemtherapie, Bobath-Methode, Hippotherapie, Kabat-Methode, Vojta-Methode.

Krankheit: Erkrankung, Nosos, Pathos, Morbus; **1.** Störung der Lebensvorgänge in Organen od. im gesamten Organismus mit der Folge von subjektiv empfundenen bzw. objektiv feststellbaren körperlichen, geistigen bzw. seelischen Veränderungen; **2.** in der Rechtsprechung des Bundessozialgerichts der Zustand von Regelwidrigkeit im Ablauf der Lebensvorgänge, der Krankenpflege u. Therapie erfordert u. aus dem eine berufsspezifische erhebliche Arbeits- bzw. Erwerbsunfähigkeit resultiert; **3.** begriffliche Bez. für eine definierbare Einheit typischer ätiologisch, morphologisch, symptomatisch od. nosologisch beschreibbarer Erscheinungen, die als eine bestimmte Erkrankung verstanden wird. Vgl. Erkrankung, Gesundheit, Kranksein.

Krankheit, einseitige: in der Homöopathie Bez. für einen Krankheitszustand mit nur sehr wenigen deutlichen Symptomen, der die Arzneimittelwahl* erschwert; meist muß das zuerst angewendete homöopathische Arzneimittel wegen neu auftretender Symptome (s. Prüfungssymptom) durch eines mit breiterer Übereinstimmung der Symptomatik abgelöst werden.

Krankheiten, ernährungs|abhängige: s. Zivilisationskrankheiten.

Krankheit, fest|ständige: ältere, in der Homöopathie* gebräuchliche Bez. für eine meist infektiöse Erkrankung, die immer mit fast identischer Symptomatik u. Ursache auftritt, daher als gleichbleibend angenommen wird u. somit auch in gleicher Weise zu therapieren sei. Vgl. Genius epidemicus, Indikation, bewährte.

Krankheit, komplizierte: im Lebenskraftmodell Samuel Hahnemanns (1755–1843) Bez. für das Nebeneinanderbestehen zweier (selten mehrerer) Krankheitszustände im Organismus; mit der Zunahme der Zahl bekannter Arzneimittelbilder trat dieses Konzept gegenüber dem der immer einheitlichen Erkrankung in den Hintergrund. Seine klinische Bedeutung lag in der Erklärung einer Überlagerung von natürlicher Krankheit* u. Arzneimittelkrankheit*.

Krankheit, natürliche: in der Homöopathie* als Gegensatz zur (arzneimittelinduzierten) Kunstkrankheit* gebraucht; entspricht dem umgangssprachlichen Begriff der Krankheit*.

Krankheits|konzept n: Bez. für die Summe der Vorstellungen u. Erklärungsansätze von Patienten (sog. Laientheorien*) u. Therapeuten in bezug auf eine konkrete Erkrankung od. auf Kranksein insgesamt; kann ein entscheidender Faktor für Therapeutenverhalten u. Krankheitsverhalten des Patienten sein.

Krankheits|typus m: Begriff aus der anthroposophischen Medizin*, der das geistige Prinzip einer bestimmten Krankheitsentität (z. B. Pneumonie, Hepatitis, Myokardinfarkt) beschreibt, um auf deren Gesetzmäßigkeit u. Struktur hinzuweisen; daneben wird jede Erkrankung als individuelles Geschehen erfahren, das in seinen einzelnen Erscheinungen von den betroffenen Menschen unterschiedlich ausgestaltet wird. So bedarf es auch immer einer individuell konzipierten Behandlung, die sich auf typische Heilmittel* stützen kann.

Krankheits|verhalten: Verhalten bei Erkrankungen u. bei akuten od. chronischen Beschwerden; dazu gehört die Übernahme einer Krankenrolle, das sog. Hilfesuchen nach Unterstützung durch z. B. professionelle Hilfe od. Selbsthilfegruppen, die Krankheitsbewältigung (sog. Coping) u. ein hierdurch modifiziertes Gesundheitsverhalten*.

Krankheits|vorfeld|dia|gnostik (gr. διαγνωστικός fähig zu unterscheiden) f: von Franz-Xaver Mayr eingeführte Diagnostik, bei der großen Wert auf die körperliche Untersuchung i. S. der sog. 5-Sinne-Diagnostik gelegt wird u. Beurteilungskriterien z. B. für ein „gesundes Abdomen", Beschaffenheit der Gewebe (z. B. Tonus des Gesichts, Farbe der Haut, Zunge) u. Haltungs- u. Körperformen zugrunde gelegt werden. Mehrere Formen von Gesundheit (optimaler, suboptimaler, durchschnittlicher u. „noch-nicht-kranker" Zustand) werden unterschieden; Ziel ist die Wiederherstellung od. der Erhalt eines Bestmaßes an Gesundheit. Hierzu soll die Beurteilung von Zustandsbildern u. Formen der Gesundheit im Krankheitsvorfeld dienen. Vgl. Mayr-Kur.

Krank|sein: (ethnomed.) Bez. für das Erleben (i. S. eines psychosozialen Prozesses) einer Erkrankung* durch das Individuum in Abgrenzung vom Begriff Krankheit*, die als Funktion od. Fehlfunktion biologischer bzw. psychologischer Prozesse aufgefaßt wird. Im Extremfall gibt es K. ohne Krankheit (Hypochondrie) od. Krankheit ohne K. (z. B. bei einem keine Beschwerden bereitenden, unentdeckten Magenkarzinom). K. ist ein kritischer Begriff, da er dem subjektiven Erkrankungsprozeß u. nicht der Logik der vorbestehenden Definitionen von Krankheit folgt. Die Untersuchung von K. in verschiedenen Kulturen eröffnet einen Zugang zum Fremden, wie er in der Ethnologie thematisiert wird. In der Auseinandersetzung mit der an Krankheit orientierten Medizin kommt es immer wieder zu Mißverständnissen. Ziel der Ethnomedizin* ist nicht, dem Verständnis von Krankheit grundsätzlich seine Existenzberechtigung abzusprechen od. dessen Effizienz zu leugnen, sondern eine andere Sichtweise, die kulturelle od. kulturvergleichende Betrachtungsweise, einzubeziehen. Darüber hinaus lassen sich die Krankheitskategorien der akademischen Medizin letztlich auch als kulturspezifische Sichtweisen interpretieren; so gesehen wird nicht nur K., sondern auch

Krankheit kulturell konstruiert: andere Kulturen – andere Krankheiten. Die wissenschaftliche Diskussion um den Begriff kulturgebundenes Syndrom* spiegelt die Bandbreite dieses Problems. Vgl. Heilung, Labeling.

Krapp m: Rubia tinctorum, syn. Färberröte; Staude aus der Familie der Rötegewächse, Rubiaceae; **Arzneidroge:** Wurzel (Rubiae tinctorum radix); **Inhaltsstoffe:** 2–4 % Anthracenderivate (besonders Alizarin u. Ruberythrinsäure), Asperulosid; **Wirkung:** diuretisch, Ca^{++}-komplexbildend; **Verw.:** äthanolische Extrakte **traditionell** bei Blasen- u. Nierenkrankheiten, besonders zur Rezidivprophylaxe bei Nephrolithiasis; bei Arthritis, Diarrhoe sowie Wunden u. Geschwüren; Inhaltsstoff in Schminken u. Zahnpasten; technisch früher zur Gewinnung von Alizarin u. roten Beizenfarbstoffen (Krapprot, Türkischrot); **NW:** hepatotoxisch; das Anthracenderivat Lucidin wirkt wahrscheinlich mutagen u. kanzerogen; laut Kommission E beim ehemaligen Bundesgesundheitsamt ist eine Therapie mit Krappwurzel aufgrund des Risikos bei Langzeitanwendung u. nicht ausreichend belegter Wirksamkeit nicht zu vertreten. **Homöopathische** Zubereitungen aus getrocknetem Wurzelstock bei Nephrolithiasis.

Krause|minze: Mentha spicata var. crispa; ausdauernde Pflanze aus der Familie der Lippenblütler, Lamiaceae; **Arzneidroge:** während der Blütezeit gesammelte u. getrocknete Laubblätter (Menthae crispae folium) u. das Wasserdampfdestillat der frischen, blühenden, oberirdischen Teile (Menthae crispae aetheroleum); **Inhaltsstoffe:** 0,8–2,5 % ätherisches Öl mit 40–80 % (-)-L-Carvon u. 5–15 % (-)-Limonen, 5 % weitere Terpene (kein Menthol) sowie methylierte Flavone; **Wirkung:** antimikrobiell, insektizid; **Verw.:** als Teeaufguß od. in Teemischungen ähnlich wie Pfefferminze* bei Magen-Darm-Beschwerden u. Flatulenz; ätherisches Öl zur Inhalation bei Erkältungskrankheiten; zur Aromatisierung von Mundwässern, Zahnpasten u. zur Kaugummiherstellung (Spearmint oil); **NW:** allergische Reaktionen.

Krebs: allgemeine Bez. für eine bösartige Neubildung (Tumor); i. e. S. das Karzinom (maligner epithelialer Tumor) bzw. das Sarkom (maligner mesenchymaler Tumor); aus dem Wunsch, bösartige Neubildungen möglichst frühzeitig zu erkennen, sind neben den schulmedizinisch anerkannten Verfahren (Krebsfrüherkennungsuntersuchung, bildgebende Verfahren, Nachweis spezifischer Tumormarker) eine Vielzahl von Krebstests entwickelt worden, die aus unspezifischen Veränderungen in Blut u. Urin Aussagen über die Entwicklung einer Krebserkrankung machen wollen (s. Tab.). Diese sind als spekulativ zu betrachten. Aus dem Bereich der Naturheilkunde u. alternativen Heilverfahren werden zur Behandlung phytotherapeutische Zuberei-

Krebs
Spekulative Krebstests

Nachweis von Krebserregern	Enderlein-Diagnostik Scheller-Test Vitalblutbild
Untersuchungen optischer Form- u. Farbabweichungen	kapillardynamische Blutuntersuchung Carcinochromreaktion Erythrozytenlaufbild holistischer Bluttropfentest Kristallisationstest Trockenblutmuster
bioelektronische, elektromagnetische, spektralanalytische Methoden	Bioelektronik nach Vincent elektromagnetischer Bluttest Dreifachmessung spektralanalytische Vollblutuntersuchung
Eiweißpräzipitationstests	Serum-in-aqua-Test Takata-Ara-Reaktion Thymoltrübungstest Weltmann-Koagulationsband Witting-Test
Antigennachweis	Doesch-Test Malignolipintest
sonstige	leukozytäre Biometrie Cancerometrie HACA-Krebstest provozierter Hämolysetest biochemischer Mehrfachtest

tungen (Mistel*, Podophyllum* peltatum, Etoposid*, Paclitaxel*, Vinca*-Alkaloide), Immunstimulation*, aktive Fiebertherapie*, extrakorporale Ganzkörperhyperthermie*, hämatogene Oxidationstherapie*, verschiedene Diätformen (z. B. Atkins*-Diät), Qi*-Gong, Injektion von Gesamtthymusextrakt*, Molekulartherapie*, Ozontherapie*, immuno-augmentative Therapie* u. Zelltherapie* angegeben.

Krebs|diät (Diät*) f: Bez. für Kostform, die maligne Tumoren heilen bzw. deren Wachstum beim Menschen verzögern soll; ernährungswissenschaftlich umstritten, obwohl ein Zusammenhang zwischen der Entstehung bestimmter Krebsformen u. Ernährungsgewohnheiten bekannt ist. Allgemein werden folgende Ernährungsrichtlinien zur Reduzierung des Krebsrisikos gegeben: Verminderung von Übergewicht, Reduzierung des Fettanteils der Kost auf 30 % der Nahrungsenergiezufuhr, Steigerung des Verzehrs an Gemüse, Obst u. Vollkornprodukten, mäßiger Konsum von alkoholischen Getränken, möglichst geringer Verzehr von gepökelten u. geräucherten Produkten, höhere Vitaminzufuhr nicht durch Supplemente, sondern durch höheren Verzehr vitaminreicher Lebensmittel. Vgl. Milchsäurediät, Leinöl-Quark-Diät, Gerson-Diät.

Krebs|dia|gnose nach Pfeiffer (gr. διάγνωσις Entscheidung) f: syn. Kupferchlorid*-Kristallisation.

Krebs|management nach Hildegard (Hildegard von Bingen, Benediktinernonne, 1098–1179) n: auf die Hildegard*-Medizin zurückgehende Behandlungsempfehlungen bei Krebs; bei der auf die Vicht*-Krankheit zurückgeführten Präkanzerose werden therapeutisch Wildgansleber od. Rehleber empfohlen, zusätzlich ein Dekokt aus 12 verschiedenen pflanzlichen Bestandteilen. Krebs wurde von Hildegard von Bingen als Pediculi-Krankheit bezeichnet u. soll (nach Hertzka, 1989,1993) eine virusartige Erkrankung (auch Krebsherderkrankung) sein, die mit einer Rezeptur mit Bestandteilen aus nativem Geierschnabel, Aalgalle, Elfenbeinpulver u. verschiedenen pflanzlichen Produkten (homöopathisch hergestellt) behandelt werden sollte. Darüber hinaus wird eine Dinkeldiät empfohlen u. z. B. der Verzehr von Nachtschattengewächsen wie Kartoffeln, Tomaten u. Paprika verboten.

Krebs|tests, spekulative m pl: s. Krebs.

Krebs|therapie nach Issels (Josef I., Arzt, geboren 1907; Therapie*) f: von Issels 1953 vorgestellte Kombinationsbehandlung mit zwei Schwerpunkten: **1.** kausale Basisbehandlung: Ernährungstherapie, psychische Betreuung, mikrobiologische Therapie (Symbioselenkung), Herdsanierung zur Beseitigung von Kausalfaktoren der Tumorentstehung; zur Eliminierung von sog. Zweitschäden (Folgeschäden kausaler Faktoren an Organen u. deren Funktionen) u. zur allgemeinen Behandlung von Abwehrschwäche werden verschiedene Methoden wie die hämatogene Oxidationstherapie*, aktive Fiebertherapie*, Neuraltherapie*, Desensibilisierung* u. eine ausreichende Trinkmenge verordnet. Zur Substitution werden Vitamine, Mineralien u. die Enzymtherapie* eingesetzt. **2.** Symptomatische Tumortherapie: Durchführung operativer, chemotherapeutischer Verfahren u. Strahlentherapie zur symptomatischen Lokaltherapie. Hinzu kommt der Einsatz von unspezifischen (BCG-Vakzine, Coley*-Toxin, pflanzliche Immunmodulatoren) u. spezifischen (Tumorvakzine) Immuntherapeutika.

Kreis|lauf|störungen, funktionelle: passagere od. prolongierte, u. U. anfallartig auftretende Funktionsstörungen des Herz-Kreislauf-Systems ohne nachweisbare organische Erkrankung; **Ursache:** häufig psychosomatisch u. durch Umwelteinflüsse bedingt; meist hypodyname Form infolge von hypotonen Kreislaufregulationsstörungen (konstitutionelle u. orthostatische Hypotonie*), Hypotonie durch verminderte Aktivität des Sympathikus mit Kollapsneigung ohne vorausgehende Tachykardie u. ohne periphere Vasokonstriktion od. als sog. vagovasale Synkope mit Bewußtseinsverlust bei plötzlichem Blutdruck- u. Pulsfrequenzabfall infolge vegetativ od. reflektorisch ausgelöster peripherer Vasodilatation (vgl. Syndrom, psychovegetatives); **Therapie** der hypotonen f. K.: Flachlagerung (Autotransfusion), Sympathomimetika; aus dem Bereich der Naturheilkunde u. alternativen Heilverfahren kommen hydrotherapeutische Verfahren (nasse Abreibung*, Fußbad*, Unterkörperwaschung*), phytotherapeutische Zubereitungen (Ergotalkaloide*, traditionell Besenginster, Capsicum u. Passionsblume, homöopathisch Colchicum autumnale, Meerzwiebel, Ipecacuanha) u. Moxibustion* in Betracht. Vgl. Herz-Kreislauf-Erkrankungen.

Kreuz|ad|aptation (lat. adaptare anpassen) f: schwächere bzw. effektivere Reaktion des Organismus auf einen Reiz nach wiederholter Reizung durch eine andere Reizart; z. B. adaptiert der Organismus durch wiederholte Kaltanwendungen nicht nur in bezug auf Kaltreize, sondern auch gegenüber anderen Reizen wie psychische od. physische Belastung. Vgl. Abhärtung.

Kreuz|dorn: Rhamnus catharticus, syn. Purgier-Kreuzdorn; Strauch aus der Familie der Kreuzdorngewächse, Rhamnaceae; **Arzneidroge:** Früchte (Rhamni cathartici fructus); **Inhaltsstoffe:** nach DAB 10 mindestens 4 % 1,8-Dihydroxyanthracenderivate; **Wirkung:** laxierend; **Verw.:** bei habitueller Obstipation; **traditionell** auch bei Beschwerden im Leber-Galle-Bereich, rheumatischen Erkrankungen, Gicht u. Hautkrankheiten; technisch zum Gelbfärben von Wolle, Leinen u. Leder; **NW:** bei höherer Dosierung krampfartige Magen-Darm-Beschwerden; bei chronischem Gebrauch Elektrolytverluste (insbesondere Kalium); reversible Melanosis coli; **Kontraindikationen:** Ileus, evtl. Schwangerschaft u. Stillzeit.

Kreuz|kraut: Senecio vulgaris, gemeines K.; ein- od. zweijährige Pflanze aus der Familie der Korbblütler, Asteraceae; **Arzneidroge:** zur Blütezeit gesammelte u. getrocknete oberirdische Teile (Senecionis vulgaris herba); **Inhaltsstoffe:** Pyrrolizidinalkaloide, ätherisches Öl, Inulin, Ascorbinsäure; **Wirkung:** uteruserregend; **Verw.:** als Aufguß od. andere galenische Zubereitung **traditionell** als Anthelminthikum, bei Menstruationsstörungen od. als Hämostyptikum; **NW:** durch den Gehalt an Pyrrolizidinalkaloiden hepatotoxische, kanzerogene u. mutagene Wirkungen möglich; therapeutische Verwendung aus heutiger Sicht abzulehnen.

Kreuz|schmerz: Bez. für Schmerzen in der Kreuzbeinregion; Vorkommen v. a. bei Weichteilaffektionen, Erkrankungen innerer Organe, Gefäßerkrankungen, bei orthopädischen (Fußdeformitäten, Skelettanomalien, Trauma, statische Fehlbelastung), neurologischen (Ischiassyndrom, Bandscheibenvorfall, Neuralgien) u. gynäkologischen Erkrankungen (Myoma uteri, Ovarialtumoren, Dysmenorrhoe u. a.) sowie in der (Spät-)Schwangerschaft häufig als diffuser K.; vgl. Ischialgie, Lumbago, Wirbelsäulenbeschwerden.

Kriech|verfahren: s. Klapp-Kriechen, Vojta-Methode.

Kristallisations|test (gr. κρύσταλλος Eis) m: **1.** K. nach Pfeiffer; syn. Kupferchlorid*-Kristallisation; **2.** Blutkristallanalyse: ionenspektrographische Untersuchung der Konzentration von Mineralstoffen u. Spurenelementen im Vollblut. Durch Verarbeitung des Bluts wird eine Analyse erstellt, die mit Hilfe systematisierter Vergleiche mit charakteristischen Kristallformen Aussagen über den Stoffwechselzustand sowie Art u. Ursache von Stoffwechselstörungen des Patienten zulassen soll. Ebenso wird aus dem Vollblut ein sog. Autohäminpräparat gewonnen, das dem individuellen Mineralien- u. Spurenelementhaushalt entsprechen u. als autohomologes Immuntherapeutikum dienen soll. Wissenschaftlich umstrittenes Verfahren mit geringer Verbreitung. **3.** Serumkristallisation i. R. der Glaschromatographie: durch Auskristallisation des Serums werden verschiedene mikroskopische Kristallformen aus Proteinen u. Grundsubstanzkomponenten beschrieben u. nach ihrem „Ordnungsgrad" u. „Energiezentrum" u. a. beschrieben. Neben der morphologischen Betrachtung spielt auch hier die energetische Interpretation eine Rolle. Wissenschaftlich umstrittenes Verfahren.

Krokus m: s. Safran.

Kryo|therapie (gr. κρύος Frost, Eiskälte; Therapie*) f: therapeutische Kälteanwendung durch kurzzeitige lokale Behandlung mit Eis od. Chloräthyl bzw. als Ganzkörpertherapie in Kältekammern zur Entzündungshemmung, Schmerzbehandlung u. Lösung von spastischen Bewegungseinschränkungen; **Anw.:** v. a. bei rheumatischen Erkrankungen u. Prellungen.

Küchen|schelle: Pulsatilla vulgaris (syn. Anemone pulsatilla, gemeine K.) bzw. Pulsatilla pratensis (syn. Anemone pratensis, Wiesenküchenschelle); ausdauernde Pflanzen aus der Familie der Hahnenfußgewächse, Ranunculaceae; **Arzneidroge:** gegen Ende der Blütezeit gesammelte u. getrocknete oberirdische Teile (Pulsatillae herba); **Inhaltsstoffe:** Ranunculin, das beim Trocknen über Protoanemonin in Anemonin übergeht; Gerbstoffe, Harze, Saponine, Anthocyane; **Wirkung:** Protoanemonin lokal stark reizend, intern Erregung, dann Lähmung des Zentralnervensystems; sedativ, hämolytisch, antibakteriell; Hemmung der Karyokinese u. Mitose; **Verw.: traditionell** als Sedativum bei Spasmen, Neuralgien, Migräne; bei funktionellen Störungen des Magen-Darm-Trakts u. der weiblichen Genitalorgane; als Diuretikum u. Diaphoretikum bei Gicht, Rheuma, Grippe; **NW:** bei Anwendung von frischen Pflanzen u. von Protoanemonin heftige Reizerscheinungen an Haut u. Schleimhäuten mit Pruritus, Rötung, Blasenbildung; innerlich bei höherer Dosierung Reizung der Nieren u. ableitenden Harnwege; **Kontraindikation:** Schwangerschaft; **homöopathische** Zubereitungen aus der frischen, z. Z. der Blüte nur von Pulsatilla pratensis gesammelten ganzen Pflanze für einen großen Wirkungsbereich, z. B. Dys- u. Amenorrhoe, Gastritis, Hepatopathien, Varizen, Konjunktivitis, Otitis media, akute u. chronische Rhinitis, Muskel- u. Gelenkrheumatismus.

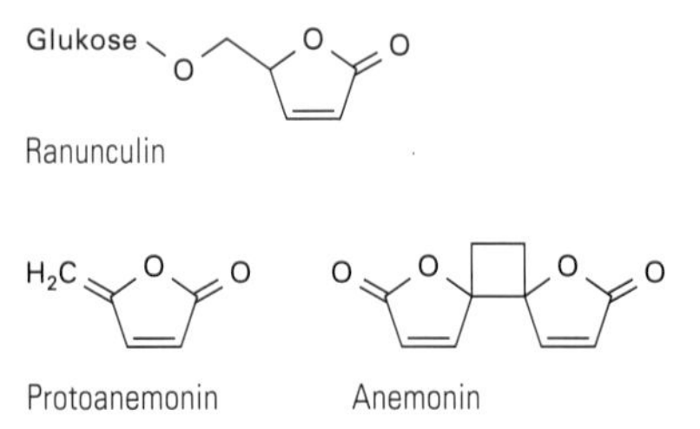

Küchenschelle: Inhaltsstoffe

Kümmel: Carum carvi; Pflanze aus der Familie der Doldengewächse, Apiaceae; **Arzneidrogen:** Spaltfrüchte (Carvi fructus) u. daraus gewonnenes ätherisches Öl (Carvi

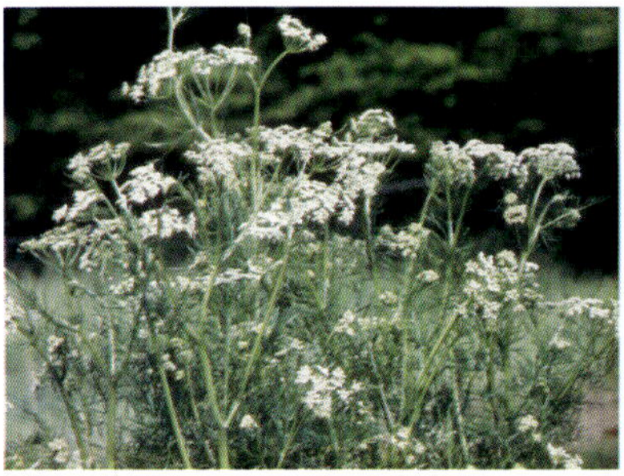

Kümmel

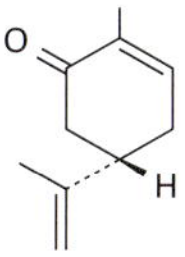

Kümmel:
(s)-(+)-Carvon

aetheroleum); **Inhaltsstoffe:** nach DAB 10 in den Früchten mindestens 4 % ätherisches Öl mit dem Hauptbestandteil (S)-(+)-Carvon; **Wirkung:** spasmolytisch u. antibakteriell; **Verw.:** Teeaufgüsse aus zerquetschten Früchten, allein od. mit anderen karminativ wirkenden Drogen bei dyspeptischen Beschwerden (leichte Spasmen, Flatulenz, Völlegefühl); **traditionell** auch als Galaktagogum; ätherisches Öl zur Appetitanregung, äußerlich in Form 10 %iger Salben od. Ölzubereitungen zum Einreiben des Abdomens bei Blähungen, v. a. bei Kindern.

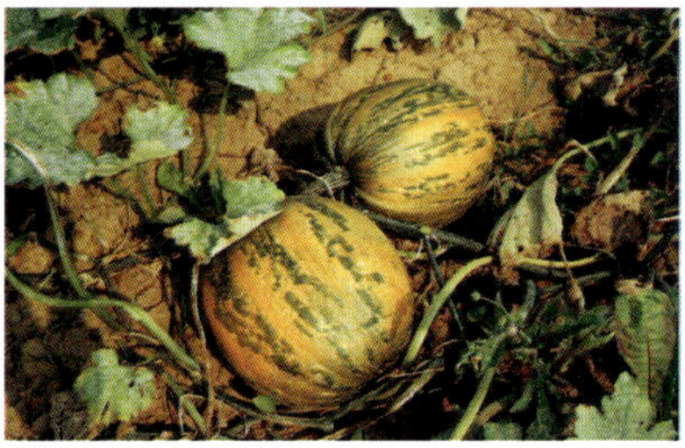

Kürbissamen

Kürbis|samen: Cucurbitae peponis semen; Samen von Cucurbita pepo (Ölkürbis), maxima, moschata u. Kulturvarietäten; **Inhaltsstoffe:** fettes Öl, Cucurbitin u. weitere 23 Aminosäuren, Phytosterole (ß-Sitosterol, Δ^7-Sitosterolglykoside), Mineralstoffe (Kalium), Spurenelemente (Selen), Tocopherole; **Verw.:** zerkleinerte Samen, Extrakte u. Granulat bei Reizblase sowie Miktionsbeschwerden infolge benigner Prostatahyperplasie (Stadium I u. II); **traditionell** auch gegen Band- u. Spulwürmer; Mus aus dem Fruchtfleisch gegen Schwangerschaftserbrechen; **homöopathische** Verwendung der frischen Samen gegen Erbrechen.

Kuhl-Schutz|kost (Johannes K., deutscher Arzt, 1903–1968): syn. Milchsäurediät*.

Kult|führer: s. Priesterheiler.

Kunst|krankheit: ältere, homöopathische Bez. für einen artifiziell, durch die Gabe eines Arzneimittels, erzeugten krankhaften Zustand; sie kann eine vorbestehende natürliche Krankheit* bei hinreichender Ähnlichkeit der Symptome beider heilen. Vgl. Ähnlichkeitsprinzip.

Kunst|therapie (Therapie*) f: syn. künstlerische Therapien*.

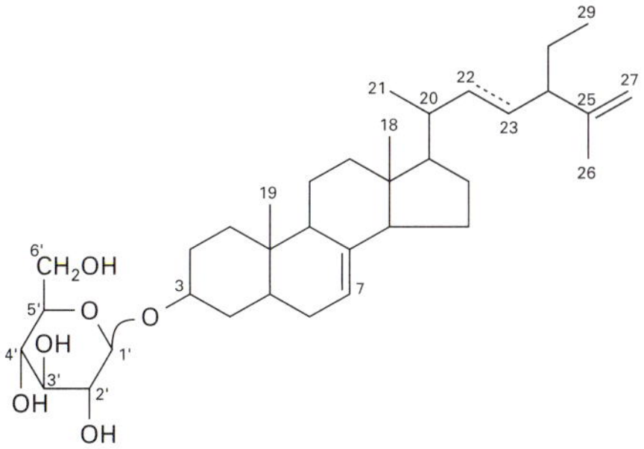

β-D-Glucopyranosyl-5α-Stigmasta-7,22,25-trien-3β-ol

Kürbissamen:
Δ^7-Sterolglykosid

Kupfer: chemisches Element, Symbol Cu (Cuprum), OZ 29, relative Atommasse 63,55; zur Kupfergruppe gehörendes, rotgoldfarbiges, an der Luft oxidierbares, ein- u. zweiwertiges, halbedles Schwermetall von großer Dehnbarkeit u. mit guter Leitfähigkeit; essentielles Spurenelement; **biochemische Funktion:** Bestandteil vieler Enzyme, insbesondere von Oxidasen (z. B. Zäruloplasmin u. Lysyloxidase); wichtig für die Erythropoese; **Vork. in Nahrungsmitteln:** besonders in Innereien, Fischen (z. B. Hering, Scholle), Schalentieren, Nüssen, Vollkorngetreide (z. B. Hirse, Weizen, Haferflocken), Kakao u. einigen grünen Gemüsen; **Bedarf** für Erwachsene (DGE 1991): Schätzwert ca. 1,5 mg/Tag. **Mangelerscheinungen:** hypochrome mikrozytäre Anämie, Neuropenie, Osteopenie, Dermatitis, Depigmentierung, Wachstumsstörungen bei einseitig mit Kuhmilch ernährten Kindern, sonst alimentär selten, durch Absorptionsstörungen od. parenterale Ernährung; **Intoxikationen:** Übelkeit, Durchfälle, Krämpfe; chronische Anreicherung von Kupfer in der Leber bei hepatolentikulärer Degeneration; **Referenzbereich:** 12–24 µmol/l Serum.

Kupfer|band: als Heilmittel einer sog. Kupfereigentherapie eingesetzte Armbänder, Ringe u. Halsketten, die es in vielen Kulturen u. Zeitepochen gab u. immer noch gibt; angenommen wird, daß eine bestimmte Heilkraft von dem Metall Kupfer ausgeht u. das Tragen eines K. zur Linderung von Schmerz od. Abheilung von Entzündungen beiträgt. Die Heilwirkungen sollen durch Transpiration u. chemische Vorgänge (es wird in diesem Zusammenhang mit „Aminosäuren" spekuliert) bewirkt werden.

Kupfer|chlorid-Kristallisatio̲n (gr. κρύσταλλος Eis) f: von E. Pfeiffer (1899–1961) entwickeltes diagnostisches Verfahren zur Früherkennung von Krankheitsdispositionen, besonders der Krebskrankheit (s. Kanzerose); Bildung von für unterschiedliche Krankheiten charakteristische Kristallformen bei der Mischung von Kupferchlorid u. Blut.

Kupfer-Mensch: kupfernes Modell des menschlichen Körpers, auf den die „klassische Schrift der Illustration der Akupunktur- u. Moxapunkte am Kupfer-Menschen" (verfaßt von Wang Wei-Yi, 987–1067) Bezug nimmt; das Modell enthält insgesamt 354 Akupunkturpunkte, die als Löcher ausgespart sind; die Oberfläche ist aufklappbar, so daß die inneren Organe sichtbar werden. Für Prüfungen von Medizinstudenten wurden die Akupunkturpunkte mit Wachs verschlossen

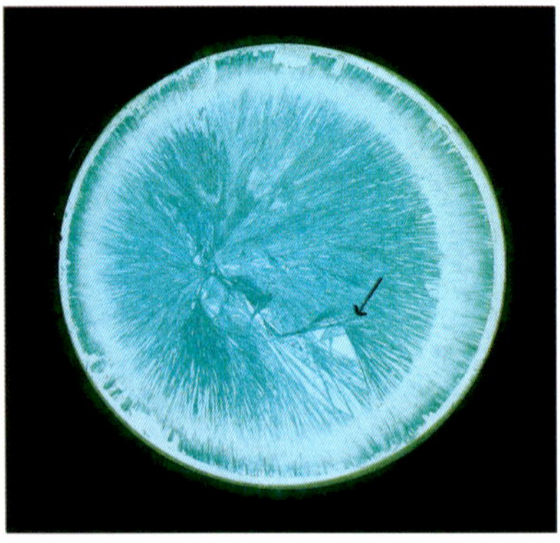

Kupferchlorid-Kristallisation:
Befund bei einem Patienten mit Pankreaskarzinom

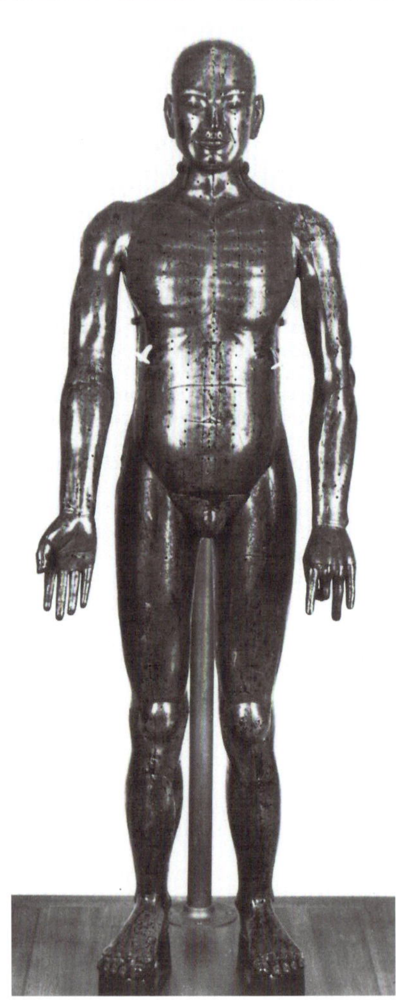

Kupfer-Mensch

u. der K.-M. mit Quecksilber (nach anderer Überlieferung mit Wasser) gefüllt. Hatte der Kandidat die Punkte richtig getroffen, lief das Quecksilber (bzw. das Wasser) aus dem Inneren des Modells aus. Die Anordnung der Akupunkturpunkte auf der Oberfläche ist millimetergenau u. anatomisch richtig dargestellt u. belegt die anatomischen Kenntnisse der traditionellen Ärzte Chinas. Zunächst waren im alten China zwei Exemplare des K.-M. vorhanden, von denen später Nachbauten angefertigt wurden. Eines der beiden Originale wurde kriegsbedingt zerstört, das andere befindet sich im japanischen kaiserlichen Museum in Tokio unter Verschluß, so daß daran nur ausgewählte Wissenschaftler Untersuchungen u. Vermessungen zu Forschungszwecken vornehmen dürfen. Vgl. Akupunktur, Medizin, traditionelle chinesische.

Kur (lat. cura Sorge, Pflege) f: vorübergehender Aufenthalt in einem spezialisierten Kurort zur Vorbeugung, Therapie bzw. Rehabilitation; die offene u. geschlossene Badekur wird von den Versicherungsträgern auf Antrag des Hausarztes gefördert. Die einzelnen Maßnahmen während der K. legt der Badearzt* fest.

Kurare n: Curare*.

Kur, eu|genische (Kur*) f: von Leon Vannier eingeführtes, umstrittenes Behandlungskonzept in der Homöopathie*, bei dem Schwangeren die Nosoden* mindestens der drei klassischen Miasmen nacheinander in Hochpotenz verabreicht werden sollen, um der Weitergabe miasmatischer Belastungen an die Frucht vorzubeugen. Die behaupteten positiven Effekte werden bezweifelt, nachteilige Wirkungen (Einfluß der Arzneimittelprüfung auf die Embryo- u. Fetogenese) werden diskutiert. Das schematische Vorgehen widerspricht dem Prinzip der Individualisierung* u. dem Ähnlichkeitsprinzip*.

Kur|krise (↑; gr. κρίσις Entscheidung, Trennung) f: syn. Kurreaktion; Reaktion des Organismus während der Kur mit vorübergehender Verschlechterung der zu behandelnden Symptome od. dem Auftreten neuer Symptome; in der traditionellen Medizin als Zeichen für bevorstehende Heilung; Vorkommen auch infolge Überdosierung der Kurmittel (Bäder, klimatische Reize); vgl. Badereaktion.

Kurkuma f: Gelbwurz*.

Kur|plan (Kur*) f: Aufstellung der einzelnen Behandlungsmaßnahmen während einer Kur durch den Kur- bzw. Badearzt.

Kur|schatten (↑): umgangssprachliche Bez. für eine Person in einer zeitlich u. räumlich auf den Kuraufenthalt beschränkten Partnerschaft; als natürliches Mittel zur Förderung des Kurerfolgs schulmedizinisch anerkannt, infolge der besonderen alternativmedizinischen Eigenheit jedoch ethischen u. familienpolitischen Bedenken ausgesetzt; wohl deswegen nicht regelmäßig Teil des Kurplans*. Gelegentliche Initiativen, dies zu ändern u. Kurschattenverhältnisse z. B. durch Tagegelder zu fördern od. aber im Gegenteil sie zu verbieten, zu verhindern od. zu erschweren, scheiterten schon in den Ansätzen am Widerstand der Krankenkassenträger u. Kirchen einerseits, der an der Anreicherung des Kurlebens interessierten Kommunen andererseits (s. Abb.) u. blieben der Öffentlichkeit unbekannt. Unberührt hiervon befindet sich der K. schon lange im Bereich literarischer Unsterblichkeit: „Wenn Liebe je den Liebenden begeistet, ward es an mir aufs lieblichste geleistet; und zwar durch sie!“ (Goethe, Marienbader Elegie).

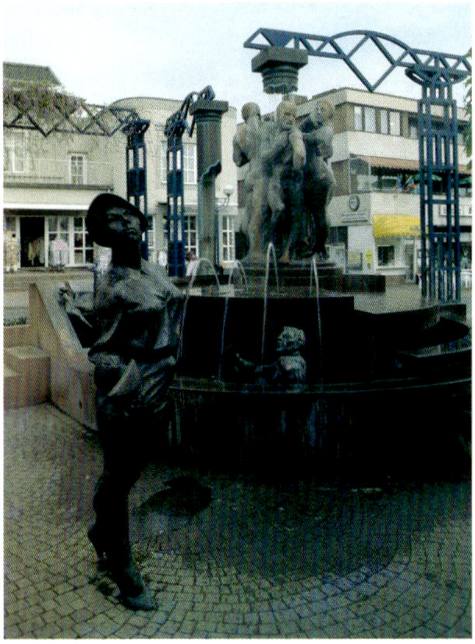

Kurschatten:
Kurbrunnen mit Kurschatten in Bad Wildungen

Kurz|wellen|therapie (Therapie*) f: s. Hochfrequenztherapie.

Kurz|wickel: Wickel* nach Kneipp von den Achselhöhlen (unter Aussparung der Arme) bis zur Mitte der Oberschenkel; **Anw.:** bei Obstipation, Reizdarm, abdominellen Krämpfen, Ulcus ventriculi et duodeni, Dyskinesie des Gallensystems, Hypertonie, vegetativen Spannungszuständen, Einschlafstörungen, Übergewicht u. degenerativen rheumatischen Erkrankungen.

L

Labeling (engl. label Etikette, Aufschrift) n: Bez. für den komplexen Vorgang des Wahrnehmens von Symptomen u. der Zuordnung von Erkrankung zu einem bestimmten Erklärungmodell*; L. ist Voraussetzung für eine Behandlung, aber nicht unbedingt mit einer Benennung, meist jedoch mit einer Einordnung der Schwere des Falls verknüpft. Im Unterschied zum Begriff der Diagnose ist für das L. die Betrachtung der wechselseitigen Abhängigkeit der Wahrnehmung von Erkrankung u. Einordnung derselben besonders wichtig. Die Kognition von Krankheitszeichen ist kulturabhängig, beispielsweise werden bei den Tamang Nepals Husten kaum, Bauchsymptome aber sehr stark wahrgenommen. Je nach bekanntem Erklärungsmodell wird Aufmerksamkeit ausgerichtet u. Wahrnehmung eingeordnet. Vgl. Kranksein.

Lachs|öl|kon|zentrat n: s. Fischöl.

Lacto|flavin n: veraltete Bez. für Vitamin* B_2.

Lähmung: Oberbegriff für die Minderung (Parese) bzw. den Ausfall (Paralyse bzw. Plegie) der Funktionen eines Körperteils od. Organsystems; i. e. S. (neurol.) Minderung der motorischen od. sensiblen Funktionen eines Nerven mit Bewegungseinschränkung bzw. -unfähigkeit (motorische L.) od. quantitativen Sensibilitätsstörungen (sensible L.); Unterscheidung in zentrale u. periphere L. Eine L. kann durch psychogene Erkrankung (z. B. Neurose) vorgetäuscht sein. **Therapie:** Versuch der Mobilisierung mit Methoden der Physiotherapie*, z. B. Bobath*-Methode, Brunkow*-Stemmführung, Kabat*-Methode, Elektrogymnastik* u. Kontrakturenprophylaxe*.

Lärche: Larix decidua; Baum aus der Familie der Kieferngewächse, Pinaceae; **Arzneidroge:** durch Verletzung der Stämme gewonnener Balsam (Terebinthina laricina, Terebinthina veneta, Lärchenterpentin, venezianisches Terpentin); **Inhaltsstoffe:** ca. 20 % ätherisches Öl mit α- u. β-Pinen, Caren u. Limonen, 50–65 % Harzsäuren, Diterpene (Larixylacetat); **Wirkung:** hyperämisierend, antiseptisch; **Verw.:** als Einreibung in Form von Salben, Gelen, Emulsionen u. Ölen bei rheumatischen u. neuralgischen Beschwerden, entzündlichen Erkrankungen der Atemwege, Furunkel; **traditionell** auch als lokales Antiseptikum u. Diuretikum sowie bei Entzündungen u. Eiterungen; **NW:** allergische Hautreaktionen; **Kontraindikationen:** Überempfindlichkeit gegenüber ätherischen Ölen; bei Inhalationen akute Entzündungen der Atmungsorgane.

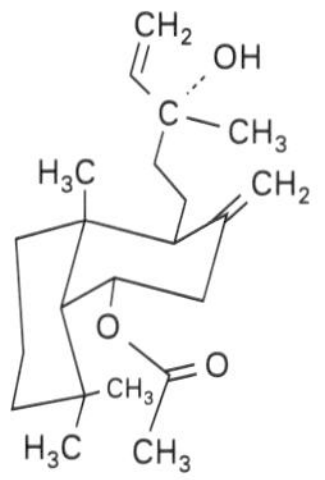

Lärche: Larixylacetat

Läuse|essig: s. Acetum sabadillae.

Laien|theorien f pl: Bez. für Vorstellungen medizinischer Laien über die Entstehung u. den Verlauf von Erkrankungen sowie die adäquate Form des Umgangs mit ihnen; vgl. Krankheitskonzept, Krankheitsverhalten, Gesundheitsverhalten.

Lakritze: Succus* Liquiritiae.

Lakt|agogum (gr. γάλα, γάλακτος Milch; -agoga*) n: s. Galaktagogum.

Laminaria f: L. hyperborea, syn. L. cloustoni (Braunalgen); **Arzneidroge:** getrocknete, stengelartige, mittlere Thallusteile (Laminariae stipites); **Inhaltsstoffe:** Kohlenhydrate (Laminarin, Ca- u. Mg-Salze der Alginsäure*, Cellulose u. a.), Iod (bis 0,3 % überwiegend organisch gebundes Gesamtiod), Brom, Mangan, Aminosäuren; **Verw.: traditionell** bei Hyperthyreose; Quellstifte zur Erweiterung bzw. zum Offenhalten von Wundkanälen; zur Gewinnung von Alginsäure; **NW:** oberhalb einer Dosierung von 150 μg Iod/Tag besteht die Gefahr einer Induktion bzw. Verschlimmerung einer Hyperthyreose; selten Sensibilisierungen. Vgl. Tang.

Lamium album n: weiße Taubnessel*.

Laser m: Abk. für (engl.) **l**ight **a**mplification by **s**timulated **e**mission of **r**adiation, Lichtverstärkung durch stimulierte Emission; physikalische Methode zur Erzeugung von monochromatischer, kohärenter, (fast) paralleler

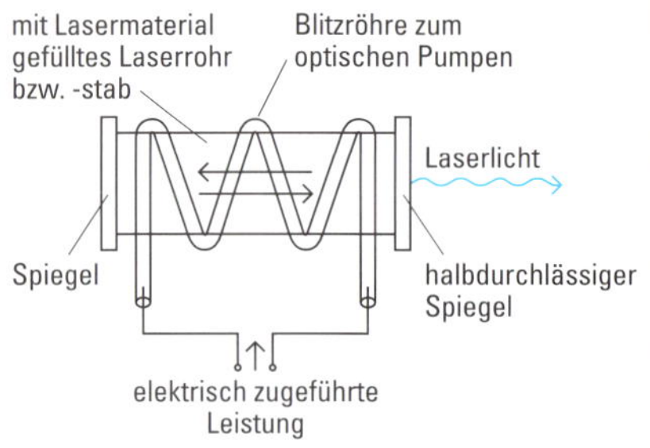

Laser:
Schema der Funktionsweise eines Lasers: Das mittels Blitzröhre im Lasermaterial erzeugte Licht wird zwischen den Spiegeln hin- u. hergepumpt, bis es (vielfach verstärkt) den teilweise durchlässigen Spiegel durchdringt u. durch eine Sammellinse fokussiert werden kann.

Lichtstrahlung mit extrem hoher Energiedichte; **Prinzip:** Verstärkung von elektromagnetischen Wellen aus dem Spektralbereich (s. Abb.). Voraussetzung für die Auslösung eines Laserprozesses ist ein Lasermedium, das (von Ausnahmen abgesehen) mindestens drei verschiedene Energieniveaus besitzt. Durch dauernde Zufuhr von Energie von außen wird das Medium auf ein hohes Energieniveau gepumpt, kann jedoch nur durch zusätzliche Anregung in das Grundniveau unter Aussendung von Photonen zurückfallen (sog. stimulierte Emission). Dabei werden Photonen gleicher Energie mit zeitlicher u. räumlicher Kohärenz ausgesandt. Das aktive Glied in einem L. kann ein Festkörper sein, vorzugsweise ein Kristall, z. B. aus Neodym (YAG-L.), ein Halbleiter od. ein Gas bzw. Gasgemisch (z. B. Neon-Helium-L.). Diese Substanzen sind entscheidend für die Wellenlänge des jeweils emittierten Lichts im ultravioletten, sichtbaren u. ultraroten Spektralbereich. **Praktischer Einsatz:** in der Laserchirurgie, bei der Endoskopie zur Blutstillung im Gastrointestinalbereich, zur Rekanalisierung bronchialer Tumorstenosen u. zur laserinduzierten Lithotripsie; in der Laserakupunktur*. Vgl. Infrarotlaser, Softlaser.

Laser|aku|punktur (Akupunktur*) f: Anwendung von Laserstrahlung zur Akupunktur* von Schmerz-, Trigger- od. Akupunkturpunkten; Wirksamkeitsnachweis bisher nicht zweifelsfrei erbracht. Vgl. Softlaser.

Lateralität (lat. lateralis seitlich) f: auch Seitenbeziehung; in der Homöopathie* Bez. für das deutliche Auftreten von Symptomen auf einer Körperseite, sowohl bei der Arzneimittelprüfung als auch in der Symptomatik eines Patienten; auch gekreuzte Seitenbeziehungen (z. B. obere Körperhälfte rechtsseitig, untere linksseitig) können ein Arzneimittel kennzeichnen bzw. indizieren. Vgl. Bezug.

Latschen|kiefer: Pinus mugo ssp. pumilio; Baum aus der Familie der Kieferngewächse, Pinaceae; **Arzneidroge:** aus den frischen Nadeln, Zweigspitzen od. jungen Ästen gewonnenes ätherisches Öl (Pini pumilionis aetheroleum); **Inhaltsstoffe:** ca. 60 % α- u. β-Phellandren, 10–20 % α- u. β-Pinen, Limonen u. Anisaldehyd; Geruchsträger sind hauptsächlich (-)-Borneolacetat u. (-)-Borneolformiat; **Wirkung:** sekretolytisch, hyperämisierend, schwach antiseptisch; **Verw.:** in Einreibemitteln u. Inhalationslösungen, äußerlich als Badezusatz bei Erkältungskrankheiten sowie bei rheumatischen u. neuralgischen Beschwerden; **NW:** Reizerscheinungen an Haut u. Schleimhäuten; **Kontraindikationen:** Asthma bronchiale, Keuchhusten.

Latwerge f: Electuarium; Bez. für eine breiförmige Mischung pulverförmiger Arzneistoffe od. Drogen mit Honig, Zuckersirup, fetten Ölen od. Dickextrakten zum Einnehmen.

Laudanum n: syn. Opium*.

Lavandula angusti|folia f: Lavendel*.

Lavendel: Lavandula angustifolia, Pflanze aus der Familie der Lippenblütler, Lamiaceae; **Arzneidroge:** Blüten (Lavandulae flos) u.

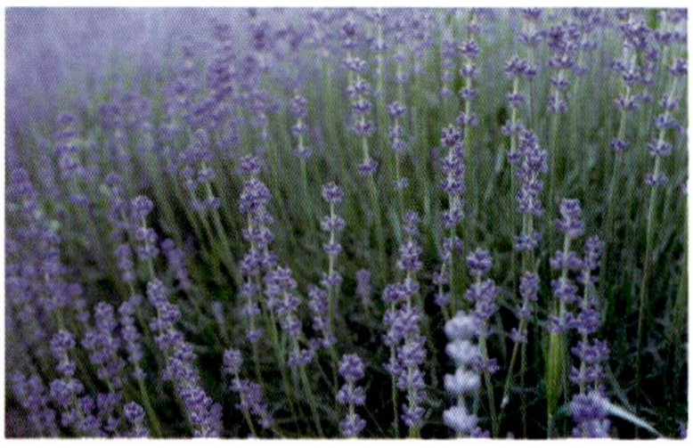

Lavendel

daraus gewonnenes ätherisches Öl (Lavandulae aetheroleum); **Inhaltsstoffe:** nach DAC 79 in den Blüten mindestens 1,5 % ätherisches Öl (Linalylacetat, Linalool, Campher, β-Ocimen, 1,8-Cineol) u. spezielle Gerbstoffe (z. B. Rosmarinsäure); **Verw.:** in der Balneotherapie* zur Behandlung funktioneller Kreislaufstörungen, innerlich bei Unruhezuständen, Einschlafstörungen u. funktionellen Oberbauchbeschwerden; **traditionell** auch bei Kopfschmerz u. Schwindel, Lavendelspiritus äußerlich gegen Rheuma; technisch als Mottenmittel.

Lawsonia inermis f: Henna*.

Laxanzien (lat. laxare lockern) n pl: syn. Laxativa, Abführmittel; Mittel zur Förderung u. Erleichterung der Darmentleerung, v. a. durch Steigerung der Peristaltik infolge

Vermehrung des intraluminalen Volumens; **Einteilung** nach Wirkungsweise: **1.** Gleitmittel (z. B. Paraffinöl); **2.** Füll- u. Quellstoffe (z. B. Agar-Agar, Leinsamen); **3.** Osmolaxanzien (salinisch, z. B. Karlsbader Salz; Zucker, z. B. Lactulose); **4.** antiresorptiv u. hydragog wirkende L. (z. B. Anthrachinonderivate, Bisacodyl, Natriumpicosulfat); **5.** L. mit Stimulation der Prostaglandinsynthese im Dünndarm (Rizinusöl); **Verw.:** einmalig od. kurzfristig zur Darmentleerung vor diagnostischen Untersuchungen, bei schmerzhaften Analleiden, nach operativen Eingriffen, bei Obstipation; **NW** bei längerer od. hochdosierter Anwendung: Elektrolytverlust (v. a. Kaliumverlust, dadurch Verstärkung der Obstipation), Melanosis coli (Anthrachinonderivate), Fremdkörpergranulome (Paraffinöl), hämorrhagische Enteritiden u. lebensbedrohliche Überempfindlichkeitsreaktionen (Phenolphthalein); akut: Blähungen (Quellstoffe) od. Bauchschmerzen (Anthrachinonderivate).

Lebens|baum, abend|ländischer: s. Thuja.

Lebens|en|ergie (gr. ἐνέργεια Tätigkeit, Wirksamkeit) f: Bez. für eine in der traditionellen östlichen wie in der westlichen Heilkunde zugrundegelegte „Lebenskraft"; Beispiele für die L. sind in China das Qi*, in Japan Ki bzw. Reiki*, in Indien das Pranah, im antiken Griechenland Pneuma; Hahnemann bezeichnete die L. als vis vitalis (Lebenskraft*), moderne Begriffe sind Bioenergie od. Orgon*. Versuche, die L. sichtbar zu machen, werden von der Elektronographie* unternommen. Neuere Entwicklungen (z. B. die Bioresonanzverfahren) versuchen, L. als elektromagnetisches Phänomen zu messen u. zu beeinflussen. Eine Vielzahl der Modellvorstellungen von L. bezieht das Energiekontinuum von Mikro- u. Makrokosmos mit ein.

Lebens|kraft: syn. Dynamis; in der Homöopathie* verwendeter älterer Begriff für die Gesamtheit der Reaktionsfähigkeit des Organismus, die für den harmonischen Ablauf der Lebensvorgänge sorgt. Bei chronischen Erkrankungen kann sie allein jedoch nicht die Gesundheit herbeiführen, sondern bedarf einer Beeinflussung von außen durch ein passendes homöopathisches Arzneimittel. Ohne L. ist der Organismus zu keiner Empfindung, Tätigkeit od. Selbsterhaltung fähig u. zerfällt in seine chemischen Bestandteile.

Lebens|leib: auch Ätherleib; s. Medizin, anthroposophische.

Lebens|mittel: Stoffe, die dazu bestimmt sind, in unverändertem, verarbeitetem od. zubereitetem Zustand vom Menschen verzehrt zu werden; ausgenommen sind Stoffe, die überwiegend zu anderen Zwecken als zur Ernährung od. zum Genuß verzehrt werden (Definition gemäß § 1 des Lebensmittel*- und Bedarfsgegenständegesetzes); Oberbegriff für Nahrungsmittel* u. Genußmittel*; in einigen Richtungen der Vollwertkost* u. Reformkost* werden L. von Nahrungsmitteln abgegrenzt (s. Vollwert der Nahrung); im allgemeinen Sprachgebrauch werden L. u. Nahrungsmittel synonym verwendet.

Lebens|mittel|all|ergie (Allergen*) f: vorwiegend im Kindesalter, aber auch bei Erwachsenen auftretende Allergie* mit primär gastrointestinalen Symptomen (z. B. Brechdurchfall, Obstipation, Kolik), sekundär auch mit respiratorischen od. kutanen Reaktionen nach Verzehr bestimmter Lebensmittel; potentiell aggressive Allergene enthalten z. B. Kuhmilch, Hühnerei, Fisch, Schalentiere, Innereien, Nüsse u. Samen, Stein- u. Kernobst (Äpfel, Kirschen), Gemüse (Sellerie, Fenchel, Karotten, Tomaten), Gewürze (Fenchelsamen, Selleriesamen), Sojabohnen, Weizen u. Apfelsinen; die Häufigkeit von L. liegt bei 5–10 %, wobei etwa 3–5 % der Bevölkerung klinische Symptome aufweisen, die einer diagnostischen Abklärung bedürfen. Vgl. Lebensmittelunverträglichkeit.

Lebens|mittel|bestrahlung: Behandlung von Lebensmitteln mit ionisierender Strahlung (v. a. Röntgen-, Gamma- od. Betastrahlung) zum Zweck der Sterilisation bzw. Haltbarmachung, z. B. zur Verzögerung der Reifung von Früchten, Abtötung u. Verhinderung der Entwicklung lebensmittelschädlicher Insekten, Parasiten u. Mikroorganismen, zur Verhinderung des Auskeimens von Zwiebeln u. Kartoffeln sowie zur Verbesserung technologischer Eigenschaften von Lebensmitteln (z. B. höhere Saftausbeute bei Obst); die hierfür notwendigen Strahlendosen können physikalisch-chemische Veränderungen der Bestandteile der bestrahlten Lebensmittel induzieren, z. B. Denaturierung von Protein, Depolymerisation von Kohlenhydraten, Entstehung reaktiver Freier Radikale des Wassers, Bildung von Ozon* od. bestimmten nitrosen Gasen. In der Bundesrepublik Deutschland ist nach § 13 des Lebensmittel-* und Bedarfsgegenständegesetzes die L. nur unter bestimmten Voraussetzungen (zu Kontroll- u. Meßzwecken) zulässig; eine generelle L. ist verboten, da nach dem heutigen Kenntnisstand eine schädigende Wirkung nicht auszuschließen ist. Im Rahmen der gesetzlichen Neuregelungen innerhalb der Europäischen Union ist jedoch eine Zulassung auch in der Bundesrepublik Deutschland zu erwarten.

Lebens|mittel, bio|logisch-dynamische: Bez. für Lebensmittel insbesondere pflanzlichen Ursprungs, die in biologischer Landwirtschaft (Düngung u. Pflanzenschutz nur mit sog. natürlichen Wirkstoffen) hergestellt werden u. eine besondere Bedeutung für die Gesunderhaltung des Verbrauchers haben sollen; diese ist allerdings durch unvermeidliche umweltbedingte Schadstoffemissionen u. durch den Verkauf von fälschlicherweise als b.-d. L. deklarierten Produkten eingeschränkt. Rechtsgrundlage für den biologischen Landbau, die entsprechende Kennzeichnung der landwirtschaftlichen Erzeugnisse u. Lebensmittel sowie die Einfuhr ökologischer Erzeugnisse aus Drittländern sind die EWG-Verordnungen Nr. 2092/91 u. Nr. 207/94. Hinsichtlich der Beschaffenheit gelten die allgemeinen Vorschriften bezüglich Herkunftsbezeichnung, Schadstoffbelastung, Bestandsangaben u. Kennzeichnungspflichten. Der Schutz vor Irreführung der Verbraucher über die gesundheitliche Bedeutung der Produkte unterliegt den allgemeinen Bestimmungen des Lebensmittelrechts. Vgl. Vollwert-Ernährung.

Lebens|mittel, diätetische: überwiegend abgepackte Lebensmittel, die laut Verordnung über diätetische Lebensmittel in der Fassung vom 21.1.1982 (BGBl. I S. 71), Neufassung vom 25.8.1988 (BGBl. I S. 1713) u. BGBl. S. 1123 – DiätVO – u. Richtlinie des Rates vom 3.5.1989 zur Angleichung der Rechtsvorschriften der Mitgliedsstaaten über Lebensmittel, die für eine besondere Ernährung bestimmt sind (89/398/EWG, Abl. L 186/27 vom 30.6.1989) einem besonderen Ernährungszweck dienen sollen (z. B. bei Krankheit, Mangelerscheinung, Funktionsanomalie od. Überempfindlichkeit gegen einzelne Lebensmittel od. deren Bestandteile, während der Schwangerschaft u. Stillzeit sowie beim gesunden Säugling u. Kleinkind) u. die sich von anderen Lebensmitteln vergleichbarer Art durch das Verfahren ihrer Herstellung, Zusammensetzung od. Eigenschaften maßgeblich unterscheiden; zu den d. L. zählen auch Kochsalzersatz, Zuckeraustauschstoffe (Fructose, Mannit, Sorbit, Xylit) u. zugelassene Süßstoffe*; weitere Beispiele sind Sondennahrung u. sog. bilanzierte Diäten bzw. Lebensmittel für Diabetiker u. Übergewichtige, natriumarme Lebensmittel zur Verwendung bei Nierenerkrankungen u. Hypertonie, besonders zusammengesetzte Lebensmittel zur Verwendung bei Fettstoffwechselstörungen, glutenfreie Lebensmittel zur Verwendung bei Fettstoffwechselstörungen, Zöliakie od. Sprue, ballaststoffreiche Erzeugnisse zur Behandlung von Obstipation; außerdem Lebensmittel, die nach Kennzeichnung wie Darbietung mit diätetischer Zweckbestimmung in den Handel gelangen.

Lebens|mittel, en|ergie|arme: Bez. für verzehrfertige Lebensmittel, deren physiologischer Brennwert von Natur aus od. traditionell gering ist; die obere Grenze beträgt 210 kJ (50 kcal)/100 g für ballaststoff- u. wasserreiche Lebensmittel (z. B. Salate, Gurken, Möhren, Tomaten) bzw. 87 kJ (20 kcal)/100 g für Getränke u. Suppen.

Lebens|mittel, en|ergie|reduzierte: Bez. für Lebensmittel, die aufgrund ihrer Verarbeitung bzw. Herstellungsverfahren einen deutlich geringeren Energiegehalt* haben als unverarbeitete Lebensmittel der gleichen Art; **Anw.** bei Übergewicht, Diabetes mellitus, Prophylaxe von Herz-Kreislauf-Erkrankungen. Ausmaß der Nährwertverringerung u. dessen Kenntlichmachung sind durch die Diät-Verordnung geregelt.

Lebens|mittel|kennzeichnung: Kenntlichmachung von Lebensmitteln in Fertigpackungen, die dazu bestimmt sind, an den Verbraucher abgegeben zu werden; Angabe von Verkehrsbezeichnung, Name u. Anschrift des Herstellers bzw. Verpackers, Verzeichnis der Zutaten, des Mindesthaltbarkeitsdatums u. vorhandenen Alkoholgehalts bei Getränken mit einem Alkoholgehalt von mehr als 1,2 Volumenprozent; geregelt in der Verordnung über die Kennzeichnung von Lebensmitteln.

Lebens|mittel|qualität (Qualität*) f: Bez. für die Summe aller bewertbaren Merkmale u. Eigenschaften eines Lebensmittels, wobei neben Inhaltsstoffen (Nährwert*, Gesundheitswert), Sensorik (Genußwert) u. Eignung für bestimmte Zwecke (Eignungswert) auch übergeordnete Aspekte eine Rolle spielen, z. B. ökonomischer, psychologischer, soziokultureller, politischer u. ökologischer Wert.

Lebens|mittel- und Bedarfs|gegenstände|gesetz: Abk. LMBG; „Gesetz über den Verkehr mit Lebensmitteln, Tabakwaren, kosmetischen Mitteln u. sonstigen Bedarfsgegenständen“ vom 15.8.1974 (BGBl. I. S. 1945, in der Bekanntmachung vom 8.7.1993, BGBl. I S. 1169, geändert durch EWG-Ausführungsgesetz vom 27.4.1993, BGBl. I S. 512), regelt u. a. die Verwendung von Lebensmittelzusatzstoffen*, enthält Verordnungsermächtigungen u. a. für zulässige Höchstmengen von z. B. Pestizidrückständen (vgl. dazu die Rückstands-Höchstmengenverordnung vom 1.9.1994, BGBl. I S. 2299, geändert durch Verordnung vom 6.4.1995, BGBl. I S. 504) u. für regelmäßige ärztliche Untersuchungen von in lebensmittelverarbeitenden Betrieben Beschäftigten; es wird ergänzt durch v. a. unionsrechtliche Richtlinien sowie europäische u. nationalrechtliche Verordnungen, z. B. die Kosmetikverordnung, Diät- u. Zusatzstoff-Zulassungsverordnung, Nährwert-Kennzeichnungsverordnung u. weitere Qualitätsnormen.

Lebens|mittel|unverträglichkeit: Intoleranzreaktionen auf bestimmte Lebensmittelzusatzstoffe*, die dem Erscheinungsbild der Lebensmittelallergie* entsprechen, obwohl keine immunologischen Mechanismen mit der Bildung von Antigen-Antikörper-Komplexen vorliegen.

Lebens|mittel|verarbeitung: Summe der Prozesse u. Behandlungen, denen Lebensmittel von der Produktion bis zum endgültigen Verzehr unterzogen werden; bei den meisten Verfahren werden Inhaltsstoffe vermindert, d. h., die Nährstoffdichte* wird herabgesetzt u. die Energiedichte* häufig erhöht (z. B. Vitaminverluste beim Erhitzen, Abtrennung essentieller Nährstoffe bei der Auszugsmehlherstellung); in Ausnahmefällen werden ernährungsphysiologisch wünschenswerte Inhaltsstoffe vermehrt, z. B. beim Ankeimen von Samen (Vitaminsynthese) od. bei der Milchsäuerung von Milch u. Gemüse.

Lebens|mittel|zusatz|stoffe: Stoffe, die Lebensmitteln zur Beeinflussung ihrer Beschaffenheit od. zur Erzielung bestimmter Eigenschaften u. Wirkungen zugesetzt werden; z. B. zur Verlängerung der Haltbarkeit (Konservierungsstoffe*, Schwefeldioxid, Antioxidanzien*), Veränderung od. Erhaltung der Konsistenz (Emulgatoren*, Geliermittel) sowie Beeinflussung der optischen od. geschmacklichen Eigenschaften (Farbstoffe*, Süßstoffe*); ausgenommen sind Stoffe, die natürlicher Herkunft od. den natürlichen chemisch gleich sind u. nach allgemeiner Verkehrsauffassung überwiegend wegen ihres Nähr-, Geruchs- od. Geschmackswerts od. als Genußmittel* verwendet werden, sowie Trink- u. Tafelwasser (Definition gemäß § 2 des Lebensmittel*- und Bedarfsgegenständegesetzes); Art, Verwendung, Höchstmengenbegrenzungen u. Kenntlichmachung regelt die Zusatzstoff-Zulassungsverordnung.

Leber|blümchen: Hepatica nobilis; ausdauernde Pflanze aus der Familie der Hahnenfußgewächse, Ranunculaceae; **Arzneidroge:** frische od. getrocknete oberirdische Teile (Hepaticae nobilis herba); **Inhaltsstoffe:** Lactonglucoside (Ranunculin, Protoanemonin, Anemonin), Flavonolglykoside, Anthocyane; **Verw.:**

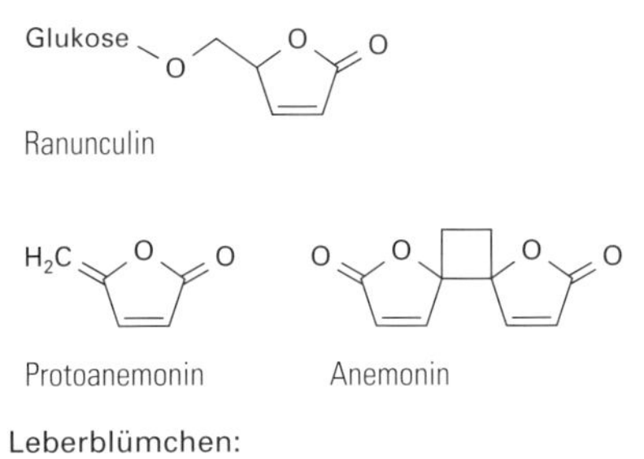

Leberblümchen: Lactonglucoside

als Aufguß od. andere galenische Zubereitung **traditionell** innerlich z. B. bei Leber- u. Gallenbeschwerden; **NW:** das nur in der frischen Pflanze enthaltene Protoanemonin (wird beim Trocknen zerstört) kann zu heftigen Reizerscheinungen an Haut u. Schleimhäuten führen; bei innerer Anwendung in höherer Dosierung Reizung von Niere u. ableitenden Harnwegen; **Kontraindikation:** Schwangerschaft; **homöopathische** Zubereitungen aus den frischen Blättern bei Pharyngitis.

Leber|erkrankungen: allgemeine Sammelbezeichnung für Funktionsstörungen der Leber; aus dem Bereich der Naturheilkunde u. alternativen Heilverfahren kommen zur Behandlung von L. Heublumensack*, Mayr*-Kur, Sulfatwasser*, Trinkkur*, phytotherapeutisch Flavonoide*, Zubereitungen aus Podophyllum* peltatum, traditionell z. B. auch aus Berberitze, Bitterklee, Calendula, gelbem Enzian, Erdrauch, javanischer Gelbwurz, Kakaosamen, Leberblümchen, Rosmarin, Schafgarbe, Soja, Spargel, Spitzwegerich u. Wegwarte, homöopathisch aus Efeu, Frauenmantel, Küchenschelle, Mariendistel, Pappel, Petersilie, Quassia, Rettich u. Zaunrübe in Betracht; vgl. Cholezystopathie.

Leber|tran: Oleum Jecoris aselli; Fischleberöl mit hohem Gehalt an Vitamin A u. D.

Ledum palustre n: Sumpfporst*.

Lehm: eisenhaltiger, sandiger Ton; Zusatz zu entzündungshemmenden Wickeln, z. B. in Lehmwadenwickeln bei varikösen Erkrankungen; Verwendung in der Felke*-Kur u. a. bei Hauterkrankungen.

Leib|auflage: Wickel* nach Kneipp mit einem mehrfach gefalteten, angefeuchteten Tuch (kalt od. warm) auf der Bauchregion; **Anw.:** bei vegetativen Spannungszuständen u. krampfartigen gastrointestinalen Beschwerden.

Leib|waschung: Waschung* nach Kneipp, bei der, in der Blinddarmgegend beginnend u. dem Verlauf des Colons folgend, die Bauchregion kreisförmig mit einem nassen Tuch umfahren wird; **Anw.:** bei Obstipation, Reizdarm, abdominellen Krämpfen, Ulcus ventriculi et duodeni, Dyskinesie des Gallensystems.

Lein|kuchen: auch Leinmehl; bei der Gewinnung von Leinöl gewonnener Preßrückstand; zur äußerlichen Anwendung als Kataplasma sowie als Tierfutter.

Lein|öl: fettes Öl aus Leinsamen*; enthält ca. 58 % α-Linolensäure (ω-3-Fettsäure); **Wirkung:** Regulation der Serumlipidkonzentration, Verminderung der Thrombozytenaggregation; **Verw.** als Speiseöl, technisch als sog. trocknendes Öl zur Herstellung von Firnissen u. Lacken. Vgl. Fischöl.

Lein|öl-Quark-Diät (Diät*) f: syn. Budwig-Diät; sog. Krebsdiät*, bei der die Auswahl von Nahrungsfetten u. möglichst naturbelassenen Nahrungsmitteln im Mittelpunkt steht; Verwendung von kaltgepreßten Pflanzenölen (v. a. Leinöl), Butter od. bestimmten Margarinesorten aufgrund des hohen Gehalts an mehrfach ungesättigten Fettsäuren; daneben wird Milchprotein in Form von Quark empfohlen; zu vermeiden sind hocherhitzte u. chemisch veränderte Fette. Therapieerfolge in bezug auf die Beeinflussung einer Tumorerkrankung sind wissenschaftlich nicht nachzuweisen.

Lein|samen: Lini semen; Samen von Linum usitatissimum (Lein, Flachs; Pflanze aus der Familie der Leingewächse, Linaceae) u. verschiedenen Cultivars; **Inhaltsstoffe:** fettes Öl (Leinöl*), Proteine, unverdauliche Schleim- u. Ballaststoffe, geringe Mengen cyanogener

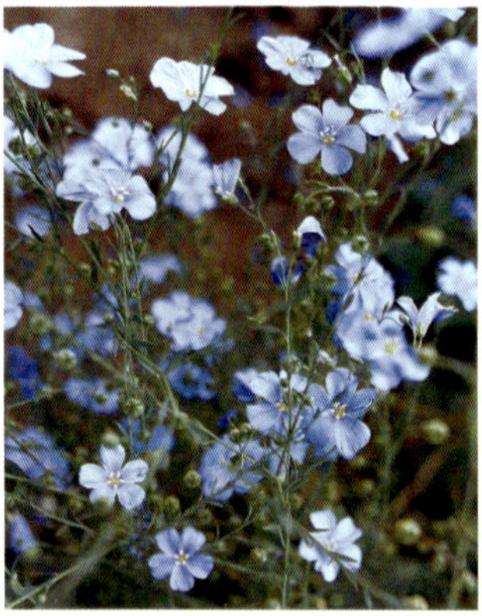

Leinsamen

Glykoside (Linustatin, Linamarin); **Wirkung:** Anregung der Darmperistaltik durch Dehnungsreiz auf die Darmwand, schleimhautabdeckend; **Verw.:** bei habitueller Obstipation (ganze bzw. angequetschte Samen), Gastritis u. Enteritis (Schleim); äußerlich als Kataplasma bei lokalen Entzündungen (Samen od. Leinkuchen*); **Kontraindikation** bei Verwendung als Laxans: Ileus.

Leistungs|umsatz: syn. Arbeitsumsatz; Energiemenge, die über den Grundumsatz* hinausgeht u. sich aus Verdauungsarbeit, Muskeltätigkeit u. Wärmeregulation ergibt; Methoden zur Ermittlung des L. sind z. B. direkte Kalorimetrie mittels Respirationskalorimeter od. indirekte Kalorimetrie mittels Spirometer.

Leit|sym|ptom (Symptom*) n: herausragendes Charakteristikum eines homöopathischen Arzneimittels (z. B. eine sich durch viele Einzelsymptome ziehende Modalität*, Qualität* od. ein häufiges Begleitsymptom*); vgl. Schlüsselsymptom.

Leit|wert|therapie (Therapie*) f: s. Kippschwingungstherapie.

Lemon|gras: Cymbopogon citratus, Zitronengras; Pflanze aus der Familie der Süßgräser, Poaceae; **Arzneidrogen:** getrocknete oberirdische Teile (Cymbopogonis citrati herba) u. ätherisches Öl (Cymbopogonis citrati aetheroleum); **Inhaltsstoffe:** ätherisches Öl (65–86 % Citral, 12–20 % Myrcen), pentacyclische Triterpene; **Wirkung:** ätherisches Öl antibakteriell, sedativ, analgetisch; **Verw.: traditionell** als Aufguß bei Appetitlosigkeit, Magen-Darm-Beschwerden mit Flatulenz, nervöser Unruhe u. fieberhaften Erkrankungen; ätherisches Öl innerlich **traditionell** bei krampfartigen Schmerzen im Magen-Darm-Bereich u. bei Diarrhoe; äußerlich als verdünntes Liniment bei Lumbago, Rheuma, neuralgischen Schmerzen u. Verstauchungen; Geruchs- u. Geschmackskorrigens. Laut Kommission E beim ehemaligen Bundesgesundheitsamt ist die Wirksamkeit bei den beanspruchten Anwendungsgebieten nicht belegt. **NW:** bei äußerlicher Anwendung allergische Reaktionen möglich.

Lenden|wickel: Wickel* nach Kneipp vom Nabel bis zur Mitte der Oberschenkel; **Anw.:** bei Obstipation, Reizdarm, abdominellen Krämpfen, Ulcus ventriculi bzw. Ulcus duodeni, Gallenwegdyskinesie, Hypertonie, vegetativen Spannungszuständen u. Einschlafstörungen.

Leonurus cardiaca m: Herzgespann*.

Leucht|dichte: von einer Lichtquelle senkrecht zu einer Fläche abgestrahlte Lichtstärke; Einheit Candela (Abk. cd) pro m^2.

Levisticum officinale n: Liebstöckel*.

Levo|menol (INN) n: (-)-6-Methyl-2-(4-methyl-3-cyclohexen-1-yl)-5-hepten-2-ol (IUPAC); syn. (-)-α-Bisabolol; Wirkstoff der Kamille*; **Verw.:** Antiphlogistikum.

Libido|störung (lat. libido Lust): ungenaue Bez. für Störung des sexuellen Appentenzverhaltens, die sich als sexuelle Funktionsstörung* od. fehlendes sexuelles Interesse äußert; **Vorkommen:** häufig bei psychogenen Störungen u. Erkrankungen (Konfliktreaktion, neurotische Entwicklung, Persönlichkeitsstörung, psychosomatische Erkrankungen), v. a. aber bei endogenen Psychosen. Besonders im Vorfeld noch unerkannter (larvierter) depressiver Zustände finden sich häufig Störungen von sexuellem Verlangen u. Potenz.

Lichen (gr. λειχήν Flechte) m: **1.** (botan.) Symbiose aus Algen (assimilieren) u. Pilzen (liefern Wasser u. Mineralstoffe); **2.** (dermatol.) Bez. für ein kleinpapulöses Exanthem; vgl. Flechte.

Lichen islandicus (↑) m: isländisches Moos*.

Licht: i. e. S. der optisch wahrnehmbare Bereich im Spektrum der elektromagnetischen Wellen, der etwa zwischen den Wellenlängen 380–780 nm liegt; i. w. S. auch die nicht sichtbaren angrenzenden Wellenlängenbereiche (sog. Infrarot- u. Ultraviolettlicht); therapeutische Anwendung in der physikalischen Medizin; s. Lichttherapie.

Licht|menge: Formelzeichen Q; die von einer Lichtquelle im sichtbaren Bereich insgesamt abgegebene Lichtenergie; Einheit: Lumenstunden (lm h).

Licht|stärke: Formelzeichen I; der von einer Lichtquelle im sichtbaren Bereich innerhalb eines bestimmten Raumwinkels abgegebene Lichtstrom; SI-Einheit: Candela (Abk. cd); vgl. Leuchtdichte.

Licht|strom: Formelzeichen Φ; die von einer Lichtquelle pro Zeiteinheit im sichtbaren Bereich abgegebene Lichtmenge; SI-Einheit: Lumen (lm).

Licht|therapie (Therapie*) f: therapeutische Anwendung des Lichts; **Formen:** Lichtbad, Sonnenbad od. künstlich mittels Leuchtstoffröhren. Höhensonne (Quarzlampe), Finsen-Bogenlicht, Solluxlampe, Glühlicht (Lichtbügel), Rotlicht usw.; **Anw.:** als unspezifische Reizbehandlung, zur Steigerung der Infektabwehr, Verbesserung der körperlichen Leistungsfähigkeit, bei chronischen Hauterkrankungen, Hyperbilirubinämie des Neugeborenen, saisonal abhängigen Depressionen; **NW:** onkologisches Risiko bei Überdosierung.

Lieb|stöckel: Levisticum officinale; Pflanze aus der Familie der Doldengewächse; Apiaceae; **Arzneidroge:** Wurzel u. Wurzelstock (Levistici radix); **Inhaltsstoffe:** ätherisches Öl (Ligusticumlacton, Ligustilid, Sedanolid), Cumarinderivate; **Wirkung:** spasmolytisch; **Verw.:** als Diuretikum bzw. Aquaretikum bei Entzündungen der ableitenden Harnwege u. zur Prophylaxe von Nierengrieß; **traditionell** auch als Karminativum u. Stomachikum; **Kontraindikationen:** akute Entzündung des Nierenparenchyms, eingeschränkte Herz- od. Nierenfunktion; **homöopathische** Verwendung bei Otitis media.

Lignum (lat.) n: Abk. Lign.; Holz; in Wurzeln u. Sproßachsen älterer Dikotylen (zweikeimblättrige Pflanzen) u. Koniferen (Nadelholzgewächse) vorhandenes Gewebe, das außen von der Rinde (s. Cortex) umgeben ist; in der neuen pharmazeutischen Terminologie wird die Bezeichnung des Pflanzenteils hinter den Pflanzennamen gestellt (z. B. Guaiaci lignum), während die alte, oft noch gebräuchliche lateinische Nomenklatur die Bezeichnung des Pflanzenteils dem Pflanzennamen voranstellt (z. B. Lignum Guaiaci).

Lignum Guaiaci (↑) n: Kern- u. Splintholz von Guajak*.

Lignum Santali albi (↑) n: Kernholz des weißen Sandelbaums*.

Linde: Tilia platyphyllos (Sommerlinde), Tilia cordata (Winterlinde); Baum aus der Familie der Lindengewächse, Tiliaceae; **Arzneidroge:** Blütenstände (Tiliae flos); **Inhaltsstoffe:** Flavonoide (Tilirosid), Schleim u. Gerbstoffe; **Wirkung:** hustenreizlindernd, diaphoretisch; **Verw.:** als Tee bei Erkältungskrankheiten mit Reizhusten; **traditionell** auch als Diuretikum, Stomachikum, Antispasmodikum u. Sedativum.

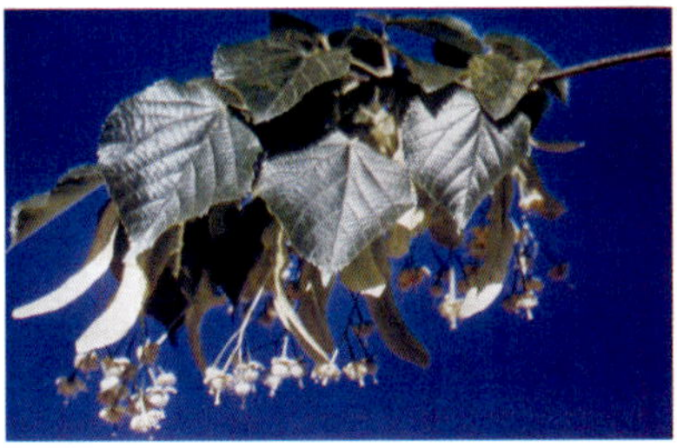

Linde

Linimentum (lat.) n: Abk. Lin.; weiche, fast flüssige Salbe* als Einreibungsmittel zum äußeren Gebrauch.

Linum usitatissimum n: s. Leinsamen.

Liquiritiae radix f: s. Süßholz.

Liquor (lat.) m: Abk. Liq. od. L.; Flüssigkeit; im DAB Bez. für verschiedene flüssige Arzneimittel, z. B. für Lösungen von Aluminium- (L. aluminii acetici: essigsaure Tonerde), Calcium-, Eisensalzen; auch kurz für L. cerebrospinalis (Gehirn-Rückenmark-Flüssigkeit).

LMBG: Abk. für **L**ebens**m**ittel-* und **B**edarfsgegenstände**g**esetz.

LM-Potenz (Potenz*) f: syn. Q-Potenz; von den lateinischen Zahlzeichen **L** für 50 u. **M** für 1000 fälschlicherweise abgeleitete Bez. für homöopathische Arzneimittel, die bei der Potenzierung* im Verhältnis von ca. 1:50 000 verdünnt werden.

Löwen|zahn: Taraxacum officinale; Pflanze aus der Familie der Korbblütler, Asteraceae; **Arzneidrogen:** frische od. getrocknete oberirdische Teile (Taraxaci herba) u. Wurzeln (Taraxaci radix) sowie die im Frühjahr vor der Blütezeit gesammelte u. getrocknete ganze Pflanze (Taraxaci radix cum herba); **Inhaltsstoffe:** Sesquiterpenlactone (Eudesmanolide, Germakranolide), Triterpene, Carotine, Flavonoide, Phytosterole u. Polysaccharide; **Wir-**

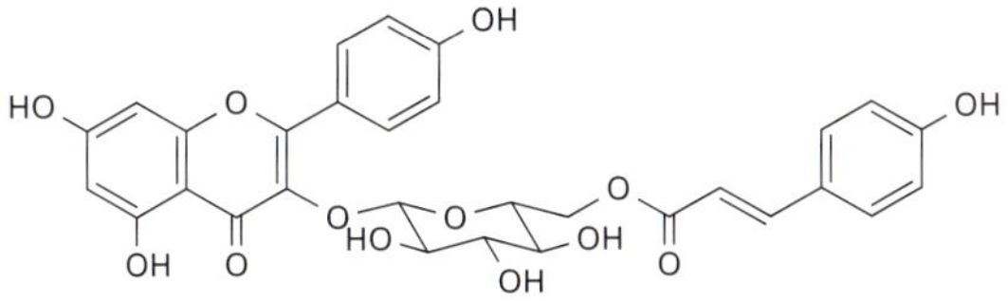

Linde:
Tilirosid

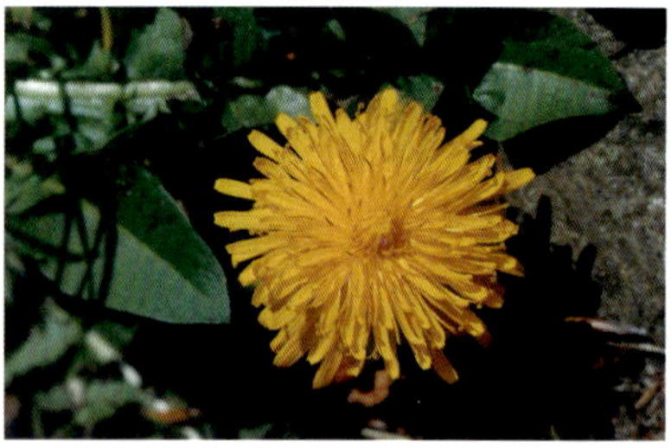

Löwenzahn

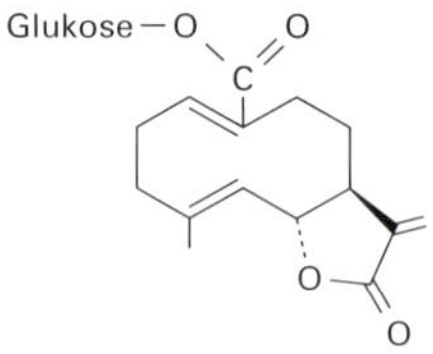

Löwenzahn:
Taraxinsäureglucosid

kung: choleretisch, diuretisch, appetitanregend; **Verw.:** als Teeaufguß u. in Fluid-, Spissum- u. Trockenextrakten als Bestandteil von Kombinationspräparaten bei Appetitlosigkeit, dyspeptischen Beschwerden, Störungen des Gallenflusses, zur Anregung der Diurese; **traditionell** zu sog. blutreinigenden Frühjahrskuren, bei Gicht, Rheuma, chronischen Ekzemen; im Herbst gesammelte, dann inulinreiche Wurzeln geröstet als Kaffeeersatz, junge Blätter als Salat; **Kontraindikationen:** Verschluß der Gallenwege, Gallenblasenempyem, Ileus; **NW:** evtl. superazide Magenbeschwerden, Hautekzeme (das Germakranolid Taraxinsäureglucosid ist ein potentes Kontaktallergen); **homöopathische** Zubereitungen aus der ganzen frischen Pflanze zu Beginn der Blüte z. B. bei Leber- u. Gallenerkrankungen, Gastritis, Reizblase.

-logie: Wortteil mit der Bedeutung Lehre; von gr. λόγος.

Logo|therapie (gr. λόγος Wort, Lehre; Therapie*) f: existenzanalytisch orientierte Form der Psychotherapie* (V. E. Frankl), die dem Patienten ein Identitäts- u. Zugehörigkeitsgefühl u. einen Sinn des Daseins vermitteln will; als therapeutisches Verfahren wird v. a. die sog. paradoxe Intention angewendet: der Patient wird (nach Frankl in übertriebener, jedoch möglichst humorvoller Weise) aufgefordert, sich für Sekunden das vorzunehmen od. zu wünschen, was er eigentlich fürchtet. Eine andere Variante der paradoxen Intention besteht z. B. darin, einem Klienten, der über Angst vor Berührungen klagt, zu verbieten, sich berühren zu lassen.

Lokal|an|ästhesie (lat. locus Ort; gr. ἀναισθησία Unempfindlichkeit) f: auch örtliche (lokale) Betäubung, Regionalanästhesie;

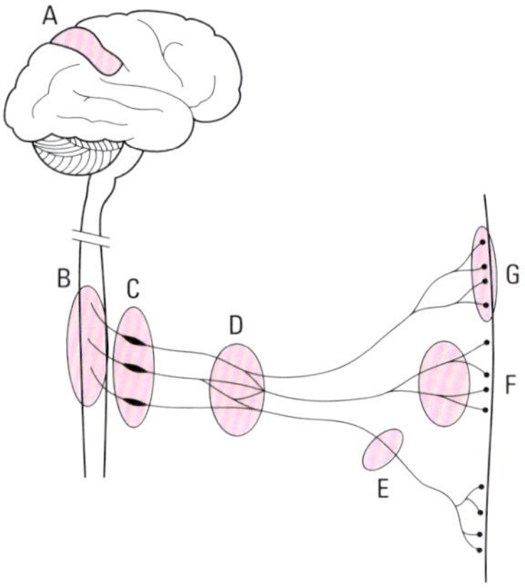

Lokalanästhesie:
mögliche Unterbrechungen sensibler Nervenbahnen: A: totale zentrale Anästhesie; B: Peridural- bzw. Spinalanästhesie (ganzer Körperabschnitt distal des Blocks); C: Paravertebralanästhesie (Körperteil); D: Plexusanästhesie (Extremität); E: Leitungsanästhesie (Teil einer Extremität); F: Infiltrationsanästhesie (größere Fläche); G: Oberflächenanästhesie (kleines Areal)

anästhetisches Verfahren zur regionalen Schmerzausschaltung während einer Operation bei erhaltenem Bewußtsein od. zur Schmerztherapie* unter Anwendung von Lokalanästhetika; **Formen: 1.** Oberflächenanästhesie; Blockade sensibler Nervenendfasern in Haut u. Schleimhaut durch Applikation der Lokalanästhetika als Spray, Gel, Salbe u. a.; **2.** Infiltrationsanästhesie; intradermale, subkutane od. intramuskuläre Umspritzung eines Operationsgebiets; **3.** Leitungsanästhesie; periphere od. zentrale Nervenblockade im Verlauf des zu betäubenden Nerven. Vgl. Neuraltherapie.

Lokal|sym|ptom (↑; Symptom*) n: in der Homöopathie* Bez. für auf eine Stelle des Organismus beschränkte Erscheinung od. Beschwerde als sichtbarer Ausdruck der im Körper befindlichen Grundkrankheit; kann i. R. der Gesamtheit* der Symptome zur Arzneimittelwahl herangezogen werden, hat aber nicht die Aussagefähigkeit eines Allgemeinsymptoms* (s. Hierarchisierung). Die Bedeutung eines L. steigt mit zunehmender Auffälligkeit, Differenziertheit (s. Symptom, vollständiges) u. Intensität.

Loschmidt-Zahl (Joseph L., Phys., Österreich, 1821–1895): syn. Avogadro*-Zahl.

Lotion f: auch Lotio; flüssige Arzneizubereitung (wäßrige od. wäßrig-alkoholische Lösung) zur lokalen Anwendung mit suspendierten od. emulgierten (Öl-in-Wasser; s. Emulsion) Wirkstoffen; i. w. S. jede flüssige Öl-in-Wasser-Emulsion zur äußeren Anwendung. Die sog. **Schüttelmixtur** (auch Trockenpinselung) ist eine L. mit hohem unlöslichem Feststoffanteil (z. B. bis zu 50 % Zinkoxid, Talkum o. ä.). Vgl. Paste.

Lues (lat. lues Seuche, Pest) f: syn. Syphilis*.

Lüscher-Test (Max L., Psychol., Schweiz, geb. 1923) m: Verfahren zur Deutung des menschlichen Charakters anhand einer Farbskala (sog. Lüscher-Farbscheibe), die Anweisungen gibt zum Gebrauch im Selbstbeurteilungstest sowie zur charakterologischen Beurteilung anderer Menschen hinsichtlich ihrer Abwehr- u. Zieltaktiken, Reaktionen u. Verhaltensmuster. Dem Test liegt die Annahme zugrunde, daß den Farben Rot, Grün, Blau u. Gelb Gefühle des Menschen wie Selbstvertrauen, Selbstachtung, Zufriedenheit u. innere Freiheit zugrundeliegen. Wissenschaftlich umstrittenes Verfahren.

Luesinum n: syn. Syphilinum; klassische Nosode* der Homöopathie.

Luffa cylindrica f: syn. Luffa aegyptiaca, Momordica cylindrica, Schwammgurke; einjährige Kletterpflanze aus der Familie der Kürbisgewächse, Cucurbitaceae; **Arzneidroge:** getrocknetes Fasergerüst der reifen gurkenartigen Früchte (Luffa, Luffaschwamm); **Verw.:** als vorbeugende Maßnahme zum Schutz vor Erkältungen sowie bei Entzündungen u. Vereiterungen der Nasennebenhöhlen; als Badeschwämme, zur Schalldämmung u. für Einlagen in Schuhe u. Tropenhelme.

Luffa operculata f: syn. Luffa purgans, Momordica operculata; Kletterpflanze aus der Familie der Kürbisgewächse, Cucurbitaceae; **Arzneidroge:** getrocknete Früchte; **Inhaltsstoffe:** Cucurbitacine, Triterpensaponine; **Verw.: traditionell** als Laxans u. Diuretikum; **homöopathische** Zubereitungen aus getrockneten Früchten bei Rhinitis, Heuschnupfen, Verdauungsschwäche.

Luft|kur|ort: s. Klimakurort.

Lumbago (lat.) f: sog. Hexenschuß; meist plötzlich auftretende intensive Schmerzen im Bereich der Lenden, evtl. nach thorakal ausstrahlend, mit Schonhaltung u. schmerzbedingter Bewegungseinschränkung, muskulärem Hartspann der Rückenmuskulatur u. Druckschmerzhaftigkeit der Dornfortsätze; **Ursachen:** Bandscheibenschaden, Wirbelsäulenaffektionen, Rückenmarktumoren, intraabdominelle Tumoren; **Therapie:** Behandlung der Grunderkrankung; aus dem Bereich der Naturheilkunde u. alternativen Heilverfahren kommen Wärmeanwendungen (z. B. Heublumensack*), Gelosentherapie* u. phytotherapeutisch traditionell Lemongras, homöopathisch Gartenbohne u. Sumpfporst in Betracht. Vgl. Ischialgie.

Lumen (lat. Licht) n: **1.** lichte Weite von röhrenförmigen Körpern u. Hohlorganen; **2.** SI-Einheit für den Lichtstrom (Abk. lm); vgl. Lux, Candela.

Lung m: wörtliche Übersetzung Luft; in der Energielehre* der traditionellen tibetischen Medizin* Bez. für eines der drei Energieprinzipien, den „Wind“; die Übersetzung mit Luft gibt nicht den eigentlichen Sinn wieder. L. ist vielmehr eine Abkürzung od. ein Zeichen, wie sie in der Chemie zur Bezeichnung der Elemente verwendet werden. Hier bedeutet es den Einfluß des zwischenplanetarischen Raums u. aller in ihm befindlichen geheimen Kräfte auf die Zelle od. den Organismus. L. bedeutet weiter jenen Teil der Zellen- u. Organismusphysiologie, dem im Weltall die Raumfunktionen entsprechen. Das Vorhandensein von L. ist nötig, damit die leblosen Formen die Fähigkeit der Bewegung u. Entwicklung erlangen. Dieser Faktor stellt ein Bindeglied zwischen dem äußeren u. dem inneren Leben des Organismus dar. Mit seiner Hilfe orientiert sich der Organismus im Raum u. im Verhältnis zur Umgebung. Ein Übergewicht des Intellekts im Vergleich zum Gefühl od. des Gefühls im Verhältnis zum Intellekt tritt mit gleichzeitigen Störungen von L. auf. Neben einer Schwächung der Elastizität beobachtet man eine Abstumpfung des Gedanken- u. Gefühlslebens. Vgl. Bäken, Tipa.

Lungen|entzündung: Pneumonie*.

Lungen|kraut: Pulmonaria officinalis, syn. Pulmonaria maculosa; ausdauernde Pflanze aus der Familie der Rauhblattgewächse, Boraginaceae; **Arzneidroge:** getrocknete oberirdische Teile (Pulmonariae herba); **Inhaltsstoffe:** Schleimstoffe, Mineralsalze (bis zu 3 % Kieselsäure), Gerbstoffe, Flavonoide, Allantoin; **Verw.:** als Dekokt u. andere galenische Zubereitungen **traditionell** bei Erkrankungen der Atemwege, des Magen-Darm-Trakts sowie der Niere u. ableitenden Harnwege, als Adstringens u. zur Wundbehandlung; **homöopathische** Zubereitungen bei Entzündungen der oberen Atemwege.

Lupinin n: Chinolizidinalkaloid; Hauptalkaloid in Lupinen, das neben Lupanin, Hydroxylupanin u. Spartein bei Weidetieren zu Vergiftung (Lupinose) mit Appetitlosigkeit, Atemstörungen u. Ikterus infolge einer fettigen Leberdegeneration führen kann; heute Verwendung alkaloidfreier Zuchtsorten (sog. Süßlupinen) zu Futterzwecken.

Lux (lat. Licht, Helligkeit) n: Abk. lx; abgeleitete SI-Einheit der Beleuchtungsstärke*.

Lycopodium clavatum n: Bärlapp*.

Lycopus m: s. Wolfstrapp.

Lykotronic-Therapie (Therapie*) f: der Mora*-Therapie u. dem Medikamententest der Elektroakupunktur nach Voll (s. Elektroakupunktur) ähnliches Verfahren, bei dem körpereigene Ströme u. die Verarbeitung individueller Frequenzmuster als sog. Bioinformation* genutzt werden; es sollen sog. organspezifische Frequenzmuster von mindestens zwei seitendifferenten Körperzonen mit Hilfe bestimmter Resonanzelektroden zu dem Lykotronic-Gerät weitergeleitet, dort in einem sog. Mischkreis verschiedener Breitbandfrequenzen moduliert, auf einen individuellen „Sollwert" eingestellt u. an den Organismus („Energiekörper") zurückgegeben werden. Das Verfahren ist wissenschaftlich nicht gesichert u. umstritten.

Lymphdrainage, manuelle (lat. lympha klares Wasser, Quellwasser; frz. drainage Entwässerung) f: Form der Streichmassage zur Beseitigung von Lymphstauungen; unter kreisendem Druck werden ödematöse Gebiete von proximal nach distal massiert, um den Abfluß der interstitiellen Flüssigkeit zu fördern u. den venösen Rückstrom zu unterstützen; Anwendung bei Ödemen durch chronisch-venöse Insuffizienz, rheumatische Erkrankungen od. nach Operationen u. Verletzungen; vgl. Entstauungstherapie, komplexe physikalische.

Lymphozyten-Transformationstest (↑; gr. κύτος Zelle; lat. transformatio Umbildung, Verwandlung) f: Labortest zur Feststellung der Proliferation von Lymphozyten unter Zugabe von mitogenen Substanzen (z. B. Phytohämagglutinin). Meßgrundlage stellt der Einbau von 3H-Thymidin in die Desoxyribonukleinsäure dar. Anwendung bei Verdacht auf Immunopathien od. bei Immunmonitoring.

Lysergsäure: Strukturgerüst der Lysergsäurealkaloide; s. Ergotalkaloide.

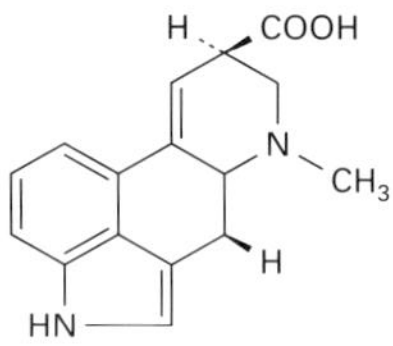

Lysergsäure

M

Macis m: Muskatblüte; s. Muskat.

Mäde|süß: Filipendula ulmaria, syn. Spiraea ulmaria; Pflanze aus der Familie der Rosengewächse, Rosaceae; **Arzneidrogen:** getrocknete Blüten (Spiraeae flos) u. oberirdische Teile blühender Pflanzen (Spiraeae herba); **Inhaltsstoffe:** ätherisches Öl mit v. a. Salicylaldehyd u. Salicylsäuremethylester, Flavonoide, Phenolglykoside (z. B. Primveroside des Salicylaldehyds), Gerbstoffe; **Verw.:** Teeaufguß u. andere galenische Zubereitungen innerlich bei Erkältungskrankheiten, als Diuretikum; **traditionell** auch bei Rheuma u. Gicht sowie Blasen- u. Nierenleiden; **Kontraindikation:** Salicylatüberempfindlichkeit; **homöopathische** Zubereitungen aus den frischen unterirdischen bzw. oberirdischen Teilen blühender Pflanzen bei Rheumatismus u. Schleimhautentzündungen.

Mäuse|dorn: s. Ruscus aculeatus.

Magen-Darm-Entzündung: Gastroenteritis; s. Enteritis, Gastritis.

Magen-Darm-Erkrankungen: allgemeine Sammelbezeichnung für Beschwerden im Verlauf des Magen-Darm-Trakts; aus dem Bereich der Naturheilkunde u. alternativen Heilverfahren werden zur Behandlung von M.-D.-E. bilanzierte Ernährung*, Mayr*-Kur, Sulfatwasser*, Heublumensack*, Qi*-Gong u. Aurikulotherapie* angegeben, sowie phytotherapeutisch Boldo*, Frauenmantel*, Koriander*, Krauseminze*, Lavendel*, Melisse* u. weiße Taubnessel*, traditionell z. B. Berberitze, Citronellgras, Dill, Ehrenpreis, Himbeere, Kalmus, Lemongras, Lungenkraut, Mentzelia, Muskat, roter Sandelbaum, gemeiner Schneeball, Shikimi, Spinat u. Sternanis, homöopathisch auch Arnika, Brechnuß, römische Kamille, Rosmarin u. Roßkastanie; vgl. Dyspepsie, Enteritis, Gastritis, Ulcus duodeni, Ulcus ventriculi.

Magen|geschwür: s. Ulcus ventriculi.

Magen|krämpfe: s. Abdominalkrämpfe.

Magen|schleim|haut|entzündung: syn. Gastritis*.

Magie (gr. μαγεία Zauberei) f: Bez. für eine Geisteshaltung, die den Einfluß des Menschen auf übermenschliche Kräfte annimmt; der magische Mensch versucht, die übermenschliche Macht zu beeinflussen, um Nutzen od. Schaden zu bewirken. Die Annahme einer geschichtlichen Entwicklung von der M. zur Religion, wie sie lange Zeit postuliert wurde, wird heute in der Religionsethnologie als ein Irrtum aufgefaßt, ebenso die behauptete Unverträglichkeit zwischen M. u. wissenschaftlicher Medizin. In Ethnologie u. Ethnomedizin* wird heute versucht, sich von der Perspektive der Unvereinbarkeit zu entfernen u. andere Ansätze zu verfolgen. So zeigt eine Fülle von psychologischen u. soziologischen Befunden, daß hinter der Einschätzung von M. als primitiver Aberglaube* eine profunde Unkenntnis der vielfältigen Funktionen von M. steht. Detaillierte Symbolanalysen (z. B. die Divinationsanalyse mittels des semiotischen u. semantischen Ansatzes) können komplexe Systeme auch ethnomedizinisch relevanter Zusammenhänge aufdecken.

Magnesium n: chemisches Element, Symbol Mg, OZ 12, relative Atommasse 24,305; leicht oxidierbares, zweiwertiges, silberweißes Erdalkalimetall; **biochemische Funktion:** Bestandteil von Knochen, Zähnen u. Sehnen; physiologischer Calciumantagonist; Aktivator von allen Reaktionen, an denen ATP beteiligt ist u. Bestandteil verschiedener Enzyme des Kohlenhydrat- u. Proteinstoffwechsels; essentielles Kation der intrazellulären Flüssigkeit; wichtig für die neuromuskuläre Reizübertragung an der Synapse sowie bei der Muskelkontraktion; Beteiligung an der Nukleinsäuren- u. Proteinbiosynthese; **Vork. in Nahrungsmitteln:** in tierischen u. pflanzlichen Lebensmitteln; besonders magnesiumreich sind Vollkorngetreideprodukte, Hülsenfrüchte (z. B. Sojabohnen), Nüsse u. Samen, Obst (z. B. Bananen, Beerenobst), Gemüse, Fleisch, Geflügel u. Fisch. **Bedarf** für Erwachsene (DGE 1991): Männer 350 mg/Tag, Frauen 300 mg/Tag; **Mangelerscheinungen:** neuromuskuläre Übererregbarkeit mit Krämpfen, Tetanie, Tremor u. Tachykardie durch unzureichende Zufuhr, Alkoholkrankheit, renale u. enterale Verluste, endokrine Störungen (z. B. Hyperthyreose, Hyperparathyreoidismus, Hyperaldosteronismus); **Intoxikationen:** nach Magnesiumsulfatbehandlung von Schwangeren bei Eklampsie od. bei chronischer Niereninsuffizienz kann es zu Erbrechen, Hypertension, Bradykardie, Störungen im Zentralnervensystem (sog. Magnesiumnarkose durch Blockierung der Erregungsüberleitung) kommen. Therapeutische **Verw.:** bei Hypomagnesiämie, bei akutem Herzinfarkt u. bestimmten Herzrhythmusstörun-

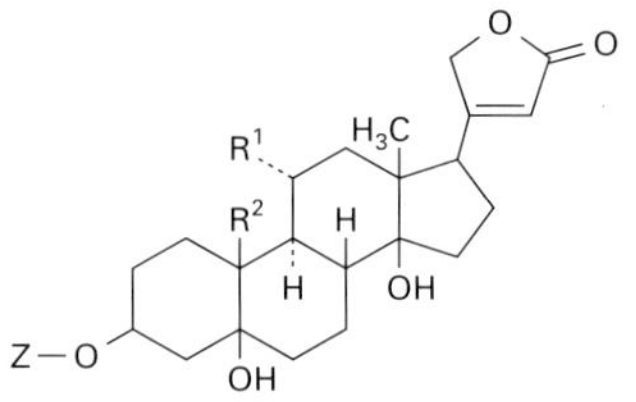

	R^1	R^2	Zuckerteil (Z)
Convallosid	H	CHO	β-D-Glc-(1→4)-α-L-Rha-(1→)
Convallatoxin	H	CHO	α-L-Rha-(1→)
Desglucocheirotoxin	H	CHO	β-D-Gulomethylosyl-(1→)
Convallatoxol	H	CH_2OH	α-L-Rha-(1→)
Lokundjosid	OH	CH_3	α-L-Rha-(1→)

Maiglöckchen: Glykoside

gen; **Referenzbereich:** 0,73–1,03 mmol/l Serum.

Magnesium|sulfat n: Magnesium sulfuricum ($MgSO_4 \cdot 7H_2O$), Bittersalz; **Verw.:** parenteral zur Elektrolytsubstitution, zur antikonvulsiven Behandlung der Eklampsie, Tokolyse; oral als (salinisches) Abführmittel, das als Vorbereitung für das Fasten* eingesetzt wird; nicht empfehlenswert wegen Nebenwirkungen (bei Überdosierung werden Magnesiumionen in toxisch wirkender Konzentration resorbiert).

Magnet|feld|therapie (Therapie*) f: therapeutische Anwendung von magnetischen Feldern, wobei pulsierende u. statische Grundformen der M. unterschieden werden. Hinsichtlich der Wirkungen wird behauptet, daß die M. bei starken Feldern (z. B. Gleichfelder mit einer Feldstärke von 15 Tesla) v. a. einen Einfluß auf das Ionenmilieu u. bei rasch wechselnden u. schwachen Feldern (z. B. 5 Tesla) auf das Nervensystem haben soll. Anwendung in Form von Ringspulen u. anderen Geräten mit sog. Spurenelementresonanzen: z. B. rotierende Permanentmagnete mit 1–100 Hz u. 100 Gauß; gepulste Magnetfelder von 1–2000 Hz u. bis 100 Gauß; **Anw.:** bei Entzündungen u. Schmerzen sowie zur Unterstützung von Wund- u. Knochenheilungen; fehlender wissenschaftlicher Wirksamkeitsnachweis.

Magnet|therapie (Therapie*) f: Behandlung mit natürlichen od. künstlichen Magneten, i. d. R. mit sog. Permanentmagneten, die eine wesentlich höhere Feldstärke als Naturmagnete besitzen sollen. Diese sog. Heilmagnete werden als Halsketten, Armbänder u. Magnetfolien angeboten u. entweder „prophylaktisch" od. auf erkrankte Körperstellen aufgelegt. Die mystische Hintergrundidee ist die Annahme einer heilmagnetischen Übertragung des Lebensfluidums, des Magnetismus. Vgl. Heilmagnetismus.

Mai|glöckchen: Convallaria majalis; Pflanze aus der Familie der Liliengewächse, Liliaceae; **Arzneidroge:** oberirdische blühende Teile (Convallariae herba); **Inhaltsstoffe:** ca. 30 verschiedene herzwirksame, strophanthinähnliche Glykoside (z. B. Convallatoxin, Convallatoxol, Convallosid), Steroidsaponine u. Flavonoide; **Wirkung:** positiv inotrop (s. Digitalisglykoside), diuretisch; **Verw.:** in Fertigarzneimitteln bei leichter Belastungsinsuffizienz (Herzinsuffizienz NYHA II), chronischem Cor pulmonale; **traditionell** bei sog. Altersherz; **homöopathische** Verwendung des frischen blühenden Krauts bei Herzkrankheiten u. Sehstörungen.

Mais: Zea Mays; einjährige Pflanze aus der Familie der Süßgräser, Poaceae; **Arzneidroge:** zur Blütezeit vor der Bestäubung gesammelte u. getrocknete Griffel der weiblichen Blüten (Maydis stigma); **Inhaltsstoffe:** ca. 2 % fettes Öl mit Arachin- u. Linolsäure, ätherisches Öl, Kaliumsalze; **Wirkung:** diuretisch; **Verw.:** Teeaufguß als Diuretikum; **traditionell** als Abmagerungsmittel, bei Zystitis, Rheuma u. Gicht.

Majoran m: Origanum majorana, Majorana hortensis; Pflanze aus der Familie der Lippenblütler, Lamiaceae; **Arzneidroge:** zur Blütezeit gesammelte u. getrocknete, von den Stengeln abgestreifte Blätter u. Blüten (Majoranae herba) sowie daraus gewonnenes ätherisches Öl (Majoranae aetheroleum); **Inhaltsstoffe:** 1–3 % ätherisches Öl im Kraut mit Terpinen-4-ol, cis-Sabinenhydrat u. γ-Terpinen als Hauptkomponenten; Flavonoide, Phenole u. Phenolglykoside (Arbutin, Methylarbutin, Hydrochinon), Lamiaceengerbstoffe (z. B. Rosmarinsäure); **Wirkung:** antimikrobiell; **Verw.:** als Aufguß **traditionell** bei Krämpfen, Magen-Darm-Beschwerden,

Krampfhusten u. Rhinitis; laut Kommission E beim ehemaligen Bundesgesundheitsamt ist die Wirksamkeit bei den beanspruchten Anwendungsgebieten nicht ausreichend belegt. Verwendung auch als Gewürz zur Haltbarmachung von Wurstwaren (antioxidative Wirkung der Rosmarinsäure); **NW:** infolge des Arbutin- u. Hydrochinongehalts nicht für längerfristigen Gebrauch geeignet; topische Anwendung von Majoranextrakten u. -salben nicht bei Säuglingen u. Kleinkindern; **homöopathische** Zubereitungen aus frischen oberirdischen Teilen blühender Pflanzen bei gesteigerter sexueller Erregbarkeit. Vgl. Dost.

Makro|biotik (gr. μακρός lang, groß; Bio-*) f: von George Oshawa (1893–1966), Michio Kushi (geb. 1926) bzw. Steven Acuff (geb. 1945) entwickelte Ernährungsform u. Lebensweise auf Grundlage des aus dem Taoismus stammenden Yin*-Yang, die das individuelle Lebenspotential voll ausschöpfen soll u. mit der Umwelt im energetischen Gleichgewicht stehen soll; der Yin- bzw. Yang-Charakter eines Lebensmittels hängt von Form, Farbe, Struktur, Inhaltsstoffen u. a. ab; zu den Yin-Lebensmitteln zählen generell Pflanzen, die über der Erde wachsen, zu den Yang-Lebensmitteln Pflanzenteile, die unter der Erde wachsen, u. tierische Lebensmittel. Die heutige makrobiotische Kost besteht hauptsächlich aus erhitzten Vollkorngetreiden u. -produkten, Gemüse u. Salat, Hülsenfrüchten, Tofu, Fisch u. Algen, Nüssen, Samen u. einheimischem Obst; eingeschränkter Verzehr von Nachtschattengewächsen u. tropischem Obst; mäßiger Salzkonsum in Form von Meersalz u. salzigen sowie fermentierten Sojaprodukten (Miso, Shoyu u. a.). Als Getränke werden Banchu-Naturtee, Wasser, Kräutertee u. Gemüsesäfte in einer Menge, die sich am natürlichen Durstgefühl orientiert, empfohlen; gemieden werden Zucker, Milch, Milchprodukte, Fleisch, Kaffee u. schwarzer Tee.

Malas (Sanskrit Abfallprodukte) m pl: i. R. des Ayurveda* Sammelbezeichnung für die Abfallprodukte Stuhl, Urin u. Schweiß; darüber hinaus können auch die biologischen Doshas* als M. angesehen werden, u. zwar Kapha als Mala von Rasa Dhatu, Pitta als Mala von Rakta Dhatu u. Vata als Mala von Annarasa (Chymus). Vgl. Dhatus, Physiologie, ayurvedische.

Malen, therapeutisches: künstlerische Therapieform der anthroposophischen Medizin*, bei der die Auseinandersetzung mit der Farbe, ihren Gesetzmäßigkeiten u. Ausdrucksmöglichkeiten im Mittelpunkt der Therapie steht; Anwendung unterschiedlicher Maltechniken (Aquarell, Naß in Naß, Wachsfarben, Schwarz-Weiß-Zeichnen). Beim Plastizieren mit Ton u. a. verformbaren Materialien wird das Formempfinden geschult.

Maligno|lipin|test (lat. malignus bösartig) m: spekulativer u. wissenschaftlich nicht gesicherter Labortest zur Krebs(früh)erkennung, der eine fragliche spezifische Antigenreaktion nachweisen will.

Malven|tee: s. Hibiskus.

Malve, wilde: Malva silvestris, Käsepappel; Pflanze aus der Familie der Malvengewächse, Malvaceae; **Arzneidroge:** Blüten (Malvae flos) u. Blätter (Malvae folium); **Inhaltsstoffe:** Schleimstoffe; **Wirkung:** reizlindernd; **Verw.:** als Mucilaginosum bei Schleimhautentzündungen im Mund- u. Rachenraum sowie Reizhusten; **traditionell** auch bei Entzündungen im Magen-Darm-Trakt, äußerlich bei Exanthemen, Furunkeln, Insektenstichen u. Hämorrhoiden. Vgl. Stockmalve.

Malz|ex|trakt (Extractum*) m: wäßriger Auszug aus gekeimter Gerste; enthält Maltose, Dextrine, Glukose, Eiweiß, Milchsäure, B-Vitamine u. Amylasen; **Verw.:** als Kräftigungsmittel, besonders für Kinder.

Mandel|entzündung: Entzündung der Gaumenmandeln; s. Tonsillitis.

Mandel|öl: Amygdalae oleum; blausäurefreies, fettes Öl der süßen u. bitteren Mandeln von Prunus dulcis; vgl. Amygdalin.

Mangan n: chemisches Element, Symbol Mn, OZ 25, relative Atommasse 54,94; zur Mangangruppe gehörendes, zwei-, drei-, vier-, sechs- u. siebenwertiges, graues, hartes u. sprödes Schwermetall; essentielles Spurenelement; **biochemische Funktion:** Bestandteil einiger Metalloenzyme (z. B. Pyruvatcarboxylase, Superoxiddismutase); Aktivator der Aminopeptidasen, Arginase, Enolase u. Glukokinase; Beteiligung an der Biosynthese des Mukopolysaccharid-Protein-Komplexes des Knorpels; **Vork. in Nahrungsmitteln:** besonders in Lebensmitteln pflanzlicher Herkunft, z. B. schwarzer Tee, Vollkorngetreide, Getreidekeimlinge, Hülsenfrüchte, Walnüsse, grünes Blattgemüse, Früchte, Wurzeln, Knollen u. Beerenobst; tierische Nahrungsmittel sind relativ manganarm. **Bedarf** für Erwachsene (DGE 1991): Schätzwert 2–5 mg/Tag; **Mangelerscheinungen:** nicht bekannt; **Intoxikationen:** Störungen des Intermediärstoffwechsels z. B. durch Inhalation von Manganstaub; alimentär nicht bekannt; **Referenzbereich:** 50–200 µg/l Serum.

Manna n: Fraxinus ornus, syn. Fraxinus rotundifolia; Baum aus der Familie der Ölbaumgewächse, Oleaceae; **Arzneidroge:** durch Einschnitte in die Stamm- u. Astrinde gewonnener u. getrockneter Saft; **Inhaltsstoffe:** 70–90 % D-Mannitol, D-Glukose, Fruktose; **Wirkung:** laxierend; **Verw.:** bei Obstipation u. Erkrankungen, bei denen eine erleichterte Darmentleerung mit weichem Stuhl erwünscht ist (z. B. Analfissuren, Hämorrhoiden, nach rektal-analen operativen Eingriffen); **NW:** evtl. Übelkeit u. Blähungen; **Kontraindikation:** Darmverschluß.

Marien|distel: Silybum marianum, syn. Carduus marianus; Pflanze aus der Familie

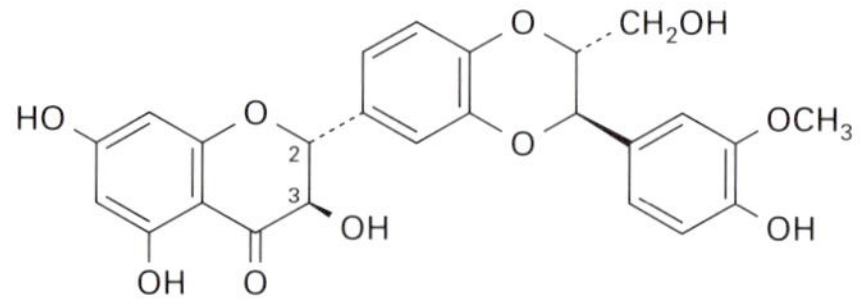

Mariendistel: Silibinin

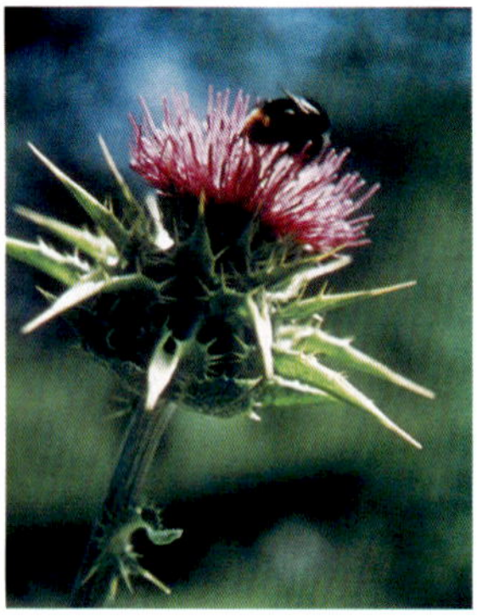

Mariendistel

der Korbblütler, Asteraceae; **Arzneidroge:** vom Pappus befreite Früchte (Cardui mariae fructus); **Inhaltsstoffe:** 1,5–3 % Silymarin (Komplex aus den Flavanolignanen Silibinin, Silydianin u. Silychristin); **Wirkung:** antagonistisch gegenüber verschiedenen leberschädigenden Stoffen (z. B. Gifte des grünen Knollenblätterpilzes, Lanthanoide, Tetrachlorkohlenstoff, Galaktosamin, Thioacetamid, Kaltblütlervirus FV_3) durch Veränderung der Zellmembranstruktur der Hepatozyten u. Stimulierung der Polymerase-A-Aktivität mit gesteigerter Proteinsynthese; **Verw.** von Silymarin als Monopräparat bei Fettleber, Hepatitis, Leberzirrhose; in hoher Dosierung als Antidot bei Vergiftungen mit Knollenblätterpilzen; **traditionell** als Tee aus Früchten bzw. Kraut bei funktionellen Gallenblasenbeschwerden. Laut Kommission E beim ehemaligen Bundesgesundheitsamt ist die Wirksamkeit bei den beanspruchten Anwendungsgebieten nicht belegt. **Homöopathische** Verwendung der Früchte gegen Leber- u. Galleerkrankungen mit Obstipation, Hämorrhoiden u. Varizen.

Marihuana n: auch Marijuana, Cannabis; lateinamerikanische Bez. für die getrockneten, blühenden Zweigspitzen von Cannabis* sativa; Verwendung in versch. Darreichungsformen als Rauschmittel. Vgl. Haschisch.

Marma|therapie (Sanskrit Marma Todesstelle) f: Verfahren, bei dem in vereinfachender Weise die Marmapunkte (altindische, antike u. mittelalterliche Bez. für Körperstellen, deren Verletzung zu starken funktionellen Störungen u. Bewußtseinsverlust bis hin zum Tod führen soll) als Verbindungspunkte von Körper u. Bewußtsein interpretiert u. mit ätherischen Ölen behandelt werden.

Marrubium vulgare n: Andorn*.

Marsdenia con|durango f: s. Condurangorinde.

Massage f: physiotherapeutische Behandlung von Gewebe u. Muskeln durch Druck- u. Zugreize; **Formen: 1.** klassische manuelle M. durch Streichung (Effleurage), Reibung (Friktion), Knetung od. Walkung (Pétrissage), Klopfung (Tapotement), Erschütterung (Vibration); **2.** Reflexzonenmassage*: Fußreflexzonenmassage*, Nervenpunktmassage, Bindegewebemassage, Periostmassage u. a.; **3.** apparative M. mit Vibrationsgeräten, Ultraschall (Mikromassage), Unterwassermassage*, Elektromassage (vibrierende Effekte unter Reizstromimpulsen); **Wirkungen:** Tonusänderungen der Muskeln, Hyperämie, neuroreflektorische Fernwirkungen, psychische Entspannung. Vgl. Segmenttherapie.

Massage, chinesische f: chinesisch Tui-Na, An-Mo; oft nicht korrekt als Akupressur* bezeichnete, aus rund 35 verschiedenen Grifftechniken bestehende Behandlungsform der traditionellen chinesischen Medizin*, bei der ursprünglich auf druckschmerzhaften Punkten der Körperoberfläche gedrückt u. gerieben wurde; zur Verstärkung des Drucks wurden später harte (z. B. Holzstäbchen, Steine, Knochen) u. dann spitze Gegenstände (Nadeln) verwendet, wodurch sich aus der ch. M. die Akupunktur* entwickelte. Die Hauptwirkungen bestehen in einer Anregung der Blutzirkulation, der Mobilisierung von versteiften Gelenken u. der Erwärmung bestimmter Körperpartien, wodurch auch eine Wirkung auf innere Organe stattfinden kann. Vgl. Shiatsu.

Massage|mittel: Aromastoffe u. Gleitmittel (ätherische Öle) zur Unterstützung der verschiedenen Massagetechniken.

Massage, rhythmische f: syn. Hauschka-Massage; von Ita Wegmann u. Margarete Hauschka entwickelte Massageform der anthroposophischen Medizin*, durch die insbesondere Stauungen u. Stockungen in Bewegung gebracht werden sollen; saugende u. rhythmische Massagegriffe mit Wirkung auf den Lebensleib u. die der Gesamtorganisation vermittelten Kräfte; Anwendung auch spezieller Organeinreibungen unter Verwendung ätherischer Öle u. Metallsalben (s. Metalltherapie).

Masseur m: M. u. Masseurin sind im „Gesetz über die Berufe in der Physiotherapie" vom 26.5.1994 (BGBl. I S. 1084) geregelte Ausbildungsberufe. Die Führung der Berufsbezeichnung „Masseur(in) u. medizinische(r) Bademeister(in)" erfordert die erfolgreiche Teilnahme an einem zweijährigen Lehrgang an einer staatlich anerkannten Schule sowie die Ableistung einer praktischen Tätigkeit von sechs Monaten Dauer.

Mast|kost: s. Aufbaukost.

Mast|odynie (gr. μαστός Brust; ὀδύνη Schmerz) f: häufiger prämenstruell als kontinuierlich empfundenes Spannungs- u. Schwellungsgefühl meist mit diffusen od. umschriebenen Schmerzen in den Brüsten (Mastalgie); **Ursachen:** endokrin-vaskulär ausgelöstes Ödem, Mastopathie, u. U. Mammakarzinom; häufig auch unklar; **Therapie:** phytotherapeutisch kann mit Mönchspfeffer* u. Wolfstrapp* behandelt werden.

Mate f: Ilex paraguariensis; immergrüner Baum aus der Familie der Stechpalmengewächse, Aquifoliaceae; **Arzneidroge:** einer Vorröstung (Zapekierung) unterzogene od. nur getrocknete Blätter (M. folium); **Inhaltsstoffe:** 0,5–1,5 % Coffein, bis 0,45 % Theobromin, Chlorogensäure, ätherisches Öl, Flavonoide; **Wirkung:** analeptisch, diuretisch, positiv inotrop, positiv chronotrop, glykogenolytisch, lipolytisch, stimulierend; **Verw.:** Aufgüsse u. andere galenische Zubereitungen bei geistiger u. körperlicher Ermüdung; **traditionell** auch zur Magenstärkung, als Diuretikum, bei Rheuma, Depressionen, als Kataplasma gegen Entzündungen u. Geschwüre; **homöopathische** Zubereitungen aus getrockneten Blättern bei Verdauungsschwäche.

Materia medica (lat.) f: zusammenfassende, homöopathische Bez. für: **1.** die Gesamtheit aller Symptome aus Arzneimittelprüfungen u. klinischen Beobachtungen, geordnet nach Arzneimitteln; **2.** ein entsprechendes Sammelwerk; oft synonym mit dem Begriff homöopathische Arzneimittellehre* gebraucht. Primäre Quellen der M. m. (Arzneimittelprüfungssymptome, toxikologische Beobachtungen u. Kasuistiken) werden von sekundären M. m., die primäre Quellen zusammenfassen, unterschieden.

Materia-medica-Vergleich: Vorgehensweise in der homöopathischen Arzneimittelwahl*, bei der die Symptomatik eines Patienten mit den in verschiedenen Arzneimittellehren aufgezeichneten Arzneimittelbildern mehrerer in Frage kommender Arzneimittel verglichen wird u. das ähnlichste Arzneimittel zur Therapie ausgewählt wird.

Materia peccans (lat.) f: fehlerhafter, schlechter Stoff; Begriff aus der Humoralpathologie für eine falsche Qualität, Verdauung u. Mischung der Körpersäfte; die Stoffwechselschlacken sollen auf natürlichem Wege (z. B. durch Schweiß, Urin, Stuhl) aus dem Körper ausgeschieden werden. Vgl. Therapie, ausleitende.

Matricaria recutita f: Kamille*.

Mattei-Heil|weise (Graf Cesare M., ital. Arzt, 1809–1896): Form der Komplexhomöopathie, die sich im Unterschied zur Homöopathie* bemühte, die damalige konventionelle Medizin zu berücksichtigen, indem schulmedizinische Indikationsstellungen verwendet u. humoralpathologische Konstitutionsbilder in die Diagnosestellung einbezogen wurden. Das Herstellungsverfahren der Arzneimittel unterschied sich von dem der klassischen Homöopathie dadurch, daß die Arzneien vor der homöopathischen Potenzierung* spagyrisch behandelt wurden, auf mineralische Ausgangssubstanzen verzichtet wurde u. elektromagnetische sowie Farbbestrahlungen an einzelnen Präparaten vorgenommen wurden. Die M.-H. hat heute keine praktische Bedeutung mehr.

Mayo-Diät (William J. M., amerikanischer Chir., 1861–1939; Charles H. M., amerikanischer Chir., 1865–1939, Rochester; Diät*) f: Diät zur Reduktion des Körpergewichts mit energiereduzierter, fett-, cholesterin- u. proteinreicher aber kohlenhydratarmer Kost, bei der große Mengen an hartgekochten Eiern verzehrt werden.

Mayr-Kur (Franz-Xaver M., österreichischer Arzt, Karlsbad, 1875–1965; Kur*) f: Form der erfahrungsheilkundlichen Ernährungstherapie* zur Umstimmung des gesamten Organismus; oft Einleitung mit Teefasten*, dann Milch-Semmel-Diät aus luftgetrocknetem Weißbrot u. löffelweise Milch, schließlich milde Ableitungsdiät*; Anwendung zusammen mit manueller Bauchbehandlung* u. ausleitender Therapie* (Einnahme isotonischer Bittersalzlösung zur Ausleitung über den Darm); **Anw.:** bei Erkrankungen von Magen, Darm, Leber, Galle, metabolischem Syndrom. Vgl. Umstimmungstherapie.

Mazdaznan (aus der Zendsprache, Tibet 9000 v. Chr., Meistergedanke, Schöpfergedanke) n: von Otto Hanisch (1854–1936) gegründete Lebensreformbewegung mit ethischmoralischen Prinzipien (der Mensch als Teil der Natur, Schutz der Natur, Vermeidung von Überernährung), deren Grundpfeiler Atemlehre, Körperpflege u. Ernährungslehre sind. Die M.-Kost ist eine vorwiegend ovo-laktovegetabile Ernährungsform (s. Vegetarismus) mit hohem Rohkost- u. Getreideanteil bei

Meidung von Auszugsmehlen u. isoliertem Zucker.

Mazerat (lat. macerare einweichen) n: (pharmaz.) mit Wasser od. anderen Lösungsmitteln bei Zimmertemperatur gewonnener Drogenauszug; bei 40 °C vorgenommene Mazeration heißt Digestion; Abtrennung des Rückstands durch Durchseihen.

Medikamente, chinesische (lat. medicamentum Heilmittel) n pl: Arzneimittel in der traditionellen chinesischen Medizin*, zumeist pflanzlicher, aber auch tierischer u. mineralischer Herkunft; sie werden nach bestimmten Prinzipien zu Rezepturen zusammengestellt u. bestehen aus dem sog. **Kaiser**, dem wichtigsten Medikament, dem sog. **Minister** zur Wirkungsverstärkung, dem sog. **Adjutanten** zur Einschränkung von Nebenwirkungen u. der Behandlung von Begleitsymptomen u. dem sog. **Boten** zur Hinleitung der Wirkung zu bestimmten Organen, Meridianen u. Körperregionen u. zur Harmonisierung der Gesamtwirkung der Rezeptur. Zahlreiche klassische Rezepturen sind auch in standardisierter Form als Fertigpräparate auf dem internationalen Arzneimittelmarkt erhältlich. Die individuelle Rezeptur gilt indessen als beste u. wirksamste Anwendungsform.

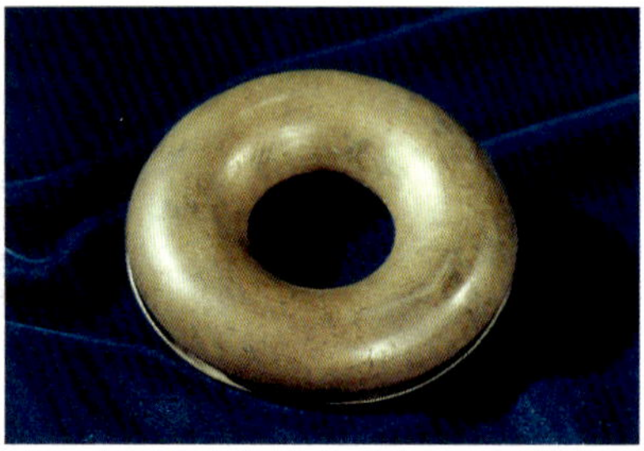

Medikamente, chinesische: chinesische Ringdose zur Aufbewahrung von Medikamenten

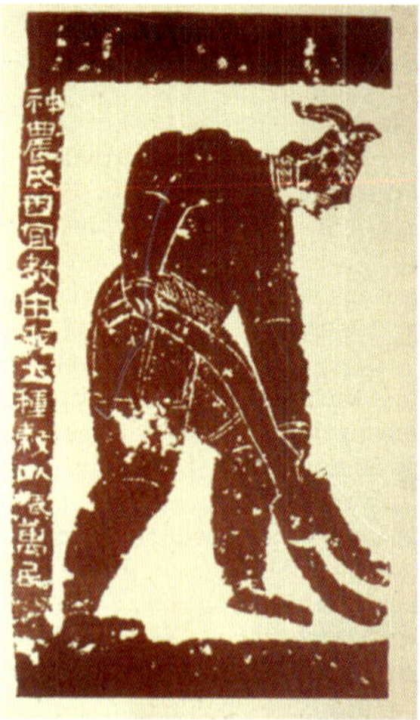

Medikamente, chinesische: historische Darstellung (Steinabreibung) des legendären Ur-Kaisers Shen-Nung beim Anbauen von Heilpflanzen

Geschichte: Der Ursprung der Verordnung ch. M. liegt in der Erfahrung mit Lebensmitteln u. Speisen. In der chinesischen Mythologie werden die Kenntnisse der Medikamente auf den legendären Ur-Kaiser Shen-Nung zurückgeführt, der angeblich selbst Heilpflanzen in der Wildnis aufsuchte, sie anbaute u. jede Pflanze nach Geschmack u. Wirkung am eigenen Leib testete. Auf ihn geht das Werk „Der Klassiker der Wurzeln u. Pflanzen" zurück, das noch heute im traditionellen Medizinunterricht Chinas verwendet wird. Aus jüngerer Zeit ist die „Angeordnete Übersicht über die heilenden Wurzeln u. Pflanzen" des Ming-Arztes Li Shi-Zhen zu nennen, welche 1892 Medikamente, mehr als 10 000 Rezepturen u. über 1000 Abbildungen der verschiedenen Heilsubstanzen enthält. Es wurde im 17. Jahrhundert ins Lateinische übersetzt; der Übersetzung verdankt die westliche Pharmakopoe ihre ersten Kenntnisse über fernöstliche Heilpflanzen. Beispiele in Europa bekannter chinesischer Phytopharmaka sind Ginseng*, die Angelica-sinensis-Wurzel (s. Angelika), Süßholz*, Chrysanthemenblüten u. -blätter, Rhabarber, Rehmania glutinosa, Ephedra* sinica usw.

Pharmakologie: Die Grundzüge pharmakologischer Wirkungen sind für die chinesischen u. die westlichen Medikamente ganz ähnlich. Es gibt ch. M. mit hormonähnlichen u. antibiotischen Wirkungen; wenig Erfahrung hat die westliche Medizin mit den v. a. in Südchina verbreiteten Tierstoffen. Zahlreiche ch. M. haben bei Überdosierung toxische Wirkungen, weshalb ihre Rezeptur u. Anwendung nur von geschulten u. erfahrenen Ärzten durchgeführt werden sollte. Eine beträchtliche Anzahl traditioneller chinesischer Heilpflanzen wächst in Europa bzw. kann dort angebaut werden.

Medikamente, tibetische (↑) n pl: Arzneimittel in der traditionellen tibetischen Medizin*, zumeist pflanzlicher, aber auch tierischer u. mineralischer Herkunft; in der Klassifikation von Bestandteilen tibetischer Arzneimittel werden aufgeführt: Edelsteine, Gesteine u. Mineralien, medizinische Erden, Gewürze, Substanzen von Bäumen u. anderen Pflanzen, Früchte u. Gräser sowie Bestandteile von Lebewesen. Wie bei den Nahrungsmitteln werden auch in der Pharmakologie alle

Substanzen auf ihren Geschmack, ihre Elemente u. Eigenschaften untersucht u. zusammengestellt. Beim Sammeln von Arzneipflanzen sollen auch der Boden u. die Gebirgslage beachtet werden.

Meditation (lat. meditari nachdenken, auf etwas sinnen) f: allgemeine Bez. für den Vorgang der „inneren Sammlung" u. „Betrachtung", wobei häufig eine Umstimmung der Bewußtseinslage von einem aktiven zu einem rezeptiven Modus verfolgt wird. Durch bestimmte Körperhaltungen, Atemformen u. kognitive Aufgaben wie objektbezogene Aufmerksamkeitsübungen od. offene, frei fluktuierende Bewußtheit werden meditative Zustände allein od. in der Gruppe, im Stillen, in Ruhe od. Bewegung durchgeführt. Im Vordergrund steht dabei weniger die spirituelle Ausrichtung der ursprünglichen Konzeption der M., sondern eher der weltanschaulich neutrale Aspekt, der auf Persönlichkeit u. Gesundheit i. S. von persönlicher Lebensbewältigung u. Alltagskompetenz (z. B. Entspannungsfähigkeit, Angstbewältigung) gerichtet ist. Die wesentlichen Grundformen sind konzentrative, psychozentrierte od. aktive bzw. rezeptive, körperzentrierte od. passive Formen. Verschiedene physiologische Veränderungen (z. B. Veränderungen im Elektroenzephalogramm, biochemisch-endokrine, atem- u. kreislaufbezogene Veränderungen) wurden wissenschaftlich untersucht. **Anw.:** bei psychosomatischen Erkrankungen, Schmerzen, im psychohygienischen u. gesundheitsfördernden Bereich; **NW:** psychiatrische Komplikationen, Zustände von Ich-Auflösung, Besessenheit von fremden Kräften; (relative) **Kontraindikationen:** psychotische Störungen, schwere Depressionen, Epilepsie. Vgl. Zen-Meditation.

Meditation, trans|zendentale (↑) f: Abk. TM; eine der häufigsten Meditationspraktiken in der Bundesrepublik Deutschland, begründet von Maharishi Mahesh Yogi. Nachgewiesen ist der entspannende Effekt auf Atmung u. Kreislauf, ebenso eine angstreduzierende Wirkung. Dennoch wird die TM nicht immer (wie behauptet) weltanschaulich neutral durchgeführt. Insbesondere die sog. Weltplanabsichten des Maharishi zum Aufbau eines weltweiten Netzes von TM-Schulen stellten eine politische Tendenz dar, die dazu führte, daß auch in der Bundesrepublik Deutschland gesetzliche Restriktionen gegen sektiererische Auswüchse eingeleitet wurden. Vgl. Zen-Meditation.

Medizin|anthropo|logie (lat. ars medicina ärztliche Kunst; gr. ἄνθρωπος Mensch; -logie*) f: s. Ethnomedizin.

Medizin, anthropo|sophische (↑) f: syn. intuitive Medizin; von dem Begründer der Anthroposophie* Rudolf Steiner (1861–1925) u. der Ärztin Ita Wegman (1876–1943) angeregte Erweiterung der naturwissenschaftlichen Methoden in der Medizin durch eine geisteswissenschaftliche Sicht des Menschen unter Ausbildung der übersinnlichen Erkenntnisfähigkeiten Imagination, Inspiration u. Intuition. Der Leib wird instrumental gesehen u. dient dem individuellen Geistkern (Ich). Die Seele vermittelt die polare Beziehung von Leib u. Geist. Der Leib ist viergliedrig gestaltet (s. Tab.), wobei der Stoffleib die materielle Grundlage bildet, der Lebens- od. Ätherleib die gesamte Lebensorganisation von z. B. Wachstum, Regeneration, Ernährung, Gedächtnis u. Denken umfaßt, der Seelen- od. Astralleib Träger der unbewußten Empfindungsfähigkeit einschließlich der Reflexe ist u. der Ich-Leib der leibliche Anteil ist, durch den sich die geistige Individualität bis in die stoffliche Natur des Leibes mitteilt. Diese vier Leibesglieder korrespondieren mit den Elementen Erde, Wasser, Luft u. Feuer u. werden von der funktionalen Dreigliederung* durchdrungen. Gesundheit ist das individuell richtige Gleichgewicht der Gesamtgliederung des Menschen; Ungleichgewicht od. Einseitigwerden bedeutet Krankheit. Organische Erkrankungen haben demzufolge ihre Ursache besonders im Seelenleib, Seelen- u. Gemütskrankheiten in organischer Deformation. Die **Therapie** stützt sich vorwiegend auf die dem Organismus eigenen Heilsysteme (sog. Selbstheilungskräfte), unterstützt durch mineralische, pflanzliche u. tierische Substanzen, die

Medizin, anthroposophische

Gliederung des Menschen nach Leib, Seele u. Geist

Leib	Seele	Geist
Stoffleib (physischer Leib)		Geistmensch
Stoffwechsel-Bewegungssystem	Wollen	
Lebensleib (Ätherleib)		Lebensgeist
rhythmisches System	Fühlen	
Seelenleib (Astralleib)		Geistselbst
Nerven-Sinnessystem	Denken	
Ich-Leib (Ich-Organisation)		

durch pharmazeutische Prozesse (z. B. homöopathische Potenzierung) zu Heilmitteln gestaltet werden; sie wird ergänzt durch Heileurythmie*, künstlerische Therapien* u. Methoden der Naturheilkunde (anthroposophische Ernährung*, Physiotherapie), die z. T. neu gestaltet od. ergänzt werden.

Medizin, astro|logische (↑) f: auch Astromedizin; Bez. für ein medizinisches Vorgehen, das die Astrologie* in Diagnostik u. Therapie berücksichtigt.

Medizin, auto|regulative (↑) f: Bez. für ein medizinisches Vorgehen, das primär selbstregulierende Prozesse in Richtung Gesundheit ökonomisiert, unterstützt u. eine fremdbestimmende („heteronome"), von außen einwirkende Medizin minimalisiert. **Anw.:** bei chronischen Erkrankungen u. zur Prävention. Vgl. Autoregulation.

Medizin, bio|kybernetische (↑) f: Bez. einer medizinischen Richtung, die die Beeinflussung od. Übertragung von Schwingungsinformationen als Grundlage ihres Wirkungsprinzips geltend macht. Das Ziel besteht darin, die patienteneigenen elektromagnetischen Informationen in Richtung physiologisches Informationsspektrum zu verändern u. dabei steuernd einzugreifen. Spekulative Sicht- u. Wortwahl.

Medizin|bündel (↑): auch Medizinsack; von den Medizinmännern (s. Medizinmann) Nordamerikas nach den Anweisungen ihres jeweiligen Schutzgeistes angefertigter Sack, der zumeist aus einem Tierfell besteht u. alle notwendigen Ritualgegenstände (Knochen, Steine, Glasperlen, Muscheln, Farben, Kräuter, Tabakspfeifen, Flöten usw.) enthält.

Medizin|ethno|logie (↑; gr. ἔθνος Volk; -logie*) f: s. Ethnomedizin.

Medizin, holistische (↑) f: s. Ganzheitsmedizin.

Medizin, intuitive (↑) f: syn. anthroposophische Medizin*.

Medizin|mann (↑): Bez. für einen Heiler* im indianischen Nordamerika, dem große magische u. heilende Kräfte zugeschrieben werden; zu den benutzten Techniken gehören Extraktionszauber, Maskentänze u. die Verabreichung von Kräutern (s. Kräuterheiler). Der Begriff (wörtliche Übersetzung aus einer nordamerikanischen Indianersprache) wurde in der ethnomedizinischen Literatur schon im letzten Jahrhundert allgemein für Heilerpersönlichkeiten benutzt, während er aufgrund seiner diffusen Verwendung heute wissenschaftlich nur noch wenig gebraucht wird. Der Begriff M. berücksichtigt – ebensowenig wie die meisten Ausdrücke für Heilerpersönlichkeiten – nicht die Tatsache, daß auch viele Frauen als Heilerpersönlichkeiten wirken. Vgl. Medizinbündel.

Medizin, manuelle (↑) f: zusammenfassende Bez. für mit den Händen ausgeübte diagnostische u. therapeutische Methoden; i. e. S. synonym mit Chirotherapie*, i. w. S. auch Massagen u. Handauflegen.

Medizin, mikro|bio|logische (↑) f: syn. mikroökologische Medizin; orale od. parenterale Anwendung von lebenden bzw. abgetöteten Mikroorganismen bzw. deren Bestandteilen zu therapeutischen Zwecken. Ziel ist die Modulation der körpereigenen Abwehr, die Anregung von Stoffwechselfunktionen u. die Normalisierung der Floraverhältnisse. Als Präparate werden meist symbiontische Mikroorganismen u. Autovakzine* verwendet. Wissenschaftlich umstrittenes Verfahren. Vgl. Immunmodulation.

Medizin, ortho|molekulare (↑) f: Bez. für eine Substitutionstherapie, die eine ausreichende Zufuhr essentieller Nahrungsbestandteile u. Nährstoffe (Aminosäuren, Fettsäuren, Elektrolyte, Spurenelemente, Vitamine, Wasser, nichttoxische Biomoleküle als Kalorienträger, ausreichende Basenzufuhr, naturgegorene Lebensmittel) für die vielfältigen Biosynthesen, Replikationsaktivitäten u. die Regulationsfähigkeit des Organismus empfiehlt; Ziel ist die Erhaltung der Gesundheit bzw. die Behandlung von Erkrankungen durch Konzentrationsveränderungen der genannten Substanzen. Die o. M. empfiehlt die Vermeidung von sog. Xenobiotika (Fremdstoffchemikalien, die normalerweise nicht in Nahrungsmitteln od. im menschlichen Organismus vorkommen). Wissenschaftlich umstritten.

Medizin, primitive (↑) f: s. Ethnomedizin.

Medizin, sym|pathetische (↑) f: auf dem Sympathieprinzip beruhende Form des Okkultismus*; wird z. B. von Pendlern u. Geistheilern ausgeübt, die zur Stellung von Ferndiagnosen* Stückchen od. kleine Proben (Haare, Blutflecken, Bilder usw.) von den betroffenen Personen benötigen. Diese „Materialmuster" genügen in ihrer „Ähnlichkeit" bzw. sollen in einem Sympathieverhältnis zu dem Gesuchten stehen. Vgl. Geistheilung, Pendel.

Medizin|system (↑) n: syn. medizinisches System (engl. medical system); Ende der 70iger Jahre entwickelter Begriff, der bei vielen Autoren dem Begriff Heilkundesystem (engl. health care system) entspricht u. als die jeweils gesellschaftsspezifische gesamte Organisation von sozialen Strukturen, Technologien u. Personal, von denen Einsatz u. Wandel der Medizin abhängt, definiert werden kann. Der ethnomedizinische Begriff von M. ist aus dem Erleben unterschiedlicher M. entstanden u. begreift Medizin nicht nur (wie sie in unserer Kultur aufgefaßt wird) als Wissenschaft vom gesunden u. kranken Menschen, von den Ursachen, Wirkungen u. der Vorbeugung u. Heilung der Krankheiten. Nach einer Definition von D. Landy (1977) umfaßt der Begriff von Medizin alle kulturellen Praktiken, Methoden, Techniken u. verwendeten Substanzen einer Gesellschaft, die zur Erhaltung von Gesundheit od. zur Prävention von Krankheit od. Schaden eingesetzt werden. Dazu gehört jeweils ein zugrundeliegendes System von Werten, Traditionen, Glaubensvorstellungen u. Mustern ökologischer Anpassung.

M. bestehen aus Subsystemen (Sektoren od. Bereichen), dem laienmedizinischen Bereich, dem volksmedizinischen Bereich u. dem professionellen Bereich; jeder dieser Bereiche hat ihm eigene Besonderheiten u. Gesetzmäßigkeiten. Der Laiensektor macht den größten Teil eines M. aus u. ist dennoch der am wenigsten untersuchte u. verstandene Anteil. Kranksein* tritt zuerst im Laiensektor auf, in dem es definiert wird (s. Labeling) u. in dem Maßnahmen getroffen werden (s. Erklärungsmodell). Auch die therapeutischen Resultate werden vom Laiensektor aus beurteilt. Zwischen volksmedizinischen u. professionellen Spezialisten besteht kein prinzipieller Unterschied; volksmedizinische Spezialisten können sich durchaus professionalisieren, ein historisches Beispiel ist die Entwicklung des Hebammenwesens. Obwohl in den meisten Gesellschaften im professionellen Sektor die Anwendung moderner wissenschaftlicher Medizin vorherrscht, gibt es z. B. in China u. Indien auch andere professionelle Sektoren wie traditionelle chinesische Medizin* u. Ayurveda*.

Die existierenden M. sind selten homogen, meist bestehen gleichzeitig unterschiedliche Hauptströmungen. So gibt es eine Reihe von Begriffen, meist als Gegensatzpaare gebildet, die den medizinischen Pluralismus darzustellen versuchen. Jeder dieser Begriffe betont die Perspektive, unter der Medizin gesehen wird, interpretiert einen bestimmten Schwerpunkt u. macht damit auch eine Aussage über die Absicht des Autors. So betont die Unterscheidung von regionaler (auch: einheimischer) Medizin u. kosmopolitischer Medizin die geographische Ausbreitung von Medizin; ebenso wie die Begriffe nichtwestliche Medizin u. westliche Medizin, europäische Medizin, allopathische Medizin (ein in Südasien geläufiger Begriff für westliche Medizin). Die Bez. akademische Medizin u. Schulmedizin betonen die Art der Wissensvermittlung u. -anhäufung. Unter Biomedizin wird eine an der Biologie orientierte Medizin verstanden. Geht man von der Existenz einer wissenschaftlichen Medizin aus, lassen sich als Gegensatz dazu vorwissenschaftliche Medizin, magische Medizin od. primitive Medizin nennen (vgl. Aberglaube). Auch die Gegenüberstellung von traditioneller Medizin u. moderner Medizin ist nicht unproblematisch (s. Heiler).

Als Folge des medizinischen Pluralismus mit dem Nebeneinander unterschiedlicher Heilinstanzen besteht die Möglichkeit für den Klienten od. Patienten, sich nicht nur einem bestimmten Spezialisten anzuvertrauen, sondern (gleichzeitig od. zeitlich versetzt) unterschiedliche, auch sich als widersprüchlich verstehende Heilinstanzen zu konsultieren (sog. healer-shopping od. doctor-shopping). Hier liegt der Grund für die Bedeutsamkeit von Fallbeispielen, anhand derer in der ethnomedizinischen Literatur der Gang durch die verschiedenen Instanzen aus der Perspektive des Krankseins beleuchtet wird. Ursache des medizinischen Pluralismus ist der Medizintransfer*.

Medizin, traditionelle chinesische (↑) f: Abk. TCM; auf einer vorbegrifflichen Naturerfahrung des alten China beruhende Heilkunde, deren Entstehung ca. 6000 Jahre zurückliegt; zu den Grundlagen der t. ch. M. gehören Vorstellungen wie die vom Yin*-Yang als Zeithorizont u. vom System* der Fünf Elemente. Von der modernen westlichen

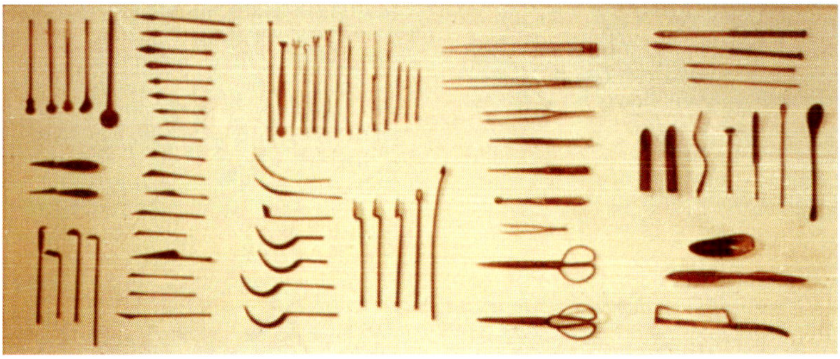

Medizin, traditionelle chinesische:
medizinischer Instrumentensatz aus der Tang-Dynastie für die kleine Chirurgie (einschließlich Akupunktur)

Medizin unterscheidet sie sich v. a. durch eine ganzheitliche Auffassung vom Menschen, durch die Syndromdiagnostik* u. ein Verstehen des erkrankten Menschen von innen heraus. Die ganzheitliche Auffassung geht von den Grundannahmen aus, daß sowohl der menschliche Organismus als auch die Beziehung zwischen Mensch u. Natur eine Einheit bilden. Daraus folgt, daß der Mensch nicht nur als Gegenstand, Objekt od. Bild betrachtet werden kann, sondern das Verständnis von innen heraus nach dem Fluß der Lebenszeit (vgl. Qi) stattfinden muß. Aus diesem inneren Verständnis heraus werden Diagnostik u. Therapie gelernt u. praktiziert, die damit weitgehend nicht (wie in der modernen westlichen Medizin) von exakten Messungen u. Einzeldaten ausgehen. Als Zentrum der Ganzheit des Organismus werden die Fünf* Speicherorgane u. die Sechs* Hohlorgane in Verbindung mit dem Fluß des Qi u. des Bluts (Xue*) in den Meridianen* angesehen. Über diese können Veränderungen im Inneren des Organismus nach außen an die Körperoberfläche dringen u. dort erkennbar werden sowie äußere Einflüsse in den menschlichen Körper eindringen. Dabei besteht einerseits zwischen der inneren Störung u. der jeweils einflußnehmenden pathogenen äußeren Störung stets eine logische Beziehung i. S. einer qualitativen Entsprechung, andererseits bedingen bestimmte äußere Störungen bestimmte innere (körperliche u. psychische) Veränderungen (z. B. kann äußere Hitze Entzündungszeichen u. zugleich innere Erregung, Nervosität u. Schlaflosigkeit bewirken). Teil der ganzheitlichen Beziehung des Menschen zu seiner Umwelt bildet auch die Auseinandersetzung zwischen der Abwehrkraft des Körpers (Wei) u. der pathogenen Störung (Xie), welche die Basis der traditionellen chinesischen Pathologie bildet. So kann z. B. eine Erkrankung aus dem Inneren des Körpers entstehen infolge streß- od. altersbedingter Verminderung der Abwehrkraft.

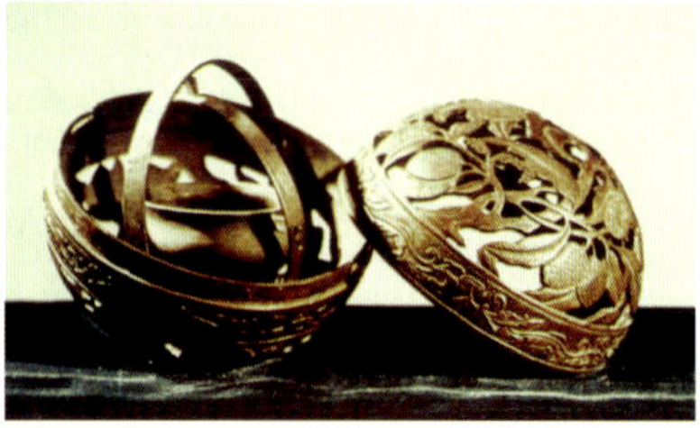

Medizin, traditionelle chinesische: Räuchergefäß zur Desinfektion der Zimmerluft u. Krankheitsvorbeugung

Als **Krankheitsursachen** gelten in der t. ch. M. alle Einflüsse, die den Gleichgewichtszustand des Organismus stören u. auf diese Weise eine Erkrankung herbeiführen, z. B. übermäßig starke klimatische Einflüsse (Wind, Kälte, Sommerhitze, Nässe, Trockenheit), Infektionen (u. U. begünstigt durch Witterung, mangelnde Hygiene, Abwehrschwäche od. zu späte Behandlung), seelische Einflüsse, die zu den Reaktionen Wut, Freude, Kummer, Denken, Trauer, Angst od. Schrecken führen, falsche Ernährung (unregelmäßige Nahrungsaufnahme, verdorbene od. einseitige Nahrung), körperliche, geistige u. sexuelle Unausgeglichenheit, trübe u. klare Schleimflüssigkeiten (Stauung der Körpersäfte; s. Jin-Ye), gestautes Blut, äußere Verletzungen.

Die **Diagnostik** der t. ch. M. beruht auf vier Hauptmethoden: **1.** dem Betrachten, **2.** dem Hören u. Riechen, **3.** dem Fragen u. **4.** dem Betasten, wobei diese vier Methoden i. S. des ganzheitlichen Verständnisses stets zusammen angewendet werden müssen. **1.** Beim Betrachten geht es zunächst um eine Einschätzung des Shen* durch Beurteilung der äußeren Erscheinung des Patienten; wichtig sind zudem Gesichtsausdruck, Gesichtsfarbe, Gestik u. Verhalten. Besondere Bedeutung kommt dem Betrachten bestimmter Körperpartien zu, da nach der Lehre von den Meridianen jede einzelne Körperstelle mit bestimmten inneren Organen in Verbindung steht u. Erkrankungen z. B. durch Veränderungen an Haaren, Augen, Nase, Lippen, Haut u. insbesondere der Zunge (s. Zungendiagnostik) diagnostiziert werden können. Zum Betrachten gehört außerdem die äußere Beurteilung von Ausscheidungen des Patienten. **2.** Durch Hören werden z. B. Sprechen u. Redeweise sowie der Atem des Patienten beurteilt; durch Riechen erfaßt der Arzt alle vom Patienten ausgehenden Gerüche. **3.** Das Befragen hat in der t. ch. M. die gleiche Bedeutung wie die Anamneseerhebung in der modernen westlichen Medizin u. zielt auf Angaben zu Krankheitsbeginn u. -verlauf, Veränderungen der Erkrankung, aber auch zum Wohnort des Patienten. **4.** Bei der Untersuchung durch Betasten u. Befühlen geht es insbesondere um die Feststellung druckempfindlicher Strukturen, wodurch auch Behandlungspunkte der Akupunktur ermittelt werden. Die wichtigste Methode des Betastens ist die Pulsdiagnostik*.

Als Voraussetzungen für die **Therapie** einer Erkrankung gelten persönliches Zusammenwirken von Patient u. Arzt, die Feststellung der eigentlichen Krankheitsursache u. die Erstellung der Syndromdiagnose. Zur Behandlung gehören therapeutische Maßnahmen wie die Unterstützung der Abwehrkraft u. die Beseitigung der Krankheitsursache, die Entscheidung über eine Behandlung der Ursache od. nur der Symptome, das Auffüllen bzw. Tonisieren der Leere u. das Ablassen bzw. Sedieren der Fülle, die Behandlung durch entgegengesetzte od. gleiche Mittel, die Behandlung gleicher Erkrankungen mit verschiedenen Methoden od. verschiedener Erkrankungen mit der gleichen Methode, die Behandlung nach Jahreszeit, Wohnort des Patienten sowie nach seiner Persönlichkeit.

Da jede Erkrankung zunächst als Zeichen einer Unausgewogenheit von Yin u. Yang im Ablauf des menschlichen Lebens interpretiert wird, ist die beste **Prävention** nach Auffassung der t. ch. M. das andauernde Bewahren der Ausgewogenheit zwischen Yin u. Yang; zur Aktivierung des inneren Gesundheitswillens werden übende Verfahren (z. B. Qi*-Gong, Tai*-Ji-Quan) eingesetzt.

Medizin, traditionelle indische (↑) f: zusammenfassende Bez. für mindestens fünf verschiedene Heilsysteme: **1.** die volksmedizinischen Praktiken der verschiedenen Ethnien Indiens; **2.** die am Yoga* orientierten Heilweisen (Yoga* Chikitsa); **3.** die Siddha*-Medizin Südindiens; **4.** die Unani*-Medizin der moslemisch beherrschten Gebiete; **5.** der Ayurveda*.

In den südasiatischen Staaten Indien, Nepal, Bangladesh, Sri Lanka u. Mauritius werden heute 50–60 % der Bevölkerung nach diesen Systemen versorgt. Zentrum der am Yoga orientierten Heilweisen ist das Kaivalyadhama Institut in Lonavla (Bundesstaat Maharashtra). Die beiden wichtigsten Ausbildungsstätten der ayurvedischen Medizin sind das Institute of Medical Sciences der Banares Hindu University in Varanasi (Bundesstaat Uttar Pradesh) u. die Gujarat Ayurved University in Jamnagar (Bundesstaat Gujarat). Für die Koordination der Forschungstätigkeiten besteht in Delhi das Central Council for Research in Ayurveda and Siddha, dem landesweit vierzig Einrichtungen angegliedert sind. Das Zentrum der Unani-Medizin liegt in Hyderabad im Bundesstaat Andra Pradesh.

Medizin, traditionelle tibetische (↑) f: tibetische Naturheilkunde, die sich aus den schamanistischen Heilweisen der Bön-Kultur unter König Song Tsan Gampo (617–650) mit griechischen, indischen u. chinesischen Einflüssen entwickelte. Galen brachte das System der Viersäftelehre aus Griechenland mit, Bharadvaja die ayurvedische, tantrische u. buddhistische Medizin (vgl. Ayurveda) aus Indien u. Heng Weng Han das Meridiansystem u. Ansätze der Akupunkturbehandlung aus China (vgl. Medizin, traditionelle chinesische). Zur Zeit von König Trisong Detsen (755–797) soll das medizinische Hauptwerk **„Vier Tantra"** (tibetisch: rGudbzhi; sprich **Gyü-shi**) von Beru Tsana (Vairocana) ins Tibetische übersetzt u. von dem Arzt Yuthog Yönten Gonpo dem Älteren (708–833) mit Kommentaren erweitert worden sein. Im Jahre 710 brachte die chinesische Prinzessin Kim Shing Kong Jo als Braut medizinische Texte mit, die ebenfalls einen Einfluß auf die tibetische Heilkunde ausgeübt haben. Das nach Wirren in Tibet wiederentdeckte Gyü-shi wurde von Yuthog Yönten Gonpo dem Jüngeren (1126–1202) überarbeitet u. erweitert; es stellt noch heute mit 156 Kapiteln u. 5900 Versen die Basis der medizinischen Ausbildung in der t. t. M. dar. Seine Autorenschaft ist unklar, jedoch herrscht bei den Tibetern die Ansicht vor, daß Shakyamuni Buddha in Gestalt des heilenden Buddha (Sangye Menla) das medizinische Wissen an zwei in tiefer Meditation versunkene Emanationen übertrug, die dann die Übermittlungslinie weitergaben, bis sie durch Vairocana nach Tibet gelangte. Das Gyü-shi ist in einen Dialog zwischen den beiden Emanationen gekleidet; der Weise Rigpai Yeshe (die Emanation des „Geistes" des Medizinbuddha) übermittelt das Wissen an den Weisen Yilay Kye (der Emanation der „Rede" des Medizinbuddha). Der Titel Gyü-shi od. „Vier Tantra" ist ein Kurztitel; die vollständige Bez. lautet übersetzt „Achtgliedrige geheime mündliche Unterweisung über die Essenz der Unsterblichkeit zum Schutz der Gesundheit". Das Buch besteht zum größten Teil aus metrischen Stollen, die Zahl der Silben pro Stolle beträgt neun. Es handelt sich also um ein Gedicht u. ist, da nicht in Prosa geschrieben, schwer zu übersetzen. Es wird von den tibetischen Medizinstudenten noch heute auswendig gelernt u. kann ohne philosophisch-religiöse Ausbildung sowie medizinische Kommentare u. Unterweisungen des Lehrers nicht verstanden werden.

Das Gyü-shi ist eher ein vierfaches Lehrbuch als eine Reihe von vier Büchern; im Grund- od. Wurzel-Tantra wird ein Überblick über die gesamte medizinische Lehre gegeben; das Tantra der Erklärungen behandelt die Entstehung des menschlichen Körpers, Anatomie, Voraussetzungen für Krankheiten, Funktionen der Energiesysteme (vgl. Energielehre) sowie die Arzneimittel (vgl. Medikamente, tibetische) zum Heilen von Krankheiten. Das Tantra der Anweisungen ist ein ausführlicher technischer Leitfaden, der die verschiedenen Krankheiten, die Ursachen ihres Entstehens, ihre Pathologie u. ihre Therapie beschreibt; das letzte Tantra enthält die Methoden der Diagnose u. die Zubereitung der Arzneien. Die aktuelle Orientierung der Lehre erfolgt an Kommentarbänden.

Während das Gyü-Shi die schriftliche Fixierung der tibetischen Heilkunde darstellt, veranschaulichen Bild-Dokumentationen in Form von Thangkas (Rollbilder) die **Systematik** der t. t. M. in Form eines Baumes mit 3 Wurzeln u. 9 Stämmen, 47 Zweigen, 224 Blättern, 2 Blüten (Gesundheit u. langes Leben) u. 3 Früchten (geistige Entwicklung u.

spiritueller Lehrer; Reichtum u. Wohlergehen; Glück). Die 3 **Wurzeln** sind die Anordnung (des gesunden u. kranken Körpers), die Diagnostik u. die Therapie: **1. Wurzel** (Anordnung): erläutert die Energielehre, Merkmale des gesunden (Stamm 1) u. kranken Organismus (Stamm 2), Ursachen tödlicher Krankheiten u. die Klassifikation in kalte u. heiße Krankheiten; **2. Wurzel** (Diagnostik; vgl. Diagnostik, traditionelle tibetische): Beschauen der Zunge u. des Urins (Stamm 3), das Fühlen der Pulse (Stamm 4) sowie das Fragen nach den Ursachen u. Symptomen der gestörten Energiesysteme (Stamm 5) werden ausführlich erörtert. **3. Wurzel** (Therapie; vgl. Therapie, traditionelle tibetische): die Beratung zur Ernährung (Stamm 6) u. Lebensweise sowie Verhalten (Stamm 7) stehen in der Bedeutung vor der Verordnung von Medikamenten (Stamm 8), wobei zwischen heilenden, lindernden u. reinigenden Maßnahmen unterschieden wird. Äußere Heilmethoden (Stamm 9) mit Moxibustion, Massagen, Schwitzkuren, Aderlaß u. Kaltwasser-Anwendungen leiten über zu warmen Anwendungen wie Kauterisation.

Die empirische **Erkenntnistheorie** der t. t. M. folgt induktiv bzw. deduktiv logischen Regeln. Sie betrachtet den Menschen als Mikrokosmos, der den gleichen Gesetzen unterliegt wie der Makrokosmos. Die drei Energien Lung*, Tipa* u. Bäken* basieren ihrem Verständnis nach auf der Fünf-Elemente-Lehre. Ohne das Element Erde gibt es keine Form, ohne Wasser hat die Form keine Konsistenz, ohne Feuer kann sie nicht reifen, ohne den Wind bzw. die Luft nicht wachsen bzw. sich bewegen u. ohne Raum nicht im Kosmos ihren Platz einnehmen. Die drei Körperenergien heißen „Nyes pa", was übersetzt „Fehler" bedeutet, da ihre Störung ein Ungleichgewicht im Körper u. Geist hervorruft. Die Elemente Wind bzw. Luft u. Raum kommen in der Energie von Lung zum Ausdruck, Tipa wird durch Feuer geprägt u. Bäken durch Erde u. Wasser beeinflußt. Die Elemente bilden auch die Basis der tibetischen Arzneimittelkunde. Da jede Materie aus den kosmischen Kräften geschaffen wird, sind sie für alle natürlichen Arzneimittel verantwortlich. Ihre spezifische pharmazeutische Wirkung kann an den sechs Geschmacksrichtungen süß, sauer, bitter, salzig, scharf bzw. heiß u. adstringierend bzw. herb gemessen werden. Die Geschmacksrichtungen werden durch den tibetischen Arzt bei der Testung des Geschmacks von Pflanzenteilen zur Herstellung von Arzneimitteln empirisch festgestellt. Weil die Elemente z. T. die physischen Störungen von Lung, Tipa u. Bäken verursachen, kann die richtige Arznei festgestellt u. verordnet werden. Die sechs Geschmacksrichtungen werden durch die fünf Elemente bzw. kosmischen Kräfte gebildet: Erde + Wasser = süß; Erde + Feuer = sauer; Wasser + Feuer = salzig; Wasser + Luft = bitter; Feuer + Luft = scharf bzw. heiß; Erde + Luft = adstringierend.

Die einzelnen Energien lassen sich dabei wie folgt regulieren bzw. therapieren: Lung durch süß, sauer u. salzig; Tipa durch süß, bitter sowie herb u. Bäken durch sauer, salzig u. scharf.

Somit benutzt die tibetische Heilkunde auf der Basis von Empirie eine induktiv-logische Erkenntnistheorie. Das Wort für Gesundheit (tibetisch: Trö-wa-ten) bedeutet wörtlich übersetzt: „Sich auf das verlassen, was einem entspricht".

Medizin|trans|fer (↑; lat. transferre hinübertragen) m: die Übertragung einer speziellen Form von Medizin in eine andere Kultur, von der Ethnomedizin* als Bestandteil eines komplexen Kulturwandels interpretiert; die Übernahme von Akupunktur in westliche Länder ist ebenso ein Beispiel für M. wie Impfmaßnahmen in Zentralafrika. Aufgrund der großen Unterschiedlichkeit kultureller Bedeutungssysteme kann es als Folge von M. zu schweren Störungen von Heilung* u. Coping* kommen. Die vorbestehende kulturelle Ordnung wird verunsichert, die neue kann nicht unbeschadet integriert werden; es kommt zur kulturellen Dissoziation*.

Medor|rhinum n: klassische Nosode* der Homöopathie.

Meer|rettich: Armoracia rusticana, syn. Cochlearia armoracia; Pflanze aus der Familie der Kreuzblütler, Brassicaceae; **Arzneidroge:** frische od. getrocknete Wurzeln (Armoraciae rusticanae radix); **Inhaltsstoffe:** Senfölglykoside (Glucosinolate), die beim Zerkleinern unter dem Einfluß von Myrosinase Senföle bilden; **Wirkung:** antimikrobiell, hyperämisierend; **Verw.:** frische od. getrocknete zerkleinerte Droge, Frischpflanzenpreßsaft u. a. galenische Zubereitungen innerlich bei Entzündungen der Atemwege, Infektionen der ableitenden Harnwege; äußerlich zur hyperämisierenden Behandlung bei leichten Muskelschmerzen; **traditionell** bei grippalen Infekten, Atemwegerkrankungen, Leber- u. Galleerkrankungen, Gicht u. Rheuma; **NW:** vereinzelt allergische Reaktionen, bei hohen Dosen Magen-Darm-Beschwerden; **Kontraindikationen:** Magen- u. Darmulzera, Nephritiden, keine Anwendung bei Kindern unter vier Jahren; **homöopathische** Zubereitungen aus dem frischen Wurzelstock bei Entzündungen der Augen u. der oberen Atemwege sowie bei Oberbauchkoliken.

Meer|träubchen: Ephedra* sinica.

Meer|zwiebel: Urginea maritima, syn. Scilla maritima; Pflanze aus der Familie der Hyacinthaceae; **Arzneidroge:** Zwiebel (Scillae bulbus); **Inhaltsstoffe:** herzwirksame Glykoside vom Bufadienolid-Typ (Scillaren A, Proscillaridin A), Flavonoide u. Anthocyane

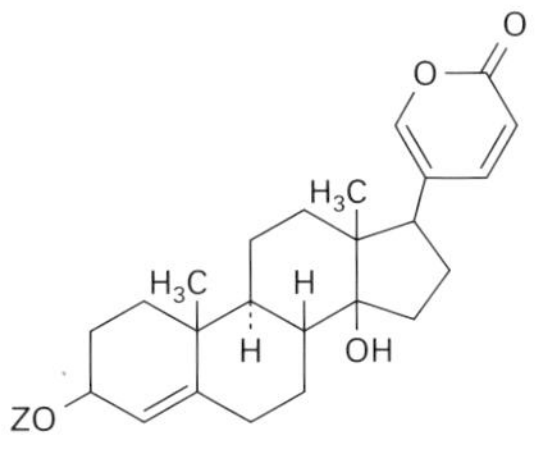

	Z
Scillaren A	β-D-Glc-(1→4)-α-L-Rha-(1→)
Proscillaridin A	α-L-Rha-(1→)
Scillarenin	H (Aglykon)

Meerzwiebel:
Glykoside

(in der roten Varietät); **Wirkung:** positiv inotrop; **Verw.** der Monosubstanzen u. standardisierten Extrakte**:** bei leichten Formen der Herzinsuffizienz (NYHA II); **traditionell** auch als Diuretikum u. Expektorans; **homöopathische** Verwendung der frischen roten Zwiebel bei Kreislaufschwäche, Bronchitis, Harninkontinenz, der weißen Zwiebel bei Kreislaufkollaps. Vgl. Digitaloide.

Mega|vit|amin|therapie (gr. μέγας, μεγάλη, μέγα groß, lang; Therapie*) f: Behandlung verschiedener meist nicht ernährungsabhängiger Erkrankungen mit hohen Dosen an Vitaminen (z. B. Wernicke-Enzephalopathie mit Vitamin B_1); Nutzung des pharmakologischen Effekts hochdosierter Vitamine, der sich grundlegend von den Wirkungen physiologisch dosierter Vitaminmengen unterscheidet; unerwünschte Nebenwirkungen sind nicht auszuschließen.

Mehl|typ m: gesetzlich vorgeschriebene Bez., die den mittleren Mineralstoffgehalt in mg/100 g Mehltrockensubstanz angibt (bestimmte Schwankungsbreiten sind zulässig); vgl. Ausmahlungsgrad.

Mehr|fach|test, bio|chemischer m: spekulativer Labortest zur Krebs(früh)erkennung nach Neunhoeffer, der mit dem Harn des Patienten durchgeführt werden soll; obsolet.

Mel (lat.) n: Honig*.

Mela|leuca caje|puti f: s. Cajeput.

Mehltyp
Gesetzliche Mehltypenbezeichnung nach DIN 10355

Mahlerzeugnis	Benennung	Type	Mineralstoffgehalt in g/100 g Trockenmasse	
			Mindestwert	Höchstwert
Mehl	Weizenmehl	405	–	0,50
		550	0,51	0,63
		812	0,64	0,90
		1050	0,91	1,20
		1600	1,21	1,80
	Hartweizenmehl	1600	1,55	1,85
	Roggenmehl	815	–	0,90
		997	0,91	1,10
		1150	1,11	1,30
		1370	1,31	1,60
		1740	1,61	1,80
Backschrot	Weizenbackschrot	1700	–	2,10
	Roggenbackschrot	1800	–	2,20
Vollkornmehl[1]	Weizenvollkornmehl	–	–	–
	Roggenvollkornmehl	–	–	–
Vollkornschrot[1]	Weizenvollkornschrot	–	–	–
	Roggenvollkornschrot	–	–	–

[1] Vollkornmehl u. Vollkornschrot müssen die gesamten Bestandteile der gereinigten Körner einschließlich des Keimlings enthalten; sie haben keine Typenbezeichnung. Die Körner dürfen vor der Verarbeitung von der äußeren Fruchtschale befreit sein.

– keine Angabe

Mela|leuca viridi|flora f: Niauli*.

Melan|choliker (gr. μελαγχολία Gallsucht, Tiefsinn) m: s. Temperament.

Meli|lotus m: s. Steinklee.

Melisse f: Melissa officinalis, Zitronenmelisse; Pflanze aus der Familie der Lippenblütler, Lamiaceae; **Arzneidroge:** Laubblätter (Melissae folium); **Inhaltsstoffe:** wenig ätherisches Öl (Citral, Citronellal, Caryophyllen u. a. Mono- u. Sesquiterpene), spezielle Gerbstoffe (z. B. Rosmarinsäure), Bitterstoffe, Flavonoide; **Wirkung:** spasmolytisch, karminativ, sedierend; **Verw.:** als Teeaufguß u. in Fertigarzneimitteln bei Einschlafstörungen u. funktionellen Magen-Darm-Beschwerden; **traditionell** auch bei nervösen Herzbeschwerden, zur Nervenstärkung; äußerlich der Extrakt gegen Herpes simplex (virustatisch).

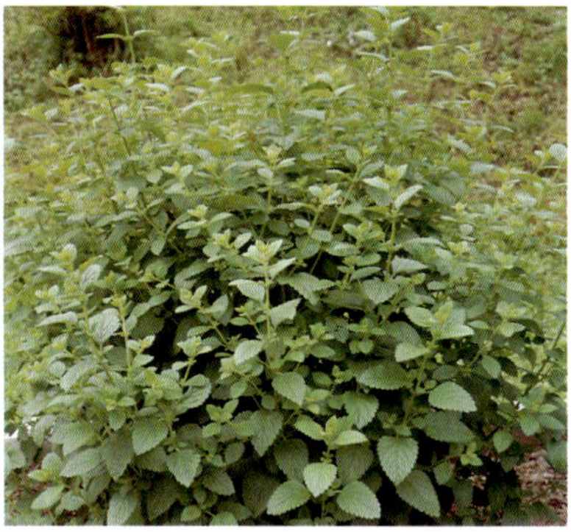

Melisse

Melissen|öl, indisches: s. Citronellgras.

Melonen|baum: Carica papaya, Papaya; Staude aus der Familie der Caricaceae; **Arzneidrogen:** vor der Fruchtbildung geerntete frische od. getrocknete Laubblätter (Caricae papayae folium) u. frische Früchte; **Inhaltsstoffe:** in den Blättern Alkaloide (z. B. Carpain), Saponine, Carposid; in den Früchten Proteasen (Papain*), Vitamine A u. C; **Verw.:** Zubereitungen aus den Blättern **traditionell** bei Erkrankungen im Bereich des Magen-Darm-Trakts, bei Infektionen mit Darmparasiten, als Wurmmittel, Sedativum u. Diuretikum; frische Früchte als verdauungsförderndes Obst. Laut Kommission E beim ehemaligen Bundesgesundheitsamt ist die Wirksamkeit der Blätter bei den beanspruchten Anwendungsgebieten nicht belegt.

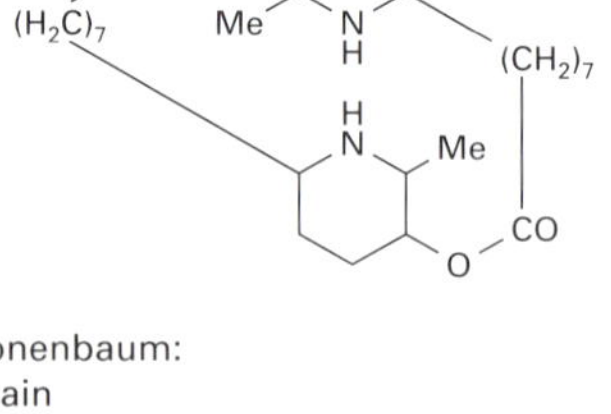

Melonenbaum:
Carpain

Menachinon n: s. Vitamin K.

Mengen|elemente (lat. elementum Grundstoff) n pl: s. Mineralstoffe.

Meno|pausen|syn|drom (gr. μήν, μηνός Monat; παῦσις Ende; σύνδρομος mitlaufend, begleitend) n: auch vegetativ-klimakterisches Syndrom; meist im Klimakterium* vorkommende typische **Trias** aus Hitzewallungen, Schwindel u. Schweißausbrüchen; neben den neurovegetativen Beschwerden treten auch psychonervöse (Reizbarkeit, Lustlosigkeit, Leistungsabfall, Schlafstörungen usw.) u. somatische (Atrophie der Genitalorgane u. Mammae, Adipositas, Osteoporose) Störungen auf; **Therapie:** aus dem Bereich der Phytotherapie werden traditionell Zubereitungen aus Frauenmantel, Fuchskreuzkraut, Herzgespann, amerikanischem Schneeball, Passionsblume u. weißer Taubnessel eingesetzt; alternativ außerdem Eigenurintherapie* u. Sophrologie*.

Menstruations|störungen (lat. menstruus allmonatlich): Anomalien des Menstruationszyklus; **Formen: 1.** Tempoanomalien (Anomalien des Blutungsrhythmus): Oligomenorrhoe, Polymenorrhoe; meist hormonal bedingt; **2.** Typusanomalien (Anomalien der Blutungsstärke): Hypomenorrhoe, Hypermenorrhoe; meist organisch bedingt; **3.** Anomalien der Blutungsdauer: Menorrhagie, Brachymenorrhoe; **4.** Zusatzblutungen im biphasischen Zyklus: prämenstruelle Blutung, postmenstruelle Blutung, Zwischenblutungen (Sonderform: Ovulationsblutung); z. T. hormonale, z. T. organische Ursachen; **5.** Follikelpersistenz (Sonderform der dysfunktionellen Blutung); **6.** Amenorrhoe; **Therapie:** aus dem Bereich der Phytotherapie kommt eine Behandlung mit Zubereitungen aus Hirtentäschel* u. Mönchspfeffer*, traditionell z. B. auch aus Arnika, Beifuß, Calendula, Fenchel, Jakobskraut, Kamille, Kornblume, Raute, Schafgarbe u. Stockmalve, homöopathisch aus Cimicifuga racemosa u. Safran sowie alternativ die Sophrologie* in Betracht; vgl. Dysmenorrhoe.

Mental|therapie (lat. mens, mentis Verstand, Geist; Therapie*) f: Bez., die inhaltlich mit Formen der Geistheilung* od. anderer, z. T. apparativ verkleideter, Verfahren zur Heilung mit geistigen, kosmischen od. „göttlichen" Kräften übereinstimmt u. den Einbezug von Radiästhesie* u. Telepathie* betont. Letzteres soll darauf hinweisen, daß es sich um die praktische Durchführung von Ferndiagnosen*

u. Fernbehandlungen handelt. Arzneimittel werden ausschließlich als Informationsschwingung gesehen, die „über jede Entfernung“ mental beim Patienten einsetzbar sind. Ziel der M. ist nicht die materielle Ebene, sondern die geistige Dimension u. das Bewußtsein des Menschen. Spekulatives Verfahren, moderne Form des Okkultismus*.

Mentha piperita f: Pfefferminze*.

Mentha spicata f: s. Krauseminze.

Menthol n: natürliches D-(-)-M. (Hauptbestandteil in Pfefferminzöl*) od. synthetisches racemisches M.; monocyclischer Mono-

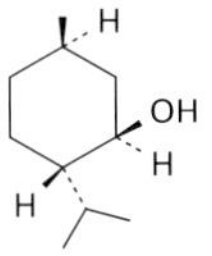

(–)-Menthol

terpenalkohol; erzeugt auf der Haut ein Kältegefühl, begleitet von lokalanästhetischer Wirkung; bei innerlicher Anwendung spasmolytisch, expektorierend, cholagog; **Verw.:** bei Erkältungskrankheiten, rheumatischen Erkrankungen, Pruritus, Insektenstichen, Migräne.

Mentzelia f: M. cordifolia; Pflanze aus der Familie der Loasaceae; **Arzneidroge:** getrocknete Zweigspitzen, Stengel u. Wurzeln (M. cordifoliae summitates, stipites et radix) in nicht bekanntem Mengenverhältnis; **Verw.: traditionell** bei allgemeinen Magen- u. Darmstörungen, Gastritis, Völlegefühl, Verdauungsschwäche u. Magenschmerzen.

Menyanthes trifoliata f: Bitterklee*.

Meridiane (lat. meridianus mittägig, südlich) m pl: zusammenfassende Bez. für die Leitbahnen in der traditionellen chinesischen Medizin*, die aus den sog. Hauptmeridianen u. den sog. Nebengefäßen bestehen; die Hauptmeridiane verlaufen tief im Körper u. innerhalb der Muskeln, die Nebengefäße eher an der Oberfläche u. an der Haut. Jeder Meridian hat einen inneren Verlauf im Körper, der von den entsprechenden Speicherorganen (s. Fünf Speicherorgane) u. Hohlorganen (s. Sechs Hohlorgane) ausgeht, u. einen äußeren Verlauf in Muskeln u. an der Haut, wodurch die inneren Organe mit den äußeren Partien des Körpers, mit den Körperöffnungen sowie mit Haut, Haaren, Sehnen, Muskeln u. Knochen verbunden sind; unterschieden werden 12 klassische Hauptmeridiane, 8 außergewöhnliche Meridiangefäße, 15 Luo-Verbindungen, 12 Meridianverbindungen sowie 12 Meridiansehnen. An den Extremitäten weisen die M. eine typische Verteilung auf (s. umseitige Abb.): es liegen sich

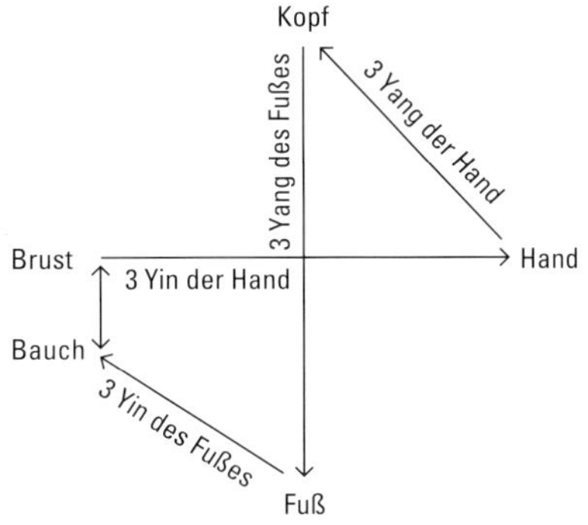

Meridiane: Verlauf u. Verbindung der 12 Hauptmeridiane

gemäß der Yin-Yang-Verteilung jeweils gegenüber die M. von Lunge-Dickdarm u. Milz-Magen, von Perikard-Drei Erwärmer u. Leber-Gallenblase sowie von Herz-Dünndarm u. Niere-Blase. Die Zirkulation am Körper verläuft so, daß die drei Yin-M. der Hand von der Brust zu den Fingerspitzen ziehen, die drei Yang-M. der Hand von den Fingerspitzen zum Kopf; die drei Yang-M. des Fußes ziehen vom Kopf zu den Zehenspitzen, die drei Yin-M. des Fußes von den Zehenspitzen zum Bauch; zwischen Bauch bzw. Bauchorganen u. Brust bzw. Brustorganen besteht eine weitere Verbindung (s. Abb.).

Nach traditioneller Auffassung wird im Meridiansystem Qi u. Blut (Qi-Xue; s. Xue) transportiert zur Versorgung der Organe. Über das Meridiansystem können äußere pathogenetische Störungen in den Körper eindringen u. Erkrankungen der inneren Organe sich ausbreiten; z. B. kann das sog. Magen-Feuer zu Schwellungen u. Blutungen des Zahnfleisches führen, das sog. Leber-Feuer zu entzündeten Augen u. stechenden Kopfschmerzen u. das sog. Gallenblasen-Feuer zu Ohrenschmerzen, Tinnitus u. Schwerhörigkeit. Die Meridianverläufe werden auch in der Diagnostik von Erkrankungen (s. Syndromdiagnostik) berücksichtigt; so wird z. B. der Schmerz bei Angina pectoris über den Herz- u. Perikard-Meridian in den linken Arm übertragen (ein auch in der westlichen Medizin bekanntes Phänomen), andere pathologische Veränderungen am Meridiansystem, z. B. Druckschmerzhaftigkeit bestimmter Akupunkturpunkte, sind ebenfalls Krankheitsindikatoren. Bei Kopfschmerz wird nach Lokalisation des Schmerzes unterschieden, welcher Meridian betroffen ist; Stirnkopfschmerz gehört zum Magen- u. Dickdarm-Meridian, Schläfenkopfschmerz zum Gallenblasen-Meridian u. zum Meridian der Drei

Meridiane

Aufbau des Meridiansystems

- Meridiane (Jing-Mai)
  - 12 Hauptmeridiane
    - Hand
      - 3 Yin
        - Hand-Tai-Yin (Lungen-Meridian)
        - Hand-Shao-Yin (Herz-Meridian)
        - Hand-Jue-Yin (Perikard-Meridian)
      - 3 Yang
        - Hand-Tai-Yang (Dünndarm-Meridian)
        - Hand-Shao-Yang (Drei Erwärmer-Meridian)
        - Hand-Yang-Ming (Dickdarm-Meridian)
    - Fuß
      - 3 Yin
        - Fuß-Tai-Yin (Milz-Meridian)
        - Fuß-Shao-Yin (Nieren-Meridian)
        - Fuß-Jue-Yin (Leber-Meridian)
      - 3 Yang
        - Fuß-Tai-Yang (Blasen-Meridian)
        - Fuß-Shao-Yang (Gallenblasen-Meridian)
        - Fuß-Yang-Ming (Magen-Meridian)
  - 8 außergewöhnliche Gefäße (Qi-Jing Ba-Mai)
    - Du-Mai (Lenker-Gefäß)
    - Ren-Mai (Diener-Gefäß)
    - Chong-Mai
    - Dai-Mai
    - Yin-Qiao-Mai
    - Yang-Qiao-Mai
    - Yin-Wei-Mai
    - Yang-Wei-Mai
- Luo-Gefäße
  - Bie-Luo: insgesamt 15; sie zweigen von den Hauptmeridianen ab u. verbinden Oberfläche (Biao) u. Inneres (Li) der Meridiane
  - Sun-Luo: kleine Abzweigungen der Bie-Luo
  - Fu-Luo: oberflächlich an der Haut verlaufende Sun-Luo
- weitere Bahnen
  - 12 Meridianverbindungen: entspringen von den 12 Hauptmeridianen
  - 12 Meridiansehnen: verbinden die Knochen des menschlichen Körpers miteinander

Erwärmer, Scheitelkopfschmerz zum Leber-Meridian, Hinterkopfschmerz zum Blasen- u. Dünndarm-Meridian.

Eine wesentliche Bedeutung besitzen die M. im Rahmen der Akupunktur*, wobei nur die 12 Hauptmeridiane u. zwei der außergewöhnlichen Meridiangefäße eigene Akupunkturforamina besitzen. Von der modernen westlichen Medizin wird die Lehre von den M. u. ihre medizinische Bedeutung folgerichtig auf das Nervensystem (einschließlich Vegetativum) bezogen u. so teilweise naturwissenschaftlich erklärt. Danach sind die Träger der Akupunkturwirkung die bekannten Leitungsbahnen (Hirnnerven, periphere Nerven, Blutgefäße u. a.) sowie bestimmte Zentren des Zentralnervensystems. Die Wirkung der Akupunktur beruht nach dieser Auffassung auf den bekannten neuralen Beziehungen zwischen den oberflächlichen Körperschichten (z. B. Haut, Muskeln) u. den inneren Organen. Eine wichtige Rolle spielen dabei die Head-Zonen, die Grenzstrangganglien sowie das Hypothalamus-Hypophysen-System.

Neben der Akupunktur sind die M. auch relevant bei der Behandlung mit chinesischer Massage* u. bei der Verordnung von Medikamenten (z. B. Heilkräuter; s. Medikamente, chinesische).

Meridianmassage (↑) f: s. Akupunktmassage.

Mescalin n: 1-(3′,4′,5′-Trimethoxyphenyl)-2-amino-äthan; Hauptalkaloid verschiedener mittel- u. südamerikanischer Kakteenarten

(z. B. Peyotl); wegen seiner halluzinogenen Potenz traditionelles Rauschmittel (orale Aufnahme, v. a. als sog. Mescalbuttons, Pflanzenscheiben von Lophophora williamsii); erzeugt besonders Farbhalluzinationen.

Mesmerismus (Franz Anton Mesmer, Paris, 1734–1815) m: s. Heilmagnetismus.

Meso|therapie (gr. μέσος mittleres, mitten, zwischen; Therapie*) f: von dem französischen Landarzt Michel Pistor 1950 vorgestelltes Verfahren, bei dem aus den embryonalen Grundlagen mesenchymaler Strukturen u. aus dem anatomischen Aufbau der Haut die spezifische Wirkungsweise von in die Haut applizierten Medikamenten abgeleitet wird; die M. stellt eine Kombination mehrerer Elemente bekannter Einzelverfahren wie Akupunktur*, Neuraltherapie*, Homöopathie* u. indikationsorientierter Arzneimittel allopathischer Herkunft dar. Ein mit einem Lokalanästhetikum verdünntes Arzneimittelgemisch wird mit kurzen Nadeln od. eigens hierfür konzipierten Mikroinjektionsgeräten in die Haut eingespritzt, wobei verschiedene Injektionstechniken (Serien, Infiltration, Salven) angewendet werden. Grundsätzlich sollen sich die Lokalisation der therapeutischen Anwendung u. die Topographie der Erkrankung möglichst nahe kommen (auch unter Einbeziehung segmentaler u. reflexiv wirkender Punkttechniken). **Anw.:** bei akuten u. chronischen Schmerzzuständen, vegetativen Erschöpfungszuständen, Allergien, Durchblutungsstörungen u. a. **Kontraindikationen:** schwere systemische Erkrankungen, Psychosen, Erbkrankheiten, ansteckende Infektionskrankheiten, Schwangerschaft u. Stillzeit.

Metall|therapie (Therapie*) f: in der anthroposophischen Medizin* entwickelte Therapie mit Metallpräparaten, die in potenzierter Form innerlich u. äußerlich angewendet werden. Grundlage ist die kosmologische Evolutionslehre Rudolf Steiners, die den geistigen Ursprung aller Geschehen u. Dinge schildert u. nach der sich Mensch u. Kosmos in gegenseitiger Abhängigkeit entwickeln. Die sieben Hauptmetalle (Blei, Zinn, Eisen, Kupfer, Quecksilber, Silber, Gold) stellen irdische Repräsentanten der kosmischen Kräfte der sieben Planeten dar u. sollen verwandtschaftliche Beziehung zu sieben inneren Organen (Milz, Leber, Galle, Niere, Lunge, Gehirn, Herz) des Menschen haben (s. Tab.). Weitere häufig angewendete Metalle sind Antimon, Arsen u. Magnesium. Die Anwendung von Metallpräparaten erfolgt zeitlich begrenzt (4–8 Wochen) vorwiegend in potenzierter Form oral od. rektal, per Injektion od. als äußere Auftragung durch Salben. Die Indikationen werden von den den Metallen zugehörigen Organsystemen u. deren Erkrankungen bestimmt, wobei die mehr stofflich definierten Arzneimittel primär auf Stoffwechselvorgänge, die hochpotenzierten Arzneimittel primär auf Nerven-Sinnes-Tätigkeiten od. Nerven-Sinnes-Funktionen wirken.

Metalltherapie

Beziehung der Planeten zu Hauptmetallen u. Organen

Planeten	Hauptmetalle	Organe
Saturn	Blei (Plumbum)	Milz
Jupiter	Zinn (Stannum)	Leber
Mars	Eisen (Ferrum)	Galle
Sonne	Gold (Aurum)	Herz
Venus	Kupfer (Cuprum)	Niere
Merkur	Quecksilber (Mercurius)	Lunge
Mond	Silber (Argentum)	Gehirn

Meteorismus (gr. μετέωρος in der Luft befindlich) m: sog. Blähsucht; Luft- bzw. Gasansammlung im Darm od. in der freien Bauchhöhle, meist nahrungsbedingt od. bei Verdauungsstörungen, auch bei Typhus, Darmverschluß, Bauchfellentzündung, Leberzirrhose u. bei Herzinsuffizienz infolge mangelnder Resorption der Darmgase sowie bei abnorm schlaffen Bauchdecken; **Therapie:** aus dem Bereich der Naturheilkunde kommen Colonmassage* u. die Behandlung mit Ceylon*-Zimt, gelbem Enzian*, Gelbwurz*, Koriander*, Krauseminze* u. chinesischem Zimt*, traditionell z. B. mit Basilikum, Kümmel, Muskat, Olivenöl, Shikimi u. Rainfarn, homöopathisch mit Kamille, Rettich u. Wermut in Betracht. Vgl. Flatulenz.

Miasma (gr. μίασμα Befleckung) n: ursprünglich Bez. für eine übertragbare (auch moralische) Verunreinigung od. einen krankheitsbringenden Fluch als Erklärungsversuch für die Phänomene Ansteckung u. Epidemie; in der Frühzeit der Homöopathie* Bez. für einen hypothetischen, im Hintergrund jeden Krankheitsgeschehens bestehenden Grundtyp von Krankheit, der in einer Vielzahl klinischer Leiden manifest werden kann. Das Vorhandensein bzw. Wirken eines od. mehrerer M. als größerer Krankheitszusammenhang hinter den bekannten Pathomechanismen der akuten od. chronischen Erkrankung erklärte Phänomene, die später z. T. mit Konzepten wie Konstitution, Diathese, Infektion, Epidemie, Chronifizierung, Vererbung, im psychischen Bereich auch Fehlhaltung, Familienmythos u. a. genauer beschrieben wurden. Mit der Entwicklung der medizinischen Hilfswissenschaften u. der homöopathischen Theoriebildung wurden mehrmals große Teile des Bedeutungsinhalts abgespalten (z. B. Infektion u. Vererbung). Neu beobachtete Phänomene wurden mit Resten der ursprünglichen Miasmenlehren verbunden. Es entstanden in neuerer Zeit eine Reihe von Miasmenlehren, in denen z. T. der Erklärungsanspruch zur Pathogenese (M. als eine Urkrankheit) verlassen od. in nicht i. e. S. medizinische Bereiche verlagert wurde. Sie enthalten oft homöopathiefremdes (z. B. psychoanalytisches, weltanschauliches, religiöses) Gedankengut. Daher sind neuere Aussagen über Miasmen od. miasmatische Belastungen des Patienten nur vor dem Hintergrund der jeweiligen Miasmenlehre* verstehbar. Die von den meisten älteren Autoren jedem der drei klassischen Miasmen (Psora, Sykose, Syphilis) zugeschriebene klinische Erstmanifestation als Hauterkrankung (Krätze, Feigwarzenkrankheit, Syphilis) kann durch die Hering*-Regel od. das Drei*-Ebenen-Modell als Fortschreiten vom relativ gesunden Zustand zu immer kränkeren Zuständen erklärt werden.

Miasmen|lehre (↑): theoretisches Gedankengebäude zur Erklärung von Krankheitszusammenhängen mit Hilfe des Begriffs Miasma*; wie dieser unterlagen die M. im Laufe der Geschichte starken Wandlungen; heute werden oft Mischformen verschiedener Richtungen gelehrt. Die heute wichtigsten M. sind:

1. M. nach S. Hahnemann: Mit dem zeitgenössischen Miasmenkonzept als Vorläufer der Infektionslehre wurden Infektionen u. Epidemien durch sog. akute Miasmen erklärt, die z. B. bei ungesunder Lebensweise chronifizieren konnten. Daneben wurden drei durch ihre (vorwiegend körperlichen) Symptome in der biographischen Anamnese gekennzeichnete sog. chronische Miasmen postuliert, die in je einer damals weit verbreiteten Krankheit vorrangig zum Ausdruck kommen sollten u. nach dieser benannt wurden: Psora* – Krätzmilbenbefall, Sykose* – Kondylomata (Feigwarzen, damals meist mit Gonorrhoe assoziiert) u. Syphilis* – Syphilis (Namensgleichheit von Miasma u. Infektionskrankheit). Diese hypothetischen Grundkrankheiten sollten erblich sein od. durch Ansteckung erworben werden können u. oft erst nach langer Latenz in einer Vielfalt klinischer Erkrankungen zum Ausbruch kommen, i. d. R. mit einer Erstmanifestation auf der Haut. Da die drei chronischen Miasmen bei homöopathischen Therapien meist erst nach Abklingen der Hauptbeschwerden in den Vordergrund tra-

Miasmenlehre
Hauptmiasmen nach Sankaran

Miasma	Akut	Psora	Sykosis	Syphilis
Schlüsselbegriff	instinktive Reaktivität	sich abmühen	Schwachstelle überbauen	zerbrechen
Welt-/Selbstwahrnehmung	konfrontiert mit zu starker Bedrohung	mangelnde Fähigkeit zur Streßbewältigung, Probleme nur bei Anforderungen (ohne Streß: Furcht vor Belastungen, latente Psora)	Schwachstelle an sich selbst muß kompensiert, maskiert, verdrängt werden	Situation ist nicht mehr zu retten: Wechsel od. Zerstörung erforderlich
Reaktion auf Belastung	instinktive Reaktion ohne Gefühl eigenen Verschuldens; dieses liegt allein beim Stressor	unter Streß aktiv; überempfindlich u. überreagierend	rigide Vorstellungen, die zu Zwängen führen; zwanghafte Reaktionen, um innere Schwäche od. Makel zu überdecken	Zerstörung (von Selbst, Stressor, Situation)
Form der erfolgenden Reaktion	reflexartige, heftige Aktivität	Überreaktion aus Schwäche	überdeckende Kompensation	verzweifelte Destruktion
typische Erkrankungsqualitäten	plötzlicher Beginn, rascher Verlauf mit schnellem Abklingen od. bedrohlicher Verschlimmerung	beständiges Ringen mit belastender Erkrankung; nicht bedrohlich, nicht aussichtslos	chronische, festgefahrene Symptomatik; nicht aussichtslos, völlige Heilung unwahrscheinlich	chronisch-destruktive Erkrankung, heftige Anstrengung (teilweise Selbstzerstörung) für das Überleben des Ganzen

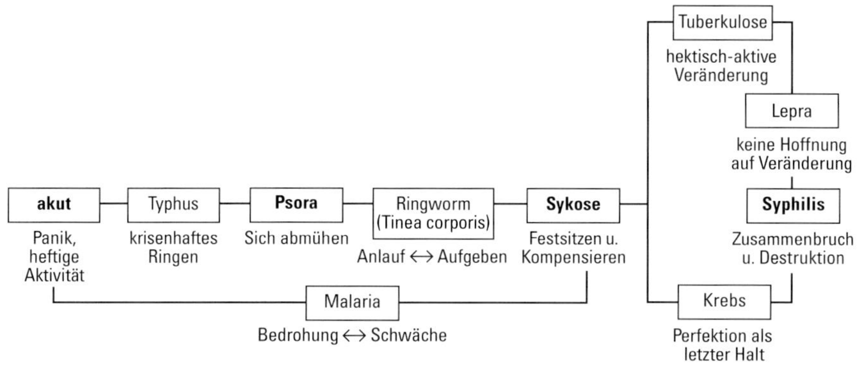

Miasmenlehre:
Haupt- (fett) u. Zwischenmiasmen (mager) mit (Re-)Aktionsarten nach Sankaran

ten (vgl. Hering-Regel, Drei-Ebenen-Modell), zog Hahnemann den Schluß, alle Krankheiten seien Manifestationen dieser „Ur-Übel". Die Beobachtung, daß oft erst die Gesamtheit der Symptome aus der ganzen Biographie des Patienten eine Arzneimittelwahl* mit durchgreifendem Erfolg ermöglichte (vgl. Therapie, konstitutionelle), stützte das Konzept einer das ganze Leben lang gleichbleibenden, allen konkreten Beschwerden gemeinsam zugrundeliegenden Krankheit. Aus der weiten Verbreitung von Krätzmilbenbefall u. Syphilis zog Hahnemann den Schluß, die Miasmen seien als Urkrankheiten allgemein menschlicher Natur. Sein Konzept der chronischen Miasmen erklärte das Ausbleiben dauerhafter Erfolge nach der homöopathischen Heilung akuter Krankheiten (als Weiterbestehen der eigentlichen Krankheit) u. die Progredienz unbehandelter chronischer Erkrankungen, da sich unbehandelte Miasmen intensivieren u. die Lebenskraft* immer stärker verstimmen sollten. Dem entsprechen die Therapieanweisungen, wonach akute Krankheiten mit apsorischen (vorwiegend pflanzlichen) Arzneimitteln behandelt werden sollen u. dem latenten Weiterbestehen der chronischen Miasmen mit einer nachfolgenden antimiasmatischen Behandlung zu begegnen sei; chronische Erkrankungen erfordern immer ein antimiasmatisches (vorwiegend mineralisches), meist antipsorisches Arzneimittel*.

2. M. nach S. Ortega: Die klassischen Miasmen Hahnemanns werden als nichterbliche konstitutionelle Pathologien angesehen u. in Anlehnung an Analogien aus der Zellularpathologie näher charakterisiert (Psora: Unterfunktion, Reaktionsmangel, Defekt; Sykose: Überfunktion, überschießende Reaktion, Exzeß; Syphilis: Fehlfunktion, destruktive Reaktion, Perversion). Um dem Zustand des Organismus möglichst genau zu entsprechen, soll bei der Arzneimittelwahl neben der Ähnlichkeit der Symptome das anteilige Verhältnis der Miasmen in Arzneimittelbild u. Patientensymptomatik nach dem Ähnlichkeitsprinzip* berücksichtigt werden.

3. M. nach R. Sankaran: Vom eigentlichen Miasma abgetrennt wird der Begriff der Krankheitswurzel (engl. root of disease), die als Residualzustand früherer intensiver Krankheiten, Lebenserfahrungen od. psychischer Zustände u. Erlebnisse vererbt od. erworben wurde sowie latent od. in klinischen Erkrankungen manifest vorliegen kann. Mehrere Wurzeln können gleichzeitig im Organismus vorhanden sein, die jeweils stärkste bestimmt das Krankheitsgeschehen. Krankheitswurzeln können einzelnen Arzneimittelbildern entsprechen. Der eigentliche Miasmenbegriff Sankarans beschreibt Grundtypen der Auseinandersetzung des Organismus mit seiner Umwelt. Diese sind durch ausgewählte infektiöse od. parasitäre Krankheiten sowie durch das Karzinom (in deren Eigenschaft als Auseinandersetzung mit dem jeweiligen Erreger bzw. eigenem Gewebe) modellhaft charakterisiert. Da jede Erkrankung immer auch eine Verzerrung der Weltwahrnehmung beinhaltet, besitzt jedes Miasma als Erkrankungsgrundtyp ebenfalls eine typische Art des Wahrnehmens u. Reagierens. Es ist dadurch genauso charakterisierbar wie durch typische Arzneimittel; am Patienten ist es erkennbar an der Art seiner Weltwahrnehmung u. an den Qualitäten seiner Erkrankung (s. Tab.). Sankarans M. stellt keinen pathogenetischen Erklärungsversuch dar, sondern ein an phänomenologischer Beschreibung orientiertes System von Krankheitsgrundtypen zur Erleichterung der Arzneimittelwahl. Die Differenzierung in vier Hauptmiasmen (Akut, Psora, Sykose, Syphilis) u. sechs Zwischenformen (Typhus, Ringworm, Malaria, Tuberkulose, Lepra, Krebs) erlaubt eine Vorauswahl der in Frage kommenden Arzneimittel je nach Auseinandersetzungsqualität des Patienten mit seiner Umwelt. Alle Miasmen können akute od. chronische Erkrankungen beschreiben; z. B. kann ein durch die Dramatik des akuten Miasmas gekennzeichneter Zustand lebenslang bestehen.

4. M. nach A. Masi-Elizalde: Ausgehend vom Postulat einer jeder Erkrankung zugrundeliegenden Verzerrung der Weltwahrnehmung werden die Miasmen als Stadien innerhalb des jeweiligen Arzneimittelbildes definiert; es sind arzneimittelbildspezifisch variierte existentielle Grundhaltungen des Menschen. Im Stadium der sog. primären Psora kann der Mensch seine Unvollkommenheit akzeptieren, wenn auch seine Wahrnehmung leicht verzerrt ist; es treten keine als krankhaft zu bezeichnenden Phänomene auf. Die sog. sekundäre Psora bezeichnet das Manifestwerden des Leidens am Unvollkommensein; diese Haltung ist durch Symptome funktioneller Art u. v. a. durch Ängste gekennzeichnet. Hier wird menschliche Begrenztheit offen als Leiden erlebt. Darauf kann mit der (evtl. über-)kompensierenden u. triumphierend die jeweilige Unvollkommenheit verleugnenden Haltung der Sykose reagiert werden; diese kann auch als sog. maskierte Sykose in verdeckter Form auftreten, bei der eine scheinbare Gesundheit besteht, es jedoch auch zu organischen Veränderungen u. festsitzenden psychischen Fehlhaltungen kommt. Die Syphilis stellt die aggressiv-schuldzuweisende u. zerstörende reaktive Haltung dar; sie kann sich gegen den Patienten selbst (sog. Ego- od. Autolyse) od. gegen seine Umgebung (sog. Heterolyse) richten. Ihre Symptomatik drückt Destruktion u. Degeneration aus. Sykose u. Syphilis gelten als sog. tertiäre Psora, die maskierte Sykose wird manchmal als quartäre Psora bezeichnet. Übergangsformen u. Wechsel zwischen diesen Haltungen sind möglich; eine Heilung kann ein vorübergehendes Durchlaufen von Sykose od. sekundärer Psora erfordern (sog. sykotische bzw. psorische Krise; s. Abb.). Die Arzneimittelwahl erfolgt nach der Ähnlichkeit der primären Psora von Patient u. Arzneimittel, wozu deutende Verfahren für die Symptome von Patient u. Arzneimittel eingesetzt werden müssen. Diese M. stellt somit eigentlich ein Modell abstrahierter Arzneimittelbeschreibungen dar, wird jedoch aus historischen Gründen u. wegen des Terminologiegebrauchs zu den M. gerechnet.

5. Außerdem existiert ein nicht als eigenständige M. ausformulierter Ansatz, der miasmatische Belastungen auf nicht vollständig ausgeheilte Infektionskrankheiten in der Eigen- od. Familienanamnese zurückführt. Diesem Gedanken folgend wurde wegen der ubiquitären Verbreitung der Tuberkulose in diesem Jahrhundert der Tuberkulinismus* als viertes Hauptmiasma postuliert. In neuerer Zeit wurde dieser Ansatz auf schwere chronische Erkrankungen allgemein ausgedehnt.

Migräne (frz. migraine Kopfschmerz) f: anfallartige, oft pulsierende Kopfschmerzen, die wiederholt u. meist halbseitig auftreten, in den frühen Morgenstunden beginnen u. Stunden bis Tage andauern können; die M. wird oft von vegetativen Symptomen (z. B. Übelkeit, Erbrechen), Licht- u. Lärmscheu, visuellen Symptomen od. neurologischen Ausfällen begleitet. **Ursache:** wahrscheinlich Vasokonstriktion der Hirngefäße; auslösende Faktoren: psychische Belastung, Klimaeinflüsse, Genußmittel, Medikamente u. a.; **Diagnostik:** bei der einfachen M. ist die neurologische Untersuchung unauffällig, evtl. unspezifische

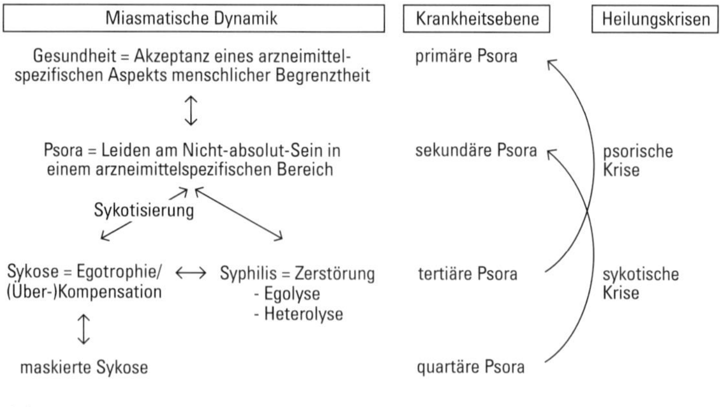

Miasmenlehre: miasmatische Dynamik nach Masi-Elizalde

Veränderungen im Elektroenzephalogramm; **Therapie:** im akuten Anfall Analgetika, Coffein*, Ergotalkaloide*, sonst v. a. Ausschaltung anfallfördernder Faktoren; aus dem Bereich der Naturheilkunde u. alternativen Heilverfahren Knieguß*, ableitende Therapie*, Autosanguis*-Stufentherapie, Eigenurintherapie*, Reiki* sowie phytotherapeutisch traditionell Zubereitungen aus Alpenrose, Bitterklee, Gelsemium, schwarzer Johannisbeere, Küchenschelle u. Rainfarn, homöopathisch aus Damiana, Gelsemium, Ipecacuanha, Kaffee, Koloquinthe, Mutterkorn u. Steinklee; vgl. Kopfschmerz.

Mikro|magnetik, medizinische (gr. μικρός klein) f: Abk. MMM; diagnostisches u. therapeutisches Verfahren, bei dem der Untersucher durch „einfache Abtastung" den „elektronischen Hautwiderstand" feststellt u. zur Diagnosestellung benutzt; durch Anwendung diverser „Teilmagnete" soll dann z. B. eine „Säuberungswirkung" auf Organe erfolgen. Es wird die Auffassung vertreten, daß 12 elektromagnetisch spezifische „Organwellen" u. die dazugehörigen Gewebetypen ausreichen, um die Gesamtenergie einerseits u. eine Einzelabbildung der 12 wichtigsten Organwerte mit „Nebengeweben" andererseits darzustellen. Eingesetzt wird ein sog. Minignost-Gerät. Wissenschaftlich u. klinisch nicht geprüftes Verfahren, Form des modernen Okkultismus*. Vgl. Heilmagnetismus.

Mikro|wellen|dia|thermie (↑; gr. διά hindurch; θερμός Wärme) f: s. Hochfrequenztherapie.

Milch-Molke-Bad: Arzneibad* mit Zusatz von Milch-Molke-Pulver zur Behandlung entzündlicher Hauterkrankungen.

Milch|säure|diät (Diät*) f: syn. Kuhl-Schutzkost; sog. Krebsdiät*, die auf der Vorstellung basiert, daß die Krebszelle die Fähigkeit der Sauerstoffaufnahme verloren hat, durch Milchsäure diese jedoch wiedergewinnen kann; Verzehr von rohem Sauerkraut, Joghurt od. Buttermilch, Suppe u. einem gekeimten Weizengericht, Ziegen- od. Schafskäse (ungesalzen), Schimmelkäse, Camembert, Roquefort u. Gorgonzola; das von Kuhl empfohlene sog. milchsaure Müsli wird heute aufgrund der Schimmelbildung als gesundheitsgefährdend bzw. krebserregend eingestuft; Therapieerfolge sind wissenschaftlich nicht nachzuweisen.

Milch|schorf: s. Ekzem, atopisches.

Milch-Semmel-Diät (Diät*) f: s. Mayr-Kur.

Milieu|therapie (frz. milieu Umgebung; Therapie*) f: s. Soziotherapie.

Mille|folii flos m: s. Schafgarbe.

Mineral|stoffe: anorganische Bestandteile pflanzlicher u. tierischer Gewebe; **Funktion: 1.** Stützfunktion als Bestandteil von Skelett u Zähnen; **2.** Aufrechterhaltung des osmotischen Drucks, Erhaltung der Elektronenneutralität u. Bildung von Puffersystemen als Elektrolyte in Körperflüssigkeiten; **3.** Bestandteile biologisch wirksamer organischer Verbindungen, z. B. Iod in Schilddrüsenhormonen, Cobalt in Vitamin B_{12} u. Eisen-II-Ionen in Hämoglobin; daneben sind zahlreiche Mineralstoffe Bestandteile von Enzymen, z. B. Eisen, Kupfer, Mangan, Molybdän, Zink. Je nach Konzentration in den Körperflüssigkeiten werden Mengenelemente u. Spurenelemente* unterschieden. Obwohl der Begriff M. die Elemente beider Gruppen umfaßt, wird er im allgemeinen Sprachgebrauch vorwiegend für die Mengenelemente verwendet.

Mineral|wasser: Wasser mit >1 g Mineralstoffe/kg bzw. >250 mg Kohlendioxid/kg; Verwendung als Tafelwasser (Lebensmittel) od. Heilwasser*.

Minz|öl: s. Pfefferminzöl, japanisches.

Misch|kost: überwiegend praktizierte Kostform, die viele verschiedene Lebensmittel pflanzlichen u. tierischen Ursprungs enthält; schließt neben Nahrungsmitteln* auch Genußmittel* wie alkoholische Getränke, Tee u. Kaffee ein.

Mistel: Viscum album; parasitär wachsende Pflanze (verschiedene Wirtsbäume) aus der Familie der Mistelgewächse, Loranthaceae;

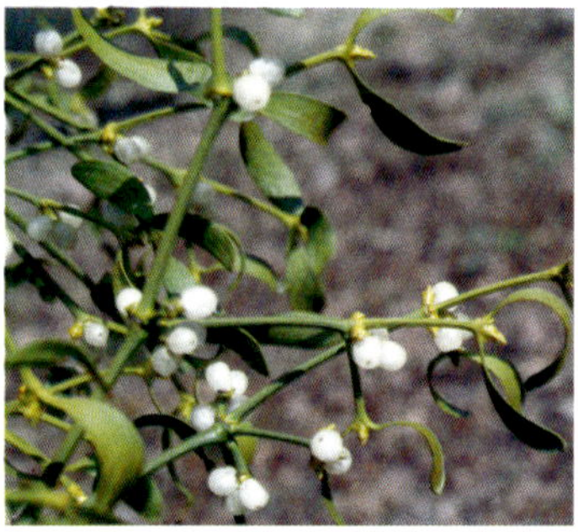

Mistel

Arzneidroge: Zweige mit Blättern, Blüten u. Früchten (Visci albi herba, Mistelkraut); **Inhaltsstoffe:** Polypeptide (Viscotoxin A_2, A_3, B), Proteine, Glykoproteine (Lektine); **Wirkung:** zytostatisch, in niedriger Dosierung unspezifisch immunstimulierend; **Verw.:** in Form von Injektionslösungen zur palliativen Behandlung von malignen Tumoren u. zur Segmenttherapie* bei entzündlich-degenerativen Gelenkerkrankungen; **traditionell** in Form oraler Zubereitungen zur Arterioskleroseprophylaxe, bei Grenzwerthypertonie, Krämpfen u. Blutungen; **NW:** bei parenteraler Verabreichung Schüttelfrost, Fieber, Kopfschmerz, pektanginöse Beschwerden, orthostatische Kreislaufstörungen, allergische Reaktionen; bei intrakutaner Injektion lokale Entzündungen evtl. bis zur Nekrose; **Kontraindikationen:** Eiweißüberempfindlichkeit, chronisch-progrediente Infektionen; **homöopathische** Verwendung der frischen Beeren u. Blätter z. B. bei Hypertonie, peripheren Durchblutungsstörungen, Arteriosklerose; im Volksglauben zählte die M. zu den dämonenabwehrenden Pflanzen.

Mistel|therapie (Therapie*) f: Behandlung der Krebskrankheit in der anthroposophischen Medizin* durch Arzneimittel aus der weißbeerigen Mistel (Viscum album), die durch einen komplexen pharmazeutischen Prozeß hergestellt werden; verschiedene Wirtsbäume (z. B. Apfel, Eiche, Birke, Tanne, Kiefer) modifizieren die Mistel u. stellen besondere Organbeziehungen her. Die Anwendung der unterschiedlich konzentrierten od. potenzierten Säfte aus Sommer- u. Winterernte erfolgt subkutan od. intravenös, oft in rhythmisch gestufter Folge der Konzentrationen od. Potenzen. Als Ausdruck der therapeutischen Wirksamkeit soll Fieber erzeugt werden.

Mittel, entgegen|gesetztes: s. Arzneimittelbeziehung.

Mittel|frequenz|therapie (Therapie*) f: s. Interferenzstromtherapie.

Mittel, galenische: pharmazeutische Zubereitungen aus Drogen, z. B. Extrakte, Destillate, Tinkturen, Latwerge, Salben u. Pflaster; im Gegensatz zu Rohdrogen (Remedia simplicia) u. chemischen Präparaten.

Mittel, gut folgendes: s. Arzneimittelbeziehung.

Mixtura solvens (lat. mixtura Mischung) f: schleimlösende Mixtur; Ammonii chlorati 5,0, Succus Liquiritiae depurati 5,0, Aqua destillata ad 200,0; **Verw.:** bei Bronchitis.

MMM: Abk. für **m**edizinische **M**ikro**m**agnetik*.

Mobilisation (lat. mobilis beweglich) f: auch Mobilisierung; **1.** krankengymnastische Maßnahmen zur körperlichen Aktivierung von Patienten, v. a. bei Bettlägerigkeit od. nach Operationen; z. B. als Aufsetzen am Bettrand u. Aufstehen mit Hilfe; als Frühmobilisation das möglichst frühe Aufstehen nach Operationen v. a. zur Thromboseprophylaxe; **2.** manuelle od. maschinelle Durchbewegung von Gelenken z. B. zur Kontrakturenprophylaxe.

Modalität (lat. modus Art, Weise) f: in der Homöopathie* Bez. für jeden Einfluß, der die Intensität, die Qualität* od. den Ort eines Symptoms bzw. das Allgemeinbefinden verändert (z. B. Kopfschmerz wird erträglicher beim Bücken, die juckende Stelle brennt nach dem Kratzen, die Mehrzahl der Beschwerden wird durch Kälteexposition intensiviert). Deutliche M. erleichtern die Differenzierung verschiedener Arzneimittelbilder beim jeweiligen Symptom.

Mönchs|pfeffer: Vitex agnus castus, Keuschlamm; Strauch aus der Familie der Verbenengewächse, Verbenaceae; **Arzneidroge:** Steinbeeren (Agni casti fructus); **Inhaltsstoffe:** Monoterpenglykoside (Aucubin, Agnusid), fettes Öl, Flavonoide; **Wirkung:** vermutlich Einfluß auf follikelstimulierendes Hormon (Abk. FSH) u. luteinisierendes Hormon (Abk. LH); in vitro Hemmung der Prolaktinsekretion; **Verw.:** alkoholische Auszüge in Fertigarzneimitteln bei Menstruationsstörun-

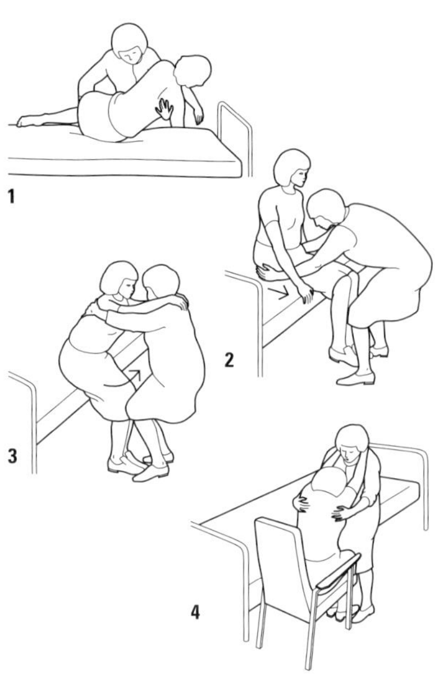

Mobilisation:
Hilfestellung beim Verlassen des Bettes: 1: Aufrichten über die kranke Seite; 2: Patienten sitzend zur Bettkante ziehen; 3: Knie u. Füße gut blockieren u. Rumpf weit nach vorne ziehen; 4: zum Hinsetzen über die kranke Seite drehen

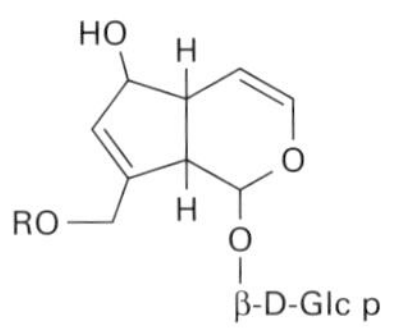

R	
H	Aucubin
HO — Benzoyl	Agnusid

Mönchspfeffer:
Monoterpenglykoside

gen, prämenstruellen Beschwerden, Mastodynie; **traditionell** als Anaphrodisiakum; keine Kontraindikationen, NW od. Wechselwirkungen bekannt; **homöopathische** Verwendung der reifen, getrockneten Früchte z. B. bei Impotenz, Hypogalaktie.

Mohn: Papaver somniferum, Schlafmohn; Staudengewächs in Kleinasien, China, Japan, Persien u. Vorderindien; der nach Ritzen der unreifen Fruchtkapseln austretende Milchsaft wird nach 8–10 Stunden abgeschabt u. bildet das Rohopium (s. Opium). Vgl. Klatschmohn.

Mohn, kalifornischer: s. Eschscholtzia.

Molekular|therapie (lat. moles Masse; Therapie*) f: von dem amerikanischen Arzt W. F. Koch begründetes Behandlungsverfahren mit ring- u. kettenförmigen Carbonylgruppen, die Freie Radikale im intrazellulären Stoffwechsel darstellen; die Carbonylgruppen-tragenden Moleküle sind aus Bausteinen der Atmungskette abgeleitet u. beeinflussen darüber molekulare Vorgänge des Intermediärstoffwechsels. Ihre Applikation soll Stoffwechselblockaden beseitigen u. die Entgiftungs- u. Abwehrfunktionen des Intermediärstoffwechsels (z. B. von Tumorzellen u. toxischen Stoffwechselprodukten) fördern. Die Arzneimittel werden in homöopathischer Form verabreicht; das Wirkungsprinzip ist jedoch substitutiv. **Anw.:** zur adjuvanten u. postoperativen Tumortherapie, bei Viruserkrankungen u. allergischen sowie autoimmunogenen u. a. Organerkrankungen. Wissenschaftlich umstrittenes Verfahren.

Molke|kur (Kur*) f: Form der naturheilkundlichen Ernährungstherapie* zur allgemeinen Beeinflussung von Stoffwechsel, Kreislauf u. Abwehr; therapeutisches Fasten mit Zufuhr von Frischmolke (Molkefasten, Energiegehalt 250 kcal/Tag) bzw. proteinangereicherter Molke (Molketrinkkur, Energiegehalt 300–350 kcal/Tag) sowie Kräutertee, Pflanzensäften u. Mineralwasser.

Molybdän n: chemisches Element, Symbol Mo, OZ 42, relative Atommasse 95,94; zur Chromgruppe gehörendes silberweißes, hartes u. sprödes zwei-, drei- u. sechswertiges Schwermetall; essentielles Spurenelement; **biochemische Funktion:** Bestandteil einiger Flavinenzyme (z. B. Xanthinoxidase, Aldehydoxidase, Sulfitoxidase); **Vork. in Nahrungsmitteln:** Hülsenfrüchte, Getreideprodukte, Gemüse u. Innereien in standortabhängiger Konzentration; **Bedarf** für Erwachsene (DGE 1991): Schätzwert 75–250 µg/Tag; **Mangelerscheinungen:** Aminosäureintoleranz od. Tachykardie durch Malabsorption; **Intoxikationen:** nicht bekannt.

Moor: Lagerstätte von Torf*; durch einen vorwiegend anaeroben Humifizierungsprozeß in einem Feuchtbiotop entstanden; je nach Klima u. geologischen Bedingungen werden mineralstoffarme Hochmoore von mineralstoffreichen Niedermooren unterschieden.

Moor|bad: aus Torf* u. Wasser zubereitetes, breiförmiges, heißes (anfangs 40 °C) Bad*; besondere Wärmeübertragung durch hohe spezifische Wärme u. konvektionslose Wärmeleitung; evtl. antiphlogistische Wirkung der Huminsäuren; **Anw.:** bei rheumatischen, entzündlichen u. degenerativen Gelenkerkrankungen sowie mangelnder endokriner Aktivität des weiblichen Organismus; **traditionelle** Verwendung von Moorlaugen-, Moorextrakt-, Moorsuspensions- u. Huminsäurebädern in nicht breiiger Form bei rheumatischen Beschwerden.

Moor|packung: meist heiße Packung aus Torf* zur Behandlung rheumatischer u. gynäkologischer Erkrankungen.

Moos, isländisches: Lichen islandicus; Flechtenthallus von Cetraria islandica; **Inhaltsstoffe:** Schleim, Flechtensäuren (Fumarprotocetrarsäure), Bitterstoffe; **Wirkung:** reizlindernd, schwach antimikrobiell; **Verw.:** bei Schleimhautreizungen im Mund- u. Rachenraum, Appetitlosigkeit; **traditionell** als Roborans u. äußerlich bei schlecht heilenden Wunden.

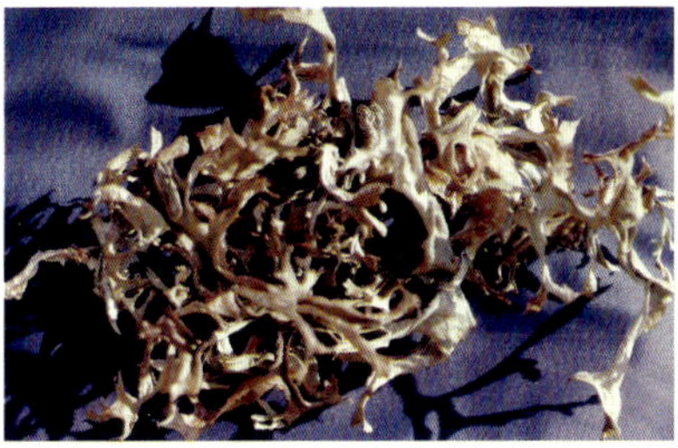

Moos, isländisches

Mora-Color|therapie (lat. color Farbe; Therapie*) f: s. Mora-Therapie.

Mora-Therapie (Therapie*) f: ein von dem Arzt Franz Morell ca. 1977 begründetes diagnostisches u. therapeutisches Verfahren, das mit ultrafeinen, patienteneigenen Schwingungen arbeitet u. im diagnostischen Bereich dem Medikamententest der Elektroakupunktur nach Voll (s. Elektroakupunktur) bzw. dem VRT*-Vegatest entspricht; geht von der Annahme aus, daß elektromagnetische Schwingungen, die in jedem Organismus u. jeder Zelle mit einem charakteristischen Schwingungsspektrum vorhanden sind, von innen sowie von außerhalb des Körpers beeinflußbar u. durch elektromagnetische Gegenschwingungen gleicher Größenordnung u. Frequenz löschbar sind. Morell entwickelte dazu ein sog. Mora-Gerät, das von der Körperoberfläche des Patienten elektromagnetische

Schwingungen abgreifen, diese in einem elektronischen System optisch entkoppeln u. modulieren sowie als therapeutische Information an den Organismus zurückgeben soll. Dabei sollen die pathologischen Informationen als Schwingungen phasengleich invertiert, d. h. umgedreht, werden u. somit zur Löschung der krankmachenden Information führen. Wie das Prinzip der „Sortierung" elektromagnetischer Schwingungen in physiologische u. pathophysiologische Informationen geschehen soll, ist nicht plausibel erklärbar. Die M.-T. soll keine Fremdenergie, d. h. keinen Stromfluß im Patienten, bei der Therapie verwenden. **Anw.:** v. a. bei Allergien, Infektionskrankheiten, Autoimmunkrankheiten, akuten u. chronischen Schmerzzuständen. **Kontraindikationen:** morphologisch irreversible Schäden. Eine Weiterentwicklung der M.-T. stellt die **Mora-Colortherapie** dar, die eine apparative Applikation von elektromagnetischen Schwingungen von Farben zu Diagnose- u. Behandlungszwecken bewirken soll. Diagnostisch wird der spontane Farbenersteindruck zur Auffindung des belasteten korrespondierenden Organsystems genutzt, therapeutisch kommen häufig die Komplementärfarben zum Einsatz. Klinisch u. wissenschaftlich umstrittene Verfahren. Die M.-T. kann als Grundlage der Bioresonanztherapie* bezeichnet werden.

Morphin (nach dem gr. Gott des Schlafes Μορφεύς) n: syn. Morphium; (5R,6S,9R,13S,14R)-4,5-Epoxy-N-methyl-7-morphinen-3,6-diol (IUPAC); Hauptalkaloid des Opiums*;

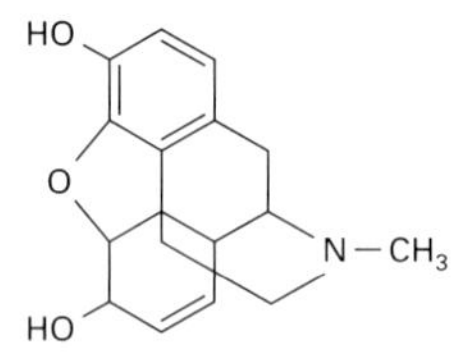

Morphin

Verw.: narkotisches Analgetikum, unterliegt dem Betäubungsmittelgesetz; **NW:** Brechreiz u. Erbrechen; s. Opiate.

Moto|therapie (lat. movere, motus bewegen, in Bewegung setzen; Therapie*) f: therapeutisches Verfahren zur Korrektur u. Kompensation psychomotorischen Fehlverhaltens u. zur Förderung nicht ausgebildeten motorischen Verhaltens; Anwendung insbesondere bei geistiger Behinderung, frühkindlichem Hirnschaden, organischem Psychosyndrom, Seh-, Hör- u. Sprachstörungen; vgl. Bewegungstherapie.

Moxa (japan. mogusa getrocknetes u. pulverisiertes Beifußkraut, Artemisia vulgaris) f: s. Moxibustion.

Moxi|bustion (↑) f: Brenntherapie mit Moxa; wesentlicher Bestandteil der Nadel- u. Brenntherapie (chinesisch Zhen-Jiu) der traditionellen chinesischen Medizin*, wobei im Westen insbesondere das Stechen bekannt ist (s. Akupunktur); abgebrannt werden getrocknete u. pulverisierte Beifußblätter (Artemisia vulgaris bzw. Artemisia officinalis; s. Beifuß), die auf einem oder mehreren Akupunkturpunkten an der Körperoberfläche angebracht, am Griff einer eingestochenen Nadel appliziert, in kleinen Wärmeöfen (sog. Moxa-Bügeleisen) auf die Haut gebügelt od. in zusammengerollter Form angezündet u. über bestimmte Akupunkturstrukturen gehalten werden. Wirksames Therapieprinzip ist die Applikation von Wärme, die in die Muskulatur dringt, die Blutzirkulation stimuliert u. so (nach der Vorstellung der traditionellen chinesischen Medizin) über die Meridiane u. Nebengefäße bis auf innere Organe einwirkt. Andere Methoden der M. verwenden anstatt des Feuers Sonnenstrahlen, die auf die Haut des Patienten gelegte Beifußblätter erhitzen; es können auch andere Substanzen verwendet werden, z. B. hautreizende Pflanzen (Ranunculus acris var. japonicus), Cantharidin, Knoblauchmus, Ingwer. **Anw.:** aufgrund der Hauptwirkungen des Tonisierens (d. h. Stärkens) u. des Wärmens insbesondere bei Kälteerkrankungen, auch bei allgemeiner Schwäche u. Kreislaufregulationsstörungen u. zur Krankheitsprophylaxe bei älteren Menschen.

Mucilaginosum (lat. mucus Schleim) n: schleimiges Arzneimittel, meist Gummis od. Pflanzenschleime enthaltend (z. B. Gummi arabicum, Leinsamen); **Verw.:** zur Verbesserung der Gleitfähigkeit von Kathetern, als Verdickungsmittel z. B. in Pastillen, bei Entzündungen der oberen Atemwege u. des Gastrointestinaltrakts.

Müdigkeit: s. Erschöpfungszustände.

Muira puama f: s. Potenzholz.

Multicom-Therapie (Therapie*) f: von dem Arzt Bodo Köhler entwickelte Form der Bioresonanztherapie*, bei der in therapeutischer Absicht mittels eines sog. Multicom-Geräts externe elektromagnetische Schwingungen auf den Patienten übertragen werden sollen; das Verfahren basiert auf der Annahme, daß ein Organismus in der Lage ist, ihm angebotene elektromagnetische Signale hinsichtlich erwünschter u. unerwünschter Frequenzen mit Zeitdifferenz ihrer Aufnahme unterscheiden zu können; das Multicom-Gerät soll deshalb dem Patienten spezifische elektromagnetische Informationen von 12 Farben, 12 Tönen u. 33 Edelsteinschwingungen logarithmisch in 36 Nuancen anbieten. Es wird weiter davon ausgegangen, daß der Organismus aus dem Angebot von sog. Heilfrequenzen sich das für ihn „Richtige" herausholt, geschwächte physiologische Schwingungen gestärkt u. sog. Energieblockaden gelöst werden. Schließlich enthält das wegen seiner Vielzahl von Frequenzen als multiresonant bezeichnete Gerät die Möglichkeit, konstitutionelle Behandlungen mit Schwingungsmustern von 12 Metallen durchzuführen. Das Verfahren ist wissenschaftlich nicht anerkannt. Vgl. Bicom-Therapie.

Multi|re|sonanz|therapie (lat. multum viel; lat. resonare widerhallen; Therapie*) f: Form der Bioresonanztherapie*, bei der mit externen, „natürlichen" Schwingungen behandelt wird. Vgl. Multicom-Therapie.

Mund|schleim|haut|entzündung: s. Stomatitis.

Musik|therapie (Therapie*) f: künstlerische Therapieform der anthroposophischen Medizin*, bei der neben dem Singen alte, leicht handhabbare Streich- (Chrotta), Zupf- (Psalter), Blas- (Schalmei) u. Schlaginstrumente (Xylophon) verwendet werden; Hauptinstrument ist die von L. Gärtner neu entwickelte Leier.

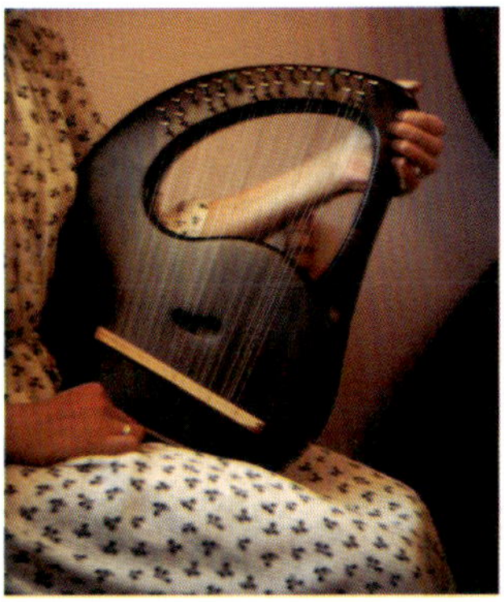

Musiktherapie:
Sopranleier

Muskat m: Myristica fragrans; immergrüner Baum aus der Familie der Myristicaceae; **Arzneidroge:** ätherisches Öl der Samen od. des Samenmantels (Myristicae aetheroleum), zusammengedrückter, getrockneter Samenmantel (Myristicae arillus, Macis, sog. Muskatblüte), aus den Samen durch Auspressen gewonnenes Fett (Myristicae oleum expressum, Muskatbutter) sowie getrocknete, vom Samenmantel u. der Samenschale befreite Samenkerne (Myristicae semen, sog. Muskatnuß); **Inhaltsstoffe:** ätherisches Muskatnußöl: Monoterpene, Monoterpenalkohole, aromatische Äther (v. a. Myristicin u. Elemicin); Macis: ätherisches Öl; Muskatbutter: 70–85 % Trimyristin (Triglyzerid der Myristinsäure); Muskatsamen: ätherisches Öl, fettes Öl, Phenylpropanoide, Saponine, Sterole; **Wirkung:** Muskatsamen u. Macis spasmolytisch, Hemmung der Prostaglandinsynthese u. der Monoaminooxidase, psychotrop (psychomimetisch u. halluzinogen durch amphetaminähnliche Umwandlungsprodukte des Myristicins u. Elemicins); **Verw.:** Samen bzw. Macis **traditionell** bei Magen-Darm-Beschwerden wie Diarrhoe, Magenkrämpfe, Darmkatarrh u. Flatulenz; Muskatbutter **traditionell** zu Einreibungen; **NW:** die Einnahme von mehr als 5 g Muskatsamen kann zu psychischen Störungen (leichte Bewußtseinsveränderungen bis intensive Halluzinationen) führen, größere Mengen wirken abortiv; laut Kommission E beim ehemaligen Bundesgesundheitsamt ist angesichts der Risiken u. nicht ausreichend belegter Wirksamkeit eine therapeutische Verwendung nicht vertretbar. **Homöopathische** Zubereitungen aus den getrockneten Samenkernen bei nervösen Beschwerden, Verdauungsstörungen u. Wahrnehmungsstörungen.

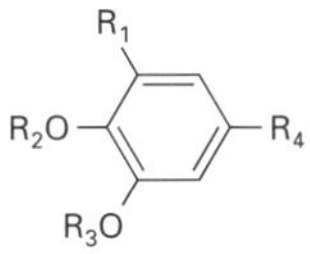

	R_1	R_2	R_3	R_4
Myristicin	$-OCH_3$	$-CH_2-$		$-CH_2-CH=CH_2$
Elemicin	$-OCH_3$	$-CH_3$	$-CH_3$	$-CH_2-CH=CH_2$

Muskat:
aromatische Ether

Muskel|entspannung nach Jacobson (lat. musculus Mäuschen): syn. progressive Relaxation*.

Muskel|kater (↑): Auftreten von Muskelschmerzen nach ungewohnter bzw. starker Beanspruchung einzelner Muskelgruppen; wahrscheinlich verursacht durch multiple kleine Muskelfaserrisse; vgl. Myalgie.

Muskel|re|flex|zonen|massage (↑; lat. reflectere, reflexus zurückbiegen) f: Abk. MRM; Massage bei Projektionssymptomen* mit spannungslösender, entkrampfender u. durchblutungsfördernder Wirkung; **Anw.:** v. a. bei Schmerzzuständen, die an der Muskulatur od. den inneren Organen lokalisiert sind; die Massagetechnik bestimmt vorwiegend die Richtung der Muskeltonusbeeinflussung.

Muskel|reiz|punkte (↑): Punkte an der Hautoberfläche, an denen Muskeln transkutan leicht durch Strom zur Elektrodiagnostik* gereizt werden können; Lage meist nahe des einen bestimmten Muskel versorgenden motorischen Nerven.

Muskel|schmerzen (↑): s. Myalgie.

Muskel|test, kinesio|logischer (↑) m: s. Kinesiologie, angewandte.

Mutter|korn: Secale cornutum; bis 35 mm langes, schwärzlich-violettes Dauermyzel des Schlauchpilzes Claviceps purpurea (Familie Clavicipitaceae), das v. a. auf Roggen parasitiert u. als gebogener Zapfen (Sklerotium) anstelle des Roggenkorns aus den Spelzen hervordrängt; **Inhaltsstoffe:** über 30 Alkaloide, darunter Säureamidalkaloide (z. B. Ergometrin) u. Peptidalkaloide (z. B. Ergotamin, Ergotoxin), fettes Öl, Farbstoffe, Amine, Ergosterol; **Verw.:** zur Gewinnung der Reinalkaloide od. Alkaloidfraktionen (s. Ergotalkaloide); seit der Antike Verwendung zur Geburtshilfe u. als Abortivum; im Mittelalter häufig epidemieartige Massenerkrankung durch mit M. verunreinigtes Brotgetreide (sog. Sankt-Antonius-Feuer od. Kribbelkrankheit); **homöopathische** Verwendung bei Parästhesien, Gangrän, Migräne, arteriosklerotischer Hypertonie, Wehenschwäche, Krampfwehen.

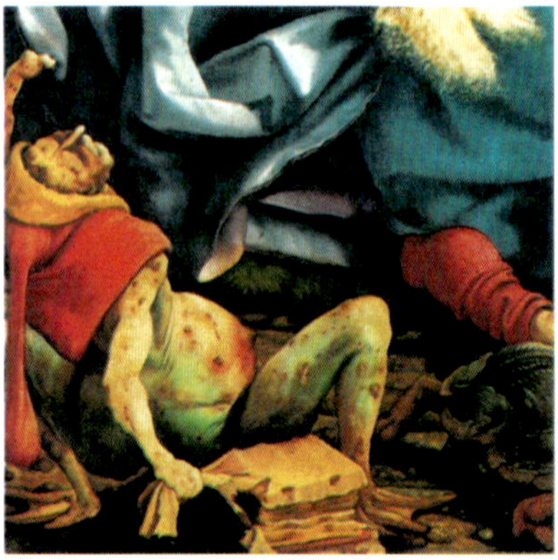

Mutterkorn:
Der Isenheimer Altar von Matthias Grünewald (Museum Unterlinden, Colmar) zeigt auf der Tafel „Die Versuchung des Hl. Antonius" diese Gestalt mit den für Mutterkornvergiftungen früher typischen Hautveränderungen.

Muzilaginosum (lat. mucus Schleim) n: Mucilaginosum*.

My|algie (gr. μῦς, μυός Muskel, Maus; -algie*) f: diffuser od. lokalisierter Muskelschmerz, häufig in Kombination mit Muskelverspannung; **Ursachen:** Überanstrengung (sog. Muskelkater), Überbeanspruchung bei Haltungsschäden, Infektionskrankheiten, Autoimmunkrankheiten (u. a. systemischer Lupus erythematodes, Polymyalgia rheumatica, Polymyositis acuta, extraartikulärer Rheumatismus), Stoffwechselkrankheiten (z. B. Addison-Krankheit), arterielle Verschlußkrankheiten, Trauma; **Therapie:** Behandlung der Grundkrankheit bzw. symptomatisch; Physiotherapie*, Interferenzstromtherapie*, äußerlich mit Franzbranntwein*, phytotherapeutisch mit Zubereitungen aus Johanniskraut*, Kiefernöl (s. Kiefer) u. Pfefferminzöl*, traditionell aus Capsicum, Citronellgras u. Hundszunge, homöopathisch aus Aconitum napellus u. Cimicifuga racemosa.

Myristica fragrans f: Muskat*.

Myroxylon balsamum n: s. Tolubalsam.

Myrrhe: Commiphora molmol; Baum aus der Familie der Burseraceae; **Arzneidroge:** aus der Rinde ausgetretenes u. an der Luft getrocknetes Gummiharz (Myrrha, Gummi Myrrha); **Inhaltsstoffe:** ätherisches Öl mit Furanosesquiterpenen, äthanollösliches Harz, in Äthanol unlöslicher Rohschleim; **Wirkung:** adstringierend; **Verw.:** in Form von Pinselungen zur lokalen Behandlung leichter Entzündungen der Mund- u. Rachenschleimhaut; **traditionell** auch innerlich als Karminativum u. Expektorans, bei unspezifischen Darminfektionen, zur Behandlung von Wunden u. Geschwüren, in der Kosmetik zur Parfümierung von Seifen, Mundwässern, Zahnpasten u. als Fixatur; **NW:** bei unverdünnter Anwendung von Myrrhentinktur können vorübergehend leichtes Brennen u. Geschmacksirritationen auftreten.

Myrtilli fructus m: Frucht der Heidelbeere*.

Mystik (gr. μυστικός Geheimlehren betreffend) f: Bez. für religiöses Verhalten, bei dem eine Verbindung mit dem Göttlichen od. dem Kosmischen (meist durch Meditation* u. bewußte Verzichtleistungen) versucht wird, um in den Zustand des kosmischen u. universalen Bewußtseins einzutreten.

N

Nacht|kerzen|öl: fettes Öl aus den Samen der Nachtkerze (Oenothera biennis); enthält ca. 9 % γ-Linolensäure; **Verw.:** standardisierte Präparate bei prämenstruellem Syndrom u. zur unterstützenden Behandlung des atopischen Ekzems.

Nadel: s. Akupunkturnadeln.

Nähr|stoff|anreicherung: Hinzufügung von Nährstoffen* (z. B. Vitamine, Mineralstoffe u. Aminosäuren), um Verarbeitungsverluste auszugleichen bzw. den physiologischen Wert von Lebensmitteln zu verbessern; auch zur Verbesserung der Haltbarkeit von Lebensmitteln.

Nähr|stoff|bedarf: **1.** Menge eines Nährstoffs, die für die Aufrechterhaltung aller Körperfunktionen des Organismus benötigt wird; individuell verschieden u. abhängig von Geschlecht, Alter, Wachstum, Gesundheitszustand, Grundumsatz, Wärmehaushalt, Schwangerschaft, genetischer Disposition, Interaktionen zwischen den Nährstoffen, körperlicher Aktivität u. Klima; **2.** Definition der FAO/WHO: N. ist die geringste Menge eines Nährstoffs, die im Durchschnitt eines mäßig langen, für die einzelnen Nährstoffe unterschiedlichen Zeitraums (Wochen, Monate) resorbiert od. verzehrt werden muß, um einen angemessenen Ernährungszustand zu gewährleisten.

Nähr|stoff|dichte: Hilfsrechengröße zur Beurteilung der ernährungsphysiologischen Qualität eines Lebensmittels bzw. einer Ernährung als Nährstofflieferant u. der Eignung zur Bedarfsdeckung sowie zur Gestaltung einer vollwertigen Ernährung, insbesondere bei einer Reduktionsdiät* u. in der Ernährung von Kindern, Schwangeren, Stillenden sowie älteren Menschen; Berechnung aus dem Quotienten von Nährstoffgehalt* (in Gewichtseinheiten) u. Energiegehalt* (pro 1000 J bzw. 1000 kcal) eines Lebensmittels.

Nähr|stoffe: organische u. anorganische Nahrungsbestandteile, die während des Verdauungsprozesses z. T. aufgespalten u. für den Aufbau, die Erhaltung u. den Abbau von Körpersubstanz sowie zur Energiegewinnung verwertet werden; **1.** energieliefernde N. (Hauptnährstoffe): Proteine, Fette, Kohlenhydrate u. Alkohol; **2.** essentielle N.: Vitamine, essentielle Aminosäuren u. Fettsäuren, Mineralstoffe u. Wasser. N. bestimmen den Nährwert* einzelner Nahrungsmittel*, zusammengesetzter Speisen od. Getränke.

Nähr|stoff|gehalt: Menge an Nährstoffen in einem Lebensmittel od. einer Kost; Beeinträchtigung z. B. durch Lagerung, Zubereitung od. Licht; vgl. Nährstoffdichte.

Nähr|stoff|verlust: Verminderung des Nährstoffgehalts* der Nahrung durch innere (Bakterien, Enzyme) od. äußere Faktoren wie Lagerung, industrielle Verarbeitung (z. B. Schälen u. Polieren von Reis, Ausmahlen von Getreide, Blanchieren von Gemüse für Konserven u. Tiefkühlkost*) sowie küchentechnische Verarbeitung wie Schälen u. Garen.

Nähr|stoff|zufuhr, empfohlene: auch wünschenswerte Nährstoffzufuhr, (engl.) recommended dietary allowances (Abk. RDA); Nahrungsenergie- u. Nährstoffmengen, von denen angenommen wird, daß sie ausreichen, nahezu die gesamte Bevölkerung vor Gesundheitsstörungen zu schützen; ermittelt werden die Werte aus dem Mindestbedarf (Durchschnittsbedarf aus laborexperimentell-biochemischen, klinischen od. rein empirischen Daten), einem Mehrbedarf u. einem Sicherheitszuschlag; Zufuhrempfehlungen werden für die Bundesrepublik Deutschland von der Deutschen* Gesellschaft für Ernährung, international von der FAO/WHO (Handbook on Human Nutritional Requirements) sowie von vielen nationalen u. regionalen Organisationen herausgegeben.

Nähr|wert: Wert eines Nahrungsmittels einerseits als Baustoff für Bildung u. Erneuerung von Körperzellen, andererseits als Betriebsstoff für den Stoffwechsel zur Erzeugung von Energie (physiologischer Brennwert*); der chemische N. wird in Joule* (früher Kalorie*) gemessen u. bewertet.

Nahrung: jeder Stoff, der vom lebenden Organismus zur Aufrechterhaltung des Stoffwechsels u. Energiehaushalts eine unbegrenzte Zeit ohne schädigende Folgen aufgenommen u. metabolisiert werden kann. Der Begriff N. ist an den potentiellen, nicht an den effektiven Verwendungszweck der Ernährung* gebunden.

Nahrungs|en|ergie|bedarf (gr. ἐνέργεια Tätigkeit, Wirksamkeit): s. Energiebedarf.

Nahrungs|en|ergie|gehalt (↑): s. Energiegehalt.

Nahrungs|karenz (lat. carere entbehren) f: s. Fasten, Nulldiät.

Nahrungs|kette: Folge von als Nahrung dienenden Organismen, in denen bestimmte Schadstoffe (z. B. Gifte, Schwermetalle, Radionuklide) gespeichert (u. U. in steigender Konzentration) u. an in der Kette folgende Glieder weitergegeben werden können; daran beteiligt sind Produzenten (Pflanzen, die organische Substanzen bilden), Konsumenten 1. Ordnung (Herbivoren) u. 2. Ordnung (Karnivoren) sowie Destruenten (Bakterien u. Pilze, die organische Substanzen abbauen). Beispiel für die Anreicherung eines sogenannten Umweltgifts (polychlorierte Biphenyle) in einer N. (in mg/kg): Nordseewasser (0,000 0011–0,000 0031) → Plankton (8–10) → Fische (0,8–37) → Seevögel (110), Meeressäuger (160).

Nahrungs|mittel: alle natürlich vorkommenden od. künstlich erzeugten Produkte pflanzlicher od. tierischer Herkunft od. Mischungen daraus, die im Gegensatz zu den Genußmitteln* dem Organismus die essentiellen Nährstoffe zur Aufrechterhaltung seiner Funktion liefern. Neben den verwertbaren Bestandteilen bestehen sie aus unverdaulichen Nahrungsinhaltsstoffen (Ballaststoffe*) u. Wirkstoffen (sekundäre Pflanzenstoffe*). Im allgemeinen Sprachgebrauch werden die Begriffe Lebensmittel* u. N. synonym verwendet.

Nahrungs|mittel|all|ergie (Allergen*) f: s. Lebensmittelallergie.

Nasen|aku|punktur (Akupunktur*) f: s. Akupunktur.

Nasen|neben|höhlen|entzündung: s. Sinusitis.

Nasen|re|flex|zonen|therapie (lat. reflectere, reflexus zurückbiegen; Therapie*) f: ein auf W. Fließ (1893,1926) zurückgehendes Verfahren der lokalen Reizung (Kauterisation, Cocain) endonasaler Reaktionsstellen der Nasenschleimhaut mit dem Zweck der therapeutischen Beeinflussung fernliegender Krankheitssymptome. Die verschiedenen reflektorischen Beziehungen der Nasenmuschel zum Gesamtorganismus werden in vier Reflexzonen eingeteilt: Urogenital-, Digestions-, Zervikal- u. respiratorische Zone. Die N. wird heute meist durch Reizung mittels ätherischer Öle (aufgetragen mit Wattestäbchen) od. als Modifikation nach Krack mit einer Vibrationsmassage durchgeführt. Neben der endonasalen Form gibt es noch die von Gleditsch (1983) beschriebene Behandlung über Reflexzonen der äußeren Nase, deren Reaktionspunkte (Akupunkturpunkte) ungefähr in drei Markierungslinien über der Nase topographisch angeordnet sind.

Nasturtium officinale n: Brunnenkresse*.

Natrium n: chemisches Element, Symbol Na, OZ 11, relative Atommasse 22,990; mit Sauerstoff u. Wasser heftig reagierendes, an der Luft unbeständiges einwertiges, silberweißes Alkalimetall; **biochemische Funktion:** als wichtigstes Kation des Extrazellulärraums an der Aufrechterhaltung des osmotischen Drucks beteiligt; beeinflußt Zellpermeabilität, Muskelreizbarkeit u. -kontraktion, Säure-Basen-Haushalt, Absorption von Monosacchariden u. Aminosäuren u. ist Bestandteil von Verdauungssäften u. Aktivator einiger Enzyme; **Vork. in Nahrungsmitteln:** hoher Gehalt in verarbeiteten Lebensmitteln, z. B. Fleisch- u. Wurstwaren, Hartkäse, Dosengemüse, Brot u. Fertigsaucen, durch den Zusatz von Kochsalz (NaCl) bei der Verarbeitung; **Bedarf** für Erwachsene (DGE 1991): geschätzter täglicher Mindestbedarf ca. 550 mg (1 g NaCl = 400 mg Na); eine Kochsalzzufuhr von 5 g/Tag gilt als ausreichend, von einer Zufuhr über 10 g ist abzuraten. **Mangelerscheinungen:** Hypotonie, Tachykardie, Apathie u. Muskelkrämpfe durch z. B. starke Durchfälle, anhaltendes Erbrechen, starkes Schwitzen, Reabsorptionsstörungen der Niere, Polyurie bzw. massive therapeutische Diurese; alimentär nicht bekannt; übermäßige Natriumzufuhr kann bei Personen mit genetischer Veranlagung Hypertonie begünstigen; weitere klinische Symptome einer erhöhten Na-Konzentration sind motorische Unruhe, Ödembildung, Schwindel u. Erbrechen, Übererregbarkeit der Muskulatur sowie Haut- u. Schleimhautaustrocknung. **Referenzbereich:** 135–145 mmol/l Serum.

Natrium|sulfat n: Natrium sulfuricum ($Na_2SO_4 \cdot 10H_2O$), Glauber-Salz; **Verw.:** oral als (salinisches) Abführmittel.

Natur|heil|kunde (lat. natura Natur, natürliche Beschaffenheit, Weltall): Lehre von der Behandlung u. Vorbeugung von Krankheiten unter Einsatz von der natürlichen Umwelt entnommenen u. naturbelassenen Heilmitteln: physikalische Reize (Licht, Luft, Wärme/Kälte, Bewegung/Ruhe; vgl. Physiotherapie), alimentäre Faktoren (vgl. Ernährungstherapie), pflanzliche u. a. natürliche Arzneistoffe (vgl. Phytotherapie) sowie psychosoziale Einflußfaktoren (Gespräche, Beratung in Fragen der Lebensführung; vgl. Ordnungstherapie); vgl. Heilverfahren, alternative.

Naturismus (↑) m: Bez. für eine Orientierung auf aus der Natur stammende Faktoren wie Licht, Luft, Erde, Wasser u. Pflanzen.

NBT: Abk. für **ne**o**b**ioelektronische **T**herapie; s. Neobioelektronik nach Schramm.

Neben|sym|ptom (Symptom*) n: **1.** ältere Bez. für ein unter einer homöopathischen Therapie auftretendes Prüfungssymptom*; **2.** neben den Hauptbeschwerden bestehende Abweichung vom gesunden Zustand.

Neben|wirkung: Abk. NW; besser unerwünschte Arzneimittelwirkung (Abk. UAW); die Wirkung eines Pharmakons, die (neben der erwünschten Hauptwirkung) diesem Medikament ebenfalls eigentümlich, aber nicht erwünscht ist u. unter Umständen zur

Änderung od. Absetzung der Therapie zwingen kann.

Negativ|liste: Liste von Arzneimitteln bzw. Indikationen, die nach § 34 SGB V von der Erstattung durch die gesetzlichen Krankenkassen ausgeschlossen sind.

Nelken|öl: Caryophylli aetheroleum; ätherisches Öl aus den Blütenknospen von Syzygium aromaticum (Gewürznelkenbaum, Familie Myrtengewächse, Myrtaceae) mit dem Phenylpropanderivat Eugenol als Hauptkomponente; **Wirkung:** antiseptisch, lokal hautreizend u. anästhesierend; **Verw.:** als Insektenrepellent, in der Zahnmedizin zusammen mit Zinkoxid als provisorische Zahnfüllung, Antiseptikum, Desinfizienz u. Aromatikum in Mund- u. Zahnwässern; **homöopathische** Verwendung der getrockneten Blütenknospen z. B. bei Diabetes mellitus.

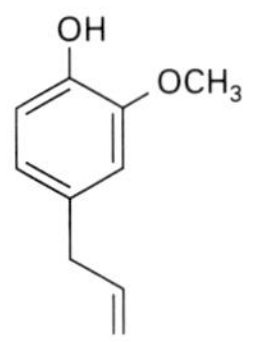

Nelkenöl:
Eugenol

Nelken|wurz: Geum urbanum, syn. Caryophyllata officinalis; Staude aus der Familie der Rosengewächse, Rosaceae; **Arzneidrogen:** getrocknetes blühendes Kraut (Gei urbani herba, Caryophyllatae herba) u. unterirdische Teile (Gei urbani rhizoma, Caryophyllatae rhizoma); **Inhaltsstoffe:** in Blättern u. Wurzeln Gerbstoffe (v. a. Gallotannine), Sesquiterpene (Germacranolide) in den Blättern, in den Wurzeln ätherisches Öl, Kohlenhydrate, organische Säuren (Äpfel-, Chlorogen-, Zitronen- u. Kaffeesäure); **Wirkung:** adstringierend; **Verw.: traditionell** als Aufguß innerlich bei Diarrhoe, Verdauungsbeschwerden, Appetitlosigkeit sowie äußerlich bei Schleimhaut- u. Zahnfleischentzündungen, Frostbeulen u. Hämorrhoiden; **homöopathische** Zubereitungen aus getrockneten unterirdischen Teilen bei Entzündungen der Harnblase u. Harnröhre.

Neo|bio|elektronik nach Schramm (gr. νέος neu; Bio-*; gr. ἤλεκτρον Bernstein, an dem zuerst elektrostatische Kräfte beobachtet wurden; Erwin Sch., Arzt, geb. 1921) f: auch neobioelektronische Therapie (Abk. NBT); Modifikation u. Weiterentwicklung des Medikamententests der Elektroakupunktur nach Voll (s. Elektroakupunktur); beruht auf der grundsätzlichen Annahme, an definierten Akupunktur- u. Calligaris-Punkten (s. Calligaris-Methode) der Akren diverse Testmedikamente mittels eines Testgeräts bioenergetisch abgleichen zu können. Dabei wird ein Filtersystem verwendet, das dem elekrischen Widerstandsmeßgerät vorgeschaltet ist u. mit dessen Hilfe bioelektronische Informationen in Yin- u. Yang-Bereiche differenzierbar sein sollen. Dies soll Schramm durch das Auffinden homöopathischer Analogiearzneien zu den einzelnen Meridianen möglich gewesen sein. Er führte als Test I (alle Yin-Meridiane) einen Diagnosetest u. als Test II (alle Yang-Meridiane) einen Therapietest ein. Spezielle Untertesteinheiten (z. B. der sog. Edelsteintest, bei dem jedes Organ einem anderen Edelstein entsprechen soll) u. der Einsatz von Farbschwingungsmustern sind Beispiele für die ca. 70 Einzeltestelemente des Diagnosetests der NBT. Der Therapietest zielt auf die mesenchymalen, d. h. bindegewebigen Austauschmöglichkeiten u. begrenzt die Anzahl der zu verabreichenden Medikamente. **Anw.:** s. Elektroakupunktur. Wissenschaftlich nicht belegtes u. umstrittenes Verfahren.

Nephro|lithiasis (gr. νεφρός Niere; λίθος Stein; -iasis*) f: Nierensteinkrankheit; Bildung von Konkrementen in den Tubuli der Niere, dem Nierenbecken u. den ableitenden Harnwegen; **Pathogenese:** ungeklärt; extrarenale begünstigende Faktoren sind u. a. Ernährung (bei eiweiß- u. fettarmer, wasserreicher Kohlenhydratkost sind Nierensteine selten), endokrine Störungen des Calciumstoffwechsels (z. B. bei Hyperparathyreoidismus) u. Störungen des Harnsäurestoffwechsels. Die Größe der Nierensteine reicht von Grieß-, Reiskorn-, Linsen- u. Erbsengröße bis zum Ausgußstein od. Korallenstein, der das ganze Nierenbecken ausfüllen kann. **Klinik:** Auftreten von Symptomen v. a. bei Steinwanderung; **1.** akuter Steinanfall (sog. Nierenkolik): heftigste, anfallsweise auftretende, krampfartige (selten eher dumpfe) Schmerzen; Häufigkeit u. Dauer der Anfälle verschieden (Minuten bis Stunden); u. U. Erbrechen, Bauchdeckenspannung, reflektorischer Ileus, Frösteln od. Schüttelfrost bei kleinem frequentem Puls ohne wesentliche Temperatursteigerung, Harndrang bei verminderter Harnmenge, reflektorische Anurie; nach kurzer Zeit meist schon makroskopisch sichtbare Hämaturie (fehlt bei komplettem Ureterverschluß). Bei akutem Anfall kommt es in der Mehrzahl der Fälle zum Abgang des Steins. **2.** Chronische N. (sog. Steinleiden): Koliken bleiben meist aus, wenn das Konkrement eine Größe erreicht hat, bei der es nicht mehr zur Einklemmung kommen kann; bakterielle Infektionen führen häufig zu Komplikationen (Pyelonephritis, Urosepsis, Schrumpfniere). Die Symptome sind wenig ausgeprägt; dumpfer Druck in der Nierengegend, auch unbestimmte Schmerzen im Verlauf des Ureters; **Diagnostik:** Ultraschall- u. Röntgendiagnostik, Computertomographie; **Therapie:** Schlingenextraktion, Stoßwellenlithotripsie, Urolitholyse od. Operation; aus dem Bereich der Naturheilkunde u. alternativen Heilverfahren wird eine Behandlung mit Darmbad* bei Harnleitersteinen, Periostmassage*, Zitronenkur* u. bei Nierengrieß phytotherapeutisch mit Birke*, Brennessel*, Goldrute*, dorniger Hauhechel*, Orthosiphon* u. Schachtelhalm* angegeben; auch traditionell mit Besenginster, Bucco, Färberginster, Klette, Odermennig, Petersilie u. Quecke sowie homöopathisch mit Zubereitungen aus Hirtentäschel, Krapp, Spargel u. Terpentin.

Nerium Oleander n: Oleander*.

Nerven|entzündung (lat. nervus Sehne, Muskel, Band, Energie): Neuritis*.

Nerven|punkt|massage (↑) f: Sonderform der Reflexzonenmassage*, bei der bestimmte, verhärtete Stellen in den Head*-Zonen punktuell massiert werden.

Nerven|schmerzen (↑) n: s. Neuralgie.

Nerven-Sinnes|system (↑) n: s. Dreigliederung, funktionale.

Nervinum (↑) n: Nervenheilmittel; Einteilung in N. mit anregender (Exzitatiantium, Analeptikum), krampfstillender (Antispasmodikum, Spasmolytikum), schmerzstillender (Antineuralgikum) u. beruhigender Wirkung (Sedativum).

Neu|bildung, bös|artige: s. Krebs.

Neur-: auch Neuro-; Wortteil mit der Bedeutung Nerven, Sehne, Muskelband; von gr. νεῦρον.

Neur|algie (↑; -algie*) f: allgemeine Bez. für Schmerzsyndrome, die auf das Ausbreitungsgebiet eines Nerven beschränkt sind, z. B. Ischialgie, Trigeminusneuralgie; **Therapie:** aus dem Bereich der Naturheilkunde Kataplasma* u. petechiale Saugmassage*; phytotherapeutisch kann eine Behandlung mit Zubereitungen aus Fichte*, Lärche*, Latschenkiefer* u. Terpentin*, traditionell z. B. auch aus Angelika, Chinarinde, Hundszunge, Koriander u. Primel sowie homöopathisch aus Aconitum napellus, Alpenrose, Bitterklee, Gelsemium, Johanniskraut, Kaffee u. Koloquinthe in Betracht gezogen werden. Vgl. Schmerztherapie.

Neural|patho|logie (↑; Patho-*; -logie*) f: Krankheitslehre (Ricker, Speransky), nach der pathologische Prozesse durch Reaktionen des Zentralnervensystems vermittelt werden, da alle Reize primär auf das Zentralnervensystem einwirken; vgl. Relationspathologie.

Neural|therapie (↑; Therapie*) f: auch N. nach Huneke, therapeutische Lokalanästhesie; Ausschaltung hypothetischer Störfelder (s. Irritationszentrum, chronisches) durch die Injektion von Lokalanästhetika (Procain, Lidocain) unter der Vorstellung, daß durch die sog. Entblockung einer vermuteten, nerval vermittelten Ursache/Wirkungsbeziehung zwischen Störfeld u. erkranktem Organ natürliche Heilung einsetzen kann. Die Wirkung soll unmittelbar u. für mindestens 16 Stunden anhalten (sog. Sekundenphänomen); dies wird als sicheres Zeichen für das Auffinden des für die Beschwerden verantwortlichen Störfelds gewertet. Vgl. Segmenttherapie.

Neuritis (↑; -itis*) f: Entzündung von Hirnnerven od. peripheren Nerven; **Einteilung: 1.** nach dem Verlauf in akute u. chronische N.; **2.** nach den Symptomen in motorische, sensible u. gemischte N.; **3.** nach der Lokalisation in Mononeuritis, Radikulitis u. Polyneuritis; **Symptome:** Parästhesien, Sensibilitätsstörungen, Lähmungen, vegetativ-trophische Störungen entsprechend dem Innervationsgebiet der betroffenen Nerven; **Therapie:** aus dem Bereich der alternativen Heilverfahren wird eine Behandlung mit dem Baunscheidt*-Verfahren, traditionell mit Zubereitungen aus Bruchkraut, Cardiospermum u. Eschscholtzia sowie homöopathisch aus Koloquinthe angegeben.

Neuro|dermitis a|topica (↑; gr. δέρμα Haut, Fell; -itis*) f: syn. atopisches Ekzem*.

Neuro|pathie (↑; -pathie*) f: Nervenleiden, Erkrankung peripherer Nerven; s. Neuralgie, Neuritis.

Neurose (↑; -osis*) f: Bez. für eine psychische Störung, die infolge eines verdrängten biographischen Entwicklungskonflikts entsteht u. mit funktionellen Erlebnisstörungen einhergeht (bei fließenden Übergängen zwischen neurotischen Merkmalen Gesunder u. neurotischen Störungen von Krankheits- u. Behandlungswert); **Formen:** Angstneurose, Charakterneurose, Konversionsneurose, Organneurose, Zwangsneurose, neurotische Depression, Hysterie u. a.; **Therapie:** Psychotherapie* (z. B. katathymes Bilderleben*) u. progressive Relaxation*; nur erforderlich, wenn die N. intra- u. interpsychisch nicht integrierbar ist u. Leidensdruck, objektivierbare Beeinträchtigung u. Therapiemotivation der Betroffenen bestehen. Vgl. Psychose.

Niacin n: Sammelbezeichnung für Derivate der Pyridin-3-Carbonsäure mit einer Antipellagra-Wirkung; Gruppe wasserlöslicher Vitamine, zu denen Nicotinsäure, Nicotinsäureamid u. die biologisch aktiven Coenzyme Nicotinamid-Adenin-Dinucleotid (Abk. NAD) u. Nicotinamid-Adenin-Dinucleotid-Phosphat (Abk. NADP) zählen; **biochemische Funktion:** als NAD bzw. NADP Coenzyme wasserstoffübertragender Enzyme (z. B. Dehydrogenasen) u. somit am Auf- u. Abbau von Kohlenhydraten, Fettsäuren u. Aminosäuren beteiligt. **Vork. in Nahrungsmitteln:** Nicotinsäure überwiegend in Pflanzen (Vollkorngetreideprodukte, besonders Weizenvollkorn, u. gerösteter Kaffee), Nicotinsäureamid in Tieren (insbesondere Innereien u. Fisch); **Bedarf** für Erwachsene (DGE 1991): Männer 18 mg Niacinäquivalent/Tag, Frauen 15 mg Niacinäquivalent/Tag; 1 mg Niacinäquivalent entspricht 60 mg Tryptophan; da N. aus Tryptophan synthetisiert werden kann, ist der Bedarf u. a. auch von der Höhe der Tryptophanzufuhr abhängig. **Mangelerscheinungen:** Bei Mangel- od. Fehlernährung (z. B. einseitiger Verzehr von tryptophanarmen Maisprodukten, Alkoholkrankheit), Malabsorption (z. B. Hartnup-Syndrom), erhöhtem Bedarf (z. B. Schwangerschaft, Stillzeit) od. längerer Medikamenteneinnahme (z. B. von Isoniazid, Salicylamid, Paracetamol, Diazepam, Phenytoin, Phenobarbital, Azathioprin, Mercaptopurin) kann es zu Pellagra (Dermatitis, Diarrhoe, Schleimhautveränderungen, depressive Psychose) kommen. **Hypervitaminosen:** weder alimentär noch bei therapeutischer Anwendung hoher Dosierungen von Nicotinamid bekannt; große Mengen an Nicotinsäure wirken dagegen vasodilatierend, können die Fibrinolyseaktivität des Bluts steigern, beeinflussen den Lipoprotein- sowie Kohlenhydratstoffwechsel u. verursachen Hautrötungen u. Hitzegefühl.

Niauli: Melaleuca viridiflora, Melaleuca quinquenervia, Melaleuca leucadendra; Bäume aus der Familie der Myrtengewächse, Myrtaceae; **Arzneidroge:** aus den Blättern gewonnenes ätherisches Öl (N. aetheroleum); Inhaltsstoffe, Wirkung, Verwendung, Nebenwirkungen, Wechselwirkungen u. Kontraindikationen: s. Cajeput.

Nickel n: chemisches Element, Symbol Ni, OZ 28, relative Atommasse 58,70; zur Eisengruppe gehörendes, silberweißes, zwei-, drei- u. vierwertiges Schwermetall; möglicherweise essentielles Spurenelement; **biochemische Funktion:** Aktivator der Dipeptidasen u. Phosphatasen; Bestandteil einiger Metalloenzyme (z. B. Laktatdehydrogenase, Alkoholdehydrogenase, Malatdehydrogenase); **Vork. in Nahrungsmitteln:** höherer Nickelgehalt in pflanzlichen (Obst, Gemüse, Getreide, Hülsenfrüchte, Tee, Kakao) als in tierischen Lebensmitteln; **Bedarf** bisher nicht bekannt; **Mangelerscheinungen:** Wachstums- u. Wundheilungsverzögerung, Störung der Hämatopoese; **Intoxikationen:** alimentär nicht bekannt; allergische u. entzündliche Reaktionen bei oraler Aufnahme, Inhalation bzw. Hautkontakt; Präkanzerosen u. Karzinome v. a. an Haut, Schleimhäuten u. Respirationstrakt.

Nicotin n: (S)-3-(1-Methyl-2-pyrrolidinyl)-pyridin (IUPAC); Nikotin; Alkaloid in der Tabakpflanze (Nicotiana tabacum; vgl. Tabak), wirkt an der postsynaptischen Membran der Ganglien in kleinen Konzentrationen erregend, in größeren lähmend (Ganglienblokker); tödliche Dosis bei oraler Aufnahme ca. 1 mg/kg Körpergewicht (in 3–5 Zigaretten enthalten); vom N. gelangen ca. 30 % in den Rauch, davon werden ca. 5 % bei Mundrauchen von Zigaretten, 70 % bei mäßigem Inhalieren, 95 % bei kräftigem Inhalieren u. 60 % beim Mundrauchen von Zigarren resorbiert; schneller Abbau im Organismus (Halbwertzeit 2 Stunden); bei wiederholter Zufuhr Gewöhnung (Raucher zwei- bis dreimal weniger empfindlich als Nichtraucher); es besteht ein Zusammenhang zwischen Nicotinaufnahme während der Schwangerschaft u. der Häufigkeit von Mangelgeburten. N. geht in die Muttermilch über. Therapeutische Anwendung in Pflastern u. Kaugummis zur Nicotinentwöhnung.

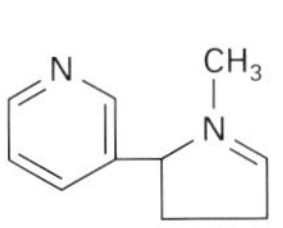

Nicotin

Nicotinsäure: s. Niacin.

Niederfrequenztherapie (Therapie*) f: Form der Elektrotherapie* mit niederfrequenten Impulsströmen (Faradisation*, Elektrogymnastik*, Exponentialstrom*, Schwellstrom*) od. mit diadynamischen Strömen (sog. Bernard-Ströme) als Kombination von Gleichstrom (Basisstrom) u. Impulsstromkomponenten (gleichgerichtete, frequenzmodulierte Wechselströme mit einer Frequenz von 50 u. 100 Hz u. einer Impulsdauer von 10 ms); **Wirkungen:** schmerzlindernd, hyperämisierend, detonisierend auf verspannte Muskeln.

Nierenerkrankungen: allgemeine Sammelbezeichnung für Erkrankungen der Niere bzw. oberen Harnwege; aus dem Bereich der Phytotherapie werden zur Behandlung von N. traditionell eine Vielzahl von Drogen angewendet, z. B. Zubereitungen aus Berberitze, Ehrenpreis, Fichte, Gartenbohne, Grindelia, Heidekraut, Lungenkraut, Mädesüß, Rosmarin, Schafgarbe, Vogelknöterich u. gemeinem Weißdorn, homöopathisch auch aus Bärentraube, Berberitze, Cantharidin, Sarsaparille u. Schachtelhalm; ernährungstherapeutisch diätetische Lebensmittel*, Kartoffel*-Ei-Diät, Schwedendiät* u. Trinkkur*; vgl. Harnwegerkrankungen, Nephrolithiasis.

Nierensteine: s. Nephrolithiasis.

Nikotin n: Nicotin*.

NLP: Abk. für **n**euro**l**inguistisches **P**rogrammieren*.

NOEL: Abk. für (engl.) **No*** **o**bserved **e**ffect **l**evel.

Nogier-Reflex (lat. reflectere, reflexus zurückbiegen) m: syn. aurikulokardialer Reflex; Bez. für eine registrierbare periphere Gefäßreaktion i. S. einer Veränderung der Pulswelle am Radialispuls bei Reizung eines irritierten Punkts z. B. im Zahn- u. Kieferbereich od. am Ohr; der N.-R. ist als „An- od. Abschwellen" i. S. der Verschiebung der Pulswellenamplitude zu spüren u. wird als vaskulär autonomer Reflex gedeutet. Er soll Auskunft geben über die „energetische Situation“ des Patienten u. kann zur Störfeldsuche eingesetzt werden. Da nicht das Herz, sondern das Gefäß reagiert, ist die Bezeichnung „kardial“ irreführend.

No observed effect level (engl. Konzentration ohne erkennbare Wirkung) n: Abk. NOEL; international gebräuchliche Bez. derjenigen Menge einer Substanz (z. B. eines Pestizids) in g od. mg/kg Körpergewicht, die bei toxikologischen Tests über längere Zeit bei keinem Tier aus einer größeren Anzahl von Versuchstieren eine Wirkung hervorruft; aus dem NOEL-Wert wird unter Verwendung eines Sicherheitsfaktors (meist 100) der ADI-Wert (s. Acceptable daily intake) für den Durchschnittsmenschen errechnet.

Normal|gewicht: nicht einheitlich definierte Bez. für das unter gesundheitlichen Gesichtspunkten angestrebte Körpergewicht* eines Menschen; häufig wird das N. für Erwachsene mit Hilfe der Broca*-Formel berechnet; neuerdings wird das Body* mass index als Maßstab verwendet.

Nosode (gr. νόσος Krankheit) f: Arzneimittel, das aus Eiter, Sputum, Tonsillenexprimaten od. erkrankten Organen hergestellt u. in Verdünnungen bzw. Potenzen zur Behandlung des gleichen Leidens i. S. einer Impfung od. zur homöopathischen Therapie angewendet wird; die klassischen N. der Homöopathie* sind **Psorinum** (Inhalt von Scabiesbläschen), **Medorrhinum** (gonorrhoisches Urethralsekret) u. **Luesinum** (Sekret aus syphilitischem Schanker). Weitere N. (z. B. Sinusitisnosode: eitriges Exkret von Stirnhöhleneiterungen) sind heute Bestandteil der homöopathischen Materia* medica u. in homöopathischen Komplexpräparaten enthalten. **Anw.: 1.** bei vorliegendem Arzneimittelbild* nach dem Ähnlichkeitsprinzip*; **2.** bei vermuteter Blokkade* durch inapparente Restzustände abgelaufener Erkrankungen in der Eigen- u. Familienanamnese zur Wiederherstellung der Reaktionsfähigkeit. Vgl. Impfnosode.

Not|fall|tropfen: s. Rescue.

Novel food (engl. neuartige Nahrung) n: von der EG-Kommission i. R. der sog. Novel-food-Verordnung verwendeter Begriff, der gentechnisch hergestellte Lebensmittelbestandteile u. Hilfsstoffe, gentechnisch veränderte Pflanzen u. Tiere sowie chemisch modifizierte od. neu synthetisierte Zutaten u. Erzeugnisse (z. B. Fettersatzstoffe od. Einzellerproteine) zusammenfaßt.

Nowo-Balance|therapie (Therapie*) f: syn. Balancetherapie; von dem Musiker u. Artisten Franz Nowotny (1904–1964) eingeführtes Verfahren mit dem Ziel, den Menschen in sein Bewegungsgleichgewicht zurückzuführen; unter individueller Betreuung werden sog. durchlaufende Bewegungsabläufe (die den ganzen Körper miteinbeziehen) durch Regularisierung von Kraft, Rhythmus u. Diagonale (Teilaspekte der Bewegung) eingeübt u. optimiert. **Anw.:** bei Bewegungs- u. Haltungsstörungen, psychosomatischen Erkrankungen, Herz-Kreislauf- u. Atemwegerkrankungen, präventiv. Wissenschaftlich nicht gesichertes Verfahren mit geringer Verbreitung.

Null|diät (Diät*) f: **1.** strengste Form des Nahrungsverzichts zur Reduktion des Körpergewichts; Durchführung meist stationär u. unter ärztlicher Aufsicht; ausschließliche Zufuhr energiefreier Getränke (Mineralwasser, Kaffee, Tee) mit Vitamin- u. Elektrolytsubstitution; vgl. Fasten, Reduktionskost. **2.** Absolute Nahrungskarenz ohne Flüssigkeitsaufnahme bei schweren akuten Erkrankungen (z. B. Pankreatitis) od. nach Operationen besonders im Bereich des Magen-Darm-Trakts.

Null|mono|graphie (gr. μόνος allein, einzig; γράφειν schreiben) f: nicht offizielle Arbeitsbezeichnung für eine Arzneipflanzenmonographie der Kommission E am ehemaligen Bundesgesundheitsamt für eine Pflanze, deren Wirksamkeit zweifelhaft ist, gegen deren Verwendung als Hilfsdroge zur Verbesserung von Geschmack, Farbe u. a. in Arzneiteemischungen aber keine Bedenken bestehen.

Nux vomica f: s. Brechnuß.

O

Ober|guß: spezielle Wasseranwendung nach Kneipp an Händen, Armen u. Oberkörper; Anwendung u. Nebenwirkungen: s. Armguß.

Ober|körper|waschung: Waschung* nach Kneipp, die den gesamten Oberkörper u. die Arme umfaßt; **Anw.:** als thermisches Regulationstraining, bei psychovegetativem Syndrom, Infektionen der oberen Atemwege u. chronischer Bronchitis.

Ob|stipation (lat. ob dagegen; stipare stopfen) f: Stuhlverstopfung, verzögerte Kotentleerung; **Formen: 1.** akute O.: insbesondere bei stenosierenden Prozessen im Kolon (z. B. kolorektales Karzinom, Polypen); **2.** chronische (habituelle) O.: v. a. bei organischen od. funktionellen Störungen der Darmmotorik, verändertem Defäkationsrhythmus, ballaststoffarmer Ernährung; **3.** vorübergehende (passagere) O. als Begleiterscheinung vieler Erkrankungen (z. B. Hypothyreose, Nierenkolik), exo- od. endogener Intoxikationen (z. B. Bleivergiftung, Porphyrie), medikamentös bedingt (z. B. durch Opiate) od. in der Schwangerschaft; **4.** als Hauptsymptom des kongenitalen u. idiopathischen Megakolons; **Therapie:** aus dem Bereich der Naturheilkunde kommen Colonmassage*, Darmbad*, Verfahren der Hydrotherapie (z. B. Kurzwickel*, Lendenwickel*, Leibwaschung*), Autogenes* Training, Ernährungstherapie mit diätetischen Lebensmitteln* u. Schlackenkost* u. Zubereitungen pflanzlicher Drogen (z. B. Faulbaum*, Manna*, Sennesblätter*, indische Flohsamen*, Kreuzdorn*, Leinsamen*, Koloquinthe*) in Betracht.

Obtentus (lat. das Vorziehen, Vorstecken) m: Bez. für eine Form menschlicher Zuwendungsreaktion z. B. bei Berührung; entsteht bei positiver Grundstimmung gegenüber der kontaktierenden Mitwelt bzw. dem einwirkenden Reiz. Die Beobachtung u. Bewertung von Verhaltensausdruck spielt für viele psychotherapeutisch orientierte Verfahren eine große Rolle. Hierzu zählt auch die Psychotonik nach Glaser, bei der die Atemreaktion auf Berührungsreize i. R. der visuellen u. taktilen Diagnostik von Bedeutung ist. Bei Auslösung einer Zuwendungsreaktion soll die Atemreaktion i. S. einer Hinwendung u. „Herauswölbung" in Richtung Berührung stattfinden. Gegensatz: Flucht- od. Abwehrreaktion auf Berührungsreize.

Ocimum basilicum n: Basilikum*.

Oder|mennig m: Agrimonia eupatoria bzw. Agrimonia procera; Pflanzen aus der Familie der Rosengewächse, Rosaceae; **Arzneidroge:** kurz vor od. während der Blütezeit geerntetes Kraut (Agrimoniae herba); **Inhaltsstoffe:** Catechingerbstoffe, Flavonoide; **Wirkung:** adstringierend; **Verw.:** Aufgüsse u. andere galenische Zubereitungen innerlich bei Gastroenteritis u. leichten unspezifischen akuten Durchfallerkrankungen, Entzündungen der Mund- u. Rachenschleimhaut; äußerlich bei oberflächlichen Entzündungen der Haut; **traditionell** auch bei Magen-, Leber- u. Gallenleiden, Cholelithiasis u. Nephrolithiasis, Cholezystopathien, Verdauungsbeschwerden mit Diarrhoe, Rheuma, Bettnässen, als Gurgelmittel für Sänger u. Redner, zu Umschlägen bei Geschwüren.

Oeco|tropho|logie (gr. οἶκος Haus; τροφή Ernährung; -logie*) f: interdisziplinäre Wissenschaft von Haushalt (Haushaltswissenschaften) u. Ernährung (Ernährungswissenschaften); Studiengang an Universitäten u. Fachhochschulen mit dem Abschluß Diplom-Oecotrophologe/in; Tätigkeitsfelder in Lehre u. Forschung, Lebensmittel- u. Pharmaindustrie, Politik u. Medien, Verwaltung u. Gesundheitswesen.

Ödem (gr. οἴδημα Geschwulst, Schwellung) n: syn. Hydrops, Wassersucht; schmerzlose, nicht gerötete Schwellungen infolge Ansammlung wäßriger (seröser) Flüssigkeit in den Gewebespalten, z. B. der Haut u. Schleimhäute; **Formen: 1.** Stauungsödem: **a)** generalisiertes kardiales Ö. bei dekompensierten Herzkrankheiten, bei Rechtsherzinsuffizienz v. a. an den Beinen, bei Linksherzinsuffizienz als Lungenödem; **b)** lokales Ö., z. B. einer Extremität infolge Lymph- od. Blutstauung bei Thrombose, Kompression (Tumoren), Stenose usw.; **2.** renales Ö.: durch vermehrte Wasserretention bedingtes Ö. bei Nierenerkrankungen, tritt zuerst im Gesicht, besonders in der Gegend der Lider, auf; **3.** hepatogenes Ö.: v. a. bei Leberzirrhose infolge sinkenden kolloidosmotischen Drucks u. Pfortaderstauung, meist erst nach Entwicklung von Aszites; **4.** entzündliches Ö.; **5.** kachektisches Ö.: insbesondere bei konsumierenden Erkrankungen, auch bei Hungerdystrophie; **6.** Angioödem; **7.** allergisches Ö. bei Allergie*; **8.** prämenstruelles Ö.: lokal insbesondere im Gesicht, an Händen u. Brüsten (oft verbunden mit Mastodynie*) od. generalisiert; **9.** sog. endokrines Ö. (Myxödem); **Therapie:** aus dem Bereich der Naturheilkunde u. alternativen Heilverfahren werden je nach zugrundeliegender Erkrankung verschiedene Verfahren angegeben, z. B. manuelle Lymphdrainage*, komplexe physikalische Entstauungstherapie*, Aderlaß*, Fußbad*, sowie eine Vielzahl pflanzlicher Zubereitungen, z. B. aus Schachtelhalm* u. Steinklee*, traditionell auch aus Adonisröschen, Birke, Brombeere, Colchicum autumnale, schwarzem Holunder, Rosmarin u. Spargel.

Öko-Diät (gr. οἶκος Haus; Diät*) f: von Frances Moore-Lappé entwickelte Diätform, die neben der Berücksichtigung gesundheitlicher Aspekte zur Veränderung landwirtschaftlicher Strukturen u. internationaler Arbeitsteilung beitragen soll; Bevorzugung von Gemüse, Getreide, Hülsenfrüchten, Nüssen u. Samen unter Berücksichtigung einer günstigen biologischen Wertigkeit*; Verzicht auf Fleisch.

Öko|logie (↑; -logie*) f: Wissenschaft von den Bedingungen des Lebens auf der Erde; Ö. beschreibt einerseits die Welt als System miteinander verbundener, sich gegenseitig beeinflussender u. sich weiterentwickelnder ökologischer Kreisläufe u. Gleichgewichte (**deskriptive Ö.**); sie erforscht andererseits die heute in fast allen Lebensbereichen der Erde anzutreffenden Ungleichgewichte der Ökosysteme mit dem Ziel der Wiederherstellung ökologischer Stabilität (**interventive Ö.**, Umweltschutz). Ö. wendet methodisch die Erkenntnisse fast aller Naturwissenschaften – Biowissenschaften einschließlich Medizin, Klimatologie, Geologie, Physik, Chemie (v. a. Toxikologie) u. a. – auf die bekannten Teilfunktionen des globalen Systems der Erde an u. bezieht darüber hinaus zunehmend Anteile geisteswissenschaftlicher Erkenntnisse (u. a. Sozialpsychologie, Anthropologie, Geschichtswissenschaften, Philosophie u. Theologie) in ihre Konzepte ein. Die **ökologische Medizin** befaßt sich mit sämtlichen Aspekten (v. a. gestörter) ökologischer Gleichgewichte, die die Gesundheit der Menschen schädigen. Sie wendet dazu u. a. Methoden u. Erkenntnisse der klassischen Infektionswissenschaften (Mikrobiologie, Hygiene, Infektionsepidemiologie) an u. überträgt sie auf andere (meist erheblich komplexere) Ursache/Wirkungszusammenhänge; sie greift Ergebnisse der Sozialmedizin (Epidemiologie i. w. S., Arbeitsmedizin, medizinische Soziologie u. Psychologie) auf u. leitet daraus Vorschläge, Lösungsmodelle u. Verfahren zur langfristigen Verbesserung der gesundheitlichen Lage von Bevölkerungen ab (Präventivmedizin).

Öl|baum: s. Olivenbaum.

Öl|dis|persions|bad (lat. dispergere, dispersus zerstreuen): Voll- od. Teilbad unter Zugabe von ätherischen Ölen, die in feinste Tröpfchen verwirbelt u. gleichmäßig im Wasser verteilt werden; durch Vergrößerung der Oberfläche wird die therapeutische Wirkung verstärkt.

Öle, ätherische: Aetherolea; flüssige, selten feste, flüchtige u. lipophile Stoffgemische unterschiedlicher chemischer Zusammensetzung (Monoterpene, Sesquiterpene, Diterpene, Phenylpropanderivate) mit aromatischem Geruch; Gewinnung aus Pflanzenteilen durch Wasserdampfdestillation, Auspressen od. Extraktion mit lipophilen Lösungsmitteln, Fetten od. überkritischen Gasen; Vorkommen z. B. in Pfefferminz- u. Eukalyptusblättern, Kamillenblüten, Fenchelfrüchten, Kiefernnadeln u. Balsamen; allgemeine Wirkungen: antibakteriell, hautreizend, expektorierend, karminativ, cholagog, diuretisch, magensaftsekretionssteigernd.

Oenothera biennis f: Nachtkerze; s. Nachtkerzenöl.

OET: Abk. für **o**ptischer **E**rythrozyten**test***.

offizinell (lat. officina Werkstatt, Apotheke): Bez. für die in das Deutsche Arzneibuch (Abk. DAB) aufgenommenen, nach gesetzlichen Anweisungen in allen Apotheken vorrätigen Arzneimittel.

Ohr|aku|punktur (Akupunktur*) f: s. Akupunktur.

Okkultismus (lat. occultus heimlich, geheim) m: Bez. für Auffassungen von u. Beschäftigung mit Dingen, die als verborgen, geheim, übersinnnlich usw. gelten; dazu gehören z. B. die Bereiche der Esoterik*, Magie*, Mystik* u. Theosophie*; moderner Bezug zur Parapsychologie. Berührungspunkte von Medizin u. O. gibt es z. B. bei der Geistheilung*, dem Pendeln*, der Telepathie* u. der astrologischen Medizin*.

Olea europaea f: Olivenbaum*.

Oleander: Nerium O.; kleiner Baum od. Strauch aus der Familie der Immergrüngewächse, Apocynaceae; **Arzneidroge:** ge-

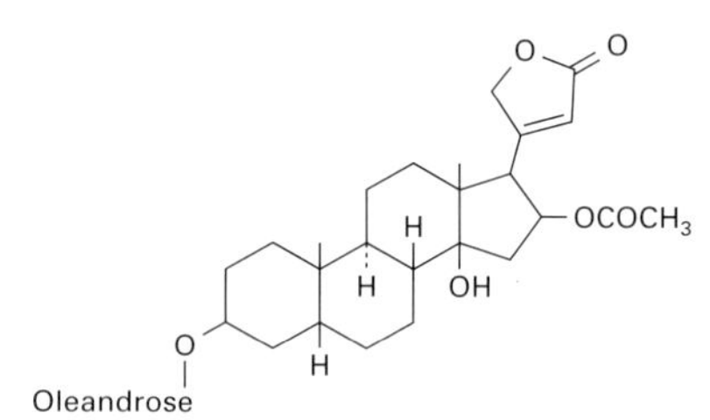

Oleander:
Oleandrin

trocknete Laubblätter (Oleandri folium); **Inhaltsstoffe:** 1–2 % Cardenolide; Hauptglykosid ist Oleandrin; **Wirkung:** positiv inotrop, negativ chronotrop, stark diuretisch (s. Digitaloide); **Verw.: traditionell** bei Erkrankungen u. funktionellen Störungen des Herzens, bei leichter bis mittelschwerer Herzinsuffizienz sowie äußerlich bei Hauterkrankungen, Schlangenbiß u. als Insektizid; **NW:** bei akzidenteller Einnahme Übelkeit, Kopfschmerz, Erbrechen, Koliken, Diarrhoe, starke Herzstörungen. Laut Kommission E beim ehemaligen Bundesgesundheitsamt ist im Hinblick auf die mangelnde Korrelation zwischen dem Gehalt an einzelnen herzwirksamen Glykosiden u. dem Wirkwert der Droge eine therapeutische Verwendung nicht vertretbar. **Homöopathische** Zubereitungen aus den frischen, vor Beginn der Blüte gesammelten Blättern bei chronischer Herzmuskelentzündung, Herzdekompensation, Myokarditis u. Angina pectoris.

Oleum (lat.) n: Öl; Abk. Ol; in der pharmazeutischen Terminologie wurde die Benennung der Drogenart früher vor den Pflanzennamen gestellt (z. B. Oleum Eucalypti); in der neuen Nomenklatur steht diese dahinter u. wird für ätherische Öle* durch die Bez. „aetheroleum" ersetzt (z. B. Eucalypti aetheroleum).

Oleum Amygdalarum (↑) n: Mandelöl*.

Oleum Anisi (↑) n: Anisöl*.

Oleum Cacao (↑) n: Kakaobutter*.

Oleum Cajeputi (↑) n: ätherisches Öl aus den Blättern von Cajeput*.

Oleum camphoratum (↑) n: Kampferöl*.

Oleum Cardamomi (↑) n: ätherisches Öl aus den Samen von Kardamom*.

Oleum Carvi (↑) n: ätherisches Öl aus den Spaltfrüchten des Kümmels*.

Oleum Caryophylli (↑) n: Nelkenöl*.

Oleum Chamomillae (↑) n: Matricariae aetheroleum; veraltete Bez. für ätherisches Öl aus den Blütenköpfen von Kamille*.

Oleum Chamomillae romanae (↑) n: ätherisches Öl aus den Blütenköpfen der römischen Kamille*.

Oleum Cinnamomi (↑) n: ätherisches Öl aus der Rinde von Ceylon*-Zimt.

Oleum Cinnamomi cassiae (↑) n: ätherisches Öl von chinesischem Zimt*.

Oleum Citri (↑) n: Zitronenöl*.

Oleum Eycalypti (↑) n: ätherisches Öl aus frischen Blättern od. Zweigspitzen von Eucalyptus* globulus.

Oleum Jecoris aselli (↑) n: Lebertran*.

Oleum Lavandulae (↑) n: ätherisches Öl aus den Blüten von Lavendel*.

Oleum Menthae arvensis (↑) n: Minzöl, japanisches Pfefferminzöl*.

Oleum Menthae crispae (↑) n: ätherisches Öl von Krauseminze*.

Oleum Menthae piperitae (↑) n: Pfefferminzöl*.

Oleum Olivarum (↑) n: Olivenöl; s. Olivenbaum.

Oleum Piceae (↑) n: ätherisches Öl der Fichte*.

Oleum Pini pumilionis (↑) n: ätherisches Öl aus Nadeln u. kleinen Zweigen der Latschenkiefer*.

Oleum Pini silvestris (↑) n: ätherisches Öl der Kiefer*.

Oleum Ricini (↑) n: Rizinusöl*.

Oleum Rosae (↑) n: ätherisches Öl aus den Kronblättern der Rose*.

Oleum Rosmarini (↑) n: ätherisches Öl aus den Laubblättern von Rosmarin*.

Oleum Santali albi (↑) n: ätherisches Öl aus dem Kernholz des weißen Sandelbaums*.

Oleum Serpylli (↑) n: ätherisches Öl von Quendel*.

Oleum Terebinthinae (↑) n: Terpentinöl; s. Terpentin.

Oleum Thymi (↑) n: ätherisches Öl von Thymian*.

Oliven|baum: Olea europaea; Ölbaum; Baum aus der Familie der Ölbaumgewächse, Oleaceae; **Arzneidrogen:** getrocknete Blätter (Oleae folium) u. aus den reifen Steinfrüchten gewonnenes fettes Öl (Oleae oleum, Olivenöl); **Inhaltsstoffe:** Blätter: Terpene, Flavonoide; Öl: nach Verseifung Ölsäure, Palmitinsäure, Linolsäure; **Wirkung:** Oleuropein aus den Blättern: spasmolytisch, hypotensiv, antiarrhythmisch, antipyretisch, hypoglykämisch, diuretisch; Öl: antiarteriosklerotisch, lipidsenkend; **Verw.:** Blätter: als Aufguß u. andere galenische Zubereitungen **traditionell** bei Hypertonie; Öl: **traditionell** innerlich bei Cholangitis, Cholelithiasis, Ikterus, Flatulenz, Meteorismus, Dysbakterie, Roemheld-Syndrom, Obstipation; äußerlich zur Wundpflege, bei leichten Verbrennungen, Psoriasis, als Massageöl, zur Herstellung von Linimenten, Salben, Pflastern, Seifen. Laut Kommission E beim ehemaligen Bundesgesundheitsamt ist die therapeutische Verwendung von Zubereitungen aus Olivenblättern bei Hypertonie nicht vertretbar; die Wirksamkeit von Olivenöl ist bei den beanspruchten Anwendungsgebieten nicht ausreichend belegt. **NW:** selten allergische Hautreaktionen u. Auslösung einer Gallenkolik bei der Verwendung von Olivenöl.

Ononis spinosa f: dornige Hauhechel*.

Opiate (gr. ὄπιον Mohnsaft) n pl: i. e. S. Morphin* u. a. Alkaloide des Opiums* mit morphinartigen Wirkungen, i. w. S. auch die sog. Opioide*; natürlich vorkommende O.: Morphin, Codein, Papaverin, Thebain; **Wirkung** (u. a. durch reversible Bindung an Opiatrezeptoren): meist euphorisierend, analgetisch, sedativ-hypnotisch, antitussiv, antiemetisch (Späteffekt), vegetative Beeinflussung (z. B. Atemdepression, verminderte Darmmotilität, Übelkeit, Erbrechen als Früheffekt); **Verw.:** als Analgetika, Antitussiva. O. unterliegen dem Betäubungsmittelgesetz (cave: Abhängigkeit).

Opioide (; -id*) n pl: halb- u. vollsynthetische Pharmaka bzw. körpereigene Substanzen mit morphinartiger Wirkung; s. Opiate.

Opium ( ) n: getrockneter Milchsaft von Papaver somniferum (s. Mohn); von medizinischer Bedeutung sind unter den 25 bekannten, im O. enthaltenen Alkaloiden die Phenanthrenderivate Morphin (ca. 10 %) u. Codein (0,5 %) sowie die Isochinolinderivate Papaverin (1 %) u. Noscapin (6 %), die unterschiedliche od. keine Affinität zu Opioidrezeptoren besitzen; **Verw.:** bei schweren Schmerzzuständen (z. B. Morphin), als Antitussiva (z. B. Codein, Noscapin); in Form der Tinctura Opii früher als Antidiarrhoikum; vgl. Opiate.

Orakel|priester: s. Divinator.

Orangen|schale: Citri sinensis pericarpium; äußere, vom schwammigen, weißen Gewebe befreite Schicht der Fruchtwand von Citrus sinensis, Orangenbaum, Apfelsinenbaum; **Inhaltsstoffe:** ätherisches Öl u. Bitterstoffe; **Verw.:** zerkleinerte Droge für Teeaufgüsse sowie andere, bitter schmeckende galenische Zubereitungen bei Appetitlosigkeit; keine Nebenwirkungen, Wechselwirkungen od. Kontraindikationen bekannt.

Ordnungs|therapie (Therapie*) f: Bez. für körperorientierte psychotherapeutische Verfahren i. R. der Kneipp*-Therapie, z. B. Ausgleichs- u. Entspannungsübungen, Autogenes Training, Meditation; nach Kneipp auch Empfehlungen zur Erlangung von Harmonie u. Regelmäßigkeit in den Lebensrhythmen (Schlaf, Wachen, Mahlzeiten u. a.).

Oregano m: s. Dost.

Organ|ex|trakt|therapie (gr. Werkzeug; Extractum*; Therapie*) f: syn. Organotherapie*.

Organo|therapie (; Therapie*) f: syn. Organbehandlung, Organextraktbehandlung; Behandlung mit tierischen od. menschlichen Organen, Organteilen, Zellen, Zellteilen od. extrazellulären Flüssigkeiten (Organtherapeutika i. S. des Arzneimittelgesetzes); in der Schulmedizin anerkannte Therapie z. B. als Substitution von nicht mehr funktionstüchtigen Organen od. als passive Impfung; i. R. alternativer Heilverfahren Injektion heterologer, aus fetalen Organen od. Jungtieren gewonnener Zellen zur Anregung allgemeiner Lebensprozesse u. Abwehrkräfte; risikoreich durch Antigengehalt des Materials (immunologische Überempfindlichkeitsreaktionen) u. durch die Möglichkeit der Übertragung von Krankheiten, insbesondere bei Präparaten von Schafen u. Ziegen. Der Nachweis therapeutischer Erfolge konnte in klinischen Versuchen bisher nicht erbracht werden; vermutet wird ein Plazeboeffekt. Vor der Anwendung entsprechender Präparate wird gewarnt. Vgl. Eigenbluttherapie, Nosode, Umstimmungstherapie.

Orgasmus|störung (gr. Leidenschaft, Trieb): s. Funktionsstörung, sexuelle.

Orgon ( ) n: Bez. von Wilhelm Reich (1897–1957) für eine Energieform, die er bei seinen biophysikalischen Untersuchungen zur Zellstrahlung beschrieben hat u. die anderen Formen von Lebensenergie* ähnelt; Reich war der Auffassung, durch zahlreiche Experimente diese Energieform auch in der Atmosphäre nachweisen zu können. Alle Zellen u. Gewebe lebendiger Organismen würden das O. akkumulieren u. entladen u. in Wechselwirkung zum atmosphärischen O. stehen. Vgl. Orgontherapie.

Orgon|therapie (; Therapie*) f: **1.** psychosomatische O.: syn. Vegetotherapie*; **2.** biophysikalische O.: Behandlung mit einer von W. Reich erfundenen Apparatur, dem sog. Orgon-Akkumulator, bestehend aus einer Kiste aus Holz, Metall u. Metallrohren, in die sich eine Person zur Behandlung setzen kann. Die Behandlung hat das Ziel, durch Akkumulation des Orgons* die vegetative Reagibilität u. Ausgeglichenheit wiederherzustellen.

Origanum majorana n: Majoran*.

Origanum vulgare n: Dost*.

Original|sym|ptom (Symptom*) n: Symptom einer homöopathischen Arzneimittelprüfung* od. klinischen Beobachtung, das im Originalwortlaut des Prüfers, Behandlers od. Patienten aufgezeichnet wurde; O. bilden die notwendige Grundlage für die Erstellung von Arzneimittelbildern u. werden für den Materia*-medica-Vergleich herangezogen.

Ortho-Bionomy (gr. richtig, gerade) n: syn. Bionomy*.

Ortho|siphon m: O. aristatus, syn. O. stamineus, O. spicatus, Katzenbart; krautige Pflanze aus der Familie der Lippenblütler, Lamiaceae; **Arzneidroge:** kurz vor der Blüte gesammelte u. getrocknete Laubblätter u. Stengelspitzen (Orthosiphonis folium); **Inhaltsstoffe:** ätherisches Öl insbesondere mit Sesquiterpenen, Flavone, Saponine, Diterpenester; **Wirkung:** diuretisch, schwach spasmolytisch; **Verw.:** als Aufguß u. andere galenische Zubereitungen zum Einnehmen bzw. zur Durchspülung bei bakteriellen u. entzündlichen Erkrankungen der ableitenden Harnwege, bei Nierengrieß; **traditionell** bei Blasen- u. Nierenleiden (Nephrolithiasis, Albuminurie u. Hämaturie) sowie bei Cholelithiasis, Gicht u. Rheuma; **Kontraindikation:** keine Durchspülungstherapie bei Ödemen infolge eingeschränkter Herz- u. Nierentätigkeit.

-osis: auch -ose; aus dem Griechischen übernommene Endung mit der Bedeutung Krankheit, krankhafter Zustand.

Osteo|pathie (gr. Knochen; -pathie*) f: Bez. für ein diagnostisches u. therapeutisches Verfahren der manuellen Medizin, das der Chiropraktik* stark ähnelt, aber aus einer anderen Schule (Still, 1828–1917) hervorgegangen ist; die allgemeine O. beschäftigt sich mit der Behandlung von Bändern, Gelenken u. Muskeln über das Segment; spezielle

Formen sind u. a. die viszerale O. u. die cranio-sacrale O. Angewendet werden Korrektionstechniken (Druck, Hebelwirkung, Traktion, Entspannung, Timing) zur Behandlung von sog. osteopathischen Läsionen (Veränderungen in der anatomischen u. physiologischen Struktur eines Gelenks, die lokale u. entfernte Störungen verursachen). Zusätzlich arbeitet die O. am weichen Bindegewebe u. am Skelettsystem mittels Artikulation (passive Bewegung im Gelenk zur Entspannung in den Muskel- u. Sehnenzügen). Durch „soft tissue work" (s. Weichteiltechnik) soll eine Normalisierung der Blut- u. Lymphzirkulation sowie eine positive Beeinflussung des peripheren Nervensystems möglich sein. **Anw.:** bei schmerzhaften Funktionsstörungen des gesamten Halteapparats; **NW:** potentielles Verletzungsrisiko insbesondere bei Ungeübten; **Kontraindikationen:** Tumoren, Knochenveränderungen u. andere Strukturschäden. Vgl. Chirotherapie.

Oxidations|therapie, hämato|gene (gr. ὀξύς scharf, sauer; lat. oxygenium Sauerstoff; Therapie*) f: Abk. HOT; von Eduardo Wehrli entwickelte Form der Eigenbluttherapie*, bei der ca. 50–100 ml mit Natrium citricum od. Heparin ungerinnbar gemachtes Blut eines Patienten in einem Apparat mit Sauerstoff durchperlt u. meist noch mit UV-C-Licht bestrahlt werden; danach wird das so behandelte Blut intravenös od. intramuskulär reinjiziert. Bei der photobiologischen Behandlung des Bluts soll u. a. ein sog. Singulett-Sauerstoff mit besonderen biologischen Eigenschaften entstehen. Daneben werden eine durch die UV-C-Strahlung bewirkte erhöhte Energiezufuhr (Photonen) u. der physikalisch gelöste Sauerstoff im Blutplasma als weitere Wirkungsfaktoren diskutiert. HOT soll den Zellstoffwechsel anregen u. biologische Regulationsmechanismen fördern. **Anw.:** bei Durchblutungsstörungen, rheumatischen Erkrankungen, Asthma bronchiale, Allergien, Erschöpfungszuständen u. zur Immunstärkung bei Krebs. **Kontraindikationen:** Hämophilie, akute Ulkuserkrankung, akute Leber- u. Nierenerkrankungen, Gallenblasenstörungen, Hyperthyreose, Porphyrie, fieberhafte Erkrankungen unklarer Genese, gleichzeitige immunsuppressive Therapie. Wegen widersprüchlicher Erklärungen u. fehlendem Nachweis der Wirksamkeit sowie einem nicht zu vernachlässigenden Risiko (z. B. allergische Reaktionen) wird HOT von der Schulmedizin abgelehnt.

Oxyon|therapie (↑; ↑) f: syn. Ozontherapie*.

Oxy|venierungs|therapie (↑; lat. vena Röhrchen, Kanal; Therapie*) f: von dem Arzt H. S. Regelsberger entwickeltes Verfahren, das auf die Anhebung der Blutsauerstoffsättigung u. diverser unspezifischer Reizfolgereaktionen durch die intravenöse Zufuhr von zweiwertigem Sauerstoff abzielt. Über ein Infusionsset werden dem liegenden Patienten ca. 10 bis maximal 50 ml Sauerstoff appliziert, wobei die Initialdosen ca. 10–20 ml betragen u. um jeweils 5 ml vorsichtig erhöht werden. Die Behandlung wird ca. 4 (–6) Wochen mit jeweils 4–5 Applikationen pro Woche durchgeführt. Wirkungshypothesen: Anstieg der Sauerstoffsättigung u. Dissoziationskurve, gesteigerte Diurese, Normalisierung von pH-Wert, kolloidosmotischem Druck, Cholesterinkonzentration, Auslösung einer Eosinophilie mit Stimulation des Arachidonsäuremetabolismus. **Anw.:** arterielle, venöse u. lymphatische Durchblutungsstörungen (periphere Gefäße, Menière-Krankheit, zerebrale Durchblutungssteigerung), Allergien, neurovegetative Störungen; **NW:** mögliche Gasembolie, Schmerzen im vorderen Thoraxbereich mit Hustenreiz, Kopfschmerz; **Kontraindikationen:** akute Infektionen, Herzinfarkt, Apoplexie, akute schwere Traumen, unmittelbar nach Tumorextraktion. Wissenschaftlich nicht belegtes, umstrittenes Verfahren mit geringer Verbreitung.

Oxy|venierungs|therapie, hämato|gene (↑; ↑; ↑) f: syn. hämatogene Oxidationstherapie*.

Ozon n: dreiatomiges Sauerstoffmolekül (O_3) von stark oxidierender Wirkung; je nach Konzentration farbloses bis blaues Gas; entsteht durch starke UV-Strahlung aus Sauerstoff; ab 5–10 ppm, dem 50–100fachen MAK-Wert (0,1 ppm = 0,2 mg/m^3), Reizwirkung auf Augen u. Atemtrakt (Konjunktivitis, Tracheitis) bis zum Lungenödem, Kopfschmerz; Geruchsschwelle 0,02 ppm. Medizinische Anwendung bei Eigenblutinjektion, Darminsufflation, topisch (s. Ozontherapie); Wirkungshypothesen: mikrobizid, immunmodulativ, sauerstofffreisetzend durch oxidative Zerstörung der Keime, Ozonolyse mit ungesättigten Fettsäuren u. Peroxidbildung, Induktion von Immunmetaboliten u. a. Wirksamkeit wissenschaftlich nicht belegt u. umstritten.

Ozon|therapie (Therapie*) f: syn. Oxyontherapie, Sauerstoff-Ozon-Behandlung; intramuskuläre, intravasale od. lokale Applikation von Ozon* in einem Gemisch mit Sauerstoff; **Formen: 1.** topische Anwendung (z. B. als Glocken-, Beutel-, Stiefelbegasung in ozonfestem Material; Fistelinfiltration, Mundspülung, rektale Applikation); **2.** systemische Anwendung als kleine Eigenbluttherapie* mit Gabe von ca. 5–10 ml Eigenblut od. als große Eigenbluttherapie mit Gabe von ca. 50 ml Eigenblut mit 10–40 µg Ozon/ml Blut als Tropfinfusion über Mikroperlsystem; **3.** rektale Insufflation von 100–300 ml Sauerstoff-Ozongemisch; **4.** intraarterielle Injektion (nur noch bei arterieller Durchblutungsstörung Stadium III u. IV nach Fontaine, wird zunehmend von der großen Eigenbluttherapie abgelöst); **5.** intraartikuläre Injektion; **Anw.:** bei Haut- u. Schleimhauterkrankungen (z. B.

Ulcus cruris, Dekubitus, Analfisteln), arteriellen Durchblutungsstörungen im peripheren u. zerebralen Bereich, bei sekundären Immunopathien, rheumatischen Erkrankungen u. zur adjuvanten Tumortherapie; **Kontraindikationen:** Erkrankungen mit Gerinnungsstörungen u. Blutungsneigung (z. B. frischer Herzinfarkt, Apoplexie, manifeste Thrombopenie, Alkoholkrankheit), Hyperthyreose, Favismus; strenge Indikationsstellung bei Schwangerschaft u. Kindern. Wissenschaftlich umstrittenes Verfahren.

P

Paar|therapie (Therapie*) f: Form der Sexualtherapie* nach Masters u. Johnson als stufenweises Übungsprogramm: **1.** Abbau von Erwartungsängsten u. Vermeidungsverhalten sowie Durchbrechen von Selbstverstärkungsmechanismen; **2.** Behebung von Lerndefiziten; **3.** Behandlung der sexuellen Funktionsstörung im Kontext von Partnerbeziehung u. Partnerkonflikten.

Packung: kalte od. heiße Ganz-, Dreiviertel- (Arme u. Schulter freibleibend) od. Teilpakkung (vgl. Kompresse) mit Tüchern (Wickel*), Peloiden od. anderen Substanzen (z. B. Quark, Kartoffeln); Temperatur bei kalter P. 12–18 °C, bei heißer P. 40–50 °C; **Wirkung:** Hyperämie, Analgesie, warme P. auch resorptionsfördernd u. muskelrelaxierend.

Pacli|taxel n: wichtigstes Alkaloid aus der kalifornischen Eibe (Taxus brevifolia); Vorkommen besonders in der Rinde; **Verw.:** zur Chemotherapie des metastasierenden Ovarialkarzinoms in fortgeschrittenem Stadium sowie verschiedener anderer Neoplasmen (Bronchial-, Mammakarzinom); im Tierversuch auch gegen Malaria wirksam.

Paeonia officinalis f: Pfingstrose*.

Palliation (lat. palliare mit einem Mantel bedecken) f: homöopathische Bez. für die Linderung von Symptomen ohne Beseitigung der sie unterhaltenden Ursache bzw. der in ihnen zum Ausdruck kommenden Reaktionslage des der Erkrankung zugrundeliegenden Zustands; mehrfache P. rezidivierender Symptome kann bei geringer allgemeiner Vitalität die Autoregulationsfähigkeit im Bereich der palliativ behandelten Symptome so weit erschöpfen, daß der Organismus die Symptombildung in lebensbedrohlichere (zentralere, sensiblere) Bereiche verlagert. Vgl. Unterdrückung.

Pan|acea (lat. Allheilkraut) f: Universalmittel*.

Panama|rinde: s. Quillaja saponaria.

Panax ginseng m: s. Ginseng.

Pancha Karma (Sanskrit pancha fünf; Karma Arbeit) m: Bez. für die großen ausleitenden Verfahren i. R. des Ayurveda*, zu denen nach Vagbhatta die Verfahren zur Ausleitung von Blut, die Ausleitungen über den Nasen-Rachen-Raum, reinigende Darmeinläufe, Darmreinigungen durch Abführmittel u. das therapeutische Erbrechen gehören. Bevor diese Verfahren angewendet werden, muß der Patient (u. U. über mehrere Tage) vorbereitet werden, wodurch erreicht wird, daß sich das aus dem Gleichgewicht geratene Dosha (s. Doshas) in dem Organ ansammelt, aus dem es ausgeleitet werden soll. Für jedes Ausleitungsverfahren gibt es detaillierte Anwendungsvorschriften mit genauen Angaben der Indikationen u. Kontraindikationen. Sie können sowohl zur Behandlung als auch zur Vorbeugung von Krankheiten eingesetzt werden. Ferner sollte vor jeder Rasayana- od. Vajikarana-Behandlung (s. Rasayana, Vajikarana) eine Reinigung des Körpers durch P. K. erfolgen. Vgl. Therapie, ausleitende.

Pantothen|säure: wasserlösliches, hitzelabiles Vitamin, das sich aus β-Alanin u. 2,4-Dihydroxy-3,3-dimethyl-butyrat zusammensetzt; **biochemische Funktion:** Bestandteil von Coenzym A u. 4-Phosphopantethein (prosthetische Gruppe des Acyl-Carrier-Proteins), somit wichtig beim Abbau von Fetten, Kohlenhydraten u. verschiedenen Aminosäuren sowie bei der Synthese von Fettsäure-, Cholesterin- u. Steroidderivaten. **Vork. in Nahrungsmitteln:** in fast allen pflanzlichen u. tierischen Nahrungsmitteln; besonders in Hefe, Innereien (Leber, Herz, Niere), Eigelb, Vollkornerzeugnissen, Leguminosen, Pilzen u. Bienenköniginnenfuttersaft; **Bedarf** für Erwachsene (DGE 1991): Schätzwert 6 mg/Tag; **Mangelerscheinungen:** alimentär selten; experimentell u. bei parenteraler Ernährung, chronischer Hämodialyse, Alkoholkrankheit können beim Menschen Abgeschlagenheit, Müdigkeit, Schwäche, Schlafstörungen, Dermatitis u. Parästhesien der Extremitäten (insbesondere das Burning feet syndrome) auftreten; im Tierversuch Wachstumsstörungen, Gewichtsverlust, Atrophie der Nebennierenrinde, Störungen des Nervensystems u. der Fortpflanzung; **Hypervitaminose:** weder alimentär noch bei therapeutischer Anwendung hoher Dosierungen bekannt.

Papain n: in Milchsaft (Latex) u. unreifen Früchten von Carica papaya (s. Melonenbaum) vorkommende, Peptide, Amine u. Ester hydrolysierende, SH-haltige Protease mit einem pH-Optimum um pH 5, die gegenüber chemischen u. physikalischen Einflüssen (insbes. hohe Temperatur) ungewöhnlich stabil ist; kann durch SH-haltige Verbindungen (z. B. Cystein) aktiviert werden; **Wirkung:**

proteolytisch, anthelminthisch, analgetisch, antiphlogistisch, fibrinolytisch; **Verw.:** bei entzündlichen Erkrankungen im Mund-Rachenraum, Verdauungsstörungen; **traditionell** auch bei Dyskinesien der Gallenwege, Gefäßerkrankungen, rheumatischen u. degenerativen Erkrankungen, Wurmbefall, bei Entzündungen, Ödemen u. Schwellungen nach Traumen u. Operationen; labordiagnostisch zur enzymatischen Fragmentierung von Immunglobulinen; als Chymopapain zur Chemonukleolyse; **NW:** verstärkte Blutungsneigung bei Gerinnungsstörungen, allergische Reaktionen.

Papaver rhoeas n: Klatschmohn*.

Papaver somni|ferum n: Schlafmohn; s. Mohn.

Papaya f: Melonenbaum*.

Pappel: verschiedene Populus-Arten, insbesondere Populus nigra u. Populus balsamifera; Bäume aus der Familie der Weidengewächse, Salicaceae; **Arzneidrogen:** frische od. getrocknete Rinde (Populi cortex) u. Laubblätter (Populi folium) sowie getrocknete, geschlossene Blattknospen (Populi gemmae); **Inhaltsstoffe:** ätherisches Öl (mit α- u. β-Caryophyllen, (+)-Bisabolol, Cadinen), Phenolglykoside (Salicin, Salicortin, Populin), Flavonoide; **Wirkung:** antibakteriell, wundheilend, antiphlogistisch; **Verw.:** **traditionell** die Blattknospen bei oberflächlichen Hautverletzungen, äußeren Hämorrhoiden, Frostbeulen u. Sonnenbrand sowie Rinde u. Blätter bei Prostatabeschwerden u. rheumatischen Erkrankungen; laut Kommission E beim ehemaligen Bundesgesundheitsamt ist die Wirksamkeit von Rinde u. Blättern bei den beanspruchten Anwendungsgebieten nicht belegt. **NW:** selten allergische Reaktionen; **Kontraindikation:** Überempfindlichkeit gegen Pappelknospen, Propolis, Perubalsam u. Salicylate; **homöopathische** Zubereitungen aus der frischen inneren Rinde der jungen Zweige u. den Blättern von Populus tremuloides bei chronischer Dyspepsie, Magenkatarrh, Leber- u. Gallenleiden, Prostatahypertrophie, Urethritis. Vgl. Weide.

Paprika: s. Capsicum.

Para|medizin (gr. παρά neben, abweichend; lat. ars medicina ärztliche Kunst) f: Bez. für medizinische Systeme mit diagnostischen u. therapeutischen Prinzipien u. Erklärungsmodellen, die eindeutig außerhalb der gängigen u. naturwissenschaftlich fundierten Schulmedizin liegen.

Parese (gr. πάρεσις Erschlaffung) f: unvollständige Lähmung*.

Passi|flora in|carnata f: Passionsblume*.

Passions|blume: Passiflora incarnata; Schlingpflanze aus der Familie der Passionsblumengewächse, Passifloraceae; **Arzneidroge:** Schlingtriebe mit Blättern u. Blüten (Passiflorae herba); **Inhaltsstoffe:** Flavonoide (z. B. Vitexin), Maltol, Cumarinderivate, ätherisches Öl, Harmalaalkaloide; **Wirkung:** motilitätshemmend; **Verw.:** als Fertigarzneimittel bei Einschlafstörungen, als Beruhigungsmittel; **traditionell** auch bei Konzentrationsschwierigkeiten, Kreislaufschwäche, Beschwerden im Klimakterium, Asthma bronchiale; die Früchte von Passiflora edulis zur Fruchtsaftgewinnung (hoher Vitamin-C-Gehalt); **homöopathische** Verwendung des frischen Krauts als Beruhigungs- u. Einschlafmittel.

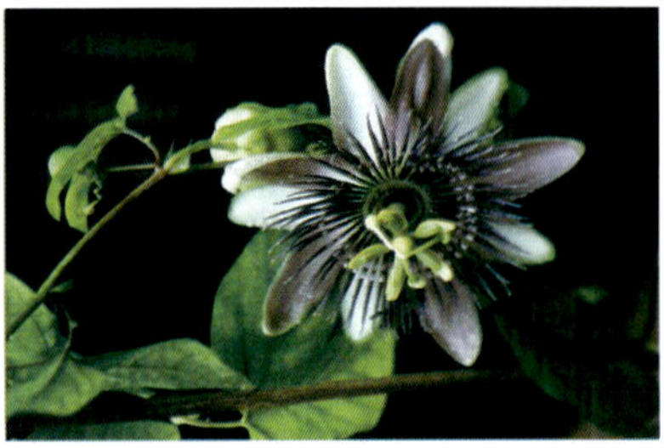

Passionsblume

Paste (lat. pasta) f: halbfeste Arzneizubereitung zur lokalen Anwendung mit einem hohen Anteil (bis 50 %) unlöslicher Pulver, die in einem zähflüssigen od. salbenartigen Trägerstoff homogen dispergiert sind; vgl. Lotion.

Pastille (lat. pastillus Mehl-, Brotkügelchen) f: kleine, tablettenähnliche Arzneimittelzubereitung, die beim Lutschen od. Kauen die in ihr enthaltenen Wirkstoffe in der Mundhöhle freisetzt.

Pastoral|medizin (lat. pastor Hirt; ars medicina ärztliche Kunst) f: von Rudolf Steiner vorgeschlagenes Zusammenwirken von Arzt u. Priester bei der Erkennung u. Behandlung von Krankheiten u. Krankheitsdispositionen; der Arzt soll über das Medikament vom Lebensleib in das Bewußtsein (Ich-Leib), der Priester durch das Sakrament (Kommunion, Beichte, heilige Ölung) vom Bewußtsein in den Lebensleib wirken. Vgl. Medizin, anthroposophische.

-pathie: auch -pathia; Wortteil mit der Bedeutung Schmerz, Krankheit; von gr. πάθος.

Patho-: auch Path-; Wortteil mit der Bedeutung Schmerz, Krankheit; von gr. πάθος.

Patho|genese, ayur|vedische (↑; gr. γένεσις Erzeugung, Entstehung) f: Auffassung von der Krankheitsentstehung im Ayurveda*, wobei fünf Aspekte unterschieden werden: Durch die ätiologischen Faktoren (s. Ätiologie, ayurvedische) kann es erstens zur Zu- od. Abnahme des biologischen Feuers kommen. Theoretisch können alle dreizehn Agnis* beeinträchtigt werden, meist aber wird eine

Verringerung des sog. großen Verdauungsfeuers beobachtet. Unmittelbare Folge einer unzureichenden Verdauung ist die Bildung giftiger Stoffwechselprodukte. Zweitens kann es zur Zu- od. Abnahme der somatischen Doshas* Vata, Pitta u. Kapha od. der mentalen Doshas Rajas u. Tamas kommen. Drittens können die Gewebe (vgl. Dhatus) direkt geschädigt od. in ihrer Widerstandskraft geschwächt werden. Viertens können die Kanalsysteme in Mitleidenschaft gezogen werden. Theoretisch möglich sind der verminderte, der erhöhte, der umgekehrte u. der komplett blockierte Durchfluß, meist wird die Blockade eines Kanalsystems beobachtet. Fünftens wird die Pathogenese unter dem Aspekt der Zeit gesehen. Dabei wird zwischen einer subklinischen u. einer klinischen Phase unterschieden. Erstere gliedert sich bezüglich der Tridoshas in drei Stadien, wobei es zunächst zu einem lokalisierten Ungleichgewicht u. dann zur Akkumulation u. Aktivierung des dominierenden Doshas kommt. Im dritten Stadium breitet es sich entweder im Körper aus, od. es tritt die Heilung ein. In der klinischen Phase kommt es zunächst zur Lokalisation des erregten u. sich im Körper hin u. her bewegenden Doshas. Ausschlaggebend für den Ort dieser Krankheitsmanifestation sind die Gewebequalität, insbesondere die Geweberesistenz u. der Zustand der Kanalsysteme. Im nächsten Stadium gehen die Doshas eine engere Verbindung mit den Geweben ein, so daß sich nun die typischen Symptome der Erkrankung ausbilden können. Im letzten Stadium wird die Erkrankung entweder überwunden, od. sie mündet in einen chronischen Verlauf (evtl. mit der Entwicklung von Komplikationen). Vgl. Diagnostik, ayurvedische; Physiologie, ayurvedische.

Patho|physio|gnomik (↑; gr. φυσιογνωμονεῖν jemanden nach seiner Gesichtsbildung beurteilen) f: phänomenologisches u. deskriptives Erfassen äußerer Veränderungen u. Abweichungen vom Normalbild; die Inspektion bezieht sich z. B. auf Farbe u. Form von Zunge, Haut, Akren, Bauch, Körperhaltung; häufig Hinweisgeber auf humoralpathologische Prozesse, funktionelle Störungen u. Organerkrankungen im Frühstadium. Vgl. Antlitzdiagnostik, Physiognomie.

Pausinystalia yohimbe f: Yohimbe*.

Pektine n pl: syn. Pektinstoffe; im Pflanzenreich in Wurzeln, Stämmen u. Früchten (Apfel, Zuckerrübe usw.; Zitronen- u. Orangenschale enthält bis zu 30 % P.) vorkommendes Gemisch aus Polysacchariden (Araban, Galaktan) u. unterschiedlich stark (20–60 %) mit Methanol veresterter Polygalakturonsäure (für die gelierenden Eigenschaften der P. verantwortlich); Salze: Pektate, die unter geeigneten Bedingungen mit Zucker in höheren Konzentrationen Gelee bilden (z. B. zur Herstellung von Marmelade); **Verw.**: zur symptomatischen Behandlung leichter Durchfallerkrankungen v. a. bei Kindern in Form von Fertigarzneimitteln, rohen, geriebenen Äpfeln, fein zerkleinerter Bananen od. Karottensuppe.

Peloid (gr. πηλός Schlamm; -id*) n: Substanz terrestrischen od. pflanzlichen Ursprungs, die in feinkörnigem Zustand u. mit Wasser gemischt zu Bädern u. Packungen verwendet wird; Verwendung von Torf u. feinkörnigen Sedimenten (Lehm, Schlamm, Schlick, Fango, Heilerde); Wirkung durch mechanische Eigenschaften (hydrostatischer Druck, Auftrieb, Viskosität), hohe Wärmekapazität u. im P. enthaltene chemische Substanzen, die an der Körperoberfläche wirken od. in den Körper diffundieren können; Anwendung bei rheumatischen Erkrankungen, entzündlichen u. degenerativen Gelenk- u. Muskelerkrankungen; vgl. Bad, Packung.

Peloid
Wärmeleitung u. Wärmehaltung

Peloid	Wärmeleitung	Wärmehaltung
Torf	schlecht	gut
Schlick	mittel	mittel
Fango	gut	schlecht
Lehm	gut	schlecht

Pendel: wie die Wünschelrute* als Anzeigegerät benutzter Gegenstand, bei dem es sich physikalisch meist um einen starren Körper handelt, der um eine Achse hin- u. herschwingen kann; das P. kann aus verschiedenen Materialien u. Formen bestehen; nimmt es Bezug auf das System der Fixsterne, so wird es als **siderisch** bezeichnet. Innerhalb des Okkultismus* werden Pendelschwingungen zur astrologischen Vorhersage genutzt. Vgl. Pendeln.

Pendeln: wissenschaftlich nicht bestätigtes Verfahren, bei dem mit Hilfe eines in der Hand einer angeblich sensiblen Person gehaltenen Pendels Störfelder des Körpers (vgl. Bioresonanztherapie) od. Erdstrahlen* erkannt werden sollen; Anwendung auch zur Diagnostik von Erkrankungen u. zur Testung von Medikamenten.

Peri|carpium (gr. περί um – herum; καρπός Frucht) n: in der Pharmazie neuerdings hinter den Pflanzennamen gestellte Bez. für die Fruchtwand bzw. -schale, die als Arzneidroge verwendet wird; die ältere lateinische Nomenklatur stellte die Bez. des Pflanzenteils voran.

Peri|carpium Aurantii (↑; ↑) n: Pomeranzenschale*.

Peri|carpium Citri sinensis (↑; ↑) n: Orangenschale*.

Peri|carpium Phaseoli (↑; ↑) n: Fruchtwände der Gartenbohne*.

Periodizität (gr. περίοδος Sonnenumlauf) f: in der Homöopathie* Bez. für die Wiederkehr, Intensivierung od. Veränderung eines Symptoms bzw. Veränderung von Allgemeinbefinden od. Stimmungslage in regelmäßigen Abständen; bei fehlender periodisch einwirkender Modalität* ist die P. nur auf den Zustand des Organismus zurückzuführen u. daher für die Arzneimittelwahl* von großer Bedeutung. Die Spanne der bekannten kalendarischen P. reicht von zwei Tagen bis zu einem Jahr (z.B. bestimmte Mondphasen od. Jahreszeit); eine Verschlimmerung zur täglich gleichen Uhrzeit wird als Zeitmodalität* bezeichnet.

Peri|ost|massage (gr. περιόστεος Knochenhaut) f: Reflexzonenmassage* mit starkem Druck auf bestimmte Regionen der Knochenhaut (sog. Sklerotome), ohne evtl. darüberliegende Muskeln zu irritieren; reflektorische, schmerzlindernde Wirkung auf innere Organe u. allgemeine Massagewirkung; Anwendung z. B. bei Arthrose, Wirbelsäulenveränderungen, Angina pectoris, Gallenkolik, Nephrolithiasis, Ulcus ventriculi u. Ulcus duodeni.

Per|kolation (lat. percolare durchseihen) f: Herstellungsverfahren eines Drogenauszugs, bei dem die Droge (z. B. eine getrocknete Heilpflanze) zunächst zerkleinert, dann (nach Mazeration) meist mehrmals mit Lösungsmittel vollständig extrahiert, filtriert u. konzentriert wird.

Pernio (lat.) m: Frostbeule; s. Kälteschäden.

Per|tussis (gr. περί um – herum; lat. tussis Husten) f: Keuchhusten*.

Peru|balsam m: Balsamum* peruvianum.

Peruol n: Peruscabin (Benzoesäurebenzylester); ein wirksamer Bestandteil des Perubalsams (s. Balsamum peruvianum) in neutralem Öl gelöst; hochwirksames, reiz- u. farbloses Antiskabiosum.

Pest|wurz: Petasites hybridus u. andere Petasites-Arten; Pflanzen aus der Familie der Korbblütler, Asteraceae; **Arzneidrogen:** Laubblätter (Petasitidis folium) u. im Herbst gegrabene Wurzelstöcke (Petasitidis rhizoma); **Inhaltsstoffe:** Ester der Sesquiterpenalkohole (z. B. Petasin), Furanopetasin, Spuren von Triterpensaponinen u. Pyrrolizidinalkaloiden, Flavonoide, Gerbstoffe; **Wirkung:** spasmolytisch; **Verw.: traditionell** als Aufguß u. andere galenische Zubereitungen bei nervösen Krampfzuständen, Kopfschmerz, Magen-Darmkrämpfen, Atemwegerkrankungen u. zur Appetitanregung; frische Blätter äußerlich zur Behandlung von Wunden u. Hauterkrankungen, Wurzeln zur unterstützenden Behandlung akuter krampfartiger Schmerzen im Bereich der ableitenden Harnwege, besonders bei Steinleiden, als Expektorans u. Diaphoretikum. Laut Kommission E beim ehemaligen Bundesgesundheitsamt ist die Wirksamkeit der Blätter bei den beanspruchten Anwendungsgebieten nicht belegt. **NW:** infolge des wechselnden Gehalts an Pyrrolizidinalkaloiden in allen Pflanzenteilen ist die therapeutische Verwendung problematisch. **Kontraindikationen:** Schwangerschaft, Stillzeit; **homöopathische** Zubereitungen der ganzen frischen Pflanze bei Kopf- u. Halsschmerzen sowie Urethritis.

Petasites m: s. Pestwurz.

Petersilie: Petroselinum crispum, syn. Petroselinum hortense, Petroselinum sativum; zweijährige Pflanze aus der Familie der Doldengewächse, Apiaceae; **Arzneidrogen:** Früchte (Petroselini fructus), frisches od. ge-

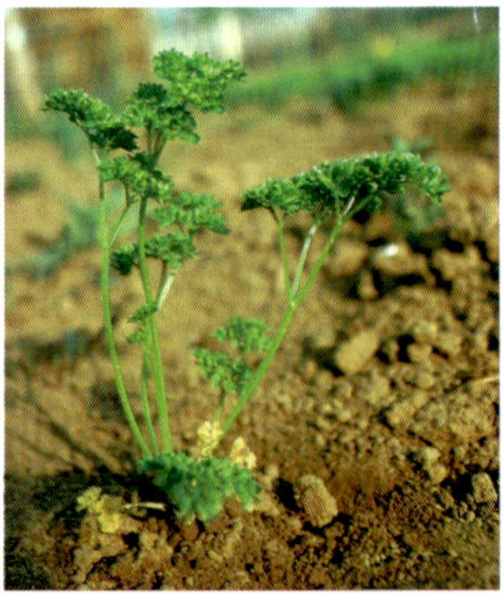

Petersilie

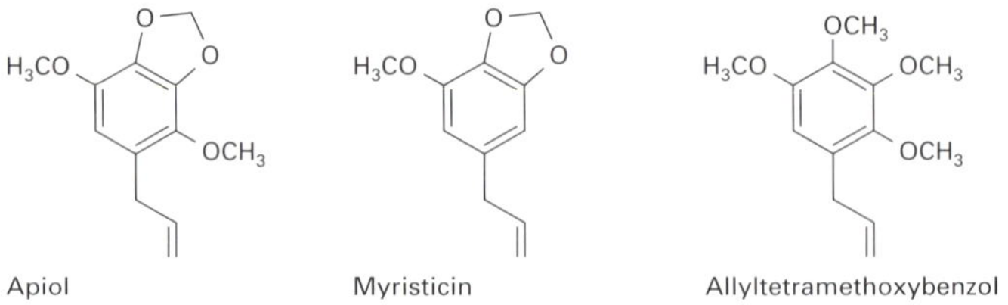

Petersilie:
Inhaltsstoffe

trocknetes Kraut (Petroselini herba) u. im Frühjahr gesammelte Wurzel (Petroselini radix); **Inhaltsstoffe:** Früchte: 2–6 % ätherisches Öl mit Apiol, Myristicin u. Allyltetramethoxybenzol, Triterpene (bis 50 % α- u. β-Pinen), fettes Öl; Kraut: bis 0,3 % ätherisches Öl, Flavonglykoside; Wurzel: bis 0,5 % ätherisches Öl, Flavonoide, Polyine, Furanocumarine; **Wirkung:** spasmolytisch, uteruserregend, diuretisch; **Verw.:** Früchte **traditionell** bei Magen-Darm-Beschwerden, Erkrankungen der Niere u. ableitenden Harnwege, zur Förderung der Verdauung, als Emmenagogum, Galaktagogum, Stomachikum, äußerlich gegen Kopfläuse; Kraut u. Wurzel als Diuretikum u. zur Durchspülung bei Erkrankungen der ableitenden Harnwege u. Nierengrieß; ätherisches Öl in der Lebensmittelindustrie zur Aromatisierung von Fleisch, Soßen u. für Gewürzextrakte; Kraut als Küchengewürz (hoher Vitamin-C-Gehalt); der Saft der frischen Blätter als Insektizid. Laut Kommission E beim ehemaligen Bundesgesundheitsamt ist die Wirksamkeit der Früchte nicht ausreichend belegt; eine therapeutische Verwendung ist angesichts des Risikos nicht vertretbar. **NW:** das ätherische Öl u. Apiol wirken in hohen Dosen abortiv, bei Überdosierung Schädigung von Nierenepithelien u. Leber, Herzrhythmusstörungen, selten allergische Haut- od. Schleimhautreaktionen, phototoxische Reaktionen (besonders bei hellhäutigen Personen); **Kontraindikationen:** Schwangerschaft, entzündliche Nierenerkrankungen, Ödeme infolge eingeschränkter Herz- oder Nierentätigkeit; **homöopathische** Zubereitungen aus der frischen, zu Beginn der Blüte gesammelten ganzen Pflanze bei Reizblase, Urina spastica, Urethritis, Hepatopathie.

Pétrissage (frz. pétrir kneten) f: Knetung*.

Petroselinum crispum n: Petersilie*.

Peumus boldus f: Boldo*.

Pezzi|ball: Gymnastikgerät mit instabiler Sitzfläche; Hilfsmittel bei Krankengymnastik.

Pfeffer|minze: Mentha piperita; Pflanze aus der Familie der Lippenblütler, Lamiaceae; zahlreiche Cultivars; **Arzneidroge:** Laubblätter (Menthae piperitae folium); **Inhaltsstoffe:** nach DAB 10 mindestens 1,2 % ätherisches Öl mit (-)-Menthol u. mehr als 100 weiteren Komponenten, Labiaten-Gerbstoffe (z. B. Rosmarinsäure), Flavonoide; **Wirkung:** spasmolytisch, choleretisch, karminativ; **Verw.:** bei krampfartigen Beschwerden im Magen-Darm-Trakt u. in den Gallenwegen; **traditionell** auch bei Übelkeit, Erbrechen, Gärungsdyspepsie; **homöopathische** Verwendung der frischen blühenden Pflanze z. B. bei Erkältungskrankheiten. Vgl. Krauseminze.

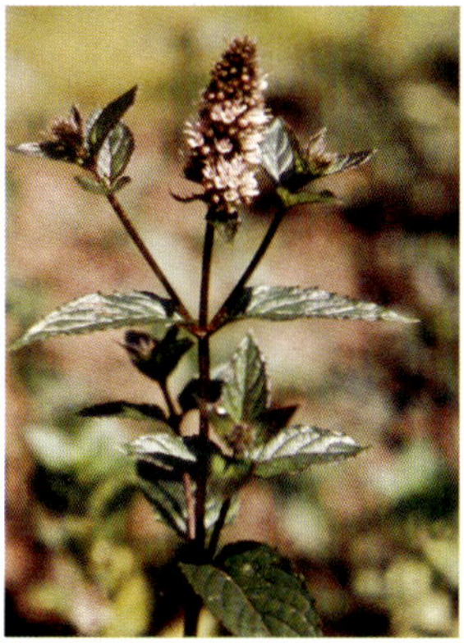

Pfefferminze

Pfeffer|minz|öl: Menthae piperitae aetheroleum; ätherisches Öl aus den Zweigspitzen der Pfefferminze; **Inhaltsstoffe:** freie Alkohole (Menthol*), Ketone (Menthon) u. Ester (Menthylacetat); **Wirkung:** spasmolytisch, karminativ, cholagog, antibakteriell, sekretolytisch, kühlend; **Verw.:** innerlich bei Spasmen im oberen Magen-Darm-Trakt u. in den Gallenwegen sowie bei Entzündungen der Schleimhaut des Mundes u. der oberen Atemwege; äußerlich bei Muskel- u. Nervenschmerzen, Pruritus, Sportverletzungen, Kopfschmerz; als Geschmackskorrigens; **NW:** Magenbeschwerden bei empfindlichen Personen; **Kontraindikationen:** akute Erkrankungen der Leber u. Galle; bei Säuglingen nicht im Bereich der Nase einreiben.

Pfeffer|minz|öl, japanisches: Menthae arvensis aetheroleum, Minzöl; ätherisches Öl der Ackerminze (Mentha arvensis var. piperscens); **Verw.:** s. Pfefferminzöl.

Pfeffer, schwarzer: Piperis nigri fructus; Früchte von Piper nigrum; **Inhaltsstoffe:** ätherisches Öl u. scharf schmeckende Säureamide; **Wirkung:** reflektorische Anregung der Speichel- u. Magensaftsekretion, Steigerung der Amylaseaktivität in Speichel u. Pankreas.

Pfeil|gift: s. Curare.

Pfingst|rose: Paeonia officinalis bzw. Paeonia mascula; Pflanzen aus der Familie der Pfingstrosengewächse, Paeoniaceae; **Arzneidrogen:** Kronblätter der gefüllten Gartenform (Paeoniae flos), im Frühjahr gesammelte Nebenwurzeln (Paeoniae radix) u. reife Samen der Varietät peregrina (Paeoniae semen); **Inhaltsstoffe:** Blüten: Anthocyanidine (z. B. Paeonin, Cyanin), Gerbstoffe; Wurzeln: Peregrinin, Paeonin, Glucopaeonol; Samen: Peregrinin, Paeoniafluorescin, fettes Öl; **Verw.:** Blüten **traditionell** bei Haut- u. Schleimhauterkrankungen, Fissuren, Rhagaden bei Hämorrhoiden, Gicht, Rheuma, Atemwegerkrankungen; Wurzeln bei Krämpfen unterschiedlicher Art u. Ursache; Samen früher bei Epilepsie u. als Halsbänder für zahnende Kinder. Laut Kommission E beim ehemaligen Bundesgesundheitsamt ist die Wirksamkeit bei den beanspruchten Anwendungsgebieten nicht belegt. **NW:** Blüten u. Samen können Gastroenteritis mit Erbrechen, Kolikschmerzen u. Diarrhoe verursachen; **homöopathische** Zubereitungen aus frischen, im Frühjahr gesammelten unterirdischen Teilen bei Krampfdiathese der Kinder, Hämorrhoiden, Fissura ani, Analekzem, Zystitis.

Pflanzen|stoffe, sekundäre: Verbindungen, die im sekundären Stoffwechsel der Pflanzen entstehen (im primären Stoffwechsel Bildung organischer Substanzen in Form von Fetten, Proteinen u. Kohlenhydraten, einschließlich Ballaststoffen); zu den Funktionen der s. P. in der Pflanze zählen ihre Wirkungen als Farbstoffe, Abwehrstoffe gegen Schädlinge u. Krankheiten sowie auf die Wachstumsregulation; s. P. können für den Menschen gesundheitsfördernde, teilweise auch gesundheitsschädigende Wirkungen (z. B. Blausäure u. Hämagglutinine in nicht erhitzten Hülsenfrüchten, Solanin in grünen Stellen von Kartoffeln) entfalten; Beispiele gesundheitsfördernder Wirkungen: antikanzerogen (Carotinoide* in grünblättrigem Gemüse, Proteaseinhibitoren in nicht toxischen Konzentrationen in Hülsenfrüchten, Getreide, Nüssen, Kartoffeln), antioxidativ (Flavonoide* in fast allen Pflanzen), antimikrobiell (Phenolsäuren in Früchten), antithrombotisch (Sulfide in Knoblauch), entzündungshemmend (Saponine* in Hülsenfrüchten, Hafer u. einigen Gemüsearten, Flavonoide in fast allen Pflanzen), immunmodulierend (Polysaccharide), blutdrucksenkend (Reserpin in Rauwolfia serpentina), cholesterinspiegelsenkend (Phytosterine* in fast allen Pflanzen, Saponine in Hülsenfrüchten, Hafer u. einigen Gemüsearten), blutzuckerregulierend (Phytin in Getreide), verdauungsfördernd (Polyphenole in Gewürzen). Vgl. Alkaloide, Digitalisglykoside, Gerbstoffe, Phytotherapie.

Pflaster|therapie (Therapie*) f: Verfahren der traditionellen chinesischen Medizin*, bei dem nicht nur Hautkrankheiten, sondern auch innere Erkrankungen durch äußere Medikamentenanwendung (Aufkleben von Medikamentenpflastern) behandelt werden; zu den Vorzügen der P. gehören die geringe erforderliche Dosis u. die gute therapeutische Wirkung bei kaum vorhandenen Nebenwirkungen. Zu den bei der P. applizierten chinesischen Medikamenten gehören u. a. Knoblauchmus, die hautreizende Pflanze Ranunculus acris var. japonicus, Cantharidin*, Ingwer* u. Mentha arvensis. Typische Pflastermedikamente sind ferner Aconitum carmichaeli Debx. (Wu Tou), Saposhnikovia divaricata (Turcz.) Schischk. (Fang Feng), Ligusticum wallichii Franch. (Chuan Xiong), Gips (Shi Gao), Glycyrrhiza uralensis Fisch. (Gan Cao), Castrodia elata Bl. (Tian Ma), Angelica anomala Lallem. (Bai Zhi). Häufig werden zahlreiche Arzneisubstanzen unter dem Arzneipflaster kombiniert.

Pharmako|gnosie (gr. φάρμακον Heilmittel; γνῶσις Kenntnis) f: Drogenkunde; Erkennung u. Bewertung der Arzneipflanzen (pharmazeutische Biologie); vgl. Phytotherapie.

Pharmako|logie (↑; -logie*) f: Wissenschaft von den Wechselwirkungen zwischen Arzneistoffen u. Organismus; Unterteilung in Pharmakodynamik (Untersuchung von Dosis/Wirkungsbeziehungen, Wirkungsmechanismen, Nebenwirkungen u. Toxikologie) u. Pharmakokinetik (Resorption, Verteilung, Metabolisierung u. Ausscheidung von Substanzen).

Pharmakon (↑) n: **1.** Wirkstoff*; **2.** Arzneimittel*.

Pharmako|poe (↑; gr. ποιεῖν machen) f: Arzneibuchsammlung anerkannter pharmazeutischer Regeln über Qualität, Prüfung, Lagerung, Abgabe u. Bez. von Arzneimitteln; muß in jeder Apotheke als wissenschaftliches Hilfsmittel vorliegen; z. Z. gültig sind das Deutsche Arzneibuch 10. Ausgabe (DAB 10) u. das Homöopathische Arzneibuch 1. Ausgabe (HAB 1).

Pharmako|therapie (↑; Therapie*) f: Behandlung mit Arzneimitteln*.

Pharmako|therapie, ayur|vedische (↑; ↑) f: im Rahmen des Ayurveda* Bez. für den therapeutischen Umgang mit der Materia medica Indiens; diese umfaßt neben tierischen, mineralischen u. metallischen Produkten mehr als 1500 Heilpflanzen. Die wichtigsten werden nach Caraka in 50 Gruppen zu je 10 Heilmitteln gegliedert; Sushruta erstellte eine ähnliche Liste mit 37 Gruppen zu 3–28 Heilmitteln; von Vagbhatta stammt eine Aufstellung, in der die besten Mittel für 80 therapeutische Wirkungen angegeben sind. Durch unterschiedliche Kombinationen, Trägersubstanzen u. Darreichungsformen ergeben sich unübersehbar viele Präparate (s. Tab.). Nach ihrer Wirkung auf die Doshas* können sie in ausgleichende, reinigende, verstärkende u. gesundheitserhaltende gegliedert werden. Ausgleichende Arzneimittel wirken besänftigend auf die aus dem Gleichgewicht geratenen Doshas u. haben darüber hinaus die ihnen eigenen spezifischen Effekte. Sie werden häufig in zunächst an- u. dann wieder absteigender Dosierung verabreicht. Vgl. Pancha Karma, Rasayana, Vajikarana, Gesundheitsförderung, ayurvedische.

Pharmazie (gr. φαρμακεία Gebrauch u. Herstellung von Arzneimitteln) f: Bez. für: **1.** Arzneimittel betreffende naturwissenschaftliche Forschung u. Lehre; **2.** Herstellung u. Prüfung von Arzneimitteln; **3.** Arzneimittelhandel; **4.** Abgabe in Apotheken.

Pharyngitis (gr. φάρυγξ Rachen, Schlund; -itis*) f: Entzündung im Rachenbereich; **Formen: 1.** Ph. acuta; Ursachen: v. a. virale Infek-

Pharmakotherapie, ayurvedische

Übersicht über einige zusammengesetzte ayurvedische Präparate

Ayurvedisches Präparat	Wichtigste Inhaltsstoffe	Darreichungsform	Indikationen
Triphalla Vati	Früchte von Emblica officinalis, Terminalia chebula u. Terminalia belerica	Tabletten	Tridosha-Krankheiten, Verdauungsstörungen mit Obstipation
Trikatu Churna	Zingiber officinale, Piper nigrum u. Piper longum	Pulver	Erkältungskrankheiten, Bronchitis
Hingvashtak Churna	Asa foetida u. 7 weitere Inhaltsstoffe	Pulver	funktionelle Magen-Darm-Störungen
Dashmool Kvatha	Wurzeln von fünf kleinen Pflanzen u. fünf Bäumen	Abkochung	Schmerzen u. Entzündungen
Kutaj Ghan Vati	Holarrhena antidysenterica u. v. a.	Tabletten	Verdauungsstörungen mit Diarrhoe
Yogaraj guggulu Vati	Commiphora mukul u. v. a.	Tabletten	entzündlicher Rheumatismus
Narayana Taila	Withania somnifera, Sida cordifolia u. v. a.	Öl	Weichteilrheumatismus
Chyavanprash Avaleha	55 Inhaltsstoffe	Marmelade	Ajasika Rasayana

tion, oft mit bakterieller Sekundärinfektion, seltener primär bakterielle Infektion, physikalische od. chemische Noxen (z. B. Verbrennung); Symptome: Schluckschmerzen, Kratzen, Brennen u. Trockenheitsgefühl im Hals mit Rötung der Rachenschleimhaut, evtl. Fieber; **2.** Ph. chronica; Ursachen: konstitutionell bedingte Störung der Schleimhautfunktion, exogene Noxen (Tabakrauch, Alkohol), erniedrigte Luftfeuchtigkeit (z. B. durch Klimaanlagen, ständige Mundatmung), hormonelle (Hypothyreose, Klimakterium) u. Stoffwechselstörungen (Diabetes mellitus), Allergie u. Strahlentherapie im Halsbereich; **Therapie:** bei Ph. acuta symptomatisch Rachenspülung, warme Halswickel, Lutschtabletten; u. U. systemisch Antibiotika; bei Ph. chronica nach Ausschluß exogener Noxen Inhalationen, Erhöhung der Luftfeuchtigkeit, Emser* Salz, Lutschtabletten; aus dem Bereich der Phytotherapie kommen Zubereitungen aus Arnika*, Bartflechte*, Bockshornklee*, Brombeere*, Calendula*, Eibisch*, Eichenrinde*, Gänsefingerkraut*, Heidelbeere*, Huflattich*, Jambulbaum*, Kaffee*, wilder Malve*, isländischem Moos*, Myrrhe*, Odermennig*, Ratanhiawurzel*, Rose*, Salbei*, dreilappigem griechischem Salbei*, Spitzwegerich*, weißer Taubnessel*, Tormentilla* u. Vogelknöterich* in Betracht, traditionell eine Vielzahl weiterer Drogen sowie homöopathisch z. B. Atropa belladonna, Guajak, Leberblümchen, Pestwurz u. Zaunrübe.

Phase, ergo|trope (gr. φάσις Erscheinung) f: zweite Phase (nach der trophotropen Phase*) einer adaptiven Reaktion, in der Kompensationsleistungen erbracht werden (z. B. Vermehrung der Muskelmasse); vgl. Adaptat, Adaptation, Adaptationsphysiologie.

Phasen|lehre (↑): syn. Phasenlehre nach Reckeweg; Bez. für die Beschreibung eines stufenweisen Verlaufs der Krankheitsverarbeitung (i. S. der Auseinandersetzung des Menschen mit dem Homotoxin) in der Homotoxikologie*; unterschieden werden sechs homotoxische Phasen, in deren Rahmen die Umsetzung von Wirkstoffen nach chemischen Gesetzen u. ihre Giftabwehr erfolgen soll. Innerhalb der initialen humoralen Phasen (Exkretions-, Reaktions- u. Dispositionsphase) steht das Exkretionsprinzip im Vordergrund, u. es besteht eine günstige Prognose mit Selbstheilungstendenz (Beispiele: verstärkte Schweißabsonderung, Abszesse, Ekzeme, Gallensteine, Lipome). Die anschließenden zellulären Phasen (Imprägnations-, Degenerations- u. Neoplasmaphase) sind von Verschlimmerungstendenz u. dem Prinzip der Kondensation der Homotoxine gekennzeichnet (Beispiele: chronische Infektionen, Arthrose, Leberzirrhose, Krebs).

Phaseolus vulgaris m: Gartenbohne*.

Phase, tropho|trope (gr. φάσις Erscheinung) f: erste Phase der adaptiven Reaktion, in der durch toleranzsteigernde Adaptate* eine erste Anpassung an das Reizgeschehen erfolgt; vgl. Adaptation, Adaptationsphysiologie, Phase, ergotrope.

Phlebitis (gr. φλέψ, φλεβός Vene, Blutader; -itis*) f: Venenentzündung; s. Thrombophlebitis.

Phlegmatiker (gr. φλέγμα Brand, Flamme, Schleim) m: s. Temperament.

Phlorizin n: Glykosid aus der Wurzelrinde von Obstbäumen, das eine Glukosurie durch Hemmung der Rückresorption von D-Glukose im proximalen Nierentubulus bewirkt.

Phosphor (gr. φῶς Licht; φορεῖν tragen) m: chemisches Element, Symbol P, OZ 15, relative Atommasse 30,97; reaktionsfähiges, immer nur in Verbindungen vorkommendes (Phosphat), zur Stickstoffgruppe gehörendes, drei- u. fünfwertiges Element; **biochemische Funktion:** Bestandteil jeder Zelle, besonders in Knochen u. Zähnen (Stützfunktion); entscheidendes Element für Transformation, Speicherung u. Verwertung von Energie im Intermediärstoffwechsel; Phosphat als Puffer im Blutplasma, Intrazellulärraum u. Urin; Baustein der Nukleinsäuren; **Vork. in Nahrungsmitteln:** in allen Lebensmitteln, besonders in proteinreichen wie Milch u. Milchprodukten, Fleisch, Fisch u. Hülsenfrüchten, auch in Wurstwaren u. Erfrischungsgetränken; **Bedarf** für Erwachsene (DGE 1991): im Alter von 19–25 Jahren ca. 1500 mg/Tag, von 26–50 Jahren ca. 1400 mg/Tag, ab 51 Jahren ca. 1200 mg/Tag; **Mangelerscheinungen:** Wachstumsstörungen, Skelettdeformationen sowie Rachitis u. Osteomalazie als Folge der gestörten Knochenmineralisation durch Nierenfunktionsstörungen, Vitamin-D-Mangel, Hyperparathyreoidismus, Alkoholkrankheit od. parenterale Ernährung; alimentär selten; **Intoxikationen:** bei Hypoparathyreoidismus od. chronischer Niereninsuffizienz Knochenabbau, Skelettläsionen u. Osteodystrophie; **Referenzbereich:** anorganisches Phosphat 0,8–1,5 mmol/l Serum.

Photo|therapie (↑; Therapie*) f: s. Lichttherapie.

Phyllo|chinon n: s. Vitamin K.

Physio|en|ergetik nach van Assche (gr. φύσις Natur; ἐνέργεια Tätigkeit, Wirksamkeit) f: syn. holistische Kinesiologie; Bez. für ein nichtapparatives diagnostisches u. therapeutisches Verfahren, das mit Hilfe einer definierten Testsystematik bei akuten u. chronischen Funktionsstörungen chronische Irritationen* verschiedener Ebenen (Struktur, Stoffwechsel, Psyche, „Information" u. „Subtilkörper") aufdecken u. hierarchisieren soll. Als Testindikator dient der Armlängenreflex nach van Assche. Die Verabreichung eines diagnostischen Reizes soll die Verkürzung einer funktionellen Muskelkette der provozierten Körperseite zur Folge haben u. das dialogisierende Element des Verfahrens darstellen, bei dem zwischen Untersucher u. Untersuchtem eine Art Frage- u. Antwortspiel entwickelt u. bioinformativ verarbeitet werden soll. Das Verfahren hat geringe Verbreitung u. gilt als umstritten.

Physio|gnomie (gr. φυσιογνωμονεῖν jemanden nach seiner Gesichtsbildung beurteilen) f: Ausdruck von Gefühlen, Gedanken, Absichten usw. durch Mimik, Gestik, Bewegung u. Haltung. Die physiognomische Betrachtungsweise sucht nach Typen u. charakteristischen Gestaltveränderungen u. berücksichtigt auch biographische Inhalte u. Schicksalhaftes. Vgl. Pathophysiognomik.

Physio|logie, ayur|vedische (gr. φύσις Natur; -logie*) f: Auffassung von den Lebensvorgängen im Ayurveda*; am grobstofflichen Körper des Menschen werden prinzipiell drei Schichten unterschieden: außen die Haut, innen die Eingeweide, dazwischen die verschiedenen Gewebe. Die Nahrung wird im Magen-Darm-Trakt durch Jatharagni, das sog. große Verdauungsfeuer, aufgeschlossen; die Nährstoffe dienen dem Aufbau der Gewebe (Dhatus*), die Abfallprodukte (Malas*) werden ausgeschieden. Neben dem großen Verdauungsfeuer kennt die ayurvedische Physiologie zwölf weitere Agnis*, die Agnis der sieben Gewebe (Dhatuagnis) u. die der fünf Mahabhutas (Bhutagnis). Mit diesen einfachen Begriffen werden alle enzymatische Prozesse des Körpers umschrieben. Jede Einschränkung od. Verlangsamung des Stoffwechsels kann zur Bildung von giftigen Metaboliten führen; diese können akkumulieren u. die Gewebe sowie die Kanalsysteme schädigen. Es werden sieben Körpergewebe (Dhatus) unterschieden: Rasa Dhatu (interstitielle Flüssigkeit, Plasma u. Lymphe), Rakta Dhatu (Blut, genauer: das System der Hämoglobin auf- u. abbauenden Zellen), Mamsa Dhatu (die fleischigen Gewebe, insbesondere die Muskulatur), Meda Dhatu (Fettgewebe), Asthi Dhatu (Knochengewebe), Majja Dhatu (Markgewebe: Knochenmark, Rückenmark u. Gehirn) u. Shukra Dhatu (das reproduktive Gewebe). Der Auf- u. Abbau jedes Gewebes wird durch die entsprechenden Dhatuagnis kontrolliert. Die Beziehungen der Dhatus untereinander werden auf dreierlei Weise erklärt: Zum einen wird postuliert, daß sich aus einem Teil von Rasa Rakta bilden kann, aus einem Teil von Rakta Mamsa usw., bis am Ende der Umwandlungskette ein zur Reproduktion des menschlichen Körpers fähiges Gewebe entsteht. Das zweite Modell vergleicht die Gewebe mit einem komplizierten Kanalsystem, in dem die Nährstoffe nach jedem Umlauf in die nächste Gewebeart transformiert werden. In einem weiteren Vergleich werden die Dhatus in Analogie zu sieben Vogelarten gesehen, die sich ihre Nahrung von ein u. demselben Feld holen, ihre Jungen aber in sehr unterschiedlichen Entfernungen von diesem Feld füttern müssen. Dementsprechend werden die, deren Nester in der Nähe sind, früher (Rasa Dhatu), die anderen aber später satt (zuletzt Shukra Dhatu). Wenn alle Gewebe gut genährt sind, kann sich als sog. Upadhatu von Shukra ein besonderer Gewebefaktor ausbilden, der dem Menschen seine Stabilität u. Widerstandskraft verleiht. Diese subtile Qualität der Gewebe wird Ojas genannt; sie gilt als Mark der Lebenskraft u. als Quellflüssigkeit, die allen körperlichen u. geistigen Fähigkeiten zugrundeliegt. Neben dem Magen-Darm-Trakt kennt die ayurvedische Physiologie beim Mann 14 u. bei der Frau 16 weitere Kanalsysteme (Srotas). Davon dienen drei der Zufuhr von Luft, Wasser u. Nahrung, drei dienen der Ausscheidung von Stuhl, Urin u. Schweiß, weitere sieben Kanalsysteme dienen den Geweben, schließlich wird noch ein Kanalsystem für die geistigen Funktionen aufgeführt, das in enger Verbindung steht zum Nervensystem u. zum System der Geschlechtsorgane. Bei der Frau werden zwei weitere Kanalsysteme beschrieben, sie dienen dem Transport von Menstruationsflüssigkeit u. Muttermilch. Alle Kanalsysteme sind als funktionelle u. nicht als anatomische Einheiten zu verstehen. Die inneren Organe gelten aber als sog. Wurzeln der Srotas.

Zusätzlich zu den biologischen Feuern, den Geweben u. den Kanalsystemen werden in der ayurvedischen Physiologie drei biologische Prinzipien (Tridoshas; s. Doshas) unterschieden. Sie werden Vata, Pitta u. Kapha genannt. Dabei bezeichnet das Prinzip Kapha alle Vorgänge, die zu Dichte, Stabilität u. Widerstandsfähigkeit führen; das Prinzip Pitta steht für den Metabolismus sowie alle somatischen u. psychischen Wärmeprozesse; Vata ist zuständig für die Regelung aller Bewegungsabläufe. Je nach dem Kontext werden die Tridoshas auf drei verschiedenen Bedeutungsebenen angewendet: **1.** zur Beschreibung der Konstitution, wobei meistens Zweierkombinationen angegeben werden (z. B. Vata-Pitta); **2.** zur Beschreibung der Kondition, physiologischerweise z. B. im Zusammenhang mit den verschiedenen Biorhythmen, aber auch bei Befindlichkeitsstörungen u. Erkrankungen; **3.** zur Bez. der Ausscheidungsprodukte Schleim, Galle u. Flatus.

Jedem Dosha werden fünf Funktionsbereiche zugeordnet. Bei Vata werden diese Prana, Udana, Vyana, Samana u. Apana genannt. Prana Vata bezeichnet eine von außen nach innen gerichtete Antriebskraft, die für die Aufnahme von Luft, Wasser, Nahrung, Sinneseindrücken u. Wissen verantwortlich ist. Dieses Prana Vata muß aber von Pranah (der reinen Lebenskraft) unterschieden werden. Pranah konzentriert sich im menschlichen Körper v. a. in den sogenannten Marmapunkten. Dabei handelt es sich um anatomisch definierte Areale, an denen Venen, Arterien, Sehnen, Muskeln, Knochen bzw. Gelenke zusammenlaufen. Insgesamt werden 107 Marmapunkte unterschieden (vgl. Rasa Shastra).

Physio|therapeut (↑; Therapie*) m: P. u. Physiotherapeutin sind den tradierten Ausdruck „Krankengymnast" ersetzende Berufsbezeichnungen für die zur Anwendung geeigneter Verfahren der Physiotherapie* in Prävention, kurativer Medizin, Rehabilitation u. im Kurwesen ausgebildeten Personen; Aufgabe des P. ist es, Hilfen zur Entwicklung, zum Erhalt od. zur Wiederherstellung aller Funktionen im somatischen u. psychischen Bereich zu geben u. bei nicht rückbildungsfähigen Körperbehinderungen Ersatzfunktionen zu schulen. Erlaubniserteilung u. Ausbildung sind geregelt im „Gesetz über die Berufe in der Physiotherapie" vom 26.5.1994 (BGBl. I S. 1084). Die Ausbildung setzt i. d. R. einen Realschulabschluß voraus, dauert drei Jahre u. besteht aus theoretischem u. praktischem Unterricht an einer staatlich anerkannten Schule sowie einer praktischen Ausbildung.

Physio|therapie (↑; ↑) f: auch physikalische Therapie, Physikotherapie; allgemeine Anregung od. gezielte Behandlung gestörter physiologischer Funktionen (Reiz-Reaktions-, Regulations-Adaptationstherapie) mit physikalischen, naturgegebenen Mitteln; z. B. Wasser (Hydrotherapie*), Wärme u. Kälte (Thermotherapie), Licht (Lichttherapie*), Luft (Klimatotherapie), statisch-mechanische (Massage*) od. dynamische Kräfte (Krankengymnastik*, Ergotherapie*), Heilquellen (Balneotherapie*), Elektrizität (Elektrotherapie*).

Phyto|balneo|logie (gr. φυτόν Gewächs, Pflanze; lat. balneum Bad; -logie*) f: Bereich der Balneologie, der sich mit der Wirkung u. Wirksamkeit von Kräuterbädern beschäftigt; s. Kräuterbad.

Phyton|zide (↑; lat. caedere töten) n pl: antibiotisch wirkende Substanzen in höheren Pflanzen (z. B. in Hopfen, Knoblauch, Zwiebel).

Phyto|sterine (↑; gr. στέαρ, στέατος festes Fett, Talg) n pl: tetracyclische, lipophile Triterpenderivate mit Sterangrundgerüst aus höheren Pflanzen; z. B. Sitosterol, Campesterol u. Stigmasterol in Kürbissamen, Sabalfrüchten, Brennesselwurzeln, Weideröschenkraut; **Verw.:** bei benigner Prostatahyperplasie; Wirkungsmechanismus möglicherweise Hemmung der Prostaglandinsynthese u. Beeinflussung der Östrogensynthese.

Phyto|therapie (↑; Therapie*) f: Behandlung u. Vorbeugung von Krankheiten u. Befindensstörungen durch Pflanzen, Pflanzenteile u. deren Zubereitungen; Phytopharmaka bilden als Mehr- u. Vielstoffgemische eine wirksame Einheit u. müssen die Anforderungen des Arzneimittelgesetzes hinsichtlich Qualität, Wirksamkeit u. Unbedenklichkeit erfüllen; sie besitzen ein breites therapeutisches u. pharmakologisches Wirkprofil, haben meist eine große therapeutische Breite sowie oft weniger Nebenwirkungen als synthetisch hergestellte Arzneimittel. Ph. ist Bestandteil der naturwissenschaftlich orientierten Schulmedizin. Vgl. Naturheilkunde.

Picea f: s. Fichte.

Picrasma excelsa f: s. Quassia.

Picro|toxin n: Molekularverbindung von Picrotoxinin u. Picrotonin aus Kokkelskörnern*; Wirkungsspektrum ähnlich Strychnin*; durch kompetitive Verdrängung von Gammaaminobuttersäure (Neurotransmitter im Zentralnervensystem) kann es zu klonisch-tonischen Krämpfen kommen.

Pilula (lat. Kügelchen) f: Pille; Arzneizubereitung in Kugelform, v. a. zur Einnahme per os; vgl. Globulus.

Pimpinella anisum f: Anis*.

Pimpinella major f: s. Bibernelle.

Pinus mugo f: s. Latschenkiefer.

Pinus sylvestris f: Kiefer*.

Piper methysticum n: Rauschpfeffer; s. Kava-Kava.

Pix Lith|antracis f: Steinkohlenteer*.

Placebo (lat. ich werde gefallen) n: Plazebo*.

Plantago afra f: Flohsamen*.

Plantago arenaria f: Flohsamen*.

Plantago lanceo|lata f: Spitzwegerich*.

Plantago major f: Breitwegerich*.

Plantago ovata f: indische Flohsamen*.

Plazebo (lat. placebo ich werde gefallen) n: sog. Scheinmedikament; pharmakologisch unwirksame, indifferente Substanz; **Verw.:** um einem subjektiven Bedürfnis des Patienten nach medikamentöser Therapie zu entsprechen u. im Rahmen der klinischen Erprobung neuer Medikamente (Doppelblindversuch); i. w. S. jede Maßnahme, bei der suggestive Beeinflussung das Befinden des Patienten verbessert; dazu gehören auch das Einbringen der Persönlichkeit des Behandelnden, das gemeinsame Verschworensein in Außenseitersituationen sowie die menschliche Zuwendung u. mögliche Katharsis bei aufwendigen diagnostischen u. therapeutischen Verfahren. Vgl. Erfahrungsheilkunde, Psychosomatik.

Plethora (gr. πληθώρα Fülle) f: Überfülle; Bez. für vermehrtes Blutvolumen bei verschiedenen Herz-Kreislauf- u. Atemwegerkrankungen sowie bei Polycythaemia rubra vera (Vermehrung von Erythro-, Granulo- u. Thrombozyten); in der Erfahrungsheilkunde konstitutionelles Merkmal, das Anlaß zu ausleitender Therapie* gibt.

Plumbum (lat.) n: Blei*.

Plussing n: auch Plusmethode, Verkleppern; spezielle Applikationsweise von homöopathischen Arzneimitteln für akute Erkrankungsfälle, bei der eine geringe Potenzerhöhung eine schnelle Gabenwiederholung bei guter Verträglichkeit ermöglicht; wenige Globuli od. Tropfen einer C- od. D-Potenz werden in Wasser aufgelöst u. vor jeder Einnahme erneut heftig bis zur Blasenbildung in der Flüssigkeit verrührt.

Pneumonie (gr. πνεύμων Lunge) f: akute od. chronische Entzündung des Lungenparenchyms, meist infektiöser, seltener allergischer, chemischer od. physikalischer Genese; häufigste Todesursache unter den Infektionskrankheiten in den industrialisierten Ländern; umgangssprachlich als sog. Lungenentzündung häufig synonym mit Atemwegentzündungen* u. Bronchitis* gebraucht.

PNF: Abk. für **p**ropriozeptive **n**euromuskuläre **F**azilitation; s. Kabat-Methode.

PN-Therapie (Therapie*) f: Kurzbezeichnung für **P**rovokations**n**eutralisationstherapie*.

Podo|phyllin n: Pulver aus den Wurzeln von Podophyllum* peltatum; enthält Podophyllotoxin, α- u. β-Peltatin; **Verw.:** zur partialsynthetischen Gewinnung von Etoposid*, zur Behandlung von Condylomata acuminata.

Podo|phyllo|toxin n: 5,5a,6,8,8a,9-Hexahydro-5-(3,4,5-trimethoxyphenyl)-furo[3',4':6,7]naphtho[2,3-d]-1,3-dioxol-6-on (IUPAC); Mitosehemmstoff; Bestandteil von Podophyllin; **Verw.:** zur Lokalbehandlung von Condylomata acuminata.

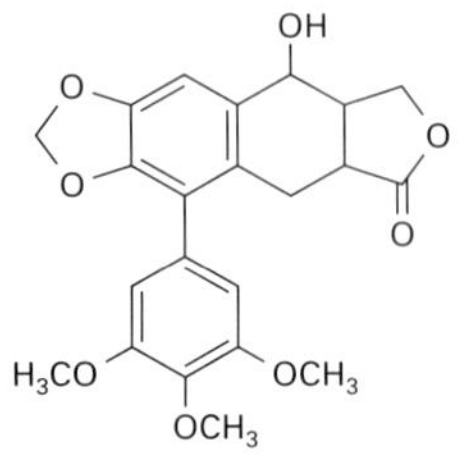

Podophyllotoxin

Podo|phyllum peltatum n: Maiapfel; ausdauernde Pflanze aus der Familie der Sauerdorngewächse, Berberidaceae; **Arzneidrogen:** getrockneter Wurzelstock mit den daran hängenden Wurzeln (Podophylli peltati rhizoma) u. Harz des getrockneten u. gelagerten Wurzelstocks (Podophylli peltati resina, Podophyllin); **Inhaltsstoffe:** Droge: 3–6 % Harz, das sich erst nach dem Trocknen bildet u. sein Maximum nach zwei Jahren erreicht; Harz: Lignane (z. B. Podophyllotoxin, α- u. β-Peltatin); **Wirkung:** laxierend, cholagog, zytotoxisch, teratogen; **Verw.:** therapeutische Verwendung der Droge u. innerliche Anwendung des Harzes heute obsolet; getrocknete Droge zur Gewinnung des Harzes ausschließlich zur äußeren Anwendung als alkoholische Lösung od. Suspension (behandelte Fläche max. 25 cm^2) zur Entfernung von Condylomata acuminata, Derivate des Podophyllotoxins zur Therapie maligner Tumoren (s. Etoposid); **NW:** häufiger Umgang mit der gepulverten Droge kann schwere Konjunktivitis, Keratitis u. Hautgeschwüre hervorrufen; **Kontraindikation:** Schwangerschaft; **homöopathische** Zubereitungen aus Wurzelstock u. Wurzeln bei Hepa-

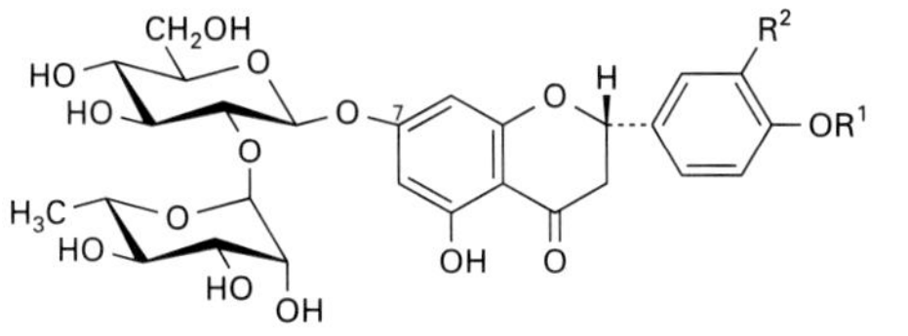

	R^1	R^2
Naringin	H	H
Neohesperidin	CH_3	OH

Pomeranzenschale:
Flavonoide

topathie, Cholezystopathie, Ikterus, Kolitis, akuter Gastroenteritis, Hämorrhoiden.

Pollen (lat. pollen feines Mehl): Blütenstaub von Angiospermen (Bedecktsamer); **Arzneidroge:** Rohpollen verschiedener Blütenpflanzen; **Wirkung:** appetitanregend; **Verw.:** P. sowie andere Darreichungsformen **traditionell** zum Einnehmen als Roborans zur Kräftigung bei Schwächezuständen u. Appetitlosigkeit; **NW:** selten Magen-Darm-Beschwerden; **Kontraindikation:** Pollenallergie.

Pollen|ex|trakt (↑; Extractum*) m: Auszug aus Gräserpollen (Roggen, Wiesen-Lieschgras, Mais im Verhältnis 30:1,5:1); **Inhaltsstoffe:** im lipoidlöslichen Anteil Phytosterine (z. B. β-Sitosterin); **Wirkung:** spasmolytisch, dosisabhängige in-vitro-Hemmung der Aktivität der Cyclooxygenase sowie der 5-Lipoxygenase; **Verw.:** als Fertigarzneimittel gegen Miktionsbeschwerden bei benigner Prostatahyperplasie Stadium I-II nach Alken; Dauer der Anwendung mindestens 3 Monate; keine Nebenwirkungen, Wechselwirkungen od. Kontraindikationen bekannt.

Poly|chrest (gr. πολύς viel, zahlreich) n: Bez. für ein homöopathisches Arzneimittel, das wegen der sehr großen Zahl bekannter Symptome in seinem Arzneimittelbild* eine Verschreibung nach dem Ähnlichkeitsprinzip bei einer Vielzahl von Erkrankungen ermöglicht. Bedingt durch Besonderheiten z. B. klimatischer, kultureller od. diätetischer Natur kann die Häufigkeit der den jeweiligen P. entsprechenden Zustände in verschiedenen Regionen u. Kulturkreisen stark variieren. Vgl. Arzneimittel, großes; Arzneimittel, kleines.

Poly|gala senega f: Senega*.

Poly|gonum aviculare n: Vogelknöterich*.

Poly|wasser (gr. πολύς viel, zahlreich): Bez. für Flüssigkeiten, bei denen feste Oberflächen (z. B. bei Kapillaren) sog. langreichweitige Ordnungseffekte (d. h. Struktureffekte) auslösen können; diese sollen auch noch nach Entfernung der Oberflächen für das Wasser „erinnerlich" sein. So sollen die P. andere physikochemische Eigenschaften aufweisen als normales Wasser. Diese Effekte sind auch tatsächlich nachgewiesen worden; deren Bedeutung u. das Zustandekommen (Schmutzeffekte?) werden allerdings kontrovers diskutiert.

Pomeranzen|schale: Aurantii pericarpium; äußere Schicht der Fruchtwand von Citrus aurantium ssp. aurantium (Bitterorange, Familie der Rautengewächse, Rutaceae); **Inhaltsstoffe:** ätherisches Öl mit (+)-Limonen, bitterschmeckende Flavonoide (z. B. Naringin, Neohesperidin); **Verw.:** in Teemischungen, Kombinationspräparaten u. als Tinktur bei Appetitlosigkeit u. dyspeptischen Beschwerden; **NW:** selten Photosensibilisierung, insbesondere bei hellhäutigen Personen.

Populus m: s. Pappel.

Porst m: s. Sumpfporst.

Potentilla anserina f: Gänsefingerkraut*.

Potentilla e|recta f: syn. Tormentilla*.

Potenz (lat. potentia Fähigkeit) f: Fähigkeit, Vermögen; in der Homöopathie* Bez. für ein Arzneimittel, dessen Potenzhöhe oberhalb der materiellen Dosis* liegt; s. Potenzierung.

Potenz|holz (↑): Ptychopetalum olacoides bzw. Ptychopetalum uncinatum, Muira puama; Bäume aus der Familie der Olacaceae; **Arzneidroge:** Holz der Stämme bzw. Wurzeln (Ptychopetali lignum); **Inhaltsstoffe:** Behensäureester des Lupeols u. des β-Sitosterins; **Wirkung:** aphrodisierend; **Verw.:** in Form des Fluidextrakts **traditionell** zur Vorbeugung u. Behandlung sexueller Funktionsstörungen sowie als Aphrodisiakum, gegen Nervenschwäche u. als Antirheumatikum.

Potenzierung (↑): syn. Dynamisierung, Kraftentwicklung; von Samuel Hahnemann (1755–1843) vorgeschriebene, spezielle Herstellungsweise eines homöopathischen Arzneimittels, wobei die Ausgangssubstanz mit einer Trägersubstanz in einem definierten Verhältnis vermischt wird; Hahnemann beabsichtigte mit der Verdünnung der Arzneien zunächst lediglich eine Abschwächung der Wirkung, da diese z. T. heftige Reaktionen bei seinen Patienten auslösten. Mit der Form der schrittweisen Verdünnung verfolgte er neben einer intensiven Durchmischung von Arznei- u. Trägersubstanz eine enorme Einsparung an Verdünnungsmedien. In der praktischen Anwendung stellte er fest, daß die so behandelten Arzneimittel nicht an Wirkung verloren, je stärker sie verdünnt wurden, sondern eher zunahmen, was zu der Bezeichnung P. bzw. Dynamisierung führte.

Feste (z. B. mineralische) Stoffe werden mit Milchzucker verrieben, flüssige od. lösliche Substanzen mit einem Alkoholgemisch verschüttelt. Bei den Verdünnungsschritten werden drei verschiedene Formen unterschieden, die zu den unterschiedlichen Bez. der Arzneimittel führen: **1.** Dezimalpotenz (D-Potenz): 1 Teil Ausgangssubstanz wird mit 9 Teilen Trägersubstanz durch 10 kräftige Schüttelschläge vermischt (D1); hiervon wird wiederum 1 Teil mit 9 Teilen Trägersubstanz vermischt (D2) usw. **2.** Centesimalpotenz (C-Potenz): 1 Teil Ausgangssubstanz wird mit 99 Teilen Trägersubstanz 100mal verschüttelt (C1); hiervon 1 Teil mit 99 Teilen Trägersubstanz vermischt ergibt C2 usw. Die C-Potenzen waren die bei Hahnemann gebräuchlichsten Arzneien, die später auch mit nur 10 Schüttelschlägen zubereitet wurden. **3.** Quinquagesimillesimapotenz (Q-Potenz): auch LM-Potenz; die ersten drei Potenzierungsschritte werden als Verreibungen wie Centesimalpotenzen hergestellt; danach wird mit getränkten Globuli im Mischungsverhältnis 1:50 000 potenziert.

Potenz|rinde (↑): s. Yohimbe.

Potenz|störung (↑): s. Erektionsstörung, Funktionsstörung, sexuelle.

Prä|tumor|stadium (lat. prae vorzeitig, davor liegend; tumor Geschwulst) n: s. Kanzerose.

Pranayama (Sanskrit Prana Lebenskraft; Ayama Kontrolle) m: Sammelbezeichnung für die Atemübungen im Yoga*; bei richtiger Anleitung durch einen erfahrenen Yoga-Lehrer lassen sich die Lebenskräfte dadurch zunächst wahrnehmen u. dann auch kontrollieren. I. R. von Yoga* Chikitsa können weiterhin Schmerzen reduziert, das Nervensystem gekräftigt u. der aerobe Stoffwechsel stimuliert werden.

Prellung: s. Kontusion.

Prießnitz-Umschlag (Vinzenz P., Landwirt, Gräfenberg, 1790–1851): feuchter, kalter Leibumschlag, der sich unter trockener Wollumhüllung erwärmt; vgl. Wickel.

Priester|heiler: Heiler*, der in der Lage ist, i. R. eines magisch-religiösen Welterlebens eine gestörte göttliche Ordnung auszugleichen; P. können für so unterschiedlich erscheinende Probleme wie Dürre u. (eheliche) Unfruchtbarkeit zuständig sein. Ihre Handlungen bestehen in der Leitung von Ritualen, die sich an die zuständige Gottheit, Geister u. a. richten u. in unterschiedlichsten Formen mit Opfergaben, Tänzen, Gebeten u. a. stattfinden. P. sind in diesem Zusammenhang Kultführer; Übergangsformen zum Schamanen*, Fetischeur* od. Exorzist* sind beschrieben.

Primär|therapie (lat. primarius einer der ersten; Therapie*) f: Form der Psychotherapie* nach A. Janov, deren zentraler Gedanke annimmt, daß jede Neurose auf einen abgesperrten konkreten Urschmerz zurückgeht; dieser umfaßt alle Traumen u. Ungerechtigkeiten, die als Kind erlitten wurden. Ziel der P. ist es, im therapeutischen Prozeß den Urschmerz zu erreichen u. diesen herauszuschreien (sog. Urschreitherapie); durch Behandlung des Primärtraumas soll völlige Heilung möglich sein. Zur Erreichung dieses Ziels ist eine initiale dreiwöchige Intensivphase mit täglich einer Sitzung von ca. drei Stunden Dauer angezeigt, der sich weitere 30–50 Sitzungen (verteilt über 1–2 Jahre) anschließen.

Primel: Primula veris (Frühlingsschlüsselblume) bzw. Primula elatior (hohe Schlüsselblume); Pflanzen aus der Familie der Primelgewächse, Primulaceae; **Arzneidroge:** Wurzeln (Primulae radix) u. Blüten mit Kelch (Primulae flos); **Inhaltsstoffe:** Triterpensaponine, insbesondere Primulasäure A; **Wirkung:** sekretolytisch, expektorierend (Wurzeln stärker wirksam als Blüten); **Verw.:** Dekokt bzw. Teeaufguß, Tinktur od. Extrakt als Expektorans; **traditionell** auch bei Keuchhusten, Asthma bronchiale, Neuralgie, Gicht u. Rheuma sowie als Diuretikum; **NW:** Magenbeschwerden, Übelkeit; **Kontraindikation:** Primelallergie (nur Blüten); **homöopathische**

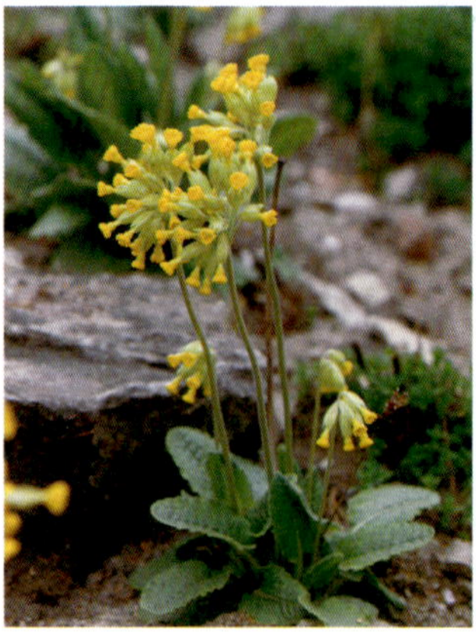

Primel

Verwendung der frischen blühenden Pflanze bei Urtikaria u. Ekzem.

Pro|grammieren, neuro|linguistisches: Abk. NLP; von Bandler u. Grinder in den 70er Jahren geprägter Kunstbegriff zur Benennung der Analyseergebnisse von effektiven therapeutischen Methoden (Kommunikationen); die Bez. beinhaltet die Annahmen, daß jede Verhaltensweise Ergebnis neurologischer Prozesse ist u. daß nervliche Vorgänge durch Sprache u. Kommunikationssysteme in Form von Modellen dargestellt u. geordnet werden können, wobei sich das Programmieren auf den Organisationsprozeß von Systemkomponenten bezieht. Die therapeutische Anwendung geht davon aus, daß Menschen über Ressourcen verfügen, die zur Bewältigung kritischer Situationen brauchbar sind, deren Zugang aber verschüttet ist. NLP unterscheidet zwischen einem visuellen, auditiven u. kinästhetischen Typus; Ziel der NLP ist es, den bevorzugten kognitiven Kanal des Klienten zu erkennen, ihn mittels kommunikativer Techniken zu nutzen u. damit die Repräsentationsmöglichkeiten des Individuums auszuweiten.

Pro|jektions|sym|ptom (lat. proicere hinauswerfen, voransetzen; Symptom*) n: syn. Irritationssymptom; reflektorisches Krankheitszeichen; Symptom in Haut, Unterhaut, Muskulatur u. Gefäßbezirken, das Folge einer chronischen Irritation* ist u. von pathologischen Prozessen bzw. Funktionsstörungen innerer Organe sowie von Strukturen des Stütz- u. Bewegungsapparats seinen Ausgang nimmt; z. B. Schmerzen in einem umschriebenen Hautareal bei Erkrankung eines inneren Organs od. neurophysiologisch übertragene Schmerzen u. Sensibilitätsstörungen; klinisch auffällig durch Hypersensibilität reflektorisch angesprochener Körperareale (Projektionszonen, Störfelder) mit Veränderung z. B. des Muskeltonus, des Berührungs-, Schmerz- u. Temperaturempfindens, der elektrodermalen Parameter (Hautwiderstand, Potential u. a.), des Hautturgors, des Wärmehaushalts u. der humoralen Parameter; in der stärksten Ausprägung als peripheres Irritationssyndrom*. Das P. folgt bestimmten Regeln der Generalisierung: **1.** Lateralitätsregel (Symptome auf der Seite des auslösenden Prozesses); **2.** Segmentregel (Symptome im zugehörigen Segment, z. B. Thorakalsegment bei inneren Organen); **3.** Regel der Sekundärzonen (nach Head, 1889, kann jedes Organ Symptome auch in einer Sekundärzone, z. B. im Zervikalsegment u. Trigeminusbereich, auslösen); **4.** Generalisationsregel (primär lokale P. können sich über mehrere Segmente ausdehnen u. bis zur Halbseitensymptomatik führen); **5.** Seitenkreuzung (bei kontralateralem Auftreten des P. ist das Achsenorgan verantwortlich). Vgl. Diagnostik chronischer Irritationen, Irritationszentrum, chronisches.

Pro|jektions|zone (↑): empfindliche Hautzone, bei deren Behandlung, z. B. durch Quaddeln i. R. der Neuraltherapie*, entfernt liegende Organe durch sog. Fernwirkung beeinflußt werden sollen; vgl. Head-Zonen, Somatotopie.

Pro|phylaxe (lat. pro für, zuvor, vor; gr. φυλάττειν behüten, beschützen) f: Verhütung von Krankheiten, Vorbeugung; z. B. als Schutzimpfung, medikamentöse Embolieprophylaxe; in der Krankenpflege Maßnahmen zur Vorbeugung bestimmter, meist in Zusammenhang mit Bettlägerigkeit u. Bewegungseinschränkung auftretender Erkrankungen u. Komplikationen; z. B. Dekubitus-, Kontrakturen-, Parotitis-, Pneumonie- od. Thromboseprophylaxe.

Propolis n: syn. Bienenharz; von der Honigbiene* zum Befestigen der Wabenzellen verwendete harzartige Masse, die aus den die Knospen bedeckenden, klebrigen Überzügen besonders von Pappel- u. Birkenarten gewonnen wird; **Inhaltsstoffe:** 10–20 % Wachs, Benzencarbon- u. Phenylacrylsäuren, Benzyl- u. Phenylalkohole, Flavonoide (Flavone, Flavonole, Flavanone); **Wirkung:** antibakteriell, antimykotisch, antiphlogistisch, wundheilungsfördernd; **Verw.: traditionell** innerlich bei Ulcus ventriculi u. Gastroenteritis; äußerlich zur Behandlung von Geschwüren u. Ekzemen, als Pinselungen od. in Form von Lutschtabletten bei Pharyngitis.

Pro|stata|hyper|plasie, benigne (gr. προστάτης Vorsteher; Hyper-*; gr. πλάσις das Bilden, Formen) f: Abk. BPH; Vergrößerung der Prostata durch numerische Zunahme der Zellen u. Drüsen des Stromas; häufigste Ursache von Blasenentleerungsstörungen* bei Männern; **Klinik:** Beginn zwischen dem 40. u. 50. Lebensjahr; langsamer, schubweiser Verlauf; Auftreten von Beschwerden erst nach Jahren mit allmählicher Abschwächung des Harnstrahls u. verzögertem Miktionsbeginn; **Diagnostik:** rektale Untersuchung zur Beurteilung von Größe (normal: kastaniengroß), Konsistenz (derb) u. Oberfläche (glatt) der Prostata sowie lokalen pathologischen Veränderungen (von der Umgebung abgrenzbar, verschieblich); Uroflowmetrie, Restharnbestimmung, Ultraschalldiagnostik; **Therapie:** Linderung der Symptomatik durch dekongestiv wirkende Phytotherapeutika (z. B. Zubereitungen aus Kürbissamen*, Sabal* serrulata u. Weidenröschen*, homöopathisch aus Fingerhut, Goldrute u. Pappel) u. Pollenextrakt*, 5-Alpha-Reduktasehemmer bzw. Alpha-1-Rezeptorenblocker; ansonsten operative Prostataadenomektomie.

Pro|vokations|neutralisations|therapie (lat. provocatio Herausforderung; neuter keiner von beiden; Therapie*) f: Kurzbezeichnung PN-Therapie; **1.** auf die Allergologen Carlton Lee u. Herbert Rinkel zurückgehende Methode zur Diagnostik von Überempfindlichkeiten; technisch wird eine Testreihe fortlaufender Verdünnungen mit allergieauslösenden Stoffen intradermal bzw. sublingual durchgeführt u. diejenige Lösung als „neutralisierende Dosis" identifiziert, welche die Symptome zum Abklingen bringt. Diese wird dann auch therapeutisch genutzt. **2.** Verfahren zur Behandlung elektrisch überempfindlicher Personen (sog. Elektroallergiker) nach dem gleichen Prinzip; bestimmte Frequenzen werden aufgesucht, welche die Symptome zum Verschwinden bringen können. Diese „Neutralisationsfrequenzen" werden dann auf physiologische Salzlösungen od. Wasser in Reagenzgläser „übertragen" u. zur Therapie verwendet (wissenschaftlich nicht nachvollziehbares Verfahren).

Prüfungs|sym|ptom (Symptom*) n: Bez. für ein durch ein homöopathisches Arzneimittel erzeugtes Symptom; **Vork.: 1.** beabsichtigt i. R. der Arzneimittelprüfung* als Symptom einer arzneimittelspezifischen Kunstkrankheit*; **2.** während der Behandlung am Patienten, bei dem jedes Arzneimittel nicht bereits vorhandene Symptome analog zur Arzneimittelprüfung hervorrufen kann (v. a. bei sensiblen Patienten u. bei nicht exakter Übereinstimmung von Patientenzustand u. Arzneimittelbild). Eine mögliche Intensivierung der zum Applikationszeitpunkt bereits vorhandenen Symptome beruht auf demselben Prinzip u. wird als Erstverschlimmerung* bezeichnet.

Prunus spinosa f: Schlehe*.

Pruritus (lat. prurire jucken) m: Hautjucken mit zwanghaftem Kratzen, an dessen Zustandekommen u. Verarbeitung die Schmerzrezeptoren, das vegetative System, die Hirnrinde u. Psyche, bestimmte Mediatoren (z. B. Histamin, Trypsin, Kallikrein), das Gefäßsystem der Haut u. die inneren Organe beteiligt sind; durch Kratzen verursachte Hautveränderungen sind strichförmige Rötungen, Krusten, Hyperpigmentierung, Lichenifikation u. Pyodermie. **P. cum materia** (sekundärer P.): Juckreiz als Begleiterscheinung von Hauterkrankungen (z. B. atopisches Ekzem, Urtikaria, Dermatomykosen, Epizoonosen); **P. sine materia**: Juckreiz ohne primäre sichtbare Hautveränderungen; Vorkommen bei Erkrankungen innerer Organe (z. B. Cholestasesyndrom, biliäre Zirrhose, Niereninsuffizienz, Urämie, Diabetes mellitus, Leukämie, Lymphome u. a. maligne Tumoren) od. ohne nachweisbare auslösende Faktoren (ca. 50 % der Fälle); **Therapie:** aus dem Bereich der Phytotherapie kommen Zubereitungen aus Hafer* u. Pfefferminzöl*, traditionell auch Quendel, Spitzwegerich u. Stiefmütterchen in Betracht.

Pseudo|psora (gr. ψευδής unwahr; Psora*) f: syn. Tuberkulinismus*.

Psilocybin n: 3-(2-Dimethyl-amino-äthyl)-indol-4-yl-dihydrogen-phosphat; Wirkstoff in Pilzen (Psilocybe mexicana); ruft Halluzinationen u. Krampfanfälle hervor.

PSM: Abk. für **p**etechiale **S**aug**m**assage*.

Psora (gr. ψώρα Krätze, Räude) f: in der Homöopathie* von Samuel Hahnemann als das am weitesten verbreitete Miasma* postuliert; nach S. Ortega ist die Symptomatik der P. gekennzeichnet von Defekt u. Mangelzuständen, Schwäche, Minderwertigkeitsgefühl, mangelnder Wärmeproduktion u. generell der Einschränkung menschlicher Ausdrucksmöglichkeiten; s. Miasmenlehre.

Psoriasis (↑; -iasis*) f: syn. P. vulgaris, sog. Schuppenflechte; bei hellhäutigen Menschen häufige Hauterkrankung (Morbidität in Europa ca. 1–2 %) mit multifaktorieller, polygener Vererbung; Beginn meist im 2. Lebensjahrzehnt mit familiärer Häufung od. nach dem 50. Lebensjahr ohne positive Familienanamnese; **Symptome:** scharf begrenzte, erythematöse, mit silberweißen Schuppen bedeckte, zuweilen juckende Herde verschiedener Größe u. Gestalt, besonders an Ellenbogen, Knie, Kreuzbeingegend u. behaartem Kopf; häufig Nagelveränderungen; **Therapie:** nach Entfernung der Schuppen mit Salicylsäure lokal Dithranol (Cignolin) in aufsteigenden Konzentrationen; selektive Ultraviolettphototherapie, PUVA, evtl. lokal Glukokortikoide od. Vitamin-D-Analoga; systemisch Methotrexat, Retinoide, Ciclosporin A; aus dem Bereich der Naturheilkunde kommen eine Behandlung mit Sodabad* u. Solbad*, Zubereitungen aus Steinkohlenteer* sowie phytotherapeutisch traditionell aus Klette, Olivenöl u. Sarsaparille in Betracht.

Psorinum (↑) n: klassische Nosode* der Homöopathie.

Psych-: auch Psycho-; Wortteil mit der Bedeutung Seele, Gemüt; von gr. ψυχή.

Psych|iatrie, trans|kulturelle (↑; gr. ἰατρός Arzt) f: syn. Ethnopsychiatrie; Bez. für eine eng mit der Ethnopsychologie* u. Ethnomedizin* verbundene Disziplin, die das Fachgebiet der Psychiatrie in anderen Kulturen u. in Hinblick auf andere Kulturen untersucht. Ihre Kernthemen sind der Umgang mit Geisteskrankheit allgemein, Entstehung u. Symptomatik psychischer Erkrankung u. Formen der Behandlung. Im ethnomedizinischen Kontext steht die kulturelle Variabilität von Kranksein* u. Erklärungsmodellen* im Vordergrund.

Psycho|ana|lyse (↑; gr. ἀναλύειν auflösen) f: wissenschaftliche Methode zur Untersuchung seelischer Vorgänge u. Therapie psychischer Störungen (S. Freud, 1856–1939), die versucht, das Individuum in seinen kulturellen Kontextvariablen zu begreifen; nach dem psychoanalytischen Strukturmodell besteht die Psyche aus den Instanzen Ich, Es u. Über-Ich u. umfaßt die Bewußtseinsschichten bewußt, unbewußt (dem Bewußtsein unzugänglich) u. vorbewußt (dem Bewußtsein durch Reflexion zugänglich). Unverarbeitete Konflikte zwischen diesen Instanzen bzw. Bewußtseinsschichten, die evtl. in kindlichen

Entwicklungsphasen entstanden sind, können zu psychischen Symptomen, Persönlichkeitsstörungen od. Neurosen u. Psychosen führen, die einen das Leben einengenden Kompromiß mit dem Konflikt darstellen. Als Form der Psychotherapie* werden in der P. psychische Vorgänge anhand der freien Assoziation des Patienten od. durch Traumdeutung analysiert. Auch unangenehme, scheinbar sinnlose od. unwichtige Bereiche sollen thematisiert werden (sog. psychoanalytische Grundregel). Die klassische P. setzt Leidensdruck u. Fähigkeit zu Introspektion u. Verbalisierung voraus u. wird langfristig, v. a. bei Neurose, von Analytikern mit spezieller Ausbildung (Lehranalyse) durchgeführt. Veränderungen des Analysanden werden durch Bewußtmachung u. Wiederbelebung des Verdrängten u. Bearbeitung der Übertragung erreicht; modifizierte Formen der P.: z. B. Fokaltherapie als auf ein Thema konzentrierte Kurzzeittherapie, analytische Gruppenpsychotherapie, Neopsychoanalyse. Vgl. Psychodynamik.

Psycho|drama (↑) n: auf einer radikalen Betonung der sozialen Bestimmtheit des Menschen basierende Form der Gruppenpsychotherapie* nach J. L. Moreno, bei der Situationen, Konflikte u. Phantasien über die reine Verbalisation hinaus in Handlung u. dramatisches Spiel (Stegreiftheater) umgesetzt werden; durch emotionales Erleben, rationale Einsicht u. körperlich vollzogene Aktion sollen Erfahrungen ermöglicht werden, die zur Änderung von Einstellungen u. Verhalten führen können. Zu den Darstellungsformen gehören verhaltensmodifizierendes Rollenspiel, psychoanalytisches, triadisches u. tetradisches P. sowie das Gestaltdrama.

Psycho|dynamik (↑; gr. δύναμις Kraft, Vermögen) f: Bez. für dynamische Beziehungen u. Zusammenwirken von Persönlichkeitsanteilen (i. e. S. von Ich, Es u. Über-Ich bzw. von Bewußtsein u. Unbewußtem). Durch die P. werden bestimmte psychische Reaktionsformen (z. B. Fehlleistung, Abwehrmechanismus) erklärbar.

Psycho|hygiene (↑; gr. ὑγιεινός gesund, heilsam) f: Teilgebiet der Psychologie, das sich mit der Erhaltung u. Pflege der geistig-seelischen Gesundheit befaßt; beschäftigt sich u. a. mit Verhaltensweisen u. Regeln, die der psychischen u. psychosomatischen Gesunderhaltung (i. S. einer Prävention von Störungen u. Erkrankungen) dienen, z. B. durch Vermeidung von Überlastung u. unangemessener Konfliktverarbeitung; unterschieden werden drei **Anwendungsbereiche: 1.** Umwelt (z. B. Arbeits- u. Kommunikationsgestaltung); **2.** die einzelne Person (i. S. eines auf sich selbst bezogenen Umgangs mit Erziehung, Kontrolle u. Entspannung); **3.** das soziale Gefüge (hinsichtlich der Angemessenheit sozialer Interaktionsprozesse u. Normen). In allen drei Bereichen werden erzieherische Maßnahmen, Betreuung u. Beratung sowie psychagogische u. psychotherapeutische Maßnahmen angewendet. Besondere Bedeutung besitzt die P. für in psychosozialen u. medizinischen Berufen Tätige, da diese in besonderer Weise mit Problemen u. Erkrankungen konfrontiert sind. Allgemeine psychohygienische Maßnahmen sollten hier z. B. durch Supervision u. Balint-Gruppen ergänzt werden.

Psycho|logie, ana|lytische (↑; -logie*) f: syn. komplexe Psychologie (C. G. Jung, 1875–1961); von der Psychoanalyse ausgehende Richtung der Psychologie. Das Selbst erscheint als Zentrum des Bewußtseins zwischen Individuum u. Gesellschaft. Den beiden Verhaltenstypen Extraversion u. Introversion stehen die vier Funktionstypen Denken, Fühlen, Empfinden u. Intuieren gegenüber. Das Unbewußte ist in ein persönliches Unbewußtsein, das Vergessenes u. Verdrängtes beinhaltet, u. ein kollektives Unterbewußtsein (sog. Archetypen) mit der allgemeinen menschlichen, erblichen Determinante des Verhaltens unterteilt. Die Psyche schafft durch Kompensationen einen Ausgleich von Bewußtsein u. Unbewußtsein; eine Störung dieser Selbstregulation kann zur Ausbildung von Komplexen führen.

Psycho|logie, komplexe (↑; ↑) f: syn. analytische Psychologie*.

Psychose (↑; -osis*) f: allgemeine Bez. für psychische Störung mit strukturellem Wandel des Erlebens (im Gegensatz zum funktionellen Wandel bei Neurose*); **Einteilung: 1.** organische P. (syn. symptomatische, exogene, körperlich begründbare P., Funktionspsychose, exogener Reaktionstyp); Ursachen: anatomische bzw. funktionelle Veränderungen des Zentralnervensystems; Vorkommen: bei Hirntumoren, Schädelhirntrauma, frühkindlichem Hirnschaden, Intoxikationen, Infektionen, Epilepsie, vaskulären Hirnerkrankungen, Hirnatrophie (z. B. Alzheimer-Krankheit), endokrinen Störungen, als Folge psychotroper Medikamente; Symptome: Bewußtseinsstörungen, Gedächtnisstörungen, Orientierungsstörungen, Ich-Erlebensstörungen, Wahn u. Halluzinationen; **2.** endogene P. (syn. körperlich nicht begründbare P.): P. ohne erkennbare organische Ursachen; als Ursachen werden ein komplexes Bedingungsgefüge körperlicher, seelischer u. sozialer Faktoren ebenso wie Störungen des Metabolismus u. der Neurotransmitter diskutiert. **Therapie:** Behandlung der Grunderkrankung, Ausschaltung nachteiliger Einflüsse, Psychotherapie*, Soziotherapie*, Psychopharmaka.

Psychosen|psycho|therapie (↑; ↑; Therapie*) f: als Langzeittherapie stattfindende psychotherapeutische Behandlung bei schizophrenen, schizoaffektiven u. affektiven Psychosen; nach individueller Voraussetzung werden verschiedene therapeutische Ansätze einzeln od. in Kombination angewendet, z. B.

das verhaltenstherapeutisch orientierte sog. integrierte psychologische Therapieprogramm für schizophrene Patienten nach Brenner u. Roder (kognitives Training, Training sozialer Kompetenz, interpersonelle Problemlösung, psychoedukative Bewältigungsarbeit); psychodynamische Zugänge zum lebensgeschichtlichen Verstehen u. Beantworten einer psychotischen Störung finden immer stärker Eingang in die Therapie (Ich-Stärkung, Angstabbau, Bearbeitung von Konflikten u. Auslösern usw.).

Psycho|somatik (↑; gr. σῶμα Körper) f: erstmals 1818 von Heinroth verwendete Bez. für die Wechselwirkung seelischer u. körperlicher Prozesse; die P. umfaßt drei Bereiche: **1.** ein Teilgebiet der Medizin, das bei Diagnostik u. Therapie von Erkrankungen seelische Faktoren einbezieht; **2.** eine Forschungsrichtung, die mit physiologischen u. psychologischen Methoden die Bedeutung seelischer Vorgänge für Entstehung u. Fortdauer körperlicher Erkrankungen untersucht; **3.** eine Auffassung von Gesundheit u. Krankheit als Ergebnis eines Zusammenwirkens von seelischen u. körperlichen Faktoren.

Psycho|therapie (↑; Therapie*) f: nach der Definition von Strotzka (1975) ein geplanter interaktioneller Prozeß zur Beeinflussung von Erlebnis- u. Verhaltensstörungen u. den daraus resultierenden Leidenssituationen, die vereinbarungsgemäß (zwischen Patient u. Therapeut) für behandlungsbedürftig gehalten werden; die P. verwendet ausschließlich psychologische Mittel (meist verbaler Art) u. ist gerichtet auf ein möglichst gemeinsam definiertes Ziel (Symptomminimalisierung, kompetenter Umgang mit der Störung durch den Patienten bzw. Strukturveränderung der Persönlichkeit) unter Anwendung lehrbarer Techniken, die auf Theorien über sog. normales u. abnormes Erleben u. Verhalten basieren. Erfolgreiches psychotherapeutisches Handeln erfordert i. d. R. eine tragfähige Beziehung zwischen Patient u. Therapeut. Obwohl P. stets auf das Psychische gerichtet ist, werden i. S. einer Leib-Seele-Einheit immer auch körperliche Prozesse gezielt bzw. spontan mitbehandelt (s. Psychosomatik).

Historische Entwicklung: Erste Hinweise über den Einsatz psychologischer Mittel sind bereits in Philosophie u. Heilkunde der Antike sowie im Schamanismus vieler Naturvölker zu finden; die Anfänge einer wissenschaftlichen P. liegen im 19. Jahrhundert mit der Entstehung der Psychoanalyse* u. der theoretischen Vorläufer der Verhaltenstherapie*. Beide Verfahren entwickelten sich im 20. Jahrhundert weitgehend unabhängig voneinander; aus kontroversen Auffassungen entstanden neue Richtungen, z. B. die in den 20er u. 30er Jahren aus der Psychoanalyse hervorgegangene Individualpsychologie*, die analytische Psychologie* u. die Vegetotherapie*. Seit der Mitte der 40er Jahre entwickelte sich in den USA die sog. humanistische Psychologie (Human potential) mit der gegen die Psychoanalyse u. Verhaltenstherapie gerichteten Betonung von Gleichberechtigung, Empathie u. Transparenz im therapeutischen Prozeß. Als praktisches Resultat dieser Bewegung entstanden die Therapieformen des sog. 3. Weges (i. S. einer Abgrenzung u. Alternative aber auch Syntheseversuchen von Psychoanalyse u. Verhaltenstherapie). Seit Ende der 60er Jahre existieren quasi als P. des 4. Weges die sog. transpersonalen „Therapien“, zu denen u. a. fernöstliche Meditationen u. Körperübungen, Tantra, Kundalini u. Astrologie gehören. Ihr Hauptziel besteht darin, spirituelle Dimensionen der Psyche zu erreichen sowie transzendente Erfahrungen u. Selbstverwirklichung zu ermöglichen. Während bereits für die Verfahren des 1. bis 3. Weges eine Beurteilung mit traditionellen wissenschaftlichen Kriterien schwierig ist, entzieht sich der sog. 4. Weg durch eine Fundamentalkritik an wissenschaftlichen Übereinkünften konsequent der Überprüfung seiner theoretischen Voraussetzungen u. praktischen Implikationen. Die Anwender u. Benutzer oft verunsichernde Schulenvielfalt beginnt sich prospektiv zu klären in Richtung einer – nach der Formulierung von Grawe – allgemeinen P., deren Konzepte auf den zentralen Perspektiven von Problembewältigung, Ursachenklärung u. Therapiebeziehung (Interaktion zwischen Klient u. Therapeut) aufbauen müßten.

Anwendung: zur Behandlung von Neurosen, Borderline-Zuständen, Psychosen, psychosomatischen u. somatopsychischen Erkrankungen (cave bei Borderline-Zuständen u. Psychosen, wenn erlebnisaktivierende u. aufdeckende, z. B. suggestive, tiefenpsychologische od. Dritter-Weg-Verfahren eingesetzt werden sollen); grundsätzlich kann jedes Verfahren einzeln od. in der Gruppe eingesetzt werden, wobei es Verfahren gibt, die sich besonders für die eine od. andere Behandlungsart eignen. P. findet stationär, tagesklinisch, v. a. aber ambulant statt, weil sie eingebunden sein sollte in den praktischen Lebensvollzug u. es sich bei psychotherapeutischen Prozessen i. d. R. um mehrjährige Behandlungszeiträume handelt.

Möglichkeiten u. Grenzen: Auch wenn, wie Grawe u. a. (1994) feststellen, alle wichtigen psychischen Störungen nachweislich wirksam psychotherapeutisch behandelt werden können, stellt P. einen oft schmerzhaften u. schwierigen Arbeitsprozeß dar, an dessen Ende keineswegs immer Heilung u. Beseitigung von Störungen stehen, sondern häufig „nur“ Linderung od. eine Verbesserung der subjektiven Befindlichkeit. Bei keinem anderen Heilverfahren ist das Gelin-

Psychotherapie

philosophisch/ anthropologische Verfahren	tiefenpsychologische Verfahren	lerntheoretisch/ behaviorale Verfahren	„Human Potential" od. Dritter-Weg-Verfahren	suggestive/ autosuggestive Verfahren	Misch- od. integrative Ansätze	Verfahren mit psychotherapeutischen Elementen	Metabegriffe
Logotherapie/ Existenzanalyse	Psychoanalyse	Verhaltenstherapie	Gesprächspsychotherapie	Hypnose	Psychosenpsychotherapie	Angehörigengruppe	Psychosomatik
Daseinsanalyse	Individualpsychologie	kognitive Verhaltenstherapie	Gestalttherapie	Hypnotherapie	Suchttherapie	Selbsthilfegruppe	Psychodynamik
	komplexe Psychologie	rational-emotive Therapie	Primärtherapie	Autogenes Training	Sexualtherapie	Selbsterfahrungsgruppe	Gruppendynamik
	Vegetotherapie	neurolinguistisches Programmieren	Encounter-Gruppen	progressive Relaxation	Familien- u. Systemtherapie	psychosoziale Beratung	Gruppenpsychotherapie
	bioenergetische Analyse	Verhaltensmodifikation	Transaktionsanalyse	Suggestion	Biofeedback	Empowerment	Psychohygiene
	analytische Gruppentherapie		Psychodrama			Supervision	
	Fokaltherapie		konzentrative Bewegungstherapie			Milieu-/ Soziotherapie	
	Balint-Gruppe		themenzentrierte Interaktion			Arbeitstherapie	
	katathymes Bilderleben						

gen so sehr abhängig von Motivation u. Mitarbeit des Patienten wie bei der P.

Legt man eine multifaktorielle Sichtweise von Krankheit zugrunde, ergeben sich Grenzen der P. auch daraus, daß sie nur bedingt auf gesellschaftliche Verhältnisse einwirken kann, die bei Ursprung u. Entwicklung von Krankheit beteiligt gewesen sein können. Gesellschaftliche Aspekte sollten aber dennoch von der P. thematisiert werden, um einerseits einer Überschätzung ihrer therapeutischen Möglichkeiten, andererseits aber auch einer Auffassung von P. als Reparaturtechnologie entgegenzuwirken.

Psycho|therapie, körper|orientierte (↑; ↑) f: s. Körpertherapie, Bewegungstherapie, konzentrative.

Psyllii semen n: s. Flohsamen.

Ptero|carpus santalinus m: roter Sandelbaum*.

Ptycho|petalum olacoides n: Potenzholz*.

Puder: Streupulver zur äußerlichen Anwendung; als reine Wirkstoffpulver od. Gemische mit Hilfsstoffen wie z. B. Talk, Zinkoxid u. Stärke, die die Haft-, Streu- u. Absorptionsfähigkeit des P. sowie die Abgabe des Wirkstoffs an die Haut beeinflussen.

Pulmonaria officinalis f: Lungenkraut*.

Pulsatilla vulgaris f: s. Küchenschelle.

Puls|dia|gnostik (lat. pulsus Schlag, Stoß; gr. διαγνωστικός fähig zu unterscheiden) f: **1.** diagnostisches Verfahren der traditionellen chinesischen Medizin*, bei dem der Arzt mit drei Fingern (Zeige-, Mittel- u. Ringfinger) die A. radialis am rechten u. linken Handgelenk betastet; unterschieden werden 28 Pulsqualitäten bei oberflächlichem, mittlerem u. tieferem Fingerdruck. Durch technische Ableitung u. Aufzeichnung (Sphygmographie) konnte nachgewiesen werden, daß die von der traditionellen chinesischen Medizin seit Jahrhunderten beschriebenen u. in der Praxis verwendeten Pulsbilder auch objektiv die ihnen zugeschriebenen Veränderungen zeigen. Vgl. Zungendiagnostik.

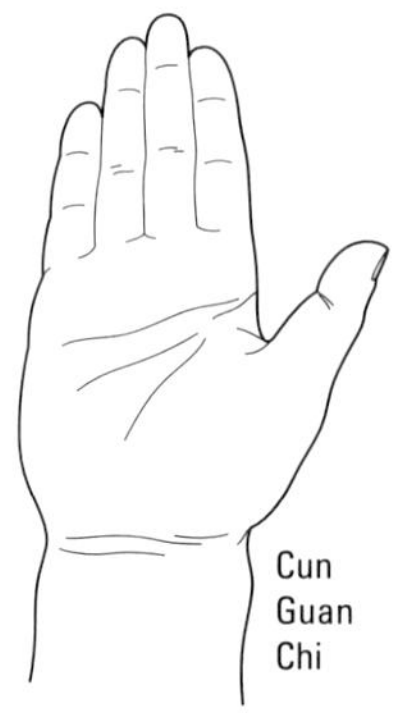

Pulsdiagnostik: die Pulstaststellen

2. Wichtigstes Verfahren der traditionellen tibetischen Diagnostik*, das eine Vielzahl diagnostischer u. prognostischer Möglichkeiten bietet u. bei dem nicht die Organe, sondern die Organsysteme mit ihren Energien (s. Energielehre) gefühlt werden. Insbesondere wird die A. radialis mit dem Zeige-, Mittel- u. Ringfinger im Abstand von Daumenendgliedlänge des Patienten proximal der Handgelenkbeugefurche beginnend getastet. Der Druck der einzelnen Finger wird variiert, um verschiedene Körperbereiche zu „ertasten". Bei der Vielzahl tastbarer Pulse werden z. B. Konstitutions-, Jahreszeiten-, erstaunliche, allgemeine, spezifische u. Todespulse unterschieden. Vgl. Medizin, traditionelle tibetische.

Puls|therapie (↑; Therapie*) f: syn. Kippschwingungstherapie*.

Punkte|diät (Diät*) f: von Erna Carise (geb. 1906) entwickelte fett- u. proteinreiche Schlankheitsdiät* mit beliebiger Nahrungsenergiezufuhr (s. Energiegehalt), bei der Kohlenhydrate gemieden werden; alle kohlenhydrathaltigen Lebensmittel erhalten Punkte in Relation zu ihrem Kohlenhydratgehalt, die dann gezählt u. so niedrig wie möglich gehalten werden.

Purganzien (lat. purgare reinigen) n pl: veraltete Bez. für Abführmittel mittlerer Stärke (z. B. Aloe od. Sennesblätter); vgl. Drastikum, Laxanzien.

Purgation (↑) f: innere Reinigung des Körpers zur Entfernung von Stoffwechselschlakken; als ausleitende Therapie* v. a durch verstärktes Abführen bzw. Darmreinigung* in Verbindung mit Fasten*.

Purva Karma (Sanskrit kleine Arbeit) m: zur Vorbereitung auf die großen ausleitenden Verfahren (s. Pancha Karma) i. R. des Ayurveda* eingesetzte Behandlungen; diese bestehen zum einen aus Ölbehandlungen (Snehanas), durch die aus dem Gleichgewicht geratene u. sog. verdorbene Doshas* aufgeweicht u. emulgiert werden u. zum anderen aus schweißtreibenden Verfahren (Svedhanas), durch die diese bewegt u. teilweise über die Haut ausgeschieden werden sollen. Bei den Snehanas wird zwischen innerlichen u. äußerlichen Anwendungen unterschieden. Die innerlichen können nasal, oral, rektal u. vaginal bzw. intrauterin verabreicht werden. Zu den äußeren Ölanwendungen gehören insbesondere die verschiedenen Körpermassagen. Diese werden mit dem Haarstrich od. gegen den Haarstrich durchgeführt. Dabei kommen über den Gelenken kreisende, zwischen den Gelenken drückende sowie sanft streichende Grifftechniken zur Anwendung. Zu den schweißtreibenden Verfahren gehören die lokalen Dampfanwendungen, das Dampfbad sowie eine der Sauna* vergleichbare Behandlungsart. Weiterhin werden in Öl erhitzte Heilkräuter od. gekochter Reis in ein Leinentuch eingeschlagen u. unter wiederholter Erwärmung zur Massage verwendet. Eine weitere Kombination aus Snehana u. Svedhana stellt die überaus beliebte Pizhichil-Behandlung dar. Dabei wird der Patient am ganzen Körper mit erwärmtem Öl besprenkelt. Gleichzeitig erfolgt eine Synchronmassage durch zwei od. vier Therapeuten. Vgl. Tarpana.

Pyretikum (gr. πυρετικός fiebernd) n: bei der aktiven Fiebertherapie* verwendetes Arzneimittel mit fiebererzeugenden Eigenschaften; i. d. R. werden bakterielle Präparate mit Lipopolysacchariden, die als pyrogene Strukturen von Bakterienwänden die menschliche Abwehr zur körpereigenen Produktion endogener Pyrogene (z. B. Interleukin 1) veranlassen, benutzt. Es sind aber auch pflanzliche u. virale Präparate bekannt; ihr Einsatz ist umstritten; Gefahr von Komplikationen; fehlender Wirksamkeitsnachweis der Therapie.

Pyri|doxin n: syn. Vitamin* B_6.

Q

Qi (sprich tschi) n: zumeist nicht ganz korrekt mit „Energie" übersetzter Begriff (besser erläutert mit „Wirkung"), der eine wesentliche Dimension zur Entstehung u. Aufrechterhaltung der Funktionen des lebendigen menschlichen Organismus bedeutet; das Qi läßt sich an der Aktivität u. Ausgewogenheit der inneren Organe erkennen u. damit auch diagnostisch nachweisen; sowohl die physiologischen als auch die pathologischen Abläufe werden vom Qi beeinflußt. Man unterscheidet das Qi der Nahrungsessenz (s. Jing), das Qi der Funktionen der inneren Organe u. der Körperstrukturen, das pathogene Qi aus der Umwelt in Verbindung mit pathologischen Veränderungen im Organismus u. nach Entstehung u. Funktion das Ursprungs-, Atmungs- u. Sprach-, Nahrungs- u. Abwehr-Qi. Zudem besitzen alle inneren Organe ein eigenes Qi (z. B. Herz-Qi, Lungen-Qi). Vgl. De-Qi.

Qi-Gong (sprich tschi-gung) n: in China u. im Westen sehr populäre Atem- u. Meditationstherapie der traditionellen chinesischen Medizin* mit den drei Dimensionen Shen (geistige Konzentration u. innere Ruhe), Qi (das Leiten des Atems im Körper u. über die Meridiane) u. Xing (Ausführung bestimmter Bewegungen); die Übungen des Q.-G. gehen auf den chinesischen Arzt Hua-Tuo (112–207) zurück; er war beeindruckt durch die im Vergleich zum Menschen bessere Gesundheit der Tiere, führte diese auf bestimmte regelmäßige Bewegungsfolgen zurück u. entwickelte die Übungen der Fünf Tiere (Kranich, Bär, Hirsch, Affe, Tiger; s. Abb. S. 238 f.), aus denen sowohl das Q.-G. als auch das Tai*-Ji-Quan hervorgegangen sind. Die **Wirkung** des Q.-G. beruht v. a. auf einer Regulation des vegetativen Nervensystems (darin dem Autogenen* Training ähnlich). **Anw.:** bei psychischen Erkrankungen, Schlafstörungen, Hypertonie, funktionellen Magen- u. Herzbeschwerden, Asthma bronchiale u. a., auch bei Krebserkrankungen.

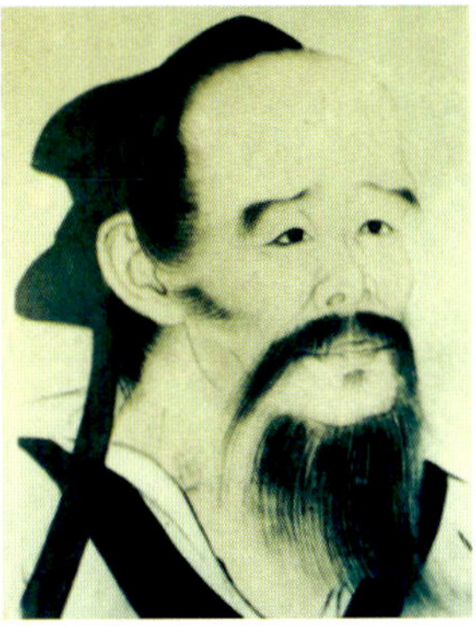

Qi-Gong:
Porträt des Arztes Hua Tuo

Qi-Mechanismus m: in der traditionellen chinesischen Medizin* Bez. für alle Umwandlungsprozesse des Qi* im Organismus: das Aufsteigen des klaren Yang, das Absteigen des trüben Yin, das sog. Ausscheiden des Alten (d. h. abgenutzter Körperprodukte) u. das sog. Aufnehmen des Neuen (d. h. Aufnahme frischer Stoffe aus der Umwelt); die inneren Organe sind mit unterschiedlicher Funktion am Q.-M. beteiligt: z. B. ist das Milz-Qi zuständig für das Aufsteigen über Herz u. Lunge, das Magen-Qi führt abwärts zu Dünn- u. Dickdarm; die Leber steht in Verbindung mit dem Aufsteigen u. Ausscheiden von Stoffwechselgiften, die Lunge mit ihrer Säuberungs- u. Ableitungsfunktion mit dem Absteigen. Das Auf- u. Absteigen der Funktionen im Q.-M. umfaßt alle wichtigen Funktionen des Organismus, die Wirkungen der Speicher- u. Hohlorgane (s. Fünf Speicherorgane, Sechs Hohlorgane), die Beziehungen innerhalb des Meridiansystems (s. Meridiane), die Funktionen der Außerordentlichen* Eingeweide u. von Yin u. Yang (s. Yin-Yang), die Aktivität des Bluts (Xue*) u. des Qi, die Beziehung zwischen Oberfläche u. Innerem u. die Versorgung der Extremitäten u. Körperöffnungen mit Qi u. Blut.

Q-Potenz (Potenz*) f: Kurzbezeichnung für **Q**uinquagesimillesimapotenz; s. Potenzierung.

Quaddeln: s. Segmenttherapie.

Qualität (lat. qualitas Beschaffenheit) f: in der Homöopathie* Bez. für die ein Symptom näher beschreibende Eigenschaft als (subjektive) Empfindung od. (objektiver) Befund (z. B. fadenziehendes Sekret, brennender od. stechender Schmerz); ausgeprägte Qu. erleichtern die Differenzierung verschiedener

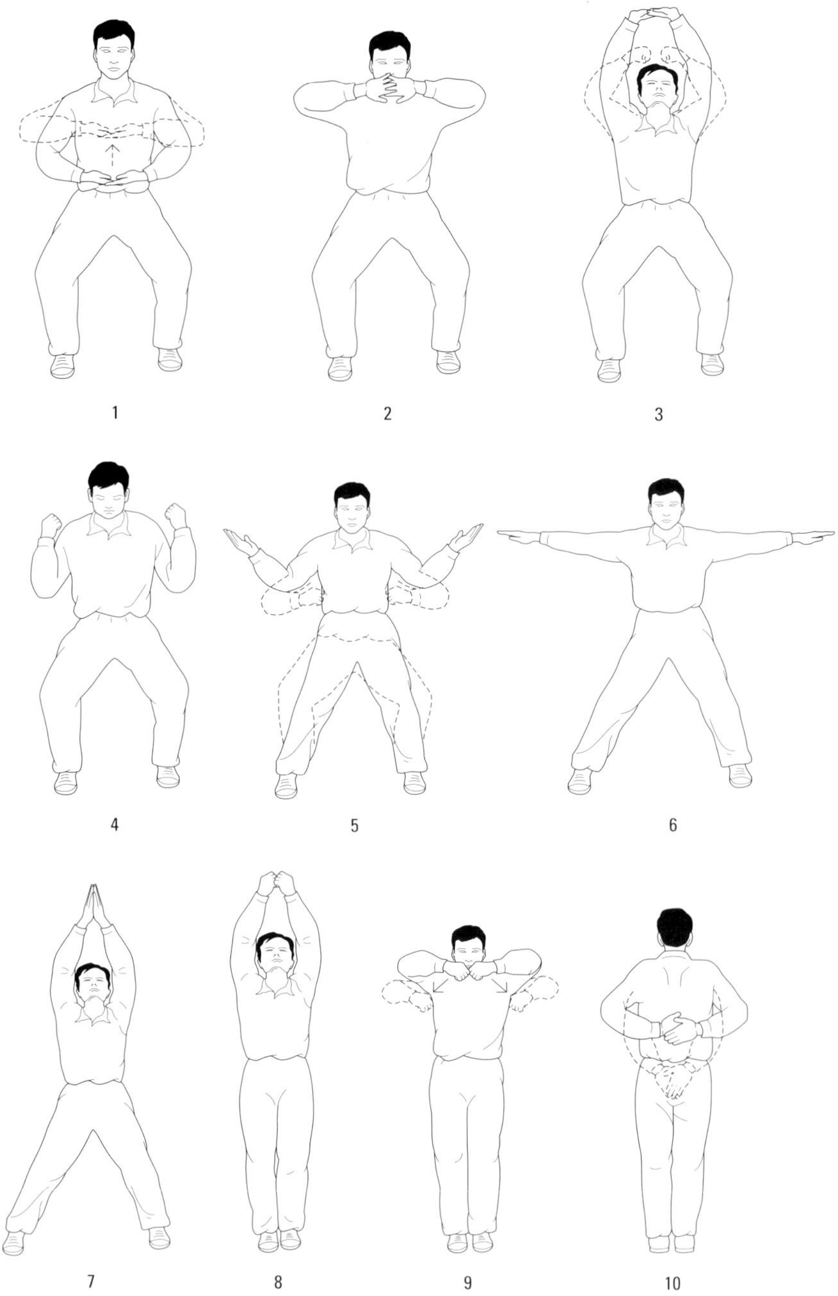

Qi-Gong:
Auswahl von Bewegungsfolgen (der Kranich)

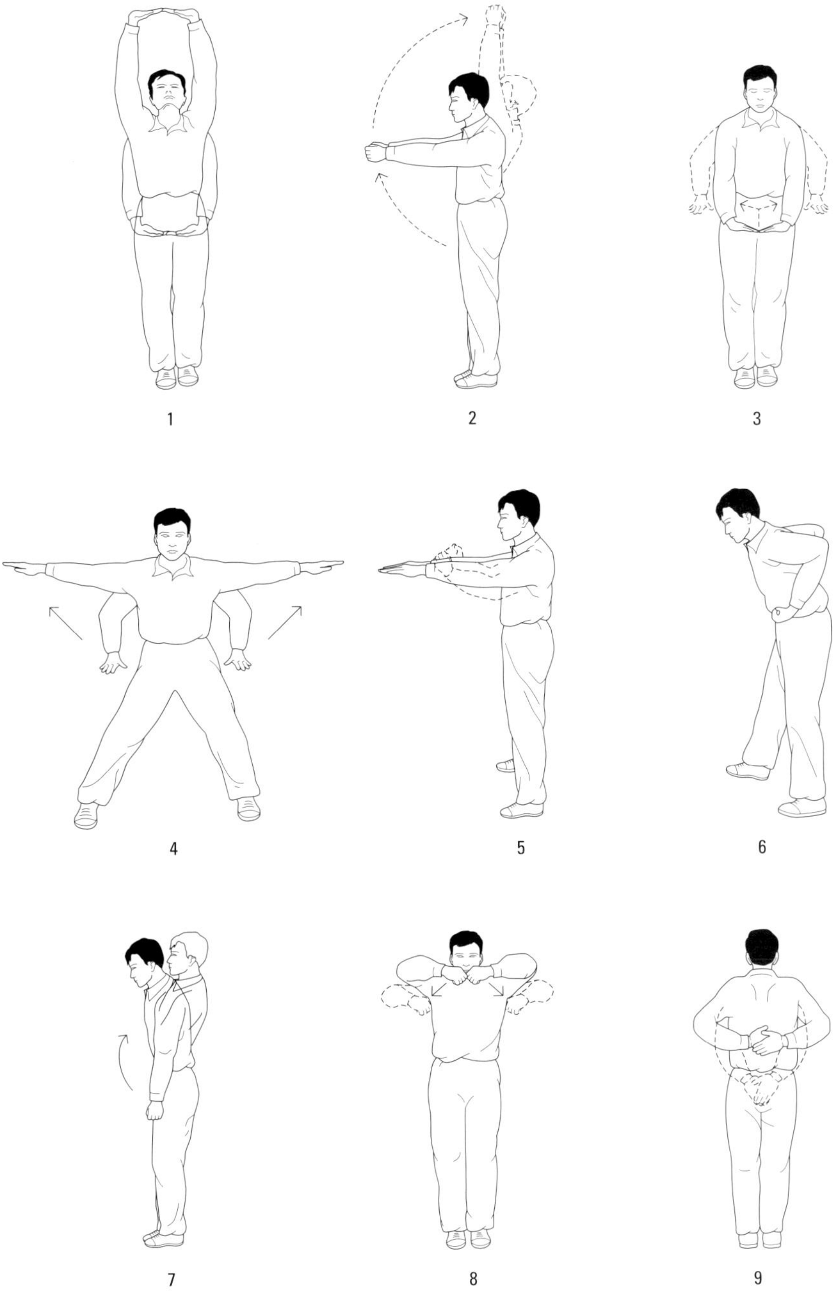

Qi-Gong:
Auswahl von Bewegungsfolgen (der Affe)

Arzneimittelbilder für das jeweilige Symptom (s. Arzneimittelwahl). Besonders ungewöhnliche Empfindungs- u. Befundqualitäten können in Form eines Als*-ob-Symptoms beschrieben sein.

Quark|auflage: Packung* aus Quark, der mit Milch od. Molke zu einer Salbe verrührt u. fingerdick auf die Haut od. einen Wickel gestrichen wird; **Anw.**: bei entzündlichen Hauterkrankungen.

Quassia f: Qu. amara (Surinam-Bitterholz) u. Picrasma excelsa (Jamaika-Bitterholz); Bäume od. Sträucher aus der Familie der Bittereschengewächse, Simaroubaceae; **Arzneidrogen:** getrocknetes Holz der Äste u. Stämme (Quassiae lignum) u. getrocknete Rinde (Quassiae cortex); **Inhaltsstoffe:** Bitterstoffe vom Typ der Seco-Triterpene; **Wirkung:** appetitanregend, emetisch, anthelminthisch, insektizid; **Verw.:** Abkochung u. andere galenische Zubereitungen (Tinktur, Extrakt, Fluidextrakt) **traditionell** als Amarum u. Tonikum, Anthelminthikum (bei Spul- u. Fadenwürmern) od. Schädlingsbekämpfungsmittel; **NW:** Einnahme größerer Mengen reizt die Magenschleimhaut u. kann zum Erbrechen führen. **Kontraindikation:** Schwangerschaft; **homöopathische** Zubereitungen aus dem getrockneten Holz bei Leberleiden, Fieber, als Stomachikum bei Diarrhoe u. Dyspepsie, bei Schwäche u. als Anthelminthikum.

Quecke: Agropyron repens; Kraut aus der Familie der Süßgräser, Poaceae; **Arzneidroge:** getrockneter Wurzelstock (Graminis rhizoma, Agropyri repentis rhizoma); **Inhaltsstoffe:** wasserlösliche Polysaccharide (insbesondere Triticin), ätherisches Öl; **Wirkung:** antimikrobiell (ätherisches Öl); **Verw.:** Abkochung u. andere galenische Zubereitungen zur Durchspülung der ableitenden Harnwege bei entzündlichen Erkrankungen u. zur Vorbeugung von Nierengrieß; **traditionell** auch bei Zystitis, Nephrolithiasis, Gicht, Rheuma, chronischen Hauterkrankungen, als reizlinderndes Hustenmittel, Diätetikum bei Diabetes mellitus; **homöopathische** Zubereitungen aus den frischen unterirdischen Teilen bei Harnwegentzündungen.

Queck|silber: chemisches Element, Symbol Hg (Hydrargyrum), OZ 80, relative Atommasse 200, 59; zur Zinkgruppe gehörendes, ein- u. zweiwertiges, bei Raumtemperatur flüssiges u. verdunstendes (hohe biologische Toxizität durch Einatmen), silberweißes Schwermetall; toxisches Spurenelement; **Vork. in Nahrungsmitteln:** Hg gelangt über die industrielle Verarbeitung in die Umwelt; besonders hoch ist der Gehalt in Fischen. **Intoxikationen:** Kribbeln der Haut, Störungen der Bewegungskoordination, neurotoxische Erkrankungen; bei pränatal exponierten Säuglingen können motorische u. mentale Beeinträchtigungen sowie zerebrale Lähmungen auftreten. **Referenzbereich:** 1–10 nmol/l Vollblut. Vgl. Amalgam.

Quelle, radio|aktive: Quellwasser mit einem bestimmten Gehalt an Radon u. Salzen des Radiums, der meist zu gering ist, um nachweisbare Effekte im Körper hervorzurufen; meist Akratotherme od. Wasser, das noch andere Mineralsalze enthält, z. B. Radiumsol- od. Radiumschwefelquelle.

Quendel: Thymus serpyllum, Feldthymian; Pflanze aus der Familie der Lippenblütler, Lamiaceae; **Arzneidrogen:** zur Blütezeit gesammelte u. getrocknete oberirdische Teile (Serpylli herba) u. durch Wasserdampfdestillation erhaltenes ätherisches Öl (Serpylli aetheroleum); **Inhaltsstoffe:** je nach Unterart ätherisches Öl mit Thymol bzw. Carvacrol u. p-Cymol, Geraniol, Linalool, Cineol sowie Gerbstoffe, Bitterstoffe u. Flavonoidglykoside; **Wirkung:** ähnlich dem Thymian*, aber schwächer; antimikrobiell, spasmolytisch; **Verw.:** als Teeaufguß, Fluidextrakt, hydroalkoholischer u. wäßriger Trockenextrakt für Hustentropfen u. -säfte, innerlich bei Entzündungen der oberen Atemwege; **traditionell** auch als Stomachikum, Diaphoretikum, Expektorans, bei Blasen- u. Nierenerkrankungen, als Aromatikum, äußerlich zu Kräuterkuren u. Bädern, alkoholische Auszüge zu Einreibungen bei rheumatischen Schmerzen, Verstauchungen, Quetschungen, Pruritus; zur Herstellung des Quendelöls für die kosmetische Industrie.

Quercus cortex m: Eichenrinde*.

Quetelet-In|dex (Lambert Adolphe Jacques Qu., belgischer Mathematiker, 1796–1874; lat. index Anzeiger) m: syn. Body* mass index.

Quetschung: s. Kontusion.

Quillaja saponaria f: immergrüner Baum aus der Familie der Rosengewächse, Rosaceae; **Arzneidroge:** von der Borke befreite Stammrinde (Quillajae cortex, Quillajarinde, Seifenrinde, Panamarinde); **Inhaltsstoffe:** ca. 10 % Saponine, Triterpenglykoside mit Quillajasäure als Hauptsapogenin, Gerbstoffe (Calciumoxalat); **Wirkung:** expektorierend, hautreizend; **Verw.:** als Aufguß od. Abkochung u. andere galenische Zubereitungen **traditionell** bei Erkrankungen der Atmungsorgane, zur

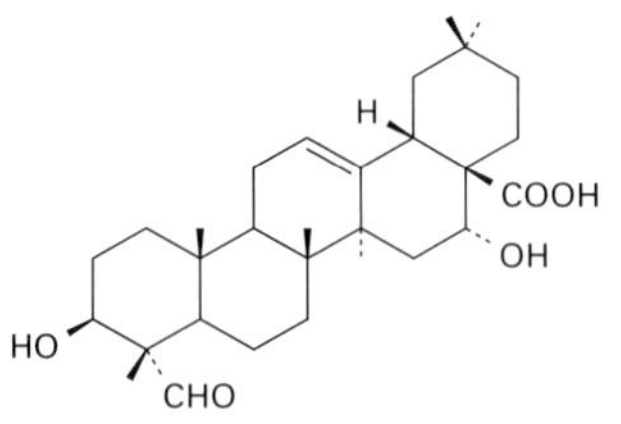

Quillaja saponaria: Quillajasäure

Herstellung von Steinkohlenteerlösung (Lithantracis picis liquor), Haarwaschmitteln, Kopfwässern, Zahnputzpulvern u. Mundwässern; **NW:** bei Überdosierung gastrointestinale Reizerscheinungen mit Magenschmerzen u. Diarrhoe.

R

Rachen|entzündung: Pharyngitis*.

Rad.: Abk. für Radix* (Wurzel).

Radi|ästhesie (lat. radius Strahl; gr. αἴσθησις Empfindung) f: Bez. für eine angenommene „Strahlenfühligkeit", wobei davon ausgegangen wird, daß der Mensch über eine noch nicht näher bekannte Sinneswahrnehmung auf verschiedene, durch natürliche Ursachen bedingte „Störfelder" reagiert u. solche Reaktionen z. B. durch eine Wünschelrute* angezeigt werden. Das Auffinden von unterirdischen Wasservorkommen (Wasserader*), Bodenschätzen u. Hohlräumen durch Mittel der R. ist belegt, darüber hinausgehende Ansprüche sind umstritten, insbesondere das Erkennen geopathogener Orte. Offenbar sind nur wenige Menschen ausreichend sensibel, um die genannten Leistungen tatsächlich zu erbringen. Mißbrauch ist weit verbreitet. Vgl. Geopathie.

Radix (lat. Wurzel) f: Abk. Rad.; (biol.) unterirdischer Pflanzenteil zur Festigung der Pflanze u. Aufnahme von Wasser u. Mineralien; in der neuen lateinischen Nomenklatur wird die Bez. des Pflanzenteils hinter den Pflanzennamen gestellt (z. B. Ginseng radix), während die alte, oft noch gebräuchliche Schreibweise die Bez. des Pflanzenteils voranstellt (z. B. Radix Ginseng). Vgl. Rhizom.

Radix Althaeae (↑) f: Wurzel von Eibisch*.

Radix Angelicae (↑) f: Wurzel von Angelika*.

Radix Armoraciae (↑) f: Wurzel des Meerrettichs*.

Radix Bella|donnae (↑) f: Wurzel von Atropa* belladonna.

Radix Cichorii (↑) f: Wurzel der Wegwarte*.

Radix Colombo (↑) f: Kolombowurzel*.

Radix Echinaceae angusti|foliae (↑) f: Wurzel von Echinacea* angustifolia.

Radix Echinaceae purpureae (↑) f: Wurzel von Echinacea* purpurea.

Radix Eleuthero|cocci (↑) f: Taigawurzel; Wurzel von Eleutherococcus* senticosus.

Radix Gentianae (↑) f: Wurzel u. Wurzelstock des gelben Enzians*.

Radix Ginseng (↑) f: Haupt-, Neben- u. Haarwurzel von Ginseng*.

Radix Harpago|phyti (↑) f: Speicherwurzel der südafrikanischen Teufelskralle*.

Radix Ipecacuanhae (↑) f: Brechwurz; unterirdische Organe von Cephaelis ipecacuanha od. Cephaelis acuminata; s. Ipecacuanha.

Radix Levistici (↑) f: Wurzel u. Wurzelstock von Liebstöckel*.

Radix Liquiritiae (↑) f: Wurzel u. Ausläufer von Süßholz*.

Radix Ononidis (↑) f: Wurzel u. Wurzelstock von dorniger Hauhechel*.

Radix Pimpinellae (↑) f: Wurzelstock u.Wurzel der Bibernelle*.

Radix Raphani (↑) f: Wurzel des Rettichs*.

Radix Ratanhiae (↑) f: Ratanhiawurzel*.

Radix Rauwolfiae (↑) f: Wurzel von Rauwolfia* serpentina.

Radix Rhei (↑) f: unterirdische Teile von Rhabarber*.

Radix Saponariae rubrae (↑) f: Wurzel, Wurzelstock u. Ausläufer des gemeinen Seifenkrauts*.

Radix Senegae (↑) f: Wurzel mit Wurzelkopf von Senega*.

Radix Sym|phyti (↑) f: Wurzel von Beinwell*.

Radix Taraxaci (↑) f: Wurzel des Löwenzahns*.

Radix Urticae (↑) f: Wurzel der Brennessel*.

Radix Uzarae (↑) f: unterirdische Teile von Uzara*.

Radix Valerianae (↑) f: Wurzel von Baldrian*.

Radon n: Zusammenziehung aus der veralteten Bez. **Rad**iumemanati**on**; Symbol Rn; zu den Edelgasen gehörendes radioaktives Element mit der OZ 86 u. der relativen Atommasse 222; entsteht aus in der Natur vorkommendem Radium-226 durch Zerfall u. macht einen Teil der natürlichen Strahlenexposition aus; physikalische Halbwertzeit 3,825 Tage; zerfällt entsprechend der Uran-Radium-Zerfallsreihe in eine Reihe weiterer Nuklide.

Radon|bad: Bad aus natürlich vorkommenden Quellen od. als künstliche Zubereitung mit Radon; therapeutische Anwendung wegen der Strahlenbelastung umstritten; **Anw.:** bei rheumatischen Erkrankungen.

Rain|farn: Tanacetum vulgare, syn. Chrysanthemum vulgare; Pflanze aus der Familie der Korbblütler, Asteraceae; **Arzneidrogen:** Blütenstände (Tanaceti vulgaris flos) u. oberirdische Teile (Tanaceti vulgaris herba); **Inhaltsstoffe:** im Kraut bis 0,8 %, in den Blüten bis 1,5 % ätherisches Öl mit Thujon als Hauptkomponente; Sesquiterpenoxide aus der Gruppe der Germacranolide (Parthenolid

u. a.), Eudesmanolide u. Guajanolide; **Wirkung:** anthelminthisch, antimikrobiell, spasmolytisch, karminativ, abortiv; Parthenolid soll prophylaktisch gegen Migräne wirksam sein. **Verw.: traditionell** als Wurmmittel gegen Enterobius vermicularis (Madenwurm) u. Ascaris lumbricoides (Spulwurm), bei Migräne, Neuralgie, Rheuma, Meteorismus u. Appetitmangel; **NW:** Thujone wirken neurotoxisch (auch bei normaler Dosierung). Laut Kommission E beim ehemaligen Bundesgesundheitsamt ist die Wirksamkeit bei den beanspruchten Anwendungsgebieten nicht belegt; angesichts der Risiken kann eine therapeutische Verwendung nicht vertreten werden.

Raphanus sativus m: s. Rettich.

Rasa Shastra (Sanskrit Rasa Gift, Nektar; Shastra Disziplin) m: Disziplin des Ayurveda*, durch die giftige Substanzen in sog. Nektar überführt werden können; in vorbuddhistischer Zeit wurde dieses Wissen von Shiva Devotees als Deha Siddhi (s. Siddha-Medizin) geheim gehalten, im 4. Jahrhundert v. Chr. aber durch buddhistische Mönche, insbesondere den legendären Nagarjuna, in die ayurvedische Medizin eingeführt. Grundlage ist ein System von Entsprechungen zwischen dem Makrokosmos u. dem Mikrokosmos Mensch. Dabei werden in Analogie zu den Tridoshas der ayurvedischen Physiologie* drei kosmische Prinzipien gesehen: Surya (das Prinzip der Sonne), Soma (das Prinzip des Mondes) u. Prana (das Prinzip, das in den Tiefen des Weltalls erkennbar wird). Zur Herstellung des sog. Nektars können neben pflanzlichen Giften auch die verschiedensten Mineralien u. Schwermetalle, insbesondere Schwefel (Gandhaka) u. Quecksilber (Rasa), verwendet werden. Nach komplizierten Prozeduren über mehrere Reinigungs- u. Oxidationsstufen entstehen mineralische Endprodukte, die i. a. Bhasma genannt werden.

Rasayana (Sanskrit Rasa Plasma, Lymphe, interstitielle Flüssigkeit; Ayana etwa: was Rasa zu den Geweben bringt) m: Bez. für eine spezielle Behandlungsart i. R. des Ayurveda*, durch die dem Alterungsprozeß entgegengewirkt werden kann; da dieser bereits um das 40. Lebensjahr einsetzt, sollte mit den Behandlungen schon vorher begonnen werden. Unterschieden werden drei verschiedene **Formen: 1.** Kamya-R. zur Steigerung der körperlichen u. geistigen Fähigkeiten; **2.** Ajasika-R. zur täglichen Gesundheitspflege u. zur Krankheitsvorbeugung; **3.** Naimittika-R. zur Kräftigung in der Rekonvaleszenz. Die verwendeten Heilmittel wirken nicht schon an sich verjüngend, sondern entwickeln diese Eigenschaft erst durch den entsprechenden therapeutischen Kontext. Beim Acharya-R. kann sogar ganz auf Heilmittel verzichtet werden, da hier die konsequente Änderung der Lebensweise genügt.

Eine R.-Behandlung kann ambulant od. stationär durchgeführt werden; durch relatives od. absolutes Fasten sowie durch die Einnahme verdauungsfördernder Arzneimittel muß zunächst dafür gesorgt werden, daß giftige Stoffwechselprodukte (Ama) vollständig metabolisiert werden. Als nächstes werden die Abfallprodukte (Malas*) sowie die aus dem Gleichgewicht geratenen Doshas* durch Purva* Karma u. Pancha* Karma ausgeleitet. Erst dann sollte die medikamentöse R.-Behandlung begonnen werden. Es gibt Heilmittel, die die Gehirn- u. Sinnesfunktionen verbessern, andere, die die Verdauungskraft od. die Stoffwechselprozesse auf Gewebeebene steigern u. solche, die die Körpermasse od. Körperkraft, ggf. auch die körperlichen, seelischen od. geistigen Abwehrkräfte (Ojas), vermehren. Zusätzlich zur Einnahme dieser Mittel sollte der Patient die hygienischen u. ethischen Verhaltensregeln befolgen sowie Yoga* praktizieren. Vgl. Vajikarana, Gesundheitsförderung, ayurvedische.

Ratanhia|wurzel: Ratanhiae radix; Wurzel von Krameria triandra, Strauch aus der Familie der Krameriaceae; **Inhaltsstoffe:** Catechingerbstoffe; **Wirkung:** adstringierend; **Verw.:** besonders als Tinktur lokal bei Entzündungen der Mund- u. Rachenschleimhaut, Stomatitis; verdünnt zum Gurgeln.

Rausch|pfeffer: Piper methysticum; s. Kava-Kava.

Raute: Ruta graveolens ssp. vulgaris, Garten- od. Weinraute; Staude aus der Familie der Rautengewächse, Rutaceae; **Arzneidrogen:** vor der Blüte gesammelte u. getrocknete Laubblätter (Rutae folium) u. getrocknete oberirdische Teile (Rutae herba); **Inhaltsstoffe:** ätherisches Öl, Furanocumarine (z. B. Bergapten, Isoimperatorin, Psoralen, Xanthotoxin), Flavonoide (z. B. Rutin), Chinolinalkaloide; **Wirkung:** spasmolytisch, abortiv, phototoxisch; **Verw.:** als Teeaufguß od. Fluidextrakt **traditionell** innerlich bei Menstruationsbeschwerden, als Abortivum, bei Appetitlosigkeit u. dyspeptischen Beschwerden, als krampfstillendes u. beruhigendes Mittel; laut Kommission E beim ehemaligen Bundesgesundheitsamt ist die Wirksamkeit bei den beanspruchten Anwendungsgebieten nicht belegt u. eine therapeutische Verwendung wegen des ungünstigen Nutzen-Risiko-Verhältnisses abzulehnen. **NW:** melancholische Stimmung, Schlafstörungen, Müdigkeit, Schwindelgefühl, Krampfzustände; Kontaktdermatitis u. Lichtdermatosen durch äußerlich angewendetes Rautenöl; **Kontraindikation:** Schwangerschaft; **homöopathische** Zubereitungen aus dem frischen, zu Beginn der Blüte gesammelten Kraut bei Quetschungen, Kontusionen, Distorsionen, Varizen u. venösen Stauungen, Sehschwäche, Mastdarmprolaps.

Rauwolfia serpentina (Leonhard Rauwolf, Arzt, Augsburg, 1540–1596) f: Schlangenholz;

Arzneidroge: Wurzel (Rauwolfiae radix); **Inhaltsstoffe:** nach DAB 10 mindestens 1 % Indolalkaloide (ca. 50 Einzelverbindungen); die therapeutisch wichtigsten sind Reserpin* u. Ajmalin*; **Wirkung** des Gesamtkomplexes: blutdrucksenkend u. sedierend; **Verw.:** Extrakte bei leichter essentieller Hypertonie, Angst- u. Spannungszuständen, psychomotorischer Unruhe; Extrakt wirksamer als reines Reserpin aufgrund verschiedener Angriffspunkte der Einzelalkaloide; **NW:** verstopfte Nase, depressive Verstimmung, Müdigkeit, Potenzstörungen; **Kontraindikationen:** Depressionen, Ulkus, Phäochromozytom, Schwangerschaft, Stillzeit; **homöopathische** Verwendung der getrockneten Wurzeln bei Hypertonie.

RDA: Abk. für (engl.) **r**ecommended **d**ietary **a**llowances; s. Nährstoffzufuhr, empfohlene.

Re|aktion (lat. re- zurück; actio Handlung) f: Antwort des Organismus auf einen Reiz; Teil des Reiz-Reaktionskonzepts in der Naturheilkunde.

Re|aktion, kon|sensuelle (↑; ↑) f: gleichsinnige Reaktion eines von einer therapeutischen Maßnahme nicht direkt betroffenen Körperteils; z. B. reagieren bei einem Knieguß des linken Unterschenkels das rechte Bein u. die Arme bezüglich der Durchblutung mit. K. R. werden auch zwischen den Füßen u. dem Nasenrachenraum bzw. den Organen des Unterleibs beobachtet. Nutzung i. R. der Kneipp*-Therapie, insbesondere bei arteriellen Durchblutungsstörungen.

Re|aktions|phänomen nach Hopfner (↑; ↑) n: ein in der Neuraltherapie* beschriebenes Phänomen der reaktiven Verschlimmerung für einige Stunden od. Tage nach einer Reflexzonentherapie*; es soll bei Reproduzierbarkeit ein deutlicher Hinweis auf das Vorliegen eines Störfelds (s. Irritation, chronische) sein.

Re|aktions|stelle (↑; ↑): Ort reflektorischer Krankheitszeichen (s. Projektionssymptom) an der Körperoberfläche; je nach anatomischer Zielstruktur z. B. an der Haut bzw. Unterhaut als Verquellung, Hyperalgesie, Parästhesie, Wärme-, Kältegefühl, Rötung, Blässe, am motorischen System als Muskeltonuserhöhung; elektrodermale Messungen haben ergeben, daß viele dieser R. (oft identisch mit Akupunkturpunkten) auch einen signifikant niedrigeren elektrischen Widerstand als ihre Umgebung aufweisen.

Re|aktions|therapie (↑; ↑; Therapie*) f: s. Reiz-Reaktionstherapie.

Real|therapie (Therapie*) f: eine von dem Arzt u. Psychotherapeuten P.-A. Mäurer eingeführte Bez. für einen ganzheitlichen Psychotherapieansatz, der keine bestimmten diagnostischen u. therapeutischen Formen vorschreibt, sondern die partnerschaftliche Beziehung zwischen Therapeut u. Klient in den Vordergrund stellt; Voraussetzung für die Durchführung einer R. ist der unbedingte Heilwille des Klienten, ohne den keine R. erfolgen kann; auch das Behandlungsziel sollte vom Klienten allein bestimmt werden. Der Therapeut sollte nur einen minimalen Aufwand an Diagnostik u. Therapie betreiben. Den Schwerpunkt bildet eine angestrebte Rollenänderung vom Kranken zum Gesunden im sozialen Feld bzw. im Erfahren u. Erleben des Alltags. Die Vermittlung von Vertrauen in die eigenen Fähigkeiten steht hierbei im Vordergrund. Wissenschaftlich umstrittenes Verfahren.

Rebirthing (engl. rebirth Wiedergeburt) n: eine der „New-Age“-Szene angehörende spirituelle Form der Psychotherapie mit speziellen Atemtechniken, z. B. Anregung zur Hyperventilation; bei dieser umstrittenen Methode sollen körperliche u. spirituelle Erfahrungen gemacht werden durch das Wiedererleben von prä- u. perinatalen Störungen; Ziel ist die Verarbeitung von durch das Geburtstrauma „früh erlittenen Schmerzen“. Ähnliche Ansätze verfolgen z. B. die prä- u. perinatale Psychologie, die im Geburtstrauma eine ontogenetische „Blockierung u. Dysregulation der Sozialenergie“ vermuten. Das R. zeigt einen Mangel an eigener Theorie u. klinischer Prüfung; zudem wird eine pauschale Pathologisierung des Geburtsvorgangs betrieben. Spirituelle u. religiöse Ideologien sowie unseriöse Ausbildungsbedingungen kennzeichnen derzeit das Umfeld.

Recht|eck|strom: Stromart der Reizstrombehandlung, bestehend aus steil ansteigenden u. abfallenden Impulsen mit gleichbleibender Stromstärke während des Stromflusses; hyperämisierende u. analgesierende Wirkung; vgl. Elektrotherapie.

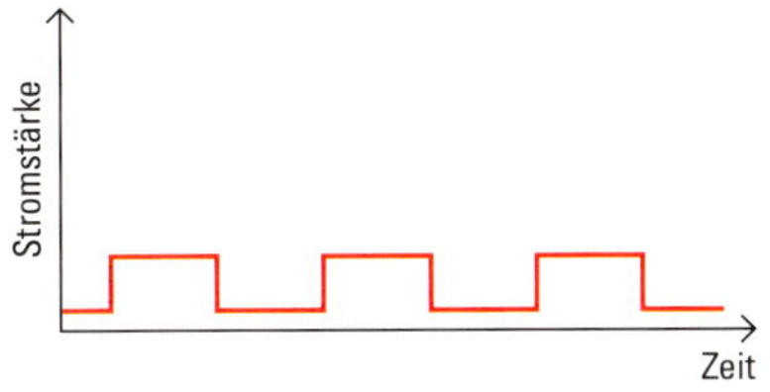

Rechteckstrom

Re|duktions|kost (lat. reductio Zurückführung): im Energiegehalt* reduzierte Mischkost* zur Reduktion des Körpergewichts bei Übergewicht mit möglichst bedarfsdeckender Nährstoffzufuhr.

Re|flex|zonen|massage (lat. reflectere, reflexus zurückbiegen) f: Form der Segmenttherapie*; Massagetechnik, die durch Druck auf bestimmte Punkte u. Regionen zur reflektorischen Beeinflussung innerer Organe führen soll; s. Bindegewebemassage, Fußreflexzonenmassage, Nervenpunktmassage, Periostmassage.

Re|flex|zonen|therapie (↑; Therapie*) f: syn. Reflextherapie; Reiztherapie an bestimmten Punkten u. Zonen der Körperoberfläche, die zu einer lokalen entzündungsähnlichen Reaktion bzw. Erregung von sensorischen Nervenfasern führt. Die klinischen Symptome der Sensibilitäts-, Turgor- u. Tonusveränderungen u. die Lokalisation von reflektorischen Krankheitszeichen (s. Projektionssymptom) innerhalb der segmentalen Anatomie (unter Einbezug des gesamten segmental-regulatorischen Komplexes) sind für die praktische Durchführung besonders wichtig. Das Wirkungsprinzip stellen die neurophysiologischen Wechselbeziehungen (viszerokutane, kutiviszerale Segmentreaktionen, neurohumorale Reaktionen) zwischen Körperoberfläche u. inneren Organen od. auch Strukturen des Bewegungsapparats dar; diese sind klinisch-physiologisch beschreibbar, experimentell aber nur z. T. aufgeklärt.

Reform|kost (lat. reformare umgestalten): eine aus der Ende des 19. Jahrhunderts entstandenen Lebensreformbewegung entwikkelte Ernährungslehre; wichtigste Grundziele sind eine möglichst einfache u. naturnahe Ernährung i. R. der Gesundheitskulturen der klassischen Diätetik u. der Lebensreform, Verbesserung der allgemeinen gesundheitlichen Verfassung, Eindämmung der Verbreitung ernährungsabhängiger Krankheiten u. Stärkung des individuellen Gesundheitsbewußtseins; Verwendung vorwiegend pflanzlicher u. naturbelassener Lebensmittel u. Milchprodukte mit niedrigem Verarbeitungsgrad, Vermeidung energiereicher Lebensmittel, die keine essentiellen Nährstoffe enthalten (z. B. Zucker), Verzehr von reichlich pflanzlicher Frischkost (Rohkost*) u. Vollgetreide, Bevorzugung von Nahrungsmitteln aus anerkannt ökologischer Landwirtschaft.

Reform|lebens|mittel (↑): Lebensmittel, die laut Diätverordnung dazu bestimmt sind, v. a. aufgrund eines hohen Gehalts an für die Ernährung des Menschen wichtigen natürlichen Ernährungsfaktoren u. Wirkstoffen od. aufgrund deren günstiger Zusammensetzung der Gesundheitsvorsorge u. -pflege zu dienen; R. werden v. a. in Reformhäusern angeboten.

Regel|an|omalien (gr. ἀνωμαλία Ungleichheit) f pl: s. Menstruationsstörungen.

Regena-Therapie (Therapie*) f: Kurzbezeichnung für „kausale Regena-Ganzheits-Zell-Regenerations-Therapie", begründet von dem Biologen G. C. Stahlkopf; angewendet werden sog. Regenaplexe, bestehend aus homöopathischen Einzelmittelkombinationen, die durch „biomolekulare bis bioatomare Substanzumwandlung" eine bestimmte Regenerationskraft beinhalten sollen. Dieser nicht näher bezeichnete Umwandlungsprozeß soll dazu führen, daß verschiedene pathogene Substanzen zur Ausscheidung gebracht u. eine „echte" Regeneration eintreten soll. Es ist weder ein homöopathisches bzw. isopathisches Wirkungsprinzip noch ein substitutives Vorgehen erkennbar. Weitere Therapiekomponenten: Blut- u. Lymphentgiftung, organspezifische Tumormittel. Wissenschaftlich nicht belegtes Verfahren.

Re|generations|therapie (lat. regenerare von neuem hervorbringen; Therapie*) f: allgemeine Bez. für den Versuch, einem vorzeitigen Abbau von Zellen, Leistungsschwäche u. Vitalitätsverlust entgegenzuwirken bzw. vorzubeugen; z. B. Aslan*-Kur, Bogomoletz*-Verfahren, Wiedemann*-Kur.

Re|generations|zell|therapie (↑; lat. cella Kammer, Raum; ↑) f: syn. Zellregenerationstherapie; Form der Zelltherapie*.

Regulation (lat. regula Richtschnur, Norm) f: eine auf Ausgleich einer Störung gerichtete Reaktion innerhalb eines selbststeuernden Systems; Regelung einer Stellgröße i. R. eines Regelkreises. Vgl. Funktionsdiagnostik, bioelektronische.

Regulations|dia|gnostik, bio|elektronische (↑; gr. διαγνωστικός fähig zu unterscheiden) f: syn. bioelektronische Funktionsdiagnostik*.

Regulations|therapie (↑; Therapie*) f: syn. autoregulative Therapie; Therapie mit dem Konzept, über die Optimierung von Regulationsvorgängen eine Heilung od. Verbesserung durch Funktionsökonomisierung zu erreichen; vgl. Reiz-Reaktionsprinzip.

Regulations|therapie, oro|faziale (↑; ↑) f: von dem argentinischen Arzt Rudolfo Castillo Morales entwickeltes therapeutisches Verfahren zur Behandlung von Patienten mit sensomotorischen Störungen im Bereich des Gesichts, Mundes u. Rachens, besonders bei Saug-, Kau-, Schluck- u. Sprechstörungen. Ziel der Behandlung ist die Anbahnung normaler od. annähernd normaler Bewegungsmuster, wobei das Kiefer- u. Kopfgelenk eine wesentliche Rolle spielen. Zum Einsatz kommen v. a. manuelle Techniken wie Berührung, Druck, Streichen, Zug u. Vibration. Vgl. Chiropraktik, Medizin, manuelle.

Regulations|thermo|graphie (↑; gr. θερμός Wärme, Hitze; γράφειν schreiben) f: syn. Thermoregulationsdiagnostik; Prüfung der Wärmeregulationsfähigkeit des Organismus; man unterscheidet folgende Meßverfahren: **1.** Kontaktthermographie (graphische Darstellung einzelner Temperaturmessungen durch elektronische Thermometer); **2.** kontaktlose Thermographie (Abstandsthermographie mit graphischer Darstellung); **3.** Infrarotthermographie (mit Infrarotkameras aufgezeichnete Abstandsmessung der Wärmestrahlung); **4.** Flüssigkristallthermographie (Plattenthermographie, bei der temperaturabhängige Flüssigkristalle auf die Haut gelegt u. deren Farbveränderungen gemessen werden). Untersuchungsbedingungen: vergleichbare Untersuchungszeiten (am besten vormittags), kontrollierte Nahrungsaufnahme, nach Möglichkeit Medikamentenfreiheit, Entspannung, spezielle Meßbedingungen. Die R. umfaßt zwei Messungen: eine erste vor u. eine zweite nach einem standardisierten Abkühlungsreiz (meist Entkleidung nach zehnminütigem Sitzen); aus der Differenz dieser beiden Werte ergeben sich diagnostische Hinweise. Man unterscheidet eine Regulationsstarre, eingeschränkte, normale u. überschießende Regulation. Es sollen folgende Hinweise möglich sein: Hinweis auf eine chronische Irritation*, Erfasssung der Regulationsfähigkeit; als allgemeine Vorsorgeuntersuchung u. zur Therapiekontrolle u. Dokumentation des Therapieerfolgs. **Anw.:** s. Diagnostik chronischer Irritationen.

Re|habilitation (lat. re- wieder-, zurück; habilis passend, tauglich) f: **1.** (allg.) Wiederherstellung, Eingliederung; **2.** Maßnahmen zur Vorbeugung bei bzw. zur Linderung od. Beseitigung von schweren gesundheitlichen (seltener auch bei sozial sehr erheblichen) Störungen; i. e. S. die medizinische, berufliche u. soziale Integration Behinderter od. von Behinderung bedrohter Personen gemäß einem medizinisch-sozialen Tatbestand u. im Rahmen des Rehabilitationsrechts durch Rehabilitationsträger (Kranken-, Unfall-, Rentenversicherung, Kriegsopferversorgung u. -fürsorge, Bundesanstalt für Arbeit, Schwerbehindertenfürsorge, Kinder- u. Jugendhilfe, Sozialhilfe); erfolgt meist in Zusammenarbeit mit verschiedenen Berufsgruppen (Arzt, Physiotherapeut, Beschäftigungstherapeut, Psychologe). Vgl. Ergotherapie, Krankengymnastik.

Reibung: syn. Friktion; Technik der klassischen Massage, bei der bestimmte Hautareale mit kräftigem Druck gerade od. kreisend (sog. Zirkelung*) gerieben werden; durchblutungsfördernde u. wärmende Wirkung.

Reiki (sprich ree ki) n: aus Japan stammende Bez. für eine universelle Lebensenergie*; zugleich Bez. für ein von dem japanischen Mönch Mikao Usui wiederentdecktes Behandlungsverfahren, durch das die Lebensenergie aktiviert, verstärkt bzw. übertragen werden soll mit dem Ziel, das Wohlbefinden zu stärken, Krankheiten vorzubeugen bzw. zu behandeln u. ein höheres Bewußtsein zu erlangen. Die R.-Technik besteht in einer Einstimmung u. Handauflegen* auf bestimmte Körperstellen (z. B. die Chakren*), denen dadurch Energie zugeführt werden soll. Eine weitere Technik soll die Sendung von Energie an entfernte Personen ermöglichen (s. Ferndiagnose) sowie die Verbindung der individuellen Energie mit der kosmischen ermöglichen. **Anw.:** zur Entspannung u. zum Streßabbau, bei einem breiten Spektrum von Erkrankungen, bei Schmerzen, Migräne usw. Die Grundlagen des Verfahrens sind weitgehend spekulativ mit einer Tendenz zum Okkultismus*.

Re|in|karnation (lat. re- zurück; carnis Fleisch) f: Wiederverleiblichung in einem späteren Leben u. in einem anderen leiblichen Körper, die mit einer spirituellen Weiterentwicklung verbunden sein soll; Vorstellungen von R. finden sich z. B. im Hinduismus u. Buddhismus, aber auch in Okkultismus* u. Mystik*.

Reit|therapie (Therapie*) f: s. Hippotherapie.

Reiz: Stimulus; **1.** (physiol.) physikalischer bzw. chemischer Prozeß in der Umwelt od. dem Körperinnern, der im Organismus auf Rezeptoren wirkt u. bei Überschreiten einer Reizschwelle eine Erregung, Reaktion od. Wahrnehmung auslöst; **2.** (psychol.) Bez. für einen Vorgang, der im Organismus eine Veränderung des psychischen Zustands bewirkt.

Reiz|blase: Sammelbegriff für Funktionsstörungen der Harnblase, die insbesondere bei Frauen mit Östrogenmangel auftreten u. symptomatologisch einer Zystitis* ähnlich sind; **Therapie:** aus dem Bereich der Hydrotherapie kommen Fußbad* u. Sitzbad* sowie phytotherapeutisch Kürbissamen*, in homöopathischen Zubereitungen auch Löwenzahn u. Petersilie in Betracht.

Reiz|körper|therapie (Therapie*) f: Therapieverfahren der Erfahrungsheilkunde u. Naturheilkunde, bei dem durch innere Anwendung von Reizkörpern (z. B. Eigenblut) u. äußere Applikation hautreizender Substanzen (Crotonöl, Artemisia-Arten, Cantharidin u. a.) u. Verfahren (z. B. Baunscheidt-Verfahren, Moxibustion, Schröpfen) heilende Effekte v. a. auf den Bewegungsapparat u. die Konstitution induziert werden sollen; vgl. Umstimmungstherapie.

Reiz|kolon (gr. κῶλον Darm) n: syn. irritables Kolon, Colon irritabile, spastisches Kolon; Syndrom aus Stuhlregulationsstörungen infolge gestörter Darmmotilität bzw. -sekretion; **Ätiologie:** wird den psychosomatischen Erkrankungen zugerechnet u. tritt häufig bei vegetativ vulnerablen Personen auf; **Vorkommen:** häufig bei Frauen im mittleren Lebensalter, oft als Teil eines psychovegetativen Syndroms*; **Symptome:** rezidivierende krampfartige Abdominalschmerzen, Diarrhoe od. Obstipation (auch alternierend), Völlegefühl, Blähungen, Flatulenz; anfallartiges Auftreten v. a. in Belastungssituationen; **Diagnostik:** als schmerzhafter Strang palpabler, spastischer „Kolonrahmen"; Kolonkontrasteinlauf od. Koloskopie; **Therapie:** diätetische Stuhlregulierung, ggf. Korrektur eines Laxanzienabusus, Bauchdeckenmassage, evtl. Spasmolytika, Hydrotherapie (Kurzwickel, Lendenwickel, Leibwaschung); aufdeckende Psychotherapie od. psychotherapeutische Betreuung mit Förderung der körperlichen Aktivität, ggf. für kurze Zeit leichte Sedativa.

Reiz-Re|aktions|prinzip (Reaktion*) n: Abk. RRP; Bez. für den kausalen Zusammenhang von Reiz u. darauf erfolgender Reaktion; die Fähigkeit des Organismus zur Reagibilität stellt die Grundlage von am RRP orientierten diagnostischen u. therapeutischen Maßnahmen dar. Vgl. Reiz-Reaktionstherapie, Stimulationstherapie.

Reiz-Re|aktions|therapie (↑; Therapie*) f: Bez. für das therapeutische Prinzip in der Naturheilkunde, bei dem die therapeutische Maßnahme als unspezifischer Reiz verstanden wird, der den Organismus zur besseren Eigenleistung anregt (funktionelle u. trophische Adaptation*); Voraussetzung dafür ist eine noch vorhandene Reaktionsfähigkeit des Organismus. Die bekannteste Form der R.-R. ist die Schutzimpfung. Unspezifische Reize u. spezifische Wirkungen von bestimmten Substanzen können auch synergistisch wirken (z. B. in der Balneotherapie).

Reiz|streifen: Bez. für einen streifenförmigen Ortsbereich, auf welchem Rutengänger eine Reaktion, z. B. mit einer Wünschelrute*, erfahren. Unterirdische Wasservorkommen od. Globalgitter werden von besonders erfahrenen Rutengängern anhand charakteristischer R. oft zuverlässig erkannt. Kreuzungen solcher Streifen können angeblich pathogene Eigenschaften aufweisen. Zahlreiche Befunde stützen diese These, eine wissenschaftliche Beweisführung steht aber aus. Vgl. Geopathie, Radiästhesie.

Reiz|strom: syn. Impulsstrom; Bez. für den v. a. in der Elektrodiagnostik* u. Elektrotherapie* angewendeten Exponentialstrom od. Rechteckstrom; ruft Muskelkontraktionen hervor; vgl. Faradisation.

Reiz|zone f: syn. Irritationszone*.

Re|lations|patho|logie (lat. relatio Beziehung; Patho-*; -logie*) f: Bez. für eine von Ricker entwickelte Hypothese, wonach jedes Krankheitsgeschehen zu einer Funktionsänderung der Endstrombahn einer Region führt, die durch Ort u. Intensität des auslösenden Reizes bestimmt ist. Vgl. Ricker-Stufengesetz.

Re|laxation, pro|gressive (lat. relaxare entspannen) f: Bez. für eine Entspannungstechnik nach E. Jacobson, bei der eine fortschreitende Entspannung des gesamten Körpers durch willkürlich erzeugte Tonuswechsel der Muskulatur erreicht wird; wichtig ist die bewußte Wahrnehmung des Unterschieds von Spannungs- u. Entspannungsempfindung (Ausbildung des Muskelsinns). Bei fortgeschrittener Übung tritt in Überleitung auf geistige Entspannung ein hypnoider Zustand ein. **Anw.:** bei Schlafstörungen, psychovegetativem Syndrom, bei der Behandlung von Neurosen in Kombination mit verhaltenstherapeutischen Verfahren (z. B. systematische Desensibilisierung).

Remky-Test m: syn. Histamin-Bindehaut-Test (Kurzbezeichnung HBT-Test); Verfahren zur Diagnostik* chronischer Irritationen; nach dem Einbringen von geringen Mengen hochverdünnten Histamins in den Konjunktivalsack kommt es bei einseitigen „Kopfherden" auf der Seite des Herdes zu einer stärkeren Hyperämie der Konjunktivalgefäße als auf der unbelasteten Seite; wissenschaftlich umstrittenes Verfahren mit geringer Verbreitung.

Repertorisierung: Vorgehen bei der homöopathischen Arzneimittelwahl*, bei dem Patientensymptome in einem Repertorium* nachgeschlagen werden, um alle Arzneimittel, die diese Symptome in ihrem Arzneimittelbild* enthalten, aufzufinden; i. w. S. auch die Auswertung der gefundenen Einträge hinsichtlich der für diese Symptomenkombination ähnlichsten Arzneimittelbilder. Auswertungen können nach Schlüsselsymptomen, Anzahl der abgedeckten Rubriken, Summe der Wertigkeiten u. weiteren Kriterien erfolgen. Wegen der prinzipiellen Unvollständigkeit von Materia* medica u. Repertorium u. der großen Diskrepanz der Anzahl bekannter Symptome verschiedener Arzneimittel ist jedes Repertorisierungsergebnis nur als Hinweis auf in Frage kommende Arzneimittel zu verstehen u. ist keine definitive Indikation für ein Arzneimittel.

Repertorium n: Verzeichnis von in der homöopathischen Arzneimittelprüfung* produzierten od. am Patienten geheilten Symptomen; Listen von Arzneimitteln sind in Rubriken zusammengefaßt, deren Überschrift jeweils ein Symptom formuliert. Die Anordnung der Rubriken variiert je nach Werk u. Ansatz des Autors, wobei die Bedeutung eines Arzneimittels innerhalb der Rubrik durch eine Gewichtung (sog. Wertigkeit*) ausgedrückt wird. Vgl. Arzneimittellehre, homöopathische; Materia medica.

Rescue (engl. Rettung) n: auch Notfalltropfen; Rezeptur in der Bach*-Blütentherapie, die eine Kombination verschiedenster Blütenkonzentrate beinhaltet; **Anw.:** bei plötzlich auftretenden unangenehmen Situationen, die Panik, Fluchtgefühl, Todesangst, Schock u. drohende Bewußtlosigkeit auslösen; durch R. soll die psychoenergetische Stabilität wiederhergestellt werden. Wirksamkeit wissenschaftlich nicht belegt; Gefahr der zeitlichen Verschleppung einer adäquaten medizinischen Notfallversorgung.

Reserpin (INN) n: Methyl-[11,17α-dimethoxy-18β-(3,4,5-trimethoxybenzoyloxy)-3β,20α-yohimban-16β-carboxylat] (IUPAC); Hauptalkaloid aus Rauwolfia* serpentina mit sedierender u. blutdrucksenkender Wirkung; **Verw.:** Antihypertensivum.

Resina (lat.) f: Harz; fester od. zähflüssiger Ausscheidungsstoff von Pflanzen; **Einteilung** in Hart- (z. B. Colophonium), Weich- (auch

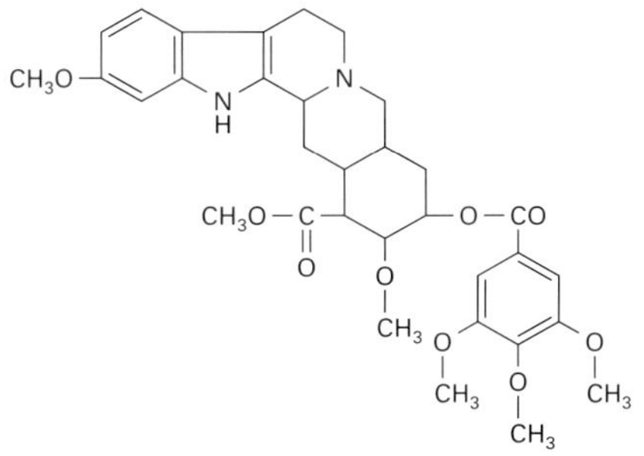

Reserpin

Balsam; z. B. Terpentin, Balsamum peruvianum), Gummi- u. fossiles Harz (z. B. Bernstein).

Re|sonanz|therapie, dia|gnostische (lat. resonare widerhallen; Therapie*) f: Abk. DRT; von dem Ingenieur Friedrich Ochsenreither entwickeltes diagnostisches u. therapeutisches Verfahren, das den menschlichen Organismus als Resonanzkörper benutzt; der Patient erhält eine Elektrode u. wird mit einem sog. Jentikal-Hydro-Potenzierer verbunden, der die Symptomübertragung intensivieren soll. Die zweite Elektrode (sog. Abstrahlungselektrode) hält der Behandler in der Hand, der nun verstärkt die elektromagnetischen „Informationen" des Patienten erhalten u. die Symptome empathisch i. S. der Resonanz mitfühlen soll. Dies führt zur Übertragung von Schmerz u. diversen Empfindungen (z. B. Geruch, Geschmack) auf den Therapeuten, der gleichzeitig mit Hilfe eines Medikamententests (durch „Erfühlen" des richtigen Arzneimittels) eine Symptomerleichterung bzw. ein „Verschwinden" der Übertragungsphänomene bei sich selbst erreichen soll. Der zusätzliche Gebrauch einer sog. Lecher-Antenne als Schleifenresonanzkörper soll die Diagnostik spezifischer Frequenzwerte von Schadstoffen erleichtern helfen. Die therapeutische Gabe der gefundenen Medikamente als potenzierte Isotherapeutika (s. Isopathie) stellt die Behandlungsbasis dar. Für Indikation u. Kontraindikation werden vom Autor keine Angaben gemacht. Wissenschaftlich spekulatives Verfahren ohne klinischen Wirksamkeitsnachweis.

Re|sorption (lat. resorbere wieder einschlürfen) f: **1.** Aufnahme von Stoffen (z. B. Nährstoffe, Medikamente) über die Haut od. Schleimhaut (Magen-Darm-Trakt, Atmungsorgane) od. aus Geweben in die Blut- od. Lymphbahn; **2.** aktiver od. passiver Vorgang zur Rückgewinnung (Reabsorption) von Wasser u. vielen organischen Substanzen aus dem Primärharn der Nierentubuli in die peritubulären Kapillaren.

RET: Abk. für **r**ational-**e**motive **T**herapie*.

Retinal n: s. Vitamin A.

Retinol n: s. Vitamin A.

Rettich: Raphanus sativus var. niger bzw. Raphanus sativus ssp. niger var. albus; ein- bis zweijährige Pflanzen aus der Familie der Kreuzblütler, Brassicaceae; **Arzneidroge:** frische Wurzeln (Raphani sativi radix); **Inhaltsstoffe:** Glucosinolate, Raphanid; **Wirkung:** sekretionsfördernd im oberen Magen-Darm-Trakt, motilitätsfördernd, antimikrobiell; **Verw.:** frische Wurzeln od. Preßsaft bei dyspeptischen Beschwerden, besonders infolge Dyskinesien der Gallenwege, bei Entzündungen der Gallenwege u. der oberen Atemwege; **traditionell** bei Bronchitis, Cholezystopathien, Obstipation, Rheuma, Hämorrhoiden, Harnleiden; **NW:** der Verzehr mehrerer Rettichwurzeln kann zu Miosis, Leibschmerzen u. Benommenheit führen. **Kontraindikation:** Cholelithiasis; **homöopathische** Zubereitungen bei neuralgischen Kopfschmerzen, Schlafstörungen, chronischer Diarrhoe, Leberleiden, Hysterie, Meteorismus.

Rhabarber: Rheum palmatum, Rheum officinale od. Hybriden, Medizinalrhabarber; Stauden aus der Familie der Knöterichgewächse, Polygonaceae; **Arzneidroge:** unterirdische Teile (Rhei radix); **Inhaltsstoffe:** 1,8-Dihydroxyanthracenderivate (komplexe Zusammensetzung, s. umseitige Abb.), Gerbstoffe, Flavonoide, Harze, Stärke, Oxalsäure; **Wirkung:** laxierend, in geringer Dosis adstringierend; **Verw.:** bei habitueller Obstipation; in geringen Dosen zusammen mit Amara aromatica als Stomachikum; **traditionell** auch als Adstringens bei Diarrhoe; **NW:** bei längerer Anwendung Elektrolytverluste (insbesondere Kalium), reversible Melanosis coli; **Kontraindikationen:** Ileus, evtl. Schwangerschaft, Stillzeit; **homöopathische** Verwendung des getrockneten Wurzelstocks bei Diarrhoe u. Zahnungsdiarrhoe.

Rhamnus catharticus m: Kreuzdorn*.

Rhamnus frangula m: Faulbaum*.

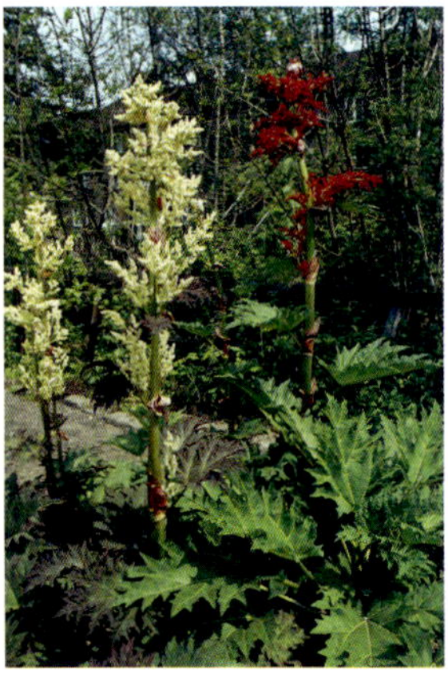

Rhabarber

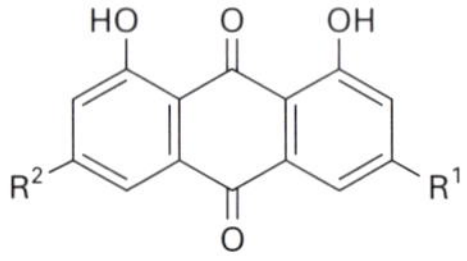

	R^1	R^2
Rheumemodin	CH_3	OH
Aloeemodin	CH_2OH	H
Rhein	COOH	H
Chrysophanol	CH_3	H
Physcion	CH_3	OCH_3

Rhabarber:
1,8-Dihydroxyanthracenderivate

Rhei radix f: unterirdische Teile von Rhabarber*.

Rheumatismus (gr. ῥευματισμός Fließen, Strömen) m: ungenaue Bez. für Beschwerden am Bewegungsapparat mit fließenden, reißenden u. ziehenden Schmerzen (sog. Rheuma); **Therapie:** aus dem Bereich der Phytotherapie werden eine Vielzahl traditionell angewendeter Zubereitungen angegeben (z. B. aus Aconitum napellus, Ehrenpreis, Grindelia, schwarze Johannisbeere, Lemongras, Mais, Odermennig, Primel, Rettich, Schöllkraut, Steinklee, Tang, Zaunrübe), homöopathisch auch aus Gartenbohne, Küchenschelle, Mädesüß, Sarsaparille, Sellerie, südafrikanischer Teufelskralle, Thuja, Veilchen u. Vogelknöterich; vgl. Erkrankungen, rheumatische.

Rhinitis (gr. ῥίς, ῥινος Nase; -itis*) f: Koryza, Schnupfen; oberflächliche Entzündung der Nasenschleimhaut; häufig afebril od. subfebril verlaufende, nach einem trockenen Vorstadium (allgemeines Krankheitsgefühl, Brennen u. Kitzeln in Nase u. Rachen, Niesreiz) auftretende **akute Rh.** mit zunächst seröser, später meist schleimig-eitriger Sekretion; Erreger: v. a. Rhinoviren, aber auch zahlreiche andere Viren. Eine akute Rh. ist häufig Initialsymptom anderer Infektionskrankheiten (u. a. bei Masern, Grippe, Keuchhusten). Als **chronische Rh.** werden zu einer Volumenzunahme der Schleimhaut v. a. im Bereich der Nasenmuscheln mit Behinderung der Nasenatmung führende chronische Irritations- bzw. Entzündungszustände der Nasenschleimhaut bezeichnet; Ursachen: z. B. rezidivierende Entzündungen, Nasenfremdkörper, Rhinolithen, Nasentumoren, chemische od. physikalische Noxen, endokrinologische Erkrankungen; **Therapie:** Sympathomimetika (z. B. Ephedrin*), phytotherapeutisch traditionell Augentrost, römische Kamille u. Majoran sowie homöopathisch Küchenschelle, Luffa operculata u. Zwiebel.

Rhizom (gr. ῥίζα Wurzel) n: Abk. Rhiz.; Wurzelstock, Erdsproß von Pflanzen mit Speicherfunktion, die sich zu Knollen od. Rüben entwickeln können; in der pharmazeutischen Terminologie neuerdings hinter den Pflanzennamen gestellte Bez. für die verwendete Arzneidroge (z. B. Zingiberis rhizoma); die ältere lateinische Nomenklatur stellte die Bez. des Pflanzenteils voran (z. B. Rhizoma Zingiberis); vgl. Radix.

Rhizoma Asparagi (↑) n: Wurzelstock des Spargels*.

Rhizoma Calami (↑) n: Wurzelstock von Kalmus*.

Rhizoma Cimicifugae (↑) n: Wurzelstock mit Wurzeln von Cimicifuga* racemosa.

Rhizoma Curcumae domesticae (↑) n: Wurzelstock von Gelbwurz*.

Rhizoma Curcumae xanthor|rhizae (↑) n: Wurzelstock von javanischer Gelbwurz*.

Rhizoma Galangae (↑) n: Wurzelstock von Galgant*.

Rhizoma Graminis (↑) n: Wurzelstock der Quecke*.

Rhizoma Piperis methystici (↑) n: s. Kava-Kava.

Rhizoma Rusci aculeati (↑) n: Wurzelstock von Ruscus* aculeatus.

Rhizoma Scopoliae carniolicae (↑) n: Wurzelstock von Scopolia* carniolica.

Rhizoma Tormentillae (↑) n: Wurzelstock von Tormentilla*.

Rhizoma Zingiberis (↑) n: Wurzelstock von Ingwer*.

Rhododendron ferrugineum n: Alpenrose*.

-rhoe: auch -rhö, -rhoea, -rhe; Wortteil mit der Bedeutung das Fließen, Strömung, Flut; von gr. ῥοή.

Ribes nigrum n: schwarze Johannisbeere*.

Ribes rubrum n: rote Johannisbeere*.

Ribo|flavin n: syn. Vitamin B_2.

Ricin n: Phytotoxin (Lectin) aus den Samen von Ricinus communis (Christuspalme, Wunderbaum), Pflanze aus der Famile der Wolfsmilchgewächse (Euphorbiaceae); Aufnahme in die Zelle durch Endozytose, Anlagerung an Ribosomen u. Hemmung der Proteinsynthese; tödliche Vergiftungen bei Verzehr schon weniger Samen; bei Arbeitern in Rizinusmühlen kann es zu Kopf- u. Halsschmerzen, bronchialen Reizsymptomen, Fieber, Gliederschmerzen u. Urtikaria kommen; nicht enthalten in kalt gepreßtem Rizinusöl*.

Ricker-Stufen|gesetz (Gustav R., Pathologe, 1870–1940): Bez. für ein von Ricker 1924 i. R. seiner Relationspathologie* beschriebenes Gesetz, das sich mit dem regelhaften Einfluß des Nervensystems auf die Endstrombahn u. damit auf die Gewebe befaßt. Das Reaktionsverhalten der terminalen Strombahn auf Reiz wurde von Ricker in drei Stufen eingeteilt: **1.** Gefäßdilatation u. Kreislaufbeschleunigung (helle Rötung) durch schwache Reize; **2.** Verengung der Gefäße u. in Folge Ischämie (Blässe) durch mittlere Reize; **3.** rote Stase mit Austritt von Blutzellen bis hin zur Nekrose, Abszeßbildung (entzündliche Hyperämie, Exsudation mit Bläschenbildung, Dauerstase mit Nekrose) durch starke bis stärkste Reize. Wissenschaftlich nur noch von historischer Bedeutung.

Ringel|blume: Calendula officinalis; s. Calendula.

Ritter|sporn: Delphinium consolida; Pflanze aus der Familie der Hahnenfußgewächse, Ranunculaceae; **Arzneidroge:** getrocknete Blüten (Delphinii flos, Calcatrippae flos); **Inhaltsstoffe:** Anthocyanglykoside, Flavonoide, Alkaloide zweifelhaft; **Verw.: traditionell** als Diuretikum, Anthelminthikum, appetitanregendes Mittel; als Schmuckdroge in Teemischungen sowie zum Färben von Zuckerwaren u. Wolle. Laut Kommission E beim ehemaligen Bundesgesundheitsamt ist die Wirksamkeit bei den beanspruchten Anwendungsgebieten nicht belegt.

Rizinus|öl: Ricini oleum; durch kalte Pressung der geschälten Samen von Ricinus communis (Christuspalme) gewonnenes fettes Öl von hoher Viskosität, das in Äthanol löslich ist; besteht aus Triglyzeriden aus Ricinolsäure (80–87 %), Öl-, Linol-, Palmitin-, Stearin- u. Dihydroxystearinsäure; Ricinolsäure stimuliert die Prostaglandinsynthese im Dünndarm; **Verw.:** Laxans; vgl. Laxanzien.

Roboranzien (lat. roborare stärken) n pl: veraltete Bez. für Kräftigungsmittel, die Pflanzenextrakte (z. B. aus Bockshornklee, Kardobenedikte), Lecithin, Vitamine u. Mineralstoffe enthalten können; auch Bienenköniginnenfuttersaft u. Pollen. Vgl. Tonikum.

Roeder-Methode (Heinrich R., Arzt, Elberfeld, 1866–1918) f: Verfahren zur Reizbehandlung der Tonsillen mit folgende Schritten: **1.** massierende Absaugung der Gaumenmandeln (mit Glasglocke); **2.** arzneiliche Wischmassage der Rachenmandeln u. **3.** der beiden unteren Nasengänge mit einem wattetragenden Häkchen, Finger od. einer Knopfsonde. **Wirkung:** lokale Lymphdrainageeffekte von bakteriellen Toxinen. Die anatomischen Beziehungen der Tonsillen u. Nasenschleimhaut zu Hypophyse, Zwischenhirn u. vegetativem Nervensystem sollen die neurohumoralen u. vegetativ-reflexiven Fernwirkungen der R.-M. erklären. **Anw.:** bei chronischen Entzündungen des Nasenrachenraums, während der Fastentherapie zur Steigerung der Ausleitung, bei Ekzemen, Otitis media, Acne vulgaris, Prostatitis, rheumatischen Erkrankungen, chronischer Infektneigung der oberen Atemwege u. a. **Kontraindikation:** Verletzungen im Manipulationsbereich; wissenschaftlich nicht gesichertes Verfahren.

Roh|kost: **1.** ohne Anwendung von Hitze zubereitete meist pflanzliche Kost; **2.** Bestandteil einer ausgewogenen Mischkost* in Form von rohen Salaten, frischem Obst, frisch gepreßten Säften, Nüssen, Vorzugsmilch u. a.; **3.** Sammelbezeichnung für verschiedene Ernährungsformen mit überwiegend unerhitzten, naturbelassenen pflanzlichen u. z. T. tierischen Nahrungsmitteln in unterschiedlicher Zusammensetzung.

Rolfing (Ida P. Rolf, amerikanische Chemikerin) n: syn. strukturelle Integration; Behandlungsverfahren zur Verbesserung der Körperhaltung u. der ihr zugrundeliegenden seelischen Verfassung; während einer intensiven, tiefen u. schmerzhaften Massage des ganzen Körpers soll der Patient seinen Atem in die behandelte Region lenken u. so Verspannungen lösen.

Roll|kur (Kur*) f: bei Gastritis u. Ulcus ventriculi angewendete Behandlung, bei der sich der liegende Patient nach Einnahme einer adstringierenden Flüssigkeit (Kamille, Targesinlösung) langsam um seine Längsachse rollt (Bauchlage, Seitenlage, Rückenlage, andere Seitenlage); auf diese Weise soll die Magenschleimhaut allseitig benetzt werden.

Rollung: Bez. für eine der klassischen Massagetechniken, die zur Pétrissage gehört u. v. a. bei großen Muskelgruppen durchgeführt wird; dabei wird der Muskel von der Handfläche hin- u. herbewegt u. von seiner Unterlage seitwärts verzogen; primär muskeltonisierender Effekt. Vgl. Massage.

Rosa f: s. Hagebutte, Rose.

Rose: Rosa gallica, Rosa centifolia sowie deren rosa- u. rotblühenden Varietäten; Pflanzen aus der Familie der Rosengewächse, Rosaceae; **Arzneidrogen:** vor dem Aufblühen gesammelte u. getrocknete Kronblätter (Rosae flos), durch Wasserdampfdestillation gewonnenes ätherisches Öl (Rosae aetheroleum);

Inhaltsstoffe: 0,01–0,06 % ätherisches Öl mit Geraniol, Nerol, Citronellol u. Phenylethylalkohol sowie Catechingerbstoffe; **Wirkung:** adstringierend; **Verw.:** als Teeaufguß u. andere galenische Zubereitungen zu Mundspülungen bei leichten Entzündungen im Bereich der Mund- u. Rachenschleimhaut, zur Gewinnung des Rosenöls.

Rosmarin: Rosmarinus officinalis; Halbstrauch aus der Familie der Lippenblütler, Lamiaceae; **Arzneidroge:** Laubblätter (Ros-

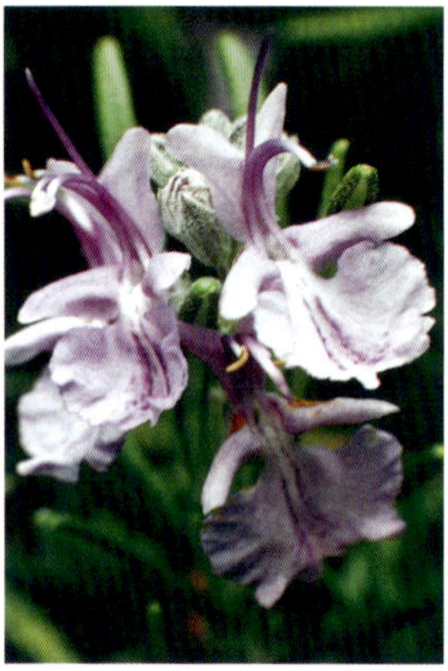

Rosmarin

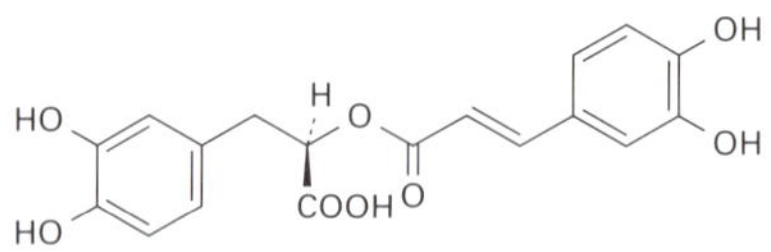

Rosmarin:
Rosmarinsäure

marini folium) u. daraus gewonnenes ätherisches Öl (Rosmarini aetheroleum); **Inhaltsstoffe:** ätherisches Öl (1,8-Cineol, Borneol, Bornylacetat, Kampfer, -Pinen), Gerbstoffe (Rosmarinsäure); **Wirkung:** spasmolytisch, Steigerung des Koronardurchflusses, äußerlich hautreizend u. durchblutungsfördernd; **Verw.:** äußerlich als Kräuterbad*, Einreibung bei rheumatischen Erkrankungen, innerlich bei Dyspepsie u. Kreislaufbeschwerden; **traditionell** auch bei Krankheiten der Leber, Galle, Niere, Ödemen, Rheuma, Gicht, Herzbeschwerden u. zur Potenzsteigerung; als Aromatikum u. mißbräuchlich als Abortivum; kultische Bedeutung im Altertum; **homöopathische** Verwendung der Blätter u. der frischen blühenden oberirdischen Teile z. B. bei Störungen im Magen-Darm-Trakt u. Nervensystem.

Roß|kastanie: Aesculus hippocastanum; Baum aus der Familie der Roßkastaniengewächse, Hippocastanaceae; **Arzneidroge:**

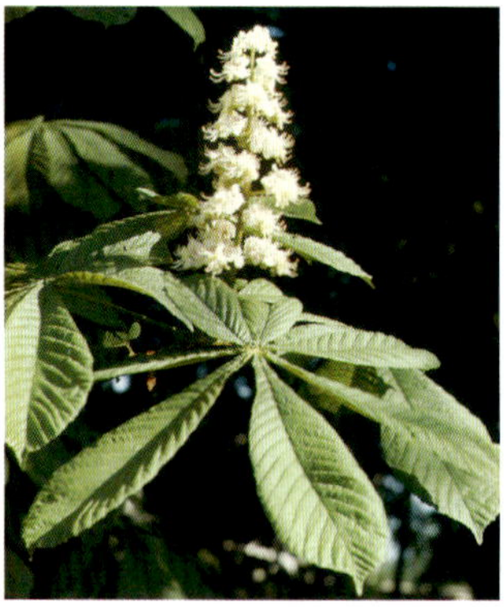

Roßkastanie

Samen (Hippocastani semen); **Inhaltsstoffe:** nach DAB 10 mindestens 3 % Aescin*; **Wirkung:** antiexsudativ, venentonisierend; **Verw.:** -Aescin od. Extrakte innerlich u. äußerlich bei Funktionsstörungen (Schmerzen, Schweregefühl, Juckreiz, Ödeme) u. trophischen Veränderungen (Ulcus cruris) bei od. infolge von Erkrankungen der Beinvenen (chronisch-venöse Insuffizienz); **traditionell** auch bei Menstruationsbeschwerden, Wadenkrämpfen in der Schwangerschaft u. Hämorrhoiden; traditionelle Verwendung der Blüten als Antirheumatikum, der Blätter bei Keuchhusten, der Rinde als Adstringens u. Fiebermittel; Rindenextrakt zur Gewinnung von Aesculin*; **NW:** Schleimhautreizung des Magen-Darm-Trakts; **homöopathische** Verwendung der frischen Samen u. Blüten sowie der getrockneten Zweigrinde bei chronisch-venöser Insuffizienz u. Magen-Darm-Störungen.

Rube|faziẹnzien (lat. rubefạcere röten) n pl: hautrötende Mittel (Salbe, Liniment, Pflaster, Tinktur), die lokal reizende ätherische Öle (z. B. Rosmarinöl, Kampfer, Terpentinöl, Niauliöl, Cajeputöl) bzw. Paprikaextrakt enthalten; Senfmehl- u. Senfölzubereitungen führen bei zu langer Einwirkung zu Blasenbildung (sog. Vesikanzien).

Rụbia tinctọrum f: Krapp*.

Rụbus fruticọsus m: Brombeere*.

Rụbus idaeus m: Himbeere*.

Rücken|blitz: s. Blitzguß.

Rücken|guß: Guß nach Kneipp mit Beginn am rechten Fuß über den Rücken bis zu den

Händen; Anwendung u. Nebenwirkungen: s. Armguß.

Rücken|schmerzen: s. Ischialgie, Lumbago, Kreuzschmerz, Wirbelsäulenbeschwerden.

Rück|vergiftung: Bez. der Homotoxikologie* für einen Zustand, der eintritt, wenn physiologische Ausscheidungsvorgänge (z. B. Schweiß, Menstruationsblutung) gehemmt sind od. im Krankheitsfall eine im Ablauf befindliche Reaktionsphase (s. Phasenlehre) unterbrochen od. medikamentös behindert wird, z. B. während einer Grippe, bei Angina, Ekzem- od. Abszeßbildung. Die Homotoxikologie geht davon aus, daß die Behinderung der Ausleitung (bzw. Elimination) ausscheidungspflichtiger Homotoxine zu retoxischen Imprägnationsphasen u. neurohumoralen Vergiftungssymptomen führen kann.

Ruhe|umsatz: syn. Grundumsatz*.

Ruhr|kraut: Helichrysum arenarium, gelbes Katzenpfötchen, Strohblume; Pflanze aus der Familie der Korbblütler, Asteraceae; **Arzneidroge:** kurz vor dem völligen Aufblühen gesammelte Blütenstände (Helichrysi flos, Stoechados flos); **Inhaltsstoffe:** Flavonoide (Isosalipurposid, Helichrysin A u. B), Pyranonderivate (Arenol, Homoarenol); **Wirkung:** choleretisch; **Verw.:** als Aufguß u. andere galenische Zubereitungen bei dyspeptischen Beschwerden u. zur Unterstützung der Behandlung von nichtentzündlichen Gallenblasenbeschwerden; **traditionell** auch bei Ikterus u. chronischen Entzündungen der Gallenwege, zur Förderung der Magensaft- u. Pankreassekretion, als Diuretikum u. Antidiarrhoikum; **Kontraindikationen:** Verschluß der Gallenwege, Gallensteine.

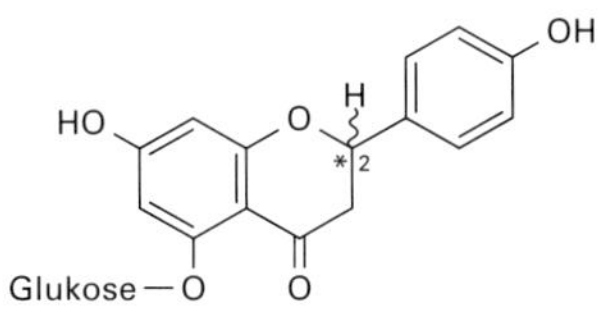

Ruhrkraut:
Helichrysin

Ruscus aculeatus m: Mäusedorn; Pflanze aus der Familie der Liliaceae; **Arzneidroge:** Wurzelstock mit Wurzeln (Rusci aculeati rhizoma); **Inhaltsstoffe:** Steroidsaponine (Ruscin, Ruscosid); **Wirkung:** venentonisierend, kapillarabdichtend, antiexsudativ, antiphlogistisch, diuretisch; **Verw.:** Fertigarzneimittel zur unterstützenden Therapie bei chronisch-venöser Insuffizienz u. Hämorrhoiden; **NW:** selten Magenbeschwerden u. Übelkeit.

Ruta graveolens f: s. Raute.

Ruten|gänger: s. Radiästhesie.

S

Sabadill|essig: Acetum* sabadillae.

Sabal serrulata f: syn. Serenoa repens, Zwergsägepalme; Pflanze aus der Familie der Palmengewächse, Arecaceae; **Arzneidroge:** Früchte (Sabal fructus); **Inhaltsstoffe:** fettes Öl mit Phytosterolen u. Polysacchariden; **Wirkung:** antiandrogen, antiexsudativ; **Verw.:** Fertigarzneimittel bei Miktionsbeschwerden infolge einer benignen Prostatahyperplasie (Stadium I u. II).

Säge|palmen|früchte: s. Sabal serrulata.

Sättigung: Befriedigung des Hungers*, aber nicht des Appetits*; Regulation durch den ventromedialen Hypothalamus (Sättigungszentrum).

Säuerling: Bez. für kohlensäurehaltiges Wasser mit mehr als 1 g Kohlendioxid/kg; vgl. Balneotherapie.

Säure-Basen|therapie (Therapie*) f: therapeutisches Verfahren, das auf die Behandlung der von vielen naturheilkundlichen Autoren unterstellten Tendenz zur Übersäuerung des Bluts bzw. der Stoffwechsellage in Zusammenhang mit Zivilisationskost, Streß u. chronischen Erkrankungen gerichtet ist; Ansätze gibt es in der Ernährungstherapie* mit speziellen basischen Nahrungsmitteln u. der direkten Verabreichung von Basenpulver; zudem werden streßreduzierende u. ordnungstherapeutische Maßnahmen durchgeführt. Die Kontrolle der S.-B. soll meist vom Patienten selbst mittels Urin-pH-Messung erfolgen. Wissenschaftlich umstrittenes Verfahren.

Safran: Crocus sativus, Krokus; Pflanze aus der Familie der Schwertliliengewächse, Iridaceae; **Arzneidroge:** durch ein kurzes Griffelstück zusammengehaltene Narbenschenkel der im Herbst blühenden Pflanze (Croci stigma); **Inhaltsstoffe:** ätherisches Öl, gelbe Farbstoffe (Crocetin, Crocin), Bitterstoffe (Picrocrocin u. der typische Duftstoff Safranal); **Verw.: traditionell** bei nervösen Beschwerden, Krämpfen, Asthma bronchiale, als Stomachikum (Bestandteil der sog. Schwedenkräutermischungen), als Gewürz in Curryreis, Bouillabaisse, Paella; laut Kommission E beim ehemaligen Bundesgesundheitsamt ist die Wirksamkeit bei den beanspruchten Anwendungsgebieten nicht belegt. **NW:** bei einer maximalen Tageseinnahme von 1,5 g keine Risiken; in größeren Mengen abortiv u. toxisch; **homöopathische** Zubereitungen aus den getrockneten Narbenschenkeln bei Kongestionen am weiblichen Genitale, Metrorrhagie, Dysmenorrhoe, Hysterie, Krampfdiathese, Nasenbluten.

Saft|fasten: Nahrungsverzicht für ein od. mehrere Tage, bei dem nur Frischsäfte aus reifem Obst (möglichst aus ökologischem Anbau) od. kommerzielle Obstsäfte (mit Wasser im Verhältnis 1:1 verdünnt) getrunken werden; evtl. Ergänzung durch Kräutertees od. Wasser; Anwendung insbesondere bei akuten fieberhaften Erkrankungen.

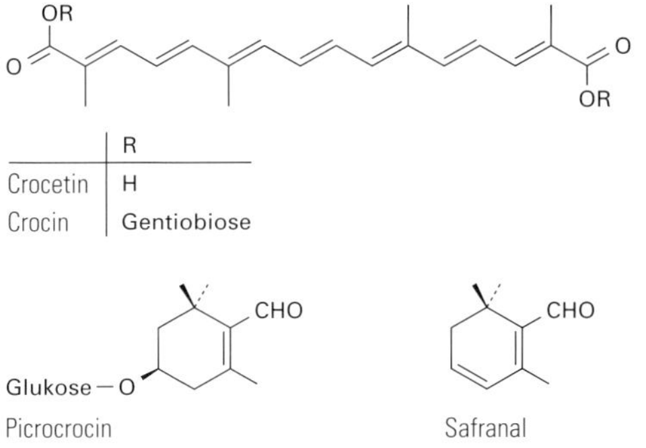

Safran: Inhaltsstoffe

Salbe: (pharmaz.) syn. Unguentum; halbfeste Arzneizubereitung zur lokalen Anwendung; entweder als einphasige Zubereitung verschiedener Fette, Öle od. Wachse, mit denen die Wirkstoffe gemischt werden, od. als Emulsion* vom Typ Wasser-in-Öl.

Salbei: Salvia officinalis, echter dalmatinischer S.; Pflanze aus der Familie der Lippenblütler, Lamiaceae; **Arzneidroge:** Laubblätter

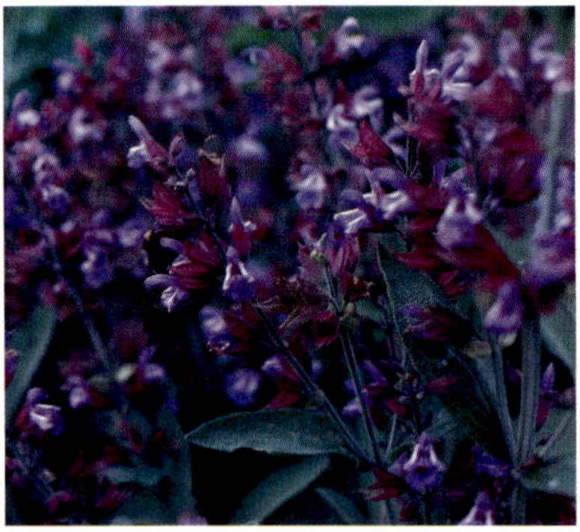

Salbei

(Salviae folium) u. daraus gewonnenes ätherisches Öl (Salviae aetheroleum); **Inhaltsstoffe:** nach DAB 10 in den Blättern mindestens 1,5 % ätherisches Öl mit den Hauptwirkstoffen Thujon, Cineol u. Kampfer; Gerb- u. Bitterstoffe, Flavonoide, Triterpene; **Wirkung:** antibakteriell, fungistatisch, virustatisch, adstringierend, sekretionsfördernd, schweißhemmend; **Verw.:** in Teeaufgüssen, alkoholischen Auszügen u. Fertigarzneimitteln bei Entzündungen der Mund- u. Rachenschleimhaut, innerlich bei dyspeptischen Beschwerden u. vermehrter Schweißsekretion; **NW:** Auftreten epileptiformer Krämpfe bei länger dauernder Anwendung von alkoholischem Extrakt od. reinem ätherischem Öl; **Kontraindikation:** Anwendung des ätherischen Öls während der Schwangerschaft; **homöopathische** Verwendung der frischen Blätter bei starkem Nachtschweiß.

Salbei, drei|lappiger griechischer: Salvia triloba; Pflanze aus der Familie der Lippenblütler, Lamiaceae; **Arzneidroge:** Laubblätter (Salviae trilobae folium); **Inhaltsstoffe:** nach DAB 10 mindestens 1,8 % ätherisches Öl mit dem Hauptwirkstoff Cineol*, Gerb- u. Bitterstoffe, Flavonoide, Triterpene; **Wirkung:** antiphlogistisch; **Verw.:** bei Entzündungen des Mund- u. Rachenraums.

Sal Carolinum factitium (lat. sal Salz) n: dem Karlsbader* Salz nachgebildetes Gemisch aus Natrium- (22 Teile) u. Kaliumsulfat (1 Teil), Natriumchlorid (9 Teile) u. Natriumhydrogencarbonat (18 Teile); Verwendung als Abführmittel.

Sal Ems factitium (↑) n: dem Emser* Salz nachgebildetes Gemisch aus Natriumhydrogencarbonat (69 Teile), -chlorid (28 Teile) u. -sulfat (1,5 Teile) sowie Kaliumsulfat (1,5 Teile); Verwendung bei leichten Entzündungen der Atemwege.

Salix f: s. Weide.

Salmiak m: Ammoniumchlorid (NH_4Cl); u. a. Bestandteil der Mixtura solvens; **Verw.:** Expektorans, Diuretikum.

Saluto|genese (lat. salus Gesundheit; gr. γένεσις Erzeugung, Entstehung) f: Bez. für den Gesundungsprozeß eines Individuums als Ergebnis verschiedener Faktoren (physiologisches Verhalten, genetische Ausstattung, Umweltfaktoren usw.).

Salvia officinalis f: s. Salbei.

Salvia tri|loba f: dreilappiger griechischer Salbei*.

Salz|bad: s. Solbad.

Sambucus nigra f: schwarzer Holunder*.

Sand|bad: nur noch selten angewendete Einhüllung des ganzen Körpers in Sand von 37–48 °C meist für ½ Stunde od. von einzelnen Körperteilen in Sand von 50–55 °C für 1 Stunde; Wirkung: örtliche Hyperthermie; **Anw.:** z. B. bei rheumatischen Erkrankungen; vgl. Peloid.

Sandel|baum, roter: Pterocarpus santalinus; Baum aus der Familie der Schmetterlingsblütler, Fabaceae; **Arzneidroge:** vom Splintholz befreites Kernholz (Santali lignum rubrum); **Inhaltsstoffe:** rote Farbstoffe (z. B. Santalin A u. B), ätherisches Öl mit Pterocarpol u. Cedrol, Isoflavonoide u. Stilben-Derivate; **Wirkung:** diuretisch, adstringierend; **Verw.: traditionell** als Analgetikum bei Entzündungen u. Kopfschmerz, bei Magen-Darm-Beschwerden, als Diuretikum u. Adstringens, zum Färben von Likören u. Backwaren. Laut Kommission E beim ehemaligen Bundesgesundheitsamt ist die Wirksamkeit bei den beanspruchten Anwendungsgebieten nicht belegt.

Sandel|baum, weißer: Santalum album; Baum aus der Familie der Santalaceae; **Arzneidrogen:** von Rinde u. Splintholz befreites Kernholz (Santali albi lignum), durch Wasserdampfdestillation gewonnenes ätherisches Öl (Santali albi aetheroleum); **Inhaltsstoffe:** ätherisches Öl mit 50 % cis-α-Santalol u. anderen Sesquiterpenen; **Wirkung:** antimikrobiell, spasmolytisch; **Verw.:** zerkleinerte Droge für Abkochungen u. ätherisches Öl in magensaftresistenter Umhüllung bei Infektionen der ableitenden Harnwege, als Stomachikum; früher auch bei Gonorrhoe; **NW:** Magenreizung, Übelkeit, gelegentlich Hautjucken; **Kontraindikation:** Erkrankungen des Nierenparenchyms.

Sand|ried|gras: Carex arenaria; Pflanze aus der Familie der Riedgräser, Cyperaceae; **Arz-**

neidroge: im Frühjahr gesammelter u. getrockneter Wurzelstock (Caricis rhizoma); **Inhaltsstoffe:** Saponine, ätherisches Öl, Flavonoide, Gerbstoffe; **Wirkung:** diuretisch, diaphoretisch; **Verw.: traditionell** zur Vorbeugung gegen Gicht, Rheuma, Gelenkentzündungen, Hautleiden sowie als schweiß- u. harntreibendes Mittel; laut Kommission E beim ehemaligen Bundesgesundheitsamt ist die Wirksamkeit bei den beanspruchten Anwendungsgebieten nicht belegt. **NW:** lokale Reizungen aufgrund des Saponingehalts.

Sanguiniker (lat. sanguis Blut) m: s. Temperament.

Sanikel: Sanicula europaea; ausdauernde Pflanze aus der Familie der Doldengewächse, Apiaceae; **Arzneidroge:** zur Blütezeit gesammelte u. getrocknete, oberirdische Teile (Saniculae herba); **Inhaltsstoffe:** Saponine, Chlorogensäure, Rosmarinsäure; **Wirkung:** antimikrobiell, fungistatisch; **Verw.:** als Abkochung od. andere galenische Zubereitungen zum Einnehmen bei leichten Entzündungen der Atemwege; **traditionell** auch bei Hauterkrankungen u. Ulcus ventriculi, Bronchitis u. Furunkulose.

Santalum album n: weißer Sandelbaum*.

Saponaria officinalis f: gemeines Seifenkraut*.

Saponine (lat. sapo Seife) n pl: Gruppe von in Pflanzen häufig vorkommenden wasserlöslichen, glykosidischen Naturstoffen, deren Aglykone der Steroid-, tetra- od. pentacyclischen Triterpen- bzw. Steroidalkaloidreihe angehören (Steroid-, Triterpen- bzw. Steroidalkaloidsaponine); der Kohlenhydratanteil besteht aus mehreren Monosacchariden bzw. Uronsäuren, von denen entweder eine, zwei od. drei Ketten mit dem Aglykon verknüpft sind (Mono-, Bis- od. Trisdesmoside); je nach Struktur sind Eigenschaften mit unterschiedlicher Ausprägung vorhanden: starkes seifenähnliches Schaumvermögen (Name!) in wäßriger Lösung, hämolytische Wirksamkeit, Toxizität für Fische, Komplexbildung mit Sterolen (z. B. Cholesterol) u. antibiotische Aktivität (besonders gegen niedere Pilze u. Mollusken); außerdem Vorkommen stark toxischer S. in Tieren (z. B. in Seewalzen, -gurken u. -sternen); saponinhaltige **Arzneidrogen:** Efeublätter, Primelwurzel u. -blüten, Senegawurzel, Süßholzwurzel (expektorierend); Wurzelstock von Ruscus aculeatus, Roßkastaniensamen (Venenmittel, antiexsudativ); Eleutherococcus- u. Ginsengwurzel (streßabschirmend, leistungssteigernd); Quillaja saponaria (emulgierend).

Sarkode (gr. σάρξ, σαρκός Fleisch) f: aus potenziertem gesundem Gewebe hergestelltes homöopathisches Arzneimittel; vgl. Nosode.

Sarothamnus scoparius m: s. Besenginster.

Sarsaparille: Sammelbezeichnung für verschiedene Smilax-Arten, z. B. Smilax aristolochiaefolii, Smilax regelii, Smilax febrifuga u. Smilax utilis; Kletterpflanzen aus der Familie der Smilacaceae; **Arzneidroge:** von den Nebenwurzeln befreite, getrocknete Wurzeln (Sarsaparillae radix); **Inhaltsstoffe:** Steroidsaponine, Harze, ätherisches Öl, Zucker; **Verw.:** als Dekokt, Fluidextrakt u. andere galenische Zubereitungen **traditionell** bei Syphilis, Psoriasis, chronischen Exanthemen, Furunkulose, Rheuma, bei Nierenerkrankungen, als Diuretikum u. Diaphoretikum; **NW:** Magenreizung u. temporäre Nierenschäden; **Wechselwirkungen:** Wirkungsverstärkung od. -abschwächung gleichzeitig eingenommener Medikamente möglich. Laut Kommission E beim ehemaligen Bundesgesundheitsamt ist die Wirksamkeit bei den beanspruchten Anwendungsgebieten nicht belegt u. eine therapeutische Anwendung angesichts der Risiken nicht vertretbar. **Homöopathische** Zubereitungen aus der getrockneten Wurzel bei jukkenden Hautausschlägen, Nierenerkrankungen, Muskel- u. Gelenkrheumatismus.

Sassafras n: S. albidum; Baum aus der Familie der Lorbeergewächse, Lauraceae; **Arzneidrogen:** im Herbst gegrabenes u. entrindetes Wurzelholz (S. lignum) sowie getrocknete Wurzelrinde (S. radicis cortex); **Inhaltsstoffe** des Holzes: ätherisches Öl mit ca. 80 % Safrol, ca. 10 % α-Pinen u. Phellandren

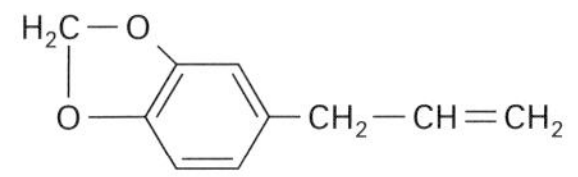

Sassafras:
Safrol

sowie ca. 6 % D-Kampfer; Lignane, Gerbstoffe, Gerbstoffrot Sassafrid, Aporphin- u. Benzylisochinolinalkaloide; **Wirkung:** diuretisch, diaphoretisch; **Verw.:** Aufguß u. andere galenische Zubereitungen **traditionell** als Diuretikum u. sog. Blutreinigungsmittel, bei Hautleiden, Katarrhen, rheumatischen Erkrankungen, Gicht; **NW:** Safrol ist ein Nervengift u. wirkt hepatokanzerogen; aus heutiger Sicht ist die therapeutische Verwendung problematisch.

Sauer|stoff|in|fusions|therapie (Infusum*; Therapie*) f: intravenöse Verabreichung von Sauerstoff als spezielle Variante der Sauerstofftherapie; Anwendung wegen Risiken u. umstrittener Wirkung problematisch.

Sauer|stoff-Mehr|schritt-Therapie (↑) f: von Manfred von Ardenne (geb. 1907) entwikkeltes Verfahren, bei dem sauerstoffangereicherte Atemluft bei körperlicher Aktivität nach vorheriger Gabe von Thiamin, Vitamin C, Dipyridamol u. Magnesiumorotat inhaliert wird; der Energiestatus des Körpers besonders von untrainierten od. geschwächten Personen soll verbessert werden u. für längere Zeit auf hohem Niveau bleiben; dadurch universale Auswirkungen bei der Behandlung vieler Erkrankungen. S. Sauerstofftherapie.

Sauer|stoff|therapie (↑) f: **1.** Inhalation von Sauerstoff bei ungenügender Lungenfunktion i. S. der Schulmedizin; **2.** Behandlung mit Sauerstoff (Inhalation) bzw. Ozon (Injektion, Darminsufflation, äußerliche Anwendung) i. R. alternativer Heilverfahren; s. Ozontherapie.

Saug|massage, petechiale f: Abk. PSM; Kombination aus Massage* u. trockenem Schröpfen*; mit Unterdruck werden kleine Blutungen in der Haut erzeugt, die diagnostische Hinweise auf erkrankte innere Organe geben (vgl. Segmenttherapie) u. als Reizdepots zur Immunstimulation dienen sollen. Die Wirkungsweise des Verfahrens wird v. a. durch das Ricker*-Stufengesetz, die Grundregulation (vgl. Grundregulationssystem) u. die Permeabilitätspathologie nach Eppinger (1949) zu erklären versucht. **Anw.:** bei funktionellen Schmerzsyndromen des Kopfs, Rückens u. Neuralgien, bei funktionellen Organbeschwerden wie Herz-Kreislauf-, Darm- u. psychosomatischen Störungen; **Kontraindikationen:** akute entzündliche Erkrankungen der Haut, lymphatisch bedingte Ödeme, Varikose. Wissenschaftlich nicht gesichertes Verfahren mit geringer Verbreitung.

Sauna f: syn. finnisches Bad; trockene Heißluftbehandlung (Temperatur 70–100 °C, Luftfeuchtigkeit 5–20 %) des ganzen Körpers, evtl. in Kombination mit Dampfaufgüssen; Dauer 10–20 Minuten, danach Abkühlung (Kaltwasserabgüsse, Freibad) u. Ruhepause; mehrmalige Wiederholung; Anwendung zur Steigerung des Wohlbefindens u. der allgemeinen Widerstandskraft gegen Infektionen sowie zur Durchblutungsregulierung.

Schachtel|halm: Equisetum arvense; Pflanze aus der Familie der Schachtelhalmgewächse, Equisetaceae; **Arzneidroge:** getrocknete, grüne, sterile Sprosse (Equiseti herba); **Inhaltsstoffe:** 5–7,7 % Kieselsäure, Flavonoide; **Wirkung:** diuretisch; **Verw.:** als Teeaufguß u. andere galenische Zubereitungen innerlich bei posttraumatischem u. statischem Ödem, zur Durchspülung bei bakteriellen u. entzündlichen Erkrankungen der ableitenden Harnwege sowie bei Nierengrieß; äußerlich zur unterstützenden Behandlung schlecht heilender Wunden; **traditionell** auch als blutstillendes Mittel, bei rissigen Fingernägeln, Haarausfall, rheumatischen Erkrankungen, Gicht, Geschwüren, Schwellungen, Frakturen, Frostschäden; zur biologischen Schädlingsbekämpfung; **Kontraindikation:** Ödeme infolge eingeschränkter Herz- od. Nierentätigkeit; **homöopathische** Zubereitungen aus der frischen, im Spätsommer gesammelten Pflanze mit sterilen Stengeln bei Nieren- u. Harnwegerkrankungen.

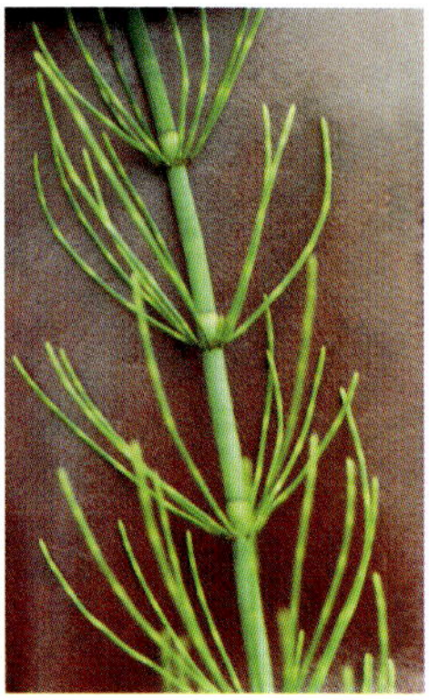

Schachtelhalm

Schadens|zauber: s. Hexerei.

Schad|wellen: von dem Physiker W. Langreder (1985, 1989, 1992) i. R. seiner medizinischen Mikromagnetik* (Abk. MMM) geprägte Bez. für sog. Störwellen, die „tief im Zellinneren" lokalisiert sein sollen; daher wird in der MMM eine sog. Schadwellenbeseitigung u. Zellsäuberung, z. B. durch Einsatz von 24 unterschiedlichen elektromagnetischen Informationen (als Teilmagneten in diversen 5ml-Fläschchen verpackt), zur Behandlung angeboten. Die MMM kennt auch sog. Schönwellen mit heilendem Charakter.

Schaf|garbe: Achillea millefolium; Pflanze aus der Familie der Korbblütler, Asteraceae; **Arzneidrogen:** Blütenstand (Millefolii flos) u. Kraut (Millefolii herba); **Inhaltsstoffe:** ätherisches Öl mit bis zu 25 % Chamazulen u. weiteren Guajanoliden sowie Flavonoide; **Wir-**

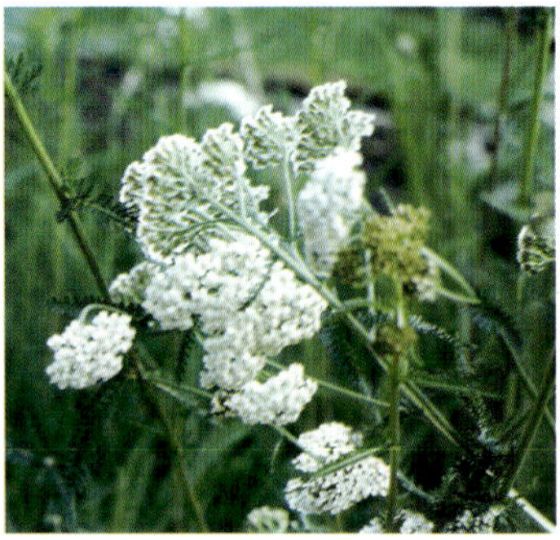

Schafgarbe

kung: choleretisch, antimikrobiell, adstringierend, spasmolytisch, antiinflammatorisch; **Verw.:** Aufguß von Blüten od. Kraut, Frischpflanzenpreßsaft od. andere galenische Zubereitungen innerlich bei Appetitlosigkeit, dyspeptischen Beschwerden, äußerlich zu Sitzbädern bei Pelvipathia vegetativa; **traditionell** auch bei Leber-Galle-Leiden, Blasen- u. Nierenerkrankungen, Menstruationsstörungen, Diarrhoe, Fieber u. Schmerzen, in Form von Bädern bei Entzündungen, Wunden, Hämorrhoiden, Blutungen, Verbrennungen; **NW:** selten Kontaktdermatitis u. Überempfindlichkeit gegen Sch. u. andere Korbblütler; **homöopathische** Zubereitungen aus den frischen oberirdischen Teilen blühender Pflanzen bei Blutungen, Varizen u. Krampfschmerz.

Schamane m: Heiler*, dessen Aufgabe in einer Reise in die jenseitige Welt besteht mit dem Ziel, die Seele eines Kranken zurückzuholen u. in seinem Körper zu installieren; im Rahmen einer Zeremonie bedient er sich dabei der Technik der Ekstase*. Gekennzeichnet ist der Sch. durch bestimmte Merkmale, u. a. die mit charakteristischen formalen Elementen versehene Schamanentrommel. Das Vorkommen des Sch. wurde v. a. für den sibirischen Raum beschrieben; aber auch in anderen Teilen der Welt finden sich schamanistische Elemente in mehr od. weniger großer Vollständigkeit. Dazu gehören: Träume von Berufung, eine lange Lehrzeit, ein (od. mehrere) begleitendes transzendentales Wesen, die Reise in die jenseitige Welt (Himmelsflug), Persönlichkeitsänderung, Tod u. Wiedergeburt. Der **Schamanismus** ist nicht eine spezielle Religion, sondern eine Technik im Umgang mit dem Anderen. Nachdem der Schamanismus von Ärzten u. Ethnologen lange Zeit als Geisteskrankheit eingeordnet u. Sch. als Menschen mit gestörten Persönlichkeiten angesehen wurden, kommt man immer mehr zu der Auffassung, daß Besessenheitszeremonien als Therapieformen anzusehen sind, die durchaus Gemeinsamkeiten mit aktuellen Techniken der in unserer Medizin praktizierten Einzel- u. Gruppentherapien haben. Vgl. Priesterheiler.

Schaukel|diät (Diät*) f: Reduktionskost* mit dreitägigem abwechselndem Verzehr von ansäuernder Kost (protein- u. fettreich, z. B. Hülsenfrüchte, Getreide, Vollkornbrot, Fleisch, Fisch, Käse, Quark, Eier) u. alkalisierender Kost (Vollmilch, Obst, Gemüse) zur Änderung der Harnreaktion (sauer-alkalisch), um insbesondere Koli- u. Proteusbakterien im Wachstum zu hemmen; **Anw.:** bei bakteriellen Erkrankungen der Harnwege; heute obsolet, da eine bessere Harnansäuerung mit Ammoniumchlorid u. eine Harnalkalisierung mit Natriumbicarbonat u. Zitronensäure zu erreichen ist.

Scheide|kunst: Teil der Spagyrik*; wird angewendet bei der spagyrischen Herstellung von Arzneimitteln, wo versucht wird, durch den Vorgang der Scheidung eine Veränderung der inneren Struktur der Arcana* zu erreichen, um sie aus den inneren Verbindungen mit dem Stoff zu trennen. Dabei soll z. B. die Giftwirkung von einer Arznei getrennt werden u. die „gerechte" Wirkung i. S. einer harmonisierenden Heilwirkung erhalten bleiben. Vgl. Alchemie.

Scheller-Test m: Testverfahren zum Nachweis von Krebserregern (sog. Viromyzeten); wissenschaftlich widerlegt.

Schenkel|guß: Guß nach Kneipp vom Fuß bis zum Gesäß bzw. zur Leistenbeuge; **Anw.:** bei venösen Beschwerden, zur Abhärtung; vgl. Knieguß.

Schild|drüsen|über|funktion: Hyperthyreose*.

Schlacken|kost: Kost, die große Mengen an Ballaststoffen* durch einen hohen Gehalt an Vollkornprodukten, Gemüse, Obst u. a. enthält; Anwendung z. B. bei Obstipation, Diabetes mellitus, Übergewicht u. Divertikulose.

Schlaf|störungen: auch Schlaflosigkeit, Insomnie; **Formen: 1.** Einschlafstörungen; Ursache: primär (bei Erkrankungen der Schlafzentren) od. sekundär (Einwirkung von Licht, Lärm usw. od. bei Schmerzen, Sorgen, Angst usw.); **2.** Durchschlafstörungen: Vorkommen besonders häufig im Alter u. bei hohem Fieber; vorzeitiges Aufwachen meist i. R. eines depressiven Syndroms; **Therapie:** aus dem Bereich der Naturheilkunde u. alternativen Heilverfahren kommen Autogenes* Training, progressive Relaxation*, Qi*-Gong, Farbtherapie*, Heilmagnetismus*, Sophrologie*, Hydrotherapie* (Arm-, Fuß-, Halbbad, Kurz- u. Lendenwickel) in Betracht sowie phytotherapeutisch Zubereitungen aus Baldrian*, Hopfen*, Lavendel*, Melisse*, Passionsblume* u. Yohimbin*, traditionell auch aus Angelika, Beifuß, Dill, Kamille u. Klatschmohn sowie homöopathisch z. B. aus Hafer, Kaffee u. Rettich.

Schlamm|bad: syn. Schlickbad; Ganz- od. Teilbad unter Anwendung feinkörniger Sedimente (Heilschlamm) aus stehenden Gewässern (Binnenseen, Wattenmeer, Quellmund der Mineralquellen); als Dickschlamm (Peloid*) für Wärmepackungen (hohe Wärmekapazität), dünnbreiig für Bäder (Sorption chemischer Inhaltsstoffe); **Anw.:** s. Moorbad, Fango.

Schlangen|holz: Rauwolfia* serpentina.

Schlankheits|diät (Diät*) f: Sammelbezeichnung für eine Vielzahl von Kostformen zur Reduktion des Körpergewichts, die häufig in eigener Verantwortung od. seltener in Zusammenarbeit mit dem Hausarzt durchgeführt werden; z. B. energiereduzierte Diät mit ausgewogenem Nährstoffverhältnis (Brigitte*-Diät, Brotdiät*); kohlenhydratarme Diät (Atkins*-Diät, Punktediät*); energiereduzierte, einseitige Diät (Mayo*-Diät, Kartoffel*-Ei-Diät).

Schlankheits|kur (Kur*) f: Maßnahme zur Reduktion des Körpergewichts, die häufig an einen längeren Kuraufenthalt gebunden ist; Kombination von Bewegungstherapie u. dem Versuch einer Umstellung der Ernährungsgewohnheiten.

Schlehe: Prunus spinosa, Schlehdorn; Strauch aus der Familie der Rosengewächse, Rosaceae; **Arzneidrogen:** vor Erscheinen der Blätter gesammelte u. getrocknete, entfaltete Blüten (Pruni spinosae flos), frische od. getrocknete, reife Früchte (Pruni spinosae fructus); **Inhaltsstoffe:** Blüten: Quercetin-, Kämpferol- u. Blausäureglykoside (Amygdalin); Früchte: Gerbstoffe, Zucker, Säuren, Pektin; **Wirkung:** Früchte adstringierend; **Verw.:** Blüten **traditionell** bei Erkältungskrankheiten, als Abführmittel, bei Magen-Darm-Beschwerden, Nieren- u. Blasenleiden, allgemeiner Erschöpfung; äußerlich bei Exanthemen; der Saft der Früchte als Gurgelmittel bei Mund-, Rachen- u. Zahnfleischentzündungen; Schlehensirup u. -wein als Purgans u. Diuretikum; Fruchtmarmelade bei Magenschwäche, Blasen- u. Harnleiden; **homöopathische** Zubereitungen aus den frischen, im Aufblühen begriffenen Blüten bei leichter Herzinsuffizienz, Ödemneigung, Ziliarneuralgie.

Schleim|fasten: s. Fasten.

Schlick|bad: syn. Schlammbad*.

Schlüssel|blume: s. Primel.

Schlüssel|sym|ptom (Symptom*) n: Bez. in der Homöopathie* für ein Symptom mit hoher Spezifität für ein Arzneimittel u. häufigem Vorkommen bei damit geheilten Fällen; meist sehr ungewöhnlich u. differenziert, so daß es eine schnelle u. sichere Arzneimittelwahl* ermöglicht, sofern das Arzneimittelbild* der übrigen Patientensymptomatik entspricht. Vgl. Symptom, vollständiges.

Schmerz: Dolor; komplexe Sinneswahrnehmung unterschiedlicher Qualität (z. B. stechend, ziehend, drückend), die i. d. R. durch Störung des Wohlbefindens als lebenswichtiges Symptom von Bedeutung ist u. in chronischer Form einen eigenständigen Krankheitswert erlangt; **Formen** u. **Ätiologie: 1.** Nozizeptorenschmerz mit Erregung von Schmerzrezeptoren u. Weiterleitung der Impulse an das Zentralnervensystem; **2.** neuropathischer Sch. infolge Schädigung des peripheren od. zentralen Nervensystems (z. B. nach Amputation, Querschnittslähmung, Zoster, bei diabetischer Polyneuropathie); **3.** Sch. infolge funktioneller Störungen (z. B. Migräne durch vaskuläre Fehlregulation, Rückenschmerzen durch körperliche Fehlhaltungen) einschließlich psychosomatischer Vorgänge (z. B. Sympathikusaktivierung bei Angst, Muskelverspannung bei emotionalem Streß); auch psychosoziale Einflüsse können schmerzverstärkend od. chronifizierend wirken (vermehrte Zuwendung bei Schmerzverhalten als sekundärer Krankheitsgewinn) u. sind bei Schmerztherapie* zu berücksichtigen. Vgl. Schmerzsyndrome.

Schmerz|syn|drome (gr. σύνδρομος mitlaufend, begleitend) n pl: Oberbegriff für Beschwerdebilder, die mit chronischen (d. h. seit mehr als 6 Monate bestehenden, dauernden od. rezidivierenden) Schmerzen einhergehen; **Formen: 1.** Entzündungsschmerzen bei entzündlichen Erkrankungen wie rheumatoider Arthritis, Polyarthritis, Myositis, Appendizitis, Pankreatitis, Zahnschmerzen, Wundschmerz; **2.** spastische Schmerzen durch übermäßige Kontraktion von glatter Muskulatur innerer Organe; **3.** Nervenschmerzen (s. Neuralgie); **4.** Fehlregulationsschmerzen z. B. durch unangepaßte motorische Steuerung der Skelettmuskulatur (Hartspann, Schmerzen bei Fehlhaltung), Fehlfunktion des sympathischen Nervensystems (sympathische Algodystrophie, Ischämie durch Vasospasmus), Fehlregulation von Neurotransmitterwirkungen auf die Gehirngefäße (Migräne); **5.** psychosomatische Schmerzen: körperliche Äußerungen von unbewältigten psychischen od. psychosozialen Problemen. Schmerzen können auch begünstigt werden durch operante Konditionierung bei sozialen Vorteilen durch Schmerzäußerung (sog. sekundärer Krankheitsgewinn); z. B. konversionsneurotische Schmerzen, Migräne nach psychischer Belastung, kindliche Bauchschmerzen zum Aufrechterhalten der mütterlichen Zuwendung. Beim Somatisierungsprozeß können Mechanismen der Fehlregulation (z. B. psychisch ausgelöste Muskelverspannung) mitwirken. Vgl. Schmerztherapie.

Schmerz|therapie (Therapie*) f: Anwendung verschiedener therapeutischer Prinzipien zur Beeinflussung akuter u. chronischer Schmerzzustände; **1.** kausale od. palliative Behandlung der Schmerzursache mit dem Ziel der Schmerzaufhebung bzw. -reduktion; **2.** Beseitigung nervöser od. neurohumoraler Fehlregulationen, v. a. einer sympathischen Fehlsteuerung mit Selbstunterhaltung chronischer Schmerzen; **3.** symptomatische Sch. durch: **a)** Verringerung der Erregung von Schmerzrezeptoren; **b)** Blockade der Nervenleitung; **c)** Hemmung der zentralnervösen Schmerzinformation; **d)** Beeinflussung des Schmerzerlebnisses; zum (kombinierten) Einsatz kommen: Pharmakotherapie mit Opiaten u. nichtopioiden Analgetika, phytotherapeutisch traditionell mit Zubereitungen aus Aconitum napellus, Bockshornklee, Lemongras, Pestwurz, Quendel u. Schafgarbe; therapeutische Lokalanästhesie, rückenmarknahe Analgesie, Neurolyse (irreversible Nervenschädigung), physikalische Therapie (z. B. Bergonié*-Maske, Impulsgalvanisation*), Elektrostimulationsanalgesie*, Akupunktur*, Akupunktmassage*, Elektroakupunktur nach Voll (s. Elektroakupunktur), Aurikulotherapie*, Elektroneuraltherapie*, neurochirurgische Schmerzoperationen, radiologische Therapie, psychologische Verfahren (z. B. Autogenes* Training, Biofeedback*, Hypnotherapie*, Verhaltenstherapie*) sowie Aschner*-Methode, Baunscheidt*-Verfahren, Eichotherm*-Behandlung, Farbtherapie*, Gelosentherapie*, Heilmagnetismus*, Setzen einer Fontanelle*, Tragen eines Kupferbands*, Magnetfeldtherapie*, Meditation*, Mesotherapie*, Mora*-Therapie, Reiki*, petechiale Saugmassage*, Softlaser* u. Zilgrei*-Methode. Zur subjektiven Dokumentation der Wirksamkeit ist das Führen eines Schmerztagebuchs durch die Patienten empfehlenswert.

Schnee|ball, amerikanischer: Viburnum prunifolium; Strauch aus der Familie der Geißblattgewächse, Caprifoliaceae; **Arzneidroge:** getrocknete Stamm- u. Zweigrinde (Viburni prunifolii cortex); **Inhaltsstoffe:** Amentoflavon, Triterpene, Cumarine; **Wirkung:** spasmolytisch; **Verw.: traditionell** bei Dys- u. Amenorrhoe, Schwangerschaftserbrechen u. klimakterischen Beschwerden, als Kontrazeptivum.

Schnee|ball, gemeiner: Viburnum opulus; Strauch aus der Familie der Geißblattgewächse, Caprifoliaceae; **Arzneidroge:** im Herbst gesammelte Stamm- u. Zweigrinde (Viburni opuli cortex); **Inhaltsstoffe:** Bitterstoffe (Viburnin), Baldriansäure; **Wirkung:** spasmolytisch, adstringierend; **Verw.: traditionell** bei Abdominalbeschwerden u. Menstruationsstörungen; **homöopathische** Zubereitungen aus der frischen Rinde bei Dysmenorrhoe.

Schnee|gehen: Maßnahme zur Abhärtung* nach Kneipp, bei der einige Sekunden barfuß auf weichem Schnee gelaufen wird; danach Wiedererwärmung durch Laufen mit Fußbekleidung.

Schnell|imbiß: s. Fast food.

Schnitzer-Kost (Johann Georg Sch., deutscher Zahnarzt, geb. 1930): vegetarische Ernährungsform (s. Vegetarismus) zur Prophylaxe u. Therapie verschiedener Erkrankungen (z. B. rheumatische Erkrankungen, Herz-, Gefäß- u. Kreislauferkrankungen, Zahnkaries u. Parodontose), Verbesserung der Lebensqualität u. Stärkung der Abwehrkräfte; **Formen: 1.** Schnitzer-Intensivkost: ausschließlich vegetabile Rohkost als sog. Urnahrung aus „lebendigen“ (nicht behandelten) Lebensmitteln mit einem Energiegehalt von ca. 1500 kcal/Tag; vermieden werden sog. Genußgifte u. Suchtgifte, Säfte, Kompott u. zuckerhaltige Nahrungsmittel; **2.** Schnitzer-Normalkost: vorwiegend lakto-vegetabile Lebensmittel mit überwiegendem Rohkostanteil u. geringem Verzehr an Milch u. Eiern; Energiegehalt ca. 2200 kcal/Tag.

Schnupfen: s. Rhinitis.

Schöll|kraut: Chelidonium majus; Pflanze aus der Familie der Mohngewächse, Papaveraceae; **Arzneidroge:** oberirdische Teile (Chelidonii herba); **Inhaltsstoffe:** bis 1 % Alkaloide (z. B. Chelidonin, Sanguinarin u. Chelerythrin); **Wirkung:** papaverinartig, spasmolytisch; **Verw.:** Fertigarzneimittel bei Spasmen im Bereich der Gallenwege u. des oberen Magen-Darm-Trakts; **traditionell** auch bei Gicht, Rheuma, als Antineuralgikum; äußerlich gegen Warzen (frischer Milchsaft); **homöopathische** Verwendung der frischen Blüten bei Leber- u. Galleleiden.

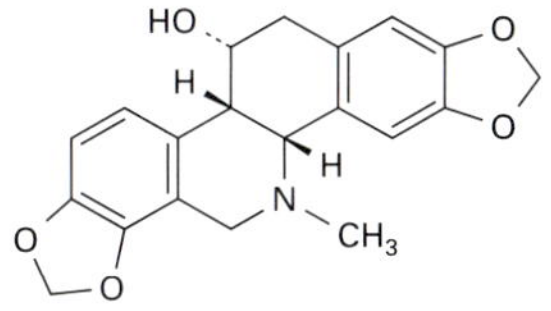

Schöllkraut: Chelidonin

Schon|kost: s. Basisdiät, gastroenterologische; Vollkost, leichte.

Schröpfen: örtliche Blutableitung mit Hilfe einer auf die Haut aufgesetzten Glocke aus Glas (mittels erhitzter Luft) od. Gummi (Schröpfkopf); durch den Unterdruck wird Blut in die Haut gesogen od. fließt, nach Skarifikation der Haut, nach außen ab (trockenes od. blutiges Sch.). Ältere Vorstellungen gehen von einer Manipulation sog. energetischer Prozesse aus; mit blutigem Sch. sollte auch Materia* peccans entfernt werden. Ein modernes neurophysiologisches Konzept beschäftigt sich mit den reflektorischen Wirkungen der Maßnahme selbst u. den erzeugten Hämatomen. In der traditionellen chinesischen Medizin* gilt das unblutige u. blutige Sch. als Brennmethode (ähnlich der Moxibustion*), weil dabei Feuer zur Erzeugung des Vakuums im Schröpfkopf eingesetzt wird. Verwendet werden einseitig geschlossene

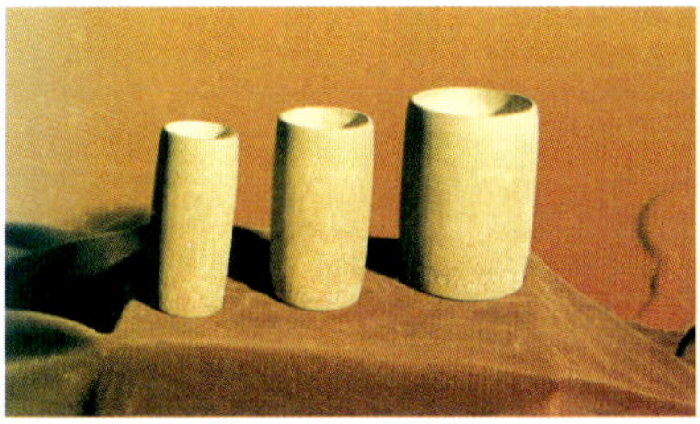

Schröpfen: Schröpfköpfe aus Bambussegmenten

Bambussegmente, Kupfer-, Eisen- od. Glasgefäße, u. gelegentlich wird das Sch. mit Akupunktur* od. Moxibustion kombiniert. Vgl. Therapie, ausleitende.

Schröpf|massage f: Variante des Schröpfens, bei der die mit einem Vakuum versehene Schröpfglocke einige Minuten auf der eingefetteten Haut hin u. her verschoben wird, bis sich eine Hyperämie od. ein oberflächliches Hämatom bildet.

Schroth-Kur (Johannes Sch., Naturheilkundiger, Niederlindewiese, 1800–1856; Kur*) f: Form der naturheilkundlichen Ernährungstherapie* zur allgemeinen Umstimmung u. Entschlackung des Organismus; Anwendung feuchtwarmer Packungen zur Stimulation der Wärmeproduktion; fett-, protein- u. salzarme Kost (Getreide, Trockenobst, Vollkornbrötchen), bei der alkohol- u. energiearmer Weißwein zur Steigerung der Durchblutung getrunken wird; periodischer Wechsel von Trocken- u. Trinktagen; stationäre Durchführung über 3–4 Wochen. Vgl. Heilfasten.

Schüttel|mixtur (lat. mixtura Mischung) f: s. Lotion.

Schul|medizin (lat. ars medicina ärztliche Kunst) f: Bez. für die allgemein anerkannte u. an den medizinischen Hochschulen gelehrte Medizin i. S. einer angewandten Naturwissenschaft; gelegentlich wird deren Ausschließlichkeitsanspruch kritisiert u. der Begriff diskriminierend benutzt; vgl. Allopathie, Alternativmedizin, Komplementärmedizin.

Schuppen|flechte: s. Psoriasis.

Schwäche: s. Erschöpfungszustände.

Schwamm|gurke: Luffa* cylindrica.

Schweden|diät (Diät*) f: von Jonas Bergström (geb. 1929) entwickelte proteinarme Diät mit 20–25 g Protein/Tag nach freier Wahl u. Supplementierung von 6,5 g essentiellen Aminosäuren; Anwendung bei Nierenerkrankungen.

Schweden|trunk: auch Schwedenbitter; Bez. für ein Phytotherapeutikum, bestehend aus Auszügen von Aloe, Sennesblättern, Manna, Myrrhe, Angelika, Eberwurz, gelbem Enzian, Rhabarber, Cedoaria, Kampfer, Krokus, Theriak u. Vitamin C in wäßrig-alkoholischer Lösung (15 Volumenprozent Ethanol); **Anw.: traditionell** bei Appetitlosigkeit u. Dyspepsie; **Kontraindikationen:** Präileus, Ileus.

Schwefel: chemisches Element, Symbol S (Sulfur), OZ 16, relative Atommasse 32,07; zur Sauerstoffgruppe (Chalkogene) gehörendes, festes, gelbliches, zwei-, vier- u. sechswertiges Nichtmetall; **biochemische Funktion:** Bestandteil der Aminosäuren Cystein u. Methionin u. damit einer Vielzahl von Proteinen (z. B. Insulin, Ribonuklease); Sulfat wird für Konjugationsreaktionen in der Leber zur Entgiftung von Phenolen, Steroiden u. Indoxyl benötigt. **Vork. in Nahrungsmitteln:** besonders in Fleisch, Eiern, Milch u. Milchprodukten sowie Nüssen u. Leguminosen; Bedarf u. Mangelerscheinungen sind bisher nicht bekannt. **Intoxikationen:** durch synergetische Wechselwirkungen mit Molybdän* kann es durch Bildung von Kupfer-Schwefel-Molybdän-Verbindungen zu einem Kupfermangel kommen.

Schwefel|bad: **1.** natürliches Sch.: s. Schwefelquelle; **2.** künstliches Sch.: durch Zusatz von 100–200 g Schwefelsalz (Kalium sulfuricum) zubereitetes Vollbad; **Anw.:** bei rheumatischen Erkrankungen.

Schwefel|quelle: gelösten (H_2S) bzw. ionogen gebundenen Schwefelwasserstoff sowie Sulfide enthaltende Quelle mit mindestens 1 mg Gesamtschwefel/l; **Anw.:** bei entzündlichen u. degenerativen Gelenkerkrankungen, Gicht, Hauterkrankungen (keratolytischer Effekt). Vgl. Sulfatwasser.

Schwell|strom: Folge von Gleichstromimpulsen mit kontinuierlich an- u. wieder absteigender Intensität, durch die nacheinander die Muskelfasern mit entsprechender Reizschwelle stimuliert werden; so entstehen nicht Muskelzuckungen, sondern anschwellende Kontraktionen, d. h. fließende Bewegungen. Vgl. Elektrotherapie, Niederfrequenztherapie.

Schwert|lilie: Iris germanica, Iris pallida, Iris florentina; Stauden aus der Familie der Schwertliliengewächse, Iridaceae; **Arzneidroge:** geschälter u. getrockneter Wurzelstock (Iridis rhizoma, Schwertlilienwurzelstock, Iriswurzel, Veilchenwurzel); **Inhaltsstoffe:** ätherisches Öl mit 10–20 % Ironen (hauptsächlich α-, β-, γ-Iron mit veilchenartigem Geruch), Isoflavone, mono- u. bicyclische Triterpene; **Verw.:** als Bestandteil von Teemischungen u. anderen galenischen Zubereitungen **traditionell** zur Förderung der Nierentätigkeit, als Expektorans u. Mucilaginosum bei Erkältungskrankheiten, Bronchitis, Asthma bronchiale; äußerlich in Zahnpasten u. zum Einpudern bei Hautreizungen; gedrechselte Stücke als Kaumittel für zahnende Kinder (aus hygienischen Gründen abzuraten).

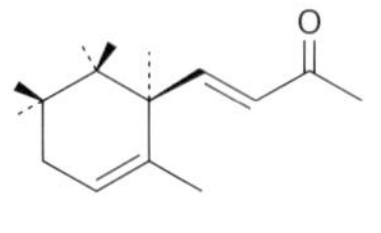

Schwertlilie:
(+)-cis-α-Iron

Schwitz|bad: s. Überwärmungsbad.

Scilla maritima f: s. Meerzwiebel.

Scopol|amin n: 6β,7β-Epoxy-3α(1αH,5αH)-tropanyl-(S)-tropat (IUPAC); in Nachtschattengewächsen vorkommendes Alkaloid mit parasympatholytischer Wirkung; **Verw.:** Mydriatikum, Prophylaxe der Reisekrankheit (transdermale Anwendung). Im Gegensatz zu Hyoscyamin* wirkt S. motorisch dämpfend.

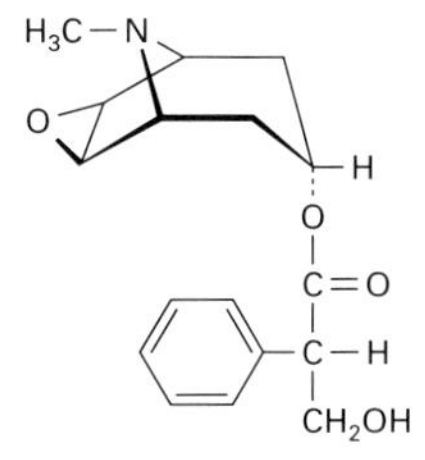

Scopolamin

Scopolia carniolica f: Tollkraut, Glockenbilsenkraut; ausdauernde Pflanze aus der Familie der Nachtschattengewächse, Solanaceae; **Arzneidrogen:** getrocknete Wurzelstöcke (Scopoliae carniolicae rhizoma) u. vor der Blüte gesammelte u. getrocknete Blätter (Scopoliae carniolicae folium); **Inhaltsstoffe:** Wurzel: Tropanalkaloide (z. B. L-Hyoscyamin, Cuskhygrin, Scopolamin in Spuren), Cumarinderivate; Blätter: Scopolamin (45–66 % der Gesamtalkaloide), Rutin, Aesculetin, Chlorogen- u. Kaffeesäure; **Wirkung:** parasympatholytisch, anticholinerg, positiv chronotrop u. dromotrop; **Verw.:** innerlich bei Spasmen des Magen-Darm-Trakts, der Gallengänge, der ableitenden Harnwege; **traditionell** auch bei Gicht, Koliken u. als Schlafmittel; zur industriellen Gewinnung von L-Hyoscyamin bzw. Atropin; **NW:** Mundtrockenheit, Schweißverminderung, Wärmestau, Hautrötung, Akkommodationsstörungen, Miktionsbeschwerden; **Wechselwirkungen:** Wirkungsverstärkung bei gleichzeitiger Gabe von tricyclischen Antidepressiva, Amantadin, Chinidin; **Kontraindikationen:** Glaukom, Prostataadenom, Tachykardie, mechanische Stenosen im Magen-Darm-Bereich, Megakolon.

Scrophulosis (lat. scrofulae Halsdrüsen; -osis*) f: s. Skrofulose.

Secale|alkaloide n pl: syn. Ergotalkaloide*.

Secale cornutum n: Mutterkorn*.

Sechs Hohl|organe (gr. ὄργανον Werkzeug) n pl: in der traditionellen chinesischen Medizin* Bez. für Gallenblase, Magen, Dünndarm, Dickdarm, Blase u. die Drei Erwärmer, deren gemeinsame Funktion Transport von Nahrungs- bzw. Ausscheidungsstoffen ist; vgl. Außerordentliche Eingeweide, Fünf Speicherorgane, Syndromdiagnostik.

See|bad: Kurort am Meer; Wirkung auf den Organismus durch Kombination der Schon- u. Reizfaktoren des Klimas (reine, allergenarme Luft, maritimes Aerosol, geringe Tagesschwankungen der Temperatur, Abkühlungsreize, Wind, Sonne) u. der mechanischen u. Solereize der Bäder; **Heilanzeigen:** Atemweg- u. Hauterkrankungen, Allergien, psychovegetatives Syndrom. Vgl. Klimakurort.

Seelen|leib: auch Astralleib; s. Medizin, anthroposophische.

SEG: Abk. für Segmentelektrographie*.

Segment|dia|gnostik (lat. segmentum Abschnitt; gr. διαγνωστικός fähig zu unterscheiden) f: Bez. für ein diagnostisches Verfahren, das sich auf die reflektorisch veränderten Gewebe u. seine Irritationssymptome richtet; diese lassen sich z. B. durch (funktionelle) Palpation u. Kibler-Hautfaltentechnik feststellen u. weisen anhand ihrer Topographie auf funktionelle Erkrankungen in den tieferen somatischen u. viszeralen Bereichen (z. B. auf bestimmte innere Organe) hin. Die Veränderungen können das klinische Bild eines peripheren Irritationssyndroms* mit Schmerz, Muskelkontraktionen, verändertem Blutfluß, Schweißproduktion u. Gewebeveränderungen (Schwellungen) annehmen. Nach Head (1889) werden die Reflexsymptome primär in jenen Dermatomen u. Myotomen (Thorakalsegmente) erscheinen, die über den gleichen segmental-regulatorischen Komplex angeschlossen sind wie das gestörte Organ. Zudem soll jedes Organ auch eine Sekundärzone in den Zervikalsegmenten u. im Trigeminusbereich auslösen können. Vgl. Irritationszone.

Segment|elektro|graphie (↑; gr. ἤλεκτρον Bernstein, an dem zuerst elektrostatische Kräfte beobachtet wurden; γράφειν schreiben) f: Abk. SEG; diagnostisches Verfahren nach Schimmel u. daraus abgeleitete computergestützte Form, die die menschliche Regulationsfähigkeit (Reaktionsfähigkeit) auf standardisierte elektrische Reizgeber in definierten Reflexzonen zur Darstellung bringen will; **Technik:** Verabreichung von elektrischen Reizen über Elektrodenpaare u. Zuordnung zu bestimmten Segmentzonen, Untersuchung der Reagibilität der Hautareale in verschiedenen Etagen (Kopf, Thorax, Bauch, Becken), quadrantenbezogene Errechnung definierter Bewertungsziffern für sog. Belastungs- u. Störfaktoren sowie Gewinnung von allgemeinen Hinweisen zur Regulationsfähigkeit; Veränderungen der Belastungsfaktoren werden als funktionelle, Veränderungen der Störfaktoren als morphologische Störungen gedeutet. **Meßverfahren:** Bestimmung der elektrischen Hautleitfähigkeit mit gepulsten Gleichstromfrequenzen von 13 Hz zwischen jeweils zwei übereinanderliegenden Elektroden durch Verabreichung von positiven u. negativen Strömen; die Meßstrecke zwischen den jeweiligen Elektroden soll charakteristischerweise verändert werden; die SEG-Impulse werden mit bestimmten Reizgeberprogrammen in die Haut eingespeist u. mit Hilfe bestimmter Parameter (Summenfaktor, Rückstromfaktor,

Relation positives/negatives Impulspaket) interpretiert. **Anw.:** als Vorsorgeuntersuchung auf Regulationsfähigkeit, zur Bestimmung des „energetischen“ Gesamtzustands u. der Rechts- u. Linksbelastung (Lateralitätsbestimmung), zur diagnostischen Dokumentation u. therapeutischen Verlaufskontrolle; (relative) **Kontraindikationen:** Schwangerschaft, Herzschrittmacher u. schwere Herzrhythmusstörungen; wissenschaftlich umstrittenes Verfahren, Vorteil ist die Untersucherunabhängigkeit während der Regulationsprüfung. Vgl. Diagnostik chronischer Irritationen.

Segment|therapie (↑; Therapie*) f: Reizbehandlung erkrankter innerer Organe über die Haut unter Nutzung viszerokutaner Reflexe, die sich aus der metamer-segmentalen Gliederung des Körpers ergeben; Innervationszonen der Haut (Dermatome), des Unterhautbindegewebes sowie des Periosts (Sklerotome) u. der Skelettmuskeln (Myotome) sind mit inneren Organen (Viszerotome) auf den segmentalen Ebenen des Rückenmarks verbunden (vgl. Head-Zonen). **Methoden:** Reflexzonenmassage*, thermische u. elektrotherapeutische Reize, UV-Licht, lokale Infiltration von Lokalanästhetika (sog. Quaddeln); vgl. Neuraltherapie, Reizkörpertherapie.

Seifen|kraut, gemeines: Saponaria officinalis; Pflanze aus der Familie der Nelkengewächse, Caryophyllaceae; **Arzneidroge:** Wurzel, Wurzelstock u. Ausläufer (Saponariae rubrae radix, rote Seifenwurzel); **Inhaltsstoffe:** bisdesmosidische Triterpensaponine; **Wirkung:** expektorierend (indirekte Wirkung durch Reizung der Magenschleimhaut), in hoher Dosis zelltoxisch; **Verw.:** Abkochung als Expektorans; **traditionell** auch bei chronischen Hautkrankheiten u. rheumatischen Erkrankungen, zu Wundspülungen; technisch als Waschmittel aufgrund des Saponingehalts. Laut Kommission E beim ehemaligen Bundesgesundheitsamt ist die Wirksamkeit bei den beanspruchten Anwendungsgebieten nicht ausreichend belegt. **NW:** selten Magenreizung.

Seifen|rinde: s. Quillaja saponaria.

Seifen|wurzel, rote: s. Seifenkraut, gemeines.

Seifen|wurzel, weiße: s. Gipskraut.

Seiten|beziehung: s. Lateralität.

Sekunden|phänomen n: s. Neuraltherapie.

Selbst|erfahrungs|gruppe: **1.** Gruppe, bei der in psychotherapeutischer Absicht durch Konfrontation des einzelnen Teilnehmers mit den Reaktionen der Gruppe Impulse zur Selbstreflexion gegeben werden sollen; **2.** Gruppe von medizinisch-therapeutisch tätigen Personen, die durch den Austausch eigener Erfahrungen ein Verständnis für die Motivation des eigenen Handelns (z. B. im Rahmen einer Psychotherapie) gewinnen; vgl. Balint-Gruppe, Gruppenpsychotherapie.

Selbst|heilung: Vorstellung in der Naturheilkunde u. Alternativmedizin, daß der Körper aus eigener Kraft eine Erkrankung überwindet, wobei entsprechende Verfahren diesen Prozeß lediglich anregend, stärkend od. unterstützend begleiten sollen.

Selbst|hilfe|gruppe: aus eigener Initiative, meist ohne professionelle Unterstützung entstandener Zusammenschluß Betroffener, die in regelmäßigen Zusammenkünften durch Erfahrungsaustausch ihre besondere Lebenssituation zu bewältigen suchen. S. gibt es z. B. für Krebs-, Rheuma- u. Infarktkranke, für Alkoholkranke (z. B. Anonyme Alkoholiker), neurotisch Erkrankte, psychotisch Erkrankte (sog. Psychiatrie-Erfahrene), Drogenabhängige, für Eltern behinderter Kinder, Angehörige von Alkoholikern (Alanon, Alateen), für Menschen mit Eßproblemen (Overeaters Anonymous). Zur Zeit gibt es über 450 Selbsthilfeorganisationen für nahezu jede psychosoziale Belastung. Vgl. Angehörigengruppe.

Selen (gr. σελήνη Mond, Mondschein) n: Symbol Se, OZ 34, relative Atommasse 78,96; zwei-, vier- u. sechswertiges, zur Sauerstoffgruppe (Chalkogene) gehörendes chemisches Element; essentielles Spurenelement; **biochemische Funktion:** Bestandteil der Glutathionperoxidase, die mit Vitamin E, schwefelhaltigen Aminosäuren u. Katalase der Lipidoxidation in Membranen entgegenwirkt u. somit die Bildung vieler zellschädigender Produkte verhindert (Antioxidans); antikanzerogene Wirkung; **Vork. in Nahrungsmitteln:** Fisch, Fleisch, Innereien, Nüsse, Sesam u. Getreideprodukte; **Bedarf** für Erwachsene (DGE 1991): Schätzwert 20–100 μg/Tag; **Mangelerscheinungen:** Skelettmyopathie, Kardiomyopathie, erythrozytäre Makrozytose durch niedrige Selenspeicher bei Frühgeborenen, Alkoholkrankheit u. parenteraler Ernährung; **Intoxikationen:** alimentär nicht bekannt; bei Inhalation von Selenstaub Reizung der Atemwege, knoblauchartiger Atemgeruch, Leberzirrhose, Haarausfall, Herzmuskelschwäche; **Referenzbereich:** 0,8–1,8 μmol/l Serum.

Seleni|cereus grandi|florus m: Königin* der Nacht.

Sellerie: Apium graveolens; Pflanze aus der Familie der Doldengewächse, Apiaceae; **Arzneidrogen:** frische Ganzpflanze zur Gewinnung von Preßsaft, Wurzeln (Apii radix), oberirdische Teile (Apii herba), Früchte (Apii fructus) u. ätherisches Öl (Apii aetheroleum); **Inhaltsstoffe:** in allen Pflanzenteilen ätherisches Öl mit Limonen u. Selinen als Hauptkomponenten, Phthalide als Träger des Aromas, Furanocumarine u. Flavonoide; **Wirkung:** diuretisch; **Verw.:** **traditionell** als Diuretikum, bei Blasen- u. Nierenleiden, zur sog. Blutreinigung, zu Schlankheitskuren, bei Gicht u. Rheuma, nervöser Unruhe, Appetitlosigkeit u. Erschöpfung; laut Kommission E beim ehemaligen Bundesgesundheitsamt ist die Wirksamkeit bei den beanspruchten Anwendungsgebieten nicht belegt. **NW:** phototoxische Furanocumarine können Photodermatosen auslösen; S. kann allergische Reaktionen bis hin zum anaphylaktischen Schock auslösen (sog. Sellerie-Karotten-Beifuß-Gewürz-Syndrom). **Kontraindikation:** Nephritis; **homöopathische** Zubereitungen aus den reifen Samen bei Eierstockschmerzen u. Rheuma.

Semen (lat.) n: Same; in der Pharmazie neuerdings hinter den Pflanzennamen gestellte Bez. für die verwendete Arzneidroge (z. B. Lini semen); die ältere lateinische Nomenklatur stellte die Bez. des Pflanzenteils voran (z. B. Semen Lini).

Semen Coffeae (↑) n: Kaffeebohne; s. Kaffee.

Semen Colae (↑) n: Samenkerne, Keimlinge u. Embryos von Kola*.

Semen Cucurbitae (↑) n: Kürbissamen*.

Semen Foenugraeci (↑) n: Samen von Bockshornklee*.

Semen Hippo|castani (↑) n: Samen der Roßkastanie*.

Semen Lini (↑) n: Leinsamen*.

Semen Plantaginis ovatae (↑) n: indische Flohsamen*.

Semen Psyllii (↑) n: Flohsamen*.

Semen Sinapis albae (↑) n: weiße Senfsamen*.

Semen Sinapis nigrae (↑) n: schwarze Senfsamen; s. Senfmehl.

Senecio fuchsii m: Fuchskreuzkraut*.

Senecio jacobaea m: Jakobskreuzkraut*.

Senecio vulgaris m: Kreuzkraut*.

Senega f: Polygala senega; ausdauernde Pflanze aus der Familie der Kreuzblumengewächse, Polygalaceae; **Arzneidroge:** getrocknete Wurzeln mit Wurzelkopf (Polygalae radix, Senegae radix); **Inhaltsstoffe:** Saponine (Gemisch von Triterpenglykosiden mit Presenegin als Hauptsapogenin); **Wirkung:** sekretolytisch, expektorierend; **Verw.:** Abkochungen u. andere galenische Zubereitungen zum Einnehmen bei Entzündungen der oberen Atemwege; **traditionell** auch bei chronischer Bronchitis mit zähem Auswurf; **NW:** bei längerer Anwendung Magen-Darm-Reizungen; **homöopathische** Zubereitungen aus der getrockneten Wurzel bei Entzündungen der oberen Atemwege, Kitzelhusten, chronischer Bronchitis, Asthma bronchiale, Emphysembronchitis.

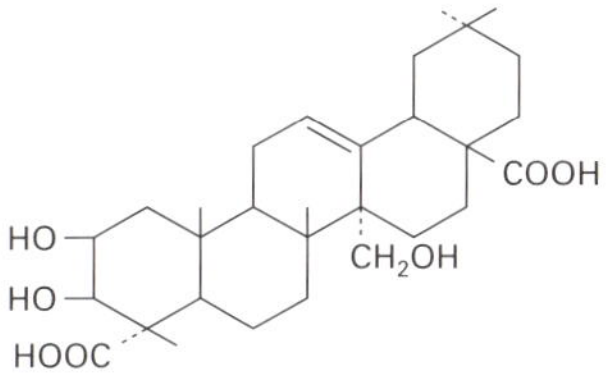

Senega: Presenegin

Senf|mehl: gemahlene, entölte schwarze Senfsamen (Sinapis nigrae semen) von Brassica nigra (schwarzer Senf), Pflanze aus der Familie der Kreuzblütler, Brassicaceae; **Inhaltsstoffe:** Senföl, Glucosinolate (Sinigrin), Schleim, Eiweiß; **Wirkung:** hyperämisierend, bakteriostatisch; **Verw.:** als starkes Hautreizmittel, z. B. in Form von Senfwickel od. Senfbad zur ausleitenden Therapie*; **Kontraindikationen:** s. Senfsamen, weiße.

Senf|samen, weiße: Sinapis albae semen; Samen von Sinapis alba (weißer Senf), Pflanze aus der Familie der Kreuzblütler, Brassicaceae; **Inhaltsstoffe:** Glucosinolate (Sinalbin) bzw. das daraus gebildete Senföl, fettes Öl, Eiweiß, Schleim; **Wirkung:** hyperämisierend, hautreizend, bakteriostatisch; **Verw.:** äußerlich Breiumschläge bei Erkrankungen der Atemwege u. zur Segmenttherapie bei chronisch-degenerativen Gelenkerkrankungen u. Weichteilrheumatismus; **traditionell** innerlich bei Verdauungsstörungen; als Gewürz u. zur Herstellung von Speisesenf; **Kontraindikationen:** Nierenerkrankungen (Senföl wird durch die Haut resorbiert); keine Anwendung bei Kindern unter sechs Jahren; bei Anwendung von länger als zwei Wochen Gefahr von Haut- u. Nervenschäden; **homöopathische** Verwendung der reifen Samen bei Verdauungsstörungen.

Senf|wickel: Wickel* mit Tüchern, die in mit Senfmehl versetztes, heißes (ca. 48 °C) Wasser getaucht wurden; nach Anwendung Senfkörnchen mit warmem Wasser von der Haut abwaschen; wirkt stark hyperämisierend; Vorsicht bei empfindlicher Haut vor Reizungen u. Verbrennungen.

Sennes|blätter: Sennae folium; Fiederblättchen von Cassia senna (Alexandriner- od. Khartum-Senna) bzw. Cassia angustifolia (Tinnevelly-Senna), Pflanzen aus der Familie

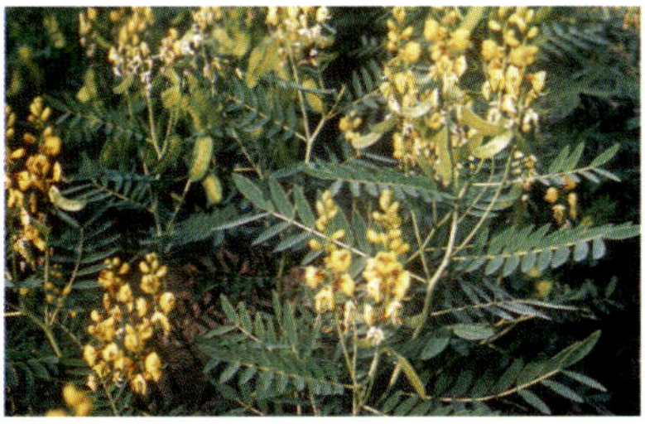

Sennesblätter

der Caesalpiniaceae; **Inhaltsstoffe:** nach DAB 10 mindestens 2,5 % 1,8-Dihydroxyanthracenderivate (sog. Sennoside), die im Colon zu Anthronen umgewandelt werden; **Wirkung:** Anthrone induzieren die aktive Sekretion von Elektrolyten u. Wasser in das Darmlumen u. hemmen die Resorption von Elektrolyten u. Wasser durch Blockade der Na^+-K^+-ATPase. Durch Volumenzunahme wird der Füllungsdruck im Darmlumen verstärkt u. so die Darmperistaltik angeregt. **Verw.:** bei Obstipation u. Erkrankungen, bei denen ein erleichterter Stuhlgang erwünscht ist (z. B. Analfissuren, Hämorrhoiden), zur Darmreinigung vor Röntgenuntersuchungen, vor u. nach rektal-analen u. Bauchoperationen; **NW:** bei chronischem Gebrauch Elektrolytverlust, Albuminurie, Hämaturie, reversible Melanosis coli; nicht länger als zwei Wochen anwenden; **Kontraindikationen:** Ileus, evtl. Schwangerschaft u. Stillzeit.

Serenoa repens f: Zwergsägepalme; s. Sabal serrulata.

Sero|therapie (lat. serum Molke, Blutwasser; Therapie*) f: syn. Serumtherapie*.

Sero|zyto|therapie (↑; gr. κύτος Zelle; Therapie*) f: Form der Serumtherapie*; Gabe eines „Anti-Gewebe-Globulins", das durch die Immunisierung von Pferden hergestellt wird, denen spezifische heterologe Schweinegewebe-Antigene verabreicht wurden.

Serpylli herba f: Quendelkraut; s. Quendel.

Serum-in-aqua-Test (lat. serum Molke, Blutwasser; aqua Wasser) m: spekulativer Krebsfrüherkennungstest, der i. S. eines Serumpräzipitationsverfahrens aus geringen Veränderungen der Eiweißfällung im Serum Hinweise auf eine Krebsentwicklung gewinnen möchte. Wissenschaftlich widerlegbares Verfahren.

Serum|kristallisation (↑; gr. κρύσταλλος Eis) f: s. Kristallisationstest.

Serum|therapie (↑; Therapie*) f: therapeutische Verabreichung von antikörperhaltigen Seren, wodurch eine Aktivierung körpereigener „Funktionsdefekte" u. „gealterter" od. „funktionsgestörter Organantigene" bewirkt werden soll; meist als Wiedemann*-Kur; weitere Form: Serozytotherapie*; **Anw.:** bei Infektanfälligkeit, hormonell bedingten Störungen, Gefäßkrankheiten, degenerativ-entzündlichen rheumatischen Erkrankungen; **Kontraindikationen:** akute entzündliche Prozesse, Atopien, schwere Herz- u. Niereninsuffizienz.

Sexual|störung (lat. sexualis das Geschlecht betreffend): s. Funktionsstörung, sexuelle.

Sexual|therapie (↑; Therapie*) f: Bez. für psychologisch-therapeutische od. beratende Maßnahmen zur Modifikation einer sexuellen Funktionsstörung, soweit diese von Betroffenen od. Partnern als behandlungsbedürftig erlebt wird, u. abweichendem Sexualverhalten, sofern Leidensdruck, süchtige Entwicklung od. Gefährdung eines Beteiligten besteht; typische sexualtherapeutische Techniken: Bearbeitung des Körperselbstbilds, selbsterkundende Masturbation, systematische Desensibilisierung von (komplementären) Ängsten in der Partnerschaft, affektives Kommunikationstraining, zeitweises Koitusverbot, Trennungshilfen; u. U. Bearbeitung (vgl. Verhaltenstherapie, Psychotherapie) der zugrundeliegenden Konfliktlage. Da sich diese in vielen Fällen nicht auf ein Individuum beschränkt, sondern sich eine Beziehungsstörung herausgebildet hat, wird S. häufig in Form der Paartherapie* durchzuführen sein.

Sferics n pl: Bez. für atmosphärische Impulsstrahlung mit längerwelligen Nachschwankungen; periodische Felder, die durch atmosphärische Entladungen entstehen; S. aus dem Nahbereich von Gewittern sollen prinzipiell biotrope Effekte i. S. von meteorologischen Belastungen auslösen können. Vgl. Atmospherics.

Shen (sprich schen) n: sog. Lebensgeist; in der traditionellen chinesischen Medizin* i. e. S. Bezeichnung für die seelischen Funktionen, i. w. S. Sammelbezeichnung für alle lebendigen Aktivitäten des menschlichen Organismus, deshalb dem Qi* eng verwandt; im S. ist enthalten das Bewußtsein, die geistige Aktivität, die Lebenskraft, das Selbst u. die Funktion des Denkens, es spiegelt darüber hinaus die Funktionen der Fünf* Speicherorgane u. der Sechs* Hohlorgane u. steht in Verbindung mit der Essenz (Jing*), dem Qi, dem Blut (Xue*) u. den Körperflüssigkeiten (Jin*-Ye). Das S. entsteht schon vor der Geburt des Menschen aus der Essenz; nach der Geburt muß es ununterbrochen aus der Nahrungsessenz ergänzt werden, wenn es seine Funktionen richtig entfalten soll. In der Diagnostik spricht man von einem „üppigen" od. einem „mageren" Shen-Qi eines Menschen (wichtig für Therapie u. Prognose).

Shiatsu n: in Japan entwickelte, aus der chinesischen Massage* hervorgegangene Behandlung mit Ausübung von Druck u. Reibung auf bestimmte Hautbereiche, Muskeln u. Gelenke, durch die ein Ausgleich u. eine Harmonisierung innerhalb des Organismus angestrebt werden; vgl. Akupressur.

Shikimi: Illicium anisatum, syn. Illicium japonicum, Illicium religiosum; Strauch od. kleiner immergrüner Baum aus der Familie der Illiciaceae; **Arzneidroge:** Früchte (S. fructus); **Inhaltsstoffe:** Sesquiterpenlactone in Form von Dilactonen des Anisatin-, Majucin- u. Pseudoanisatintyps, 0,5–1 % ätherisches Öl (mit Myristicin), Shikimisäure; **Wirkung:** Anisatin wirkt, ähnlich wie Picrotoxin*, als nicht-kompetitiver Gammaaminobuttersäure-Antagonist konvulsiv; **Verw.:** Früchte **traditionell** bei Magenbeschwerden, Flatulenz u. insbesondere bei religiösen Zeremonien als

Stimulans; ätherisches Öl gegen Koliken bei Kindern, bei Zahnschmerzen u. Dermatitiden; **NW:** Intoxikationen mit Erbrechen, Durchfällen, klonischen u. tonischen Krämpfen, Versagen des Harnflusses, Atemstillstand; aufgrund der Anisatinwirkung ist die therapeutische Anwendung problematisch u. nicht vertretbar.

Siddha-Medizin (lat. ars medicina ärztliche Kunst) f: südindische Form der traditionellen indischen Medizin*; entwickelte sich ursprünglich aus der indischen Alchemie, die vor ca. 7000 Jahren durch Sadashiva begründet worden sein soll; traditionell gliedert sie sich in zwei Bereiche: in die Kunst, giftige Substanzen in gesundheitsfördernde zu überführen (Deha Siddhi) u. in die Umwandlung unedler Metalle in Edelmetalle (Lauha Siddhi). Im 4. Jahrhundert v. Chr. wurde Deha Siddhi durch buddhistische Mönche in die ayurvedische Medizin integriert; im 16. Jahrhundert spaltete sich die S.-M. in Südindien vom Ayurveda* wieder ab. In Nordindien besteht diese Disziplin dagegen bis heute als Rasa Tantra od. Rasa* Shastra innerhalb der ayurvedischen Medizin. Die sog. Tantras u. Siddhas sind auf die Zubereitung u. den medizinischen Gebrauch metallischer Präparationen spezialisiert.

Signaturen|lehre (lat. signare mit einem Zeichen versehen, kenntlich machen): auf der Annahme, daß Gott in Zeichen, Formen u. Farben festlegte, was in der Natur der Heilung des Menschen dienen solle, basierende Auffassung der mittelalterlichen Ärzte (z. B. Paracelsus); Beispiele sind das Schöllkraut*, das wegen seiner gelben Farbe der Blüten bei der Gelbsuchtbehandlung Verwendung gefunden hat, sowie der Augentrost* für die Therapie von Augenerkrankungen.

Silicium (lat. silex Kiesel, Feuerstein) n: chemisches Element, Symbol Si, OZ 14, relative Atommasse 28,09; zur Kohlenstoffgruppe gehörendes, zwei- u. vierwertiges Halbmetall; Spurenelement (im Organismus v. a. in Lipoiden gebunden); nach dem Sauerstoff das meist verbreitete Element; Vorkommen in Sand, Quarz, Bergkristall; leitet elektrischen Strom; wichtige Verbindung: Kieselsäure; **Mangelerscheinungen:** Hauterkrankungen (chronische Ekzeme, Pruritus u. a.).

Silybum marianum n: Mariendistel*.

Sily|marin n: Flavanoidkomplex aus den Früchten der Mariendistel*.

Simile (lat. similis ähnlich) n: homöopathisches Arzneimittel, dessen Arzneimittelbild* zum Zustand des Patienten ähnliche Symptome enthält; oft mit der Bedeutung des sog. ähnlichsten Mittels gebraucht; vgl. Ähnlichkeitsprinzip, Simillimum.

Simile|findung (↑): s. Arzneimittelwahl.

Similia similibus curentur (lat.): „Ähnliches werde mit Ähnlichem behandelt“; von Samuel Hahnemann stammende Formulierung des grundlegenden Therapieprinzips der Homöopathie* (s. Ähnlichkeitsprinzip).

Simillimum (lat. similis ähnlich) n: Bez. für ein dem Krankheitszustand sehr ähnliches homöopathisches Arzneimittel, dessen Arzneimittelbild* sehr genau der Patientensymptomatik entspricht (s. Ähnlichkeitsprinzip); i. d. R. wird das Arzneimittel rückblickend nach einer schnellen, umfassenden u. anhaltenden Besserung als S. bezeichnet; vgl. Simile.

Sinapis alba f: weißer Senf; s. Senfsamen, weiße.

Sinusitis (lat. sinus Krümmung, Ausbuchtung; -itis*) f: akute od. chronische Entzündung der Nasennebenhöhlen mit Eiterung u. evtl. Empyembildung; **Ursache:** aus der Nasenhöhle fortgeleitete Infektion v. a. mit Viren, Streptococcus pneumoniae, Haemophilus influenzae, Strepto- u. Staphylokokken (häufig Mischinfektion); bei Sinusitis maxillaris auch von den Zähnen ausgehende Infektion; **Symptome:** allgemeine Abgeschlagenheit, Gesichts- u. Kopfschmerzen, (einseitige) Behinderung der Nasenatmung; die chronische S. verläuft oft symptomarm. **Diagnostik:** Rhinoskopie, Diaphanoskopie, Ultraschalldiagnostik, Röntgen, Sinuskopie, Probepunktion, ggf. Beck-Bohrung u. bakterielle Untersuchung des Sekrets; **Therapie:** abschwellende Nasentropfen, Antibiotika, Sinuspunktion u. -spülung, ggf. operative Sanierung; aus dem Bereich der Naturheilkunde u. alternativen Heilverfahren kommen Wärmeapplikation, phytotherapeutisch Zubereitungen aus Luffa* cylindrica, traditionell aus römischer Kamille u. Kapuzinerkresse sowie Enzymtherapie* u. Farbtherapie* in Betracht.

Sitz|bad: Teilbad, bei dem der Unterkörper ohne die Beine in eine mit Wasser gefüllte Sitzbadewanne od. Schüssel getaucht wird; **Anw.** des kalten S. mit Zusätzen von z. B. Kamille od. Haferstroh bei entzündeten Hämorrhoiden, perianalen Entzündungen u. während der Schwangerschaft nach dem 3. Monat; warmes, ansteigendes S. bei spondylogenen Beschwerden u. Reizblase.

Sklero|tom (gr. σκληρός hart, trocken; τομή Schnitt, Abschnitt) n: auf der Knochenhaut befindliche Fläche, die entsprechend dem Dermatom* innere Organe repräsentieren soll; s. Periostmassage.

Skrofulose (lat. scrofulae Halsdrüsen; -osis*) f: **1.** historischer Begriff, der früher mit der (Disposition zur) Tuberkulose in Zusammenhang gebracht wurde; nach heutiger schulmedizinischer Auffassung handelt es sich um eine sehr seltene Haut- u. Lymphknotenerkrankung im Kindesalter auf allergischer Grundlage. Die häufigsten klinischen Erscheinungen sind chronisch-katarrhalische Entzündungen, z. B. Rhinitis, Blepharitis, Konjunktivitis, Keratitis (Facies scrophulosa) u. Lymphadenitis. **2.** In der Homöopathie*

Bez. für eine Diathese* mit starken lymphatischen Reaktionen.

Smilax f: s. Sarsaparille.

Socke, nasse: spezielle Kaltanwendung nach Kneipp; s. Fußwickel.

Soda|bad: Vollbad mit 250–400 g Soda (Natrium carbonicum); Wassertemperatur u. Badedauer werden im Verlauf einer Badeserie langsam gesteigert; **Anw.:** bei Psoriasis.

Soft|laser (engl. soft sanft) m: syn. low-power laser; Lasergerät, das eine Leistung von 2–15 mW aufweist u. damit deutlich unter den zu chirurgischen Zwecken weit verbreiteten Lasergeräten liegt; als Ausgangsmaterial wird Neon-Helium-Gas (632,8 nm) verwendet; das monochromatische Laserlicht ist sichtbar, erwärmt nicht u. zerstört kein Gewebe. Es werden vielfältige z. B. wachstums- u. durchblutungsfördernde, viruzide, regenerative u. schmerzlindernde Eigenschaften diskutiert. I. d. R. wird das Laserlicht auf die jeweils zu behandelnden Akupunkturpunkte als Nadelersatz appliziert; bei Wund- u. Infektionsgebieten wird der Laser auch flächenhaft eingesetzt. Wirkungshypothesen: biochemische Effekte wie die Freisetzung von anabolen Substanzen (Histamin, Serotonin, Bradykinin), Modifikation enzymatischer u. fibrinolytischer Vorgänge durch absorbierte Energieeffekte, ATP-Syntheseförderung u. Umsetzung in Lichtenergie für energiearme Zellen, Stabilisierung der Membranpotentiale usw. Die biologische Aktivität von Softlaserlicht ist wissenschaftlich umstritten u. z. T. widerlegt. **Anw.:** bei funktionellen Schmerzzuständen, Durchblutungsstörungen im Innenohr, posttraumatischen Beschwerden, Ekzemen, Urtikaria, Zoster, Suchtbehandlung. Gefahren u. **Kontraindikationen:** keine direkte Bestrahlung der Augen, des Bereichs der Schilddrüse u. a. endokriner Drüsen, keine Epiphysenbestrahlung bei Kindern, keine direkte Bestrahlung des Kopfs bei Epilepsie, Herzschrittmacher. Vgl. Infrarotlaser.

Soja: Glycine max, syn. S. hispida; einjähriges Kraut aus der Familie der Schmetterlingsblütler, Fabaceae; **Arzneidroge:** aus den Samen gewonnenes Phospholipidgemisch (Lecithinum ex soja, Sojalecithin); **Inhaltsstoffe:** Phospholipide (Phosphatidylcholin, -ethanolamin, -inositol u. a.), Sojaöl, freie Kohlenhydrate u. Glykolipide, Phytosterole, Tocopherole u. a.; **Wirkung:** lipidsenkend; **Verw.:** bei leichteren Fettstoffwechselstörungen, insbesondere Hypercholesterinämie; **traditionell** auch bei Schwächezuständen, Konzentrationsmangel, Altersbeschwerden, Gehirn- u. Nervenerkrankungen, Leber- u. Galleleiden sowie Anämie.

Solanin n: giftiges Steroid-Alkaloid-Glykosid in verschiedenen Solanumarten (Nachtschattengewächse), bei der Kartoffel z. B. in Blättern, Blüten u. Beerenfrüchten; besonders hohe Konzentration in Kartoffelkeimen u. ergrünten Teilen der Knollen; sachgerecht gelagerte Kartoffelknollen enthalten unter 0,01 % S. Durch Lichteinwirkung steigt der Gehalt an u. kann zur **Solaninvergiftung** führen: toxische Dosis für den Menschen ca. 25 mg, tödliche Dosis (bei Kindern) über 400 mg; beim Erwachsenen keine Todesfälle beschrieben; Symptome: Brennen im Hals, Kopfschmerz, Mattigkeit, Bauchschmerzen, Erbrechen, Durchfälle.

Solanum dulc|amara n: Bittersüß*.

Solarium (lat. Sonnenuhr) n: technische Anlage zur künstlichen Ganz- od. Teilkörperbestrahlung mit Ultraviolettstrahlen (besonders UV-A u. UV-B); Anwendung i. R. der Lichttherapie* od. aus kosmetischen Gründen.

Sol|bad: kochsalzhaltige Quelle; Solbadekuren üben eine starke Reizwirkung auf die Haut (osmotische Anregung des Hautstoffwechsels) u. auf die Grundeinstellung (parasympathikoton) des vegetativen Nervensystems aus; **Anw.:** bei rheumatischen Erkrankungen, Psoriasis.

Solidago f: s. Goldrute.

Soll-Gewicht: Körpergewicht*, das bei Kindern der 50. Perzentile eines gegebenen Alters entspricht; vgl. Normalgewicht.

Somato|topie (gr. σῶμα Körper; τόπος Ort) f: Projektion innerer Organe auf die Hautoberfläche (insbesondere Füße, Hände, Ohren, Zunge) bzw. Iris, wobei funktionelle u. organische Beziehungen aus dem Entwicklungsprozeß bestehen sollen; Erklärungsmodell z. B. für die Segmenttherapie, Akupunktur u. Augendiagnostik; vgl. Fitzgerald-Zonen, Head-Zonen.

Somiten (↑) n pl: syn. Ursegmente*.

Sonnen|hut, blasser: Echinacea* pallida.

Sonnen|hut, roter: Echinacea* purpurea.

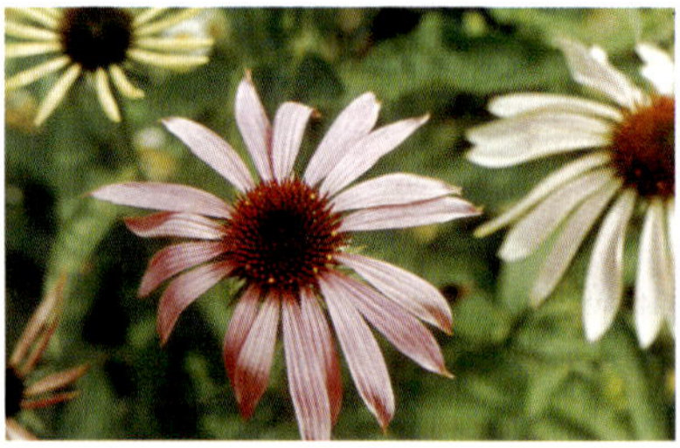

Sonnenhut, roter

Sonnen|hut, schmal|blättriger: Echinacea* angustifolia.

Sonnen|tau: Drosera rotundifolia; Pflanze aus der Familie der Sonnentaugewächse, Droseraceae; **Arzneidroge:** ober- u. unterirdische Teile (Droserae herba); aus Artenschutzgründen heute Verwendung von Drosera ramenta-

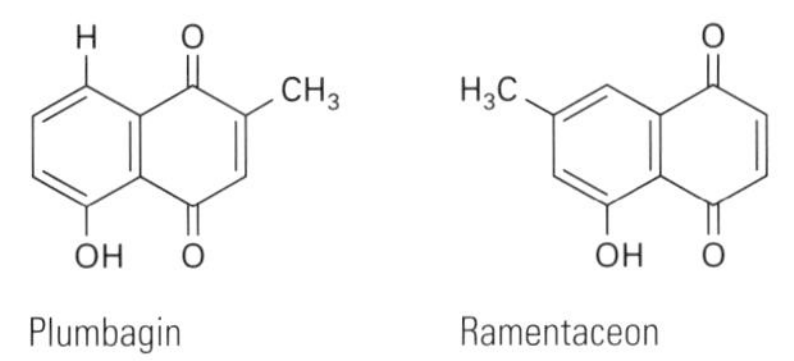

Sonnentau:
1,4-Naphthochinonderivate

cea (afrikanisches Sonnentaukraut); **Inhaltsstoffe:** 1,4-Naphthochinonderivate; **Wirkung:** bronchospasmolytisch, antitussiv; **Verw.:** bei Reiz- u. Krampfhusten; **traditionell** auch bei Tuberkulose, Keuchhusten, Asthma bronchiale, Arteriosklerose, äußerlich zur Beseitigung von Warzen u. Sommersprossen; **homöopathische** Verwendung der frischen blühenden Pflanze bei Krampfhusten u. Heiserkeit.

Sophrollogie (gr. σώφρων verständig, maßvoll; -logie*) f: eine auf den Kolumbianer Alfonso Caycedo zurückgehende (Forschungs-)Richtung, die die Beeinflussung des Bewußtseins i. S. einer Bewußtseinsschulung untersucht; die Methode enthält Elemente der Hypnose* u. konzentrativen Selbstentspannungstechnik u. unterscheidet drei Bewußtseinsebenen, die Wach- u. Schlaf- sowie die sophroliminale Ebene, die einem hypnotischen Schlafzustand entsprechen soll. Ziel der S. ist das Erreichen eines sophroliminalen Zustands, in dem man zu tiefer Entspannung u. Erleben fähig sein soll. **Anw.:** bei Angst, Streßfolgeerkrankungen, Schlaflosigkeit, nervösen Herzbeschwerden, Menstruationsstörungen, Klimakterium. Wissenschaftlich umstrittenes Verfahren.

Sorbus aucuparia f: Eberesche*.

Soziotherapie (lat. socialis die Gemeinschaft, Gesellschaft betreffend; Therapie*) f: Bez. für alle Verfahren, mit denen eine psychische Erkrankung durch Veränderung des sozialen Kontexts des Patienten günstig beeinflußt werden soll; dazu gehört u. a. die Einbeziehung der Angehörigen in den therapeutischen Prozeß (vgl. Angehörigengruppe), die Schaffung eines Netzes sozialer Beziehungen u. Wohnungs- u. Arbeitsplatzsicherung bzw. -beschaffung. Verschiedene abgestufte Formen des betreuten Wohnens haben bei der Reintegration psychisch kranker Menschen in die Heimatgemeinden eine besondere Bedeutung. Bei der **Milieutherapie** als Form der S. wird durch Umgebungsveränderung eine positive Wirkung auf die Erkrankung angestrebt.

Spagyrik f: von Carl-Friedrich Zimbel (1801–1879) entwickelte Heilkunde in Abwandlung der Homöopathie*; Therapie mit jeweils sieben sog. innerlichen Pflanzenmitteln, äußerlich anzuwendenden Elektrizitätsmitteln u. Geheimmitteln (Arcana*); nach U. J. Heinz (s. Heinz-Spagyrik) wird zur Diagnostik ein Tropfen Patientenblut auf spagyrische Weise behandelt u. das Kristallisationsmuster des eingetrockneten Tropfens begutachtet. Daneben gibt es weitere Variationen der Sp. (nach Kraus, Pekana, Strathmeyer), die allesamt als nicht anerkannte, paramedizinische Verfahren gelten.

Spagyrika n pl: Bez. für Arzneimittel, die aufgrund spagyrischer Vorschriften in unterschiedlicher Weise hergestellt werden; nach Zimpel (1800–1878) wird das zerkleinerte Pflanzenmaterial zunächst mit Wasser u. Hefe versetzt u. vergoren. Danach wird das Material einer Wasserdampfdestillation unterworfen u. das Destillat in Alkohol aufgefangen. Der Rückstand der Destillation wird verascht, die Asche mit dem Destillat vereint u. nach 48 Stunden filtriert. Das Filtrat ist die spagyrische Urtinktur. Nach Kraus wird das vergorene Pflanzenmaterial nicht destilliert, sondern abgepreßt u. der Preßrückstand extrahiert. Die Urtinktur setzt sich aus Preßsaft, Extrakt u. Äthanol zusammen. Für die Anwendung spagyrischer Hauptmittel (Komplexpräparate zur innerlichen Anwendung), spezieller Mittel zur zusätzlichen Anwendung, von Elektrizitätsmitteln (Komplexpräparate zur äußerlichen Anwendung) u. spagyrischen Einzelmitteln werden die Arzneimittelbilder aus der klassischen Homöopathie* übernommen, obwohl sich die spagyrischen Präparationen stark von den homöopathischen unterscheiden.

Spargel: Asparagus officinalis; Pflanze aus der Familie der Asparagaceae; **Arzneidrogen:** Wurzelstock (Asparagi rhizoma) u. oberirdi-

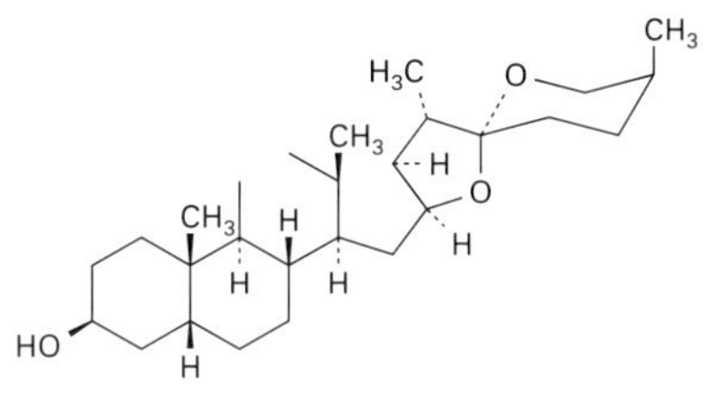

Spargel:
Sarsasapogenin

sche Teile (Asparagi herba); **Inhaltsstoffe:** Saponine, insbesondere Derivate des Sarsasapogenins; der nach dem Genuß von Sp. od. Einnahme von Spargelzubereitungen auftretende typische Geruch des Harns ist auf Methylmercaptan zurückzuführen, das durch Metabolisierung von S-Methyl-3-(methylthio)-thiopropionat entsteht; **Wirkung:** diuretisch; **Verw.:** Zubereitungen aus dem Kraut als Diuretikum, aus dem Wurzelstock zur Durchspülung bei entzündlichen Erkrankungen der ableitenden Harnwege u. als Vorbeugung bei Nierengrieß; die Wurzel **traditionell** auch bei Ödemen, Arthritis, Rheuma, Gicht, Leber- u. Milzleiden, Asthma bronchiale u. bei starkem Herzklopfen. Laut Kommission E beim ehemaligen Bundesgesundheitsamt ist die Wirksamkeit des Krauts bei den beanspruchten Anwendungsgebieten nicht ausreichend belegt. **NW:** sehr selten allergische Hautreaktionen; **Kontraindikation:** entzündliche Nierenerkrankungen; **homöopathische** Zubereitungen aus den frischen, jungen, unterirdischen Sprossen als Diuretikum bei Nephrolithiasis u. Herzinsuffizienz.

Species (lat. Anblick, Erscheinung, Ideal) f: **1.** Art; Begriff aus der Taxonomie; setzt sich nach der internationalen Nomenklatur zusammen aus dem allgemeineren Gattungsnamen als Substantivum u. dem Speciesnamen als Attribut, entweder als Adjektiv (Pseudomonas aeruginosa), absoluter Nominativ (Pseudomonas tomato) od. in der Genitivform nach der entsprechenden Erkrankung od. dem Erstbeschreiber (Pseudomonas mallei od. Pseudomonas delafieldii); **2.** (pharmaz.) Gemisch verschiedener Kräuter als Arzneitee, z. B. Sp. pectoralis (Brusttee), Sp. diuretica (harntreibender Tee).

Spezialität ( ) f: Arzneimittel, das unter einer herstellerspezifisch geschützten Warenbezeichnung in abgabefertiger Verpackung in den Handel kommt, häufig Kombinationspräparat in gleichbleibender Zusammensetzung; im Arzneimittelgesetz von 1976 (AMG 76) wird Sp. durch den Begriff Fertigarzneimittel* ersetzt. Vgl. Generika.

Spinat: Spinacia oleracea; ein- od. zweijährige Pflanze aus der Familie der Gänsefußgewächse, Chenopodiaceae; **Arzneidroge:** frische od. getrocknete Laubblätter (Spinaciae folium); **Inhaltsstoffe:** Chlorophyll a u. b, Oxalsäure, Carotinoide, Flavonoide, - u. -Spinasterin, Vitamine A, B, B_2, B_6 u. C, Eisen (60 mg/kg; jahrzehntelang irrtümlich um das Zehnfache zu hoch angegeben); 2,8–6 g Nitrat/kg je nach Düngung; **Verw.: traditionell** bei Magen-Darm-Beschwerden, als blutbildendes Mittel, bei Wachstumsstörungen, zur Appetitanregung, bei Ermüdungserscheinungen, in der Rekonvaleszenz, als Gemüse, besonders in der Säuglingsernährung u. Krankenkost, zur industriellen Chlorophyllgewinnung. Laut Kommission E beim ehemaligen Bundesgesundheitsamt ist die Wirksamkeit bei den beanspruchten Anwendungsgebieten nicht belegt.

Spiraea ulmaria f: Mädesüß*.

Spiritus camphoratus (lat. spiritus Windhauch, Geist, Seele) m: Kampferspiritus; Zusammensetzung: Campher crist. 1 Teil, Äthanol 90 % (V/V) 7 Teile, Wasser 2 Teile; **Verw.:** als hyperämisierende Einreibung bei rheumatischen Erkrankungen.

Spiritus di|lutus ( ) m: verdünnter Weingeist, Äthanol 70 %; zur Hände- u. Gerätedesinfektion.

Spiritus Vini gallici ( ) m: Franzbranntwein*.

Spiritus Vini recti|ficatissimus ( ) m: Äthanol 96 %.

Spiritus Vini rectificatus ( ) m: Äthanol 70 %.

Spitz|wegerich: Plantago lanceolata; ausdauernde Pflanze aus der Familie der Wegerichgewächse, Plantaginaceae; **Arzneidrogen:**

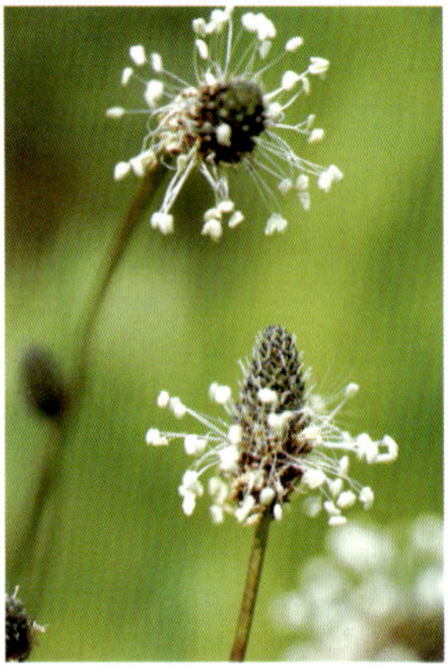

Spitzwegerich

frisches od. getrocknetes, während der Blütezeit gesammeltes Kraut (Plantaginis lanceolatae herba) bzw. frische od. getrocknete Blattspreiten (Plantaginis lanceolatae folium); **Inhaltsstoffe:** Iridoidglykoside (z. B. Aucubin u. Catalpol), Schleimstoffe, Gerbstoffe vom Tannintyp, Flavonoide, Kieselsäure, Vitamin C in der Frischdroge; **Wirkung:** epithelisierend, immunstimulierend, zytoprotektiv, antibakteriell; **Verw.:** als Teeaufguß u. andere galenische Zubereitungen innerlich bei Entzündungen der Atemwege u. der Mund- u. Rachenschleimhaut; äußerlich bei entzündlichen Hautveränderungen; **traditionell** auch bei Magenkrämpfen, Diarrhoe, Leberleiden u. als Diuretikum; der Preßsaft des frischen Krauts od. eine zehnprozentige Salbe aus den getrockneten Blättern als wundheilendes u. entzündungshemmendes Mittel (auch bei Brandwunden), als Hämostyptikum; zerriebene Blätter bei Juckreiz nach Insektenstichen od. bei Kontaktdermatitis durch Giftefeu; **homöopathische** Zubereitungen aus der ganzen frischen Pflanze bei Hautleiden, Kopf-, Zahn- u. Ohrenschmerzen.

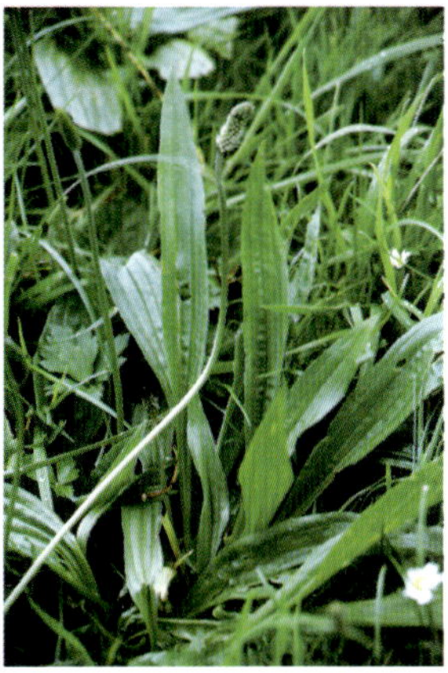

Spitzwegerich

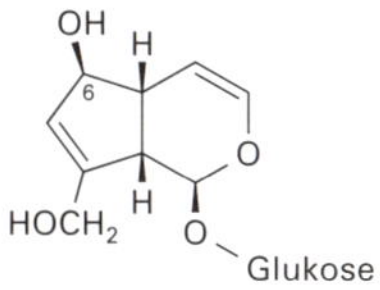

Aucubin

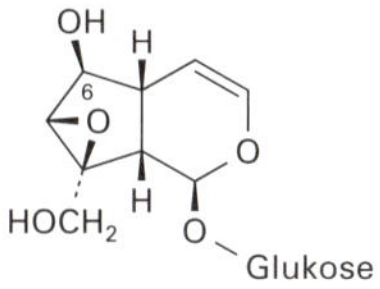

Catalpol

Spitzwegerich: Iridoidglykoside

Spontan|bericht (lat. spontaneus freiwillig, von selbst entstanden): s. Anamnese, homöopathische.

Sport|therapie (Therapie*) f: Behandlungsmethode zur Rehabilitation von Patienten mit Herz-Kreislauf-Erkrankungen, Schädigungen des Bewegungsapparats od. psychosomatischen Störungen unter gruppendynamischen, sportpädagogischen u. sportwissenschaftlichen Gesichtspunkten.

Sprach|therapie (↑) f: Therapieform der anthroposophischen Medizin*, die auf der sog. Sprachgestaltung, einer von Marie u. Rudolf Steiner entwickelten Kunstform für Schauspiel u. Rezitation, aufbaut. Insbesondere der Atem wird gesundend eingesetzt, wobei einzelne Laute (Vokale, Konsonanten), Lautworte od. auch Spruch- u. Gedichtformen eine therapeutische Spezialisierung bewirken u. die Beziehung zum jeweiligen Krankheitsbild herstellen sollen. Die Anwendung verschiedener Rhythmen (Jambus, Trochäus u. a.) sind dabei besonders wichtig. Vgl. Therapien, künstlerische.

Spuren|elemente (lat. elementum Grundstoff) n pl: Elemente, die in sehr geringen Mengen (unterschiedliche Kriterien: Anteil an der Körpermasse kleiner als 0,01 % bzw. geringer als der Eisenanteil, d. h. 0,1–0,001 %; Menge von 10^{-6}-10^{-12} g pro Gramm Körpergewicht) im Organismus vorkommen (s. Tab. 1); einige Sp. haben physiologische Bedeutung (essentielle Sp.), ein Entzug ruft Mangelerscheinungen hervor (s. Tab. 2). Sp. werden mit

Spurenelemente Tab. 1

Übersicht über beim Menschen nachgewiesene Spurenelemente (nicht berücksichtigt sind radioaktive Isotope)

Physiologische Funktion			
bekannt	möglich	keine	toxisch
Chrom	Brom	Aluminium	Antimon
Eisen	Cadmium	Barium	Arsen
Iod	Fluor	Beryllium	Blei
Cobalt	Nickel	Bor	Quecksilber
Kupfer	Silicium	Caesium	Lanthanoide
Magnesium	Strontium	Edelgase	Thallium
Mangan		Gold	
Molybdän		Lithium	
Selen		Platinmetalle	
Vanadium		Rubidium	
Zink		Silber	
Zinn		Tellur	
		Titan	

Spurenelemente Tab. 2

Essentielle Elemente des menschlichen Organismus (Auswahl)

Element	Körperbestand (g)	Tagesbedarf (mg)	Hauptsächliche Mangelerscheinungen
Eisen	3,5–4,5	0,5–5[1]	mikrozytäre Anämie
Zink	1,4–2,3	0,4–6[1]	Wachstumsstörungen, Haarausfall, verzögerte Wundheilung
Kupfer	0,08–0,12	1–2,5[1]	mikrozytäre Anämie, Wachstumsstörungen
Mangan	0,012–0,020	2–5[1]	Sterilität, Knochenfehlbildungen (Chondrodystrophie)
Molybdän	~0,020	~0,4	bei Menschen keine bekannt
Iod	0,010–0,020	0,1–0,2	Hypothyreose, Kretinismus
Cobalt	~0,005	<0,005	makrozytäre Anämie[2]
Chrom	<0,006	<0,005	bei Menschen keine bekannt
Selen	nicht bekannt	>0,05	Leber-, Muskel- u. Herzfunktionsstörungen, Verminderung der Aktivität des Immunsystems u. der Resistenz gegen Pathogene (z. B. Viren u. Umweltgifte)

[1] abhängig von Alter, Geschlecht u. Funktionszustand des Organismus (Schwangerschaft usw.)

[2] Vitamin B_{12}-Mangel

Trinkwasser, Nahrung u. Atemluft aufgenommen. Die übermäßige Zufuhr an sich physiologisch nützlicher Sp. sowie die (z. B. infolge Umweltverschmutzung) vermehrte Aufnahme einiger Elemente (toxische Sp.) kann schädlich wirken. Vgl. Mineralstoffe.

ST: Abk. für **S**ystem**t**herapie*.

Stangen|pflaster: Bez. für eine früher häufig verwendete Form des Cantharidinpflasters*, das nicht auf eine bestimmte Fertiggröße fabrikmäßig zugeschnitten war; die Herstellung erfolgte mit Cantharidin*, das (je nach Bedarf) auf eine Mullkompresse aufgestrichen u. appliziert wurde.

Stanger-Bad (Johann St., Gerbermeister, Ulm, 1843–1909; Heinrich St., Gerbermeister, Ulm, geb. 1854): hydroelektrisches Vollbad zur galvanischen Durchströmung des Körpers (längs od. quer) in auf- od. absteigender Stromrichtung mit komplexer Wirkung auf motorische (Tonusänderung der Muskeln), sensorische (Analgesie) u. vasomotorische (Hyperämie) Nervenfasern; dazu (elektrophoretische) Resorption antirheumatischer Badezusätze (ursprünglich Gerberlohe) u. muskuläre Entspannung durch Auftrieb u. Wärme im Bad; **Anw.:** bei rheumatischen, nervalen (Lähmungen, Schmerzen) u. peripher-angiopathischen Erkrankungen.

Stạnnum (lat.) n: Zinn*.

Stech|apfel, weißer: Datura stramonium; Pflanze aus der Familie der Nachtschattengewächse, Solanaceae; **Arzneidrogen:** Blätter (Stramonii folium) u. Samen (Stramonii semen); **Inhaltsstoffe:** Tropanalkaloide (L-Hyoscyamin, L-Scopolamin); **Verw.:** insbesondere zur Gewinnung der Reinalkaloide; **traditionell** als Spasmolytikum bei Asthma bronchiale, Keuchhusten, gelegentlich als Expektorans bei Bronchitis; Räucherpulver u. Asthmazigaretten zur inhalativen Anwendung; zur Basistherapie des psychovegetativen Syndroms; im Mittelalter Verwendung in sog. Hexensalben (halluzinogene Wirkung); Mißbrauchs- u. Abhängigkeitspotential, Vergiftungen. Laut Kommission E beim ehemaligen Bundesgesundheitsamt ist die therapeutische Verwendung der Blätter u. Samen angesichts der Risiken sowie nicht ausreichend belegter Wirksamkeit nicht vertretbar. **Homöopathische** Verwendung des frischen Krauts bei manischen Psychosen, Meningismus, Schlafstörungen bei Kindern.

Steig|bild|methode f: syn. kapillardynamische Blutuntersuchung*.

Stein|klee: Melilotus officinalis bzw. Melilotus altissimus; zweijährige Pflanzen aus der Familie der Schmetterlingsblütler, Fabaceae; **Arzneidroge:** Blätter u. blühende Zweige (Meliloti herba); **Inhaltsstoffe:** Cumarin u. Cumarinderivate, Flavonoide; **Wirkung:** antiödematös, wundheilend, Steigerung der Kapillarresistenz, Senkung der Kapillarpermeabilität; **Verw.:** als Aufguß u. andere galenische Zubereitungen zum Einnehmen, flüssige Darreichungsformen zur parenteralen, Salben zur äußeren Anwendung; innerlich bei chronisch-venöser Insuffizienz, zur unterstützenden Behandlung der Thrombophlebitis, des postthrombotischen Syndroms, von Hämorrhoiden u. Lymphstauungen; äußerlich bei Prellungen, Verstauchungen u. oberflächlichen Hämatomen; **traditionell** auch bei Schwellungen, Geschwüren, Rheuma; als Antispasmodikum u. Karminativum; Mottenschutzmittel u. Tabakaroma; **NW:** selten u. bei Überdosierung Kopfschmerz; **homöopathische** Zubereitungen aus den frischen blühenden Spitzen bei Kopfschmerz u. Migräne.

Stein|kohlen|teer: Pix Lithantracis; durch trockene Destillation von Steinkohle anfallender Teer; **Inhaltsstoffe:** Naphthalin, Phenanthren, Anthracen, Phenol u. Phenolderivate (Benzol, Toluol, Benzoesäure, Pyridinbasen u. a.), kanzerogene Stoffe wie Benzpyrene u. Dibenzanthrazene; **Wirkung:** antiphlogistisch, antiproliferativ, antimikrobiell, antimykotisch, photosensibilisierend, mutagen, kanzerogen; **Verw.:** in Form von Lotionen u. Salben bei Hautkrankheiten wie chronischem u. atopischem Ekzem, Psoriasis, Pityriasis simplex capillitii; **NW:** bei großflächiger Anwendung in Einzelfällen nephrotoxische Reaktionen, Kontaktallergien, Teerfollikulitis u. phototoxische Reaktionen; **Kontraindikationen:** absolute: Schwangerschaft, Stillzeit, Säuglingsalter, Xeroderma pigmentosum, Nävusdysplasiesyndrom, Basalzellnävussyndrom; relative: Anwendung in der Genital-, Inguinal-, Perianal- u. Axillarregion, am Skrotum sowie im Kleinkindesalter.

Stein|leiden: s. Cholelithiasis, Nephrolithiasis.

Stemm|führung: s. Brunkow-Stemmführung.

Steno|kardie (gr. στενός eng, schmal; καρδία Herz) f: syn. Angina* pectoris.

Stern|anis: Illicium verum, syn. Illicium stellatum; Baum aus der Familie der Illiciaceae; **Arzneidrogen:** getrocknete Früchte (Anisi stellati fructus) u. daraus gewonnenes ätherisches Öl (Anisi aetheroleum, Anisi stellati aetheroleum; s. Anisöl); **Inhaltsstoffe:** ätherisches Öl mit 80–90 % trans-Anethol; **Wirkung:** bronchosekretolytisch, spasmolytisch; **Verw.:** innerlich bei Entzündungen der Atemwege u. dyspeptischen Beschwerden; **traditionell** bei Erkrankungen des Magen-Darm-Trakts; als Zusatz zu alkoholischen Getränken, Zahnpasten, Süßwaren; **NW:** allergische Hautreaktionen; **Kontraindikation:** Allergie gegen Anethol.

Stief|mütterchen: Viola tricolor; ein- bis mehrjährige Pflanze aus der Familie der Veilchengewächse, Violaceae; **Arzneidroge:** zur Blütezeit gesammelte u. getrocknete oberirdische Teile (Violae tricoloris herba); **Inhaltsstoffe:** 0,06–3 % Salicylsäurederivate, Flavonoide (DAC: mindestens 0,4 %, besonders als Quercetin), Glucosylflavone, Phenolcarbonsäuren u. Carotinoide; **Wirkung:** ekzemheilend, diuretisch, diaphoretisch; **Verw.:** äußerlich bei leichten seborrhoischen Hauterkrankungen u. Milchschorf; **traditionell** auch bei Ekzemen, Impetigo, Acne vulgaris u. Pruritus, bei Entzündungen der Atemwege, Keuchhusten, Pharyngitis, als sog. Blutreinigungsmittel, bei Rheuma, Gicht, Obstipation; **homöopathische** Zubereitungen aus den frischen, oberirdischen Teilen blühender Pflanzen bei Ekzem u. Entzündungen der Harnwege.

Stigma (gr. στίγμα Stich, Punkt) n: botanische Bez. für die Narbe des Griffels in einer Blüte; arzneilich werden St. z. B. von Mais u. Safran verwendet.

Stimm|störung: s. Dysphonie.

Stimulations|therapie (lat. stimulare anstacheln, antreiben; Therapie*) f: am Reiz*-Reaktionsprinzip orientierte Behandlungsform, die dem Organismus durch Aktivierung u. bewußte Auslenkung (Umstimmung*) aus der Normfunktion einen Anstoß zur erneuten Selbstfindung seiner individuellen Zielwerte der Norm geben soll (hygiogenetisches Wirkungsprinzip). Die zum Einsatz kommenden Reize werden von Vertretern der klassischen Naturheilkunde als überwiegend „natürlich" od. „der Natur nachempfunden" bezeichnet. Neben diesen „naturistischen" werden auch physikalische u. bioinformative Faktoren zur Stimulation körpereigener Fähigkeiten u. Fertigkeiten zu Regeneration, Regulation* u. Abwehr eingesetzt.

Stipites (lat. stipes Pfahl) m pl: pharmazeutische Bez. für Pflanzenstengel; arzneilich werden St. z. B. von Bittersüß, Laminaria u. Mentzelia verwendet.

Stock|malve: Alcea rosea, syn. Althaea rosea; ein- bis mehrjährige Pflanze aus der Familie der Malvengewächse, Malvaceae; **Arzneidroge:** getrocknete Blüten von Alcea rosea var. nigra mit dunkelpurpurfarbenen Blüten (Alceae flos, Malvae arboreae flos); **Inhaltsstoffe:** saure Schleimpolysaccharide, Anthocyane u. a. Delphinidin- u. Malvidinglykoside; **Wirkung:** schleimlösend; **Verw.: traditionell** als Teeaufguß bei Entzündungen der Atemwege, des Magen-Darm-Trakts u. der Harnwege sowie bei Menstruationsbeschwerden; äußerlich bei Entzündungen u. Geschwüren; als durststillendes u. fiebersenkendes Getränk. Laut Kommission E beim ehemaligen Bundesgesundheitsamt ist die Wirksamkeit bei den beanspruchten Anwendungsgebieten nicht belegt. Vgl. Malve, wilde.

Stoechados flos m: s. Ruhrkraut.

Stör|feld: syn. Herd, chronisches Irritationszentrum*.

Stör|feld|behandlung: s. Neuraltherapie.

Stoff|leib: s. Medizin, anthroposophische.

Stoff|wechsel-Bewegungs|system n: s. Dreigliederung, funktionale.

Stomachikum (gr. στόμαχος Magen) n: appetit- u. verdauungsanregendes Mittel, z. B. Zubereitungen aus Bitterstoffdrogen sowie aromatische Bittermittel (s. Amarum); die vorhandenen Geruchs- u. Geschmacksstoffe lösen Reflexe aus, die über den Nervus vagus die Magensaftsekretion in Gang bringen; Anwendung bei Dyspepsie*.

Stomatitis (gr. στόμα Mund, Öffnung; -itis*) f: Entzündung der Mundschleimhaut unterschiedlicher Ätiologie; **Ursachen:** mangelnde Mundhygiene, reduzierter Allgemeinzustand, Immunsuppression, Infektionen u. a.; **Formen:** z. B. St. simplex im Anschluß an Infektionen des Magen-Darm-Trakts, St. ulcerosa mit Übergang in eine ulzerierende Entzündung (starke Schmerzen, Fieber, Sialorrhoe, Gewebedestruktion u. Foetor ex ore; Vorkommen insbesondere bei Sepsis, Agranulozytose, Immunsuppression), St. allergica als orale Manifestation einer Kontaktallergie, St. epidemica bei Maul- und Klauenseuche, St. aphthosa recurrens (s. Aphthen); **Therapie:** neben der Behandlung der Grunderkrankung u. der lokalen Applikation von Desinfektionsmitteln werden aus dem Bereich der Phytotherapie Zubereitungen aus zahlreichen Pflanzen angegeben (z. B. Arnika*, Bartflechte*, Brombeere*, Calendula*, Eichenrinde*, Gänsefingerkraut*, Heidelbeere*, Huflattich*, Jambulbaum*, Kaffee*, wilde Malve*, isländisches Moos*, Myrrhe*, Odermennig*, Pfefferminzöl*, Ratanhiawurzel*, Rose*, Salbei*, Spitzwegerich*, weiße Taubnessel*, Tormentilla* u. Vogelknöterich*).

Stramonii folium n: s. Stechapfel, weißer.

Streichung: syn. Effleurage; klassische Massagetechnik, bei der die flache Hand mit leichtem Druck über die Haut streicht; Förderung der Hautdurchblutung u. des venösen Rückstroms; s. Massage.

Stretching (engl. Streckung) n: Bez. für die Dehnung von Muskulatur u. bindegewebigen Strukturen der Gliedmaßen, z. B. nach längeren Inaktivitätsphasen u. zur Vorbereitung auf sportliche Aktivitäten; sollte nur im aufgewärmten Zustand erfolgen. Vgl. Bewegungstherapie.

Streu|kügelchen: Globulus*.

Stroh|blume: s. Ruhrkraut.

Strom, dia|dynamischer: s. Bernard-Ströme.

Stroph|an|thin n: herzwirksames Glykosid zur parenteralen Anwendung aus Strophanthus gratus (g-St.) bzw. Strophanthus Kombé (k-St.); vgl. Digitalisglykoside.

Strychnin n: Alkaloid aus dem Samen der Brechnuß* (Strychnos nux-vomica); Reflexkrampfgift mit Lähmung hemmender Synapsen im Zentralnervensystem durch Antagonisierung des inhibitorisch wirkenden Transmitters Glycin; Erhöhung der Krampfbereitschaft u. Auslösung von Krampfanfällen durch äußere Reize od. Substanzen mit zentral erregender Wirkung; in sehr geringer Konzentration Verwendung als Tonikum.

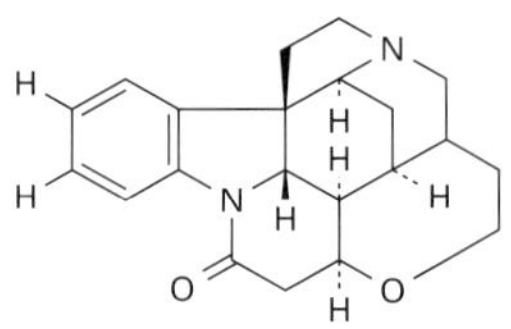

Strychnin

Strychnos nux-vomica f: Brechnuß*.

Succus Liquiritiae m: Süßholzsaft, Lakritze; Herstellung durch Kochen von Süßholzwurzeln mit Wasser u. anschließendem Eindampfen; **Verw.:** s. Süßholz.

Sucht: umgangssprachliche Bez. für Abhängigkeit*.

Sucht|therapie (Therapie*) f: psychotherapeutische Behandlung bei Abhängigkeit z. B. von Arznei- od. Suchtmitteln, meist als Kombination verschiedener Verfahren in der Entgiftungs-, Entwöhnungs- u. Nachsorgephase; Schwerpunkte der S. bilden die Motivationsarbeit in der Entgiftungsphase, die Bearbeitung des Abhängigkeitsprozesses u. das Einüben alternativer Sozialisationsformen (Leben ohne Suchtmittel) in der Entwöhnungsphase sowie die Stabilisierung der Entwöhnung in der Nachsorgephase. Zur S. gehören außerdem die gezielte Rückfallprophylaxe u. die Einbindung des sozialen Umfelds (z. B. in Form von Angehörigenarbeit).

Suda|bad: Kurzbezeichnung für **su**baquales **Da**rmbad; s. Darmbad.

Sudori|ferum (lat. sudor Schweiß; ferre bringen) n: schweißtreibendes Mittel; s. Diaphoretikum.

Süß|holz: Glycyrrhiza glabra; Strauch aus der Familie der Schmetterlingsblütler, Fabaceae; **Arzneidroge:** Wurzel u. Ausläufer (Liquiritiae radix); **Inhaltsstoffe:** Glycyrrhizinsäure als Kalium- od. Calciumsalz (Glycyrrhizin), Flavonoide, Phytosterole, Cumarine; **Wirkung:** antiphlogistisch, spasmolytisch, sekretolytisch, sekretomotorisch; **Verw.:** Teeaufgüsse, Fluid- u. Trockenextrakte bei Ulcus ventriculi, als Expektorans u. Geschmackskorrigens, zur Herstellung von Succus Liquiritiae (Lakritze); **NW:** bei längerer Anwendung u. Dosierung von Glycyrrhizin über 300 mg/Tag mineralokortikoide Effekte, selten Myoglobinurie; **Kontraindikationen:** Erkrankungen der Leber, Hypertonie, Hypokaliämie, Schwangerschaft.

Süß|stoffe: natürliche od. synthetische Verbindungen (z. B. Saccharin, Cyclamat, Aspartam, Acesulfam) mit wesentlich höherer Süßkraft als Saccharose (Saccharin z. B. 300fach), die keinen od. einen im Verhältnis zu ihrer Süßkraft zu vernachlässigenden Nährwert* besitzen; Verwendung insbesondere in der Diätkost für Diabetiker u. Übergewichtige als

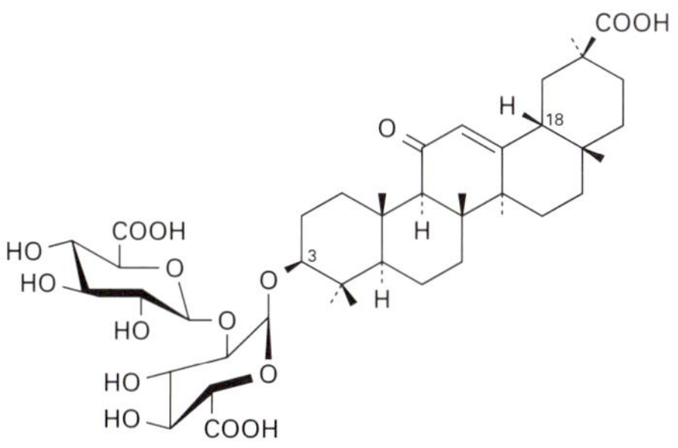

Süßholz:
Glycyrrhizinsäure

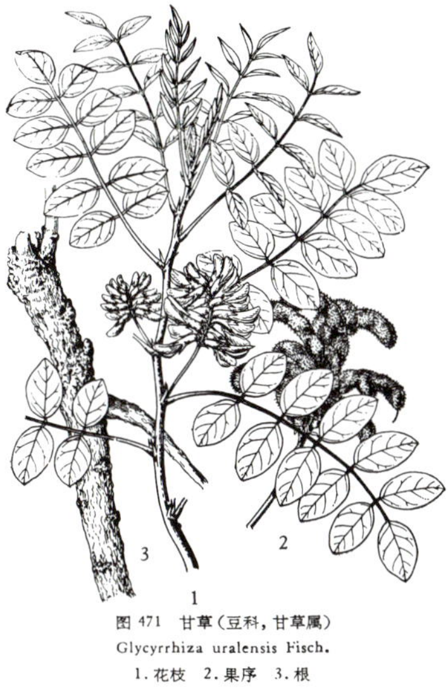

Süßholz:
chinesische Darstellung der Heilpflanze Glycyrrhiza uralensis

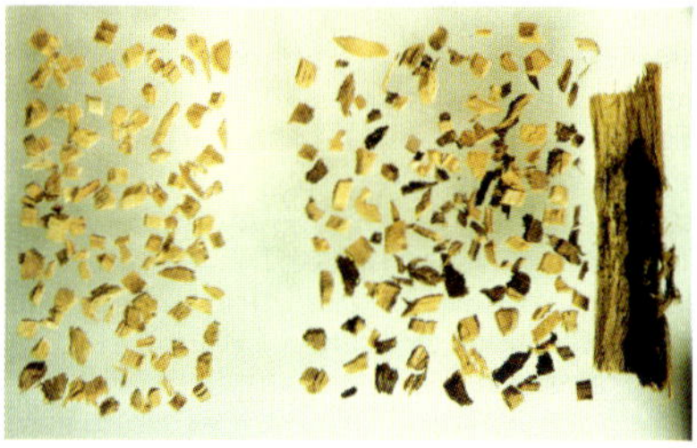

Süßholz:
Süßholzwurzel

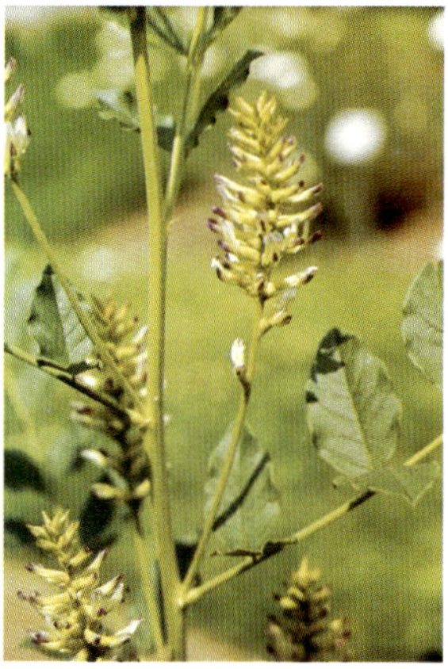

Süßholz

Ersatzstoffe für Zucker; lebensmittelrechtlich zählen S. zu den Lebensmittelzusatzstoffen*; Art, Verwendung, Höchstmengenbegrenzungen u. Kenntlichmachung sind in der Diät-Verordnung bzw. Zusatzstoff-Zulassungsverordnung geregelt.

Sug|gestion (lat. suggestio Eingebung, Einflüsterung) f: Übertragbarkeit der Affekte; seelische Beeinflussung von Vorstellungen, Denk- u. Handlungsinhalten einer Person durch eine andere Person (**Fremd-** od. **Heterosuggestion**, z. B. in Form der Hypnose*) od. durch die Person selbst (**Autosuggestion**, z. B. bei bestimmten Entspannungstechniken u. Meditation*); die rationale Dimension der Persönlichkeit wird weitgehend umgangen u. die emotionale, zwischenmenschliche Beziehung betont. Die S. spielt in der Medizin eine nicht unbedeutende Rolle in der Arzt-Patient-Beziehung. Vgl. Suggestivtherapie.

Sug|gestiv|therapie (↑; Therapie*) f: therapeutischer Einsatz der Suggestion*, meist in Form der Autosuggestion od. in Verbindung mit Hypnose*.

Sulfat|wasser: nach seinen metallischen Kationen (Na-, Mg-, Ca-, Fe-, Al-Sulfat) u. weiteren charakterisierenden Ionen (z. B. Chlorid-, Hydrogencarbonationen) der Mineralquelle benanntes Wasser; **Anw.:** bei Leber-, Gallenblasen-, Darmstörungen, Diabetes mellitus.

Sulfur (lat.) n: Schwefel*.

Summations|dia|gnostik (lat. summa Ansammlung, Summe; gr. διαγνωστικός fähig zu unterscheiden) f: Bez. für die Kombination mehrerer Krebstestverfahren, um die „Evidenz" der Aussagen zu verbessern, von Windstosser „Karzinogramm" bzw. von Zabel „Summationsdiagnose" genannt. So wird z. B. die spektralanalytische Vollblutuntersuchung* nach Rilling mit der Dreifachmessung* u. dem Scheller*-Test kombiniert. Die Aussage- u. Beweiskraft nimmt aber durch bloße Addition von Testverfahren ohne gesicherte Gütekriterien (Validität, Reliabilität, Spezifität, Sensitivität) nicht zu.

Sumpf|porst: Ledum palustre; immergrüner Strauch aus der Familie der Heidekrautgewächse, Ericaceae; **Arzneidroge:** blühendes Kraut (Ledi palustri herba); **Inhaltsstoffe:** ätherisches Öl mit den tricyclischen Sesquiterpenen Ledol u. Palustrol, Catechingerbstoffe, Flavonoide; **Wirkung:** antitussiv, antiphlogistisch, motilitätshemmend, Verlängerung der Schlafzeit nach Barbiturat u. Äthanol; **Verw.:** als Aufguß **traditionell** innerlich als Diuretikum, Diaphoretikum, Emetikum, Expektorans; bei Gicht, Rheuma, Keuchhusten u. Exanthemen; äußerlich zur Wundbehandlung, gegen Insektenstiche; **NW:** haut- u. schleimhautreizend; Vergiftungen infolge mißbräuchlicher Verwendung, z. B. als Abortivum; ätherisches Öl bewirkt, oral aufgenommen, heftige Reizung des Magen-Darm-Trakts mit Erbrechen u. Diarrhoe sowie Reizung bzw. Schädigung der Nieren u. ableitenden Harnwege, Schweißausbrüche, Muskel- u. Gelenkschmerzen, zentrale Erregung mit rauschartigen Zuständen u. anschließender Lähmung; **Kontraindikation:** Schwangerschaft. Laut Kommission E beim ehemaligen Bundesgesundheitsamt ist angesichts der Risiken u. nicht belegter Wirksamkeit bei den beanspruchten Anwendungsgebieten die therapeutische Verwendung nicht vertretbar. **Homöopathische** Zubereitungen aus den getrockneten jungen Sprossen bei Gelenk- u. Muskelrheumatismus, Gicht, Lumbago, Insektenstichen.

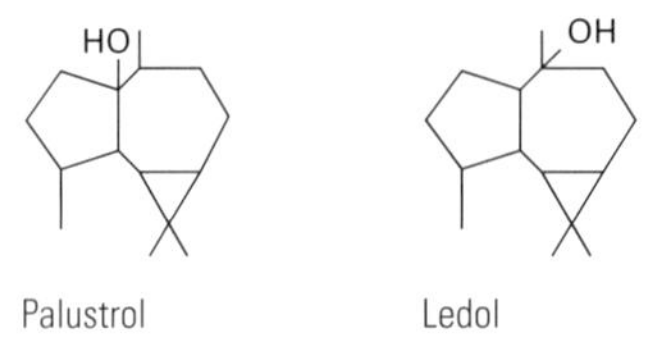

Sumpfporst:
Inhaltsstoffe

Super|vision (lat. super über (hinaus), oben; visio Sehen, Blicken, Ansicht) f: Beobachtung u. Analyse des Verhaltens von Angehörigen sozialer Berufe durch einen Supervisor zur Aufdeckung u. Korrektur von methodischen Fehlern u. Behandlungsstörungen u. zur Beurteilung der Kompetenz des Supervisanden; findet statt v. a. in der Ausbildung i. R. der Psychotherapie*; vgl. Balint-Gruppe.

Sup|positorium (lat. etwas, das von unten eingeschoben wird) n: Zäpfchen; kegel-, walzen- od. torpedoförmige Arzneiform aus bei Körpertemperatur schmelzenden Substanzen (z. B. Kakaobutter, Glyzeringelatine); als Arzneiträger zur rektalen Applikation, z. B. in der Kinderheilkunde, bei proktologischen Erkrankungen, als Vaginalzäpfchen u. Stuhlzäpfchen.

Sup|puranzien (lat. suppurare forteitern, zum Eitern bringen) n pl: eiterableitende bzw. einschmelzende Mittel.

Sykose (gr. σῦκον Feige; -osis*) f: auch Sykosis, Feigwarzenkrankheit; klassisches Miasma* der Homöopathie, das ursprünglich mit Kondylomen, heute meist mit Gonorrhoe assoziiert ist. Nach S. Ortega ist die Symptomatik der S. gekennzeichnet von Ausuferung, Extroversion, Übermaß in Intensität u. Häufigkeit, Hyperfunktion u. Hypertrophie; s. Miasmenlehre.

Sym|biose (gr. συμβίωσις Zusammenleben) f: Zusammenleben artverschiedener Organismen zu gegenseitigem Nutzen; z. B. Mensch-Darmflora, Bereitstellung von Nahrung gegen Synthese von Vitamin K; vgl. Dysbiose.

Sym|biose|lenkung (↑): Form alternativer Heilverfahren, durch die die mikrobiologische Besiedlung insbesondere des Darms günstig beeinflußt u. dadurch die immunologische Abwehr (insbesondere bei Erkrankungen der Harn- u. Atemwege) verbessert werden soll; Anwendung finden z. B. spezielle Diäten, anorganische Substanzen (Heilerde) u. Präparationen aus verschiedenen Bakterien (mikrobiologische Therapie).

Sym|phytum officinale n: Beinwell*.

Sym|ptom (gr. σύμπτωμα Begleiterscheinung) n: Beschwerde, faßbares Krankheitszeichen; in der **Homöopathie** wird als S. jede krankhafte Lebensäußerung gewertet, die in zeitlichem Zusammenhang mit der Einnahme eines Arzneimittels bei einer Arzneimittelprüfung* od. mit dem Beginn einer Erkrankung auftritt od. sich verändert u. nicht auf andere Einflüsse zurückzuführen ist. Bei der Wahl von Konstitutions- od. antimiasmatischen Mitteln können sogar Merkmale ohne eigentlichen Krankheitswert als S. gewertet werden. S. werden als Ausdruck der Reaktion auf Stressoren aller Art (auch Arzneimittel; s. Erstverschlimmerung, Prüfungssymptom) betrachtet. Sie gelten als notwendige Begleiterscheinungen beim Versuch des Organismus, die beste ihm mögliche Ausgewogenheit von Funktionen aufrechtzuerhalten; daher wird die Fähigkeit zur Produktion angemessen ausgeprägter S. positiv bewertet. S. sind die Grundlage der Erstellung von Arzneimittelbildern; sie werden in der homöopathischen Anamnese* u. im Prüfungsprotokoll möglichst im vom Patienten geäußerten Originalwortlaut aufgezeichnet (sog. Originalsymptome), da bereits feine Nuancierungen für die Arzneimittelwahl* bestimmend sein können.

Sym|pto̱men|erhebung (↑): (homöopath.) syn. Fallaufnahme*.

Sym|pto̱men|kom|plex, ana̱ler (↑) m: zusammenfassende Bez. für verschiedene Symptome u. Erkrankungen im Analbereich, z. B. Pruritus ani, Analekzem, Analprolaps, Analfistel, Analfissur, perianale Thrombose, periproktitischer Abszeß; häufig Übergang zwischen od. Kombination von verschiedenen Formen; meist familiäre Disposition; Vorkommen oft in Zusammenhang mit Hämorrhoiden*; **Diagnostik:** rektale Untersuchung, Rektoskopie, ggf. Koloskopie u. röntgenologische Doppelkontrastuntersuchung; **Therapie:** abhängig vom speziellen Analleiden z. B. mit Sitzbad*, Laxanzien*, Ozontherapie* u. phytotherapeutischen Zubereitungen (Eichenrinde*, Faulbaum*, Kamille*, Manna*, Sennesblätter*), homöopathisch z. B. mit Pfingstrose u. Raute.

Sym|pto̱m, parasitä̱res (↑) n: bei einer homöopathischen Arzneimittelprüfung* auftretendes Prüfungssymptom*, das auf den Krankheitszustand des Prüfers u. nicht auf das geprüfte Arzneimittel zurückzuführen ist.

Sym|pto̱m, patho|gnomo̱nisches (↑) n: in der Homöopathie* Bez. für ein Krankheitszeichen, das für eine klinische Diagnose od. Epidemie (s. Genius epidemicus) typisch ist; gelegentlich wird dem p. S. als dem Charakteristikum einer Krankheit u. nicht eines individuellen Kranken von vornherein keinerlei Gewicht bei der Arzneimittelwahl* beigemessen, wodurch intensive Symptome des Patienten außer acht gelassen werden. Andererseits führt die ausschließliche Beachtung des p. S. (s. Indikation, klinische) zur Vernachlässigung gerade der zur Differenzierung der Arzneimittelbilder v. a. im chronischen Fall notwendigen krankheitsfernen Symptome (z. B. Geistes*- und Gemütssymptome, Begleitsymptom*, Allgemeinsymptom*). Vgl. Indikation, bewährte.

Sym|pto̱m|verschiebung (↑): in der Homöopathie* gebrauchte Bez. für die Veränderung der Krankheitssymptome nach Einleitung einer Behandlung; vgl. Erstverschlimmerung, Heilung, Hering-Regel, Unterdrückung.

Sym|pto̱m, vollständiges (↑) n: homöopathische Bez. für ein Symptom mit Angaben über Lokalisation, Ätiologie (s. Causa), Qualität* u. Modalität*; bei der Unterscheidung von Arzneimittelbildern (s. Arzneimittelwahl) stellen v. S. einen Hinweis auf ihre Differenziertheit dar, ohne daß es zu einer Höherbewertung des Symptoms kommen muß (s. Hierarchisierung).

Syn|dro̱m, de|pressi̱ves (gr. σύνδρομος mitlaufend, begleitend) n: Sammelbezeichnung für die bei Depression* auftretenden psychischen, somatischen u. psychosozialen Symptome: **1. psychisch:** niedergeschlagene Verstimmung (nicht obligat bei larvierter Depression), Freudlosigkeit, Interesselosigkeit, Energielosigkeit, innere Unruhe od. psychomotorische Hemmung, Mutlosigkeit, Minderwertigkeitsgefühle, Angstzustände, Zwänge, Überempfindlichkeit, Reizbarkeit, Konzentrationsstörungen, Grübelneigung, Entscheidungsunfähigkeit, Schuldgefühle, Beziehungsstörungen, Verarmungsideen, hypochondrische Befürchtungen, leichtere paranoide Fehldeutungen sowie Entfremdungserlebnisse; **2. somatisch:** Schlaf- u. Appetitstörungen, Gewichtsverlust, gastrointestinale Beschwerden, Kopfschmerz, Blasenstörungen, Atemenge, Herzsensationen, Globusgefühl, Kreislaufstörungen, diffuse Beschwerden in Bereich von Muskulatur u. Skelettsystem, Sekretionsstörungen (z. B. Mundtrockenheit, Versiegen der Tränensekretion), Hitzewallungen, Kälteschauer, Libido- u. Potenzstörungen, Beeinträchtigung von Stimme (leise, monoton) u. Psychomotorik (vornübergebeugt, kraftlos, schleppender Schritt); **3. psychosozial:** Rückgang zwischenmenschlicher Kontakte, Isolationsneigung; Probleme mit Partnern, Kindern, Vorgesetzten; Leistungsabfall, Gefahr der Versetzung, Herabstufung od. des Arbeitsplatzverlustes.

Syn|dro̱m|dia|gnostik (↑; gr. διαγνωστικός fähig zu unterscheiden) f: Bez. für ein diagnostisches Vorgehen der traditionellen chinesischen Medizin*, durch das eine Erkrankung auf dem Hintergrund von Yin*-Yang differenziert u. gegen andere Erkrankungen durch Einordnung in einen größeren Zusammenhang u. anschließende Klassifikation abgegrenzt wird; wesentlich für die S. sind folgende Schritte: **1.** Beurteilung des Ursprungs der Erkrankung (d. h. ihre Rückführung auf Yin-Yang); **2.** Lokalisation der Erkrankung; **3.** Feststellung charakteristischer Eigenschaften (Symptome); **4.** Beurteilung des Verhältnisses zwischen krankheitserzeugender Störung u. der Abwehrkraft des Patienten; die S. teilt sich unter historischen u. praktischen Aspekten in mehrere **Einzelgruppen** auf: **1.** die S. nach den acht Leitprinzipien (Yin-Yang, Außen-Innen, Kälte-Hitze, Leere-Fülle), wobei die Erfahrungsregel gilt, daß Yin-Innen-Kälte-Leere-Erkrankungen schwieriger zu therapieren sind als Yang-Außen-Hitze-Fülle-Erkrankungen; **2.** die S. nach Speicher- u. Hohlorganen zur Feststellung von Störungen der inneren Organe; **3.** die S. nach dem Qi*, dem Blut (Xue*) u. den Körpersäften (Jin*-Ye), die in der chinesischen Medizin als Substanzen zur Erhaltung der Funktion des Organismus gelten; bei Veränderung des Qi, des Bluts u. der Körpersäfte treten an verschiedenen Organen ähnliche bzw. gleiche Symptome auf, z. B. bei Qi-Leere des Herzens, der Lunge u. der Milz Kurzatmigkeit, Kraftlosigkeit u. leerer Puls; **4.** die S. nach den sechs Meridianverläufen, wobei die Meridianpaare Dünndarm-Blase, Dickdarm-Magen, Gallenblase-Drei Erwärmer, Milz-Lunge, Herz-Niere sowie Leber-Perikard als Funktionskreise angesehen werden, innerhalb derer unter Einbeziehung der zugehörigen Speicherorgane eine Analyse des Krankheitszustands vorgenommen wird; **5.** die S. nach der Abwehrkraft, dem Qi, der Ernährung u. dem Blut zur Feststellung verschiedener Wärme-Hitze-Erkrankungen; **6.** die S. nach den Drei Erwärmern, die v. a. bei äußerlichen Wärme-Hitze-Erkrankungen angewendet wird; dabei wird unterschieden, ob sich die Erkrankung vorwiegend im Oberen Erwärmer (Herz u. Lunge) befindet mit Schmerzen u. Spannungsgefühl im Kopf, im Mittleren Erwärmer (Milz u. Magen) mit mäßig hohem Fieber, Spannungen u. Völlegefühl in Thorax u. Oberbauch od. im Unteren Erwärmer (Leber u. Niere) mit Spannungs- u. Druckgefühl im Abdomen, Schwindel, Harn- u. Stuhlverhaltung.

Die S. ermöglicht eine diagnostische Unterscheidung ganzheitlicher individueller Krankheitszustände, sie ist keine bloße Diagnosenunterscheidung, wie sie in der modernen westlichen Medizin anhand abstrakter u. objektivierter Befunde (z. B. Laborwerte) praktiziert wird. Daher kann z. B. eine Diagnose der modernen westlichen Medizin wie Migräne in der traditionellen chinesischen Medizin verschiedenen Syndromen (z. B. Leber-Yang-Fülle, Wind-Kälte-Syndrom, Blut-Leere-Syndrom) zugeordnet werden; umgekehrt kann ein Syndrom (z. B. eine Nieren-Yin-Leere) zu ganz unterschiedlichen Diagnosen in der modernen westlichen Medizin (z. B. Schlafstörungen, Knieschmerzen, Schwindel) führen. Bei richtiger Behandlung nach den Regeln der traditionellen chinesischen Medizin ist es möglich, ganz unterschiedliche Diagnosen aus verschiedenen Fächern durch einen einzigen Arzt behandeln zu lassen, wozu in der modernen westlichen Medizin u. U. Ärzte verschiedener Disziplinen erforderlich wären. Vor jeder Behandlung mit Methoden der traditionellen chinesischen Medizin (z. B. Akupunktur) sollte eine S. durchgeführt werden.

Syn|drom, kultur|gebundenes (↑) n: Bez. für ein kulturspezifisches Wissen, Handeln u. Erleben (s. Erklärungsmodell), das mit dem Begriff Krankheit i. S. der westlichen Medizin nicht verstanden werden kann; häufig genannte Beispiele sind: **Koro**, eine in Südostasien individuell od. epidemieartig auftretende Angst, der Penis würde sich in den Bauch zurückziehen u. der Betroffene sterben; **Amok**, ein in Malaysia auftretender plötzlicher Ausbruch von kaum zu beherrschender Gewalt auf alles u. jeden, dem der Amokläufer begegnet; **Susto** (der Schrecken od. das Erschrecken), ein für Lateinamerika immer wieder diskutiertes Bild, das mit dem Verlust der Seele (nichtchristliche Seelenvorstellung, daher genauer: einer von mehreren Seelen) einhergeht u. zum Tode führen kann. Aus der heutigen Perspektive der Ethnomedizin* bezeichnet der Begriff k. S. eher das Problem der westlichen Medizin, Kranksein* in anderen

System der Fünf Elemente

Natur

Fünf Geschmacksrichtungen	Fünf Farben	Fünf Veränderungen	Fünf Witterungseinflüsse	Fünf Himmelsrichtungen	Fünf Jahreszeiten
sauer	grün-blau	geboren werden	Wind	Osten	Frühling
bitter	rot	wachsen	Hitze	Süden	Sommer
süß	gelb	sich verändern	Nässe	Mitte	Spätsommer
scharf	weiß	sich zurückziehen	Trockenheit	Westen	Herbst
salzig	schwarz	sich verbergen	Kälte	Norden	Winter

Kulturen klassifizieren zu wollen, ohne deren Erklärungsmodelle nachzuvollziehen.

Syn|drom, psycho|vegetatives (↑) n: syn. vegetative Dystonie, vegetative Labilität, neurasthenisches Syndrom, vegetatives Syndrom, Psychasthenie, vasoneurotisches Syndrom, neurozirkulatorische Dystonie; polysymptomatisches Beschwerdebild ohne pathophysiologisch od. anatomisch nachweisbare Ursachen bzw. Korrelate (funktionelle Störungen); **Ursachen:** psychische Belastungen, v. a. Streß, Konfliktsituationen; Auftreten häufig im 30. bis 40. Lebensjahr; **Symptome:** häufig Kopfschmerz, Magenbeschwerden, Herzbeschwerden, Herzstolpern, Schwindelgefühle, Atembeschwerden, Kreuz- od. Rükkenschmerzen, Müdigkeit, sexuelle Funktionsstörungen, larvierte Depression u. a. Diagnostisch wichtig ist der (zeitliche) Zusammenhang von Beschwerden u. Konfliktsituationen ohne nachweisbare organische Erkrankungen. **Therapie:** Psychotherapie*, progressive Relaxation*, Hydrotherapie (Seebad* od. anderer Klimakurort*, Kneipp*-Kur, Waschung*), Phytotherapie (z. B. Johanniskraut*, Yohimbin*, traditionell auch Beifuß, Eleutherococcus senticosus, weißer Stechapfel), Tai*-Ji-Quan, Gelosentherapie*.

Syphilis f: **I.** syn. Lues (venerea), sog. harter Schanker; eine der meldepflichtigen Geschlechtskrankheiten; **Erreger:** Treponema pallidum; **Übertragung** i. d. R. beim Geschlechtsverkehr, nur ausnahmsweise indirekt. **Klinik:** Unterschieden werden die erworbene S. (S. acquisita) u. die sog. angeborene S. (S. connata): **1. erworbene S.:** Einteilung in Frühsyphilis mit Primär- u. Sekundärstadium, Spätsyphilis mit Tertiär- u. sog. Quartärstadium; **2. S. connata:** intrauterin erworbene, d. h. diaplazentar auf den Fetus durch die erkrankte u. unzureichend behandelte Mutter übertragene S., u. zwar erst ab 5. Schwangerschaftsmonat. Erfolgt die Infektion bei florider Lues I od. II der Mutter zu einem früheren Zeitpunkt, kommt es zum Absterben der Frucht in utero u. Frühtotgeburt im 6.-7. Monat; Aborte in den ersten Schwangerschaftsmonaten beruhen nie auf einer S. **Therapie:** Ziel ist bei der Frühsyphilis u. S. latens die Aufhebung der Infektiosität u. Verhinderung des Auftretens spätsyphilitischer Erscheinungen; bei der Spätsyphilis Verhinderung des weiteren Fortschreitens der Erkrankung (bereits entstandene Defekte sind irreversibel); Antibiotikum der Wahl ist Penizillin; alternative Chemotherapeutika (z. B. bei Penizillinallergie): Cephalosporine, Tetrazykline, Erythromycin.

II. In der Homöopathie* eines der drei klassischen Miasmen; nach S. Ortega ist ihre Symptomatik gekennzeichnet durch Degeneration u. Destruktion von Geweben, im psychischen Bereich durch Rückzug u. Perversion sowie durch Fehlfunktion, Spasmen u. Ulcera; s. Miasmenlehre.

System der Fünf Elemente (lat. elementum Grundstoff) n: auch System der Fünf Wandlungsphasen; im 3. Jahrhundert v. Chr. in China entstandenes Ordnungsprinzip alles Seienden; beschreibt einerseits den Elementarcharakter der fünf Grundsubstanzen Holz, Feuer, Erde, Metall u. Wasser u. andererseits die zwischen den Elementen bestehenden funktionellen Beziehungen der Produktion (Sheng), der Unterdrückung od. Überwindung (Ke), der Vervielfältigung (Cheng) u. der Verspottung (Wu); s. umseitige Abb. Das S. d. F. E. stellt eine Interpretation des Entstehens u. Vergehens alles Seienden dar (entwickelt aus dem Yin*-Yang als dem Urmodus des Seins) u. entwirft ein Entsprechungssystem hinsichtlich typischer Veränderungen in der Natur u. wesentlicher Dimensionen des Menschen, das für die Diagnostik u. Therapie in der traditionellen chinesischen Medizin* von Bedeutung ist (s. Tab.). So wurden z. B. die sog. fünf Transportpunkte der Akupunktur, die sich jeweils zwischen Fingerspitzen u. Ellenbogen u. Fußspitzen u. Kniegelenk befinden, nach den Fünf Elementen angeordnet u. zeitweilig in einer sinngemäßen Beziehung untereinander zur Therapie verwen-

Fünf Elemente	Mensch				
	Fünf Speicherorgane	Sechs Hohlorgane	Fünf Körperöffnungen	Körperstrukturen	Gefühle
Holz	Leber	Gallenblase	Augen	Sehnen	Wut
Feuer	Herz	Dünndarm	Zunge	Blutgefäße	Freude
Erde	Milz	Magen	Mund	Muskeln	Denken
Metall	Lunge	Dickdarm	Nase	Haut- u. Körperhaare	Trauer
Wasser	Nieren	Blase	Ohren	Knochen	Angst

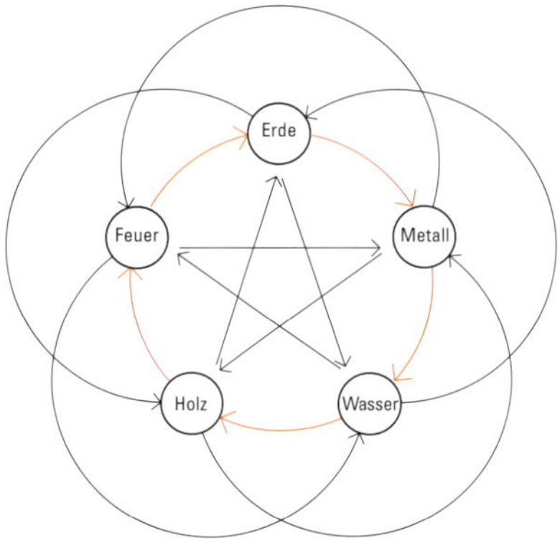

System der Fünf Elemente

det. Auch lassen sich die physiologischen u. pathologischen Beziehungen zwischen den Speicher- u. Hohlorganen (s. Fünf Speicherorgane, Sechs Hohlorgane) in manchen Fällen nach den Fünf Elementen interpretieren. So kann z. B. eine Lebererkrankung auf Milz u. Magen übergreifen, was mit der störenden Beziehung (Ke) zwischen Holz u. Erde erklärt wird. Eine Schwächung des Leber-Yin kann durch eine vorangegangene Schwäche des Nieren-Yin bzw. der Nieren-Yin-Essenz bedingt sein, was der gestörten Beziehung zwischen Wasser u. Holz entspricht. Bei der Therapie muß in solchen Fällen immer an das zuerst gestörte Element bzw. Organ gedacht werden. Im Rahmen der Diagnostik werden v. a. farbliche Veränderungen im Gesicht des Patienten u. an der Zunge (s. Zungendiagnostik) sowie bei der Pulsdiagnostik* erhobene Befunde in Beziehung zum System der Fünf Elemente gesetzt.

System, rhythmisches n: s. Dreigliederung, funktionale.

System|therapie (Therapie*) f: Abk. ST; Form der Familientherapie* (Stierlin), bei der wesentliche Beziehungs- u. Systemkräfte innerhalb der Familie erfaßt werden sollen, um sie therapeutisch zu nutzen; die Teammitglieder arbeiten gemeinsam an Interventionen, die auf eine Änderung des familiären Systems abzielen u. einen befreienden Dialog sowie eine positive Gegenseitigkeit bewirken. Angewendet wird dabei häufig die sog. paradoxe Verschreibung: das problematische Verhalten wird nicht der Erwartung gemäß kritisiert, sondern positiv verordnet, um den damit verbundenen Überraschungseffekt für eine Einsichts- u. Verhaltensänderung zu nutzen. Vgl. Psychotherapie.

Syzygium cuminii n: Jambulbaum*.

Syzygium aromaticum n: Gewürznelkenbaum; s. Nelkenöl.

T

Tabak: getrocknete Blätter der Tabakpflanze (Nicotiana tabacum); im Tabakrauch sind N-Nitrosoverbindungen, polycyclische u. aromatische Kohlenwasserstoffverbindungen wie Formaldehyd, Blausäure, Cadmium u. a. Schwermetalle, Nicotin* u. Kohlenmonoxid enthalten. Verschiedene **Karzinogene** im Tabakteer können mit einer Latenzzeit von 15–20 Jahren Karzinome in Mundhöhle, an Larynx u. Bronchien sowie in Lunge, Ösophagus, Magen, Darm u. Harnblase erzeugen, **schleimhautreizende Substanzen** (Aldehyde, Phenole, Säuren u. Ammoniak) verursachen bei chronischer Einwirkung chronische Bronchitis (Raucherhusten) u. chronische Gastritis, **Kohlenmonoxid** (im Rauch von Zigaretten 1–3 %, Pfeife 2 % u. Zigarre bis 6 %, im Blut bei mäßigem Rauchen ca. 5 % CO-Hb, bei starkem Rauchen bis zu 15 %) führt zu einer Herabsetzung der körperlichen Leistungsfähigkeit. Rauchen in der Schwangerschaft erhöht das Risiko für Frühgeburten u. ein vermindertes Geburtsgewicht des Neugeborenen. Beim Mann ist eine Schädigung der Spermiogenese möglich. **Homöopathische** Verwendung der frischen od. getrockneten, unfermentierten Blätter bei Hypotonie, Brechdurchfall od. Angina pectoris.

Tachy|kardie (gr. ταχύς schnell, plötzlich; καρδία Herz) f: Anstieg der Herzfrequenz auf über 100/min; **Einteilung** nach dem Elektrokardiographie-Befund: **1.** vom Sinusknoten ausgehende T. (Sinustachykardie): Vorkommen physiologisch im Kindes- u. Jugendalter, pathologisch z. B. bei Herzinsuffizienz, Myokarditis, Intoxikationen od. Fieber; **2.** supraventrikuläre T. mit Erregungsursprung in den Vorhöfen; **3.** Vorhoftachykardie; **4.** vom Atrioventrikularknoten ausgehende supraventrikuläre T.; **5.** Kammertachykardie: ventrikuläre T. mit Erregungsursprung in den Herzkammern; **6.** anfallsweise auftretende T. Eine T. mit unregelmäßiger Schlagfolge wird als Tachyarrhythmie bezeichnet. **Therapie:** aus dem Bereich der Naturheilkunde wird eine Behandlung mit Armbad*, Armguß* u. Brustguß* sowie Chinidin* bei paroxysmaler T. u. Wolfstrapp in homöopathischer Dosierung bei nervöser T. angegeben.

Tai-Ji-Quan (sprich tai-dschi-tschüan) n: sog. Schattenboxen; auf die alte chinesische Gymnastik zurückgehende Form des Körpertrainings zur Stärkung der Körperkräfte, Krankheitsvorbeugung u. Selbstverteidigung; wesentlich ist die harmonische Verbindung von Bewußtsein (Shen*) u. Vorstellung (Yi) mit dem Atem (Qi*) u. den Körperbewegungen. Die ausgeführten Bewegungen sollen leicht, entspannt, ununterbrochen gleichmäßig, ungezwungen u. glatt verlaufen; jede Kraft- od. Gewaltanwendung soll vermieden werden. Der Körperschwerpunkt muß im unteren Abdomen liegen, um Stabilität zu gewährleisten. Die Wirkung des T.-J.-Qu. läßt sich über den Ausgleich psychovegetativer Funktionen, Streßabbau u. hormonelle Regulation erklären. **Anw.:** zur Krankheitsprophylaxe, bei Asthma bronchiale, Hypertonie, Herz-Kreislauferkrankungen, neurovegetativen Störungen, Knochenerkrankungen, Verdauungsstörungen u. a. Vgl. Qi-Gong, Medizin, traditionelle chinesische.

Takata-Ara-Re|aktion (Reaktion*) f: Bez. für einen der zahlreichen Krebstests, die mittels Eiweißpräzipitationsverfahren im Blutserum von Patienten Aussagen über das Vorliegen eines Krebsgeschehens gewinnen wollen; bei der T.-A.-R. wird die sog. Flokkungszahlreaktion zur Grundlage der Krebsdiagnose gemacht. Details der Durchführungstechnik sind dem Witting*-Test ähnlich. Wissenschaftlich spekulatives u. obsoletes Verfahren.

Tamarinden|mus: Pulpa Tamarindorum; musartiges Fruchtfleisch der Früchte von Tamarindus indica; **Inhaltsstoffe:** freie organische Säuren (Wein-, Zitronen-, Äpfelsäure), Invertzucker u. Pektin; **Verw.:** als mildes Laxans.

Tanacetum vulgare n: Rainfarn*.

Tang: Fucus; Thallus von Fucus vesiculosus (Blasentang) od. Ascophyllum nodosum (Knotentang), Algen aus der Familie der Fucaceae (Braunalgen); **Inhaltsstoffe:** 0,03–0,1 % Gesamtiod, davon 40–80 % organisch gebunden, Polysaccharide (bis zu 30 % Alginsäure), Fucane u. Fucoidine, polyphenolische Verbindungen, Sterole; **Verw.:** als Aufguß u. andere galenische Zubereitungen **traditionell** bei Hypothyreose mit Struma u. Myxödem, Adipositas, Arteriosklerose, Verdauungsstörungen, Rheuma; äußerlich bei Verstauchungen; als Zusatz zu Zahnpasten u. Haarwässern gegen Seborrhoe u. Schuppenbildung; **NW:** oberhalb einer Dosierung von 150 mg Iod/Tag besteht die Gefahr einer Induktion bzw. Verschlimmerung einer Hyperthyreose, selten Überempfindlichkeitsreaktionen; **homöopathische** Zubereitungen aus dem gereinigten, getrockneten Thallus bei Übergewicht, Skrofulose, Drüsenschwellungen, Arteriosklerose, Struma, Hyperthyreose. Vgl. Laminaria.

Tannin n: Acidum tannicum, Gerbsäure; Gemisch aus Estern der D-Glukose mit Gallussäure; wird aus Galläpfeln gewonnen; **Verw.:** s. Gerbstoffe.

Tanz|therapie (Therapie*) f: zu den künstlerischen Therapien* gehörendes Verfahren, das enge Verbindungen zur Harmonik* u. zur Musiktherapie* aufweist u. sich gegen die physiotherapeutische Bewegungstherapie* abgrenzt; primär soll ein Erlebnis- u. Handlungsangebot für den Klienten gemacht u. ein verhaltensorientierter Zugang zu motorischen Verhaltensformen ermöglicht werden. Eine sog. Handlungsverarmung soll auf diesem Wege überwunden u. z. B. in der Motio die Emotio neu verarbeitet werden können. **Anw.:** in der Therapie u. zur Gesundheitsförderung. Wissenschaftlich umstrittenes Verfahren.

Tapotement (frz. tapoter sanft klopfen) n: s. Klopfmassage.

Taraxacum officinale n: Löwenzahn*.

Tarpana: therapeutische Anwendung von medizinischen Ölen i. R. des Ayurveda*; als Ölguß auf die Stirn (Shirodhara), durch Befestigung eines mit Öl getränkten Tuchs od. durch Füllung einer am Kopf des Patienten angebrachten Ledermanschette, durch Applikation von erwärmtem Öl auf die Augen od. durch Gabe spezieller Nasentropfen; verwendet werden Öle u. Fette (z. B. Sandelholz- od. Bringrajöl), die v. a. wohltuend u. harmonisierend auf Geist u. Sinnesorgane wirken, evtl. unter Zusatz verschiedener Duftstoffe. T. ist auch eine wichtige Vorbereitung auf die Massage der Marmapunkte.

Taub|nessel, weiße: Lamium album; perennierendes Kraut aus der Familie der Lippenblütler, Lamiaceae; **Arzneidrogen:** getrocknete Kronblätter mit anhaftenden Staubblättern (Lamii albi flos) u. während der Blütezeit gesammelte u. getrocknete oberirdische Teile (Lamii albi herba); **Inhaltsstoffe:** Triterpensaponine, Phenolcarbonsäuren, Flavonoide, Iridoidglykoside, Gerbstoffe, Schleimstoffe; **Wirkung:** adstringierend, schleimlösend; **Verw.:** als Aufguß od. andere galenische Zubereitungen innerlich od. für Spülungen, Bäder u. feuchte Umschläge bei Entzündungen der oberen Atemwege, zur lokalen Behandlung leichter Entzündungen der Mund- u. Rachenschleimhaut sowie bei unspezifischem Fluor albus, zur Unterstützung der Behandlung von Magen-Darm-Beschwerden; äußerlich bei leichten Hautentzündungen; **traditionell** auch bei Diarrhoe, Obstipation, klimakterischen Störungen, Beschwerden des Urogenitaltrakts, bei Hautschwellungen sowie zur sog. Blutreinigung; **homöopathische** Zubereitungen aus den frischen Blättern u. Blüten bei katarrhalischen Affektionen der Nieren, Blase u. Harnröhre.

Tausend|gülden|kraut: Centaurium erythraea; Pflanze aus der Familie der Enziangewächse, Gentianaceae; **Arzneidroge:** oberirdische Teile blühender Pflanzen (Centaurii herba); **Inhaltsstoffe:** Bitterstoffe vom Typ der Secoiridoidglykoside, Xanthone, Triterpene, organische Säuren; **Wirkung:** Steigerung der Speichel- u. Magensaftsekretion, antiphlogistisch, antipyretisch; **Verw.:** als Aufguß u. Fertigarzneimittel bei Appetitlosigkeit u. dyspeptischen Beschwerden; **traditionell** auch bei Fieber u. intestinalem Wurmbefall; äußerlich zur Wundbehandlung; **Kontraindikation:** Magen-Darm-Geschwüre.

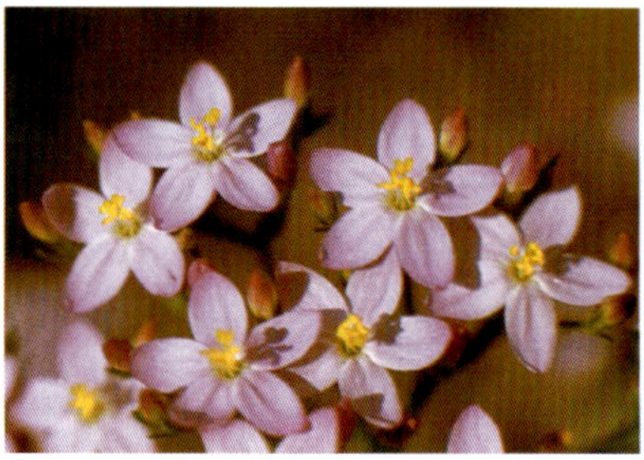

Tausendgüldenkraut

Tauto|pathie (gr. ταὐτά auf dieselbe Weise; -pathie*) f: (homöopath.) Unterform der Isopathie*, bei der nach einer meist massiven od. langfristigen Anwendung eines unpotenzierten Arzneimittels gegen eine dadurch hervorgerufene Arzneimittelkrankheit* dasselbe Arzneimittel in potenzierter Form angewendet wird.

Tau|treten: Wasseranwendung nach Kneipp zur Abhärtung, bei der 3–5 Minuten barfuß in feuchtem Gras gelaufen wird; anschließend schnelles Gehen in Fußbekleidung zur Wiedererwärmung.

TCM: Abk. für **t**raditionelle **c**hinesische **M**edizin*.

Tee|fasten: kompletter Nahrungsverzicht für 1–8 Tage mit Aufnahme von ungesüßtem Heilkräutertee u. Wasser (2–3 l/Tag) sowie täglicher Entleerung des Verdauungstrakts; **Anw.:** bei akuten (fieberhaften) Erkrankungen. Vgl. Fasten.

Tee, schwarzer: Camellia sinensis, syn. Thea sinensis; Strauch aus der Familie der Theaceae; **Arzneidroge:** fermentierte u. getrocknete jüngere Blätter neben Blattknospen (Theae folium); **Inhaltsstoffe:** Purinalkaloide (bis 4 % Coffein, Theobromin, Theophyllin), Polyphenole (10–20 % Catechingerbstoffe), Aminosäuren, Triterpensaponine vom Oleanantyp, Mineralstoffe (v. a. K-Ionen, Fluorid, Al- u. Mg-Ionen); **Wirkung:** zentral anregend, leicht diuretisch, antidiarrhoisch, kardiotonisch; **Verw.:** als Genußmittel, Anregungsmittel u. Diuretikum; die stimulierende Wirkung ist am stärksten bei kurz aufgebrühtem Tee, am schwächsten nach längerer Extraktionsdauer; die antidiarrhoische Wirkung nimmt dagegen mit der Extraktionsdauer zu; **NW:** bei magenempfindlichen Personen ist Magenreizung möglich.

Teil|bad: Eintauchen eines Körperteils in Wasser; in der Kneipp-Therapie Anwendung von kalten, warmen, ansteigenden u. Wechselteilbädern alternierend als Arm-, Fuß-, Sitz-, Halb- od. Dreiviertelbad als ständig wechselnde kleine Reize. Vgl. Vollbad.

Teil|simile (lat. similis ähnlich) n: homöopathisches Arzneimittel, dessen Arzneimittelbild* nur teilweise dem Krankheitszustand des Patienten ähnlich ist; der Begriff wird meist rückblickend bezüglich der Güte einer früheren Arzneimittelwahl gebraucht; s. Ähnlichkeitsprinzip.

Tele|pathie (gr. τῆλε fern; -pathie*) f: Bez. für das Empfangen u. Senden fremder seelischer u. gedanklicher Inhalte sowie von Schwingungen u. Wellen anderer Art ohne Zuhilfenahme der gewöhnlichen Sinnesorgane od. technischer Hilfsmittel.

Temoe lawak: indonesische Bez. für die Wurzelstöcke der javanischen Gelbwurz*.

Temperament (lat. temperamentum richtiges Maß, gute Mischung, Mäßigung) n: individueller, an die Persönlichkeitsstruktur gebundener Ablauf seelischer Vorgänge; nach Hippokrates u. Galen wurden je nach Mischung der Körpersäfte (Humoralpathologie*) vier Temperamente unterschieden: der Choleriker (heftig, leicht aufbrausend, jähzornig), der Melancholiker (trübsinnige Gemütsverfassung, Grübelneigung, Verstimmung, Gehemmtheit), der Phlegmatiker (langsam, zäh) u. der Sanguiniker (gesteigerte Erregbarkeit, Heiterkeit, Gereiztheit, reaktionsschnell). Vgl. Konstitution, Typenlehre.

Temperatur|starre (lat. temperatura Wärme, Wärmemischung): **1.** Bez. in der anthroposophischen Medizin* für Körpertemperatur mit nur geringen Tagesschwankungen; Vorkommen bei Kanzerose*; **2.** s. Regulationsthermographie.

TENS: Abk. f. **t**ranskutane **e**lektrische **N**ervenstimulation; s. Elektrostimulationsanalgesie.

Terebinthina f: Terpentin*.

Terebinthina laricina f: Lärchenterpentin; s. Lärche.

Terminal|punkt|dia|gnostik, en|ergetische (lat. terminus Ende, Grenze, Schluß; gr. διαγνωστικός fähig zu unterscheiden) f: Abk. ETD; elektronographisches Verfahren (s. Elektronographie) nach Peter Mandel, das (ähnlich der Kirlian*-Photographie) mittels Hochfrequenzströmen u. dem Phänomen der Elektrolumineszenz den Gesamtumlauf der in den Meridianen pulsierenden Energie aller Terminalpunkte an beiden Händen u. Füßen bildlich darstellen will. Veränderungen an einzelnen Meridianendpunkten werden modifiziert mit der klassischen Akupunktur* gedeutet. Bestimmte Strahlentypen sind Krankheitsgruppen zugeordnet; so soll ein „Strahlenverlust" an Fingerkuppen (Yang-Bereich) u. Zehenkuppen (Yin-Bereich) einem klinischen Erschöpfungsbild mit hormoneller Dysregulation entsprechen. Das Vorliegen einer Verdichtung eines Strahlungsphänomens soll hingegen für eine „toxische" Gesamtbelastung u. eine „ringförmige Starre" u. „Einförmigkeit" der Strahlungsqualität für degenerative Tendenzen stehen. Wissenschaftlich nicht belegtes u. umstrittenes Verfahren.

Terpene n pl: große Gruppe von Naturstoffen, die aus Isopreneinheiten aufgebaut sind; z. B. Carotinoide*.

Terpentin n: Terebinthina; aus den Stämmen der Kiefer* durch Verletzung der Rinde u. Ausfluß aus schizogenen Exkretgängen gewonnener Balsam; daraus kann durch Wasserdampfdestillation gereinigtes ätherisches Öl (Terebinthinae aetheroleum rectificatum) u. nach Abtrennung der flüchtigen Bestandteile das Harz (Terebinthinae resina, Colophonium) gewonnen werden; **Inhaltsstoffe:** Terpentinöl mit α- u. β-Pinen, Δ^3-Caren, Camphen u. Limonen, Harz mit Diterpensäuren; **Wirkung:** Terpentinöl wirkt hyperämisierend, antiseptisch, vermindert die Bronchialsekretion; **Verw.:** gereinigtes Terpentinöl in Form von Salben, Gelen, Emulsionen, Ölen, als Pflaster u. Inhalat innerlich u. äußerlich bei chronischer Erkrankung der Bronchien mit starker Sekretion; äußerlich bei rheumatischen u. neuralgischen Beschwerden; **traditionell** auch als Bestandteil hautreizender Einreibungen; Colophonium **traditionell** als Zusatz zu hautreizenden Salben, Pflastern, in Furunkelsalben, als blutstillendes Mittel; in der Technik bei der Herstellung von Harzen, als Geigenharz u. Zusatz zu Desinfektions- u. Insektenvernichtungsmitteln; **NW:** allergische Unverträglichkeitsreaktionen; bei äußerer, großflächiger Anwendung sind Nieren- u. Zentralnervensystem-Schäden möglich; **Kontraindikationen:** Überempfindlichkeit gegenüber ätherischen Ölen; bei Inhalationen akute Entzündungen der Atmungsorgane; **homöopathische** Zubereitungen mit Terpentinöl bei fötider Bronchitis, Lungentuberkulose, Nephritis, Hämaturie, Zystopyelitis, Nephrolithiasis, Cholezystopathie, Cholelithiasis, Ischialgie.

Terpentin, venezianisches n: s. Lärche.

Terrain-Kur (frz. terrain Gebiet, Gelände; Kur*) f: kurmäßige Anwendung der am Kurort herrschenden klimatischen Einflüsse zusammen mit körperlicher Aktivität; s. Balneotherapie, Klimatherapie, Thalassotherapie.

Testa (lat. Schale, Decke) f: botanische Bez. für Samenschale; arzneilich werden T. z. B. von Cacao- u. Flohsamen verwendet.

Tetra|hydro|fol|säure: biologisch aktive Form der Folsäure*.

Teufels|kralle, süd|afrikanische: Harpagophytum procumbens; Pflanze aus der Familie der Sesamgewächse, Pedaliaceae; **Arzneidroge:** sekundäre Speicherwurzel (Harpagophyti radix); **Inhaltsstoffe:** Bitterstoff Harpagosid u. andere Iridoidglykoside; **Wirkung:** appetitanregend, choleretisch, antiphlogistisch u. schwach analgetisch; **Verw.:** als Teeaufguß u. Extrakt in Fertigarzneimitteln bei Appetitlosigkeit, dyspeptischen Beschwerden u. degenerativen Erkrankungen des Bewegungsapparats; **Kontraindikationen:** Ulcus ventriculi u. Ulcus duodeni; **homöopathische** Verwendung des Rhizoms bei Gelenkerkrankungen, Rheuma, Gicht.

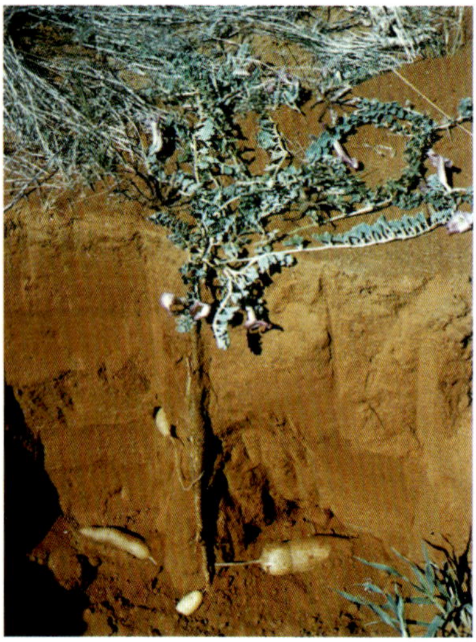

Teufelskralle, südafrikanische

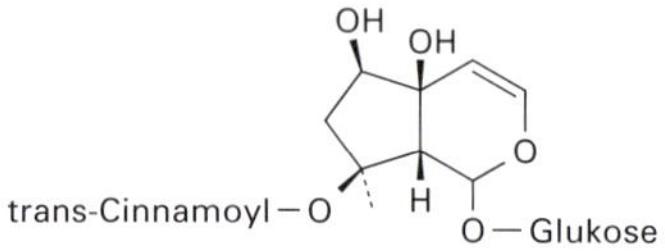

Teufelskralle, südafrikanische: Harpagosid

Thalasso|therapie (gr. θάλασσα Meer; Therapie*) f: kurgemäße Nutzung der den Meeresküsten eigenen Reizfaktoren: Klima (Strahlung, Aerosol), Bäder (Sole, Brandung) u. Allergenfreiheit; vgl. Balneotherapie.

Thallus (gr. θαλλός Schößling) m: primitiver Vegetationskörper der niederen Pflanzen (Thallophyten), der im Gegensatz zum Kormus der höheren Pflanzen (Kormophyten) nicht in echte Organe gegliedert ist; Rotalgen, Grünalgen, Braunalgen, Flechten, Pilze u. Moose bilden Th. aus, die bei den hochdifferenzierten Formen (Braunalgen, Moose) Ansätze zu echter Gewebebildung zeigen.

Thea sinensis f: s. Tee, schwarzer.

Thebain n: Hauptalkaloid in Papaver bracteatum; Verwendung zur Herstellung von Codein*.

Thein n: s. Coffein.

Theo|broma cacao n: Kakaobaum; s. Kakaosamen.

Theo|bromin n: 3,7-Dimethylxanthin; Purinderivat insbesondere in Kakaosamen*, auch z. B. in Kaffee, Guarana u. schwarzem Tee; wirkt ähnlich wie Coffein* diuretisch u. positiv inotrop.

Theo|phyllin n: Purinderivat (Methylxanthin), im schwarzen Tee in geringer Menge vorkommend; **Wirkung:** positiv inotrop, diuretisch, Relaxation der glatten Muskulatur (Vasodilatation, Bronchodilatation), Senkung des pulmonalen Gefäßwiderstands, Steigerung des Atemantriebs, Stimulation der mukoziliären Klärfunktion, Hemmung der Freisetzung von Mediatoren; **Verw.:** bei chronischen obstruktiven Atemwegerkrankungen.

Theo|sophie (gr. θεός Gott; σοφία Kenntnisse, Wissen) f: sog. Gottesweisheit; Bez. eines unmittelbaren Wissens vom Göttlichen; z. B. durch direkte Erkenntnis od. mystisches Erleben (vgl. Mystik); i. e. S. von der Theosophischen Gesellschaft vertretene Lehre, in der sich Okkultismus*, Mystik, religiöse u. philosophische Anschauungen mischen.

Therapie (gr. θεραπεία Pflege, Heilung) f: Behandlung von Krankheiten, Heilverfahren.

Therapie, ableitende (↑) f: Begriff aus der Humoralpathologie*, der die Vorstellung wiedergibt, daß durch verschiedene Behandlungen (insbesondere physiotherapeutische Verfahren, z. B. temperaturansteigendes Fußbad bei Migräne od. Erkältungskrankheiten) falsch verteilte od. gestaute Körpersäfte u. Energie umverteilt od. abgeleitet werden können, um sie ggf. zur Ausleitung zu bringen. Ableitung kann auch i. S. einer Veränderung der vegetativen Tonuslage od. des Körpergefühls verstanden werden.

Therapie, aktivierende (↑) f: auch aktive Therapie; in der Physiotherapie u. Naturheilkunde gebräuchliche Bez. für eine Behandlung, die neben den somatischen Wirkungen anregende (z. B. Bewegungstherapie) Einflüsse ausübt u. Möglichkeiten zur Eigenbehandlung (sog. Hilfe zur Selbsthilfe) u. Förderung der Persönlichkeit des Patienten bietet; der a. Th. steht die sedierende od. passive Therapie gegenüber, bei der beruhigende, dämpfende u. Katharsis fördernde Wirkungen (z. B. durch Formen der Massage u. Balneotherapie) angestrebt werden; vgl. Selbstheilung.

Therapie, anti|psorische (↑) f: Bez. aus der Miasmenlehre* Samuel Hahnemanns (1755–1843) für eine nach Abklingen der (meist akuten) Erkrankung fortgesetzte Behandlung mit einem antimiasmatischen Arzneimittel*, mit dem Ziel, ein der Krankheit zugrundeliegendes u. noch latent vorhandenes Miasma* zu bekämpfen. Von diesem Konzept wurde von nicht an Miasmen orientierten homöopathischen Richtungen die konstitutionelle Therapie* abgeleitet.

Therapie, ausleitende (↑) f: Bez. für Behandlungsmethoden der Humoralmedizin (s. Humoralpathologie), bei denen Körpersäfte u. -gifte über eine Ableitung hinaus vermehrt zur Ausscheidung gebracht werden sollen; typische Verfahren sind Aderlaß, Blutegeltherapie, Baunscheidt-Verfahren, Cantharidinpflaster, Schröpfen, abführende Maßnahmen u. Darmbad sowie Anregung der Diurese u. Schweißsekretion. Bei lokalisierten Krankheitsherden müssen zuvor die krankheitsverursachenden Stoffe durch Auflösung* in das Säftesystem gebracht werden. Vgl. Aschner-Methode.

Therapie, ayur|vedische (↑) f: therapeutische Maßnahmen i. R. des Ayurveda*; in der ayurvedischen Medizin bildeten sich acht therapeutische Disziplinen heraus: Innere Medizin; Geriatrie; Psychiatrie; Toxikologie; Chirurgie; Augen- u. Hals-Nasen-Ohren-Heilkunde; Frauenheilkunde, Geburtshilfe u. Kinderheilkunde sowie Andrologie. Diese Disziplinen entwickelten im Laufe der Zeit höchst unterschiedliche Behandlungsmethoden. Nach Sushruta kommen zur Behandlung einer chirurgischen Erkrankung grundsätzlich acht Techniken zur Anwendung: Exzision, Inzision, Kürettage, Exploration, Extraktion, Punktur, Aderlaß u. Wundnaht. Bei internistischen Erkrankungen geht es, neben der Ausschaltung ätiologischer Faktoren, zum einen um die Elimination aus dem Gleichgewicht geratener, sog. verdorbener, Doshas* u. zum anderen um die Linderung der Krankheitserscheinungen durch antagonistische Maßnahmen. Vagbhatta gliederte die therapeutischen Möglichkeiten bei internistischen Erkrankungen in solche, die den Körper leichter (Langhana) u. solche, die ihn schwerer (Brimhana) machen. Darunter lassen sich dann die von Caraka vorgeschlagenen, sechs therapeutischen Kategorien in der Weise einordnen, daß austrocknende u. schweißtreibende Therapien grundsätzlich leichter machend u. Ölbehandlungen sowie zusammenziehende Therapien schwerer machend wirken. Langhana hat weiterhin zwei Aspekte, nämlich den reinigenden (Shodhana) u. den lindernden (Shamana). Zu Langhana Shodhana gehören die fünf ausleitenden Verfahren der ayurvedischen Medizin (s. Pancha Karma). Zu Langhana Shamana gehören die Gabe appetitanregender u. verdauungsfördernder Mittel, das Fasten, die Einschränkung der Flüssigkeitsaufnahme, die Körperübungen sowie die Sonnen- u. die Windexposition.

Der symptomatischen Therapie mit Arzneimitteln wird nur begrenzte Wirksamkeit zugemessen (vgl. Pharmakotherapie, ayurvedische). Neben den chirurgischen Techniken u. den Methoden der Inneren Medizin werden im Ayurveda auch sehr differenzierte, physiotherapeutische Verfahren eingesetzt. Sie haben sich bei vielen Erkrankungen hervorragend bewährt, häufig dienen sie der Vorbereitung auf die großen ausleitenden Verfahren u. werden dann zusammenfassend als Purva* Karma bezeichnet. Für einige Ölanwendungen gibt es spezielle Indikationen bei psychischen u. psychosomatischen Erkrankungen. Vgl. Tarpana.

Therapie, im|muno-augmentative (↑) f: Abk. IAT; von dem amerikanischen Zoologen Burton (1977) entwickeltes Verfahren zur Tumorbehandlung, bei dem eine Verabreichung von bestimmten Proteinfaktoren aus dem Blutserum von Krebspatienten erfolgt; die Wirkungshypothese des Verfahrens besteht in der Annahme, daß im Blut von Tumorpatienten ein Überschuß an sog. blokkierenden Proteinfaktoren bei gleichzeitigem Mangel an sog. antiblockierenden Proteinfaktoren u. Tumorkomplementfaktoren bestehen soll. Es wird behauptet, daß die gegen Tumorzellen gerichteten Tumorantikörper, die ihrerseits von Tumorkomplementfaktoren aktiviert werden, einen Tumorzerfall bewirken können. Der Abbau dieser nekrotisierten u. über die Leber eliminierten Tumorzellen soll zu einer Überlastung der Leber führen können; zu deren Schutz werden die sog. blockierenden Proteinfaktoren, die wiederum durch sog. antiblockierende Proteinfaktoren reguliert werden, produziert. Durch die IAT sollen diese Faktoren gezielt applizierbar u. insbesondere die „nützlichen“ Tumorantikörper vermehrbar sein. Die Einzelfaktoren werden aus menschlichem Spenderserum u. aus Tumorgewebe gewonnen. Die Dosierung wird individualisiert u. gemäß einem „Immunmonitoring“ gesteuert. Neben einer initialen Intensivphase wird z. T. jahrelang eine Langzeitbehandlung mit Selbstinjektionen durchgeführt. **Anw.:** Tumorerkrankungen (in den USA); in der Bundesrepublik Deutschland bei rheumatischen Erkrankungen, Spondylitis ankylosans, chronischen Virusinfektionen, chronischem Müdigkeitssyndrom, Multipler Sklerose u. Sarkoidose; **NW:** allergische Nebenwirkungen aufgrund des Fremdeiweißes, Infektionsgefahr durch Blutbestandteile. Umstrittenes Verfahren ohne wissenschaftlich gesicherten Wirksamkeitsnachweis.

Therapie, kon|stitutionelle (↑) f: homöopathische Behandlung unter Beachtung von Merkmalen der Konstitution* u. von Symptomen früherer gravierender Erkrankungen bei Arzneimittelwahl* u. Verlaufsbeurteilung; Anwendung insbesondere in Fällen mit undifferenzierten od. nur schwach ausgeprägten Symptomen der eigentlichen Krankheit (z. B. bei konstitutioneller Schwäche, in unspezifischen Frühstadien od. bei Residualzuständen nach dem Abklingen akuter Erkrankungen). Ein Arzneimittel mit Ähnlichkeit zu einem über längere Abschnitte der Biographie bestehenden Zustand ermöglicht oft die Heilung langbestehender Erkrankungen u. Krankheitsdispositionen sowie eine Besserung der Beschwerden bei irreversiblen Schäden; im psychischen Bereich wird die Lösung von Fehlhaltungen unterstützt (vgl. Geistes- und Gemütssymptome). Daher wird i. R. der klassischen Homöopathie der Patient häufig langfristig mit dem zu seiner Konstitution ähnlichsten Arzneimittel (Konstitutionsmittel*) im Wechsel mit dem für eine evtl. interkurrente Erkrankung* notwendigen Akutmittel* behandelt.

Therapie, mikro|bio|logische (↑) f: Anwendung von Präparationen aus Mikroorganismen i. R. der Symbioselenkung*; i. w. S. auch synonym mit Symbioselenkung gebraucht.

Therapien, künstlerische (↑) f pl: syn. Kunsttherapien; aus der Beschäftigungstherapie u. zum Teil aus den theoretischen Grundlagen der imaginalen Techniken der Psychotherapie (z. B. katathymes Bilderleben*) entstandene Therapien mit dem Ziel, durch künstlerische Tätigkeit Eigenaktivität, Innovation u. Selbsterfahrung bzw. Selbsterkennung anzuregen; die längste Tradition der k. Th. besteht in der anthroposophischen Medizin*, wo z. B. Musiktherapie*, therapeutisches Malen* u. Plastizieren sowie Sprachtherapie* eingesetzt werden. Dabei werden Rhythmen als speziell gesundende Elemente angesehen. Indikationen für k. Th. sind alle akuten u. chronischen Erkrankungen sowohl somatischer als auch psychischer Genese, wobei insbesondere die chronischen Erkrankungen starke Anregungen von außen benötigen, da hier die Selbstheilungskräfte nur noch gering wirksam sind.

Therapie, physikalische (↑) f: s. Physiotherapie.

Therapie, rational-e|motive (↑) f: Abk. RET; Form der kognitiven Verhaltenstherapie* (A. Ellis), die davon ausgeht, daß psychischen Störungen irrationale Denkmuster zugrundeliegen, die es in der Therapie zu identifizieren u. durch rationale zu ersetzen gilt; nach der sog. A-B-C-D-E-Interventionstechnik geht es darum, daß nicht die eigentlichen Erfahrungen (A) zu Konsequenzen in Gefühlen u. Verhalten führen (C), sondern kognitive Prozesse (Bewertungen von A), denen irrationale Denkmuster (engl. beliefs, B) zugrundeliegen. Im Disput (D) findet eine rationale Problemanalyse statt, wobei die hinderliche Wirkung von B erkannt u. als Effekt (E) die Einsicht in den Vorteil rationaler Gedanken bewirkt wird, wobei die Effekte durch konkrete Umsetzung in der Realität gefestigt werden. Vgl. Psychotherapie.

Therapie, sedierende (↑) f: s. Therapie, aktivierende.

Therapie, traditionelle tibetische (↑) f: therapeutische Verfahren in der traditionellen tibetischen Medizin* mit den Schwerpunkten Ernährung, Lebensweise u. Verhalten, Medikamente u. äußere Heilmethoden; **Formen: 1.** Dharma, das Bemühen um die Ausgewogenheit des Geistes u. der inneren Natur des Menschen durch Verstehen u. Praktizieren der buddhistischen Lehre; **2.** tantrische Heilkunst, die sich v. a. auf das Fließen der Energien in den feinstofflichen Kanälen bezieht; **3.** somatische Heilkunst, die dem Ausgleich der drei Energieprinzipien (vgl. Energielehre) u. dem Funktionsablauf des Körpers dient. Im einzelnen betrifft dies Anweisungen zu: **1. Ernährung**: Da sich jedes Nahrungsmittel nach Anschauung der traditionellen tibetischen Medizin aus den fünf Elementen zusammensetzt, läßt sich auf dieser Grundlage eine für jede der drei Energieprinzipien günstige od. ungünstige Nahrungsweise definieren. **2. Lebensweise** u. **Verhalten:** Betrachtet man Krankheiten von ihrem geisteswissenschaftlichen Ansatz her, dann schließt dies immer auch die Möglichkeit der Selbstheilung durch den Geist u. das Bewußtsein mit ein. Da die primären Krankheitsursachen die Geisteszustände betreffen, beinhaltet ganzheitliche Verhaltenstherapie einmal den bewußten Umgang mit Emotionen, aber auch das Verhalten zum eigenen Körper unter Beachtung der ihm zugrundeliegenden Konstitutionen im Wechsel klimatischer u. jahreszeitlicher Faktoren u. der Interaktion mit der Gesellschaft. **3. Umgang mit Arzneimitteln:** s. Medikamente, tibetische; **4. äußeren** od. **zusätzlichen Heilmethoden**, bei denen sanfte, stärkere u. drastische unterschieden werden.

Therapie, zyto|plasmatische (↑) f: auch als „Therapie mit makromolekularen Organextrakten" bezeichnetes Verfahren nach Karl E. Theurer; Prinzip der Behandlung ist die therapeutische Substitution von fehlenden od. defekt gewordenen Faktoren des zytoplasmatischen Stoffwechsels (z. B. bei hereditären genetischen Defekten od. infolge Zelldegeneration im Alter od. Krankheitsfall); dazu werden verschiedene Arten von Nukleinsäuren

(Desoxyribonukleinsäure, Ribonukleinsäure), Zellfermenten, Proteinen, Polysacchariden usw. aus heterologen u. z. T. homologen fetalen u. juvenilen Organen verwendet (Form der Organotherapie*). Neben dem Substitutionsprinzip steht auch die Stimulierung und Induktion körpereigener Stoffwechselfunktionen (vorwiegend immunologisch-endokriner Funktionen) sowie der „repair"-Mechanismus defekter Nukleinsäuren im Vordergrund der Wirkungshypothesen, die wissenschaftlich umstritten sind. Die Wirkung der Therapie bei Autoimmunerkrankungen soll durch wiederholte Gabe kleinster Dosen makromolekularer Organextrakte eine sog. low zone tolerance erzeugen. **Anw.:** bei genetisch bedingten od. erworbenen Stoffwechseldefekten, Autoimmunkrankheiten, zur Regeneration im Alter, Prophylaxe u. a. **NW:** allergische Sofortreaktionen; **Kontraindikationen:** akute Infektionen u. lebensbedrohliche Erkrankungen, frische Impfungen, akute allergische Geschehen.

Thermal|quelle (gr. θερμός Wärme, Hitze): syn. Therme; Wasser, dessen natürliche Temperatur am Quellaustritt höher als 20 °C ist; als Heilwasser* bezeichnet, wenn es therapeutisch eingesetzt wird; vgl. Wildwasser.

Therme (↑) f: syn. Thermalquelle*.

Thermo|regulations|dia|gnostik (↑; lat. regula Richtschnur, Norm; gr. διαγνωστικός fähig zu unterscheiden) f: syn. Regulationsthermographie*.

Theurer-Therapie (Therapie*) f: **1.** s. Therapie, zytoplasmatische; **2.** s. Gegensensibilisierung.

Thevetin n: Herzglykosid aus den Nüssen von Thevetia neriifolia Jussieu; s. Digitaloide.

Thi|amin n: syn. Vitamin* B_1.

Thrombo|phlebitis (gr. θρόμβος dicker Tropfen, Blutpfropf; φλέψ, φλεβός Vene, Blutader) f: Blutgerinnselbildung in oberflächlichen Venen mit entzündlicher Reaktion der Gefäßwand; häufig im Bereich einer Varikose* auftretend; **Therapie:** aus dem Bereich der Phytotherapie mit Zubereitungen aus Arnika* u. Steinklee*, traditionell auch aus Beinwell (auch homöopathisch) u. Hundszunge, sowie Hirudin* u. Hirudo* medicinalis.

Thuja f: Th. occidentalis, abendländischer Lebensbaum aus der Familie der Zypressengewächse, Cupressaceae; **Arzneidroge**: beblätterte Zweigspitzen (Summitates Thujae); **Inhaltsstoffe:** örtlich stark reizendes ätherisches Öl mit dem Monoterpen Thujon*; **Verw.: traditionell** als Anthelminthikum, mißbräuchlich als Abortivum; äußerlich zu Einreibungen bei Rheuma u. Gicht; **NW** des ätherischen **Öls:** bei oraler Aufnahme klonisch-tonische Krämpfe, degenerative Veränderungen der Leber, Nierenschäden, Magenschleimhautblutungen; **homöopathische** Verwendung der frischen Zweige bei Haut- u. Schleimhauterkrankungen (z. B. Warzen, Bartflechte), Verdauungsschwäche, Rheuma, Verstimmungszuständen.

Thujon n: Monoterpen; Gemisch aus den Stereoisomeren α- u. β-Th.; Inhaltsstoff ätherischer Öle verschiedener Pflanzen (Beifuß, Rainfarn, Salbei, Thuja, Wermut u. a.); wirkt abortiv u. hautreizend.

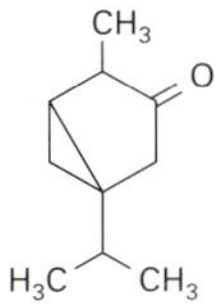

Thujon

THX: s. Gesamtthymusextrakt.

Thymian: Thymus vulgaris, Pflanze aus der Familie der Lippenblütler, Lamiaceae; **Arzneidrogen:** Laubblätter mit Blüten, Kraut

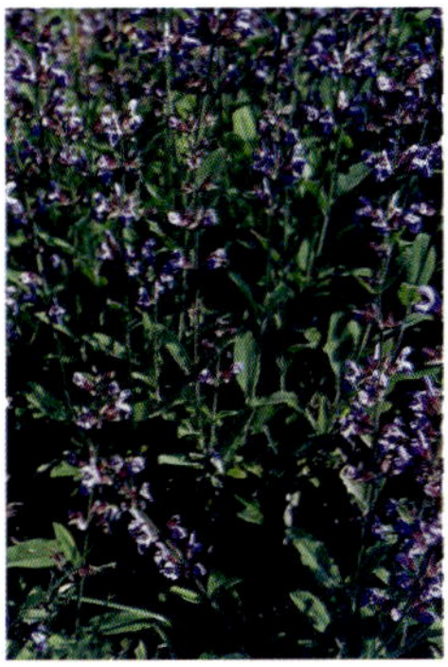

Thymian

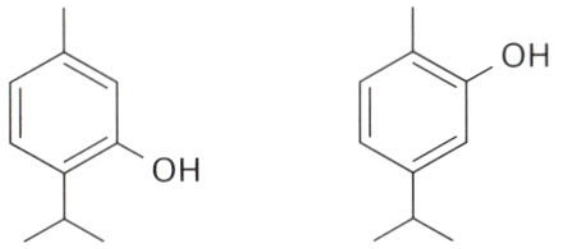

Thymol Carvacrol

Thymian:
Hauptbestandteile im ätherischen Öl

(Thymi herba) u. daraus gewonnenes ätherisches Öl (Thymi aetheroleum); **Inhaltsstoffe:** nach DAB 10 im Kraut mindestens 1,2 % ätherisches Öl mit den Hauptwirkstoffen Thymol u. Carvacrol (isomere Phenole); **Wirkung:**

bronchospasmolytisch, expektorierend, antibakteriell; **Verw.:** äußerlich u. innerlich (z. B. als Fluidextrakt) bei chronischer Bronchitis u. Keuchhusten; **traditionell** auch bei Asthma bronchiale, Magenkrämpfen, Unterleib- u. Kopfschmerzen; äußerlich als Umschlag bei Quetschungen u. Verrenkungen; als Badezusatz u. Gewürz; keine Nebenwirkungen, Wechselwirkungen od. Kontraindikationen bekannt; **homöopathische** Verwendung der frischen blühenden Pflanze bei Bronchialerkrankungen. Vgl. Quendel.

Thymol n: 3-Methyl-6-isopropylphenol; Hauptbestandteil des ätherischen Öls von Thymian* mit starker antibakterieller Wirkung.

Thymol|trübungs|test m: spekulativer Krebs(früh)erkennungstest, bei dem aus geringfügigen Änderungen der Serumeiweißlabilität u. Fällbarkeit im Serum Schlüsse hinsichtlich einer möglichen Krebsgefährdung gezogen werden. Wissenschaftlich nicht haltbares Verfahren.

Thymus serpyllum m: Quendel*.

Thymus|therapie (Therapie*) f: Form der Organotherapie*, bei der folgende Thymuspräparate eingesetzt werden: **1.** Thymuszellpräparate u. deren Homogenate von fetalen Schafen u. Kälbern (sog. Trockenzellen); seit 1988 als injizierbare Fertigarznei vom Bundesgesundheitsamt verboten; **2.** heterogene Gemische von Peptidfraktionen aus juvenilem Kälberthymus (z. B. Gesamtthymusextrakt*, zytoplasmatische Substanzen); **3.** isolierte definierte Peptidfraktionen unterschiedlicher Homogenität; **4.** chemisch definierte, immunaktive Einzelpeptide. Umstrittene Therapie mit meist fehlendem Wirksamkeitsnachweis.

Thymus vulgaris m: Thymian*.

Tief|kühl|kost: Bez. für Lebensmittel, die unter sachgerechter Anwendung der Verfahrenstechnik in geeigneten Vorrichtungen tiefgefroren u. bei mindestens -18 °C gelagert u. transportiert werden; aus ernährungsphysiologischer Sicht ist die Tiefkühlung eine günstige Konservierungsmethode; der hohe Energieeinsatz bei der Herstellung u. zur Aufrechterhaltung der Tiefkühlkette wird aus ökologischer Sicht kritisch bewertet.

Tilia f: s. Linde.

Tinctura (lat. das Färben) f: Tinktur; durch Mazeration od. Perkolation hergestellter Auszug aus getrockneten Arzneipflanzen mit Äthanol (meist 70 %), z. B. Arnika-, Baldrian-, Enzian-, Myrrhen-, Ratanhiatinktur; Bez. auch für Lösung von Trockenextrakten in Äthanol-Wasser-Gemischen mit entsprechender Konzentration.

Tinktur (↑) f: Tinctura*.

Tipa f: wörtliche Übersetzung Galle; in der Energielehre* der traditionellen tibetischen Medizin* Bez. für eines der drei Energieprinzipien, die „Galle"; T. bedeutet aber (ähnlich wie Lung*) weit mehr, nämlich den Einfluß der Sonne (des Lichts u. der Wärme) auf die Zelle u. den Organismus. Die Zentren von T. in der Zelle u. die entsprechenden Organe im Organismus stellen Triebkräfte u. Quellen dar zur Verarbeitung u. Belieferung des Lebewesens mit der Sonnenenergie. Hauptaufgabe von T. ist die Erwärmung der Zelle u. des Organismus. T. als Wärme ist ein schöpferischer Faktor im Bereich der Formen, aber auch der Farben; T. verleiht den Geweben verschiedene Färbungen (Pigmente). Eine Hypertrophie der Funktionen von T. ruft Gefühle der Wut, des Hasses, des Neides u. des Egoismus hervor. Vgl. Bäken.

TM: Abk. für **t**ranszendentale **M**editation*.

Toco|pherole n pl: s. Vitamin E.

Toll|kirsche: Atropa* belladonna.

Toll|kraut: Scopolia* carniolica.

Tolu|balsam: Balsamum tolutanum; erhärteter u. gereinigter Harzbalsam verletzter Stämme von Myroxylon balsamum var. balsamum (Baum aus der Familie der Schmetterlingsblütler, Fabaceae); **Inhaltsstoffe:** ätherisches Öl, Benzoesäure, Zimtsäure, Benzylbenzoat; **Wirkung:** antimikrobiell, expektorierend; **Verw.:** bei Entzündungen der Atemwege; **traditionell** als Expektorans bei Bronchitis u. äußerlich bei Wunden.

Ton: Aluminiumsilikat mit unterschiedlicher Zusammensetzung; **Anw.** des weißen T. (Kaolin) äußerlich als Puder od. Paste bei Hauterkrankungen, innerlich bei Durchfallerkrankungen; vgl. Heilerde.

Ton|erde: Aluminiumoxid; essig-weinsaure Tonerdelösung: Solutio aluminii acetico-tartarici; äußerliche **Anw.** als Adstringens bei Prellungen, Zerrungen, Stauchungen u. Insektenstichen.

Tonikum (gr. τονός Spannung) n: Arzneimittel, mit dem traditionell der Spannungszustand des Körpers angeregt werden soll (z. B. Chinarinde, gelber Enzian, Ginseng, Strychnin); neben einer Anspannung der Muskulatur soll auch eine bessere Spannung der glatten Muskulatur der Gefäße mit Blutdruckanhebung u. eine größere Reaktionsbereitschaft des gesamten Nervensystems mit entsprechender Steigerung von Vigilanz sowie körperlicher u. geistiger Leistungsfähigkeit erreicht werden; Anwendung auch in der Rekonvaleszenz. Vgl. Roboranzien.

Tonsillitis (lat. tonsilla Mandel; -itis*) f: syn. Angina, sog. Mandelentzündung; Entzündung der lymphoepithelialen Gewebe des lymphatischen Rachenrings, insbesondere der Gaumenmandeln; **Formen: 1. T. acuta:** akute Angina tonsillaris, wird meist durch betahämolysierende Streptokokken der Gruppe A, seltener durch Staphylo- u. Pneumokokken od. viral verursacht; **Klinik:** meist plötzlicher Beginn mit hohem Fieber, Halsschmerzen, Druckschmerzhaftigkeit u. Schwellung der submandibulären Lymphknoten, Rötung u. Schwellung der Tonsillen, häufig einzelne

Beläge an den Kryptenmündungen od. über Lymphfollikeln; **Therapie:** Bettruhe, lokal Analgetika u. Desinfizienzien, warme Halswikkel, traditionell Zubereitungen aus schwarzer Johannisbeere od. Kapuzinerkresse; evtl. Antibiotika u. Tonsillektomie; **2. T. chronica:** chronische Angina tonsillaris, wird meist durch eine Mischinfektion mit anaeroben u. aeroben Erregern unter Beteiligung betahämolysierender Streptokokken der Gruppe A verursacht; **Klinik:** anamnestisch häufig rezidivierende Anginen; geringe Beschwerden (sog. Halskratzen), vergrößerte submandibuläre Lymphknoten, Foetor ex ore, dabei gerötete Tonsillen mit narbiger u. zerklüfteter Oberfläche, peritonsillärer Druckschmerz, bei Spateldruck auf den vorderen Gaumenbogen Entleerung von Eiter u. Zelldetritus aus den Krypten; **Therapie:** Antibiotika, evtl. Tonsillektomie. Vgl. Pharyngitis.

Ton|therapie (Therapie*) f: therapeutische Anwendung von Tönen, z. B. bei der Musiktherapie*, Harmonik* u. Klangtherapie*; die Vorstellung einer Übertragung von sog. Heilschwingungen bei der Multicom*-Therapie ist spekulativ u. wissenschaftlich nicht belegt.

Torf: Inhalt von Moor* aus einer dunkel- bis schwarzbraun gefärbten Mischung von zersetzten Pflanzenteilen; Badetorf (Wassergehalt bis zu 90 %) enthält 20–40 % Huminsäure im Trockenen, Gerbsäure, Östrogene u. Mineralsalze; medizinische Verwendung in Moorbad od. Moorpackung.

Tormentilla f: syn. Potentilla erecta, Blutwurz; Pflanze aus der Familie der Rosengewächse, Rosaceae; **Arzneidroge:** Wurzelstock (Tormentillae rhizoma); **Inhaltsstoffe:** Gerbstoffe vom Catechin- u. Ellagitannintyp; **Wirkung:** adstringierend; **Verw.:** Abkochung od. Tinktur bei unspezifischer, akuter Diarrhoe u. leichten Entzündungen der Mund- u. Rachenschleimhaut (Spülung, Pinselung); **traditionell** zur Behandlung von Malaria u. Blutungen jeder Art; **NW:** bei empfindlichen Patienten Magenbeschwerden.

Totalität der Sym|ptome (lat. totus ganz, Gesamt-; Symptom*) f: syn. Gesamtheit* der Symptome.

Training, auto|genes n: s. Autogenes Training.

Trance f: **1.** schlafähnlicher Zustand, der sich besonders zur Aufnahme von Suggestionen* eignet; die in T. befindliche Person verliert das Ich-Bewußtsein, obwohl die (körperliche u. geistige) Konzentrationsfähigkeit meist erhalten bleibt. Es werden häufig unbewußte Erinnerungen zugänglich; Entspannung u. Phantasielenkung werden möglich; der Zustand wird in Hypnose*, bei Selbstversenkung u. beim Schlafwandeln erreicht. **2.** Zustand einer psychischen Transformation, der bei einem Medium durch eine zweite Person od. einen „Geist" herbeigeführt wird; das Bewußtsein kann verändert werden, ohne daß sich das Medium später daran erinnern kann. Eine weitere Form ist die zeremonielle magische Trance des Schamanen*.

Trans|aktions|ana|lyse (lat. trans hinüber, hindurch; actio Handlung; gr. ἀναλύειν auflösen) f: psychoanalytisch orientierte Form der Psychotherapie*, deren zugrundeliegende Persönlichkeitstheorie annimmt, daß der Mensch aus drei abgrenzbaren Ich-Zuständen (Eltern-Ich, Erwachsenen-Ich u. Kindheits-Ich) heraus handelt; zentraler Begriff der T. ist das sog. Script, in dem wesentliche Merkmale eines Lebens vorgegeben sind. Therapeutische Veränderungen erfolgen über spezifische Verfahren wie Struktur-, Transaktions-, Spiel- u. Scriptanalyse mit dem Ziel der autonomen Persönlichkeit mit der Fähigkeit zu Bewußtheit, Spontaneität u. Intimität („Ich bin o. k.").

Trauben|silber|kerze: Cimicifuga* racemosa.

Trenn|kost: s. Hay-Trennkost.

Trigger point (engl. Auslöser, Punkt) n: **1.** Reizpunkt, dessen Berührung Schmerzen auslöst (z. B. bei Gesichtsneuralgien); **2.** sog. Schmerzpunkt, durch dessen Stimulation Schmerzen in abhängigen Bereichen therapeutisch beeinflußt werden sollen; s. Elektrostimulationsanalgesie.

Trigonella foenum-graecum f: Bockshornklee*.

Trink|kur (Kur*) f: Kur, mit der v. a. durch innerliche Anwendung von Mineralwasser* eine Heilung u. Umstimmung bei Nieren-, Blasen- u. Lebererkrankungen erreicht werden soll.

Trituration (lat. tritus das Reiben) f: Abk. trit.; galenische Form der Milchzuckerverreibung von Arzneimitteln, speziell bei Homöopathika gebräuchlich.

Trocken|blut|muster: syn. Bolen-Heitan-Test; Bez. für einen spekulativen Krebstest, bei dem ein Bluttropfen auf einen Objektträger aufgebracht u. nach Antrocknung aus dem so entstandenen Bild (ringartige Verdickungen usw.) Rückschlüsse auf eine Tumorentstehung bzw. auf das Vorliegen eines Tumors gezogen werden. Eine andere Technik besteht darin, daß der Bluttropfen schräg auf den Objektträger aufgebracht u. die Abrinnspur interpretiert wird.

Trocken|bürsten: Behandlung der trockenen Haut mit einer Bürste; stark durchblutungsfördernde Wirkung sowie intensive Massage der Haut u. oberen Muskelschichten; Vorsicht bei empfindlicher Haut; vgl. Bürstenbad.

Tropaeolum majus n: Kapuzinerkresse*.

Tuber (lat.) n: **1.** (anat.) Höcker, (knöcherner) Vorsprung; **2.** (dermat.) primäre Hauteffloreszenz; **3.** (pharmaz.) Wurzelknolle.

Tuberkulinismus (lat. tuberculum kleiner Höcker, kleine Schwellung) m: auch Tuberkulinie, Pseudopsora; neueres Miasma* in der Homöopathie, gekennzeichnet durch eine Symptomatik der Erschöpfung; kann als psoro-syphilinische Mischform angesehen werden; s. Miasmenlehre.

Tui-Na n: s. Massage, chinesische.

Tumor|erkrankung (lat. tumor Geschwulst): s. Krebs.

Tumor|therapie, bio|logische (↑; Therapie*) f: therapeutisches Verfahren bei Krebs, das auf dem Gedanken einer „biologischen Krebsabwehr" basiert, d. h. auf der Vorstellung, daß der Organismus selbst in der Lage ist, maligne transformierte Zellen u. Tumoren durch körpereigene Vorgänge abzubauen od. das Wachstum u. die Expansion des Tumors zu hemmen. Umgekehrt wird davon ausgegangen, daß ein Immundefekt i. d. R. der Vorläufer einer Krebserkrankung sein müsse. Umfangreiche u. „ganzheitliche" Diagnose- u. Therapieprogramme werden sowohl protektiv als auch zur (Begleit-)Behandlung einer Krebserkrankung angeboten. Diese beinhalten Herdsanierung, Immunrestaurierung, Darmsanierung, Ausschaltung von sog. Resttoxikosen u. weiteren Toxinen, oft auch Ausschaltung von Zivilisationskost u. psychischen Belastungen u. a. Eine zentrale Stellung nimmt die Immunmodulation* ein, die jedoch auch z. T. von der konservativen Onkologie genutzt wird.

Turnera diffusa f: s. Damiana.

Tussilago farfara f: Huflattich*.

Typen|lehre: Versuch, psychische u. somatische Eigenschaften einer Persönlichkeit einander zuzuordnen u. nach bestimmten Kriterien, z. B. Temperament* od. Konstitution*, systematisch einzuteilen.

TZI: Abk. für **t**hemen**z**entrierte **I**nteraktion*.

U

Über|ernährung: Form der Fehlernährung* mit anhaltender Nahrungsenergiezufuhr über den physiologischen Bedarf hinaus; Folgen: Übergewicht, Arteriosklerose, Diabetes mellitus, Herzinfarkt.

Über|gewicht: Adipositas; erhöhtes Körpergewicht* mit übermäßiger Vermehrung u. Bildung von Fettgewebe; häufigste Form der Fehlernährung* in den westlichen Industrieländern; die Grenzen zwischen Normalgewicht* u. Ü. sind nicht einheitlich definiert; häufig wird die Einteilung nach dem Body* mass index verwendet. Einfluß auf die Entwicklung eines Ü. haben u. a. metabolische u. genetische Faktoren, körperliche Aktivität, Störungen der Sättigungsregulation, familiäre Traditionen der Ernährungsgewohnheiten, soziales Umfeld u. Psyche. Ü. ist ein Risikofaktor für verschiedene Erkrankungen, z. B. Hypertonie, Diabetes mellitus, Hyperlipidämie, Gicht u. Gefäßerkrankungen (v. a. Arteriosklerose). Die Durchführung von verschiedenen Diäten (s. Schlankheitsdiät, Zitronenkur), der Verzehr von energiereduzierten Lebensmitteln* u. Schlackenkost* sowie die traditionelle u. homöopathische Anwendung von Tang soll zu einer Änderung der Eßgewohnheiten u. Reduktion des Körpergewichts beitragen.

Über|wärmungs|bad: Vollbad mit hoher Temperatur (ca. 40 °C) zur Erzielung einer künstlichen Hyperthermie*; wirkt schweißtreibend (verstärkt durch Lindenblütentee), muskelrelaxierend u. evtl. immunmodulierend; anschließend Bettruhe in einer Schwitzpackung.

Über|wärmungs|therapie (Therapie*) f: s. Hyperthermie, künstliche.

Übungs|therapie (↑) f: krankengymnastische Behandlungsmethode in Form von passiven u. aktiven Bewegungsübungen u. als Koordinationsgymnastik (Ziel-, Geh- u. Gleichgewichtsübungen), durch die zuerst bewußt ausgeführte Bewegungen automatisiert werden sollen; Anwendung u. a. bei neurologischen Erkrankungen sowie nach Unfällen u. Verletzungen als sog. funktionelle Behandlung.

Ulcus cruris (lat. ulcus Geschwür) n: Unterschenkelgeschwür; Substanzdefekt der Haut, meist über den Innenknöcheln; **Ursachen:** v. a. chronisch-venöse Insuffizienz*, seltener arterielle Durchblutungsstörung*, exulzerierende Tumoren, Pyodermien; **Therapie:** Behandlung der Grunderkrankung; aus dem Bereich der Phytotherapie werden Balsamum* peruvianum, Zubereitungen aus Calendula*, Aescin* u. Roßkastanie*, traditionell auch aus Echinacea angustifolia u. Esche, als alternatives Heilverfahren die Ozontherapie* angegeben.

Ulcus duo|deni (↑) n: Zwölffingerdarmgeschwür; im Duodenum lokalisiertes Ulkus; Vorkommen im jüngeren bis mittleren Lebensalter, gehäuft bei Männern u. bei Personen mit Blutgruppe 0; jahreszeitliche Häufung im Frühjahr u. Herbst; **Pathogenese:** erhöhte Säure-Pepsin-Produktion bei beschleunigter Magenentleerung, gestörte Säureneutralisation im Bereich des Bulbus duodeni bzw. Resistenzschwäche der Schleimhaut sowie entsprechende psychische Konstitution (oft Neigung zum Perfektionismus); häufig als wahrscheinlich konditionierender Faktor Besiedlung der Magenschleimhaut mit Helicobacter pylori; **Symptome:** Nüchtern- bzw. Hungerschmerz (nachts); Schmerzmaximum meist zwischen Nabel u. der Mitte des rechten Rippenbogens; **Diagnostik:** Endoskopie; (röntg.) Geschwürnische typischerweise im Bereich des Bulbus duodeni; **Therapie: 1.** konservativ: Unterstützung der Spontanheilungstendenz durch Meiden aggressiver Substanzen (Nicotin, Coffein, Alkohol, bestimmte Analgetika u. Antiphlogistika) u. Regulation der Eßgewohnheiten; Antazida, Anticholinergika, Histamin-H_2-Rezeptorenblocker, Wismutpräparate (wirksam gegen Helicobacter pylori); bei periodischem Auftreten ggf. Dauermedikation zur Rezidivprophylaxe, u. U. psychosomatische Therapie; aus dem Bereich der Naturheilkunde werden Kurzwickel*, Lendenwickel*, Leibwaschung* u. Periostmassage* sowie phytotherapeutisch traditionell Zubereitungen aus Angelika, Henna u. Kardobenedikte angegeben; **2.** bei Vorliegen von Komplikationen od. häufiger Rezidivrate operativ: selektive proximale Vagotomie evtl. mit Pyloroplastik, Billroth-Magenresektion; **Komplikationen:** Blutung in ca. 3 % der Fälle, Penetration insbesondere bei Hinterwandulkus, Ulkusperforation u. Stenosierung.

Ulcus ventriculi (↑) n: sog. Magengeschwür; Ulkus der Magenschleimhaut, das bis in die Submukosa reicht; **Vorkommen:** häufiger bei Männern (m : w = 2 : 1), mit dem Lebensalter zunehmend, gehäuft bei Blutgruppe A; **Ursachen:** Entstehung meist in Zusammenhang mit einer chronisch-atrophischen Gastritis; es besteht eine Assoziation zwischen dem histologischen Nachweis von Helicobacter pylori in der Magenschleimhaut u. dem Auftreten von chronischer Gastritis bzw. U. v.; pathogenetisch wichtig sind wahrscheinlich ein Reflux von gallehaltigem Duodenalinhalt in den Magen sowie exogene Noxen wie Alkohol u. bestimmte Medikamente, z. B. Acetylsalicylsäure, Phenylbutazon, Indometacin, Zytostatika u. Kortikoide; ein U. v. kann auch i. R. schwerer Allgemeinerkrankungen auftreten (sog. Streßulkus). **Klinik:** Druck- u. Völlegefühl nach den Mahlzeiten, Sodbrennen u. Erbrechen von saurem Mageninhalt, Schmerzen im Oberbauch, positiver Boas-Druckpunkt, evtl. Hämatemesis u. Teerstuhl; **Diagnostik: 1.** Gastroskopie mit Biopsie als diagnostisches Standardverfahren, auch zur Differentialdiagnostik von U. v. und Magenkarzinom; **2.** Röntgendiagnostik: charakteristisch für eine frische Ulzeration sind Randnische u. sog. Schwellungshof, für ein älteres U. v. eine trichterförmige Nischenbildung bei der Profiluntersuchung u. eine sternförmige Raffung der Schleimhaut bei Darstellung en face; bei Abheilung des U. v. Abnahme der Tiefenausdehnung u. Umfangsverkleinerung. **Therapie:** medikamentös mit Antazida, Histamin-H_2-Rezeptorenblockern, evtl. Wismutpräparaten (wirksam gegen Helicobacter pylori); naturheilkundlich mit Kurzwickel*, Lendenwickel*, Leibwaschung* u. Periostmassage* sowie phytotherapeutisch mit Zubereitungen aus Süßholz*, traditionell auch aus Angelika, Henna, Kardobenedikte, Sanikel u. Vogelknöterich sowie mit Propolis; ggf. operativ durch Billroth-Magenresektion, Pyloroplastik od. selektive proximale Vagotomie.

Ultra|schall (lat. ultra jenseits): Schwingungen mit einer Frequenz von mehr als 20 kHz (oberhalb der menschlichen Hörgrenze, meist 800 kHz); **Anw.: 1.** therapeutisch durch Vibration sowie Absorption der Wellen u. Umwandlung in Wärme im Körper bei Erkrankungen des Bewegungsapparats, insbesondere posttraumatischen Veränderungen u. rheumatischen Erkrankungen; **2.** diagnostisch zur Sichtbarmachung von Körperstrukturen mit unterschiedlicher Dichte mit Hilfe des umgekehrten piezoelektrischen Effekts. Bei zu hoher Dosierung kann es insbesondere durch Reflexion an Grenzflächen (z. B. am Knochen) zu Überwärmung u. Gewebeschäden kommen. Vgl. Hochfrequenztherapie.

Umstimmung: syn. Alteration; bewußte Auslenkung, z. B. von neuro-vegetativen, psycho-endokrinen od. immunologischen Parametern durch diagnostisch-therapeutische Reizsetzung, wodurch die Reaktionsbereitschaft des Organismus od. eines seiner Teilsysteme verbessert u. schließlich in Richtung einer trophotropen Reaktionslage gelenkt werden soll. Vgl. Umstimmungstherapie.

Umstimmungs|therapie (Therapie*) f: therapeutisches Prinzip aus dem Bereich der Erfahrungsheilkunde u. Alternativmedizin, das durch orale u. parenterale Zufuhr von Stoffen (v. a. von Proteinen) zu einer Änderung der vegetativen Reaktionslage bzw. Anregung der Immunität führen soll; zur Anwendung kommen z. B. Milchpräparate, pflanzliche Eiweiße, Suspensionen abgetöteter Bakterien, Schwefelsuspensionen in Öl od. Gelatine sowie Eigenblutinjektionen. Als Indikation werden v. a. chronische Krankheiten u. anlagebedingte Schwächen (sog. Diathesen) angesehen, die nicht durch eine spezifische Therapie zu beeinflussen sind; ähnlich umstimmende Wirkungen sind auch Teilaspekte der Fieberbehandlung, verschiedener diätetischer Programme, der Sport- u. Bewegungstherapie, Klima- u. Balneotherapie sowie Phytotherapie. Vgl. Reizkörpertherapie.

Unani-Medizin (lat. ars medicina ärztliche Kunst) f: in Indien im 13. Jahrhundert von den islamischen Eroberern eingeführtes Heilsystem (vgl. Medizin, traditionelle indische), welches auf der antiken Viersäftelehre basiert u. sich später mit der Materia medica der arabischen u. indischen Völker verband. Bis ins 16. Jahrhundert war die U.-M. in Indien sehr verbreitet, danach ging ihr Einfluß zurück. Heute wird sie nur noch in einigen moslemisch dominierten Gebieten gepflegt.

Unguentum (lat.) n: (pharmaz.) Salbe*.

Universal|mittel (lat. universalis das Ganze umfassend): **1.** Allheilmittel, Panacea; Heilmittel mit einem sehr breiten Indikationsspektrum, z. B. Ginseng in der Phytotherapie; **2.** Bez. für bestimmte Mittel, die in der Spagyrik* angewendet werden.

Unruhe: s. Angst.

Unter|drückung: in der Homöopathie* Bez. für eine meist durch Arzneimittel erzwungene Verschiebung des Schwerpunkts der Krankheitsmanifestation zu lebensbedrohlicheren od. -einschränkenderen Formen; entspricht einem Therapieverlauf entgegen der Richtung der Hering*-Regel od. aufwärts/einwärts im Drei*-Ebenen-Modell.

Unter|ernährung: Form der Fehlernährung* mit quantitativ bzw. qualitativ unzureichender Versorgung mit Nährstoffen* über längere Zeit; Vorkommen besonders häufig in Entwicklungsländern.

Unter|guß: Guß nach Kneipp, der als Erweiterung des Schenkelgusses bis zur Lenden- bzw. Magenregion hinaufgeführt wird; **Anw.** u. **Kontraindikation:** s. Knieguß.

Unter|körper|waschung: Waschung* nach Kneipp, die am rechten Fußrücken beginnt u. bis zur Kreuzbein- bzw. Unterbauchregion reicht; **Anw.:** als thermisches Regulationstraining, bei Kreislaufregulationsstörungen, varikösem Symptomenkomplex u. Hämorrhoiden.

Unter|schenkel|geschwür: s. Ulcus cruris.

Unter|wasser|gymnastik f: Krankengymnastik im Wasser unter Ausnutzung von Auftrieb, Wasserwiderstand u. -temperatur; zu übende Bewegungen sind leichter od. gegen einen Widerstand bei durch Wärme gelockerter Muskulatur durchführbar.

Unter|wasser|massage f: Massage im Vollbad zur Ausnutzung der reflektorischen Muskelentspannung durch den Auftrieb u. die Wärme des Wassers; wird mit der fühlenden Hand des Masseurs (Unterwasserhandmassage) od. apparativ mit einem von ihm geführten Wasserstrahl einstellbaren Drucks (Unterwasser-Druckstrahlmassage) ausgeführt.

Unter|wickel: Wickel* nach Kneipp von den Achselhöhlen bis zu den Füßen; die Arme bleiben frei.

Urginea maritima f: Meerzwiebel*.

Urin|therapie (gr. οὖρον Urin; Therapie*) f: s. Eigenurintherapie.

Ur|schrei|therapie (Therapie*) f: s. Primärtherapie.

Ur|segmente (lat. segmentum Abschnitt) n pl: syn. Somiten; Gliederungen des embryonalen Mesoderms, die sich ab dem 20. Tag der Embryonalentwicklung paarig um das Neuralrohr lagern (42–44 Paare); differenzieren sich in Sklerotome (pluripotentes Bindegewebe, sog. Mesenchym; Weiterentwicklung zur Wirbelsäule), Dermatome (Anlagen von Korium u. Unterhaut) u. Myotome (Anlagen der segmentalen Rumpfmuskulatur).

Urtica dioica f: s. Brennessel.

Ur|tinktur (Tinctura*) f: flüssiger Ausgangsstoff (Essenz, Lösung, Tinktur) pflanzlicher, tierischer od. mineralischer Herkunft zur Herstellung potenzierter homöopathischer Arzneimittel; pflanzliche U. werden nach dem Deutschen Homöopathischen Arzneibuch nur durch die Herstellung u. im Gegensatz zu Phytotherapeutika nicht durch analytische Untersuchung u. Haltbarkeitsuntersuchung spezifiziert. Im allgemeinen Sprachgebrauch wird oft inkorrekt jede, auch feste Ausgangssubstanz vor der Potenzierung* als U. bezeichnet. Vgl. Nosode.

Usnea f: s. Bartflechte.

Usnin|säure: aus Flechten (Lichenes) der Gattung Usnea isolierte, antibakteriell u. antimykotisch wirkende Verbindung (Dibenzofuranderivate).

Uvae ursi folium n: s. Bärentraube.

Uzara f: Xysmalobium undulatum; Pflanze aus der Familie der Schwalbenwurzgewächse, Asclepiadaceae; **Arzneidroge:** unterirdische Teile zwei- bis dreijähriger Pflanzen (Uzarae radix); **Inhaltsstoffe:** bitter schmeckende Cardenolidglykoside mit Uzarigenin u. Xysmalogenin als Aglykone; **Wirkung:** motilitätshemmend, antidiarrhoisch, spasmolytisch, schwache digitalisartige Herzwirkung; **Verw.:** Drogenauszüge od. Trockenextrakte zum Einnehmen bei unspezifischen, akuten Durchfallerkrankungen; **traditionell** auch bei Dysenterie, Dysmenorrhoea spastica u. Enuresis; **Kontraindikation:** Therapie mit herzwirksamen Glykosiden.

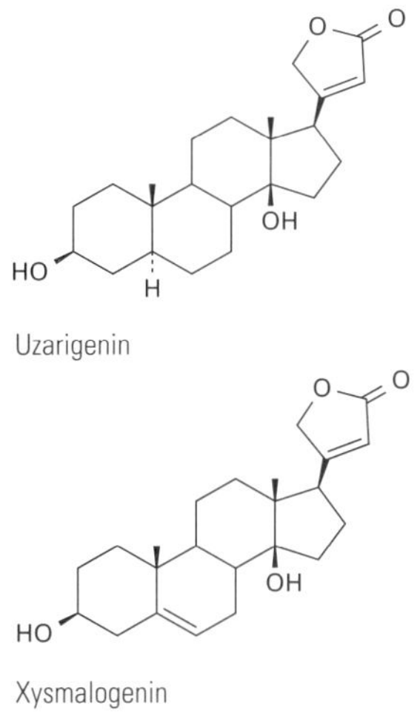

Uzara: Inhaltsstoffe

V

Vaccinium myrtillus n: Heidelbeere*.

Vaji|karana (Sanskrit Vaji Kraft; Karana Erzeugung) m: Bez. für die Männerheilkunde des Ayurveda*, die insbesondere auf Verfahren zur Steigerung der männlichen Sexualkraft spezialisiert ist; die Anwendungen sollten nur zwischen dem 16. u. 70. Lebensjahr erfolgen. Während der Therapie müssen sexuelle Kontakte eingeschränkt werden; Patienten, die ihren Sexualtrieb nicht kontrollieren können, dürfen V. nicht verordnet bekommen. Ähnlich wie bei Rasayana* sollten Körper u. Geist vor der medikamentösen Therapie (z. B. durch Darmeinläufe u. Yoga*) gereinigt werden; die anschließend gegebenen Medikamente enthalten (neben Milch, Butterschmalz u. Honig) i. d. R. weitere tierische Produkte, wie z. B. Vogeleier bzw. das Fleisch od. die Hoden bestimmter Tiere. Zusätzlich werden Heilpflanzen gegeben.

Valeriana officinalis f: Baldrian*.

Varikose (lat. varix Krampfader; -osis*) f: ausgedehnte Bildung von Varizen*, i. e. S. die V. der Beine (sog. Krampfaderleiden); **Klinik:** Ausbildung oberflächlicher u. tiefer Varizen mit Stauungserscheinungen (chronisch-venöse Insuffizienz*) durch die mechanische Behinderung des venösen Blutrückstroms u. den dadurch erhöhten peripheren Venendruck; **Diagnostik:** bei Untersuchung am stehenden Patienten als klinische Zeichen einer Insuffizienz der Vv. perforantes bis daumenkuppengroße blasige Vorwölbung einer oberflächlichen Vene mit darunterliegender palpatorisch rundlich-ovaler Faszienlücke; zum klinischen Nachweis einer Venenklappeninsuffizienz Perthes-Test u. Trendelenburg-Test; evtl. zusätzlich Ultraschalldiagnostik u. Phlebographie; **Therapie:** hydrotherapeutisch mit Fußbad*, Knieguß*, Schenkelguß*, Halbbad*, Wadenwickel*, Wassertreten* u. Unterkörperwaschung*; phytotherapeutisch mit Zubereitungen aus Hamamelis* u. Wurmfarn*.

Varizen (↑) f pl: sog. Krampfadern; unregelmäßig schlauchförmig od. ampullär-knotenförmig erweiterte u. geschlängelte (oberflächliche) Venen; **Ursachen:** Venenwandschwäche bzw. intravasale Druckerhöhung od. Venenklappeninsuffizienz; **Vorkommen:** primär (angeboren) od. sekundär (z. B. nach Thrombose, bei Volumenüberlastung infolge Beteiligung an einem Kollateralkreislauf); v. a. multipel auftretend an den unteren Extremitäten (Varikose*), im Bereich des Ösophagus (Ösophagusvarizen) u. der Bauchdecken (Caput medusae). Vgl. Hämorrhoiden.

Vega-Test m: syn. VRT*-Vegatest.

Vegetarier (lat. vegetabilis pflanzlich) m: sich vorwiegend od. ausschließlich von pflanzlicher Nahrung Ernährender.

Vegetarismus (↑) m: ausschließlich od. überwiegend vegetabile Ernährungsform u. Lebensweise, bei der ursprünglich Produkte von toten Tieren (Fleisch, Fleischprodukte), nicht aber von lebenden Tieren (Milch, Eier, Honig), aufgrund ethisch-religiöser, medizinisch-ernährungsphysiologischer od. ökonomisch-ökologischer Gründe gemieden werden; **Formen:** streng vegetarisch od. vegan (völliges Meiden tierischer Produkte), laktovegetarisch (Verzehr auch von Milch u. Milchprodukten), ovo-lakto-vegetarisch (Verzehr auch von Eiern, Milch- u. Milchprodukten).

Vegeto|therapie (lat. vegetus lebhaft, munter; Therapie*) f: syn. Orgontherapie (W. Reich); Form der Psychotherapie* (u. Vorläufer der bioenergetischen Analyse*), die davon ausgeht, daß sog. charakterliche Panzerungen in Muskelverspannungen (sog. Muskelpanzer) ihren somatischen Ausdruck finden u. durch die Freisetzung libidinöser Energien aufgelöst werden können; eingesetzt werden verschiedene Körper-, Bewegungs- u. Atemübungen sowie die Ausübung direkten manuellen Drucks auf verspannte Muskeln.

Veilchen: Viola odorata; Pflanze aus der Familie der Veilchengewächse, Violaceae; **Arzneidrogen:** Blüten (Violae odoratae flos), Wurzelstock (Violae odoratae rhizoma, echte Veilchenwurzel; vgl. Schwertlilie), oberirdische Teile (Violae odoratae herba) u. Blätter (Violae odoratae folium); **Inhaltsstoffe:** Saponine, Flavonoide, Alkaloide; **Verw.:** Abkochung der zerkleinerten Wurzel **traditionell** als Expektorans, Emetikum u. Purgativum; Blüten u. Kraut als leichtes Abführmittel, Expektorans, Nervinum, Sedativum u. Antiseptikum; **homöopathische** Zubereitungen aus den frischen, zur Blütezeit gesammelten, oberirdischen Teilen bei Rheumatismus der Handgelenke u. Entzündungen der Atemwege.

Veilchen|wurzel: s. Schwertlilie, Veilchen.

Venen|beschwerden (lat. vena Röhrchen, Kanal): s. Thrombophlebitis, Varikose.

Venen|entzündung (↑): Phlebitis; s. Thrombophlebitis.

Verbal|sug|gestion (lat. verbalis aus Wörtern bestehend, auf sprachlichem Weg; suggestio Unterlegung, Beeinflussung) f: Suggestion* durch Worte.

Verbasci flos m: s. Königskerze.

Verbena officinalis f: Eisenkraut*.

Verbrennung: thermische Gewebeschädigung infolge externer (z. B. direkte Flammeneinwirkung) od. interner (z. B. Elektrounfall) Hitzeeinwirkung; **Einteilung** entsprechend der Tiefenausdehnung in der Haut: **Grad 1:** Verletzung der Epidermis mit Rötung, Schwellung, Schmerz; narbenlose Abheilung; **Grad 2a:** Abheben der Epidermis vom Korium mit Blasenbildung; narbenlose Abheilung; **Grad 2b:** schmerzhafte Teilzerstörung des Koriums mit oberflächlicher Koagulation od. intrakutaner Thrombose; Abheilung mit Narbe; **Grad 3:** schmerzlose Totalzerstörung der Haut mit Anhangsgebilden, ggf. Fortschreiten in tiefere Schichten mit schrumpfender Koagulationsnekrose u. narbiger Abheilung, häufig mit Keloidbildung u. Kontrakturen; **Ausdehnung:** Abschätzung der betroffenen Körperoberfläche nach der Neunerregel beim Erwachsenen; **Klinik:** neben lokalen Symptomen mögliches Auftreten einer **Verbrennungskrankheit** mit Allgemeinsymptomen bei V. von mehr als 15 % der Haut; **Therapie:** initial Kaltwasserbehandlung (für ca. 15 Min.), Abdeckung offener Flächen durch sterile (mit Metall bedampfte) Folien (keine Anwendung von Salben), Infusionstherapie; phytotherapeutisch traditionell wird bei leichten V. eine Behandlung mit Zubereitungen aus Johanniskraut, Olivenöl u. Schafgarbe sowie homöopathisch aus Brennessel u. Cantharidin angegeben. Schwerstbrandverletzte (mehr als 20 % der Körperoberfläche mit V. 2. u. 3. Grades) sollten wegen typischer schwerer Komplikationen (Sepsis, ARDS, akutes Nierenversagen) in einer Spezialklinik behandelt werden; V. 3. Grades erfordern sukzessive Nekroseabtragung u. Hauttransplantation. **Prognose:** stark abhängig vom Ausmaß u. Grad der V. sowie Lebensalter.

Verdauungs|störung: s. Dyspepsie.

Verfahren, em|menagoges: kaum noch verwendete Methode der ausleitenden Therapie* zur Förderung der Menstruation, z. B. durch Heilpflanzen (s. Emmenagogum); Anwendung bei verschiedenen Erkrankungen (insbesondere Rheuma, Kopfschmerz, Depression), in der Vorstellung, schlechte Säfte aus dem Körper zu entfernen.

Verhaltens|modi|fikation (lat. modificare regulieren) f: allgemeine Bez. für den Prozeß der Veränderung von beobachtbaren Verhaltensweisen, Kognitionen u. Emotionen; vgl. Verhaltenstherapie.

Verhaltens|therapie (Therapie*) f: Abk. VT; Form der Psychotherapie* auf der Grundlage von behavioristischer Psychologie u. Experimentalpsychologie unter Einbeziehung lern- u. motivationspsychologischer Erkenntnisse, die Verhalten als durch einen Lernprozeß erworben u. entsprechend veränderbar ansieht; mit Hilfe des Konzepts vom respondenten u. operanten Konditionieren (Antwort- u. Wirkverhalten) sowie des Modellernens sollen Symptome gemildert od. beseitigt werden. In der klassischen VT sind folgende **Techniken** von zentraler Bedeutung: **1.** Konditionierung (Erzeugung von bedingten Reflexen u. Reaktionen durch das Setzen spezifischer Reize); **2.** systematische Desensibilisierung (planmäßiges u. graduiertes Unempfindlichmachen gegenüber angstauslösenden Reizen in der Angstbehandlung); **3.** Expositionsbehandlung (Konfrontation des Klienten mit andauernden u. massiven angstbesetzten Reizen, bis die Angstreaktion verschwunden ist). Während sich die klassische VT ausschließlich auf beobachtbares Verhalten bezieht, schließt die kognitive VT Gedanken u. Gefühle des Patienten in Diagnostik u. Therapie mit ein.

Verhaltens|therapie, kognitive (↑) f: Bez. für verschiedene Formen der Psychotherapie*, die auf kognitiven Lerntheorien basieren; im Gegensatz zur klassischen Verhaltenstherapie mit dem Schwerpunkt auf externer Kontrolle betont die k. V. die kognitiven Prozesse (Wahrnehmung, Denken, Sprechen, Informationsaufnahme u. -verarbeitung, Abstraktion), die den therapeutischen Ansatzpunkt zur Veränderung von Einstellungen u. Bewertungen darstellen. Ein wichtiges Verfahren der k. V. stellt die rational-emotive Therapie* dar.

Verkleppern: s. Plussing.

Verletzung: s. Wunde.

Veronica officinalis f: Ehrenpreis*.

Verschlackung: umgangssprachliche Bez. für die Ablagerung von eliminationspflichtigen Zwischen- u. Endprodukten des Stoffwechsels (z. B. Harnsäure), Exo- u. Endotoxinen, Immunkomplexen u. a. in Bindegewebe od. Interstitium sowie in bradytrophe Gewebe; pathologische Speicherung bei dauerhaft überhöhter Nahrungszufuhr im Fettgewebe, im Bindegewebe als Proteoglykane, in der kapillaren Basalmembran als Lipoproteide u. in der arteriellen Media z. B. als Cholesterin-Protein-Komplex od. als Amyloid. Vgl. Entschlackung.

Verschluß|krankheiten: klinischer Oberbegriff für Erkrankungen, die durch obliterierende Gefäßprozesse verursacht werden u. sich klinisch durch die funktionellen Auswirkungen bzw. organischen Folgezustände der resultierenden arteriellen Durchblutungsstörung* od. venösen Rückflußstauung (s. Thrombophlebitis) manifestieren.

Verstauchung: s. Distorsion.

Verstopfung: s. Obstipation.

Very-point-Methode (engl. very sehr; point Punkt) f: eine von dem Arzt u. Akupunkteur Jochen Gleditsch (geb. 1928) entwickelte Technik zur exakten Auffindung reflektorisch veränderter Hautpunkte, die meist reaktiven Akupunkturpunkten entsprechen; empfohlen wird zur Lokalisation der Punkte eine Vorlokalisation durch sorgfältige funktionelle Palpation u. anschließendes tangentiales, lockeres „Abklopfen" des Hautareals mit einer sehr feinen Einmalkanüle (meist entlang eines Meridians). Ist der exakte Punkt mit der Nadel getroffen, so penetriert diese mühelos mit erkennbarem „lost of resistance" in das Gewebe.

Vesikation (lat. vesica Blase) f: sog. Blasenzug; ein aus der Humoralpathologie* stammendes Verfahren, das B. Aschner als Verfahren der ausleitenden Therapie* in seine Konstitutionsbehandlung (s. Aschner-Methode) einführte; eines der bekanntesten Mittel zur V. ist das Cantharidinpflaster*. Die dadurch erzeugte Blase wird ca.12–24 Std. nach Anlegen des Pflasters steril u. unter Erhalt der Blasenhaut geöffnet u. der lymphreiche Blaseninhalt von einigen Therapeuten als Autovakzine* reinjiziert. Als Wirkungsmechanismen werden u. a. verstärkte Durchblutung, Immunmodulation, Lymphdrainage u. Normalisierung des Bindegewebe-pH diskutiert. **Anw.:** bei arthritischen bzw. arthrotischen Gelenkschmerzen, Interkostalneuralgien, spastischen Oberbauchbeschwerden (Gastralgien, Ulkuserkrankung), bei Ohrerkrankungen, zur Drainage über infizierten Körperhöhlen; **Kontraindikationen:** Nieren- u. Blasenentzündungen, vorgeschädigte od. sehr zarte Hautstellen. Forensisch sollte auf die Möglichkeit der persistierenden Hyperpigmentierung der Haut hingewiesen werden.

Viburnum opulus n: gemeiner Schneeball*.

Viburnum pruni|folium n: amerikanischer Schneeball*.

Vicht-Krankheit: Bez. der sog. Hildegard*-Medizin für Präkanzerose bzw. „Krebs-Vor-Krankheit" (G. Hertzka, 1989); die lateinische Originalbezeichnung lautet „tortiones" od. „colica". Der Auffassung Hildegard von Bingen zufolge entsteht die V.-K. als Folge v. a. „kalter schlechter Körpersäfte"; die diagnostischen Zeichen sind „kolikartige Bauchschmerzen, rheumatoide Beschwerden u. Herzschmerzen". Vgl. Krebsmanagement nach Hildegard.

Vier|säfte|lehre: s. Humoralpathologie.

Vier|zellen|bad (lat. cella Kammer, Raum): syn. Zellenbad*.

Vikariation (lat. vicarius stellvertretend) f: Bez. aus der Homotoxikologie* für das Phänomen der Krankheitsveränderung, d. h. das Wechseln einer Krankheit von einer Phase eines Krankheitsstadiums in die nächste. Dieser Vorgang zeigt sich an der Verschiebung von Krankheitssymptomen, z. B. von einem Ekzem zum Asthma od. umgekehrt (sog. Metamorphose). Unterschieden werden eine progressive u. eine regressive V. Innerhalb der „6-Phasen-Tabelle" der Krankheitsentwicklung bedeutet die progressive V. eine Verschlimmerung u. Verschiebung nach rechts bzw. unten; die regressive V. bedeutet eine Linksverschiebung mit Entgiftung u. Heilung. Vgl. Phasenlehre.

Vin|blastin (INN) n: syn. Vincaleukoblastin; Vinca-Alkaloid; Bisindolalkaloid in Catharanthus roseus (Madagaskar-Immergrün); **Verw.:** Zytostatikum.

Vinca-Alkaloide n pl: Gruppe von ca. 60 Alkaloiden aus dem Madagaskar-Immergrün (Catharanthus roseus, syn. Vinca rosea); z. T. Kernspindelgifte, die zur Mitosehemmung in der Metaphase führen; therapeutische Verwendung v. a. von Vinblastin, Vincristin u. Vindesin als Zytostatika (z. B. bei Hodentumoren).

Vinc|amin (INN) n: 14,15-Dihydro-14-hydroxyeburnamenin-14-carbonsäuremethylester (IUPAC); Alkaloid in Vinca minor (Immergrün*); **Verw.:** zerebraler Vasodilatator.

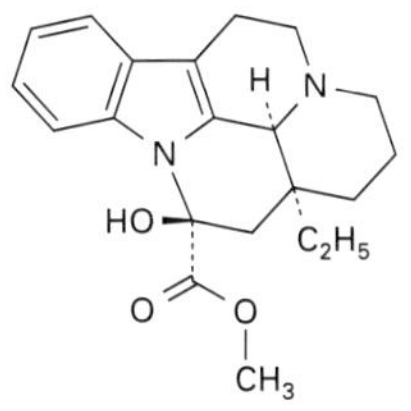

Vincamin

Vinca minor f: Immergrün*.

Vincent-Methode (Louis-Claude V., Hydrologe, Libanon, Paris) f: syn. Bioelektronik* nach Vincent.

Vin|cristin (INN) n: 22-Oxovincaleukoblastin (IUPAC); Vinca-Alkaloid; **Verw.:** Zytostatikum.

Vin|desin (INN) n: 3-Carbamoyl-4-desacetyl-3-des-(methoxycarbonyl)-vincaleukoblastin (IUPAC); Vinca-Alkaloid; **Verw.:** Zytostatikum.

Viola odorata f: Veilchen*.

Viola tri|color f: Stiefmütterchen*.

Viscum album n: Mistel*.

Vital|blut|bild (lat. vitalis zum Leben gehörend): spekulatives Verfahren nach Brehmer zum Nachweis von „Krebserregern" (sog. Syphonospora polymorpha); wissenschaftlich mehrfach widerlegtes Verfahren.

Vit|amin A n: Bez. für alle natürlichen u. synthetischen Verbindungen mit Retinoidstruktur; aus biologischer, pharmakologischer u. ernährungsphysiologischer Sicht nur Sub-

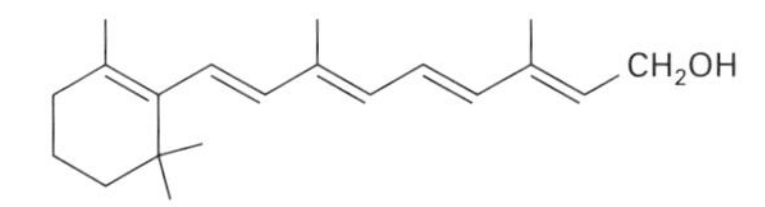

Vitamin A:
Retinol

stanzen mit voller V.-A-Aktivität, d. h. Retinol u. seine Ester; fettlösliches Vitamin, das auch in Form von Provitaminen (Carotinoide*, z. B. Alpha-, Beta-, Gammacarotin) aufgenommen werden kann; **biochemische Funktion:** der Wirkmechanismus ist nicht in allen Fällen eindeutig bekannt; insbesondere beteiligt am Sehvorgang (V. A bildet in Form von 11-cis-od. all-trans-Retinal zusammen mit dem Protein Opsin das Sehpigment Rhodopsin), an Wachstum, Entwicklung u. Differenzierung von Epithelgewebe, Reproduktion (Spermatogenese, Entwicklung der Plazenta, Fetalentwicklung) sowie Testosteronproduktion.

Vork. in Nahrungsmitteln: als Retinol in Tieren u. tierischen Produkten (z. B. Fischleberöl, Leber, Eier, Milch u. Milchprodukte), als 3,4-Didehydroretinol (Vitamin A_2) in Salzwasserfischen (v. a. Haifisch, Heilbutt, Makrele) sowie als Carotinoide in Gemüse u. Obst (v. a. Karotten, Feldsalat, Petersilie, Spinat, Aprikosen); **Bedarf** für Erwachsene (DGE 1991): Männer 1,0 mg Retinoläquivalente (Abk. RE)/Tag, Frauen 0,8 mg RE/Tag; 1 mg RE entspricht 1 mg (od. 3,3 IE) Retinol, 6 mg all-trans-β-Carotin od. 12 mg anderer Provitamin-A-Carotinoide; **Mangelerscheinungen:** V.-A-Mangel steht weltweit unter den Vitamin-Mangel-Zuständen an erster Stelle; in Industriestaaten eher selten; Risikogruppen sind Frühgeborene, junge Frauen u. Männer über 65 Jahre. Durch längere Mangel- u. Fehlernährung, Maldigestion bzw. Malabsorption (z. B. bei Enteritis regionalis Crohn u. Sprue), totale parenterale Ernährung, Pankreaserkrankungen u. Alkoholkrankheit kann es zur Störung der Dunkeladaptation bis Nachtblindheit (Hemeralopie) als Frühsymptom, zu Störungen des Wachstums, der Differenzierung epithelialer Gewebe (Keratomalazie), Eintrocknung der Binde- u. Hornhaut (Xerophthalmie), Verhornung der Talgdrüsen, Atrophie der Schleimdrüsen u. Schleimhäute, Störungen der Knochenbildung, der Fortpflanzung (Atrophie der Testes u. Ovarien) u. in der Schwangerschaft zu Fehlbildungen des Feten kommen. **Hypervitaminose:** bei längerer Einnahme von mehr als 30 mg/Tag (chronische Form) u. bei therapeutischer Anwendung großer V.-A-Mengen Auftreten von Übelkeit, Erbrechen, Kopfschmerzen, trockener Haut u. Schleimhäute, später auch von Schwellungen des Periosts, Hämorrhagien, Haarausfall, Reizbarkeit, Spontanfrakturen; bei Schwangeren teratogene Wirkung.

Vit|amin A$_1$ n: all-trans-Retinol; s. Vitamin A.

Vit|amin A$_2$ n: 3,4-Dehydroretinol; s. Vitamin A.

Vit|amin B$_1$ n: syn. Thiamin; wasserlösliches Vitamin, das aus einem Pyrimidinring besteht, der über eine Methylengruppe mit einem Thiazolring verbunden ist; die biologisch aktive Form ist das Thiamindiphosphat. **Biochemische Funktion:** Coenzym der Transketolase im Pentosephosphatzyklus u. bei der Decarboxylierung verschiedener α-Ketosäuren (z. B. Pyruvat, α-Ketoglutarat); vermutlich spielt V. B_1 in Form von Thiamintriphosphat eine noch nicht bekannte Rolle im Nervensystem.

Vork. in Nahrungsmitteln: in fast allen tierischen u. pflanzlichen Lebensmitteln, meist jedoch nur in geringen Mengen; besonders in Vollkorngetreide (z. B. Weizenkeimlinge, Roggen, Haferflocken, Reis, Mais), Hefe, Hülsenfrüchten, Kartoffeln, Sonnenblumenkernen, Schweinefleisch, Innereien u. Fisch (z. B. Forelle, Lachs). **Bedarf** für Erwachsene (DGE 1991): Männer 1,3 mg/Tag, Frauen 1,1 mg/Tag; **Mangelerscheinungen:** V. B_1 zählt in allen Altersgruppen zu den kritischen Nährstoffen; Alkoholkranke weisen sehr häufig einen Mangel auf. Auftreten von Gewichtsverlust, Appetitlosigkeit, Herabsetzung der Magensaftproduktion, Herz-Kreislaufversagen, Muskelschwäche, Muskellähmungen, Wadenkrämpfen, psychischen Veränderungen (Müdigkeit, Depressionen, Angstzustände, Reizbarkeit) durch Mangel- u. Fehlernährung, Malabsorption bzw. erhöhten Bedarf (z. B. Schwangerschaft, Laktation, chronische Hämodialyse); Beri-Beri (kombinierte Vitamin-Protein-Mangelkrankheit), Wernicke-Enzephalopathie; **Hypervitaminose:** alimentär nicht bekannt; bei längerer oraler Aufnahme zu therapeutischen Zwecken in seltenen Fällen Magenbeschwerden, Kopfschmerz, Schweißausbrüche, Tachykardie, Hautreaktionen mit Juckreiz u. Urtikaria.

Vit|amin B$_2$ n: syn. Riboflavin; wasserlösliches Vitamin mit den Derivaten Flavinmononucleotid (Abk. FMN) u. Flavin-Adenin-Dinucleotid (Abk. FAD); **biochemische Funktion:** FMN u. FAD sind Coenzyme bzw. prosthetische Gruppen wasserstoffübertragender Flavoproteine od. Flavinenzyme im oxidativen Stoffwechsel, z. B. bei der Dehydrierung u. Desaminierung von D-Aminosäuren, Übertragung von Substratwasserstoff auf Ubichinon (Atmungskette) u. Bildung von Wasserstoffperoxid.

Vork. in Nahrungsmitteln: sowohl in tierischen als auch in pflanzlichen Lebensmitteln; besonders in Milch u. Milchprodukten, Fleisch, Eiern, Vollkorngetreideerzeugnissen, Pilzen sowie Leber u. Seefisch (z. B. Hering,

Makrele, Seelachs); **Bedarf** für Erwachsene (DGE 1991): Männer 1,7 mg/Tag, Frauen 1,5 mg/Tag; **Mangelerscheinungen:** die Zufuhr an V. B_2 ist im Durchschnitt ausreichend; Versorgungsengpässe sind lediglich bei älteren Menschen u. jüngeren Frauen, besonders bei Einnahme oraler Kontrazeptiva, festzustellen. Wachstumsstörungen, entzündliche Veränderungen der Schleimhäute, seborrhoische Dermatitis, Mundwinkelrhagaden (in schweren Fällen normochrome normozytäre Anämie) treten selten u. dann erst nach Wochen bei Mangel- od. Fehlernährung, gesteigertem Bedarf (z. B. Schwangerschaft, Laktation, Leistungssport, chronische Hämodialyse), Malabsorption, Phototherapie bei Hyperbilirubinämie des Neugeborenen u. chronischer Einnahme von Medikamenten (z. B. orale Kontrazeptiva, tricyclische Antidepressiva) auf. **Hypervitaminosen:** weder alimentär noch bei therapeutischer Anwendung hoher Dosierungen bekannt.

Vit|amin B_3 n: veraltete Bez. für Pantothensäure*.

Vit|amin B_5 n: veraltete Bez. für Niacin*.

Vit|amin B_6 n: syn. Pyridoxin; wasserlösliches Vitamin, das alle 3-Hydroxy-2-methylpyridin-Derivate (Pyridoxol, Pyridoxal u. Pyridoxamin sowie deren 5'-Phosphorsäureester) mit biologischer Aktivität des Pyridoxins umfaßt; alle Verbindungen können im Stoffwechsel ineinander umgewandelt werden. **Biochemische Funktion:** als Pyridoxalphosphat Coenzym vieler Enzyme des Aminosäurestoffwechsels, z. B. Transaminasen u. L-Aminosäuredecarboxylasen; Pyridoxalphosphat tritt mit Proteinen als Modulator in Wechselwirkung, wie z. B. mit Steroidhormonrezeptoren od. mit Hämoglobin (Erhöhung der Sauerstoffaffinität, Verhinderung der Polymerisierung des Sichelzellhämoglobins).

Vork. in Nahrungsmitteln: als Pyridoxal u. Pyridoxamin hauptsächlich in tierischen (Innereien, besonders Leber, Fleisch, Fisch u. Milchprodukten), als Pyridoxin auch in pflanzlichen Lebensmitteln (z. B. Vollkorngetreide, Kartoffeln, Hülsenfrüchte, Bananen); **Bedarf** für Erwachsene (DGE 1991): Männer: 1,8 mg/Tag, Frauen: 1,6 mg/Tag; wegen der zentralen Rolle des V. B_6 im Aminosäurestoffwechsel ist der Bedarf vom Proteinumsatz abhängig. **Mangelerscheinungen:** Die Aufnahme von V. B_6 ist in der Altersgruppe der 19–35jährigen u. bei Alkoholkranken häufig unzureichend. Isolierter V.-B_6-Mangel ist alimentär selten; meist besteht eine Unterversorgung mit weiteren Vitaminen des Vitamin-B-Komplexes. Durch Mangel- od. Fehlernährung, gesteigerten Bedarf (z. B. Schwangerschaft, Laktation, chronische Hämodialyse) u. chronische Einnahme von Medikamenten (z. B. hormonale Kontrazeptiva, Isoniazid, D-Penicillamin) kann es zu Dermatitis im Nasen- u. Augenbereich, Entzündungen im Mund u. an den Lippen, Schlaflosigkeit, nervösen Störungen, erhöhter Reizbarkeit, eisenrefraktärer, hypochromer mikrozytärer Anämie u. Krämpfen im Säuglingsalter kommen. **Hypervitaminosen:** alimentär nicht bekannt; bei therapeutischer Anwendung hoher Dosierungen (>2 g/Tag) selten periphere, sensorische Neuropathie mit Gangstörungen, Reflexstörungen u. Beeinträchtigung des Tast- u. Temperaturempfindens, hypochrome Anämie.

Vit|amin B_7 n: veraltete Bez. für Biotin*.

Vit|amin B_9 n: veraltete Bez. für Folsäure*.

Vit|amin B_{12} n: syn. Cobalamin; Sammelbezeichnung für eine Reihe wasserlöslicher, strukturell ähnlicher (System von vier Pyrrolringen, Cobalt* als Zentralatom) Verbindungen; Unterschiede bestehen in der Art der Reste, die am sechsten Liganden des Cobalts substituiert sind, z. B. Desoxyadenosyl-, Cyano-, Methyl- od. Hydroxycobalamin. **Biochemische Funktion:** als Coenzym ist Methylcobalamin an der Methylgruppenübertragung, z. B. bei der Methioninsynthese aus Homocystein, beteiligt; dadurch nimmt V. B_{12} auch teil bei der Überführung der Speicher- u. Transportformen der Folsäure* in ihre Wirkform. Adenosylcobalamin ist an intramolekularen Umlagerungsreaktionen von Alkylresten beim Abbau ungeradzahliger Fettsäuren od. der Aminosäuren Methionin, Threonin u. Isoleucin beteiligt.

Vork. in Nahrungsmitteln: V. B_{12} wird ausschließlich von Mikroorganismen synthetisiert u. kommt daher nur in tierischen Lebensmitteln (insbesondere Leber, Niere, Muskelfleisch, Fisch, Eier, Milch u. Milchprodukte) vor; in geringen Mengen auch in vergorenen pflanzlichen Produkten (z. B. Sauerkraut u. Bier) sowie in Wurzeln von Pflanzen, die V. B_{12} aus Bodenbakterien aufnehmen; viele der in der Natur vorkommenden B_{12}-Vitamine haben für den Menschen keine Vitaminwirksamkeit. **Bedarf** für Erwachsene (DGE 1991): 3,0 µg/Tag; **Mangelerscheinungen:** zu den Risikogruppen zählen sich streng vegetarisch Ernährende (s. Vegetarismus), wobei sich ein Mangel sehr selten u. dann erst nach 5–10jähriger V.-B_{12}-freier Ernährung entwickelt. Bei Mangel- u. Fehlernährung, Resorptionsstörungen (z. B. Intrinsic-factor-Mangel) od. angeborener Cobalamin-Transportstörung kann es zu perniziöser Anämie mit Leuko- u. Thrombopenie sowie zur Degeneration der Hinter- u. Seitenstränge des Rückenmarks (funikuläre Myelose mit Störungen der Tiefensensibilität, hyperaktiven Reflexen u. Ataxie) od. zu epithelialen Veränderungen der Mucosa des Verdauungstrakts kommen. **Hypervitaminose:** weder alimentär noch bei therapeutischer Anwendung hoher Dosierungen bekannt.

Vit|amin B_C n: veraltete Bez. für Folsäure*.

Vit|amin-B-Kom|plex (lat. complexus Umfassen) m: Bez. für physikalisch u. chemisch unterschiedliche Verbindungen mit regulatorischen Funktionen im Stoffwechsel; hierzu zählen die wasserlöslichen Vitamine B_1, B_2, B_6, B_{12}, Biotin, Folsäure, Pantothensäure u. Niacin; z. T. werden auch Cholin, Inosit u. p-Aminobenzoesäure dazugezählt.

Vit|amin C n: syn. Ascorbinsäure; wasserlösliches, leicht oxidierbares Vitamin, das L-Threo-hex-2-enono-1,4-lacton u. dessen Derivate mit biologischer Wirkung von L-(+)-Ascorbinsäure umfaßt; **biochemische Funktion:** Radikalfänger; dient als Redoxsystem bei Hydroxylierungsreaktionen (z. B. Kollagen-, Carnitin-, Tyrosin-, Katecholamin- u. Steroidsynthese), ist am mikrosomalen Elektronentransport beteiligt, fördert die Eisenresorption, hemmt die Nitrosaminbildung u. beeinflußt evtl. das Immunsystem.

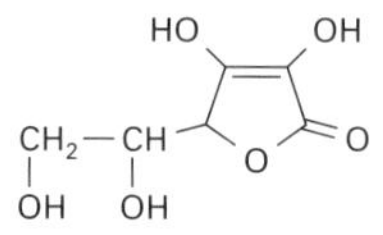

Vitamin C

Vork. in Nahrungsmitteln: sowohl in pflanzlichen als auch (besonders durch Supplementierung) in tierischen Lebensmitteln weit verbreitet, da höhere Pflanzen u. die meisten Tiere aus Glukose V. C synthetisieren können; besonders in Obst (z. B. Sanddorn, schwarze Johannisbeeren, Kiwi u. Zitrusfrüchte), Gemüse (Petersilie, Paprika, Grünkohl, Broccoli, Kartoffeln) u. Leber; **Bedarf** für Erwachsene (DGE 1991): 75 mg/Tag; für Raucher wird eine um 40 mg/Tag höhere Zufuhr empfohlen. **Mangelerscheinungen:** Bei den Ernährungsgewohnheiten in der Bundesrepublik Deutschland ist die Bedarfsdeckung meist gut. Durch Fehl- od. Mangelernährung (z. B. alleinstehende, ältere Menschen, Extremdiäten, Alkoholkrankheit) bzw. erhöhten Bedarf (z. B. Schwangerschaft, Dialyse, Rauchen) u. Malabsorption kann es zu Skorbut mit verminderter körperlicher Leistungsfähigkeit, Müdigkeit, Reizbarkeit, Gelenk- u. Gliederschmerzen sowie später zu Blutungen in Haut, Schleimhäute u. Muskulatur, schwammigem Zahnfleisch, Zahnausfall, schlechter Wundheilung, Infektanfälligkeit u. hypochromer mikrozytärer Anämie kommen; bei Säuglingen Auftreten der Moeller-Barlow-Krankheit. **Hypervitaminosen:** weder alimentär noch bei therapeutischer Anwendung hoher Dosierungen bekannt.

Vit|amin D n: syn. Calciferole; Bez. für eine Gruppe fettlöslicher Substanzen zur Regulation des Calcium- u. Phosphathaushalts, die chemisch den Steroiden nahestehen; die beiden wichtigsten Calciferole sind das pflanzliche Ergocalciferol (Vitamin D_2) u. das tierische Cholecalciferol (Vitamin D_3), die aus ihren Provitaminen Ergosterol bzw. 7-Dehydrocholesterol unter Einwirkung von Ultraviolettstrahlung entstehen. Die biologisch aktive Form ist das 1,25-Dihydroxycholecalciferol, das im Körper durch zweimalige Hydroxylierung aus Cholecalciferol entsteht. Da 7-Dehydrocholesterol u. somit V. D aus Cholesterin im Organismus synthetisiert werden kann, stellt es kein Vitamin im eigentlichen Sinn dar. **Biochemische Funktion:** Regulation des Calcium- u. Phosphathaushalts über Darm (Förderung der Calcium- u. Phosphatresorption), Nieren (Förderung der Calcium- u. Phosphatrückresorption) u. Knochen (Mobilisation von Calcium u. Phosphat sowie Mineralisierung) unter Mitwirkung von Parathormon u. Calcitonin.

Vork. in Nahrungsmitteln: besonders in tierischen Lebensmitteln, z. B. in Fischleberöl u. Fisch (v. a. Hering, Lachs, Sardinen), geringe Mengen in Fleisch, Eigelb, Milch u. Milchprodukten sowie Avocado; **Bedarf** für Erwachsene (DGE 1991): 5 µg/Tag; der gesunde Erwachsene kann seinen Bedarf bei ausreichender Sonnenexposition durch Eigensynthese decken; die Zufuhr durch Lebensmittel ist nur von untergeordneter Bedeutung, kann jedoch unter kritischen Bedingungen (Klima, Lebensweise, Rasse) wichtig sein. **Mangelerscheinungen:** Zu den Risikogruppen zählen unreife Frühgeborene, mehr als sechs Monate ausschließlich gestillte Kinder ohne calciumhaltige Beikost u. streng vegetarisch ernährte Kinder. Durch ungenügende Resorption u. renale Reabsorption von Calcium u. Phosphat kann es zu schweren Mineralisationsstörungen des Skelettsystems (Rachitis) bei Säuglingen u. Kleinkindern mit irreversibler Deformierung der weichen Knochen kommen; zur Prophylaxe bei reif geborenen Säuglingen wird eine tägliche Gabe von 500 IE (12,5 µg) Vitamin D_3 (evtl. in Kombination mit Fluorid als Kariesprophylaxe) empfohlen; Ursachen eines selten vorkommenden V.-D-Mangels bei Erwachsenen mit Auftreten einer Osteomalazie können ungenügende alimentäre Zufuhr, ungenügende UV-Exposition, Malabsorption u. Maldigestion, Leberzirrhose sowie Niereninsuffizienz sein. **Hypervitaminose:** in seltenen Fällen schon bei einer täglichen Zufuhr von 25–50 µg mit Appetitlosigkeit, Übelkeit, Polyurie, Entkalkung der Knochen u. Erhöhung der Calciumkonzentration im Plasma, in Extremfällen Calciumablagerungen in der Intima von Gefäßen, in Herz, Lunge u. Nierentubuli.

Vit|amin E n: syn. Tocopherole; Gruppe fettlöslicher Vitamine, die alle Derivate des Tocols u. Tocotrienols mit derselben biologischen Aktivität wie die des RRR-α-Tocopherols umfaßt; zu den acht natürlichen Tocopherolen zählen Alpha-, Beta-, Gamma-, Deltatocopherol bzw. -tocotrienol. **Biochemische Funktion:** noch nicht vollständig geklärt; evtl. direkte Membranschutzwirkung, Einflüsse auf die Proteinsynthese u. Funktionen im neuromuskulären System; die antioxidative Wirkung von V. E in vivo u. die Fähigkeit, aggressive Sauerstoffradikale unschädlich zu machen, ist dagegen gut untersucht.

Vork. in Nahrungsmitteln: besonders in pflanzlichen Lebensmitteln, (vornehmlich in kaltgepreßten) pflanzlichen Ölen (v. a. Weizenkeimöl, Sonnenblumenöl), Nüssen (v. a. Walnuß, Erdnuß), Getreide u. Gemüse; **Bedarf** für Erwachsene (DGE 1991): 12 mg RRR-α-Tocopheroläquivalent/Tag; 1 mg RRR-α-Tocopheroläquivalent entspricht 1 mg (od. 1,49 IE) RRR-α-Tocopherol; zunehmend bei steigender Zufuhr an Polyensäuren; die Bedarfsdeckung ist bei durchschnittlicher Ernährung gewährleistet. **Mangelerscheinungen:** alimentär selten; Risikogruppen sind Säuglinge u. Kleinkinder, die mehrere Monate mit selbsthergestellten Kuhmilchmischungen ernährt werden. Durch pathologische Veränderungen der Verdauungs- u. Absorptionsprozesse od. totale parenterale Ernährung kann es zu Störungen im Bereich der Reproduktion, Muskulatur, des Nervensystems, des Gehirns, des kardiovaskulären Systems, der Erythrozyten u. Leber kommen. **Hypervitaminosen** sind nicht bekannt.

Vit|amine n pl: organische Verbindungen, die vom Organismus für lebenswichtige Funktionen benötigt werden, aber im Stoffwechsel nicht od. nicht in ausreichendem Umfang synthetisiert werden können u. regelmäßig mit der Nahrung zugeführt werden müssen (s. umseitige Tab.); neben spezifischen Funktionen (z. B. Vitamin A für den Sehvorgang) sind einige V. Bestandteile von Coenzymen, die den Zellstoffwechsel katalysieren. V. werden in fett- u. wasserlösliche Verbindungen unterschieden; fettlösliche V. können im Gegensatz zu wasserlöslichen gespeichert werden, was eine Überdosierung (Hypervitaminose) ermöglicht.

Vit|amin H n: veraltete Bez. für Biotin*.

Vit|aminisierung: Zusatz von Vitaminen zu Lebensmitteln; gesetzlich geregelt in der Verordnung über vitaminisierte Lebensmittel.

Vit|amin K n: Bez. für eine Gruppe fettlöslicher Vitamine mit strukturell unterschiedlichem Grundgerüst, aber ähnlicher antihämorrhagischer Wirkung; Vitamin K_1 (Phyllochinon) u. Vitamin K_2 (Menachinon) kommen natürlicherweise vor, während es sich bei Vitamin K_3 (Menadion) u. Vitamin K_4 (Menadiolester) um synthetische Verbindungen handelt. **Biochemische Funktion:** in der Leberzelle an der Biosynthese verschiedener Blutgerinnungsfaktoren beteiligt (Prothrombin, Faktor VII, IX u. X); Wirkungen in der Atmungskette werden diskutiert.

Vork. in Nahrungsmitteln: Menachinone werden von Bakterien u. Phyllochinone von höheren Pflanzen synthetisiert, so daß sowohl in tierischen als auch in pflanzlichen Lebensmitteln V. K enthalten ist; insbesondere in Gemüse (Sauerkraut, Broccoli, Spinat, Kopfsalat, Rosenkohl, Blumenkohl), weniger in Obst, Getreide (v. a. Hafer, Mais, Weizenkleie), Milch u. Milchprodukten sowie Fleisch (v. a. Geflügel); **Bedarf** für Erwachsene (DGE 1991): nicht genau bekannt, Männer ca. 80 µg/Tag, Frauen ca. 65 µg/Tag; da Säuglinge häufig einen V.-K-Mangel aufweisen, wird eine V.-K-Prophylaxe empfohlen. **Mangelerscheinungen:** verlängerte Blutgerinnungszeit, Blutungen in verschiedene Gewebe u. Organe sowie Hämorrhagie durch Schädigung der Darmflora (z. B. durch Antibiotika, Sulfonamide), Malabsorptionssyndrome, chronische Lebererkrankungen u. die Anwesenheit von V.-K-Antagonisten; alimentär selten; bei Säuglingen Hirnblutungen. Die verlängerte Gerinnungszeit wird therapeutisch als Thrombose- u. Herzinfarktprophylaxe genutzt. **Hypervitaminose:** selten; kann Hämo-

Vitamine Tab. 1

Name	Abk.	Biologisch aktive Form
Fettlösliche Vitamine		
Retinol, Retinal, Retinsäure	A	Retinol, Retinal, Retinsäure z. T.
Calciferol	D	1α,25-Dihydroxycholecalciferol
Tocopherol	E	Alpha-, Beta-, Gammatocopherol
Phyllochinon	K_1	Difarnesylnaphthochinon
Menachinon, Farnochinon	K_2	Difarnesylnaphthochinon
Wasserlösliche Vitamine		
Ascorbinsäure	C	Ascorbinsäure
Thiamin	B_1	Thiaminpyrophosphat
Riboflavin	B_2	FMN, FAD
Nicotinsäure	PP	NAD, NADP
Pyridoxin	B_6	Pyridoxalphosphat
Pantothensäure	–	Coenzym A
Biotin	H	Carboxybiotin
Folsäure	–	Tetrahydrofolsäure
Cobalamin	B_{12}	5-Desoxyadenosylcobalamin

Vitamine Tab. 2

Empfohlene Tageszufuhr (in mg)[1]

Vitamin[2]	Säuglinge u. Kleinkinder	Kinder	Jugendliche	Erwachsene	Schwangere, stillende Mütter
A	1500 IE (0,5)	2000–3000 IE (0,7–1)	5000 IE (1,7)	5000–8000 IE (1,7–2,7)	5000–8000 IE (1,7–2,7)
D	0,01[3]	0,01	0,01	0,01	0,01[3]
E	5	10–15	20–25	30	30
K_3	1,5	0,02	0,04–0,1	0,15	7
B_1	0,2–0,5	0,6–1,1	1,3–1,5	1,5	1,9–2,3
B_2	0,4–0,6	0,6–1,2	1,3–1,5	1,6–2	2–2,5
B_6	0,2–0,4	0,5–1,2	1,4–2	2–2,5	4–5
Nicotinsäure	5–8	10–15	15–20	18–20	25–40
Folsäure	0,05–0,1	0,1–0,3	0,4	0,4–0,8	0,8–1,2
B_{12}	1–2 µg	2–5 µg	5–6 µg	5–8 µg	8–12 µg
C	35	40	40	40–60	100–150

[1] Bei Vitamin A (Retinol) sind IE angegeben; es wird heute überwiegend vollsynthetisch hergestellt; die Dosierung kann deshalb auch in mg erfolgen (Zahlen in Klammern). Die Dosen für Vitamin B_{12} sind in µg angegeben.

[2] Die Vitamine A, D, E u. K sind fettlöslich, alle übrigen wasserlöslich.

[3] Bei diesen Angaben wird davon ausgegangen, daß der Säugling prophylaktisch Vitamin D erhält.

lyse, Erbrechen, Porphyrinurie u. Thrombose hervorrufen.

Vit|amin|mangel: s. Hypovitaminose.

Vit|amin-P-Faktor m: veraltete Bez. für Flavonoide*.

Vit|amin PP n: veraltete Bez. für Niacin*.

Vitex agnus castus f: Mönchspfeffer*.

Völle|gefühl: s. Dyspepsie.

Vogel|beer|baum: s. Eberesche.

Vogel|knöterich: Polygonum aviculare; Pflanze aus der Familie der Knöterichgewächse, Polygonaceae; **Arzneidroge:** zur Blütezeit, gelegentlich mit den Wurzeln, gesammeltes u. getrocknetes Kraut (Polygoni avicularis herba); **Inhaltsstoffe:** Flavonoide, Schleimstoffe, Kieselsäure, Phenolcarbonsäuren, Cumarine, Gerbstoffe; **Wirkung:** adstringierend, expektorierend, Cholinesterasehemmung in vitro; **Verw.:** als Aufguß u. andere galenische Zubereitungen bei Entzündungen der Atemwege u. entzündlichen Veränderungen der Mund- u. Rachenschleimhaut; **traditionell** auch bei Husten, Blasen- u. Nierenleiden, Ulcus ventriculi, Diarrhoe, als Adjuvans bei Lungenkrankheiten u. Hämorrhoiden; äußerlich bei schlecht heilenden Wunden; **homöopathische** Zubereitungen aus den frischen, oberirdischen, zur Blütezeit gesammelten Pflanzenteilen bei Rheumatismus der Finger.

Vojta-Methode (Václav V., Kinderneurol., Prag, München, geb. 1917) f: Form der Diagnostik u. Therapie frühkindlicher Bewegungsstörungen; durch Bewegungstraining mit Auslösen von verschiedenen Reflexen u. Bewegungen gegen Widerstand (sog. Reflexkriechen u. Reflexumdrehen) wird versucht, pathologische in physiologische Bewegungsmuster überzuleiten u. einzuüben. Vgl. Bobath-Methode, Kabat-Methode.

Voll|bad: vollständiges Eintauchen des Körpers mit Ausnahme des Kopfs in Wasser; durch Druckbelastung u. Wärmestauung (bei Warm- bzw. Überwärmungsbad) stark kreislaufbelastend; **Anw.:** je nach Indikation der verwendeten Badezusätze; **Kontraindikationen:** Herzinsuffizienz, Hypertonie; vgl. Dreiviertelbad.

Voll|blut|untersuchung, spektral|ana|lytische: von dem Arzt S. Rilling (1970) eingeführtes Verfahren, bei dem durch spektralanalytische Untersuchung des Vollbluts charakteristische Abweichungen im Mineralstoffgehalt bei verschiedenen Erkrankungen erkennbar sein sollen; spezielle „Ionenreliefs" der insgesamt acht untersuchten chemischen Elemente (Na, K, Ca, Mg, Cu, Fe, Al, Zn) sollen sich auch bei Krebserkrankungen zeigen; z. B. vermehrt Kalium-, Magnesium-, Calcium-, Eisen- u. Aluminiumionen bei Krebskranken; Melanompatienten sollen danach z. B. eine um 22 % erhöhte Kaliumkonzentration im Vollblut aufweisen. Es existieren mittlerweile verschiedene Modifikationen dieses Testverfahrens. Spekulatives u. wissenschaftlich nicht gesichertes Verfahren.

Voll|guß: Guß* nach Kneipp, der den ganzen Körper umfaßt; Beginn an den Füßen über den Rücken zu den Armen u. wieder abwärts, erneut von den Füßen zu Bauch u. Brust bis zum Schlüsselbein u. zurück; **Anw.**: als thermisches Regulationstraining, zur Kreislaufanregung; **Kontraindikationen:** Hypertonie, Kreislaufinsuffizienz.

Voll|kost: Bez. für eine Kost, die den Bedarf an essentiellen Nährstoffen deckt, in ihrem Energiegehalt den Energiebedarf berücksichtigt, Erkenntnisse der Ernährungsmedizin zur Prävention beachtet, in ihrer Zusammensetzung den üblichen Ernährungsgewohnheiten angepaßt ist u. sich nach den Empfehlungen der Deutschen Gesellschaft für Ernährung richtet.

Voll|kost, leichte: frühere Bez. Schonkost; Ernährungsweise, bei der auf Lebensmittel u. Speisen verzichtet wird, die erfahrungsgemäß häufig (z. B. bei mehr als 5 % der Patienten) Unverträglichkeiten auslösen.

Voll|wert der Nahrung: von Werner Kollath geprägter Begriff für die Eigenschaften möglichst naturbelassener **Lebensmittel**, die aus pflanzlichen (Getreidekorn, Apfel) u. tierischen Erzeugnissen bestehen, in denen noch Stoffwechselprozesse ablaufen; im Gegensatz dazu stehen verarbeitete **Nahrungsmittel**, in denen die Stoffwechselabläufe durch Erhitzung od. Verarbeitung gehemmt wurden (z. B. Brot, Apfelsaft).

Voll|wert-Ernährung: Ernährungsweise, die ganzheitlich (d. h. ernährungsphysiologisch, ökologisch u. gesellschaftlich) begründet ist u. bei deren Konzeption Gesundheits-, Umwelt- u. Sozialverträglichkeit des Ernährungssystems berücksichtigt werden; damit sollen hohe Lebensqualität, Gesundheit, Schonung der Umwelt u. soziale Gerechtigkeit weltweit gefördert werden; überwiegend lakto-vegetabile Ernährungsweise (s. Vegetarismus), Verzehr von gering verarbeiteten Lebensmitteln (die Hälfte der Nahrungsmenge als Frischkost), möglichst ausschließlich aus anerkannt ökologischer Landwirtschaft; z. B. Vollkornprodukte, Gemüse u. Obst, Kartoffeln, Hülsenfrüchte sowie Milch u. Milchprodukte, evtl. geringe Mengen an Fleisch, Fisch u. Eiern.

Voll|wert|kost: syn. Bruker-Kost; von Max-Otto Bruker entwickelte, vorwiegend ovo-lakto-vegetabile Kostform nach den Prinzipien von Bircher-Benner u. Kollath. Ziele der V. sind Prophylaxe u. Therapie von Erkrankungen sowie Stärkung der Abwehrkräfte; Bevorzugung von Gemüse, Getreide u. Obst in nicht erhitzter Form, Rohmilch, Butter u. naturbelassenen Ölen, da diese sog. lebendige Lebensmittel sind, die noch alle Vitalstoffe (d. h. Vitamine, Mineralstoffe, Enzyme, hochungesättigte Fettsäuren u. Aromastoffe) enthalten; gemieden werden sog. tote Nahrungsmittel, z. B. isolierte, raffinierte Lebensmittel sowie Genußmittel*. Vgl. Bircher-Benner-Kost, Vollwert der Nahrung.

Vomitus (lat.) m: syn. Erbrechen*.

VRT-Vega|test m: syn. **v**egetativer **R**eflex**t**est nach H. W. Schimmel; Modifikation der Elektroakupunktur nach Voll (Abk. EAV; s. Elektroakupunktur); ähnlich wie die bioelektronische Funktionsdiagnostik* entstand das Verfahren aus dem praktischen Anliegen, die umfangreichen Meßpunkte der EAV zu verringern; beim VRT-V. wird lediglich von einem od. drei Meßpunkten (unter Verwendung von Silberelektroden) u. der Beurteilung der sog. Zeigerwegstrecke als Kriterium für Belastung u. Diagnosefindung ausgegangen. Bei jeder Messung am reproduzierbaren Meßpunkt werden verschiedene homöopathisierte „Informationsträgerampullen" (z. B. Mesenchymampullen, DNA-Ampullen) in den Meßkreislauf eingebracht; der Tester erhält die Antwort über die Veränderung des elektrischen Potentials des Meßpunkts u. seiner Zeigerwegstrecke i. S. einer Ja/Nein-Antwort (Ausgangswerteinstellung). Das Verfahren wird zur Beurteilung der Regulationsfähigkeit des Organismus herangezogen; zudem wird ein Herdtest zur Aufklärung chronischer Irritationen* durchgeführt. Schwerpunkt des Verfahrens ist jedoch der Medikamententest, mit dem das Verfahren (im Gegensatz zur Elektroakupunktur nach Voll u. der bioelektronischen Funktionsdiagnostik) begonnen wird. Weitere technische Erweiterungen stellen die Filterverfahren u. Absorbertechniken dar. Umstrittenes Verfahren. **Anw.:** s. Elektroakupunktur. Vgl. Diagnostik chronischer Irritationen.

VT: Abk. für **V**erhaltens**t**herapie*.

W

Wacholder: Juniperus communis; immergrüner Strauch aus der Familie der Zypressengewächse, Cupressaceae; **Arzneidroge:**

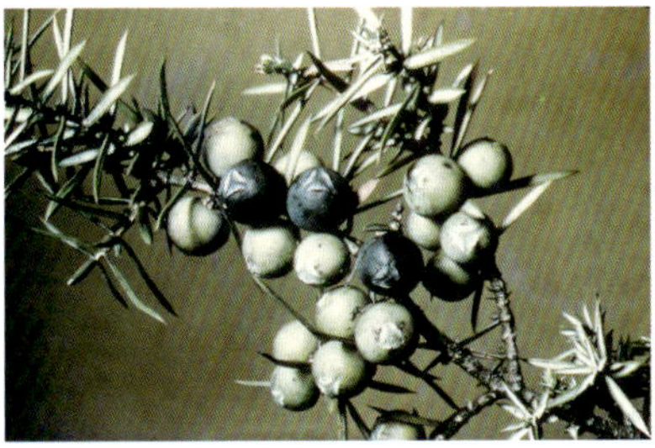

Wacholder

Beerenzapfen (Juniperi fructus, sog. Wacholderbeeren) u. daraus gewonnenes ätherisches Öl; **Inhaltsstoffe:** nach DAB 10 in den Zapfen mindestens 1 % ätherisches Öl mit α- u. β-Pinen sowie Terpinen-4-ol, Flavonglykoside, Gerbstoffe, Zucker, harz- u. wachsartige Bestandteile; **Wirkung** des ätherischen Öls: diuretisch aufgrund gesteigerter glomerulärer Filtration; direkte Wirkung auf die Kontraktion der glatten Muskulatur; äußerlich hautreizend u. durchblutungsfördernd; **Verw.:** als Aquaretikum u. Karminativum bei dyspeptischen Beschwerden; **traditionell** auch bei Zystitis, Pyelitis, Gicht u. Rheuma; äußerlich zu durchblutungsfördernden Einreibungen (z. B. als Spiritus Juniperi); Wacholderbeermus als Roborans u. sog. Blutreinigungsmittel. Gemäß Azneimittelgesetz werden Wacholderbeeren nicht mehr als harntreibendes Mittel akzeptiert, da die experimentell nachgewiesene Diurese durch toxische Mechanismen (Nierenreizung) ausgelöst wird. **NW:** Nierenschäden bei langandauernder Anwendung od. Überdosierung (über 300 mg/Tag) des ätherischen Öls; **Kontraindikationen:** Schwangerschaft, entzündliche Nierenerkrankungen; **homöopathische** Verwendung der frischen reifen Beerenzapfen z. B. bei Ausscheidungsstörungen der ableitenden Harnwege u. dyspeptischen Beschwerden; große Mengen werden als Gewürz u. zur Spirituosenherstellung (Gin, Genever) verwendet.

Wachse: Cera; zu den Lipiden gehörende fettartige, leicht schmelzbare Verbindungen, (chemisch) Ester langkettiger, einwertiger Alkohole mit höheren Fettsäuren; neben chemisch synthetisierten u. teilsynthetisierten W. gibt es mineralische (Ceresin), pflanzliche (Carnauba) u. tierische W., z. B. Bienenwachs (Cera flava) u. Wollwachs (Adeps lanae); letztere werden zur Salbenherstellung verwendet.

Waden|wickel: Wickel* nach Kneipp von der Wade bis zum Knöchel; **Anw.:** zur Fiebersenkung, bei venösen Beschwerden auch mit Lehm; **Kontraindikationen:** kalte Füße, akute Erkältungskrankheit.

Waerland-Kost (Are W., schwedischer Diätetiker, 1876–1955): Kostform zur Stoffwechselumstellung, zum Ausgleich des Säure-Basen-Haushalts des Körpers u. zur natürlichen Darmentleerung; lakto-vegetabile Ernährung (s. Vegetarismus) mit wechselnden Rohkost- u. Getreidemahlzeiten, sparsamem Gebrauch von Pflanzenölen, ausreichender Zufuhr an Flüssigkeit (Wasser u. Kräutertees) u. geringem Verzehr von Milcherzeugnissen; gemieden werden raffinierte Nahrungsmittel, Genußmittel, scharfe Gewürze, Salz u. Essig.

Wärme|therapie (Therapie*) f: s. Hochfrequenztherapie, Hyperthermie, künstliche.

Wahr|sage|rute: syn. Wünschelrute*.

Waist-hip ratio (engl. Taille-Hüfte-Verhältnis) n: Parameter zur Bestimmung der Fettgewebeverteilung aus dem Quotienten von Taillen- u. Hüftumfang; sollte bei Männern <1, bei Frauen <0,8 sein; korreliert eng mit dem Auftreten u. Verlauf von koronarer Herzkrankheit, Hypertonie, Diabetes mellitus u. a. Stoffwechselstörungen u. hat einen höheren Aussagewert als das Ausmaß von Übergewicht. Vgl. Body mass index.

Wald|meister: Galium odoratum; Staude aus der Familie der Rötegewächse, Rubiaceae; **Arzneidroge:** frische od. getrocknete, während od. kurz vor der Blütezeit gesammelte oberirdische Teile (Galii odorati herba); **Inhaltsstoffe:** Cumarin* (entsteht aus o-Cumarsäureglykosid u. Cumarinsäureglykosid beim Verwelken mit charakteristischem Geruch), Iridoide, Phenolcarbonsäuren; **Verw.:** als Aufguß u. andere galenische Zubereitungen **traditionell** bei Atemweg- u. Magen-Darm-Beschwerden, Erkrankungen der Leber u. Gallenblase, der Niere u. ableitenden Harnwege, Durchblutungsstörungen; laut Kommission E beim ehemaligen Bundesgesundheitsamt ist die Wirksamkeit bei den beanspruchten Anwendungsgebieten nicht belegt; als Aromatikum im Haushalt zur Herstellung von Maibowle; **NW:** bei übermäßigem Genuß von Waldmeisterzubereitungen Kopfschmerzen; Cumarin wirkt im Tierversuch an Ratten karzinogen; Maibowle sollte einen Cumaringehalt von 5 ppm nicht übersteigen (= 3 g frischer W. für 1 l Bowle).

Walkung: der Knetung* ähnliche Massagetechnik, bei der ganze Muskelgruppen zur Lockerung passiv bewegt werden.

Wal|nuß, echte: Juglans regia; Baum aus der Familie der Walnußgewächse, Juglandaceae; **Arzneidroge:** Laubblätter (Juglandis folium); **Inhaltsstoffe:** Gerbstoffe u. braunfär-

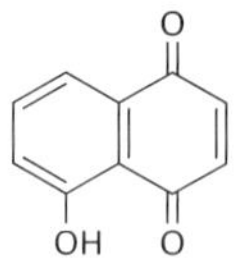

Walnuß, echte: Juglon

bendes Juglon (5-Hydroxy-1,4-naphthochinon); **Wirkung:** adstringierend; **Verw.:** äußerlich bei leichten Entzündungen der Haut u. Hyperhidrose; **traditionell** die grünen Fruchtschalen bei chronischen Hautkrankheiten, Magen-Darm-Entzündungen, als Anthelminthikum u. sog. Blutreinigungsmittel sowie zum Haarefärben. Laut Kommission E beim ehemaligen Bundesgesundheitsamt ist für die Fruchtschalen die Wirksamkeit bei den beanspruchten Anwendungsgebieten nicht belegt. Aufgrund des Gehalts an Juglon, das in verschiedenen Modellen mutagen wirkt, wird die therapeutische Verwendung nicht befürwortet. **Homöopathische** Verwendung der frischen Fruchtschalen u. Blätter gegen Acne vulgaris u. nässende Hautekzeme.

Wannen|bad: in einer Badewanne vorgenommenes Bad*; je nach Wasserhöhe als Voll-, Dreiviertel- od. Halbbad.

Warm|bad: Bad mit warmem Wasser (36–38 °C, bei Teilbädern auch höhere Temperaturen); vgl. Überwärmungsbad.

Waschung: hydrotherapeutische Maßnahme mit einem in kaltes Wasser getauchten Tuch; mildeste Form der Kaltanwendung*, die eine reaktive Hyperämie bewirken soll; Durchführung während der Kneipp-Kur meist morgens vor dem Aufstehen; **Anw.:** als thermisches, abhärtendes Training, bei psychovegetativen Störungen u. Kreislaufregulationsstörungen.

Wasser|ader: Bez. für räumlich eng begrenzte Bereiche in kristallinem u. karstigem Untergrund (z. B. Klüfte, Spalten, Auflockerungszonen), in denen Wasser vorkommt; in der Radiästhesie* wird der Begriff in einer sehr allgemeinen Bedeutung ohne wissenschaftliche Basis verwendet. Vgl. Geopathie.

Wasser|fasten: s. Fasten.

Wasser|kresse: syn. Brunnenkresse*.

Wasser, ozonisiertes: Wasser, dem Ozon* zugesetzt wurde; **Anw.:** bei superinfizierten Wunden, Infektionen u. zur Desinfektion in der Zahnmedizin; gelegentlich zur Spülung im Urogenitalbereich.

Wasser|sucht: s. Ödem.

Wasser|treten: Kaltanwendung* nach Kneipp in einem Tretbecken od. einer Badewanne mit einer Wasserhöhe bis handbreit unter der Kniekehle; bei jedem Schritt wird das Bein mit der Fußspitze nach unten (Storchenschritt) ganz aus dem Wasser herausgehoben; Dauer 20–50 Sekunden bis zum Eintritt eines leicht ziehenden Schmerzes; nach Beendigung Wiedererwärmung durch schnelles Gehen in Beinbekleidung; **Anw.:** zur Abhärtung, bei venösen Beschwerden; vgl. Fußbad.

Wechsel|bad: Bad in abwechselnd warmem u. kaltem Wasser; in der Kneipp*-Therapie meist als Wechselfuß- od. -armbad gebraucht; zuerst ca. 3–5 Minuten in warmes, dann 20–40 Sekunden bis zum Eintritt eines schmerzähnlichen Gefühls in kaltes Wasser, nochmals warm u. abschließend wieder kurz kalt; danach ohne abzutrocknen Anziehen u. Bewegen bis zu Wiedererwärmung u. reaktiver Hyperämie; **Anw.:** allgemein als thermisches Training u. zur Kreislaufregulierung.

Wechsel|guß: Guß* mit abwechselnd warmem u. kaltem Wasser; in der Kneipp*-Therapie meist als Wechselknie-, -arm- od. -vollguß gebraucht; zeitlicher Ablauf u. Anwendungsgebiete: s. Wechselbad.

Wechsel|jahre: s. Klimakterium.

Wechsel|strom: auch faradischer Strom; elektrischer Strom, bei dem die Ladungsträger (Elektronen od. Ionen) ihre Bewegungsrichtung periodisch ändern (s. Abb.); Gegensatz: Gleichstrom*. Vgl. Elektrotherapie.

Wechsel|wirkung: in der Homöopathie* Bez. für: **1.** eine besondere Art der Reaktion auf ein Arzneimittel; Sonderform der Erstwirkung, bei der erst eine Mittelwiederholung die erwünschte Wirkung bringt; **2.** Arzneimittelbeziehung*, die die Wirkung der Arzneimittel stören, aufheben, verstärken, weiterführen od. vollenden kann.

Weg|warte: Cichorium intybus var. intybus, Zichorie; Pflanze aus der Familie der Korbblütler, Asteraceae; **Arzneidrogen:** im Herbst gesammelte u. getrocknete oberirdische Pflanzenteile (Cichorii herba) bzw. getrocknete Wurzeln (Cichorii radix); **Inhaltsstoffe:** Sesquiterpenlactone, Zimtsäurederivate, Flavonoide; **Wirkung:** schwach choleretisch, antiexsudativ; **Verw.:** bei Appetit-

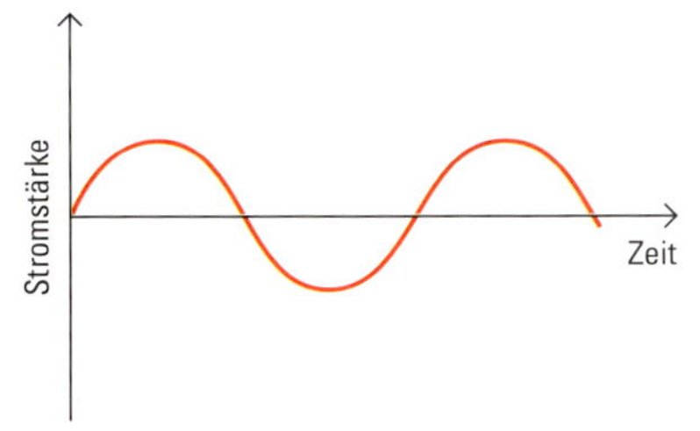

Wechselstrom

losigkeit u. dyspeptischen Beschwerden; **traditionell** auch bei Störungen der Leberfunktion, Gelbsucht u. als mildes Laxans; der frische Preßsaft als Abführmittel bei Kindern; Cichorium intybus var. sativum liefert eine Wurzel, aus der nach Rösten u. Mahlen der Zichorienkaffee als Kaffee-Ersatz hergestellt wird; **NW:** selten allergische Hautreaktionen; **Kontraindikation:** Allergie gegen W. u. andere Korbblütler.

Weich|teil|technik f: syn. (engl.) soft tissue work; Bez. aus der Osteopathie* für die „Arbeit am weichen Gewebe" u. wohl zur Abgrenzung gegen die Massage eingeführt; es handelt sich vorwiegend um eine Art Vorbereitung des Bewegungsapparats auf die osteopathischen Korrektionstechniken mit dem Ziel, den muskulären Tonus zu erniedrigen. Die „Inhibition" wird durch eine kurzzeitige an- u. abklingende digitale Kompression einer Muskelverhärtung durchgeführt; weitere Techniken sind Längstraktionen u. Dehnungen der Muskulatur ohne Gleitbewegungen bzw. Friktionen von Haut u. Muskel.

Weide: Salix alba, Salix purpurea, Salix fragilis u. andere Salix-Arten; Holzpflanzen aus der Familie der Weidengewächse, Salicaceae; **Arzneidroge:** Rinde der Zweige (Salicis cortex); **Inhaltsstoffe:** Salicin u. acetylierte Salicinderivate (Salicortin), werden im Körper zu Salicylsäure verstoffwechselt; **Wirkung:** antipyretisch, antiphlogistisch, analgetisch; **Verw.:** als Dekokt u. Fertigarzneimittel bei Fieber, Kopfschmerz, rheumatischen Erkrankungen; **traditionell** auch bei Gicht; **NW:** theoretisch wie bei Salicylaten, jedoch keine gesicherten Hinweise vorhanden; selten gastrointestinale Beschwerden durch die enthaltenen Gerbstoffe. Vgl. Pappel.

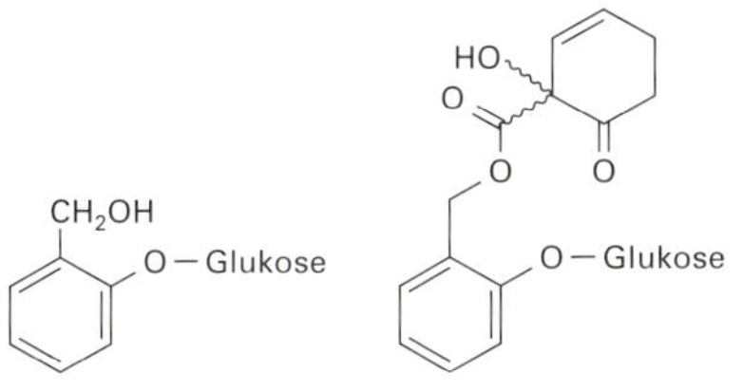

Weide:
Inhaltsstoffe

Weiden|röschen: Epilobium parviflorum (kleinblütiges W.), Epilobium montanum (Berg-W.), Epilobium roseum (rosarotes W.), Epilobium collinum (Hügel-W.) u. andere Epilobium-Arten; Stauden aus der Familie der Nachtkerzengewächse, Oenotheraceae; **Arzneidroge:** kurz vor od. während der Blüte gesammelte u. getrocknete oberirdische Teile (Epilobii herba); **Inhaltsstoffe:** Flavonoide, Sterole, β-Sitosterol u. β-Sitosterolester; **Wirkung:** antiphlogistisch; **Verw.: traditionell** als Teeaufguß bei Miktionsstörungen durch benigne Prostatahyperplasie.

Weihe-Druck|punkte: von dem homöopathischen Arzt A. Weihe (1886) beschriebene hyperalgetische Punkte der Körperoberfläche (vgl. Projektionssymptom) bzw. der segmentalen Zonen; Weihe beschrieb ein System von ca. 266 Druckpunkten (196 paarig u. 70 unpaarig) u. postulierte Bezüge zwischen bestimmten homöopathischen Arzneimitteln u. diesen Punkten. Die Beobachtungen fanden zu seiner Zeit keine große Beachtung; wissenschaftliche u. klinische Aktualisierung erfuhren die W.-D. erst in Zusammenhang mit der Homöosiniatrie* u. der Neuraltherapie*.

Weiß|dorn, gemeiner: Crataegus oxyacantha, syn. Crataegus laevigata; Strauch aus der Familie der Rosengewächse, Rosaceae; **Arzneidroge:** Blätter, Blüten (Crataegi folium cum flore) u. Früchte verschiedener europäischer Weißdornarten; **Inhaltsstoffe:** Flavonoide (u. a. Hyperosid, Vitexin-4'-rhamnosid), oligomere Procyanidine, Amine, Catechine, Triterpensäuren; **Wirkung:** positiv inotrop, chronotrop u. dromotrop sowie negativ bath-

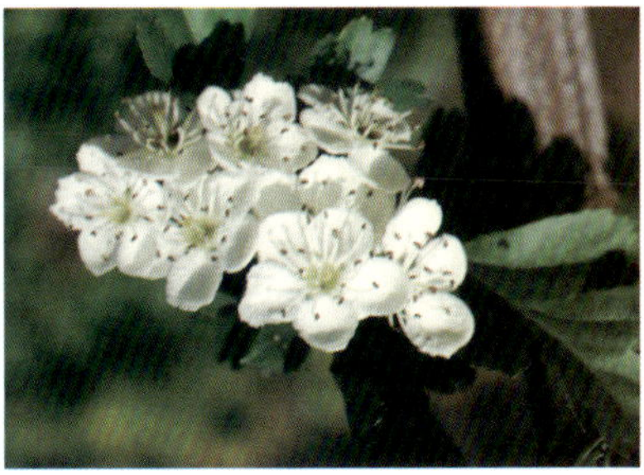
Weißdorn, gemeiner

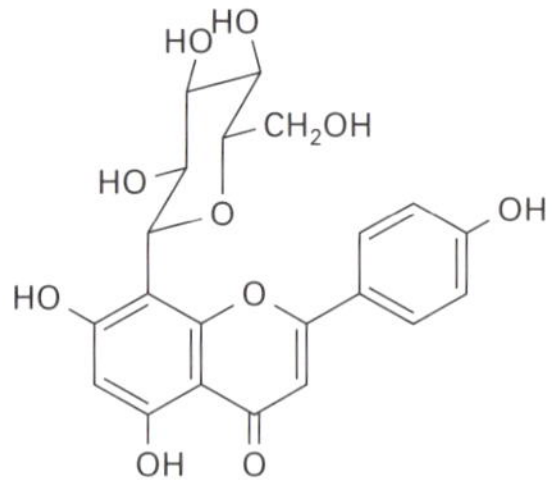

Vitexin

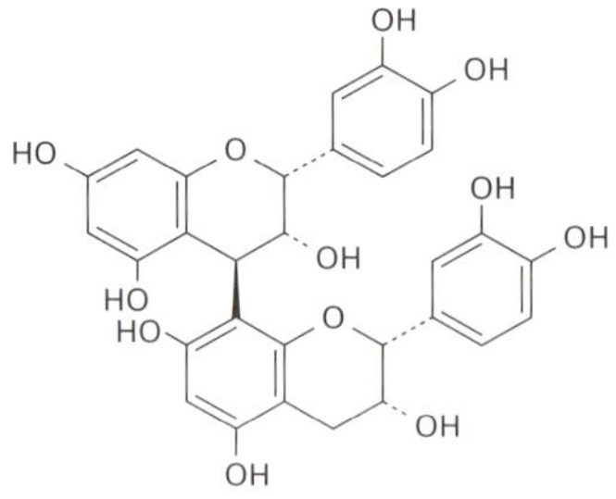

dimeres Procyanidin

Weißdorn, gemeiner: Inhaltsstoffe

motrop; Zunahme der Koronar- u. Myokarddurchblutung; **Verw.:** oral u. parenteral bei Herzinsuffizienz Stadium II (NYHA), Druck- u. Beklemmungsgefühl in der Herzgegend, noch nicht digitalisbedürftigem sog. Altersherz, leichten bradykarden Herzrhythmusstörungen; **traditionell** auch Tee aus den Blüten od. Blättern allein zur Herzkräftigung u. bei Nieren- u. Blasenbeschwerden, Husten; **homöopathische** Verwendung der frischen reifen Früchte bei Hypotonie, Herzbeschwerden.

Weltmann-Ko|agulations|band (lat. coagulare gerinnen): spekulativer Test zur Krebs(früh)erkennung i. S. eines unspezifischen Eiweißlabilitätstests, bei dem aus geringfügigen Veränderungen der Serumeiweißlabilität Rückschlüsse auf Fehlregulationen des Organismus u. Frühhinweise auf eine Krebsentstehung möglich sein sollen.

Wermut: Artemisia absinthium; Pflanze aus der Familie der Korbblütler, Asteraceae; **Arzneidroge:** obere blühende Sproßteile u. Blätter (Absinthii herba); **Inhaltsstoffe:** nach DAB 10 mindestens 0,3 % ätherisches Öl mit dem Hauptwirkstoff Thujon, Bitterstoffe Absinthin u. Artabsin (Sesquiterpenlactone); der Bitterwert der Droge soll nach DAB 10 mindestens 15 000 betragen; **Wirkung:** aromatisches Bittermittel; **Verw.:** als Teeaufguß aus getrocknetem Kraut, Tinktur u. Fertigarzneimittel bei Appetitlosigkeit, dyspeptischen Be-

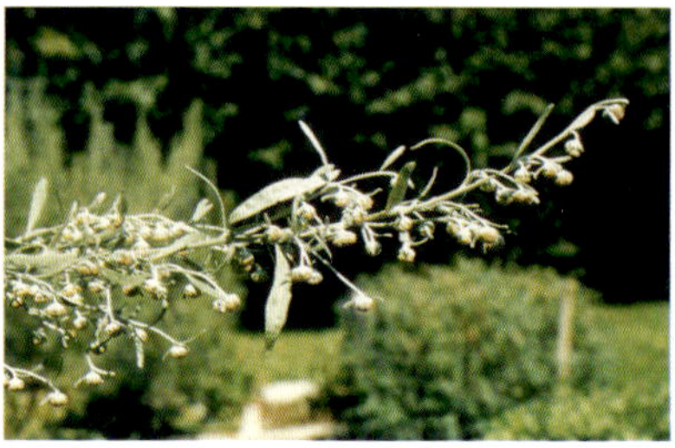

Wermut

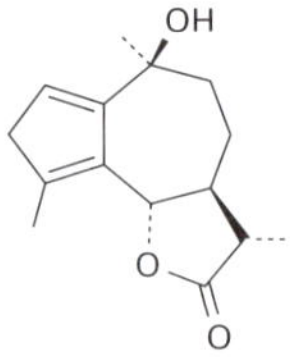

Artabsin

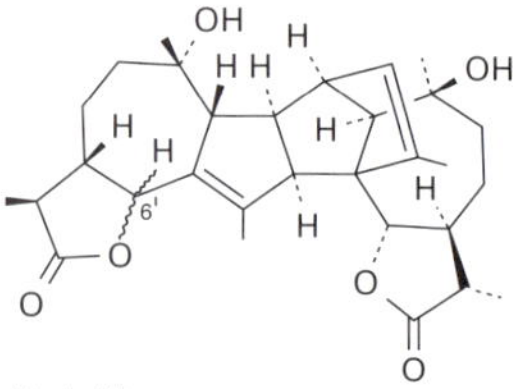

Absinthin

Wermut: Bitterstoffe

schwerden u. Dyskinesien der Gallenwege; **traditionell** auch als Wurmmittel; keine Neben- od. Wechselwirkungen bei bestimmungsgemäßem Gebrauch bekannt; Thujon wirkt in toxischer Dosis als Krampfgift, deshalb keine Verwendung des isolierten ätherischen Öls; **homöopathische** Verwendung der frischen oberen Sproßteile, jungen Blätter u. Blüten z. B. bei tetanischen Krämpfen u. Meteorismus.

Wertigkeit: in der Homöopathie* Bez. für: **1.** die meist dreistufige Gewichtung der Häufigkeit eines Arzneimittels bezüglich eines bestimmten Symptoms im Repertorium*; die Anzahl der Grade u. ihre Zuordnung variieren je nach Autor. Durch die von den meisten Autoren beobachtete geringe Fallzahl ist die Verallgemeinerung zu W. problematisch; hier soll das kontinuierliche Einarbeiten neuer Beobachtungen abhelfen. Ursprünglich kennzeichnete W. eine Klassifizierung; einwertig bedeutete: das Symptom ist nur in Arzneimittelprüfungen aufgetreten, zweiwertig: häufiger in Prüfungen u. klinisch in Heilungen bestätigt, dreiwertig: sehr häufig bestätigt. **2.** Kennzeichnung der relativen Intensität eines Symptoms od. der Häufigkeit einer Qualität od. Modalität innerhalb eines Arzneimittelbildes.

Wertigkeit, bio|logische: Maß für die Qualität eines Lebensmittels in bezug auf den Proteingehalt; wird bestimmt durch den absoluten Gehalt u. das Verhältnis der essentiellen Aminosäuren zueinander. **Definition: 1.** klassische Definition aus der Tierernährung: die b. W. gibt an, wieviel Gramm Körperprotein aus 100 g eines bestimmten resorbierten Nahrungsproteins synthetisiert werden können; d. h., ein Nahrungsprotein hat die Wertigkeit 100, wenn aus 100 g die gleiche Menge körpereigenes Protein aufgebaut werden kann.

Wertigkeit, biologische

Biologische Wertigkeit ausgewählter Lebensmittel

Vollei	100
Kartoffel	86
Milch	84
Soja	84
Rindfleisch	83
Roggen	83
Weizen	58
65% Kartoffel- mit 35% Eiprotein	136

$$\text{biologische Wertigkeit} = \frac{\text{retinierter Stickstoff} \times 100}{\text{resorbierter Stickstoff}}$$

2. Definition für die Ernährung des Menschen: die b. W. des Proteins von Vollei wird gleich 100 gesetzt; alle anderen Lebensmittelproteine werden in Relation dazu bewertet.

$$\text{biologische Wertigkeit} = \frac{\text{Minimalbedarf an Vollprotein (g/kg KG/Tag)} \times 100}{\text{Minimalbedarf an Testprotein (g/kg KG/Tag)}}$$

Der Minimalbedarf wird experimentell bestimmt. Durch Kombination verschiedener Proteine entsteht ein sog. Aufwertungseffekt (s. Kartoffel-Ei-Diät); weitere gute Proteinkombinationen sind z. B. Hülsenfrüchte u. Getreide sowie Getreide u. Milch (s. Tab.).

Wickel: hydrotherapeutische Maßnahme mit heißen, temperierten od. kalten naßfeuchten Tüchern, die mit einem Zwischentuch u. einem Wolltuch umwickelt werden; evtl. mit Zusatz von Kräutern (z. B. Heublume, Kamille), Essig od. Peloiden (s. Packung); Dauer der Anwendung von wärmeentziehenden kalten W. ca. 20 Minuten, von wärmestauenden W. 1–1½ Stunden u. von schweißtreibenden W. 1½–2 Stunden; je nach betroffenem Körperteil werden Brust-, Arm-, Fuß-, Kurz-, Unter-, Ganzwickel u. a. unterschieden. Vgl. Hydrotherapie, Kompresse.

Wiedemann-Kur (Fritz W., Arzt, geb. 1911; Kur*) f: syn. kombinierte Serumtherapie; Form der Regenerationstherapie* mit folgenden Komponenten: **1.** Serumtherapie* mit Organ-Combi-Serum u. Einzelorgansera (8–12 Behandlungen im Abstand von 1–2 Tagen); **2.** Zelltherapie* mit vitalen Zellkernsubstanzen; **3.** Procainbehandlung mit hochdosierten Vitaminkomplexen (vgl. Aslan-Kur). Wissenschaftlich umstrittenes Verfahren.

Wild|wasser: wirkstoffarmes Quellwasser, das weniger Mineralien, Verbindungen u. Elemente enthält, als für Heilwasser* vorgeschrieben, dessen Heilwirkung aber als Erfahrungswert anerkannt ist. Kalte Quellen (sog. Akratopegen) werden von Akratothermen (Thermalquelle, wärmer als 20 °C) unterschieden. **Anw.:** in der Rekonvaleszenz, bei schmerzenden u. muskulären Bewegungsstörungen.

Wirbel|säulen|beschwerden: Sammelbezeichnung für Funktionsstörungen der Wirbelsäule; **Ursachen:** am häufigsten altersbedingte Degeneration (in der 5. Dekade bei ca. 60 % der Frauen u. 80 % der Männer), selten Differenzierungsstörungen der Bandscheiben- u. Wirbelanlagen (Wirbelanomalien) sowie lokale od. allgemeine Erkrankungen unterschiedlicher Ätiologie u. Pathogenese (z. B. Entzündung od. Neoplasie); **Diagnostik:** röntgenologisch; **Therapie:** aus dem Bereich der Naturheilkunde u. alternativen Heilverfahren werden Chiropraktik*, Interferenzstromtherapie*, Klapp*-Kriechen u. Periostmassage* angegeben. Vgl. Kreuzschmerz, Lumbago, Ischialgie.

Wirk|stoff: körpereigener od. -fremder Stoff mit erwünschter od. unerwünschter Wirkung, der bei Kontakt die Funktionen lebender Materie, wie Zellgewebe, Organe u. Organismen, in differenzierter Weise beeinflußt; z. B. Vitamine, Enzyme, Hormone, Toxine, pharmazeutisch wirksamer Bestandteil eines Arzneimittels*.

Wirkungs|dauer: in der Homöopathie* Bez. für das Anhalten einer Arzneimittelwirkung; das Konzept einer festen u. arzneimittelspezifischen W. wurde aufgegeben, da sie zu stark variiert; als Faustregeln dienen: **1.** die W. entspricht der Akuität/Chronizität des Falls;

je schneller od. dramatischer der Verlauf einer Erkrankung ist, desto eher ist die Arzneimittelwirkung erschöpft u. desto häufiger muß die Arzneimittelgabe wiederholt werden. **2.** Je höher die verabreichte Potenz ist, desto länger hält die Wirkung an. **3.** Je stärker allgemeine u. arzneimittelspezifische Stressoren auf den Patienten einwirken (s. Heilungshindernis), desto häufiger muß die Arzneimittelgabe wiederholt werden.

Witch doctor (engl. Hexendoktor) m: Heiler* mit der Aufgabe, Hexen zu entlarven, an Hexerei* erkrankte Menschen zu heilen u. die Gemeinschaft vor den Hexen zu schützen.

Witting-Test m: auch sog. Mesenchymtest; spekulativer serologischer Test zur Krebs(früh)erkennung; die sog. Witting-Reaktion stellt eine Fällungsreaktion im Blutserum dar. **Technik:** Das Serum wird mit Elaidinsäure (Isomer der Ölsäure) vorbehandelt u. verdünnt. Mit dem Salz der Phosphormolybdänsäure erfolgt die Aussalzung einer Globulinfraktion; Suche nach pathologischen Eiweißen mit spezifischen „tumorbedingten" Kurvenbildern.

Wolfs|trapp: Lycopus europaeus bzw. Lycopus virginicus; ausdauernde Stauden od. Kräuter aus der Familie der Lippenblütler,

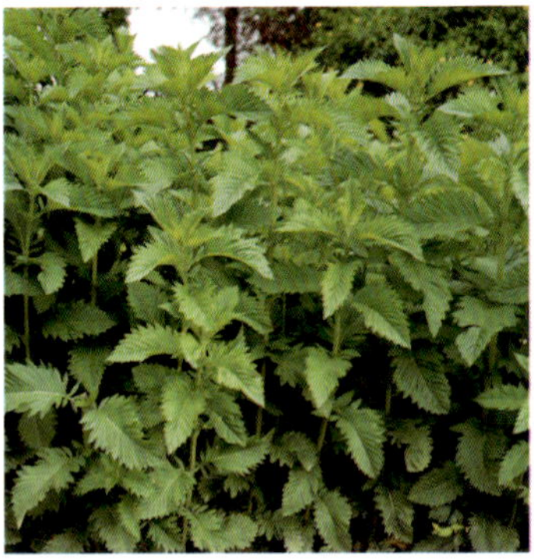

Wolfstrapp

Lamiaceae; **Arzneidroge:** kurz vor der Blüte geerntete, frische od. getrocknete oberirdische Teile (Lycopi herba); **Inhaltsstoffe:** Phenolcarbonsäuren (z. B. Hydroxyzimtsäure, Kaffeesäure, Chlorogensäure, Lithospermsäure), Flavonoide, Fluor, Gerbstoffe; **Wirkung:** antigonadotrop, antithyreotrop, Senkung der Prolaktinkonzentration, blutzuckersenkend; **Verw.:** innerlich bei leichten Formen der Hyperthyreose mit vegetativ-nervösen Störungen sowie bei Mastodynie; **NW:** bei Langzeittherapie u. sehr hohen Dosen selten Vergrößerung der Schilddrüse; plötzliches Absetzen kann die Beschwerden verstärken; **Wechselwirkung:** die Einnahme von W.-Zubereitungen kann die Schilddrüsendiagnostik mit Radioisotopen stören; **Kontraindikationen:** Hypothyreose, Schilddrüsenvergrößerung ohne Funktionsstörung; **homöopathische** Zubereitungen aus dem frischen, blühenden Kraut von Lycopus virginicus bei psychovegetativem Syndrom, Hyperthyreose, Basedow-Krankheit, nervöser Tachykardie; Kombination mit Chininum arsenicosum bei Thyreotoxikose.

Woll|blumen: s. Königskerze.

Wünschel|rute: syn. Glücksrute, Wahrsagerute; Anzeigegerät für ortsabhängige Umweltreize, das von Rutengängern zum Auffinden von Reizzonen verwendet wird (radiästhetische Ortung); in der okkulten Medizin u. zunehmend im Bereich bioinformativer Naturheilverfahren verwendet zur Auffindung von sog. Erdstrahlen*, über dem menschlichen Körper zur Erkennung bestimmter Krankheiten, erkrankter Organe od. geeigneter Arzneimittel; wissenschaftlich sind die empirisch beschriebenen Erscheinungen weitgehend unerforscht od. konnten bislang nicht bestätigt werden. Befürworter spekulieren mit Ankoppelungsphänomenen an „ultraschwache fernwirkende Felder". **Formen: 1.** klassische V-Form (zugeschnittene Astgabel); heute meist aus Plastikmaterial od. Stahldraht; waagerechte Drehachse; **2.** Vertikalrute mit vertikaler Drehachse; **3.** Lecher-Rute; **4.** Winkelrute; nach radiästhetischen Schulen wird das Rutenphänomen durch folgende Bedingungen ausgelöst: unterirdische Wasserführungen, Brüche u. Verwerfungen, elektromagnetische Felder, sog. Reizstreifen*. Vgl. Geopathie, Radiästhesie.

Wunde: Unterbrechung des Zusammenhangs von Haut od. Schleimhaut mit od. ohne Substanzverlust, die durch mechanische Verletzung od. physikalisch bedingte Zellschädigung verursacht wird; **Therapie:** aus dem Bereich der Phytotherapie kommen zur äußerlichen Wundbehandlung eine Vielzahl von Drogen in Betracht, z. B. Balsamum* peruvianum, Zubereitungen aus Calendula*, Echinacea* purpurea, Hamamelis*, Hirtentäschel* u. Schachtelhalm*, traditionell auch aus Alkanna, Andorn, Basilikum, Breitwegerich, Brombeere, Eberwurz, Eibisch, Eisenkraut, Heidekraut, schwarzer Johannisbeere, römischer Kamille, Krapp, isländischem Moos, Pappel, Pestwurz, Sumpfporst, Tausendgüldenkraut u. a., sowie ozonisiertes Wasser*.

Wunder|heilung: Heilung, die als übernatürliches, nicht rational erklärbares od. sogar naturwissenschaftlichen Erkenntnissen widersprechendes Ereignis geschieht; z. B. durch Handauflegen* od. durch das Aufsuchen eines Wallfahrtsorts.

Wurm|erkrankungen: Helminthiasis; durch parasitäre Würmer verursachte Erkrankungen; **Therapie:** aus dem Bereich der Phytotherapie wurde traditionell mit einer

Vielzahl von Zubereitungen behandelt, allgemein z. B. mit Beifuß, Ceylon-Zimt, Gelbwurz, Knoblauch, Koriander, Melonenbaum, Papain, Tausendgüldenkraut u. Wermut, bei Askariasis (Spulwürmer) mit Kürbissamen, Quassia, Rainfarn u. Zitwerblüten, bei Bandwurmbefall mit Extractum filicis, Kosoblüten u. Kürbissamen.

Wurm|farn: Dryopteris filix-mas, syn. Aspidium filix-mas; ausdauernde Pflanze aus der Familie der Schildfarngewächse, Aspidiaceae; **Arzneidrogen:** Blätter (Filicis maris folium), oberirdische Teile (Filicis maris herba) u. Wurzelstock (Filicis maris rhizoma); **Inhaltsstoffe:** Phloroglucinole: monomere (Aspidinol), dimere (Albaspidin), trimere (Filixsäure) u. tetramere Butanonphloroglucide; **Wirkung:** anthelminthisch, virustatisch, zelltoxisch; **Verw.:** Extrakt (Extractum Filicis maris) bzw. die mit Öl hergestellte Extraktlösung (Aspidinol filicinum oleo solutum, Filmaronöl) früher innerlich bei Bandwurm- u. Plattwurmbefall; Abkochung des Rhizoms **traditionell** äußerlich bei Rheuma, Ischialgie, Muskel-, Nerven-, Ohren- u. Zahnschmerzen sowie Varizen; frischer Preßsaft aus dem Rhizom bei Verbrennungen; wegen der geringen therapeutischen Breite heute obsolet; **homöopathische** Zubereitungen aus dem frischen Wurzelstock bei Sehschwäche durch Schädigung der Sehnerven.

Wurm|samen: s. Zitwerblüten.

X

Xeno|bi<u>o</u>tika (gr. ξένος fremd; βιοτικός lebendig, lebensfähig) n pl: **1.** Substanzen, die den Körper zu Abwehrreaktionen veranlassen (Antigene, Toxine u. a.); **2.** für ein ökologisches System fremde Substanzen, z. B. die Umwelt verunreinigende Stoffe; vgl. Ökologie.

Xue (sprich schüe) n: in der traditionellen chinesischen Medizin* Bez. für das Blut, dessen Entstehung auf die Funktionen von Milz u. Magen zurückgeführt wird; durch die Nahrungsessenz wird im Mittleren Erwärmer (s. Syndromdiagnostik) Qi* gebildet u. zu Blut umgewandelt; dieses sog. Ernährungs-Qi geht in Herz u. Blutgefäße, über die es den Organismus ernährt; aus ihm entstehen auch die Körpersäfte (s. Jin-Ye). Das Blut steht mit dem Qi in engem Zusammenhang: das sog. Qi-Xue (aktiviertes, zirkulierendes Blut) fließt in den Meridianen*, welche u. a. den Blutgefäßen der modernen westlichen Medizin entsprechen.

Xysmal<u>o</u>bium undul<u>a</u>tum n: s. Uzara.

Y

Yin-Yang (sprich in-jang) n: Begriff einer der frühesten Erfahrungen des alten chinesischen Denkens, der einerseits beschreibt, daß alle Phänomene zwei gegensätzliche, sich ergänzende (komplementäre) Seiten haben, u. andererseits (als Hell-Dunkel-Folge) den Zeithorizont umfaßt, in dem sich die gesamte Natur u. das menschliche Dasein vollzieht (Y.-Y. als Urprinzip u. Urmodus des Seins; vgl. System der Fünf Elemente); da Y.-Y. vorkategorial zu verstehen ist, kann es zugleich räumliche, zeitliche, qualitative, quantitative, jahreszeitliche, farbliche, richtungsmäßige u. dynamische Dimensionen, Relationen u. Unterschiede enthalten. Wesentlich für Y.-Y. sind: **1.** die Gegensätzlichkeit; **2.** die gegenseitige Abhängigkeit; **3.** die gegenseitige Ergänzung u. Begrenzung; **4.** die gegenseitige Umwandlung. In der Theorie der traditionellen chinesischen Medizin* wird Y.-Y. zur Unterscheidung von Strukturen, physiologischen Funktionen u. pathologischen Veränderungen des Organismus verwendet; ferner dient es als Leitlinie zur Therapie, wobei Akupunkturstrukturen u. Medikamente nach Y.-Y. klassifiziert werden. Bei den Strukturen des Organismus gilt eine räumliche Y.-Y.-Beziehung zwischen Oberkörper (Yang) u. Unterkörper (Yin); die Körperoberfläche gehört zum Yang, das Körperinnere zum Yin. Der Rücken entspricht dem Yang, Bauch u. Vorderseite des Thorax dem Yin. Bei den inneren Organen entsprechen die Fünf* Speicherorgane (Leber, Herz, Milz, Lunge u. Niere) dem Yin, die Sechs* Hohlorgane (Gallenblase, Dünndarm, Dickdarm, Blase u. die Drei Erwärmer) dem Yang. Die einzelnen inneren Organe lassen sich nochmals in Yin u. Yang

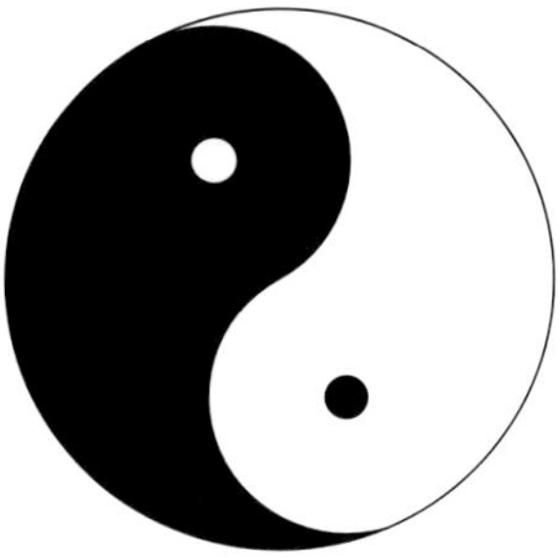

Yin-Yang:
Symbol von Yin u. Yang

Yin-Yang
Einteilung nach Yin u. Yang

Naturphänomene					Mensch	Gewicht	Helligkeit
Yin	Erde	Nacht	Herbst/Winter	Kälte	Frau	schwer	dunkel
Yang	Himmel	Tag	Frühling/Sommer	Wärme	Mann	leicht	hell

Menschlicher Organismus				
Yin	Bauch, innere Schichten der Extremitäten	untere Körperpartien, Körperinneres	Fünf Speicherorgane	Blut
Yang	Rücken, äußere Schichten der Extremitäten	obere Körperpartien, Körperoberfläche	Sechs Hohlorgane	Qi

Körperfunktionen					Störungen (Xie)
Yin	Absteigen	Richtung innen	Stabilität	Behinderung, Abschwächung	Kälte, Feuchtigkeit
Yang	Aufsteigen	Richtung außen	Dynamik	Verstärkung	Wind, Hitze

unterteilen, so gibt es z. B. ein Herz-Yin u. ein Herz-Yang. Bei den Meridianen u. Nebengefäßen gelten die äußeren Verläufe der Meridiane als Yang, die inneren Verläufe als Yin. In einem Y.-Y.-Verhältnis stehen auch Blut u. das Qi*. Der Normalzustand des Organismus beruht auf einer harmonischen Einheit von Yin u. Yang im Flusse der Zeit, d. h. der Lebenszeit des Menschen; bei Störungen dieser Harmonie (Yin- od. Yang-Störungen) entstehen Erkrankungen, die i. R. der Syndromdiagnostik* als Variante eines Yin- od. eines Yang-Syndroms betrachtet werden können. Die Therapie von Erkrankungen zielt vornehmlich darauf ab, die Harmonie von Yin u. Yang wieder herzustellen, indem z. B. die Y.-Y.-Lehre als Basis für die Anwendung von chinesischen Medikamenten* od. von Akupunktur* genommen wird. Bei völliger Trennung von Yin u. Yang hört die Aktivität des menschlichen Lebens auf, u. der Tod tritt ein.

Yoga (Sanskrit Vereinigung) m: in Indien beheimatetes Verfahren zur Steigerung der Gesundheit u. zur Selbstverwirklichung (Moksha), das vor ca. 7000 Jahren durch Sadashiva begründet worden sein soll u. durch Patanjali im 2. Jahrhundert v. Chr. seine klassische Ausprägung erhielt. Danach gehören zum sog. achtgliedrigen Pfad (Astanga Y.) fünf einfachere (Yama) u. fünf schwierigere (Niyama) Verhaltensregeln, verschiedene Körperübungen (Asanas*) u. die Atemübungen (Pranayama*), ferner das Abwenden der Aufmerksamkeit von der sinnlichen Wahrnehmung (Pratyahara), die Konzentrationsübungen (Dharana), die konzentrierte Versenkung (Dhyana) u. das Samadhi, die mystische Vereinigung mit dem geistigen Zentrum aller Existenz. Später bildeten sich weitere Ausprägungen des Y., so der Hatha Yoga mit Betonung der körperlichen Übungen, Jinana Yoga mit Betonung der geistigen Arbeit u. des Erkenntnisprozesses, Bhakti Yoga mit Betonung der liebevollen Hingabe an das göttliche Wesen u. Karma Yoga mit Betonung der Arbeit u. des sozialen Engagements. Im Raja Yoga wird schließlich versucht, die genannten Tendenzen harmonisch miteinander zu verbinden.

Yoga Chikitsa (↑; Sanskrit Chikitsa Behandlung) f: zu therapeutischen Zwecken eingesetzte Teile des Yoga; angewendet werden insbesondere die Reinigungspraktiken (Shuddhi Kriyas), die Körperübungen (Asanas) u. die verschiedenen Atemübungen (Pranayamas). Bei den Shuddhi Kriyas handelt es sich um Methoden der Reinigung der Augen, der Nasenhöhlen, der Atemwege, des Magens, des Darms u. des Enddarms. Die Asanas wirken konstitutionell ausgleichend u. gewebekräftigend u. sind im Westen insbesondere durch den Hatha Yoga bekannt geworden. Pranayama führt zur Verbesserung des Stoffwechsels u. zur Anregung der Selbstreinigungskräfte. Vgl. Medizin, traditionelle indische.

Yohimbe f: Pausinystalia yohimbe, syn. Corynanthe yohimbe; Baum aus der Familie der Rötegewächse, Rubiaceae; **Arzneidroge:** getrocknete Stamm- u. Zweigrinde (Yohimbehe cortex); **Inhaltsstoffe:** Monoterpen-Indolalkaloide (Yohimbin*), Gerbstoffe; **Wirkung:** sympatholytisch, steigert die Reflexerregbarkeit des Sakralmarks, schleimhautanästhesierend, blutdrucksenkend; aphrodisierende Wirkung umstritten; **Verw.: traditionell** als Aphrodisiakum (sog. Potenzrinde) sowie bei Schwäche- u. Erschöpfungszuständen, als Antihypertonikum, bei Prostatitis mit Blasenbeschwerden; zur Gewinnung von Yohimbin. Laut Kommission E beim ehemaligen Bundesgesundheitsamt ist die therapeutische Verwendung wegen des nicht abschätzbaren Nutzen-Risiko-Verhältnisses u. unzureichend belegter Wirksamkeit abzulehnen. **NW:** Schweißausbrüche, Schwindel, Herzklopfen, Blutdrucksenkung; **Kontraindikationen:** Er-

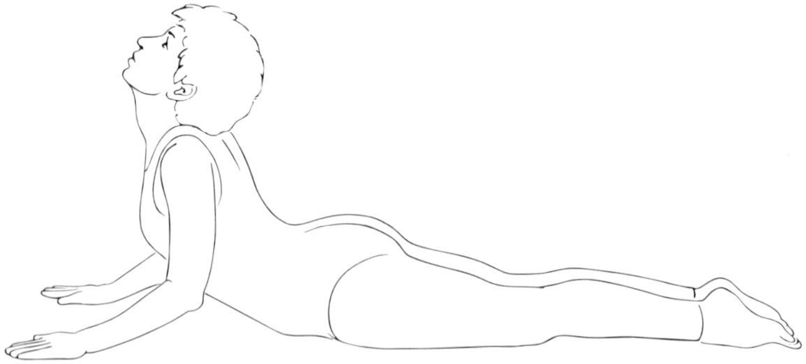

Yoga:
Stellung der Kobra

krankungen der Niere od. Leber, Hypotonie, chronische Herzerkrankungen.

Yohimbin n: Methyl-[(+)-17α-hydroxy-3α,15α,20β-yohimban-16α-carboxylat] (IUPAC); Alkaloid aus der Rinde von Pausi-

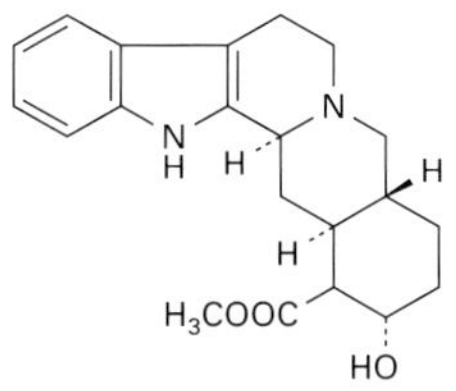

Yohimbin

nystalia yohimbe; Sympatholytikum; **Wirkung:** Gefäßerweiterung u. Blutdrucksenkung; **Verw.:** bei Angst-, Spannungs- u. Erschöpfungszuständen, Schlafstörungen, psychovegetativem Syndrom; angeblich auch Aphrodisiakum (Erweiterung der Blutgefäße des Penis sowie Erregbarkeitssteigerung der spinalen Zentren der Genitalorgane); **NW:** bei höheren Dosen Erregungszustände, Krämpfe, Tremor, Schlaflosigkeit, Angst, Tachykardie, Übelkeit, Erbrechen; **Wechselwirkungen** mit Psychopharmaka; **Kontraindikationen:** Leber- u. Nierenerkrankungen, Hypotonie, chronische Herzerkrankungen.

Ysop m: Hyssopus officinalis; Halbstrauch aus der Familie der Lippenblütler, Lamiaceae; **Arzneidrogen:** oberirdische Teile (Hyssopi herba), durch Wasserdampfdestillation des Krauts gewonnenes ätherisches Öl (Hyssopi aetheroleum); **Inhaltsstoffe:** ätherisches Öl mit Pinocamphon u. α-Pinen, Gerbstoffe, Flavonglykoside; **Wirkung:** adstringierend, karminativ, diaphoretisch; **Verw.:** als Aufguß u. andere galenische Zubereitungen **traditionell** innerlich zur Kreislaufanregung, bei Verdauungsstörungen, Bronchitis, Husten, Asthma bronchiale; als Gurgelwasser bei Pharyngitis u. Heiserkeit; als Gewürzkraut, für Kräuterliköre; laut Kommission E beim ehemaligen Bundesgesundheitsamt ist die Wirksamkeit bei den beanspruchten Anwendungsgebieten nicht belegt. **NW:** Überdosierung mit Ysopöl kann unter Umständen zu klonischen bzw. klonisch-tonischen Krämpfen führen.

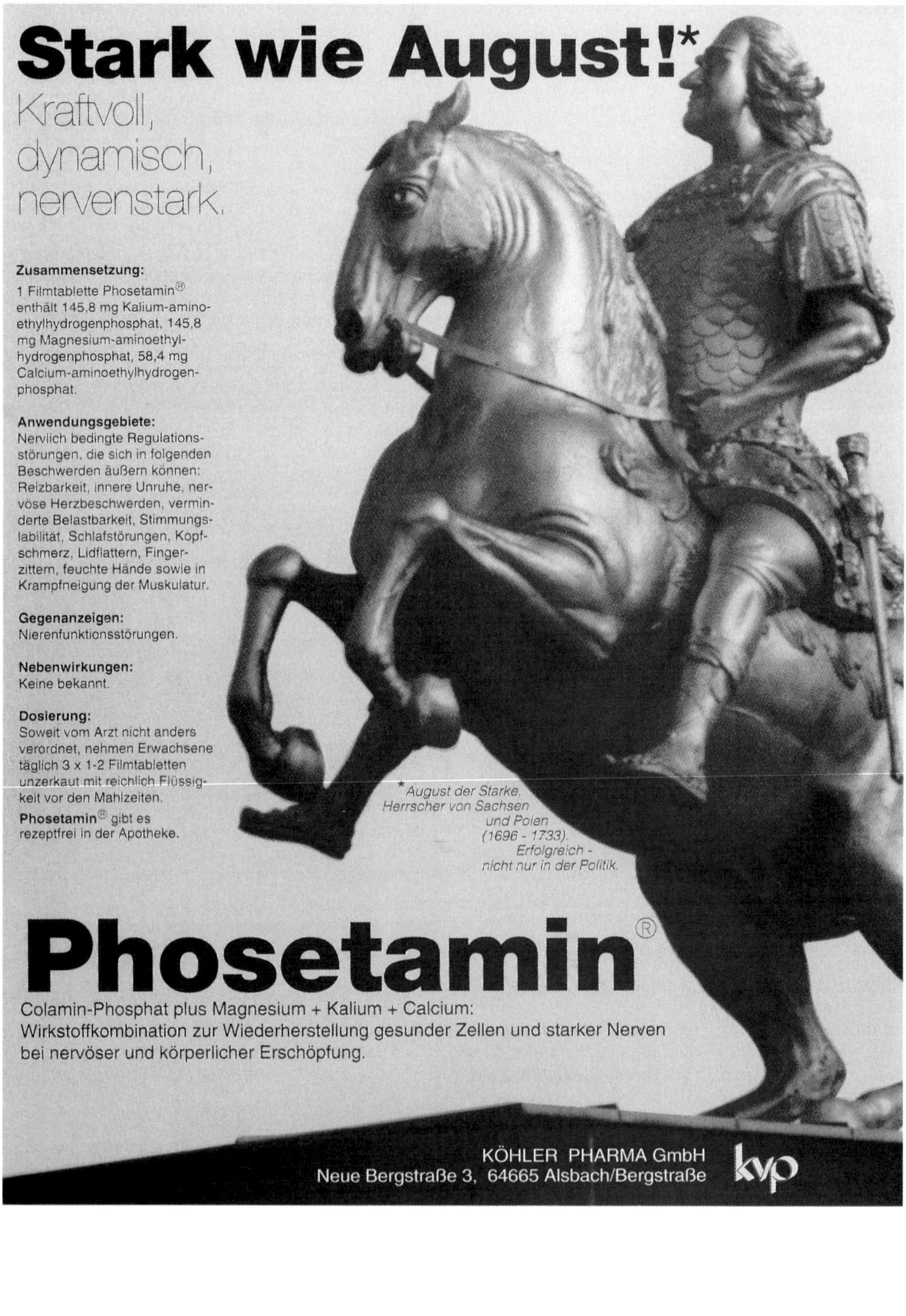
Stark wie August!*
Kraftvoll,
dynamisch,
nervenstark.
Zusammensetzung:
1 Filmtablette Phosetamin® enthält 145,8 mg Kalium-aminoethylhydrogenphosphat, 145,8 mg Magnesium-aminoethylhydrogenphosphat, 58,4 mg Calcium-aminoethylhydrogenphosphat.
Anwendungsgebiete:
Nervlich bedingte Regulationsstörungen, die sich in folgenden Beschwerden äußern können: Reizbarkeit, innere Unruhe, nervöse Herzbeschwerden, verminderte Belastbarkeit, Stimmungslabilität, Schlafstörungen, Kopfschmerz, Lidflattern, Fingerzittern, feuchte Hände sowie in Krampfneigung der Muskulatur.
Gegenanzeigen:
Nierenfunktionsstörungen.
Nebenwirkungen:
Keine bekannt.
Dosierung:
Soweit vom Arzt nicht anders verordnet, nehmen Erwachsene täglich 3 x 1-2 Filmtabletten unzerkaut mit reichlich Flüssigkeit vor den Mahlzeiten.
Phosetamin® gibt es rezeptfrei in der Apotheke.
*August der Starke, Herrscher von Sachsen und Polen (1696 - 1733). Erfolgreich - nicht nur in der Politik.
Phosetamin®
Colamin-Phosphat plus Magnesium + Kalium + Calcium:
Wirkstoffkombination zur Wiederherstellung gesunder Zellen und starker Nerven bei nervöser und körperlicher Erschöpfung.
KÖHLER PHARMA GmbH
Neue Bergstraße 3, 64665 Alsbach/Bergstraße
kvp

Z

Zahn|stocher|ammei n: Ammei*.

Zauber|nuß, virginische: Hamamelis*.

Zaun|rübe: Bryonia alba bzw. Bryonia cretica ssp. dioica; Pflanzen aus der Familie der Kürbisgewächse, Cucurbitaceae; **Arzneidroge:** getrocknete Pfahlwurzeln (Bryoniae radix); **Inhaltsstoffe:** Cucurbitacine (hochoxidierte Triterpene) u. andere Triterpene, Anthrachinone; **Wirkung:** drastisch laxierend, emetisch, diuretisch; **Verw.: traditionell** als Abführmittel, Brechmittel, Diuretikum; bei Erkrankungen im Bereich des Magen-Darm-Trakts, Gicht, Rheuma, Stoffwechselstörungen, Lebererkrankungen sowie bei akuten u. chronischen Infektionen der Atemwege; **NW:** bereits bei geringer Überdosierung evtl. Schwindel, Erbrechen, Koliken, starke Diarrhoe, Nierenschäden, Abort, Erregungszustände, Krämpfe; laut Kommission E beim ehemaligen Bundesgesundheitsamt ist die Wirksamkeit bei den beanspruchten Anwendungsgebieten nicht belegt u. die Anwendung als drastisch wirkendes Laxans bzw. Emetikum obsolet. **Homöopathische** Zubereitungen aus der frischen, vor der Blütezeit geernteten, dicken Wurzel von Bryonia cretica als Konstitutionsmittel bei Pharyngolaryngitis, trockener Bronchitis, Pleuritis, Pneumonie, Muskel- u. Gelenkrheumatismus, Gastritis, Hepatopathie u. Obstipation.

Zazen n: syn. Zen*-Meditation.

Zea mays f: Mais*.

Zedern|holz|öl: Öl von Juniperus virginiana; **Verw.:** zur Ölimmersion in der Mikroskopie u. als Bestandteil in Kosmetika.

Zeit|modalität (lat. modus Art, Weise) f: in der Homöopathie* Bez. für den Einfluß gleichbleibender Tageszeiten auf die Besserung od. Verschlimmerung eines Symptoms. Die Einnahme eines Arzneimittels zur typischen allgemeinen Verschlimmerungszeit soll bei chronischen Fällen eine günstigere Reaktion zur Folge haben; zu dieser Zeit soll die arzneimittelspezifische Reaktionslage des Organismus besonders ausgeprägt sein u. die Intensivierung des Patientenzustandes kurzfristig die Dynamik des Falls weiter zum Akuten verschieben, so daß das Arzneimittel auf entsprechend hohe Resonanz zu einem auch generell reaktiveren Organismus trifft. Vgl. Modalität, Periodizität.

Zellen|bad (lat. cella Kammer, Raum): syn. Vierzellenbad; hydrotherapeutische Maßnahme, bei der Arme u. Beine in galvanisch getrennten Wannen gebadet werden, so daß der Gleichstrom von einer Extremität in die andere durch den Körper fließt; **Anw.:** bei rheumatischen Erkrankungen u. vegetativen Störungen; **Kontraindikationen:** Herzschrittmacher, Metallendoprothesen. Vgl. Elektrobad.

Zell|re|generations|therapie (↑; lat. regenerare von neuem hervorbringen; Therapie*) f: syn. Regenerationszelltherapie, Zelltherapie*.

Zell|therapie (↑; Therapie*) f: syn. Regenerationszelltherapie, Zellregenerationstherapie, Zellulartherapie; i. w. S. der therapeutische Einsatz von Zellen, i. e. S. von fetalen, juvenilen u. heterologen Zell- u. Gewebesuspensionen (v. a. aus Lammfeten od. Kälbern, aufbereitet als Frischzellen, schockgefrorene sog. Eiszellen od. Trockenzellen); Prinzip der Z. ist der Erhalt einer nativen Zusammensetzung des Spendenmaterials (daher wird die Z. von manchen Autoren von der Organotherapie* unterschieden). Ziel ist die Substitution, Regeneration u. Reparatur von Stammgewebe; im zweiten Schritt die unspezifische Immunmodulation*. Die Applikation der lyophilisierten od. frischen Zellen u. Gewebepartikel erfolgt subkutan, intramuskulär, intraperitoneal od. intraartikulär in einer Dosierung bei Trockenzellen von 4–100 mg der lyophilisierten Substanz pro kg Körpergewicht. **Anw.:** bei angeborenen Anomalien, krankheits- u. altersbedingten Funktionsminderungen von Geweben u. Organen, Immunopathien (einschließlich Autoimmunkrankheiten), zur adjuvanten Tumortherapie. **NW:** lokale Reaktionen, Überempfindlichkeitsreaktionen vom Soforttyp, Übertragung von viralen Erkrankungen (z. B. BSE) mit letzter Sicherheit nicht auszuschließen; **Kontraindikationen:** akute u. chronische bakterielle Infekte, akute virale Infekte, Zustand vor od. nach Impfungen (4 Wochen), akuter Herzinfarkt, Apoplexie, finale Zustände. Wissenschaftlich nicht gesicherte Wirksamkeit; spekulative Wirkungshypothesen. 1988 wurde die Injektion von Fertigarzneien (vorwiegend Präparationen aus Trockenzellen) aus tierischen Zellen vom Bundesgesundheitsamt verboten. Sofort nach Schlachtung des Tieres übertragene Frischzellen gelten jedoch nicht als Fertigarzneien u. werden immer noch appliziert.

Zellularltherapie (↑) f: von Paul Niehans (1882–1973) in Anlehnung an die Zellularpathologie Virchows geprägte ursprüngliche Bez. für die Zelltherapie*.

Zen-Meditation (lat. meditari nachdenken, auf etwas sinnen) f: syn. Zazen; aus dem japanischen Zen-Buddhismus stammende Form der Meditation*; sie soll (nach Stangl, 1992) drei Ziele verfolgen: **1.** Entwicklung u. Ausschöpfung der konzentrierten Lebenskraft (Joriki); **2.** Durchdringung des alltäglichen Lebens mit dieser Kraft; **3.** Erkennen u. Schauen des Selbst (Kensho). Die Z.-M. wird im Sitzen durchgeführt (Za = sitzen); dabei wird eine bestimmte aufrechte Haltung eingenommen. Während der Meditation soll ein „Leermachen" der Gedanken eingeübt u. ein „absichtsloses Sitzen" vollzogen werden, um i. S. einer Selbstverwirklichung das „Tue, was du tust!" zu erreichen. Die Z.-M. findet i. R. der sog. transpersonalen Psychologie z. T. eine wissenschaftliche Aufarbeitung. Umstrittene, da weltanschaulich geprägte Form der Meditation. Vgl. Meditation, transzendentale.

Zichorie: Wegwarte*.

Zilgrei-Methode f: von dem Chiropraktiker G. Greissing (geb. 1925) u. seiner Patientin Frau Zillo entwickeltes Verfahren, das eine kombinierte Atmungs- u. Haltungsbehandlung darstellt u. aus Elementen der klassischen manuellen Medizin*, der Atem- u. Bewegungstherapie sowie des Yoga* besteht. Zur Methode gehört z. B. das Prinzip der Gegenrichtung, d. h., durch Selbstuntersuchung wird festgestellt, in welcher Bewegungsrichtung der Schmerz od. die Beschwerden auftreten, um dann in der Gegenposition die entlastende Selbstbehandlung durchzuführen. Darüber hinaus wird ein energieaufbauendes („dynamogenes") Atmen erlernt, das als tiefe Zwerchfellatmung ein Element des Yoga darstellt. **Anw.:** bei Schmerzen, orthopädischen u. psychosomatischen Erkrankungen, Abhängigkeit, in der Geburtshilfe; **Kontraindikationen:** Bewegungsunfähigkeit u. Zustände, bei denen eine normale Bauchatmung gefährlich wäre. Wissenschaftlich u. klinisch zunehmend anerkanntes Verfahren.

Zimt: s. Ceylon-Zimt, Zimt, chinesischer.

Zimt, chinesischer: Cinnamomum aromaticum, syn. Cinnamomum cassia; Baum aus der Familie der Lorbeergewächse, Lauraceae; **Arzneidrogen:** nach dem Verblühen gesammelte, getrocknete Blüten (Cassiae flos), durch Destillation aus den Blättern u. jungen Zweigen gewonnenes u. rektifiziertes ätherisches Öl (Cinnamomi cassiae aetheroleum), ganze od. teilweise geschälte, getrocknete Rinde dünner Zweige (Cinnamomi chinensis cortex) sowie getrocknete junge Zweige (Cinnamomi ramulus); **Inhaltsstoffe:** 1–4 % ätherisches Öl mit 70–95 % Zimtaldehyd; Diterpene, Gerbstoffe, Phenolcarbonsäuren; **Wirkung:** antibakteriell, fungistatisch, motilitätsfördernd; **Verw.:** zerkleinerte Droge für Teeaufgüsse; ätherisches Öl u. a. galenische Zubereitungen zum Einnehmen bei Appetitlosigkeit, dyspeptischen Beschwerden, Völlegefühl, Flatulenz; **traditionell** auch bei Erschöpfungszuständen u. zur Förderung der Gewichtszunahme; bei Erbrechen u. Diarrhoe in Kombination mit Adstringenzien; laut Kommission E beim ehemaligen Bundesgesundheitsamt ist die Wirksamkeit der Blüten bei den beanspruchten Anwendungsgebieten nicht belegt. **NW:** häufig allergische Haut- u. Schleimhautreaktionen; **Kontraindikationen:** Überempfindlichkeit gegen Zimt u. Perubalsam, Schwangerschaft. Vgl. Ceylon-Zimt.

Zingiber officinale n: Ingwer*.

Zink: chemisches Element, Symbol Zn, OZ 30, relative Atommasse 65,38; an der Luft oxidierbares, zur Zinkgruppe gehörendes, zweiwertiges, unedles Schwermetall; essentielles Spurenelement; **biochemische Funktion:** essentieller Bestandteil von Enzymen (z. B. Carboanhydrase, Pankreascarboxypeptidase, Glutamatdehydrogenase); Stabilisator der Zellmembranen; Aktivator von Enzymen (z. B. Arginase, Enolase, Peptidasen); Bestandteil DNS-bindender Proteine; wichtig für die Bildung der Insulinspeicherform in den B-Zellen des Pankreas; **Vork. in Nahrungsmitteln:** Innereien, Muskelfleisch, Milchprodukte, Fisch (z. B. Garnele, Flußaal, Sprotte, Austern), Vollkorngetreide u. Hülsenfrüchte; **Bedarf** für Erwachsene (DGE 1991): Männer 15 mg/Tag; Frauen 12 mg/Tag; **Mangelerscheinungen:** Wachstums-, Geschmacks- u. Wundheilungsstörungen, Dermatitis, Exanthem, erhöhte Immunanfälligkeit, Appetitlosigkeit, mentale Lethargie durch Malabsorptionsstörungen, Alkoholkrankheit, großflächige Verbrennungen, parenterale Ernährung, Akrodermatitis enteropathica; alimentär selten; **Intoxikationen:** eine hohe Aufnahme an Zinksulfat od. -chlorid kann zu Schleimhautreizungen, gastrointestinalen Störungen u. Erbrechen führen; Anreicherung in der Lunge; alimentär nicht bekannt; **Verw.** von Zinksalzen in der Augenheilkunde, Dermatologie u. Urologie als Adstringenzien u. zur Verbesserung der Wundheilung; **Referenzbereich:** 11–17 μmol/l Serum bei normalem Albuminspiegel.

Zinn: chemisches Element, Symbol Sn (Stannum), OZ 50, relative Atommasse 118,70; zur Kohlenstoffgruppe gehörendes zwei- u. vierwertiges, silberweißes Schwermetall; essentielles Spurenelement; **Vork. in Nahrungsmitteln:** in tierischen u. pflanzlichen Lebensmitteln; stark erhöhter Zinngehalt in Nahrungskonserven aus Weißblechdosen mit Zinnüberzug; biochemische Funktion, Bedarf u. Mangelerscheinungen: bisher nicht bekannt; **Intoxikationen:** Wachstumsstillstand, Anämien.

Zirkelung (lat. circulus Kreis): Bez. aus der klassischen Massage* für eine Sonderform der

Reibung*, wobei eine kräftige, z. T. unter hohem Druck ausgeführte Massage tiefliegender Gewebe mit kreisenden Bewegungen (aus dem Schultergelenk kommend) erfolgt. Die Fingerzirkelung wird i. d. R. mit nur zwei Fingern (3. u. 4. Finger) einer od. beider Hände u. mit leicht aufgelegten Fingerkuppen durchgeführt.

Zitronen|gras: Lemongras*.

Zitronen|kur (Kur*) f: kurmäßige Einnahme von zitronensäurehaltigen Nahrungsmitteln bzw. Zitronensaft; **Anw.**: zur intrakorporalen Chemolitholyse (v. a. von Calciumphosphatsteinen) bei Nephrolithiasis u. zur Gewichtsreduktion bei Übergewicht (gleichzeitige Einnahme von Ahornsirup, Cayennepfeffer u. Abführmitteln); fragwürdige Diätempfehlung.

Zitronen|melisse: Melisse*.

Zitronen|öl: Citri aetheroleum; ätherisches Öl aus Citrus limon mit (+)-Limonen; Geschmackskorrigens.

Zitwer: Curcuma zedoaria; ausdauernde, krautige Pflanze aus der Familie der Ingwergewächse, Zingiberaceae; **Arzneidroge:** getrocknete knollige Teile des Wurzelstocks (Zedoariae rhizoma); **Inhaltsstoffe:** ätherisches Öl mit Sesquiterpenalkoholen u. Sesquiterpenen (Zingiberen, α-Pinen, Camphen, Cineol, Borneol, Kampher), Curcuminoide, Stärke, Rohprotein; **Wirkung:** choleretisch, spasmolytisch, fungizid; **Verw.**: als Magenmittel bei Verdauungsschwäche, Koliken, Krämpfen; **traditionell** auch bei Asthma bronchiale, Bronchitis. Laut Kommission E beim ehemaligen Bundesgesundheitsamt ist die Wirksamkeit bei den beanspruchten Anwendungsgebieten nicht belegt.

Zitwer|blüten: Cinae flos; Blüten von Artemilia cina (Wurmkraut), Pflanze aus der Familie der Korbblütler (Asteraceae); **Verw.**: früher als Wurmmittel gegen Spulwürmer (als sog. Wurmsamen); zur Gewinnung von Santonin ($C_{15}H_{18}O_3$), einem bicyclischen Sesquiterpenlakton vom Selinan/Eudesman-Typ, das in Dosierungen von 60–90 mg ein zuverlässiges Mittel gegen Askariden ist, allerdings eine geringe therapeutische Breite besitzt; Überdosierung führt zu Gelbsehen u. schweren zentralen Vergiftungen mit Bewußtlosigkeit, Krämpfen u. Koma.

Zivilisations|krankheiten (lat. civilis bürgerlich): Sammelbegriff für Erkrankungen, deren Zunahme in allen industrialisierten Staaten gleichermaßen beobachtet wird u. die z. B. durch mangelnde körperliche Aktivität od. Fehlernährung* entstehen; ernährungsabhängige Z. sind z. B. Gebißverfall, Karies, Parodontose, Erkrankungen des Bewegungsapparates (z. B. rheumatische Erkrankungen), Stoffwechselkrankheiten (z. B. Übergewicht, Diabetes mellitus, Leberzirrhose, Gallensteine, Nierensteine, Gicht), Erkrankungen der Verdauungsorgane (z .B. Obstipation, Leber-, Gallenblasen-, Bauchspeicheldrüsen- sowie Dünn- u. Dickdarmerkrankungen), Gefäßerkrankungen (z. B. Arteriosklerose, Herzinfarkt, Apoplexie u. Thrombose), mangelnde Infektabwehr u. z. T. auch die Entstehung von Krebs.

Zucker|krankheit: s. Diabetes mellitus.

Zungen|dia|gnostik (gr. διαγνωστικός fähig zu unterscheiden) f: wichtiges diagnostisches Verfahren der traditionellen chinesischen Medizin*, bei dem die Beschaffenheit des Zungenkörpers, die Konsistenz der Zunge u. der Zungenbelag inspiziert werden; der Zungenkörper zeigt dabei eine Leere od. Fülle der Speicher- u. Hohlorgane an sowie Stärke od. Schwäche des Bluts; der Zungenbelag gibt Aufschluß über Lokalisation u. Stärke einer krankheitsverursachenden Störung i. S. der klimatisches Einflüsse. An der Zunge selbst werden typische Zonen für die inneren Organe unterschieden (s. umseitige Abb.). Anwendung auch in der Alternativmedizin unter der Vorstellung der Projektion des gesamten Körpers auf den Zungenbereich; vgl. Somatotopie.

Zusatz|stoffe: s. Lebensmittelzusatzstoffe.

Zwiebel: Allium cepa, Pflanze aus der Familie der Liliengewächse, Liliaceae; **Arzneidroge:** fleischige Blattscheiden u. -ansätze (Allii cepae bulbus); **Inhaltsstoffe:** Alliin u. andere schwefelhaltige Verbindungen, die zum Teil wasserdampfflüchtig sind, Peptide,

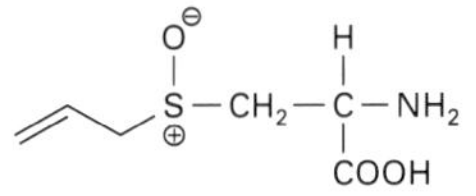

Zwiebel:
Alliin

Amine, Flavonoide; **Wirkung:** antibakteriell, lipid- u. blutdrucksenkend sowie die Thrombozytenaggregation hemmend; **Verw.:** Preßsaft od. Fertigarzneimittel bei Appetitlosigkeit u. zur Prophylaxe altersbedingter Gefäßveränderungen; keine Kontraindikationen, Neben- od. Wechselwirkungen bekannt; bei monatelanger Anwendung dürfen nicht mehr als 35 mg/Tag des Inhaltsstoffs Diphenylamin aufgenommen werden; **homöopathische** Verwendung z. B. bei Fließschnupfen mit Tränenfluß.

Zwölf|finger|darm|geschwür: Ulcus* duodeni.

Zyklus|störungen (gr. κύκλος Kreis, Ring, Zeit): s. Menstruationsstörungen.

Zystitis (gr. κύστις Blase, Harnblase; -itis*) f: Harnblasenentzündung; Entzündung der Blasenschleimhaut, in schweren Fällen auch der ganzen Blasenwand; **Entstehung: 1.** meist aszendierende Infektion durch die Harnröhre, v. a. verursacht durch gramnegative Stäbchen

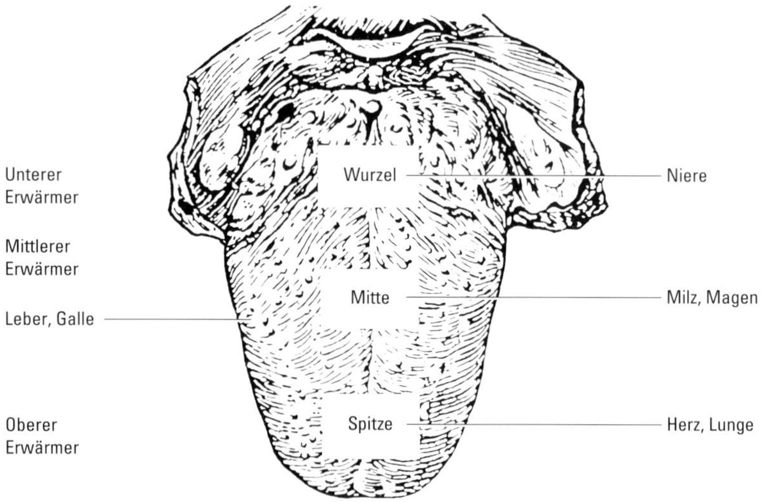

Zungendiagnostik:
Beziehungen der Zunge zu den inneren Organen

(Escherichia coli), auch grampositive Kokken, Mykoplasmen, Ureaplasmen, Hefen, Chlamydien, Viren u. durch chemische od. mechanische Reize (Katheter, Geschlechtsverkehr, Zytostatika, Strahlentherapie); Vorkommen häufiger bei Frauen (kurze Urethra); **2.** von den Nieren u. oberen ableitenden Harnwegen deszendierende Infektion (z. B. bei Pyelonephritis); **Symptome:** Pollakisurie, Brennen beim Wasserlassen, Harndrang, Tenesmen, unwillkürlicher Harnabgang; **Therapie:** phytotherapeutisch traditionell mit Zubereitungen aus Eucalyptus globulus, Jakobskreuzkraut, Mais, Quecke u. Wacholder, homöopathisch aus Bittersüß, Ehrenpreis, Pfingstrose u. Terpentin.

Quellenhinweise zu den Abbildungen

Die Redaktion dankt den nachfolgend aufgeführten Wissenschaftlern, Institutionen und Verlagen für die freundliche Überlassung von Abbildungsvorlagen und weist gleichzeitig darauf hin, daß die Angabe der Quelle jeweils ausschließlich die Abbildungen und nicht unbedingt die dazugehörigen Stichworttexte betrifft. Soweit Abbildungen aus früheren Auflagen des Klinischen Wörterbuchs übernommen oder geringfügig verändert wurden, erfolgt die Angabe der Quelle meist in der bisher üblichen, abgekürzten Form unter ausschließlicher Nennung der Autorennamen.
Die den Quellenzitaten voranstehenden Nummern werden im nachfolgenden Verzeichnis den einzelnen Stichworteinträgen zugeordnet; bei mehreren Quellenangaben zu einem Stichwort entspricht die Reihenfolge der Nennung der Abfolge im Text.

[1] nach Benzer, H. et al. (Hrsg.): Anästhesiologie, Intensivmedizin und Reanimatologie. 5. Aufl. Berlin: Springer, 1982
[2] Bildhauerei K. Bohrmann + G. Roth, Grebenstein
[3] Sammlung Prof. Dr. Dr. E. Ernst, Centre for Complementary Health Studies, University of Exeter
[4] nach Federspiel, K.; Herbst, V.: Die andere Medizin. Berlin: Stiftung Warentest, 1991
[5] Sammlung Dr. med. V. Fintelmann, Leitender Arzt der Medizinischen Abteilung B des Krankenhauses Rissen
[6] Forschungslaboratorium am Goetheanum, Dernach/Schweiz
[7] Kasper, H.: Ernährungsmedizin und Diätetik. 7. Aufl. München: Urban & Schwarzenberg, 1991
[8] Koerber, K. v.; Hammann, B.; Willms, G.: Für Diabetiker, Vollwert-Ernährung. Köstliche Rezepte für jeden Tag. Eine neue Art, den Blutzuckerspiegel zu stabilisieren. 3. Aufl. München: Gräfe & Unzer, 1994
[9] Sammlung H. Marquardt, Lehrstätte für Reflexzonentherapie am Fuß, Königsfeld-Burgberg
[10] nach einer Vorlage der Abt. für Physikalische Therapie des Klinikums Steglitz der Freien Universität Berlin
[11] Sammlung Dr. med. H.-J. Rudolph, Evang. Johannestift, Berlin
[12] Scheid, W.: Lehrbuch der Neurologie. 5. Aufl. Stuttgart: Thieme, 1983
[13] Sammlung Prof. Dr. H. Schilcher, Institut für Pharmazeutische Biologie der Freien Universität Berlin
[14] Sammlung Prof. h. c. Dr. med. C. Schnorrenberger, Freiburg
[15] Schnorrenberger, C.: Lehrbuch der chinesischen Medizin für westliche Ärzte. Die theoretischen Grundlagen der chinesischen Akupunktur und Arzneiverordnung. 3. Aufl. Stuttgart: Hippokrates, 1985
[16] nach Schwabe, U.; Paffrath, D. (Hrsg.): Arzneiverordnungs-Report '88. Stuttgart: G. Fischer, 1988
[17] nach Simon, C.: Pädiatrie. 6. Aufl. Stuttgart: Schattauer, 1991
[18] nach Treves-Keith, zit. in: Waldeyer, A.; Mayet, A.: Anatomie des Menschen. Bd. 1 (15. Aufl. 1987) und Bd. 2 (15. Aufl. 1986). Berlin: de Gruyter
[19] Museum Unterlinden, Colmar (Frankreich), Bildrechte bei Verlag am Eschbach (Eschbach)/Photographie von Prof. W. Lücking, Hochschule der Künste, Berlin
[20] nach Vandereycken, W.; Meermann, R.: Anorexia nervosa. Berlin: de Gruyter, 1984
[21] Th. Weißhuhn nach G. Vithoulkas
[22] Wiedemann, E.: Physikalische Therapie. Grundlagen, Methoden, Anwendung. Berlin: de Gruyter, 1987

Akupunktur: 14; Akupunkturnadeln: 14; Aloe: 13; Angelika: 14; Anis: 13; Arnika: 13; Artischocke: 13; Arzneimittel: 16; Ayurveda: 11; Bärentraube: 13; Baldrian: 13; Beinwell: 13; Bergonié-Maske: 22; Bernard-Ströme: 3; Bindegewebemassage: 22; Birke: 13; Blutwurz: 13; Body mass index: 7; Brennessel: 13; Colonmassage: 22; Drei-Ebenen-Modell: 21; Drei-

Quellenhinweise zu den Tabellen

Diagnostik chronischer Irritationen
nach D. Melchart

Drei-Ebenen-Modell
nach Th. Weißhuhn; modifiziert nach G. Vithoulkas

Energieumsatz
nach C. Leitzmann; modifiziert nach Breuer-Schüder, R.: Fit für das Leben, 1985

Farbstoffe
nach C. Leitzmann

Hierarchisierung
nach Th. Weißhuhn

Hochfrequenzwärmetherapie
nach E. Ernst

Immunmodulation
nach D. Melchart

Kneipp-Therapie
nach B. Uehleke

Kräuterbad
nach B. Uehleke

Krebs
nach D. Melchart

Medizin, anthroposophische
nach V. Fintelmann

Mehltyp
nach C. Leitzmann; modifiziert nach Arens, F. J.: Die neue Mehltypen-Regelung, 1991

Meridiane
nach Schnorrenberger, C.: Lehrbuch der chinesischen Medizin für westliche Ärzte. 3. Aufl. Stuttgart: Hippokrates, 1985

Metalltherapie
nach V. Fintelmann

Miasmenlehre
nach Th. Weißhuhn

Peloid
nach E. Ernst

Pharmakotherapie, ayurvedische
nach Th. Lux

Psychotherapie
nach M. Wollschläger

Spurenelemente
Tab. 1: modifiziert nach Bässler und Mitarbeiter
Tab. 2: nach Forth, W.; Henschler, D.; Rummel, W. (Hrsg.): Allgemeine und spezielle Pharmakologie und Toxikologie. 5. Aufl. Mannheim: BI-Wissenschaftsverlag, 1987

System der Fünf Elemente
nach C. Schnorrenberger

Vitamine
Tab. 2: nach Forth, W.; Henschler, D.; Rummel, W. (Hrsg.): Allgemeine und spezielle Pharmakologie und Toxikologie. 5. Aufl. Mannheim: BI-Wissenschaftsverlag, 1987

Wertigkeit, biologische
nach C. Leitzmann

Yin-Yang
nach C. Schnorrenberger

Die Redaktion ist für jeden Vorschlag oder Hinweis sehr dankbar. Das nebenstehende Blatt paßt – abgetrennt – in einen Fensterbriefumschlag.

Vielen Dank!
Die Wörterbuch-Redaktion

Pschyrembel Wörterbuch Naturheilkunde und alternative Heilverfahren

Zuschrift
an die Wörterbuch-Redaktion

Walter de Gruyter & Co.
Wörterbuch-Redaktion
Postfach 30 34 21
10728 Berlin

Absender: ______________________

____

____

____

Wir erbitten einige Angaben. Vielen Dank!

☐ Arzt/Ärztin
☐ Heilpraktiker/in
☐ Medizinstudent/in
☐ Krankenschwester/-pfleger (☐ in Ausbildung)
☐ anderer med. Assistenzberuf (☐ in Ausbildung)
☐ Gesundheitswesen/Versicherung usw.
☐ interessierter Laie
☐ ______________

Alter: ☐ unter 20 Jahre ☐ 20 bis 40 Jahre
☐ 40 bis 60 Jahre ☐ über 60 Jahre

Ich besitze auch das Klinische Wörterbuch.
☐ ja ____ Auflage ☐ nein

bitte wenden

Betrifft: Pschyrembel Wörterbuch Naturheilkunde
und alternative Heilverfahren

Hinweise an die Redaktion:

Pschyrembel Wörterbuch Naturheilkunde und alternative Heilverfahren